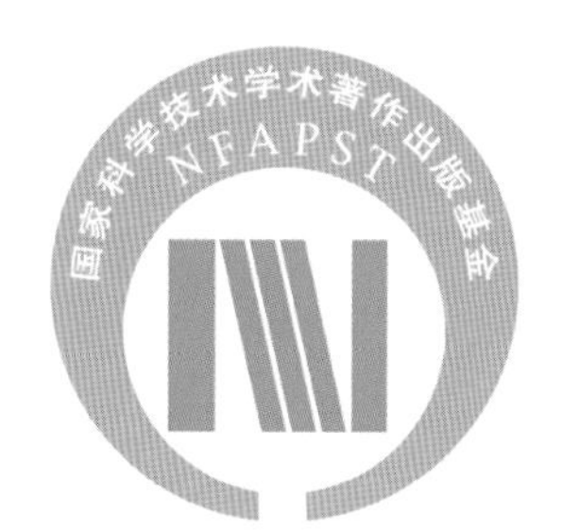

国家科学技术学术著作出版基金资助出版

基于临床病例的介入神经放射学

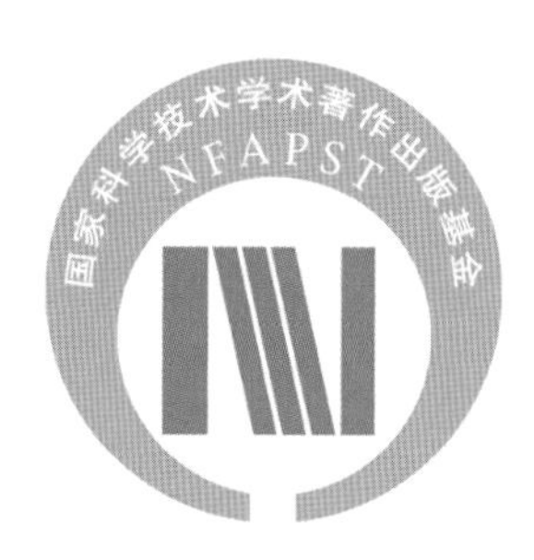

国家科学技术学术著作出版基金资助出版

基于临床病例的介入神经放射学

主　审　李佑祥　缪中荣
主　编　江裕华

北京大学医学出版社

JIYU LINCHUANG BINGLI DE JIERU SHENJING FANGSHEXUE

图书在版编目（CIP）数据

基于临床病例的介入神经放射学 / 江裕华主编 . —北京：北京大学医学出版社，2023.1

ISBN 978-7-5659-2744-7

Ⅰ. ①基…　Ⅱ. ①江…　Ⅲ. ①介入神经放射学　Ⅳ. ① R816.1

中国版本图书馆 CIP 数据核字（2022）第 211009 号

基于临床病例的介入神经放射学

主　　编：江裕华
出版发行：北京大学医学出版社
地　　址：（100191）北京市海淀区学院路 38 号　北京大学医学部院内
电　　话：发行部 010-82802230；图书邮购 010-82802495
网　　址：http://www.pumpress.com.cn
E-mail：booksale@bjmu.edu.cn
印　　刷：北京信彩瑞禾印刷厂
经　　销：新华书店
责任编辑：畅晓燕　韩忠刚　　责任校对：靳新强　　责任印制：李　啸
开　　本：889 mm×1194 mm　1/16　　印张：24.25　　字数：698 千字
版　　次：2023 年 1 月第 1 版　2023 年 1 月第 1 次印刷
书　　号：ISBN 978-7-5659-2744-7
定　　价：198.00 元

主编简介

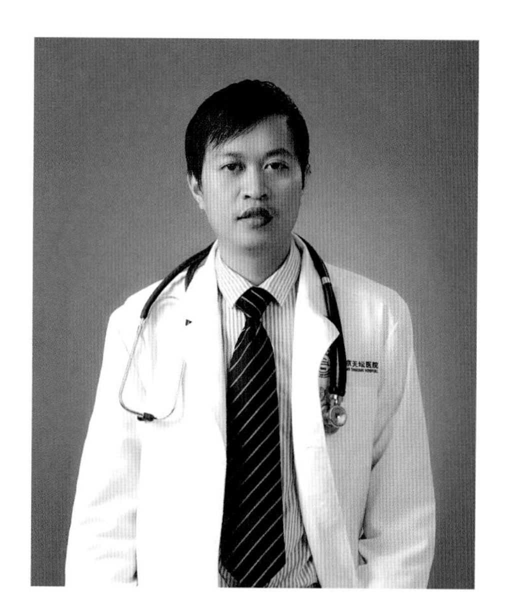

江裕华，副教授，博士后，硕士研究生导师，首都医科大学附属北京天坛医院神经外科副主任医师，北京市神经介入工程技术研究中心副主任，科技部国家科技专家库在库专家，国家自然科学基金通信评审专家，北京医师协会神经介入分会副总干事。北京医师协会神经介入分会青年委员会副主任委员，中国医疗保健国际交流促进会（医促会）神经损伤分会委员，中国卒中学会质控分会青年委员会委员，中华医学会神经损伤与修复委员会青年委员。

从事神经介入的基础研究和临床工作，主攻方向为出血性脑血管病的介入治疗，包括颅内动脉瘤、脑动静脉畸形等。既往主持科技部国家重点专项子课题 1 项、国家自然科学基金 1 项，北京市重点实验室公开课题 1 项、北京市自然科学基金青年课题 1 项、院级青年基金 1 项。作为主要成员参与国家自然科学基金、卫生部科研专项、科技部国际科技合作项目、首都医学发展基金、首都医科大学基础临床联合课题等 10 项课题，在神经介入领域取得了一些创新与成果，“脑动脉瘤的介入治疗”获得全国医药行业科技进步一等奖、教育部高校科技进步二等奖、中华医学科技进步三等奖等。已在国内外杂志发表文章数十篇，参与编写 *Interventional Neuroradiology* 等著作 3 部，目前是 *European Radiology* 等杂志的特约审稿专家。

主审简介

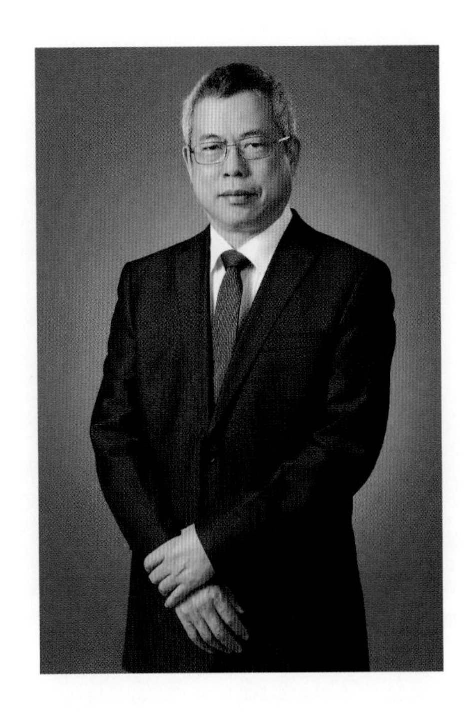

李佑祥，教授，首都医科大学附属北京天坛医院主任医师，首都医科大学临床医学及生物医学工程专业博士研究生导师。现任中华医学会神经外科学分会神经介入学组组长，中国医学装备协会转化医学分会常务委员，北京医师协会神经介入分会主任委员，北京市神经外科研究所神经介入研究室主任，北京市神经介入工程技术研究中心主任，中国卒中学会医疗质量与管理委员会副主任委员，北京市医院医疗器械管理专家委员会委员等职务。

主要从事出血性脑血管疾病血管内介入治疗的基础和临床研究。主持多项国家及省部级科研项目，包括科技部国家重大专项“微创血管介入机器人”项目、国家科技支撑“863”项目、科技部对发展中国家科技援助项目、国家自然科学基金项目、卫生部科研专项、首都医学发展基金等。近年来，在 *Stroke*、*AJNR*、*JNS*、*Surgical Neurology*、*Neuroradiology* 等 SCI 期刊以第一或通讯作者发表论文 50 余篇，获得国家专利 20 余项。

主审简介

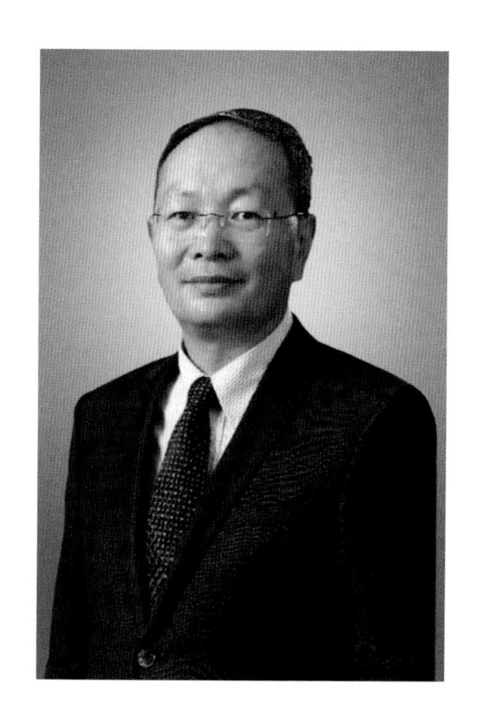

缪中荣，教授，主任医师，博士研究生导师，首都医科大学附属北京天坛医院介入神经病学主任。世界卒中联合会（WSO）会员，国家神经系统疾病医疗质量控制中心神经介入质控专家委员会主任委员，中国卒中学会常务理事，中国卒中学会神经介入分会主任委员，中国医师协会神经介入专业委员会副主任委员，全国医用电器标准化技术委员会医用X射线设备及用具分技术委员会（SAC/TC10/SC1）副主任委员，全国外科植入物和矫形器械标准化技术委员会心血管植入物分技术委员会（SAC/TC110/SC2）委员，第五届中央保健会诊专家，全国神经介入、脑血管病介入治疗学首席科学传播专家，北京市第十五届人民代表大会代表，享受国务院政府特殊津贴人员。

主要从事缺血性脑血管病血管内治疗的临床工作，迄今为止累计完成颅内外动脉介入治疗手术8000余例，在缺血性脑血管病介入治疗方面具有丰富的经验。

编者名单

主　审　李佑祥　缪中荣

主　编　江裕华

编　者（按姓名汉语拼音排序）

白志峰　北京丰台右安门医院
陈红兵　中山大学附属第一医院
陈　甲　中国人民解放军联勤保障部队第九〇二医院
陈　健　首都医科大学宣武医院
陈启东　首都医科大学附属北京天坛医院
陈希恒　首都医科大学附属北京朝阳医院
陈正高　商丘市中医院
程晋成　中国人民解放军联勤保障部队第九〇二医院
邓丁伟　首都医科大学附属北京朝阳医院
邓一鸣　首都医科大学附属北京天坛医院
封　浑　广西壮族自治区人民医院
冯俊强　首都医科大学附属北京朝阳医院
高　峰　首都医科大学附属北京天坛医院
葛慧剑　首都医科大学附属北京天坛医院
桂思铭　北京市神经外科研究所，首都医科大学附属北京天坛医院
贺红卫　首都医科大学附属北京天坛医院
胡学斌　华中科技大学同济医学院附属协和医院
霍晓川　首都医科大学附属北京天坛医院
纪文军　榆林市第二医院
贾白雪　首都医科大学附属北京天坛医院
贾璐琼　首都医科大学附属北京潞河医院
江裕华　首都医科大学附属北京天坛医院
姜除寒　首都医科大学附属北京天坛医院
姜　鹏　首都医科大学附属北京天坛医院
蒋　佳　北京市神经外科研究所，首都医科大学附属北京天坛医院
蒋伟平　南华大学附属第一医院
金恒伟　首都医科大学附属北京天坛医院
金蔚涛　北京大学国际医院
李昌茂　广东省人民医院
李　娜　首都医科大学附属北京天坛医院
李晓青　首都医科大学附属北京天坛医院
李佑祥　首都医科大学附属北京天坛医院
刘爱华　首都医科大学附属北京天坛医院
刘昌亚　湖北省中医院
刘　健　首都医科大学附属北京天坛医院
刘丽萍　首都医科大学附属北京天坛医院
刘　恋　首都医科大学附属北京天坛医院
刘　鹏　首都医科大学附属北京天坛医院
刘义锋　南阳市中心医院
刘治祥　岷县中医院
罗　岗　首都医科大学附属北京天坛医院
吕　健　北京市神经外科研究所，首都医科大学附属北京天坛医院
吕　明　首都医科大学附属北京天坛医院
吕宪利　清华大学附属北京清华长庚医院
马　宁　首都医科大学附属北京天坛医院
孟祥雨　河北医科大学第一医院
缪中荣　首都医科大学附属北京天坛医院
莫大鹏　首都医科大学附属北京天坛医院
穆士卿　首都医科大学附属北京天坛医院
沈　寅　华中科技大学同济医学院附属协和医院
石广超　北京大学国际医院
宋立刚　首都医科大学附属北京天坛医院
孙　军　南阳市中心医院
孙立倩　首都医科大学附属北京天坛医院
孙　瑄　首都医科大学附属北京天坛医院
谭　双　唐山市工人医院

唐宇迪　北京市神经外科研究所，
　　　　首都医科大学附属北京天坛医院
汪　宁　南阳市中心医院
王　博　首都医科大学附属北京天坛医院
王汉春　中国人民解放军联勤保障部队
　　　　第九〇二医院
王浩玥　兰州大学第二医院
王建坤　河北燕达医院
王　坤　首都医科大学附属北京天坛医院
王彦平　南阳市中心医院
王轶群　中国人民解放军联勤保障部队
　　　　第九〇二医院
王志亮　南皮县人民医院
魏大超　北京市神经外科研究所，
　　　　首都医科大学附属北京天坛医院
魏学志　中国人民解放军联勤保障部队
　　　　第九〇二医院
温昌明　南阳市中心医院
闻公灵　南阳市中心医院
吴中学　北京市神经外科研究所，
　　　　首都医科大学附属北京天坛医院
徐晓彤　首都医科大学附属北京天坛医院
薛东章　中国人民解放军联勤保障部队
　　　　第九〇二医院
杨世泉　中国人民解放军联勤保障部队
　　　　第九〇二医院
杨　姝　首都医科大学附属北京天坛医院，
　　　　北京市神经外科研究所
杨新健　首都医科大学附属北京天坛医院，
　　　　北京市神经外科研究所
尤　为　北京市神经外科研究所，
　　　　首都医科大学附属北京天坛医院
余本松　中国人民解放军联勤保障部队
　　　　第九〇二医院
张静波　首都医科大学附属北京天坛医院
张士永　北京丰台右安门医院
张义森　首都医科大学附属北京天坛医院
赵　阳　北京大学国际医院
赵元立　首都医科大学附属北京天坛医院
钟　书　广西壮族自治区人民医院
左光银　黔南布依族苗族自治州人民医院

序　言

神经介入学是一门新兴的、独立性强且有高风险的临床交叉学科。随着生活方式的改变，脑血管病的发病率日益增高，目前已成为发病率、复发率、致残率及致死率最高的几种疾病之一。我国每年新发脑卒中患者 300 万人，是新发心肌梗死患者的 5 倍，发病率呈上升趋势。这不仅给患者造成了巨大的身体痛苦和精神折磨，同时也给家庭及社会带来了极大的负担与压力。神经介入治疗最大的优点是避免了开颅手术带来的组织创伤，并且适应性广、操作简单、创伤小、疗效确切、并发症少、平均手术时间短，因此具有其他诊治手段无可比拟的优势，是微创治疗神经学科重要的治疗手段。在短短的几十年中，神经介入治疗从无到有，逐渐发展壮大起来，在神经外科领域中占据了越来越重要的地位，特别是对脑血管病的诊治已经取得了许多突破性进展。神经介入领域越来越展现出强大的生命力和广阔的应用前景。

但是随着临床需求的日益增加，神经介入专业人员也面临着巨大的临床压力，脑血管病患者的复杂性以及发病的病情急迫性也是临床面临的挑战之一，如何“避免给患者造成伤害”始终是神经介入同行的基本追求，我们懂得“To err is human（人非圣贤，孰能无过）”，但是，“真正唯一的错误就是不能从所犯的错误中学习到任何东西”。因此，唯有在实践中不断学习、不断思考、不断提升，才能应对挑战。

客观而言，中国仍然是最大的发展中国家，在医疗领域最大的特征就是医疗资源和现状在不同的地区仍有不小的差距。在神经介入医疗领域，我国现有不同层次的医疗机构，从业人员数量众多，专业背景不同，职业培训现状参差不齐。《基于临床病例的介入神经放射学》一书，编者来自不同级别的医院，有些是大学附属医院，有些是基层医疗机构，在病例的表述和内容的组织上也各抒己见，各有千秋，但这并不影响病例的可读性，我甚至认为这正是本书的特色之一，不追求华丽的辞藻，而只反映病例的质朴。

全书内容丰富，结构清晰，图文并茂，实用性强，具有重要的学术价值及参考意义。在本书即将付梓之时，我欣然应邀为其作序，只是希望本书能够引起神经介入医师的关注和思考，虽偶尔翻阅，却常常警醒，更期待读者的斧正和编者的更新，谨此，与大家共勉。

吴中学

世界华人神经外科协会副主席

前　言

本书汇集了神经介入领域近年来收治的典型病例，这些病例既有神经介入领域的常见疾病，也有少见和疑难疾病的处理。病例中概述了每个疾病的主要诊治过程，还包括了病例讨论及参考文献。

本书的病例征集覆盖地域广泛，来自全国各地；病例征集涵盖医院众多，既有大学附属医院，也有基层医疗机构。病例征集时特别说明要求真实、没有纠纷的病例，希望作者可以写出成功的经验或失败的教训，讨论部分可以就该病例处理的得与失等方面进行客观、公平、科学的讨论。我们组织编写这本书的目的，就是通过对每一疾病的手术诊治过程呈现原始的记录，进而展开分析和点评，让读者熟悉神经介入领域常见疾病和疑难疾病的诊治思路，同时了解神经介入领域的诊治新进展，更主要的是掌握具体实施与处理的要点，即通过每一典型或疑难病例的手术过程，学习到一些术中处理的要点和进展，从而帮助各级青年医师系统而快速地掌握神经介入领域常见和疑难病例的手术方法。

本书不仅有经典、疑难、罕见病例的神经介入手术处理，还囊括了一些新技术、新进展或尚有争议的手术内容，例如海绵窦区硬脑膜动静脉瘘经眼上静脉直接穿刺栓塞、颈内动脉慢性长段闭塞开通、基底动脉穿支动脉瘤使用电凝技术进行治疗等，以期给予读者一些前瞻性的引领。

本书共分为5章，每章包括若干相关疾病的典型病例。初始征集了80个病例，经精选纳入61个病例，今后还将不断地扩充典型病例以飨读者。本书的特点和亮点就是针对每个病例，将术者的决策思想与诊疗思路展开讨论，对同一疾病的不同状况进行剖析，有利于读者对病例进行更深入的理解，加强对当下技术应用及对细节的把控。本书实用性强，是一本很好的临床医学参考书，特别推荐给规培医师、研究生、进修医师和广大住院医师阅读。

本书的内容编写难免存在不足，对于书中的不妥之处和纰漏，敬请读者和同道批评指正。

江裕华

目 录

第一章 脑动脉瘤

第一节

双微导管技术栓塞前交通动脉宽颈动脉瘤

（金恒伟　霍晓川　刘爱华　陈希恒）

一、引言

颅内宽颈动脉瘤是指瘤颈＞4 mm或顶/颈比①＜2的动脉瘤，血管内介入治疗这类动脉瘤难度相对较大，在进行弹簧圈栓塞治疗时，弹簧圈难以稳定在瘤体内，极易逃逸而进入载瘤动脉。随着介入材料和技术的发展，宽颈动脉瘤的栓塞成功率大大提高。Baxter等[1]在1998年首次报道双微导管技术，是以头端弯曲角度略有不同的2根微导管置入动脉瘤，术者先后或同时操控2根导管内的弹簧圈，达到既适宜动脉瘤形状使弹簧圈分布均匀，又能稳定成“篮”的效果。本文介绍一例双微导管治疗前交通动脉宽颈动脉瘤破裂的经验。

二、病情简介

患者，女性，58岁，主因“发现颅内动脉瘤16天”入院。

现病史：患者于入院前16天剧烈头痛，当地医院检查CT提示蛛网膜下腔出血（subarachnoid hemorrhage，SAH），进一步行CT血管成像（CT angiography，CTA）示，双侧大脑前动脉间前交通动脉囊状凸起（图1-1-1），考虑前交通动脉瘤。

既往史：高血压病史10年，长期口服厄贝沙坦氢氯噻嗪片，血压控制可；10年前子宫肌瘤行子宫全切术，有青霉素过敏史。

体格检查：血压136/96 mmHg，心、肺、腹未见明显异常。神经系统查体未见明显异常。

辅助检查：当地医院影像学检查结果如上所述。

三、治疗过程

全身麻醉成功后，右侧腹股沟区消毒铺巾单，右侧股动脉行Seldinger穿刺，置入6F动脉鞘。在150 cm超滑泥鳅导丝的导引下经6F动脉鞘，将6F DA导引导管在超滑泥鳅导丝导引下超选入右侧颈内动脉C1中段，导引导管位置满意后，接高压肝素盐水持续稳定滴注。行正、侧位数字减影血管造

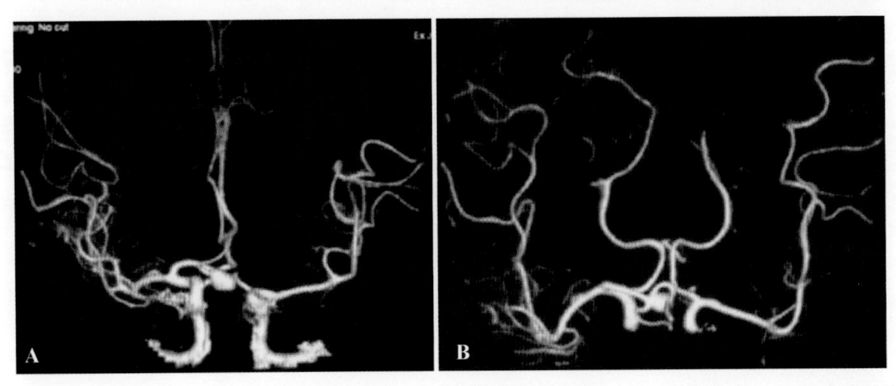

图1-1-1　CTA显示双侧大脑前动脉间前交通动脉囊状凸起，考虑前交通动脉瘤。**A.** 三维重建；**B.** 最大密度投影（MIP）图像

①顶/颈比：dome to neck ratio，动脉瘤最长径（即瘤顶到瘤颈的最长径）与瘤颈之比。

影（digital subtraction angiography，DSA；以下简称造影）及三维血管重建（图 1-1-2），显示右侧大脑前动脉双干，前交通动脉瘤顶端有子瘤存在，C5 段有小囊状凸起。

计划双微导管技术栓塞动脉瘤。

调整至合适的工作角度后，路径图引导下尝试由 Synchro 微导丝（0.014 in×200 cm）（1 in = 2.54 cm）顺利将直头 Echelon-10 微导管超选进入动脉瘤内。同理，在路径图指示下，由 Synchro 微导丝（0.014 in×200 cm）顺利将 45° Echelon-10 微导管超选进入动脉瘤中近子瘤处（图 1-1-3），位置满意后撤出导丝备用。

经动脉瘤内预置的直头微导管送入一枚弹簧圈（6 mm×26 cm）成篮（图 1-1-4），不解脱。然后通过 45° Echelon-10 微导管送入数枚弹簧圈，填塞子瘤及瘤体（图 1-1-5），工作位造影及标准正、侧位造影显示动脉瘤填塞完全，载瘤动脉通畅（图 1-1-6）。之后顺利撤出各级导管系统，结束手术。

四、讨论

颅内动脉瘤在人群中发病率为 2% ~ 5%[2]。随着血管内治疗技术和材料的进步，血管内介入治疗颅内动脉瘤已经成为首选[3-4]。动脉瘤破裂导致蛛网膜下腔出血（SAH）的急性期，由于机体处于高凝状态，选用复杂的血管内操作易发生血栓栓塞事件。支架辅助弹簧圈栓塞需应用抗血小板聚集药物，但增加出血风险，影响脑室外引流、开颅手术等操作，这也导致术后再出血成为致死率增高的主要原因，同时，术后还有支架移位、血管闭塞、血栓形成等并发症[4-7]。球囊辅助弹簧圈栓塞尽管不

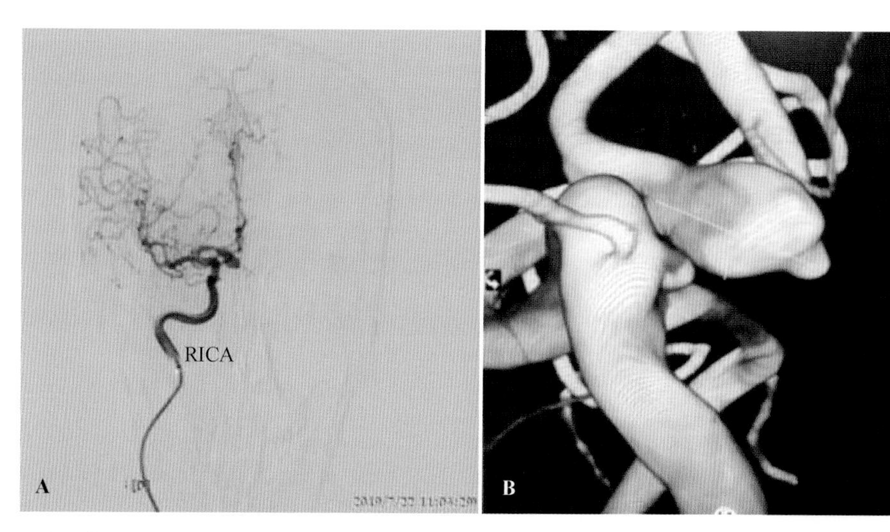

图 1-1-2　DSA 及三维重建显示前交通动脉宽颈动脉瘤，且存在子瘤，有破裂出血风险。**A.** 右侧颈内动脉（RICA）造影正位；**B.** 动脉瘤测量

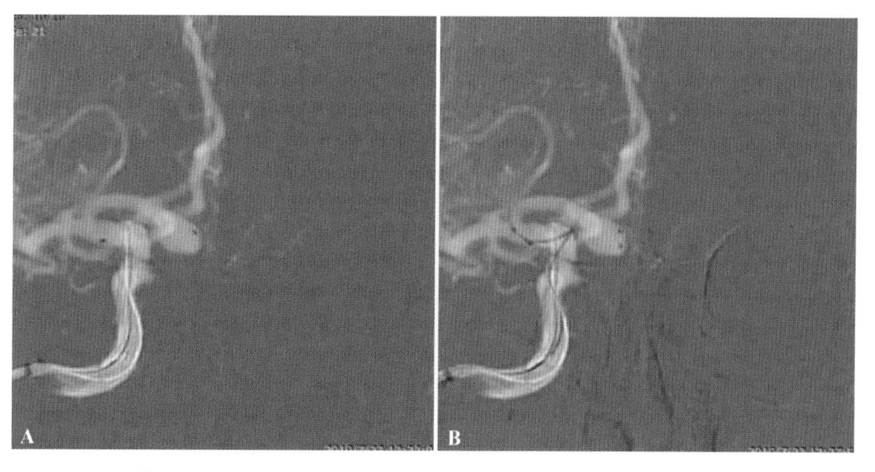

图 1-1-3　直头 Echelon-10 微导管及 45° Echelon-10 微导管双微导管顺利到位。**A.** 第一根微导管到位；**B.** 第二根微导管到位

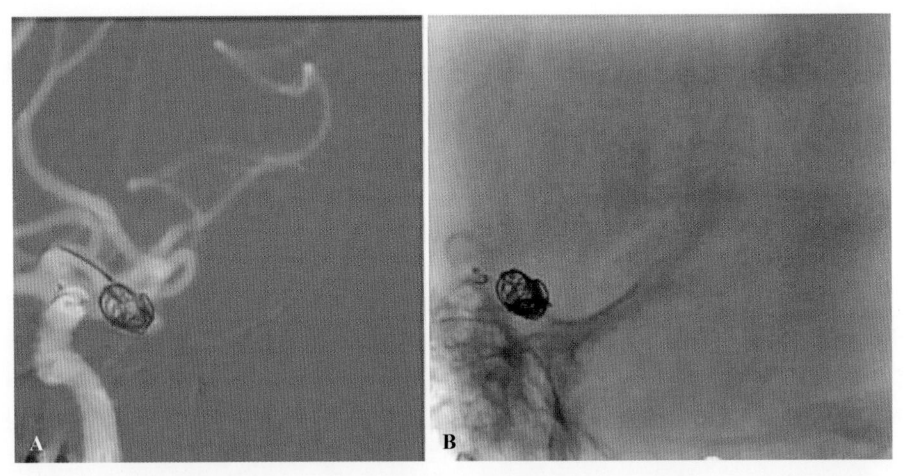

图 1-1-4 经动脉瘤内预置的直头微导管送入一枚 6 mm×26 cm 弹簧圈成篮，不解脱。**A**. 弹簧圈成篮；**B**. 不解脱弹簧圈

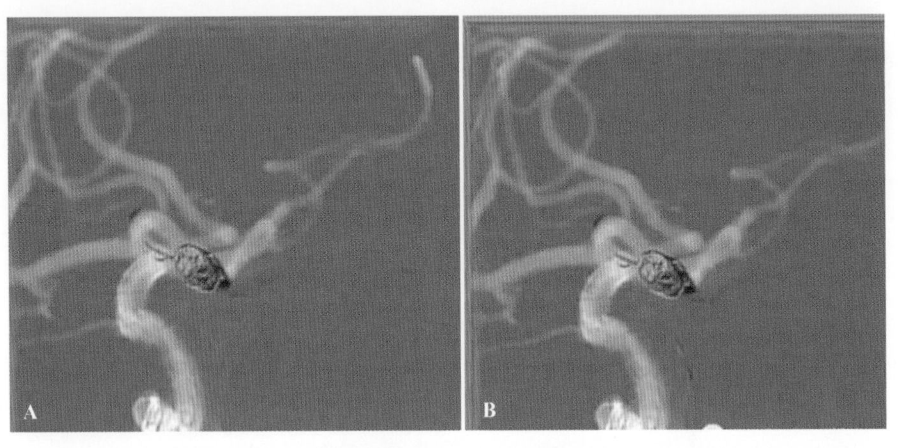

图 1-1-5 通过 45° Echelon-10 微导管送入 1 枚弹簧圈首先填塞子瘤，解除动脉瘤破裂风险。再通过 45° Echelon-10 微导管继续送入数枚弹簧圈，填塞瘤体，直至动脉瘤栓塞。**A**. 填塞子瘤；**B**. 填塞瘤体

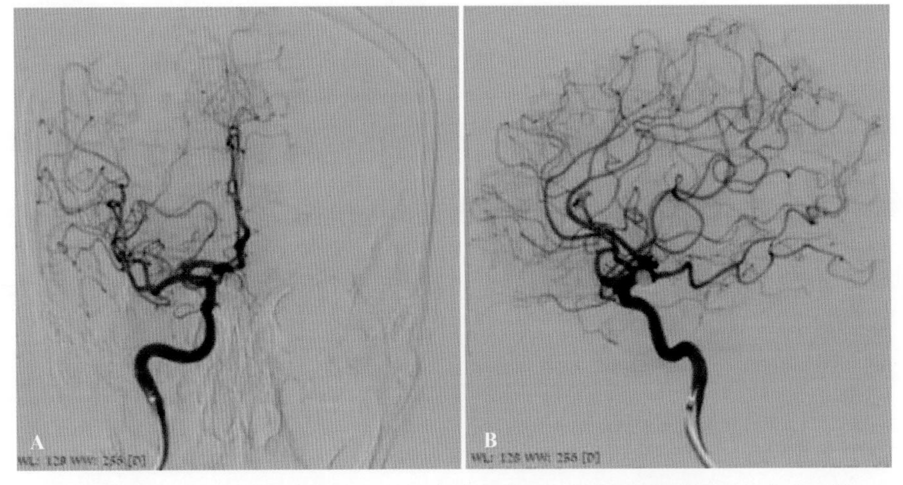

图 1-1-6 工作位造影及标准正、侧位造影显示动脉瘤填塞完全，载瘤动脉通畅。**A**. 术后正位；**B**. 术后侧位

需要双重抗血小板治疗，然而，在颅内血管严重迂曲或动脉瘤颈部与载瘤动脉严重成角的情况下，球囊导管到位可能很困难。对于动脉瘤顶 / 颈比较小的绝对宽颈动脉瘤，即使在术中有球囊辅助，撤出球囊后弹簧圈也不可能稳定在动脉瘤囊中。此外，有重要数据表明，术后弹簧圈脱垂和血栓栓塞并发症可能会继续限制这种手术的实用性[8]。

双微导管技术通过 2 根微导管同时在动脉瘤腔内

进行操作，推送弹簧圈时总有1枚未解脱弹簧圈，仍连接在推送丝上，以稳定弹簧圈结构。根据动脉瘤的位置、形态、大小、瘤内分腔、与载瘤动脉的关系以及载瘤动脉分支分布情况，治疗应采用不同策略：

（1）如果动脉瘤体上有重要分支发出，为保护重要血管分支，防止术后脑梗死发生，可将第1根微导管放置于分支血管前上方以保护分支血管开口，将第2根微导管作为主要填塞导管；主要操作为经第1根微导管送入3D弹簧圈成篮，成篮满意后再通过第2根微导管在动脉瘤内其他部位填塞，直至造影示致密栓塞、分支血管通畅后才解脱弹簧圈[3-4]。

（2）如果动脉瘤内存在成角或形态为长条形动脉瘤时，可将动脉瘤视为相对独立的2个瘤进行分区填塞。第1根微导管塑形后置于远端腔内，第2根微导管塑形置于动脉瘤近瘤颈处；选用稍大于假想独立分腔直径的3D成篮弹簧圈，通过2根微导管交替推送，稳定成篮；解脱第1枚成篮弹簧圈，维持第2根微导管内成篮弹簧圈不解脱，然后交替填塞，完成致密栓塞。

（3）如果动脉瘤为顶/颈比1～2的相对宽颈动脉瘤时，可将第1根微导管适当塑形后置于动脉瘤颈处，第2根微导管适当塑形后置于动脉瘤腔内近中心处。先通过第2根微导管送入与动脉瘤长径相同大小的3D弹簧圈，再通过第1根微导管送入与瘤颈长度相同大小的3D弹簧圈，使两枚弹簧圈不断相互缠绕在一起，以提高成篮稳定性[5-7]；如果通过这样成篮无法达到满意效果，则可能需要球囊或支架辅助栓塞。采用"分腔交错成篮"技术[3-4]将2根微导管同时送至动脉瘤腔不同位置，交替或先后填入弹簧圈，栓塞密度接近支架辅助效果，其诱发血栓形成、血管痉挛、动脉瘤复发及破裂等并发症的概率降低。既往研究表明这种技术对于微小和小动脉瘤均可获得满意的效果，并不增加手术难度和并发症[4]。而且，由于没有过多复杂操作，双微导管技术也可根据术中情况随时调整治疗方案为支架辅助栓塞或球囊辅助栓塞，保障了介入手术治疗的安全性[8]。

该患者动脉瘤位于前交通动脉，更增加了治疗难度。由于前交通动脉解剖结构的特异性，决定了成功栓塞前交通动脉瘤是有一定难度的，所以在栓塞动脉瘤之前，应该详细分析影像学资料。除测量动脉瘤的大小、形状、瘤颈宽度、与载瘤动脉的关系等基本信息外，还要测量微导管所要经过的同侧颈内动脉C7段和大脑前动脉A1段的夹角，因为大脑前动脉A1段的不对称变异所导致的血流动力学变化与前交通动脉瘤密切相关[9]。

本例患者左侧大脑前动脉A1段缺如，右侧大脑前动脉为双干，确保载瘤动脉的通畅性，对患者的愈后至关重要，因此在填塞弹簧圈时，需要非常小心。反复多角度调整工作位，显示动脉瘤，继续填塞的弹簧圈完全在第一枚成篮圈的轮廓内进行，确保弹簧圈不突入载瘤动脉内，以保证双侧大脑前动脉的通畅。在安全的前提下满意栓塞动脉瘤。

总之，双微导管技术有操作简单、医疗费用低、术后无血管内膜损伤、缺血事件发生率低、不需抗血小板和抗凝治疗、栓塞后脑出血危险降低等优势，但需严格掌握适应证。急性期宽颈动脉瘤破裂患者尝试双微导管技术是一种合理选择。

参考文献

[1] Baxter BW, Rosso D, Lownie SP. Double microcatheter technique for detachable coil treatment of large, wide-necked intracranial aneurysms. Am J Neuroradiol (AJNR), 1998, 19 (6): 1176-1178.

[2] Brown RD, Jr., Broderick JP. Unruptured intracranial aneurysms: epidemiology, natural history, management options, and familial screening. Lancet Neurol, 2014, 13 (4): 393-404.

[3] Kim DJ, Kim BM, Park KY, et al. Coil embolization of overwide and undertall small intracranial aneurysms with double microcatheter technique. Acta Neurochir (Wien), 2014, 156 (5): 839-846.

[4] Yin L, Wei M, Ren H. Double microcatheter technique for coil embolization of small aneurysms with unfavorable configurations: a comparative study of the aneurysms that are ≤ 3 mm or > 3 mm. Interv Neuroradiol, 2016, 22 (2): 158-164.

[5] Kitahara T, Hatano T, Hayase M, et al. Jailed double-microcatheter technique following horizontal stenting for coil embolization of intracranial wide-necked bifurcation aneurysms: a technical report of two cases. Interv Neuroradiol, 2017, 23 (2): 117-122.

[6] Bechan RS, Sprengers ME, Majoie CB, et al. Stent-assisted coil embolization of intracranial aneurysms: complications in acutely ruptured versus unruptured aneurysms. Am J Neuroradiol (AJNR), 2016, 37 (3): 502-507.

[7] Kirgis HD, Fisher WL, Llewellyn RC, et al. Aneurysms of the anterior communicating artery and gross anomalies of the circle of Willis. J Neurosurg, 1966, 25 (1): 73-78.

第二节

血管内三微导管技术治疗颅内分叶状动脉瘤

（吕明　吕健）

一、引言

双微导管技术适用于宽颈动脉瘤，即将两根微导管同时置放于动脉瘤腔内，通过这两根微导管交替送入弹簧圈，观察弹簧圈稳定后再解脱。交互编织的弹簧圈在动脉瘤腔内的稳定性强，不易突入载瘤动脉。

双微导管技术有利于动脉瘤的致密、均匀栓塞和载瘤动脉的保护。而三微导管技术顾名思义是将三条微导管同时放置于动脉瘤腔内进行栓塞，本篇通过一名颅内分叶状动脉瘤的案例讲解三微导管技术。

二、病情简介

患者，女性，66岁，主因“突发头痛伴呕吐、意识障碍5 h”急诊入院。

现病史：患者头痛呈持续性，呕吐胃内容物，随即意识不清，呼之不应，无偏瘫，无癫痫发作，于外院行输液治疗（具体药物不详），治疗效果不佳。

既往史：慢性胃炎病史多年，其余无特殊。

体格检查：格拉斯哥昏迷量表（Glasgow coma scale，GCS）评分7分，双瞳孔等大等圆（直径＝3 mm），颈强直2横指，病理反射（－），其余查体不合作。

辅助检查：术前CT提示蛛网膜下腔出血（SAH）（图1-2-1）。

三、治疗过程

右颈总动脉正位和侧位造影可见前交通动脉瘤，大脑前动脉（anterior cerebral artery，ACA）A2段双干（图1-2-2）。

左颈总动脉正位和斜位造影显示左侧ACA的A1段纤细。由于血流动力学原因，左颈总动脉造影可见左侧ACA的A2段显影很淡（图1-2-3），这是因为左侧A2段主要由来自右侧ACA的A1段-前交通动脉的优势血流供应。假设在栓塞前交通动脉瘤过程中牺牲掉了前交通动脉，则左侧纤细的A1段会负责供应远端血管，并且能逐渐粗大。

右颈内动脉造影三维重建和动脉瘤测量，可见动脉瘤呈三分叶，中央分叶为子瘤（图1-2-4）。拟定三微导管技术栓塞动脉瘤，三个管头各管一个分叶，栓塞过程中如有必要，将其中一个微导管撤出瘤腔引入远端A2段，跨瘤颈释放LVIS JR支架于右侧ACA的A1～A2段内，以保障右侧A2段的畅通。前交通动脉不用刻意保留，因为左侧A1段尽管纤细，但足以供应左侧A2段及以远。

三条微导管依次就位，管头分别位于上、中、下三个分叶。上管管头塑成S型，中管为直头，下管管头塑成C型（图1-2-5）。

经中管先送入一枚较大的弹簧圈在母瘤内成篮，解脱后用微导丝引导中管深入子瘤，用小圈填塞子瘤。子瘤填塞满意后，中管管头自动回退入母瘤内，继续栓塞母瘤，此时中管管头已回退到瘤颈处，显然母瘤的上、下两叶尚未得到致密栓塞（图

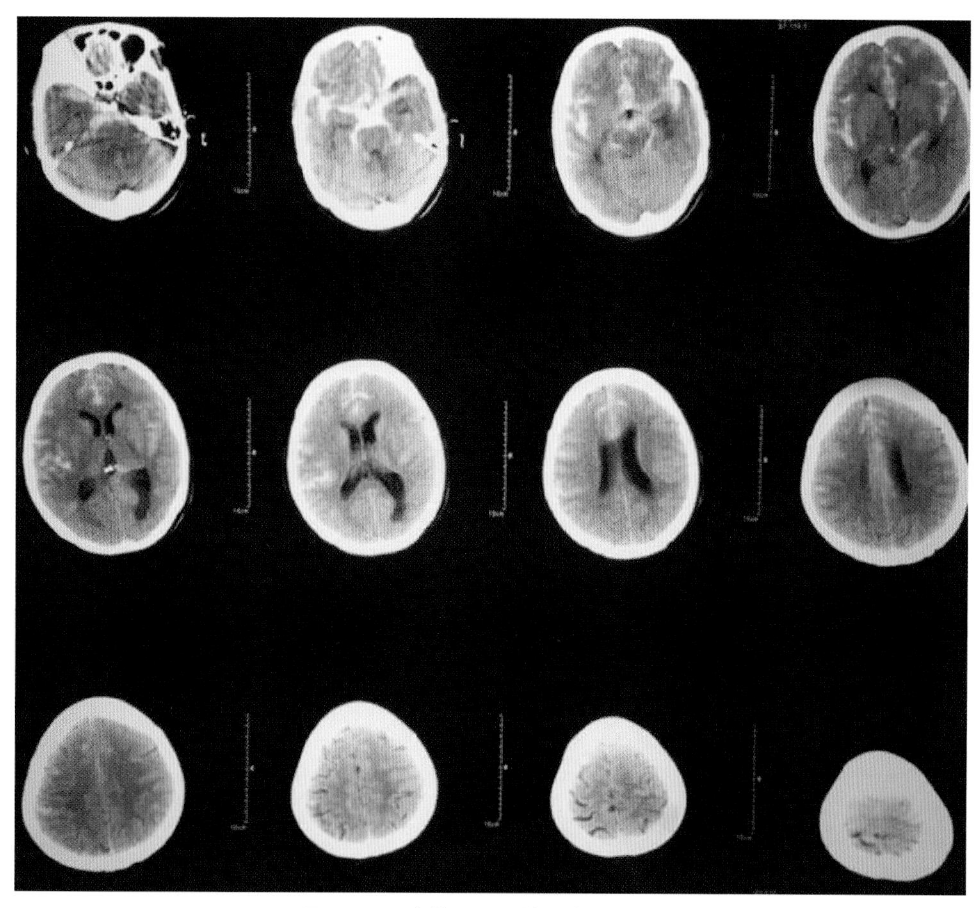

图 1-2-1　术前 CT 示蛛网膜下腔出血

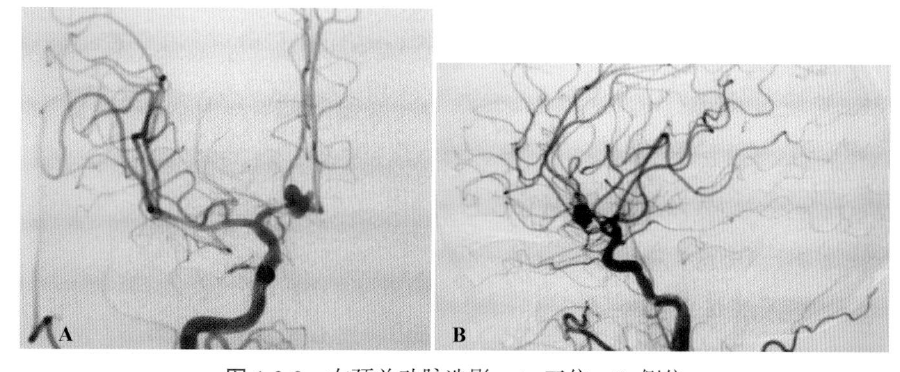

图 1-2-2　右颈总动脉造影。A. 正位；B. 侧位

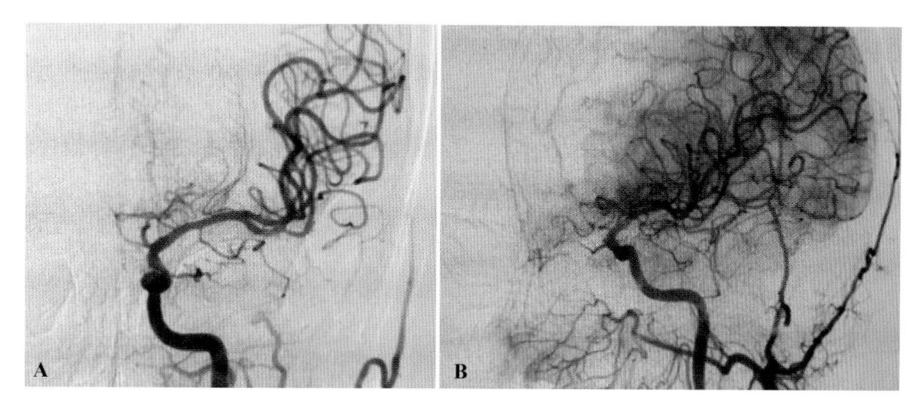

图 1-2-3　左颈总动脉造影，见左侧 ACA 的 A1 段纤细，A2 段显影差。A. 正位；B. 侧位

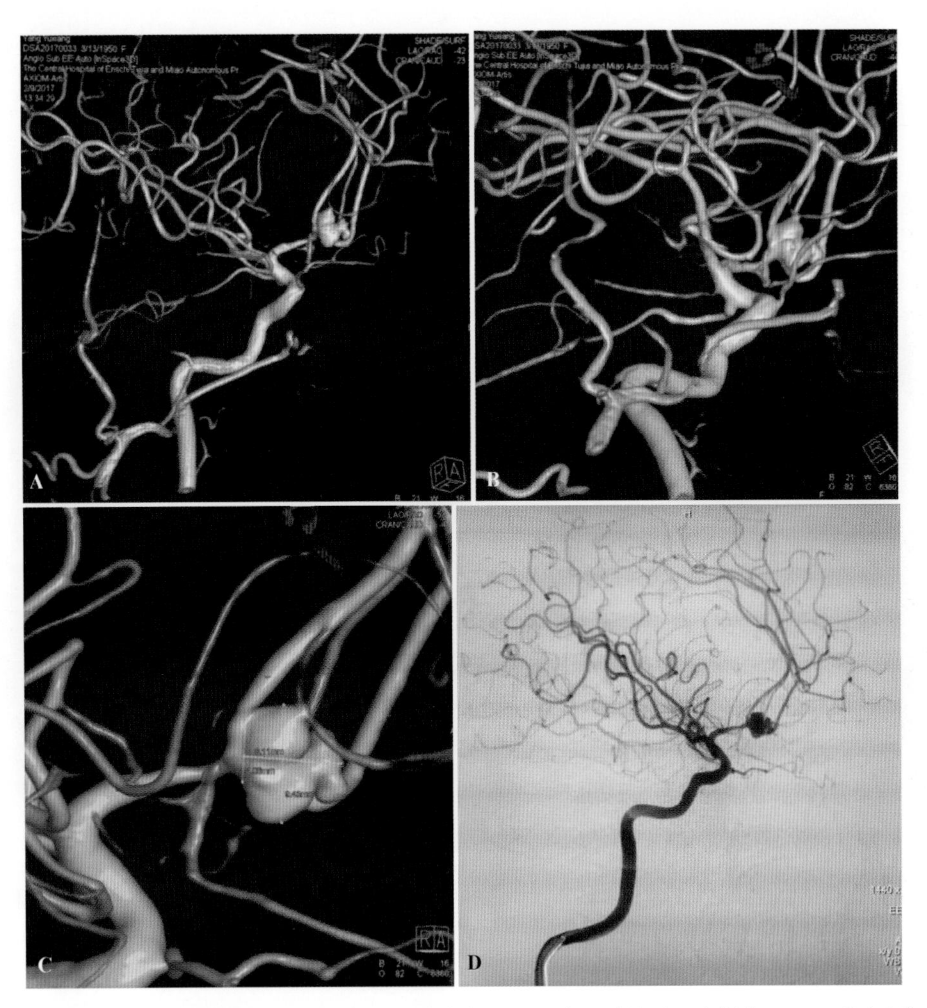

图 1-2-4 A 和 B. 不同角度右颈内动脉造影三维重建；C. 动脉瘤三维重建及测量（以右斜位 52°、反汤氏位 4° 作为工作位）；D. 工作位造影

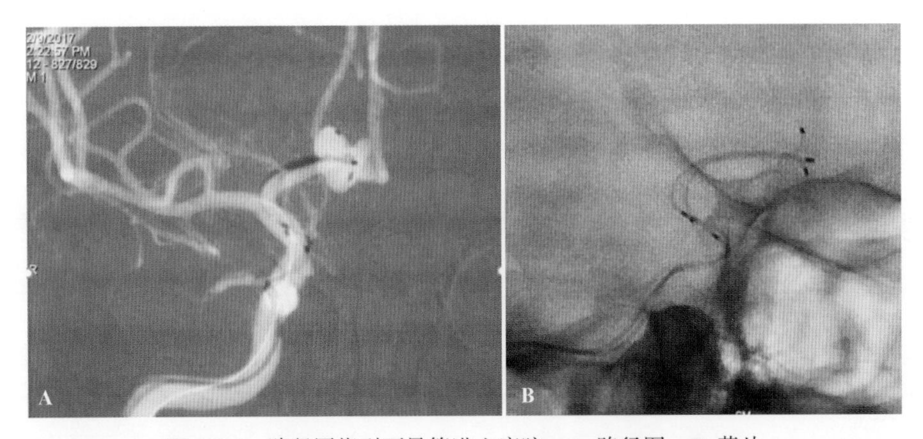

图 1-2-5 路径图指引下导管进入瘤腔。A. 路径图；B. 蒙片

1-2-6）。用下管填塞母瘤下叶（图 1-2-7）。造影显示瘤体上叶仍显影，中叶和下叶栓塞满意，用上管填塞瘤体上叶。最终，瘤体三个分叶都得到致密均匀栓塞，不留死角（图 1-2-8）。

术后工作位造影显示动脉瘤致密栓塞，没有刻意保留的前交通动脉还是保持了畅通。仔细观察蒙片，瘤颈处有两个弹簧圈的小环突出到右侧 A1 ～ A2 段交界处，有个弹簧圈的短尾巴突出到右侧 A2 段内，但突出的弹簧圈稳定，不随血流漂动，未影响大脑前动脉的血流（图 1-2-9），所以就未再

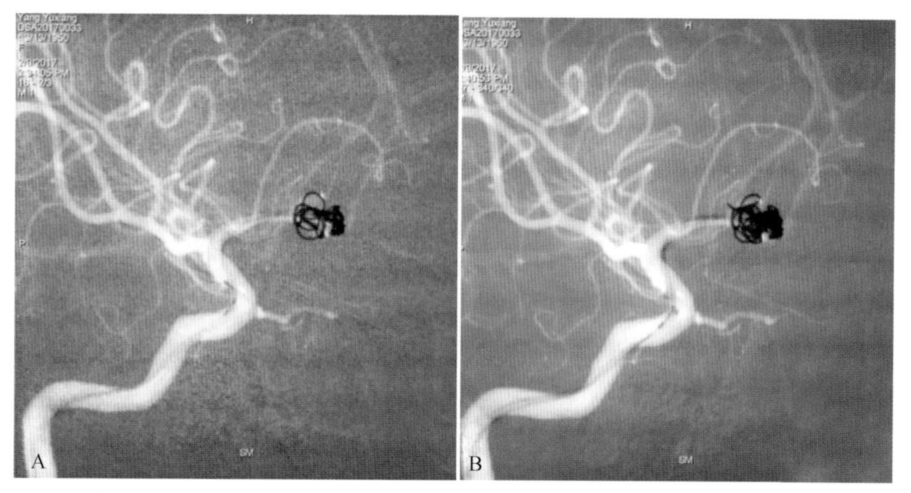

图 1-2-6　填塞动脉瘤子瘤。**A**. 母瘤内成篮，填塞子瘤；**B**. 填塞母瘤，可见上、下两叶不致密

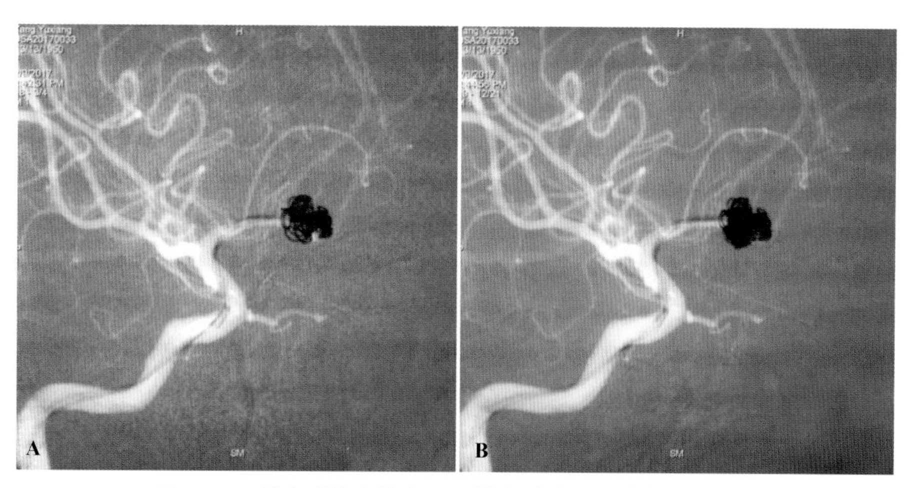

图 1-2-7　填塞动脉瘤母瘤。**A**. 填塞下叶；**B**. 致密填塞下叶

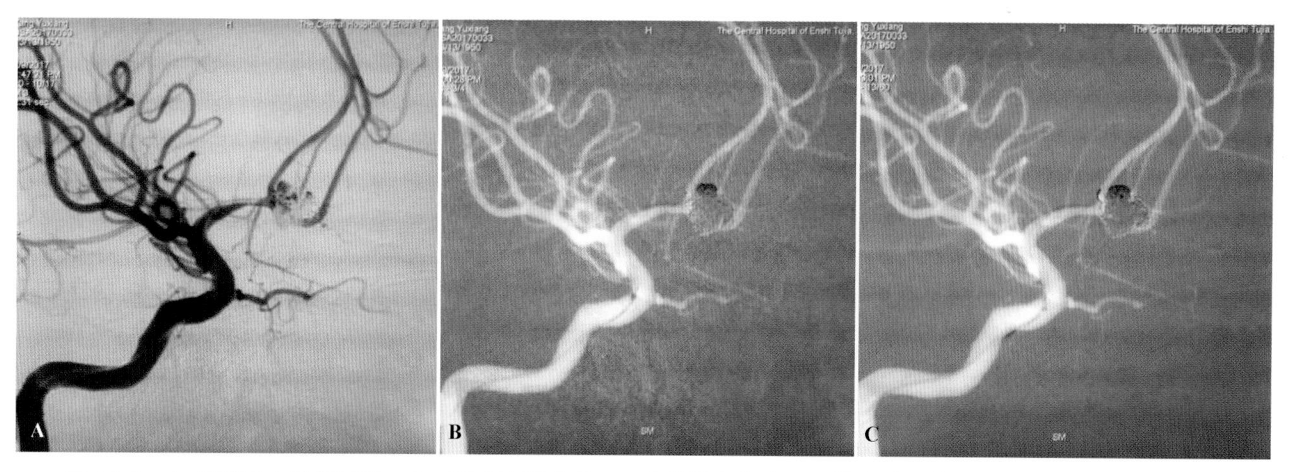

图 1-2-8　**A**. 造影示上叶仍显影，中、下叶栓塞满意；**B**. 上管填塞上叶；**C**. 填塞后即刻造影，三个分叶均致密栓塞

后置支架保护。

术后正位和侧位造影显示各向血流通畅（图 1-2-10）。

四、讨论

对于宽颈、分叶以及不规则动脉瘤，有时候单纯弹簧圈栓塞无法形成稳定的弹簧圈结构[1]，可以

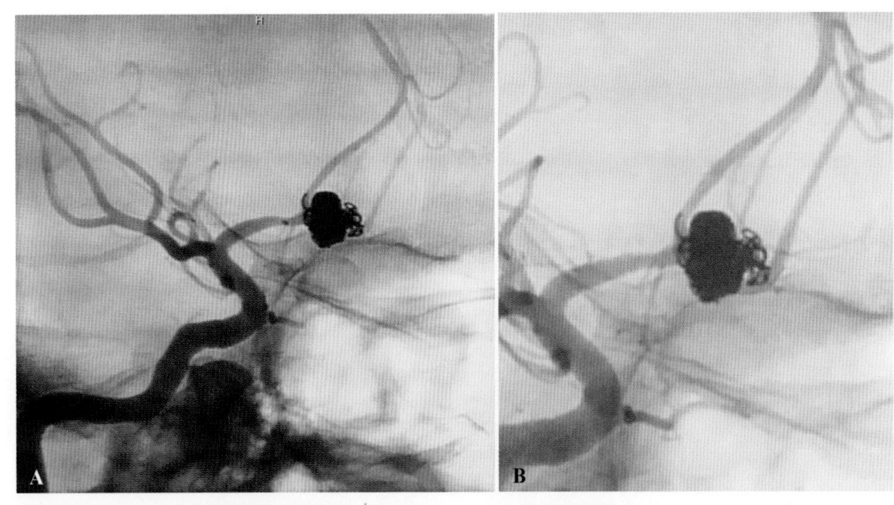

图 1-2-9 A. 术后工作位造影；B. 瘤颈处有弹簧圈小环突出，但不影响大脑前动脉血流

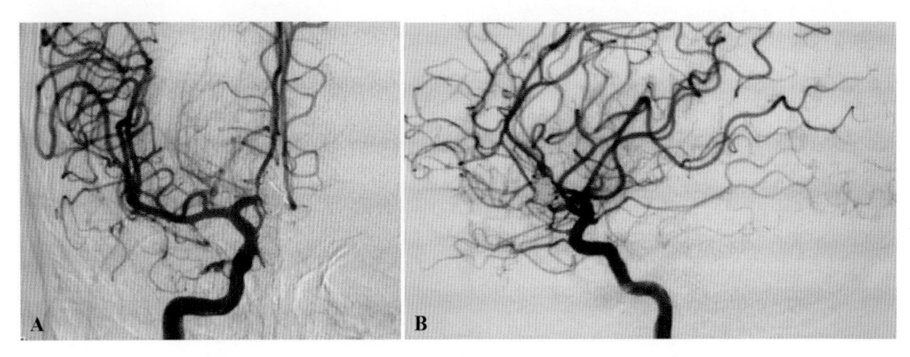

图 1-2-10 术后右颈内动脉造影。A. 正位；B. 侧位

通过球囊或者支架辅助弹簧圈栓塞的方法进行辅助治疗，但这也增加了并发症发生的概率。因此，多微导管技术在这些问题的处理上发挥了重要作用[2]。

多微导管技术栓塞颅内动脉瘤的首次报道见于1998 年，探讨了双微导管技术应用于颅内宽颈动脉瘤的效果，结论是相对于球囊辅助或者单纯的弹簧圈栓塞，双微导管栓塞技术对于弹簧圈的稳定性具有优势（单纯栓塞可见弹簧圈不稳定以及撞击载瘤动脉）[3]。

对于三微导管技术而言，其与双微导管技术本质上并无差异，也可以达到致密栓塞等优势，并提高线圈稳定性、促进紧密的线圈填塞或增强保护效果，但颅内血管直径偏小，因此三微导管技术可能存在血栓事件、术中操作纠缠等问题。2015 年的一项研究表明，在治疗大尺寸宽颈动脉瘤或三叶病变时，三个微导管还可以帮助用线圈填充动脉瘤的每个角落，通过均匀分布实现最佳压实，可用于双微导管无法完成弹簧圈成篮的情况，并且可以减少球囊及支架的应用。

此外，为了减少多个微导管在狭窄血管腔内操作带来的血栓事件或者其余操作相关并发症，在微导管完成相应任务后应当及时撤出[4]。也有研究表明，对于老年患者或者颅内载瘤动脉较为迂曲的患者来说，多微导管技术是一种更为安全有效的选择[5]。

从本章前两个病例看，对于多分叶动脉瘤或大动脉瘤，有选择地应用三微导管技术，有助于致密、均匀地栓塞瘤腔，而动脉瘤的致密、均匀栓塞是预防动脉瘤再破裂以及远期复发的关键[6]。

多微导管技术还有以下优点：①降低操作难度；②降低微导管塑型的难度要求；③降低手术时间[7]。

因为脑动脉中最粗的颈内动脉，其颅内段的直径也不过 3 ～ 5 mm，三根微导管是承载极限，更多的微导管在如此狭小的空间里容易互相缠绕，增加微导管游走阻力、操作难度和致栓风险，过犹不及。

参考文献

[1] Pierot L，Biondi A. Endovascular techniques for the management of wide-neck intracranial bifurcation aneurysms：a critical review of the literature. Journal of Neuroradiology，2016，43：167-175.

[2] Velasco González A，Stracke P，Nordmeyer H，et al. Low rates of recanalization for wide-necked aneurysms treated with stenting after balloon-assisted coiling：combination of techniques delivers stable and improved results during follow-up. Neuroradiology，2018，60：1223-1230.

[3] Baxter BW，Rosso D，Lownie SP. Double microcatheter technique for detachable coil treatment of large，wide-necked intracranial aneurysms. American Journal of Neuroradiology，1998，19：1176.

[4] Cho YD，Rhim JK，Kang H-S，et al. Use of triple microcatheters for endovascular treatment of wide-necked intracranial aneurysms：a single center experience. Korean J Radiol，2015，16：1109-1118.

[5] Ko JH，Chung J，Kim YJ. Double microcatheter technique within a 5 French guiding catheter for intracranial aneurysm：technical notes. World Neurosurg，2020，143：553-556.

[6] Chueh JY，Vedantham S，Wakhloo AK，et al. Aneurysm permeability following coil embolization：packing density and coil distribution. J Neurointerv Surg，2015，7：676-681.

[7] Zhang Y，Gao G，Chao Y，et al. Endovascular treatment of irregular and complicated intracranial aneurysms with coils using double microcatheter technique. Experimental and Therapeutic Medicine，2017，13：75-78.

第三节

T 型支架治疗基底动脉顶端动脉瘤

（吕明　尤为）

一、引言

支架辅助弹簧圈越来越多地用于治疗颅内宽颈动脉瘤。在血管内治疗宽颈动脉瘤的过程中，支架提供了一个机械支撑力来防止弹簧圈脱垂到载瘤动脉中。

然而，单个支架可能不足以治疗宽颈动脉瘤和几何形状复杂的颅内动脉分叉部动脉瘤（简称分叉动脉瘤）。因此，血管内治疗宽颈动脉瘤和复杂的分叉动脉瘤通常需要植入各种构型的双支架，如“X”“Y”和“T”型支架。

本文介绍一例使用“T”型支架辅助弹簧圈技术治疗基底动脉顶端动脉瘤的临床案例。

二、病情简介

患者，女性，53 岁，主因“突发头痛伴恶心、呕吐 41 h”入院。

现病史：患者于 41 h 前无明显诱因突然出现头痛，头痛呈持续性胀痛，以额部为著，伴恶心、呕吐数次，呕吐物为胃内容物，无听力、视力明显下降，无面部麻木，无肢体抽搐等症状。当地医院头颅 CT 检查提示蛛网膜下腔出血（图 1-3-1），脑血管造影（DSA）检查提示基底动脉顶端动脉瘤（图 1-3-2）。目前尿管导尿，大便未排。

既往史：高血压病史 6 年，血压最高 180/110 mmHg，具体服药不详，未规律服药，血压控制不理想。2012 年因子宫肌瘤行子宫全切术。脑梗死病史 6 年，未留有明显后遗症。

体格检查：生命体征平稳，血压 139/77 mmHg。神志清楚，颈抵抗阳性。四肢肌力 5 级，肌张力适中，双侧腱反射正常存在，双侧巴宾斯基征阴性。Hunt-Hess 分级 2 级。

辅助检查：当地医院影像学检查结果如上文所述。

入院后拟对基底动脉顶端动脉瘤行血管内介入治疗。

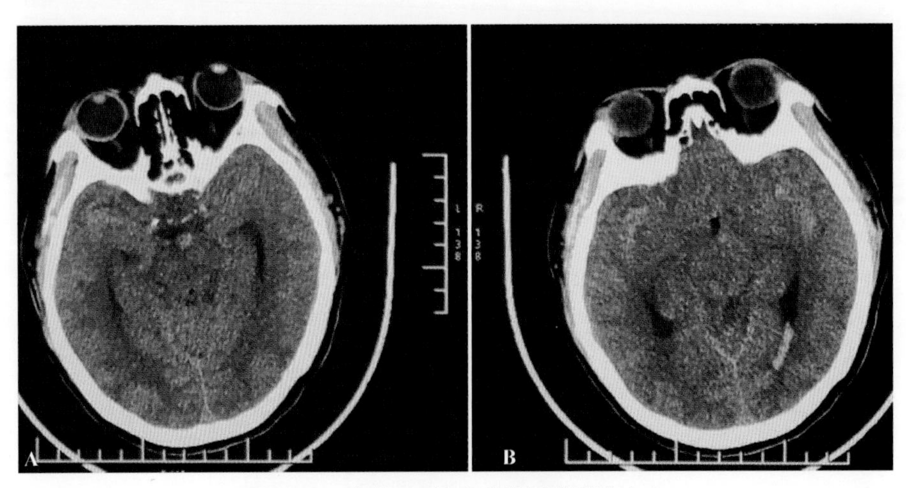

图 1-3-1　头颅 CT 检查示蛛网膜下腔出血

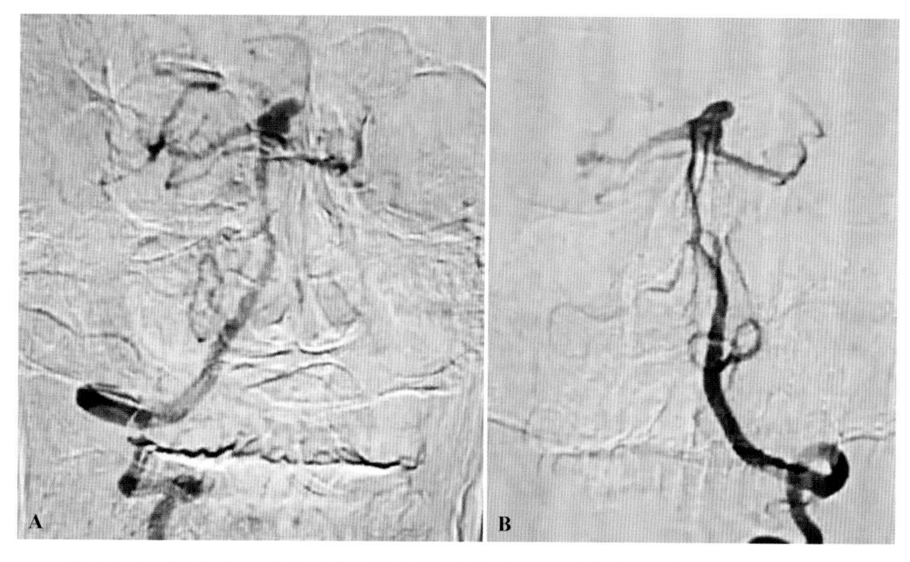

图 1-3-2 椎动脉造影示基底动脉顶端动脉瘤。A. 右侧椎动脉；B. 左侧椎动脉

三、治疗过程

术前 4 h 给予阿司匹林 300 mg，硫酸氢氯吡格雷片 300 mg 顿服。导管室内全麻后，右股动脉穿刺，置入 6F 动脉鞘，以 6F 导引导管先行双侧颈内动脉三维旋转造影。最后将 6F 导引导管停留在左椎动脉内，正位造影显示基底动脉顶端宽颈动脉瘤，呈绒球帽状（图 1-3-3 A）。左椎动脉造影三维重建（图 1-3-3 B）测量瘤体大小为 5.89 mm×7.92 mm，瘤颈宽 8.03 mm。载瘤动脉直径测量：基底动脉远段直径为 2.5～2.7 mm，双侧大脑后动脉（posterior cerebral artery，PCA）P1 段直径为 1.5～2 mm。

该动脉瘤的瘤颈较宽，决定使用支架辅助弹簧圈治疗，但如何摆放支架是治疗的关键。如果该患者有足够发达的后交通动脉（红虚线），经颈内动脉-后交通动脉入路横行摆放支架（蓝虚线）显然是最优方案（图 1-3-4）。然而，该患者的双侧后交通动脉（红箭头）都十分纤细（图 1-3-5）（手术一开始就绕道先行前循环造影，目的在于评估双侧后交通动脉的发育），横行支架方案被否决。

观察左椎动脉的正位造影（图 1-3-6 A），右侧 PCA 的 P1 段跟基底动脉的拐角（蓝线）相对舒缓，而左侧 PCA 的 P1 段跟基底动脉的拐角（红线）则较犀利，因此，如果要“Y”型摆放支架，则沿红线摆放的支架极有可能因“束腰”而无法良好贴壁，再加上基底动脉末端（绿圈）轻度狭窄，其最直接的后果就是容易致栓。“Y”型支架方案被否决。仔细观察示意图（图 1-3-6 B），发现该动脉瘤十分适合“T”型支架治疗，术中决定采用“T”型支架辅助弹簧圈治疗策略。

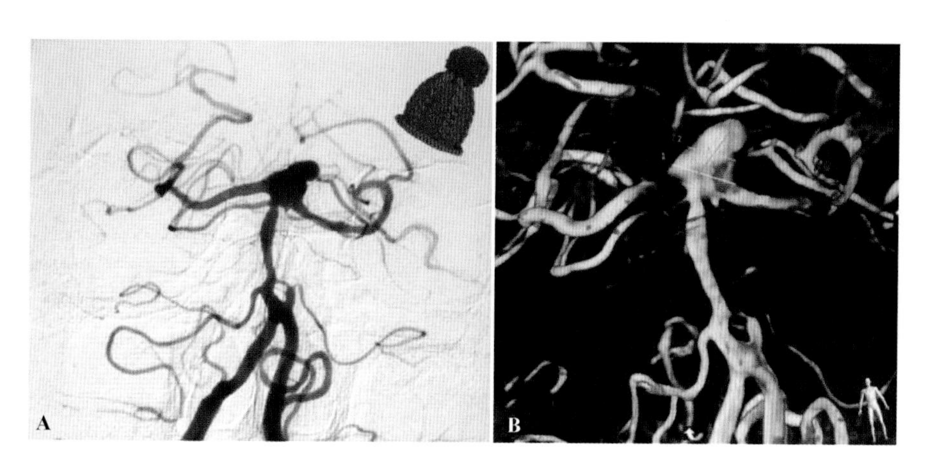

图 1-3-3 DSA 提示绒球帽状宽颈动脉瘤。A. 左椎动脉正位造影；B. 左椎动脉造影三维重建

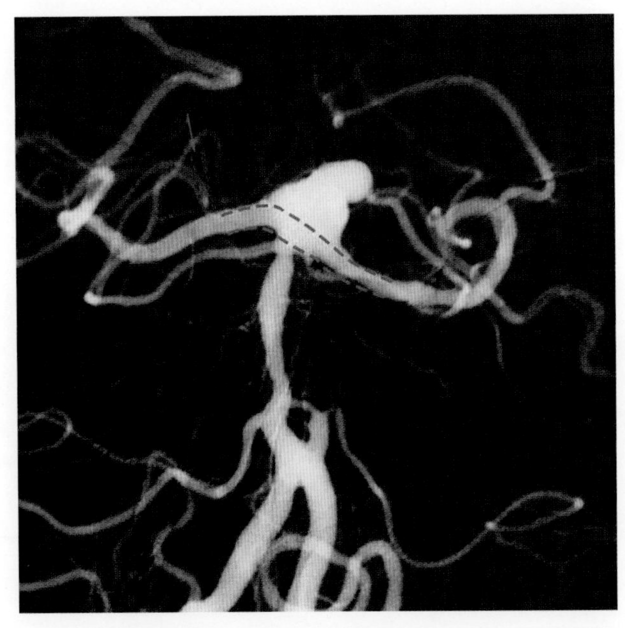

图 1-3-4　手术方案——横行摆放支架

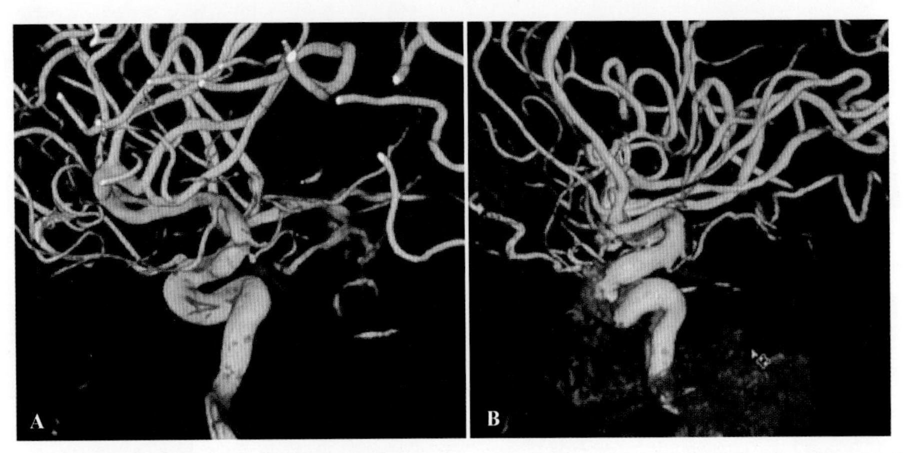

图 1-3-5　颈内动脉侧位造影三维重建显示双侧后交通动脉纤细（红箭头示）。A. 左侧；B. 右侧

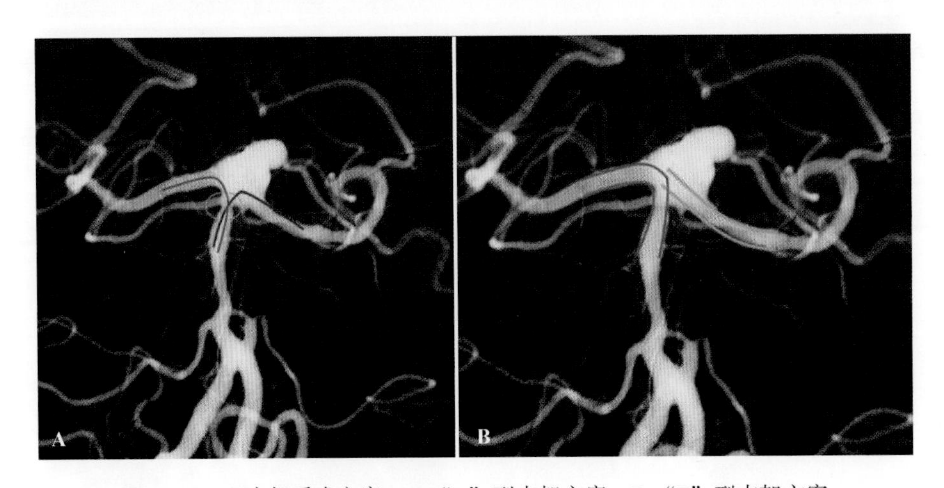

图 1-3-6　双支架手术方案。A. "Y"型支架方案；B. "T"型支架方案

左椎动脉正位路径图下，Synchro-14 微导丝携带 Echelon-10 微导管（甲管）进入左侧 PCA 的 P2 段（图 1-3-7 A）。Synchro-14 微导丝先后引导 Echelon-10 微导管（乙管）和 Headway-17 微导管（丙管）进入动脉瘤（双微导管）；经乙管送入弹簧圈 APB-6-20-3D，经丙管送入弹簧圈 APB-4-12-3D，圈大部分蓄积在子瘤内，少部分在母瘤内成篮（图 1-3-7 B）。

经甲管送入 Leo Baby 2.5 ～ 18 支架，使之横行释放在左侧大脑后动脉 P1 ～ P2 段内，支架尾部恰好覆盖瘤颈的左侧半，并未拐入基底动脉（图 1-3-8）。甲管在 Synchro-14 微导丝引导下送入右侧 PCA 的 P2 段，备放第二枚支架（图 1-3-9）。继续经乙管和丙管交替向瘤腔内填入弹簧圈 QC-3-8-3D、QC-2-8-Helix、QC-2-8-Helix、APB-2-8-Helix、QC-2-6-Helix，造影可见瘤腔栓塞满意，瘤颈右侧角残留（图 1-3-10）。

丙管撤到体外，使用 Synchro-14 微导丝将乙管

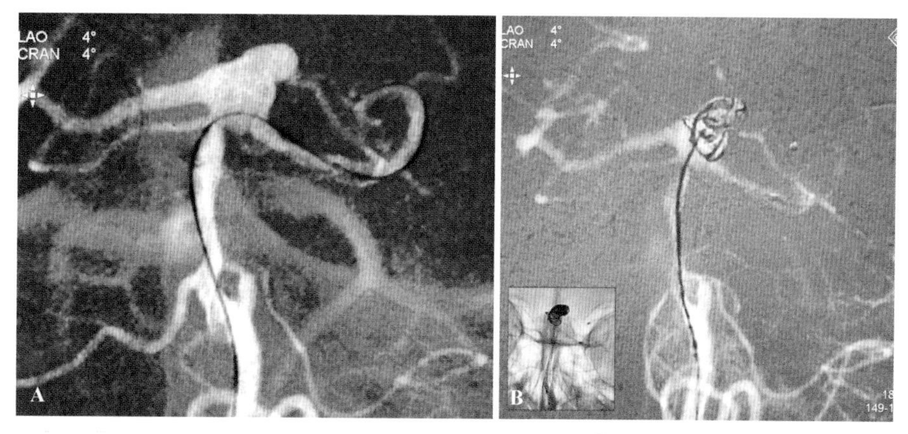

图 1-3-7 A. 左椎动脉正位路径图下微导管（甲管）进入左侧 PCA；B. 双微导管（乙管和丙管）进入动脉瘤，并经双管送入弹簧圈

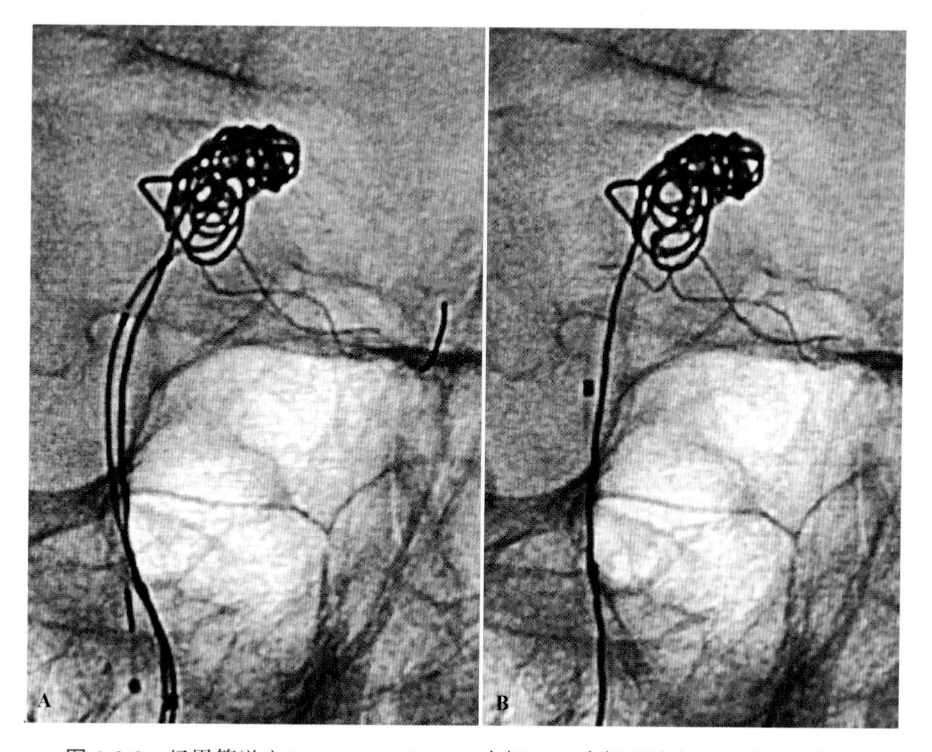

图 1-3-8 经甲管送入 Leo Baby 2.5 ～ 18 支架。A. 支架释放中；B. 支架释放后

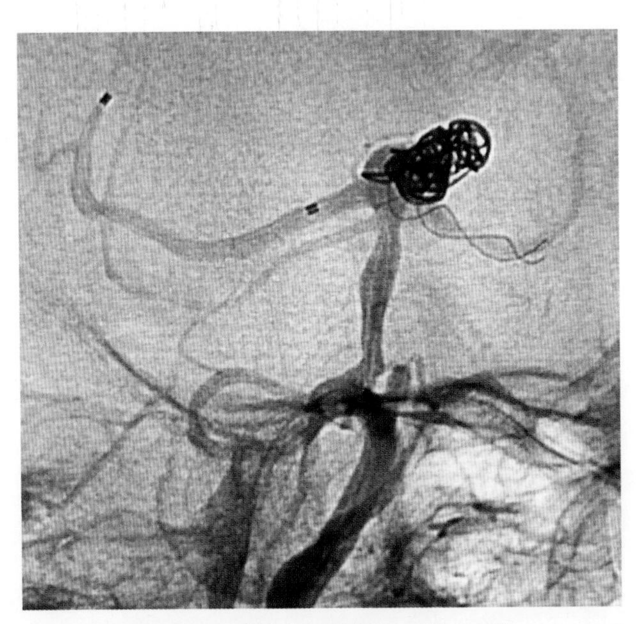

图 1-3-9　甲管送入右侧 PCA 的 P2 段

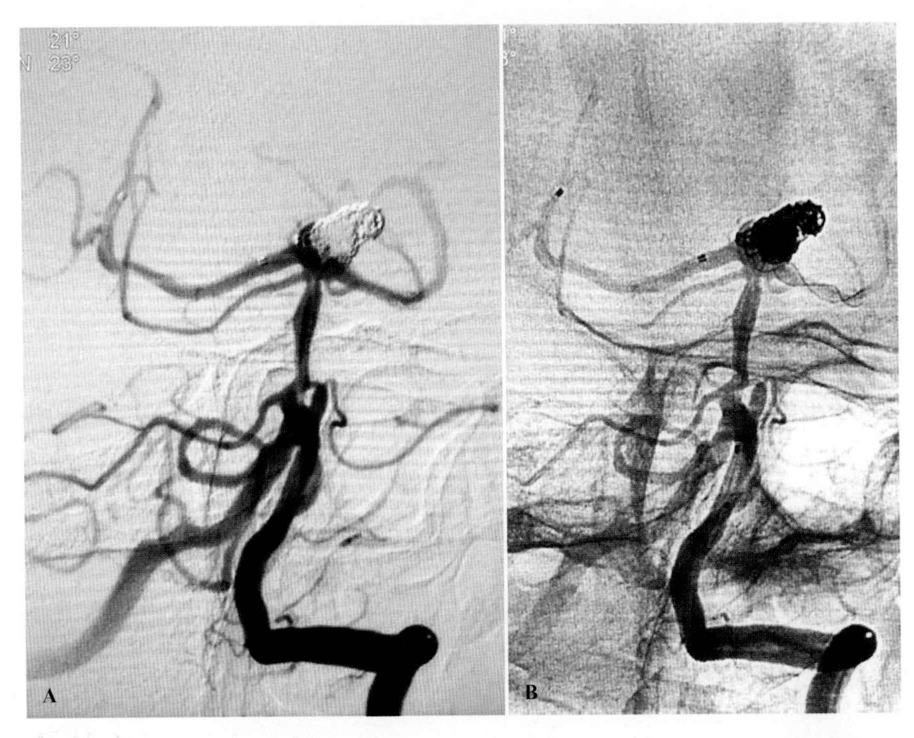

图 1-3-10　双微导管（乙管和丙管）继续填塞动脉瘤，造影可见瘤腔栓塞满意，瘤颈右侧角残留。A. 减影；B. 蒙片

管头引导至瘤颈右侧角空虚处（图 1-3-11）。经甲管送入第二枚 Leo Baby 2.5-18 支架（图 1-3-12），跨瘤颈右侧半释放于右侧 PCA 的 P1 段–基底动脉上段内，支架释放后甲管很容易顺支架导丝游走至支架远心端，说明第二枚支架贴壁良好。在第二枚支架的保护下，经乙管向瘤颈右侧角送入弹簧圈 QC-2-4-3D、QC-1.5-4-Helix、1.5-3-Helix，直至动脉瘤不显影（图 1-3-13）。撤出微导管，结束栓塞，各角度造影评估（图 1-3-14 和图 1-3-15）可见动脉瘤完全栓塞，双侧 PCA 和基底动脉畅通，蒙片可见支架贴壁满意。术后患者自麻醉中清醒，无神经功能缺陷。

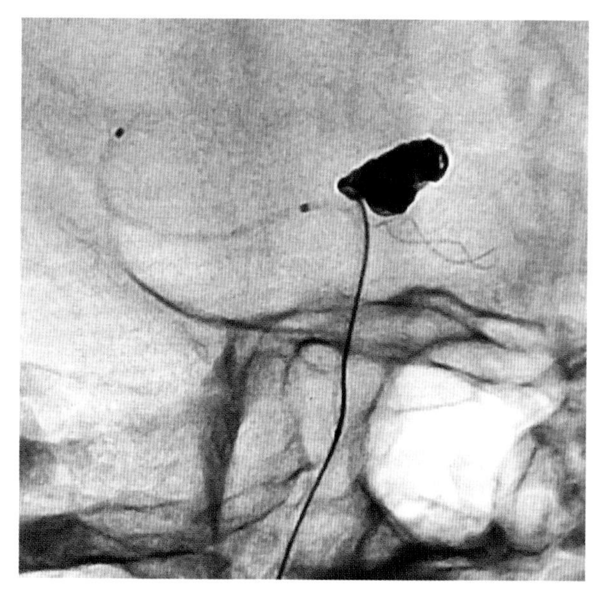

图 1-3-11 丙管撤到体外，乙管管头引导至瘤颈右侧角空虚处

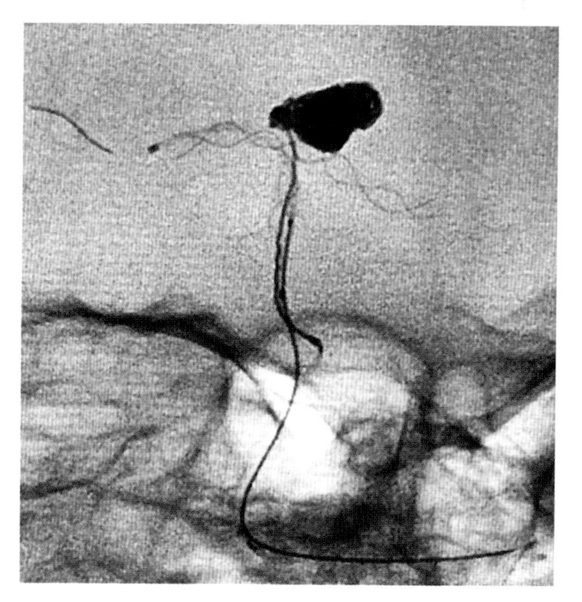

图 1-3-12 经甲管送入第二枚 Leo Baby 2.5-18 支架

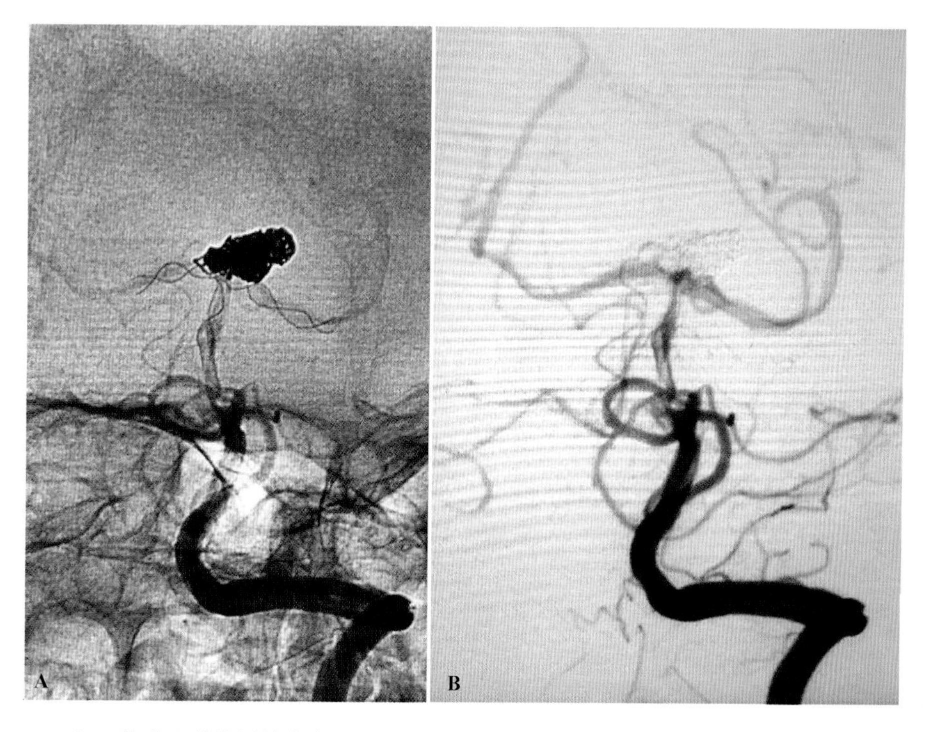

图 1-3-13 经乙管送入弹簧圈填塞直至动脉瘤不显影。**A**. 右椎动脉造影蒙片；**B**. 右椎动脉造影减影

四、讨论

目前血管内治疗逐渐成为颅内动脉瘤治疗的首选方式。支架辅助弹簧圈栓塞颅内宽颈动脉瘤已得到广泛应用并取得良好效果[1-3]，但分叉动脉瘤（特别是宽颈动脉瘤）的治疗仍然是一项难题。

对于这个问题，使用双支架辅助弹簧圈栓塞是个不错的选择，这种技术能够预防弹簧圈逃逸，同时能够保护双侧流出道，并且可以纠正局部解剖结构，持续改善瘤颈口的血流动力学，为此类动脉瘤的治疗提供了一种可行的治疗方式[4-5]。

双支架的摆放体位分“Y”“X”和“T”三型。顾名思义，“Y”和“X”的共同点是两枚支架的上半身分开，腰部会合，不同点是，下半部分纠缠的

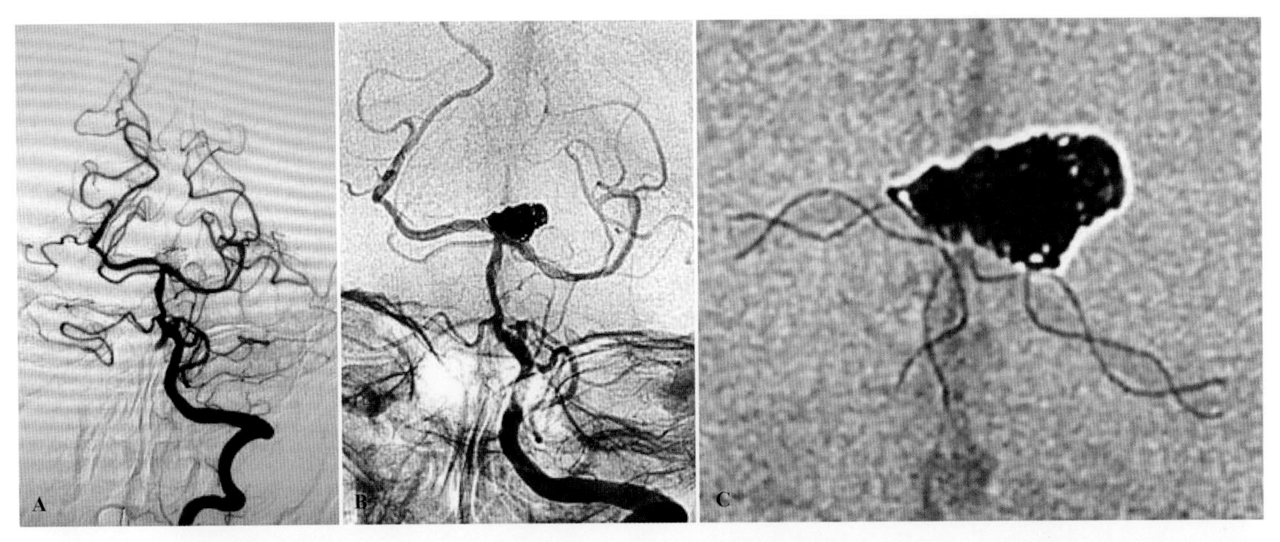

图 1-3-14　左椎动脉于左斜位 11°、汤氏位 29° 造影可见动脉瘤完全栓塞。**A**. 减影；**B**. 蒙片；**C**. 透视下手术方案示意图

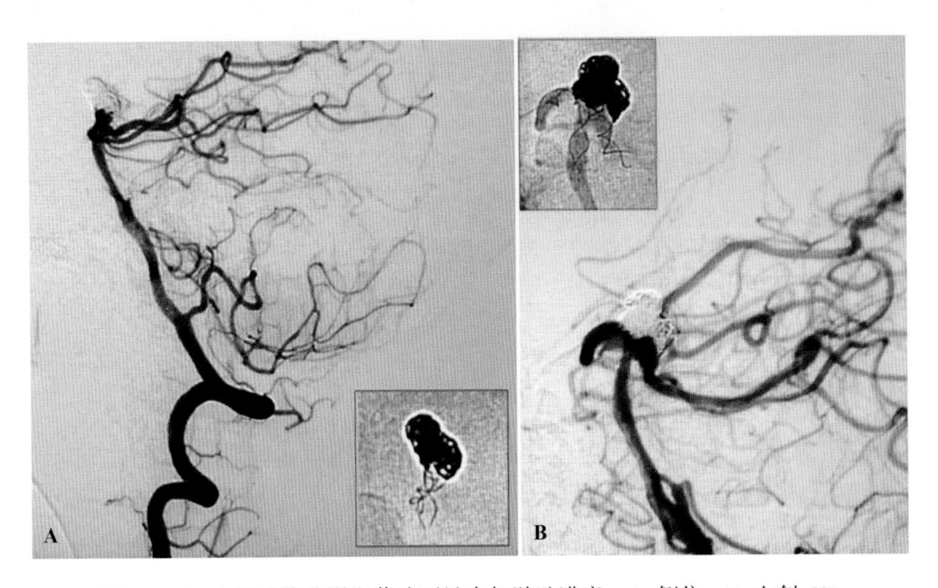

图 1-3-15　左椎动脉造影和蒙片可见支架贴壁满意。**A**. 侧位；**B**. 左斜 60°

是“Y”，分开的是“X”。“T”型则指一枚支架的尾部搭在另一枚支架的中段上。

“Y”型支架按具体摆放细节又分两种形式，一种是尾段套叠式（图 1-3-16 A），一种是尾段并行式（图 1-3-16 B）。**案例展示**：①基底动脉顶端动脉瘤加左侧小脑上动脉瘤，以尾段套叠式“Y”型支架（Lvis Jr）辅助弹簧圈栓塞治疗（图 1-3-17）；②基底动脉顶端微小动脉瘤伴子瘤，以尾段套叠式“Y”型支架（Leo Baby）辅助弹簧圈栓塞治疗（图 1-3-18）；③右侧颈内动脉顶端动脉瘤，以尾段套叠式“Y”型支架（Neuroform EZ 3）辅助弹簧圈栓塞治疗（图 1-3-19）；④右侧大脑中动脉 M2 段分叉部动脉瘤伴子瘤，以尾段并行式“Y”型支架（Lvis Jr）辅助弹簧圈栓塞治疗（图 1-3-20）。

“X”型支架按具体摆放细节也分两种形式，一种是交叉式（图 1-3-21 A），一种是并行式（图 1-3-21 B）。**案例展示**：①前交通动脉瘤，以交叉式“X”型支架（Enterprise）辅助弹簧圈栓塞治疗（图 1-3-22）；②右侧前交通动脉瘤，先以 Lvis 支架辅助弹簧圈治疗，因弹簧圈逃逸至左侧大脑前动脉 A2 段，遂于左侧大脑前动脉 A1 ～ A2 段内补救性置入一枚 Enterprise 支架，以固定逃逸的弹簧圈。

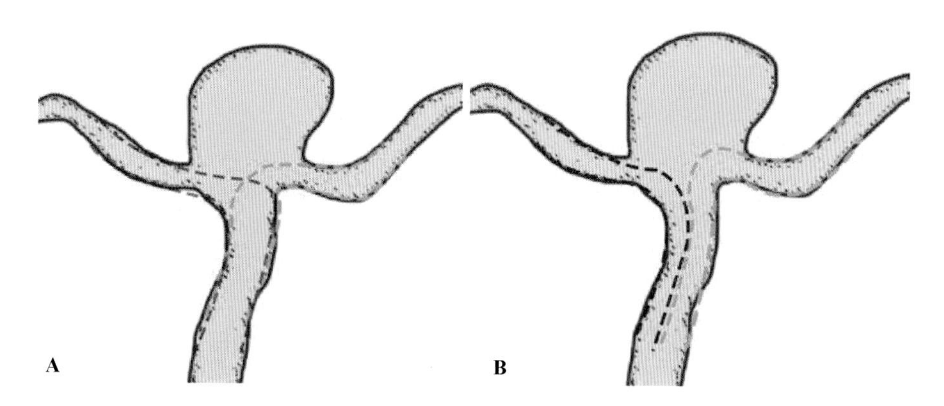

图 1-3-16　“Y”型支架示意图。A. 尾段套叠式；B. 尾段并行式

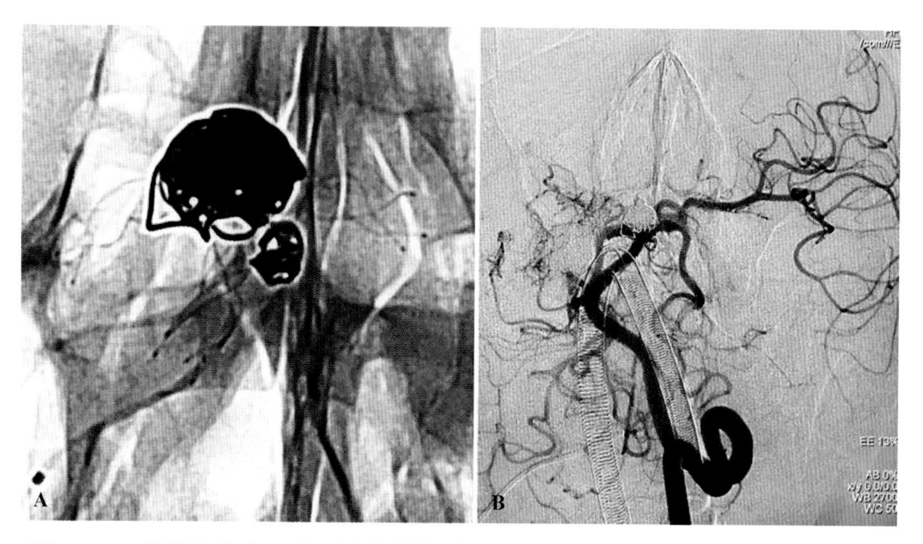

图 1-3-17　尾段套叠式“Y”型支架技术治疗基底动脉顶端动脉瘤。A. 透视；B. 减影

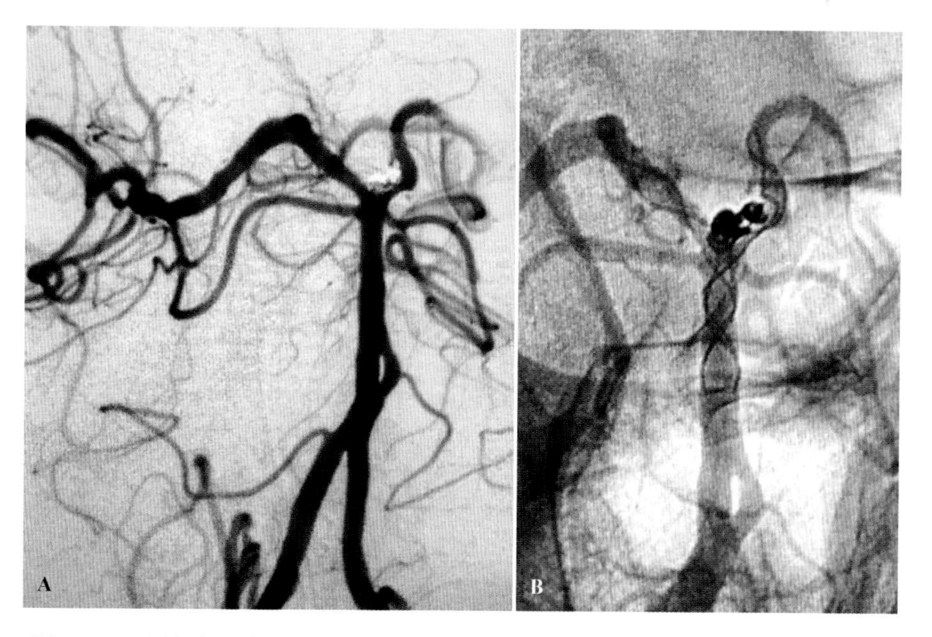

图 1-3-18　尾段套叠式“Y”型支架技术治疗基底动脉顶端动脉瘤。A. 减影；B. 蒙片

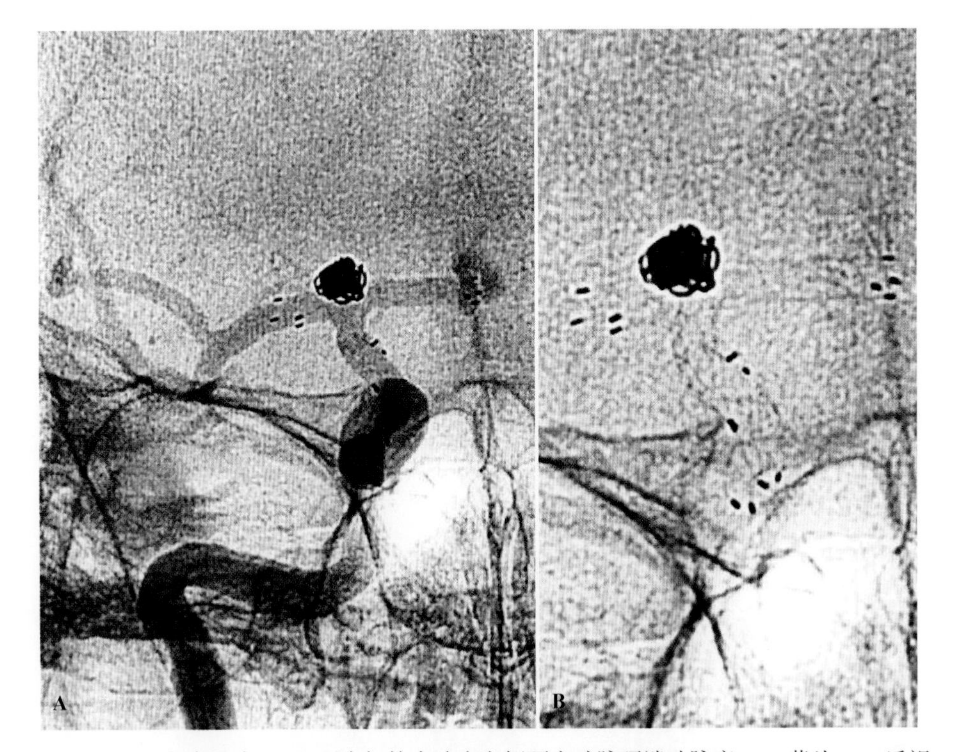

图 1-3-19 尾段套叠式“Y”型支架技术治疗右侧颈内动脉顶端动脉瘤。**A**. 蒙片；**B**. 透视

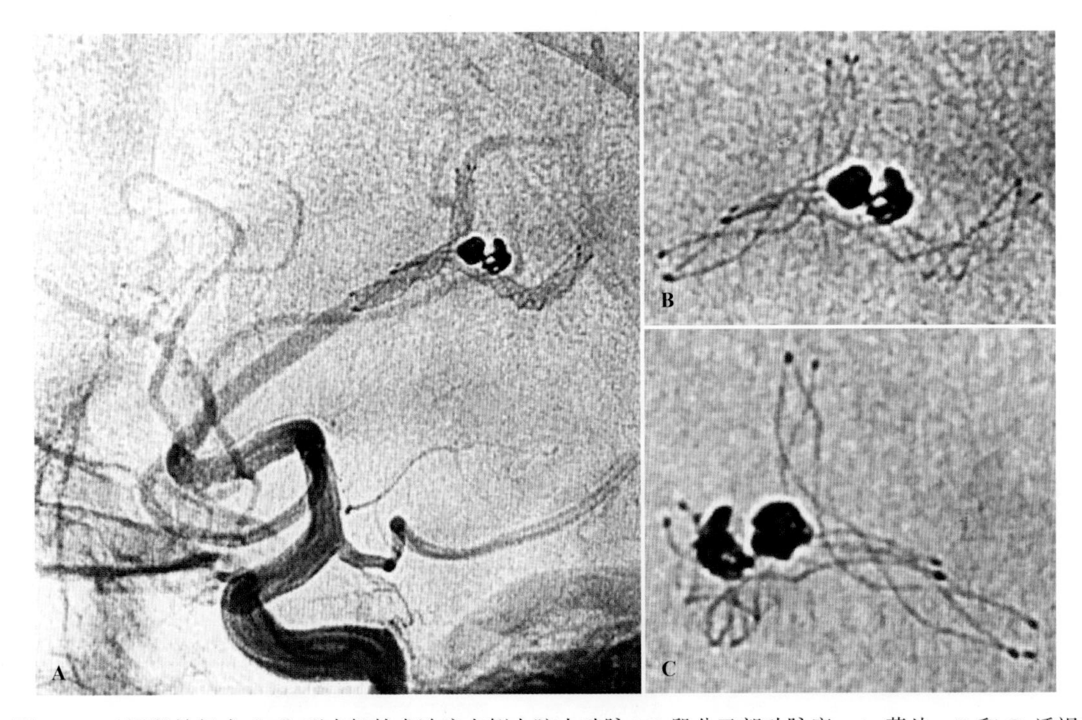

图 1-3-20 尾段并行式“Y”型支架技术治疗右侧大脑中动脉 M2 段分叉部动脉瘤。**A**. 蒙片；**B** 和 **C**. 透视

两枚支架呈并行式“X”型摆放（图 1-3-23）。

“T”型支架见示意图（图 1-3-24），图 A 是基底动脉顶端动脉瘤的“T”型支架放法，图 B 是前交通动脉瘤或者大脑中动脉分叉部动脉瘤的“T”型支架放法。

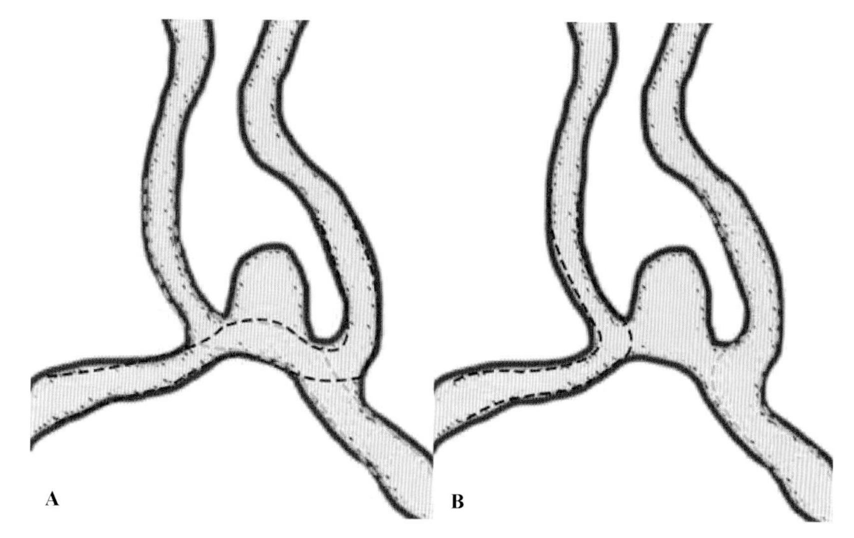

图 1-3-21　“X”型支架示意图。A. 交叉式；B. 并行式

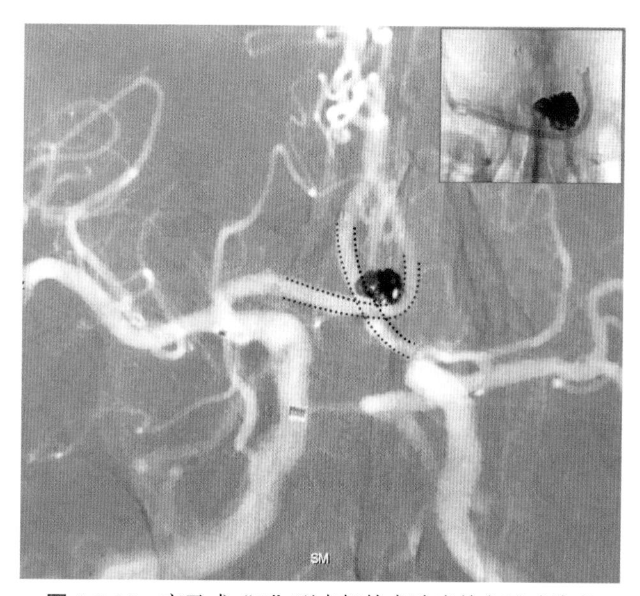

图 1-3-22　交叉式“X”型支架技术治疗前交通动脉瘤

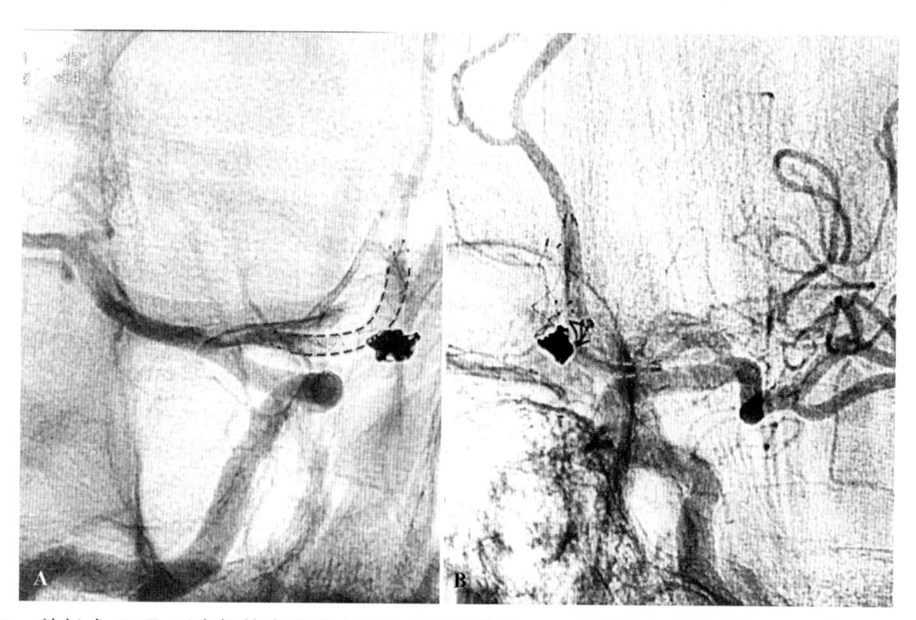

图 1-3-23　并行式“X”型支架技术治疗右侧前交通动脉瘤。A. 右侧颈内动脉造影；B. 左侧颈内动脉造影

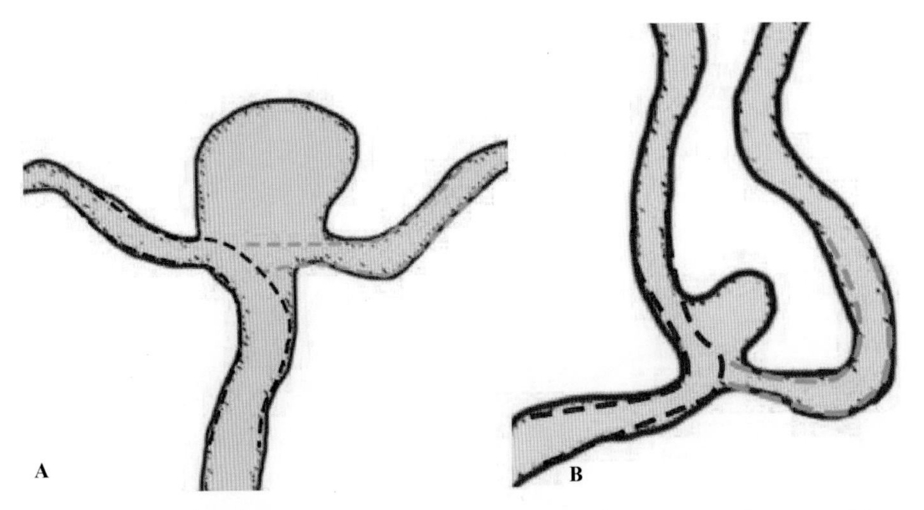

图 1-3-24 “T”型支架示意图。A. 基底动脉；B. 大脑中动脉分叉部或前交通动脉

参考文献

[1] 朱雷，冯大勤，周志宇. 不同类型支架辅助弹簧圈栓塞宽颈动脉瘤的效果分析. 中国实用神经疾病杂志，2017，20（22）：64-67.

[2] Geyik S，Yavuz K，Yurttutan N，et al. Stent-assisted coiling in endovascular treatment of 500 consecutive cerebral aneurysms with long-term follow-up. Am J Neuroradiol（AJNR），2013，34（11）：2157-2162.

[3] 刘永晟，王峰，李克，等. Solitaire 支架辅助弹簧圈栓塞颅内宽颈动脉瘤的初步经验. 中华放射学杂志，2012，8：742-743.

[4] Konoktepada T. Hemodynamics of 8 different configurations of stenting for bifurcation aneurysms. Am J Neuroradiol（AJNR），2013，34（10）：1980-1986.

[5] K Melber，M Dan，DraheimP，et al. Vascular angular remodeling by kissing-Y stenting in wide necked intracranial bifurcation aneurysms. J Neurointerv Surg，2017，9（12）：1233-1237.

第四节

支架半释放技术栓塞颈内动脉串联动脉瘤

（吕明　尤为）

一、引言

颅内多发动脉瘤是指同一患者在不同脑血管部位生长多个动脉瘤，占颅内动脉瘤人群的14%～34%。其中，当2个或2个以上囊状动脉瘤生长在同一血管上时，称为颅内串联动脉瘤。

“支架半释放技术”是指在颅内宽颈动脉瘤的介入治疗过程中，支架先释放一半，以方便微导管的位置调整。该技术可用于串联动脉瘤的栓塞，先部分释放支架，辅助栓塞远心端动脉瘤；再完全释放支架，辅助栓塞近心端动脉瘤。本文介绍一个使用支架半释放技术栓塞串联动脉瘤的临床案例。

二、病情简介

患者，女性，47岁，主因“间断头痛12天”入院。

现病史：患者头痛间断发作12天，头痛发作时表现为搏动性剧痛，伴恶心、呕吐。

既往史：无特殊既往史。

体格检查：未见异常体征。

辅助检查：头颅CT未见明显异常。头部MRA提示右侧颈内动脉眼段动脉瘤。治疗前DSA证实右侧颈内动脉眼段两个动脉瘤（图1-4-1）：向上方生长的动脉瘤较大，形态不规则，瘤体4.47 mm×3.11 mm，瘤颈4.51 mm；向下方生长的动脉瘤为微小动脉瘤，瘤体1.18 mm×1.13 mm，瘤颈1.47 mm。

术前4 h给予阿司匹林300 mg、硫酸氢氯吡格雷片300 mg顿服。

三、治疗过程

拟定治疗方案为支架辅助弹簧圈栓塞。首先半释放支架覆盖大瘤开口，大瘤栓塞满意后，微导管移入未被支架遮挡的小瘤，再完全释放支架栓塞小瘤（图1-4-2）。载瘤动脉远端直径2.23 mm，近端直径3.23～3.91 mm，拟选用LVIS 3.5 mm×15 mm支架。

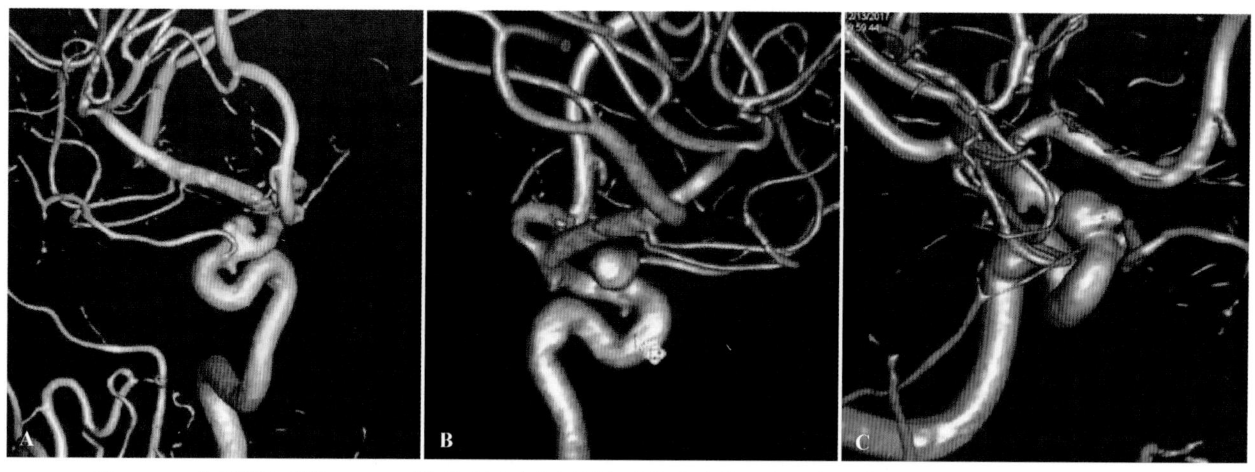

图1-4-1　右侧颈内动脉DSA三维重建显示右侧颈内动脉眼动脉段有两个动脉瘤。**A～C.** 从不同角度展示

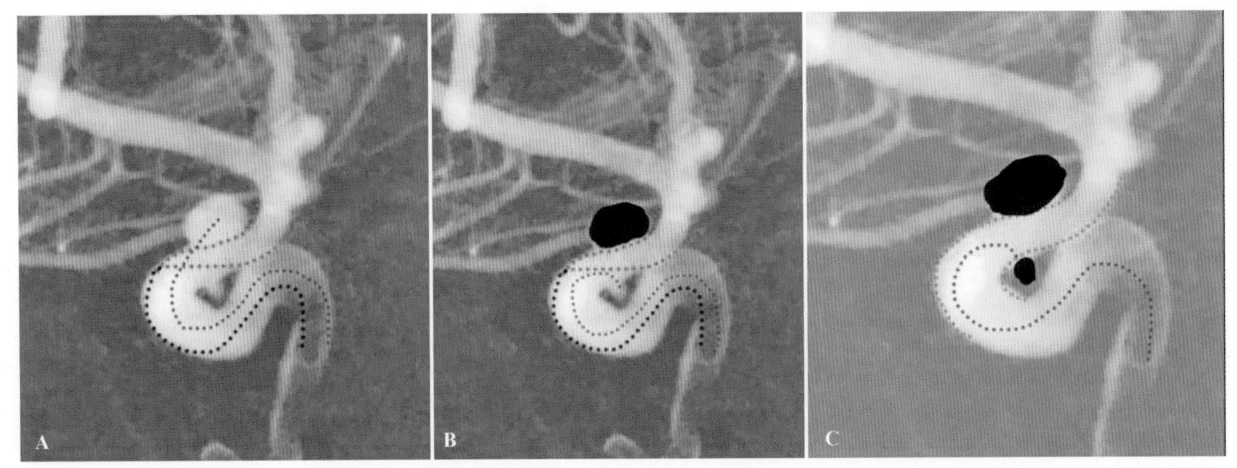

图 1-4-2 手术步骤示意图。**A.** 半释放支架覆盖大瘤开口；**B.** 大瘤栓塞满意后，微导管移入未被支架遮挡的小瘤；**C.** 完全释放支架并栓塞小瘤

072 Navien 导引导管到达右颈内动脉破裂孔段，工作位路径图下，直头微导管进入大瘤后，半释放 LVIS 支架覆盖大瘤开口。随后依次输送弹簧圈满意栓塞大瘤（图 1-4-3）。

大瘤栓塞结束，撤出直头微导管，头端塑成猪尾形，在微导丝引导下进入朝向下方的小瘤。完全释放支架后，依次输送弹簧圈填塞小瘤（图 1-4-4）。

术后造影显示两个动脉瘤均完全栓塞，载瘤动脉畅通（图 1-4-5 至图 1-4-7）。术后患者自麻醉中清醒，神志和语言正常，左侧肢体轻瘫，但为一过性，次日即完全恢复。

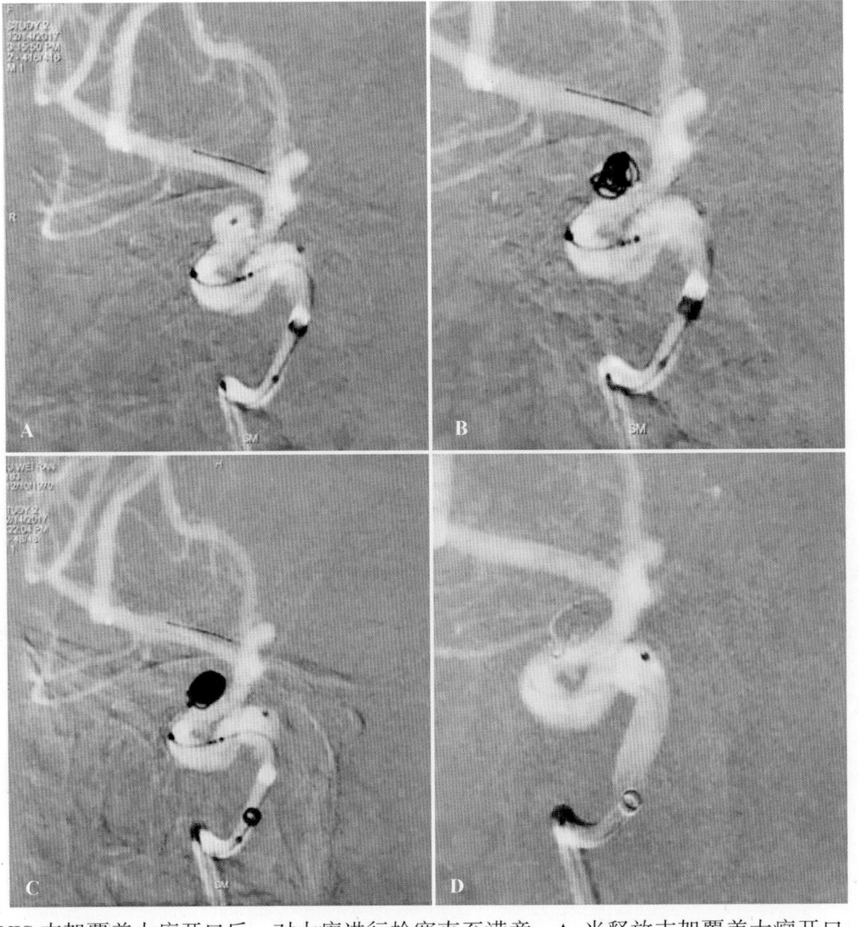

图 1-4-3 半释放 LVIS 支架覆盖大瘤开口后，对大瘤进行栓塞直至满意。**A.** 半释放支架覆盖大瘤开口；**B.** 开始对大瘤进行栓塞；**C.** 大瘤致密栓塞；**D.** 路径图显示大瘤栓塞满意

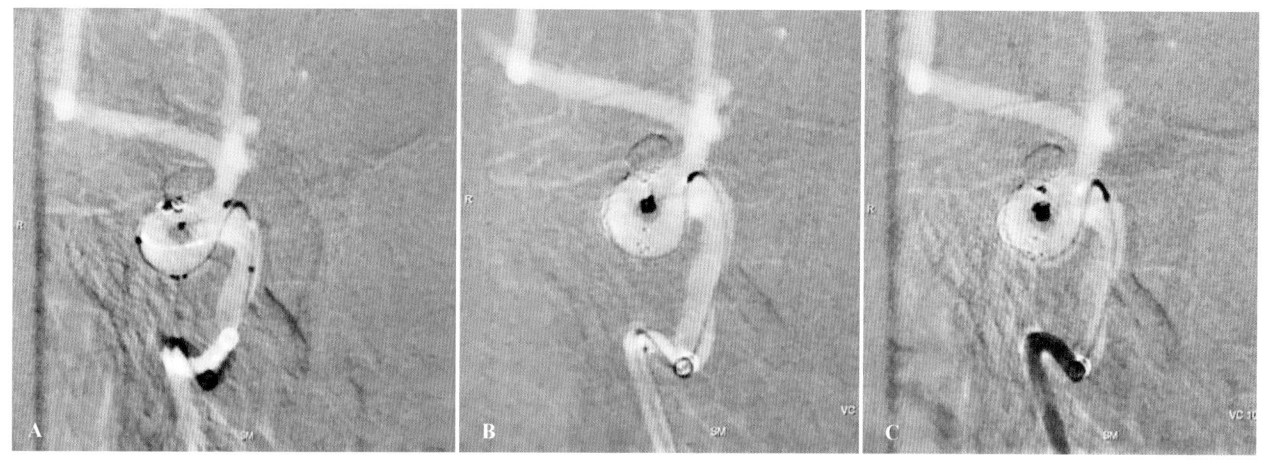

图 1-4-4　微导管进入小瘤后，完全释放支架，并依次输送弹簧圈对小瘤进行栓塞直至满意。A. 微导管进入小瘤；B. 完全释放支架，并开始对小瘤进行栓塞；C. 小瘤致密栓塞

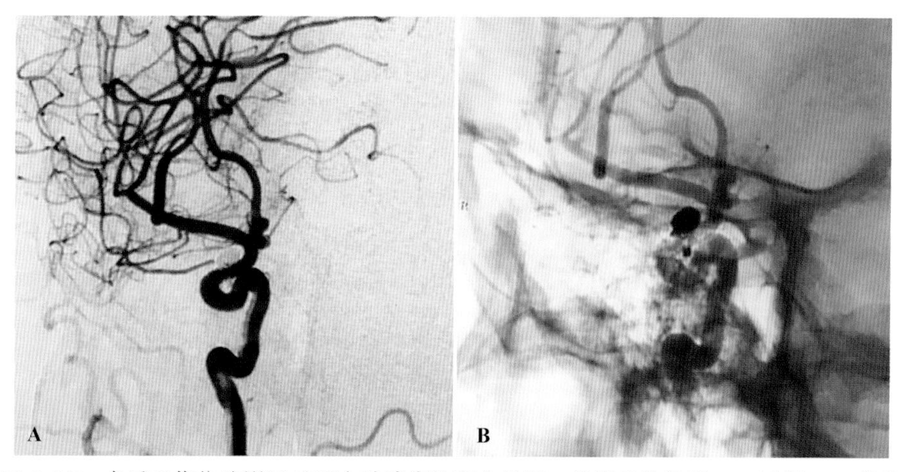

图 1-4-5　术后工作位造影显示两个动脉瘤均完全栓塞，载瘤动脉畅通。A. 减影；B. 蒙片

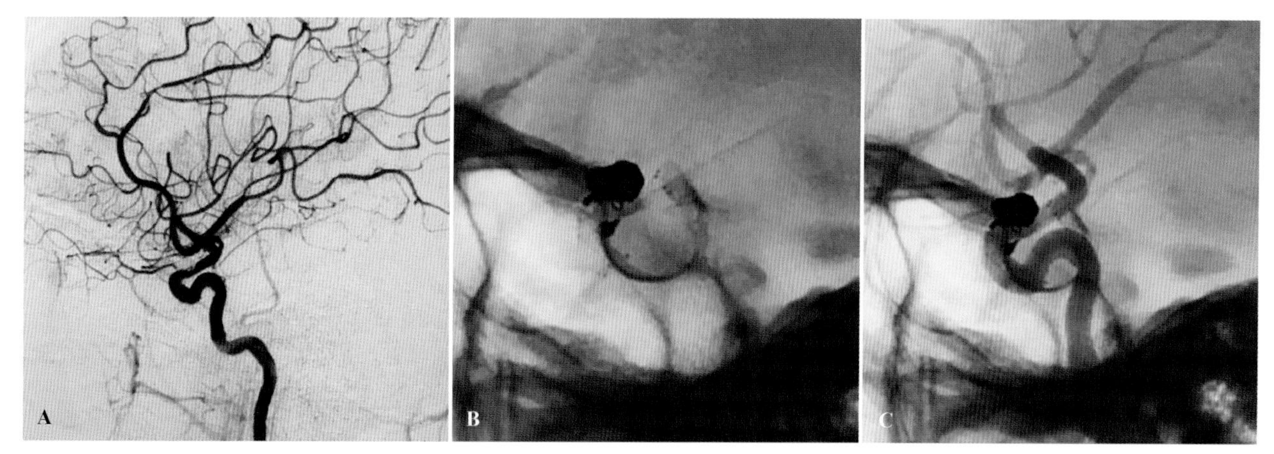

图 1-4-6　术后右侧颈内动脉侧位造影显示两个动脉瘤均完全栓塞，载瘤动脉畅通。A. 侧位造影减影；B. 侧位透视；C. 侧位蒙片

四、讨论

在颅内动脉瘤患者中，多发动脉瘤占 14%～34%[1-2]。多发动脉瘤发生和发展的具体机制目前尚未清晰，此类动脉瘤与传统单发动脉瘤相比，有其自身特点。

首先，颅内动脉瘤多发本身可能增加患者的蛛网膜下腔出血风险[3]，是动脉瘤破裂的一种危险因

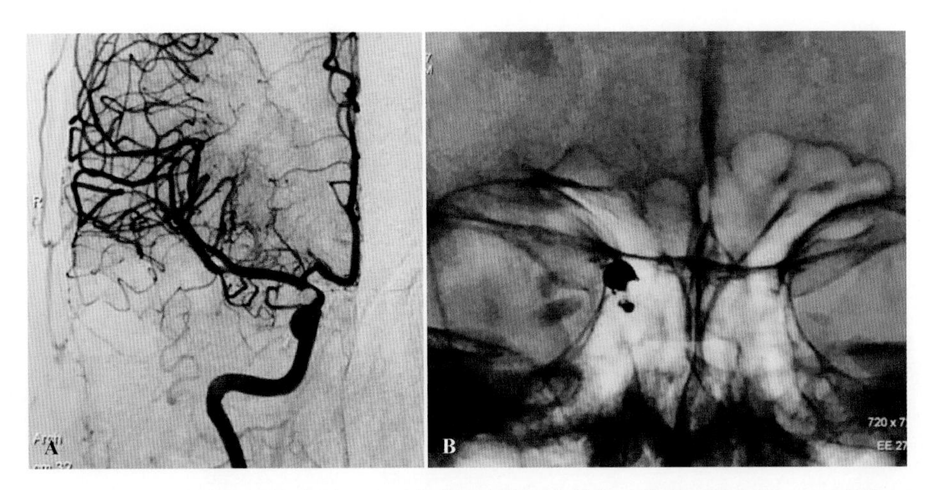

图 1-4-7 术后右侧颈内动脉正位造影显示两个动脉瘤均完全栓塞，载瘤动脉畅通。**A.** 减影；**B.** 蒙片

素；其次，多发动脉瘤患者再次新发或动脉瘤生长风险是单发动脉瘤的 2 ～ 4 倍[4]；最后，多发动脉瘤的临床预后比单发动脉瘤更差[5]。这些特点都说明多发动脉瘤给患者带来更多的风险，需要特殊处理。

串联动脉瘤为多发动脉瘤的一种特殊类型，其病理机制尚不清楚。由于同一血管生长多个动脉瘤，且动脉瘤之间的距离较近，使得载瘤动脉结构更加紊乱，血流状态更加复杂，这可能会增加此类动脉瘤的破裂风险，也加大治疗难度。同时，有关串联动脉瘤的自然病程、流行病学和治疗方法的系统性研究也相对不足，因此治疗效果也难以保证。由于串联动脉瘤在同一血管上并且相互邻近，在血管内治疗过程中可能会互相干扰，既可能因为动脉瘤邻近，一次手术可便捷地处理多个动脉瘤，也可能因此带来额外的手术风险。如何权衡其中的利弊是治疗颅内串联动脉瘤患者的关键和难点。

颅内串联动脉瘤的血管内治疗目前主要以弹簧圈栓塞和血流导向装置为主。血流导向装置因为有对血流和血管的重塑作用，似乎是更加合理的选择，然而，其安全性和有效性以及对治疗效果的影响因素仍需要进一步研究。

在弹簧圈栓塞中，使用支架半释放技术是串联动脉瘤治疗的常用技术。该技术可先部分释放支架，辅助栓塞远心端动脉瘤；再完全释放支架，辅助栓塞近心端动脉瘤。支架半释放技术具有以下优点[6-7]：①在宽颈的大动脉瘤中，支架完全释放后可能塌陷入瘤腔内，但支架半释放可维持支架原有形态，当瘤腔内填塞弹簧圈后，弹簧圈可以支撑支架避免其突入动脉瘤内；②支架半释放后将输送弹簧圈的微导管压迫在动脉壁上，避免其移位；③在弹簧圈填塞瘤腔完全后，支架处于半释放状态，位置可以保持稳定，此时可以放心地回撤输送弹簧圈的微导管；④在栓塞夹层动脉瘤时，将支架半释放，封闭动脉瘤的远心端，弹簧圈不会突入载瘤动脉，弹簧圈在夹层动脉瘤内可以充分于瘤腔内盘曲，提高动脉瘤的填塞率；⑤避免了支架先释放后微导管不能穿过网眼而无法栓塞动脉瘤、弹簧圈解旋等技术困难。

参考文献

[1] Ostergaard JR，E Høg. Incidence of multiple intracranial aneurysms. Influence of arterial hypertension and gender. Journal of Neurosurgery，1985，63（1）：49-55.
[2] Vajda J. Multiple intracranial aneurysms：a high risk condition. Acta Neurochirurgica，1992，118（1-2）：59.
[3] Yonekura M，Kikuchi H. Small Unruptured Aneurysm Verification（SUAVe）study，Japan. Surgery for Cerebral Stroke，2005，31（1）：8-12.
[4] Jabbarli R，Dinger TF，Oppong MD，et al. Risk factors for and clinical consequences of multiple intracranial aneurysms. Stroke，2018，14（4）：20170021.
[5] Kaminogo M，Yonekura M，Shibata S. Incidence and outcome of multiple intracranial aneurysms in a defined population. Stroke，2003，34（1）：16-21.
[6] 李洪波 . 支架半释放技术在颅内动脉瘤栓塞术中的应用 . 临床外科杂志，2012，20（6）：450.
[7] 康伟民，薛德友，李薇，等 . 支架半释放技术辅助弹簧圈栓塞破裂颈内动脉前壁动脉瘤 . 天津医科大学学报，2013，19（5）：387-389.

第五节

多支架结合弹簧圈介入治疗椎基底动脉延长扩张症

（吕明　唐宇迪）

一、引言

椎基底动脉延长扩张症（vertebrobasilar dolichoectasia，VBD）是指椎基底动脉的异常迂曲、延长和扩张，由 Smoker 等[1]在 1986 年首次提出并正式命名这一疾病。

VBD 中单纯基底动脉延长扩张占 40%，双侧椎动脉扩张占 16%，基底动脉伴单侧椎动脉扩张占 4%，基底动脉伴双侧椎动脉扩张仅占 2%[2-3]。此病可由多种原因造成，但其具体发病机制尚不确切，其临床表现可为无症状，也可表现为高血压、急性脑卒中、脑干和神经受压等，并无特异性症状。由于受到人种、性别等差异的影响，目前尚无统一的 VBD 诊断标准。VBD 的诊断主要依据影像学检查，目前常用的诊断标准有以下两种。

1. Ubogu 和 Zaidat[4]的磁共振血管成像（magnetic resonance angiography，MRA）诊断标准

（1）扩张：基底动脉直径≥ 4.5 mm；

（2）延长：基底动脉上段超过鞍上池或床突平面 6 mm 以上，或基底动脉长度＞ 29.5 mm，椎动脉颅内段长度＞ 23.5 mm；

（3）迂曲：基底动脉横向偏离超过起始点至分叉之间垂直连线 1 mm 或位置在鞍背或斜坡的中线以外，而椎动脉任意一支偏离超过椎动脉颅内入口到基底动脉起始点之间连线 10 mm。

该诊断分类中缺少椎动脉扩张的标准，后来 Passero 和 Rossi 将椎动脉直径超过 4 mm 视为扩张。

2. Smoker 等根据高分辨率 CT 扫描结果制订的诊断标准

基底动脉分叉高于鞍上池或位置位于旁正中之外且直径≥ 4.5 mm 定义为 VBD。该诊断标准的特点是对 VBD 的延长和迂曲程度进行半定量分级（表 1-5-1），但未包含椎动脉延长和扩张的标准。

因此，在临床工作中应根据需要来借鉴和参考上述两种标准。

二、病情简介

患者，男性，45 岁，主因“突发剧烈头痛 7 h”入院。

表 1-5-1　VBD 延长和迂曲程度的半定量分级

分级	延长	迂曲
0	基底动脉分叉低于鞍背水平或与鞍背相平	基底动脉中线位于鞍背或斜坡的中线
1	基底动脉分叉低于鞍背水平或与鞍背相平	基底动脉中线位于鞍背或斜坡的中线与旁正中线之间
2	基底动脉分叉超过鞍上池但低于第三脑室底	基底动脉中线位于旁正中线与鞍背、斜坡边缘之间
3	基底动脉分叉超过或与第三脑室底相平	基底动脉中线位于鞍背、斜坡边缘外或到达小脑脚

现病史：患者 7 h 前无明显诱因出现突发剧烈头痛，无恶心、呕吐，无意识丧失，无肢体活动障碍。急诊头颅 CT（图 1-5-1）示蛛网膜下腔出血（SAH），左侧椎动脉和基底动脉处钙化明显。

既往史：无其他慢性病史。

体格检查：嗜睡，对答正确，四肢活动好。

辅助检查：全脑动脉造影（DSA）示左椎动脉-基底动脉延长扩张，左椎动脉和基底动脉主干多发动脉瘤、基底动脉顶端动脉瘤（图 1-5-2 A）。右椎动脉偏细，内腔不规整（图 1-5-2 B）。后循环交叉

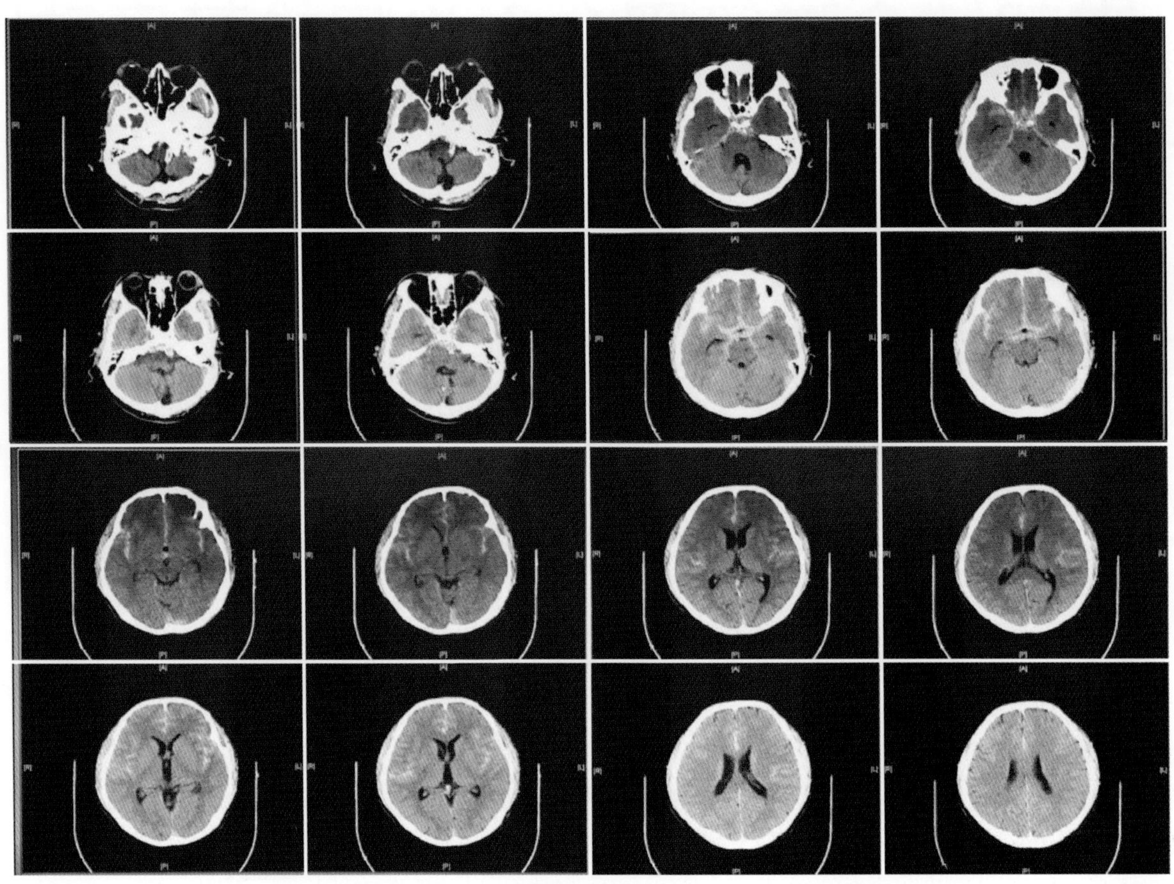

图 1-5-1 头颅 CT 示 SAH，左侧椎动脉及基底动脉可见钙化

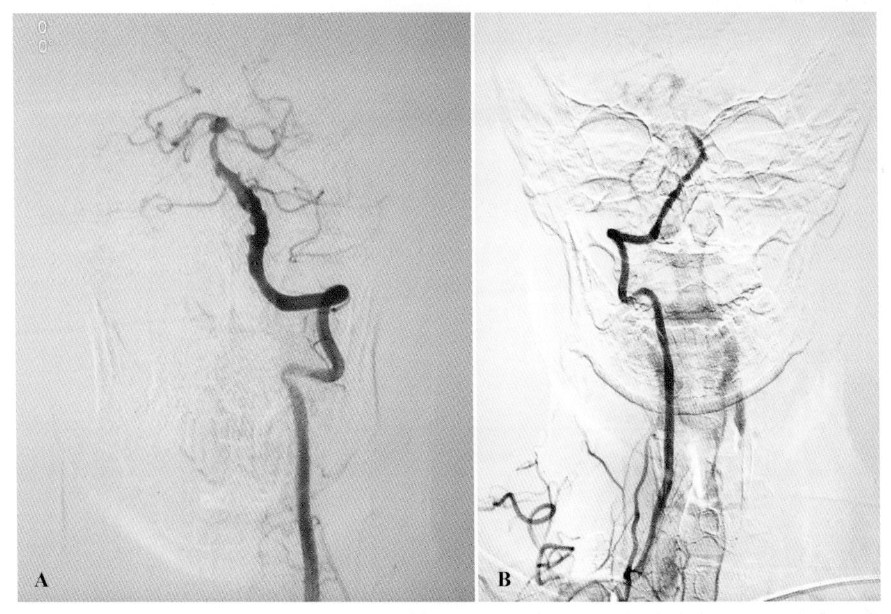

图 1-5-2 DSA 可见左椎动脉-基底动脉延长扩张，左椎动脉和基底动脉主干多发动脉瘤、基底动脉顶端动脉瘤（**A**）；右椎动脉偏细，内腔不规整（**B**）

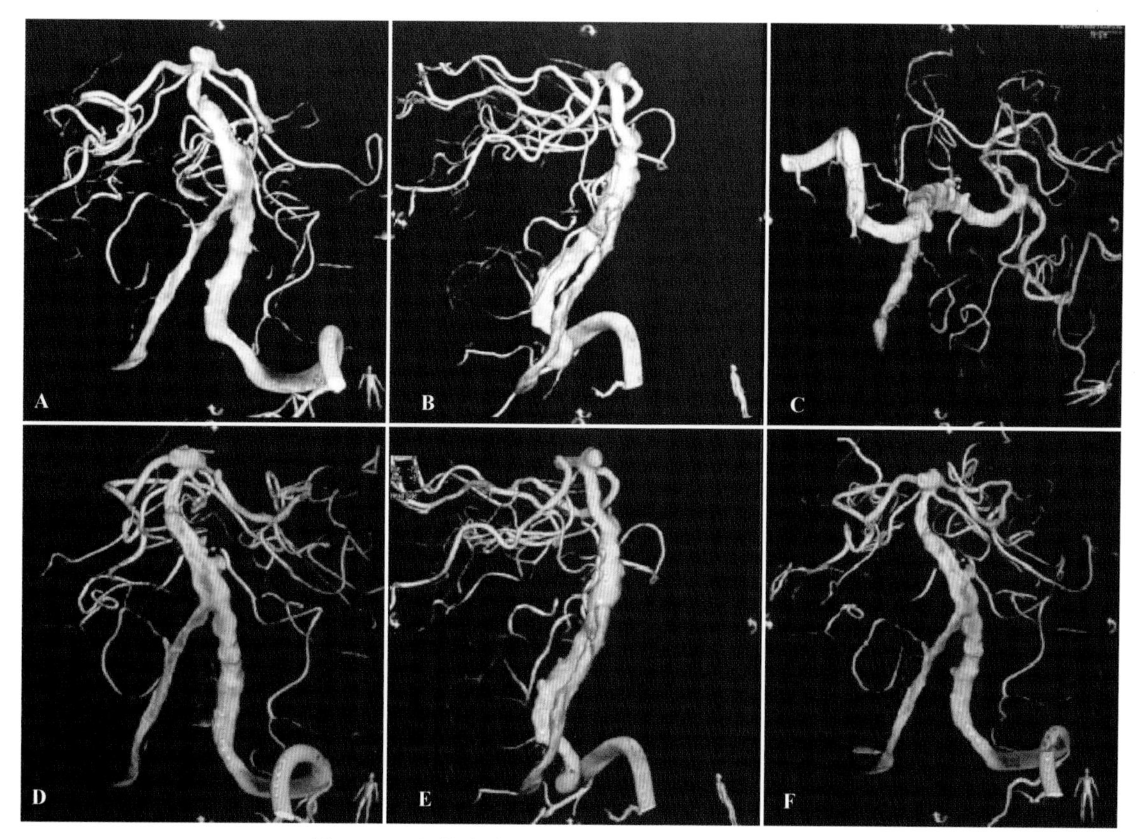

图 1-5-3 左椎动脉造影三维重建，提示多发动脉瘤

试验未见后交通动脉显影。

左椎动脉造影三维重建（图 1-5-3），从多角度观察顶端和主干动脉瘤，可见基底动脉顶端动脉瘤向前方生长，主要包绕左侧大脑后动脉（PCA）起始部，生长角度刁钻；基底动脉主干主要有 3 个动脉瘤；左椎动脉多发突起，呈糖葫芦改变。

三、治疗过程

拟对基底动脉顶端动脉瘤行支架辅助栓塞治疗，先用短支架释放入左侧 PCA P1 段-基底动脉上段，在该支架保护下栓塞顶端动脉瘤，如有必要再于右侧 PCA P1 段内放置第二枚支架保护（Y 型支架）。基底动脉主干的三个动脉瘤用多支架辅助弹簧圈栓塞。左椎动脉的多发突起此次手术暂不处理，等待二期密网支架治疗。

为方便描述，对动脉瘤进行编号（图 1-5-4）。No.1 为基底动脉顶端动脉瘤，No.2 和 No.3 是基底动脉主干较大的两个突起，从影像学分析 No.2 应该是出血的责任病灶（形态不规则，瘤腔内对比剂滞留明显），应该着重处理。No.4 为微小动脉瘤，位于 No.2 和 No.3 之间，不强求弹簧圈栓塞，多支架覆盖之即可。不同动脉瘤有不同的工作角度和入路。

以右斜位 72°、汤氏位 5° 为工作位，处理 No.1 和 No.2（图 1-5-5 A），这个角度无法窥清 No.3 和 No.4，所以微导管向远端游走时要格外慎重。

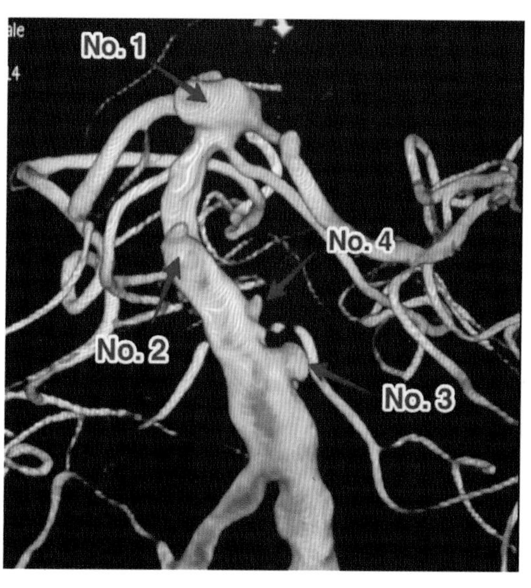

图 1-5-4 动脉瘤编号

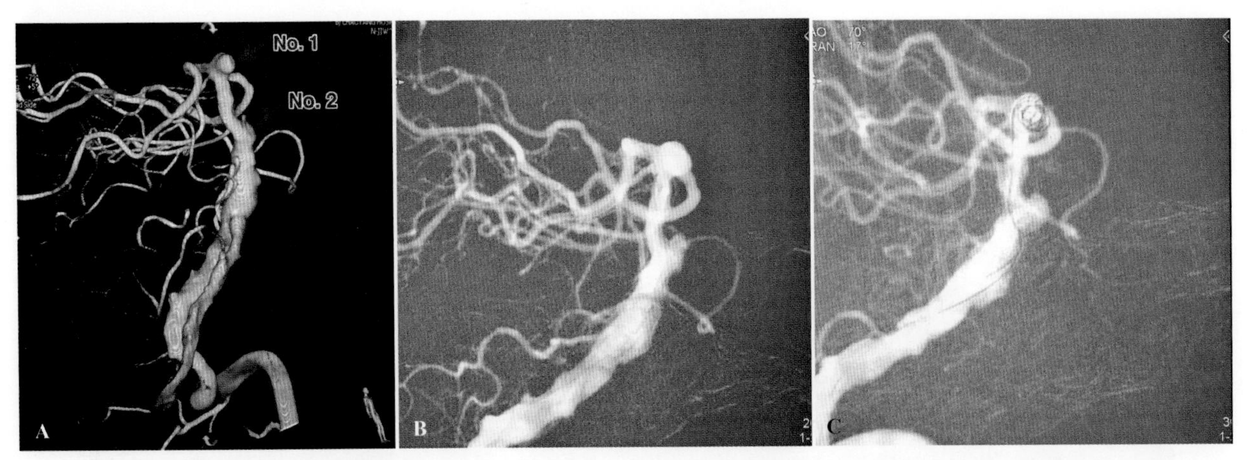

图 1-5-5 **A.** 以右斜位 72°、汤氏位 5° 为工作位；**B.** 将 Echelon-10 微导管送入 No.1 瘤腔内；**C.** 将弹簧圈送入动脉瘤内

左椎动脉入路，右斜位 72°、汤氏位 5° 路径图下将 Headway-21 微导管送入基底动脉-右侧 PCA 远端，备放 LVIS 支架（3.5 mm×15 mm）保护右侧 PCA。将 Echelon-10 微导管（头端塑成 S 形）送入 No.1 瘤腔内（图 1-5-5 B）。稍改变工作角度向 No.1 瘤内送入首枚弹簧圈（图 1-5-5 C），送入时弹簧圈很容易进入左侧 PCA，反复调整使弹簧圈位于瘤腔内。

右椎动脉入路，取右斜位 13°、瓦氏位 31° 为工作位，将 Rebar-18 微导管送入左侧 PCA 远端，跨 No.1 瘤颈在基底动脉-左侧 PCA P1 段内置入第一枚 Solitaire 支架（4 mm×15 mm）。在支架保护下继续填塞 No.1 动脉瘤（图 1-5-6 A）。换角度左椎动脉造影，评估 No.1 动脉瘤栓塞情况以及双侧 PCA 是否受累（图 1-5-6 B）。

最后左椎动脉多角度造影，显示 No.1 动脉瘤栓塞满意（图 1-5-6 C），瘤上角的对比剂充盈是左侧 PCA P1 段开口，不是瘤颈残留。因右侧 PCA 畅通，所以不准备 Y 型放置第二枚支架。将预置于右侧 PCA 内的 Headway-21 微导管撤至基底动脉，备放 Solitaire 支架辅助栓塞其他动脉瘤。

开始栓塞基底动脉主干部动脉瘤。

右椎动脉左斜位 32°、瓦氏位 18° 路径图下，将 Echelon-10 微导管（直头）经右椎动脉入路送入 No.3 动脉瘤内（图 1-5-7 A）。

返回左椎动脉右斜位 72°、汤氏位 5° 路径图，将另一根 Echelon-10 微导管（直头）经左椎动脉入路送入 No.2 动脉瘤内（图 1-5-7 B）。

经撤至基底动脉的 Headway-21 微导管置入第二枚 Solitaire 支架（6 mm×20 mm），覆盖基底动脉主干。在该支架保护下依次送入弹簧圈栓塞 No.2 动脉瘤（图 1-5-8）直至满意。

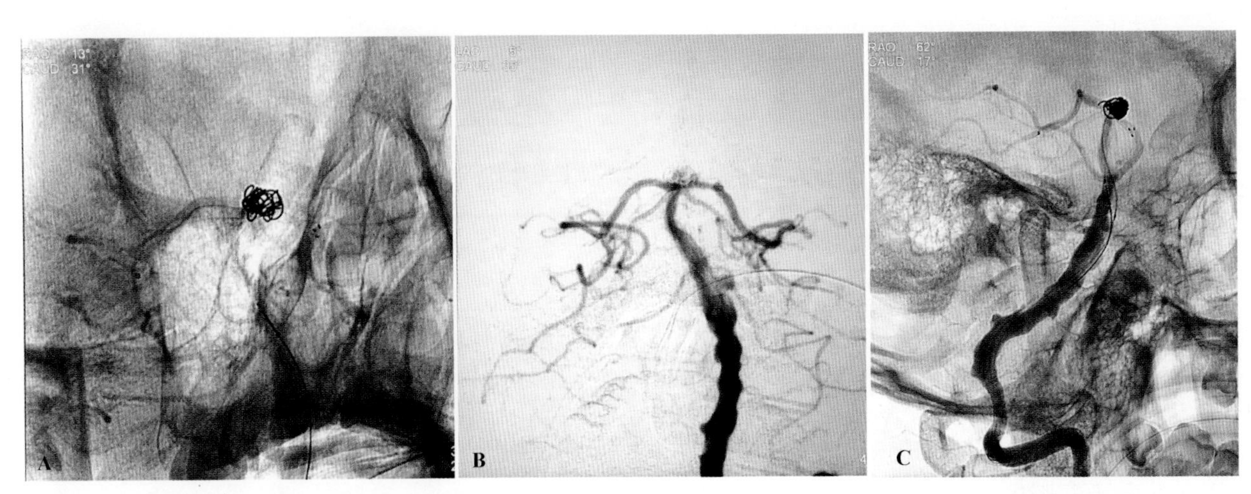

图 1-5-6 **A.** 置入第一枚 Solitaire 支架，继续对 No.1 动脉瘤填塞弹簧圈；**B.** 评估 No.1 动脉瘤栓塞情况和双侧 PCA 是否受累；**C.** No.1 动脉瘤栓塞满意，PCA 通畅

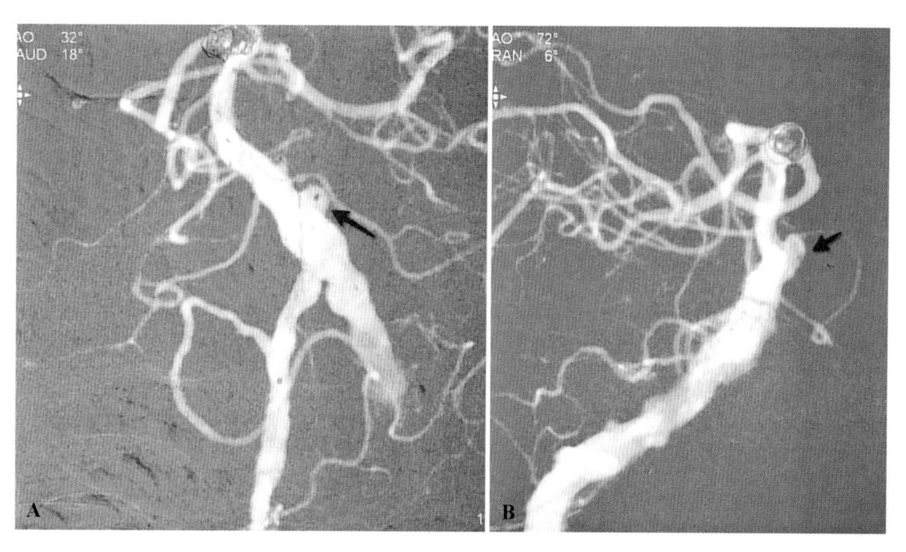

图 1-5-7 A. 将 Echelon-10 微导管经右椎动脉入路送入 No.3 动脉瘤内（箭头示）；B. 将另一根 Echelon-10 微导管送入 No.2 动脉瘤内（箭头示）

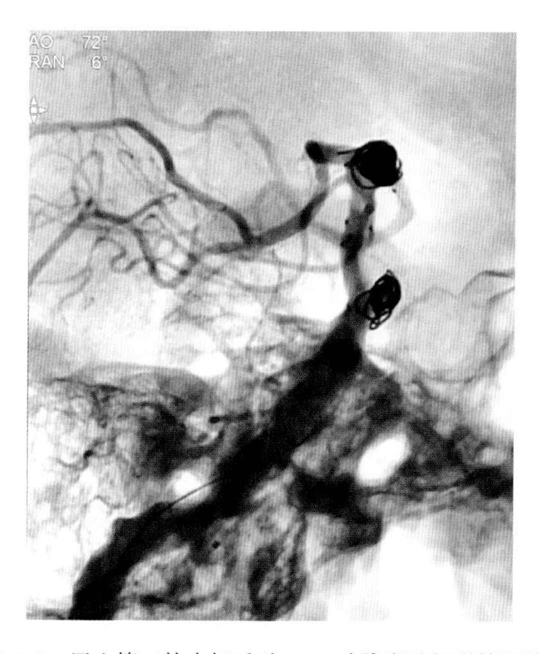

图 1-5-8 置入第二枚支架后对 No.2 动脉瘤进行弹簧圈填塞

因 Headway-21 微导管输送 Solitaire 支架阻力很大，换用 Rebar-18 微导管送入基底动脉，在第二枚 Solitaire 支架内部套叠置入第三枚 Solitaire 支架（6 mm×30 mm），以加强对基底动脉主干的塑形。

换用右椎动脉左斜位 23°、瓦氏位 20° 路径图，用预置于 No.3 动脉瘤内的微导管栓塞该瘤（图 1-5-9 A）。此时 No.3 瘤口已经被两层 Solitaire 支架（6 mm×20 mm，6 mm×30 mm）覆盖，但弹簧圈仍无法稳定于瘤腔内。换用左椎动脉右斜位 71°、汤氏位 7° 路径图，准备在第二枚和第三枚 Solitaire 支架内部嵌套置入第四枚 Solitaire 支架（6 mm×30 mm）（图 1-5-9 B）。第四枚支架置入后，换左斜位 26°、瓦氏位 23° 投照，No.3 动脉瘤内的首枚弹簧圈被稳定压附在瘤腔内和瘤颈处（图 1-5-9 C）。在这个工作角度下继续栓塞 No.3 动脉瘤直至满意（图 1-5-9 D）。

右椎动脉同角度造影显示，现在只剩下 No.4 动脉瘤未被栓塞，该瘤很小（图 1-5-10 A），已被三枚支架覆盖瘤口，可不再处理，本例为求完美继续治疗。

右椎动脉左斜位 26°、瓦氏位 23° 路径图下，将被三层 Solitaite 支架压在 No.3 动脉瘤内的 Echelon-10 微导管用微导丝成功引入 No.4 动脉瘤内。注意，微导管是通过三枚支架和基底动脉之间的间隙进入 No.4 动脉瘤的。随后将 No.4 动脉瘤用两枚小圈满意栓塞（图 1-5-10 B）。

术后同角度右椎动脉造影（图 1-5-11）及左椎动脉造影和蒙片（图 1-5-12），显示四处动脉瘤均填塞完成。

术后即刻左椎动脉造影和蒙片（图 1-5-13）显示四处动脉瘤栓塞满意，左椎动脉近心端还有若干小突起未被支架覆盖，留待二期密网支架治疗。

术后即刻右椎动脉正位造影和蒙片（图 1-5-14）显示四处动脉瘤栓塞满意。

整台手术从夜间 22 时持续至翌日凌晨 3 时，术后患者自麻醉中清醒，自述头痛减轻，无神经功能缺陷，复查 DSA 结果满意。

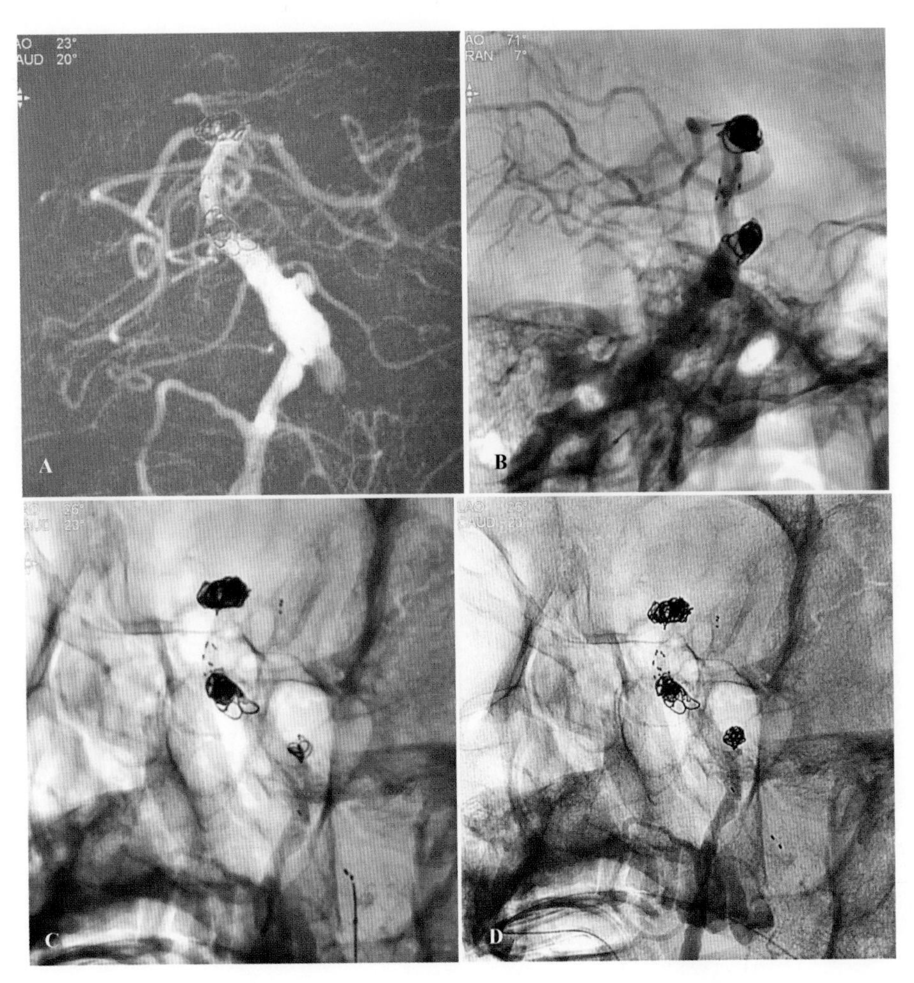

图 1-5-9　**A**. 栓塞 No.3 动脉瘤；**B**. 置入第四枚支架；**C**. No.3 动脉瘤可稳定置入弹簧圈；**D**. No.3 动脉瘤弹簧圈栓塞完成

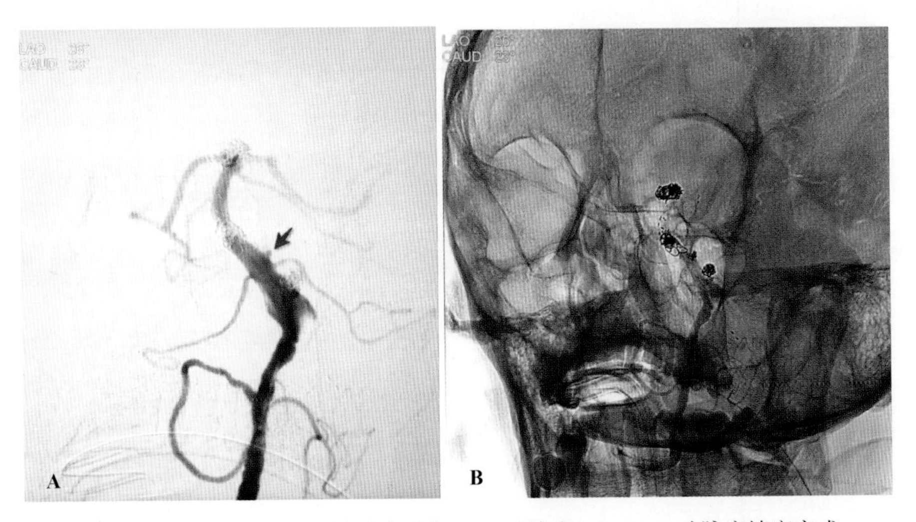

图 1-5-10　**A**. 前三个动脉瘤治疗后的 No.4 动脉瘤；**B**. No.4 动脉瘤填塞完成

四、讨论

研究显示，椎基底动脉延长扩张症（VBD）发病率为 0.05% ～ 18%[5]，高发于 60 ～ 80 岁[6]，男性多于女性[7]。我国男性和女性的基底动脉和椎动脉直径存在差异，在一项研究中，研究者通过磁共振成像对基底动脉、椎动脉直径进行了测量：基底动脉直径在男性为 2.2 ～ 4.2 mm，女性

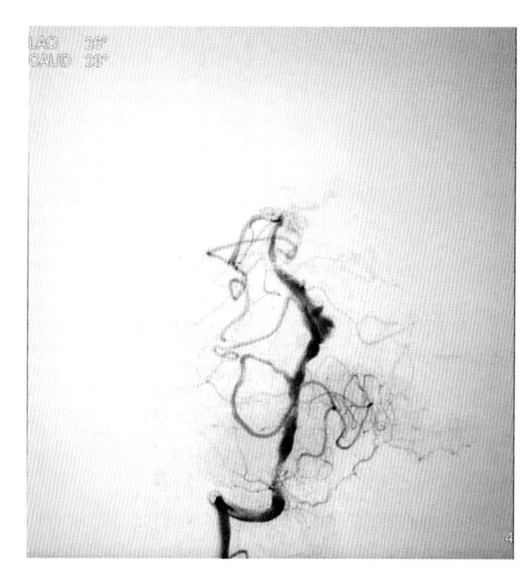

图 1-5-11　术后同角度右椎动脉造影

为 2.0 ～ 4.0 mm；左椎动脉直径在男性为 1.7 ～ 3.7 mm，女性为 1.4 ～ 3.4 mm；右椎动脉直径在男性为 1.5 ～ 3.5 mm，女性为 1.1 ～ 3.1 mm[8]。在国外的尸检研究中，基底动脉长度为 32.91 ～ 59.37 mm，直径为 3.51 ～ 8.92 mm，椎动脉直径为 0.67 ～ 5.91 mm[9]。

目前，对 VBD 的病因和危险因素缺乏有效的防治措施，高血压[10]和感染[11]可能是其继续扩张的重要因素，由于其病变位于颅内较深处的椎基底动脉，目前很难进行有效的治疗。后循环梗死所造成的缺血性卒中是死亡的常见原因[12]，Flemming 等[13]建议使用抗凝药或抗血小板药物以达到预防缺血性卒中的效果。但 VBD 亦会引起蛛网膜下腔出血，给患者造成不良后果，所以抗凝药和抗血小板药物的使用应当极其谨慎[14]。在疾病

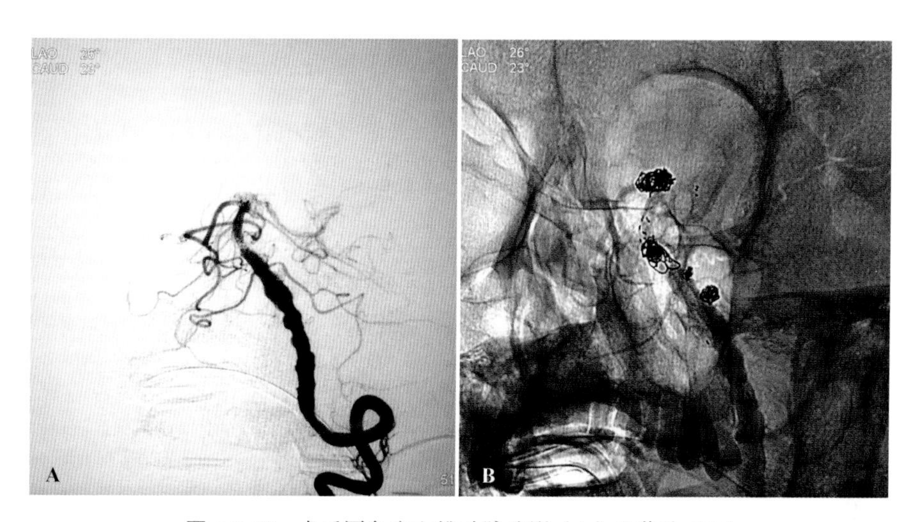

图 1-5-12　术后同角度左椎动脉造影（A）和蒙片（B）

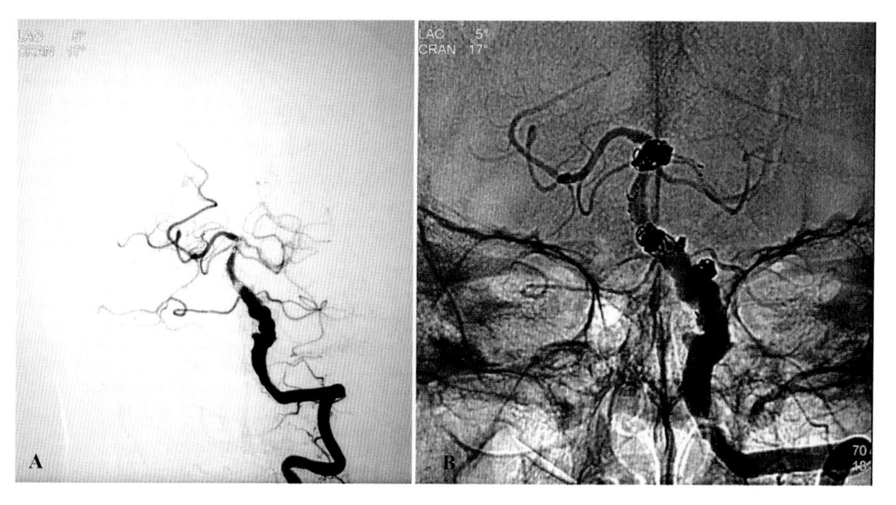

图 1-5-13　术后即刻左椎动脉造影（A）和蒙片（B）

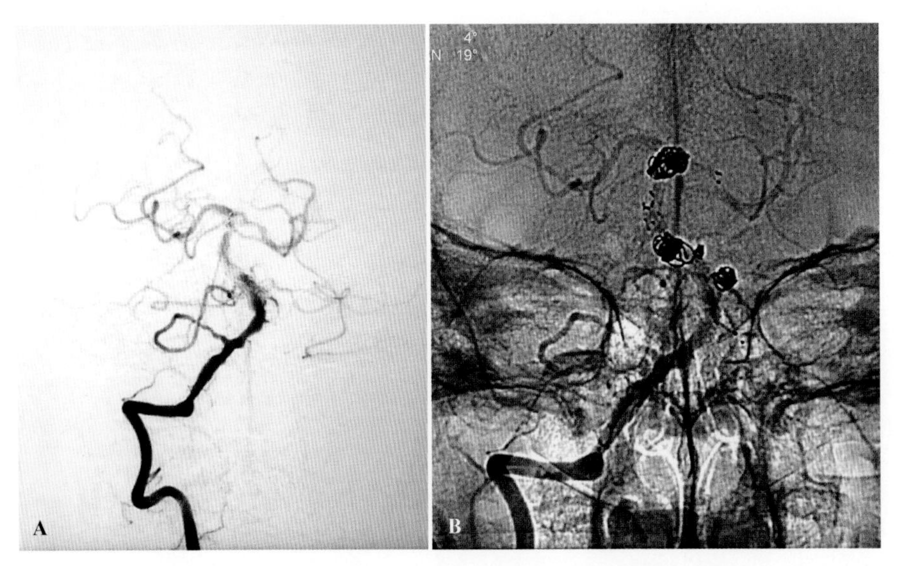

图 1-5-14 术后即刻右椎动脉正位造影（**A**）和蒙片（**B**）

进程中，渐进性压迫脑干是造成不良预后的最常见临床事件[15]，这与动脉继续扩张有关；同时，有研究指出，当动脉直径扩张大于 10 mm 以后，其破裂风险将会大大增加[16]，这或许是保守治疗转为积极治疗的关键节点之一。

本例采用的是多支架结合弹簧圈介入治疗技术，支架重叠释放技术和支架弹簧圈联合治疗技术被认为是密网支架普及治疗前的一项可靠替代技术，二者均可以通过改变血流动力学实现治疗的目的[17]。但这种治疗方法造成约 22.2% 的脑干梗死[18]，而避免这一恶性事件则要求术者逐渐改变血流动力学，通过分阶段手术及减少弹簧圈的使用来优化手术[17]。

在后循环动脉瘤的治疗中，由于累及穿支较多、性质多变（夹层、梭形、延长扩张等）、结构复杂等原因，导致传统治疗方式的并发症发生率高且治愈率低[18]。虽然后循环动脉瘤治疗中血流导向装置 Pipeline（PED）支架的使用表现出很多积极的结果，尤其是治疗仅累及椎动脉的小动脉瘤时，并发症发生率很低[19]，但是，其治疗效果主要取决于动脉瘤的形态和大小[20]，对于与 VBD 具有相似形态学特征的累及基底动脉的延长扩张型动脉瘤，其表现出远差于其他形态动脉瘤的治疗效果[21]。

在一项研究中，使用血流导向装置治疗 VBD 具有 57.4% 的死亡率，71.4% 的梗死率[22]。在随后的研究中，使用激光雕刻支架的患者其并发症发生率较低，为 38.4% ～ 44.4%，但其中只有 55.56% ～ 69.23% 的患者获得较好的治疗效果[23-24]；使用编织支架的患者表现出较为优异的中短期预后，但长期治疗效果仍然有待观察[25]。

或许不同支架之间的预后差异与其对血流动力学改变的差异相关，在可见的未来，随着材料学与手术技术的进步，介入治疗在 VBD 治疗领域将有极大潜力。

参考文献

[1] Smoker WR，Price MJ，Keyes WD，et al. High-resolution computed tomography of the basilar artery：1. normal size and position. Am J Neuroradiol（AJNR），1986，7（1）：55-60.

[2] 马梦娟 . 椎基底动脉延长扩张症的研究进展 . 卒中与神经疾病，2020，27（6）：864-866.

[3] Pereira-Filho A，Faria M，Bleil C，et al. Brainstem compression syndrome caused by vertebrobasilar dolichoectasia：microvascular repositioning technique. Arquivos de Neuro-psiquiatria，2008，66：408-411.

[4] Ubogu EE，Zaidat OO. Vertebrobasilar dolichoectasia diagnosed by magnetic resonance angiography and risk of stroke and death：cohort study. J Neurol Neurosurg Psychiatry，2004，75（1）：22-26.

[5] Samim M，Goldstein A，Schindler J，et al. Multimodality imaging of vertebrobasilar dolichoectasia：clinical presentations and imaging spectrum. Radiographics，2016，36：1129-1146.

[6] Mangrum WI，Huston J，Link MJ，et al. Enlarging vertebrobasilar nonsaccular intracranial aneurysms：frequency，predictors，and clinical outcome of growth. J Neurosurg，

2005, 102: 72-79.

[7] Pico F, Labreuche J, Gourfinkel-An I, et al. Basilar artery diameter and 5-year mortality in patients with stroke. Stroke, 2006, 37: 2342-2347.

[8] Deng D, Cheng FB, Zhang Y, et al. Morphological analysis of the vertebral and basilar arteries in the Chinese population provides greater diagnostic accuracy of vertebrobasilar dolichoectasia and reveals gender differences. Surg Radiol Anat, 2012, 34 (7): 645-650.

[9] Vasović L, Trandafilović M, Jovanovi I, et al. Vertebral and/or basilar dolichoectasia in human adult cadavers. Acta Neurochirurgica (Wien), 2012, 154 (8): 1477-1488.

[10] Zhang DP, Peng YF, Ma QK, et al. Why does my patient's basilar artery continue to grow? A four-year case study of a patient with symptoms of vertebrobasilar dolichoectasia. BMC Neurol, 2018, 18: 45.

[11] Dalton CM, Jager HR, Losseff NA, et al. Varicella zoster virus and intracranial dolichoectasia in a late adult cancer survivor. BMJ Case Reports, 2009, 2009: bcr2007120725.

[12] Passero SG, Rossi S. Natural history of vertebrobasilar dolichoectasia. Neurology, 2008, 70 (1): 66-72.

[13] Flemming KD, Wiebers DO, Brown RD Jr, et al. The natural history of radiographically defined vertebrobasilar nonsaccular intracranial aneurysms. Cerebrovasc Dis, 2005, 20 (4): 270-279.

[14] Passero SG, Calchetti B, Bartalini S. Intracranial bleeding in patients with vertebrobasilar dolichoectasia. Strock, 2005, 36 (7): 1421-1425.

[15] Franciscus J Wolters, Gabriël JE Rinkel, Mervyn DI Vergouwen. Clinical course and treatment of vertebrobasilar dolichoectasia: a systematic review of the literature. Neurol Res, 2013, 35: 131-137.

[16] Pico F, Labreuche J, Amarenco P. Pathophysiology, presentation, prognosis, and management of intracranial arterial dolichoectasia. Lancet Neurol, 2015, 14: 833-845.

[17] Yuan Yong-Jie, Xu Kan, Luo Qi, et al. Research progress on vertebrobasilar dolichoectasia. Int J Med Sci, 2014, 11: 1039-1048.

[18] Wu X, Xu Y, Hong B, et al. Endovascular reconstruction for treatment of vertebrobasilar dolichoectasia: long-term outcomes. American Journal of Neuroradiology(AJNR), 2013, 34: 583-588.

[19] 中国医师协会神经介入专业委员会出血性脑血管病神经介入专业委员会(学组), 中国医师协会神经外科医师分会神经介入专业委员会, 中国医师协会介入医师分会神经介入专业委员会. 血流导向装置治疗颅内动脉瘤的中国专家共识. 中华神经外科杂志, 2020, 36 (5): 433-445.

[20] Christoph J Griessenauer, Christopher S Ogilvy, Nimer Adeeb, et al. Pipeline embolization of posterior circulation aneurysms: a multicenter study of 131 aneurysms. J Neurosurg, 2018, 130: 923-935.

[21] Siddiqui AH, Abla AA, Kan P, et al. Panacea or problem: flow diverters in the treatment of symptomatic large or giant fusiform vertebrobasilar aneurysms. J Neurosurg, 2012, 116: 1258-1266.

[22] Pumar JM, Garcia-Dorrego R, Nieto A, et al. Vascular reconstruction of a fusiform basilar aneurysm with the silk embolization system. J Neurointerv Surg, 2010, 2: 242-244.

[23] Natarajan SK, Lin N, Sonig A, et al. The safety of pipeline flow diversion in fusiform vertebrobasilar aneurysms: a consecutive case series with longer-term follow-up from a single US center. J Neurosurg, 2016, 125: 111-119.

[24] Bhogal P, Pérez Ma, Ganslandt O, et al. Treatment of posterior circulation nonsaccular aneurysms with flow diverters: a single-center experience and review of 56 patients. J Neurointerv Surg, 2017, 9: 471-481.

[25] He Xuying, Duan Chuanzhi, Zhang Jianbo, et al. The safety and efficacy of using large woven stents to treat vertebrobasilar dolichoectasia. J Neurointerv Surg, 2019, 11: 1162-1166.

第六节

Y 型支架辅助弹簧圈栓塞治疗永存原始舌下动脉伴基底动脉分叉部动脉瘤

（陈希恒　张龙辉）

一、引言

颈动脉–椎基底动脉吻合，在胚胎期被称为节前动脉，从颈内动脉向原始的椎基底动脉系统供应血液[1]。永存原始舌下动脉（persistent primitive hypoglossal artery，PPHA）是颈内动脉（internalcarotidartery，ICA）与基底动脉（basilar artery，BA）之间第二常见的原始交通。这种持续性颈动脉–椎基底动脉吻合的发生率为 0.027% ～ 0.26%[2]。

PPHA 会破坏颈动脉和椎基底动脉系统之间的血流动力学稳定性。由于血管壁结构异常，后循环由颈内动脉供血，以及暴露在异常的血流动力学压力之下，PPHA 患者常合并颅内血管病变，如动脉瘤[3-9]。PPHA 合并颅内动脉瘤的发生率约为 26%[10]，但有关基底动脉分叉部动脉瘤的报道很少。这种类型的颈动脉–椎基底动脉吻合如图 1-6-1。

本节报告一例右侧 PPHA 合并未破裂的宽颈基底动脉分叉部动脉瘤。患者左侧椎动脉发育不良，右侧椎动脉缺如，术者经 PPHA 入路，用 Y 型支架结合弹簧圈技术，成功治疗了这一动脉瘤。

二、病情简介

患者，女性，73 岁，主因“发现颅内动脉瘤”入院。

现病史：患者在一次意外跌倒中骨折，治疗过

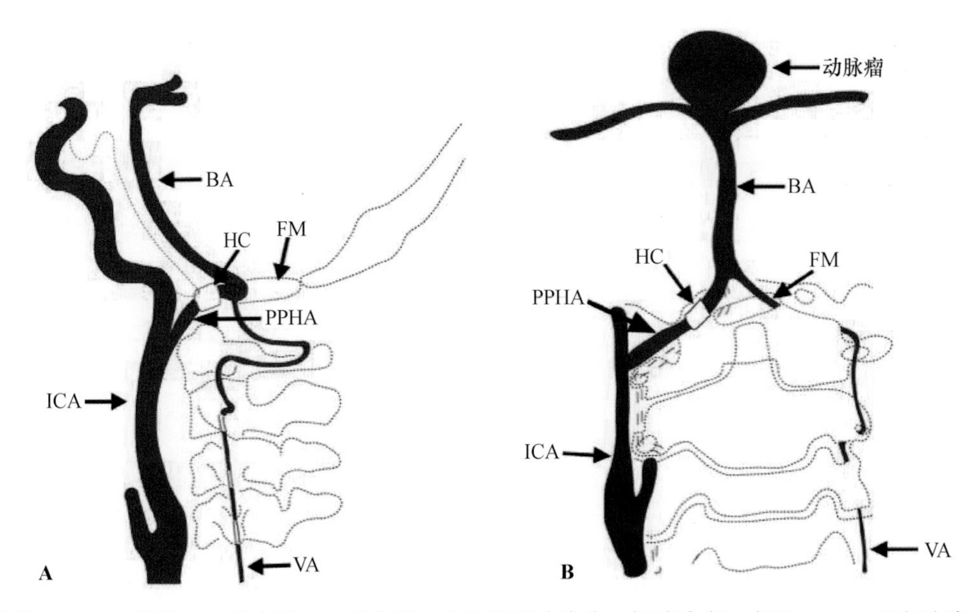

图 1-6-1　患者的 PPHA 示意图。**A.** 侧位图；**B.** 正位图，以及基底动脉分叉部动脉瘤示意图。BA，基底动脉；HC，舌下神经管；FM，枕骨大孔；PPHA，永存原始舌下动脉；ICA，颈内动脉；VA，椎动脉

程中行磁共振成像检查发现颅内动脉瘤。骨折恢复后为进一步治疗收住我科。

既往史及家族史：有高血压和冠心病病史，无颅内动脉瘤家族史。

体格检查：查体未见阳性体征。

辅助检查：磁共振成像（magnetic resonance imaging，MRI）显示基底动脉分叉部动脉瘤（图 1-6-2 A 和 B）。CTA 显示未破裂的宽颈基底动脉分叉部动脉瘤，PPHA 起源于右侧颈内动脉，穿过右侧舌下神经管，形成颈动脉-椎基底动脉吻合（图 1-6-2 C 和 D）。

DSA 显示未破裂的基底动脉分叉部动脉瘤，顶端直径 10.3 mm×11.2 mm，颈部宽 7.22 mm（顶 / 颈比＝ 1.58）（图 1-6-3 A ～ D）。

三、治疗过程

考虑到这个复杂的宽颈分叉部动脉瘤的形态学特征，以及由于患者年龄较大（＞ 70 岁）且正在从踝部骨折中恢复，经过多学科评估（神经外科、神经介入科和麻醉科），根据中国专家共识、患者的意愿及其身体状况，进行了支架辅助弹簧圈栓塞治疗。

对于这种复杂的宽颈分叉部动脉瘤，WEB（Woven EndoBridge device）系统是一个很好的选择[11-13]。由于 WEB 是一种腔内血流分流装置，因此不需要在手术前后进行双重抗血小板治疗。然而，该设备尚未获得国家相关部门的批准，不能在中国临床使用。在这例患者中，左侧椎动脉和后交通动脉（posterior communicating artery，PcomA）发育不良，右侧椎动脉缺如（图 1-6-3 E 和 F）；因此，通过 PPHA 途径进行血管内治疗是唯一的治疗选择。

术前 3 天给予双重抗血小板治疗（阿司匹林 100 mg 1 次 / 日，氯吡格雷 75 mg 1 次 / 日）。在全身麻醉下，将 8F 短鞘引入右侧股动脉，然后引

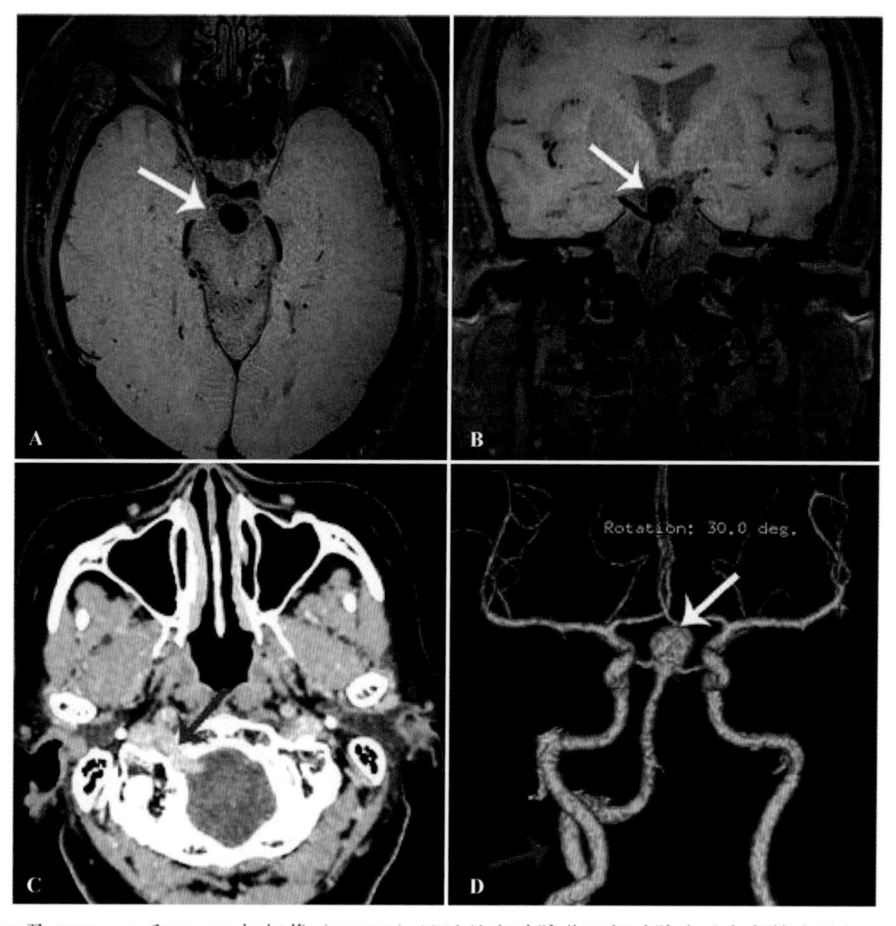

图 1-6-2　术前 MRI 及 CTA。**A** 和 **B**. T1 加权像（T1WI）显示基底动脉分叉部动脉瘤（白色箭头示）；**C**. CTA 显示 PPHA（红色箭头示）在横过舌下神经管后进入颅骨；**D**. CTA 显示 PPHA（红色箭头示）起源于右侧 ICA 并加入 BA，可见位于基底动脉分叉部的动脉瘤（白色箭头示）。PPHA，永存原始舌下动脉；ICA，颈内动脉；BA，基底动脉

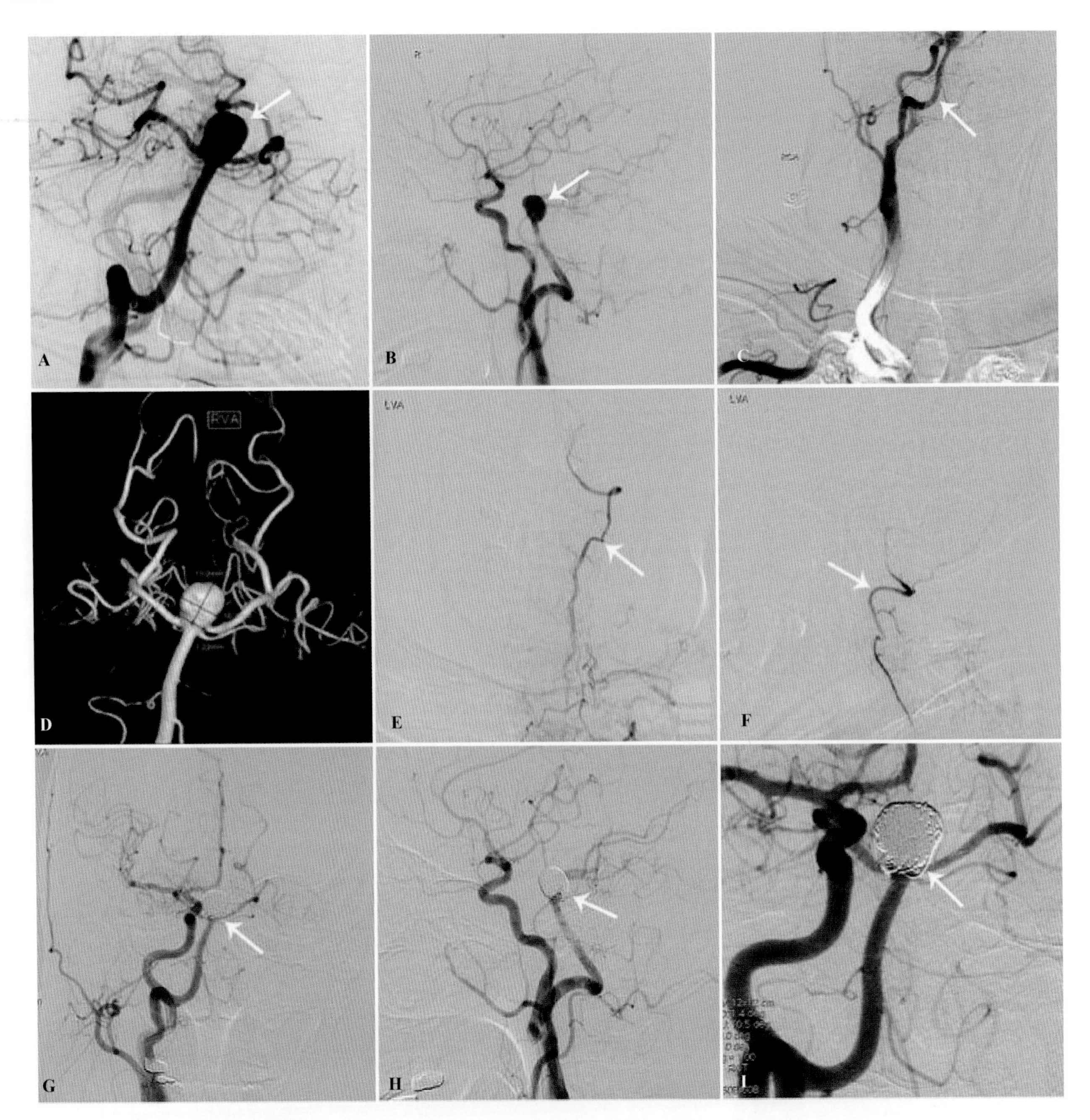

图 1-6-3 术前、术中及术后 DSA。**A.** 基底动脉造影显示基底动脉分叉部动脉瘤（白色箭头示）；**B.** 右 ICA 侧位造影显示基底动脉分叉部动脉瘤（白色箭头示）；**C.** 右 ICA 侧位造影显示 PPHA 起源于右 ICA 的 C1 ～ C3 水平（白色箭头示）；**D.** 三维 DSA 显示未破裂的基底动脉分叉部动脉瘤；**E** 和 **F.** 左 VA 侧位片显示左 VA 发育不良（白色箭头示）；**G** ～ **I.** 随访 DSA 显示动脉瘤完全栓塞（白色箭头示），没有明显的复发迹象。ICA，颈内动脉；PPHA，永存原始舌下动脉；VA，椎动脉

导 6F Cook 长鞘到达右侧颈内动脉的 C1 段。接下来，将 6F Navien 颅内支撑导管引入右侧椎动脉（vertebral artery，VA）的 V2 段。Headway-17 微导管在 Traxcess-14 微导丝引导下进入右侧大脑后动脉（PCA）的 P1 段。

在另一根 Traxcess-14 微导丝的帮助下，将一根 Echelon-10 微导管超选入动脉瘤腔。为了防止弹簧圈脱落，用首枚弹簧圈成篮（图 1-6-4 A）；第一个线圈的尺寸为 8 mm×30 cm（QC-830-3D）。再撤出第一根 Traxcess-14 导丝，经 Headway-17 微导管放置一枚 4.5 mm×22 mm 的 Enterprise 支架，从右侧 PCA 延伸到 BA 主干，没有完全覆盖动脉瘤的颈部（图 1-6-4 B）。随后将 Headway-17 微导管在 Traxcess-14 微导丝引导下穿过第一枚支架网眼，超选入左侧 PCA，

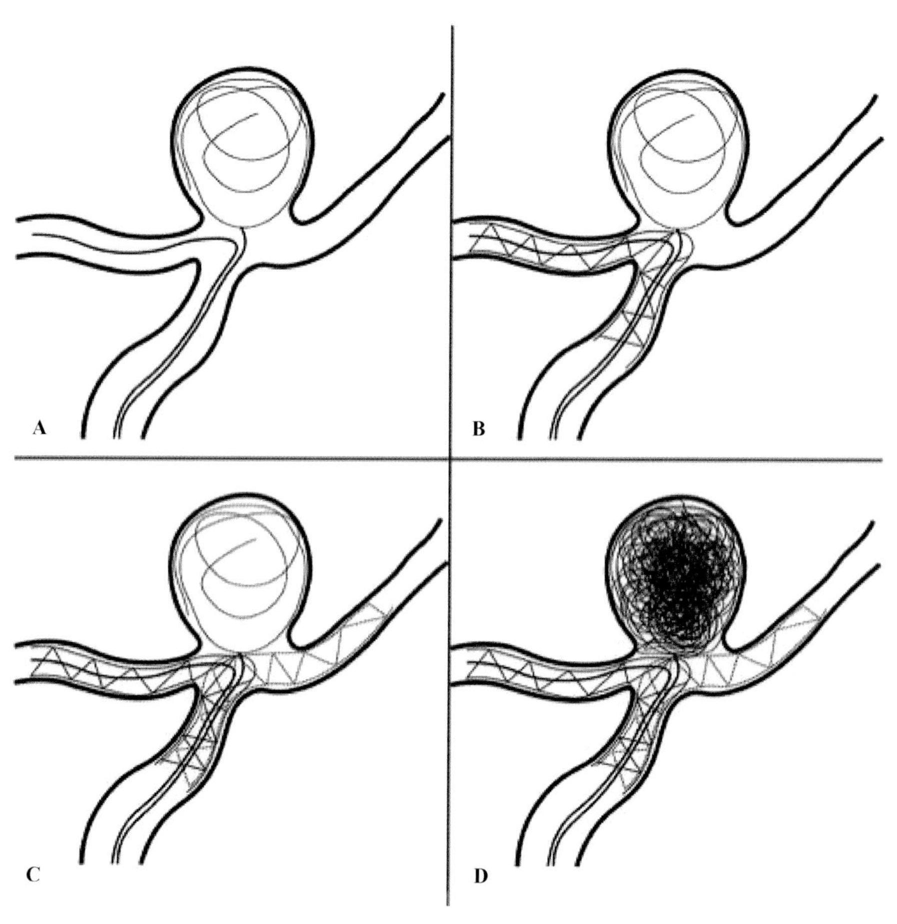

图 1-6-4 Y 型支架辅助弹簧圈栓塞的步骤。A. 首圈成篮；B. 放置第一枚支架；C. 部署第二枚支架；D. 完全闭塞动脉瘤

释放第二枚 4.5 mm×28 mm Enterprise 支架，与首枚支架形成 Y- 构型（图 1-6-4 C）。

随后连续放入多枚弹簧圈直至动脉瘤完全栓塞。术中 DSA 显示支架定位良好，管壁对位良好，动脉瘤完全闭塞（图 1-6-4 D）。在整个过程中，给予 5000 U 肝素静脉注射以获得 200 ～ 250 s 的活化部分凝血活酶时间。示意图说明了手术过程中的步骤（图 1-6-4）。

术后患者恢复良好，住院康复 4 天后出院。随访 6 个月的 DSA 显示动脉瘤完全栓塞（图 1-6-3 G ～ I），没有明显的复发迹象。

四、讨论

PPHA 是 ICA 和 BA 之间的原始交通。正常情况下，胚胎吻合血管在 PcomA 形成后消失。当节段性吻合支不消失并持续至成年时，称为持续性颈动脉-椎基底动脉吻合。

1889 年，Batujeff[14] 首次提出 PPHA 这一异常颈-基底动脉吻合。Begg[15] 在 1961 年首次通过血管造影证明了 PPHA 的存在。在接下来的几十年里，已经报道了多例 PPHA，发病率非常低，从 0.027% ～ 0.26% 不等。PPHA 的解剖学和血管造影定义是根据以下诊断标准：① PPHA 起源于 C1 ～ C3 水平的颈内动脉颈段；② PPHA 与舌下神经一起通过舌下神经管与枕骨大孔水平的 BA 汇合进入颅内；③ BA 仅在动脉连接处以上充盈；④可合并椎动脉和 PcomA 发育不良或缺失。

PPHA 通常是无症状的，大多数病例是在血管造影过程中偶然发现的。然而，PPHA 最常见的合并症是动脉瘤[10]。尽管 PPHA 是否会增加患者颅内动脉瘤的风险仍然存在争议，但值得注意的是，血管壁的血流动力学变化和异常与动脉瘤的形成密切相关。在本例 PPHA 患者中，右侧 VA 和双侧 PcomA 的缺失以及左侧 VA 发育不良表明经 PPHA 入路的血管内治疗是唯一的治疗选择。

文献回顾确认了几个治疗 PPHA 合并基底动脉分叉部动脉瘤的报道[3-4, 7-8, 16-19]。报道的技术有手术夹闭和弹簧圈栓塞。除一例病情进展迅速、未接受治疗并于动脉瘤发病 39 天后死亡外，其余患者经适当治疗后均获得良好疗效。

复杂的后循环宽颈分叉部动脉瘤对于开放显微外科手术和血管内治疗都是一个巨大的挑战。随着治疗的进步和血管内技术的发展，使用 Y 型支架可以防止弹簧圈逃逸，保护载瘤动脉，促进动脉瘤腔内血栓形成，避免复发，从而显著改善患者的预后[20-23]。故本例 Y 型支架辅助弹簧圈栓塞是治疗复杂宽颈分叉部动脉瘤的理想选择。

参考文献

[1] Zhang CW, Xie XD, Yang ZG, et al. Giant cavernous aneurysm associated with a persistent trigeminal artery and persistent otic artery. Korean J Radiol, 2009, 10: 519-522.

[2] De Caro R, Parenti A, Munari PF. The persistent primitive hypoglossal artery: a rare anatomic variation with frequent clinical implications. Ann Anat, 1995, 177: 193-198.

[3] Anderson M. Persistent primitive hypoglossal artery with basilar aneurysm. J Neurol, 1976, 213: 377-381.

[4] Bapuraj JR, Ojili V, Khandelwal N, et al. Basilar artery aneurysm treated with coil embolization via persistent primitive hypoglossal artery. Australas Radiol, 2007, 51 (Suppl): B340-343.

[5] Bohmfalk GL, Story JL. Aneurysms of the persistent hypoglossal artery. Neurosurgery, 1977, 1: 291-296.

[6] Huynh-Le P, Matsushima T, Muratani H, et al. Persistent primitive hypoglossal artery associated with proximal posterior inferior cerebellar artery aneurysm. Surg Neurol, 2004, 62: 546-551; discussion 551.

[7] Wang M, Gu J, Lan P, et al. A persistent primitive hypoglossal artery as the sole supply to the brain associated with a basilar bifurcation aneurysm. Front Neurol, 2017, 8: 168.

[8] Yeh H, Heiss JD, Tew JM, Jr. Persistent hypoglossal artery associated with basilar artery aneurysm. Neurochirurgia (Stuttg), 1987, 30: 158-159.

[9] Yokota N, Yokoyama T, Ryu H. Aneurysm of persistent primitive hypoglossal artery. Br J Neurosurg, 1999, 13: 608-610.

[10] Yamamoto S, Sunada I, Matsuoka Y, et al. Persistent primitive hypoglossal artery aneurysms—report of two cases. Neurol Med Chir (Tokyo), 1991, 31: 199-202.

[11] Arthur AS, Molyneux A, Coon AL, et al. The safety and effectiveness of the Woven EndoBridge (WEB) system for the treatment of wide-necked bifurcation aneurysms: final 12-month results of the pivotal WEB Intrasaccular Therapy (WEB-IT) Study. J Neurointerv Surg, 2019, 11: 924-930.

[12] Ding YH, Lewis DA, Kadirvel R, et al. The Woven EndoBridge: a new aneurysm occlusion device. Am J Neuroradiol (AJNR), 2011, 32: 607-611.

[13] Pierot L, Moret J, Barreau X, et al. Safety and efficacy of aneurysm treatment with WEB in the cumulative population of three prospective, multicenter series. J Neurointerv Surg, 2018, 10: 553-559.

[14] Batujeff N. Eine seltene Arterienanomalie (Ursprung der A. basilaris aus der A. carotis interna). Anat Anz, 1889, 4: 282-285.

[15] Begg AC. Radiographic demonstration of the "hypoglossal artery". A rare type of persistent anomalous carotidbasilar anastomosis. Clin Radiol, 1961, 12: 187-189.

[16] Harada K, Uozumi T, Kurisu K, et al. Evaluation of cerebro-vascular diseases with persistent carotid-basilar anastomosis. No Shinkei Geka, 1994, 22: 1153-1158.

[17] Kobayashi H, Munemoto S, Hayashi M, et al. Association of persistent hypoglossal artery, multiple intracranial aneurysms, and polycystic disease. Surg Neurol, 1984, 21: 258-260.

[18] Kodama T, Masumitsu T, Matsukado Y. Primitive hypoglossal artery associated with basilar artery aneurysm. Surg Neurol, 1976, 6: 279-281.

[19] Sakai K, Tanaka Y, Tokushige K, et al. Basilar bifurcation aneurysms associated with persistent primitive hypoglossal artery. Neurosurg Rev, 1998, 21: 290-294.

[20] Aydin K, Balci S, Sencer S, et al. Y-stent-assisted coiling with low-profile Neuroform Atlas stents for endovascular treatment of wide-necked complex intracranial bifurcation aneurysms. Neurosurgery, 2020, 87: 744-753.

[21] Chow MM, Woo HH, Masaryk TJ, et al. A novel endovascular treatment of a wide-necked basilar apex aneurysm by using a Y-configuration, double-stent technique. Am J Neuroradiol (AJNR), 2004, 25: 509-512.

[22] Conrad MD, Brasiliense LB, Richie AN, et al. Y stenting assisted coiling using a new low profile visible intraluminal support device for wide necked basilar tip aneurysms: a technical report. J Neurointerv Surg, 2014, 6: 296-300.

[23] Granja MF, Cortez GM, Aguilar-Salinas P, et al. Stent-assisted coiling of cerebral aneurysms using the Y-stenting technique: a systematic review and meta-analysis. J Neurointerv Surg, 2019, 11: 683-689.

第七节

血流导向装置桥接治疗椎基底动脉连接部巨大动脉瘤

（陈希恒）

一、引言

基底动脉干平均发出17条迂曲的穿支血管，分布于中脑、脑桥、部分延髓和小脑[1]。因此，累及基底动脉的病变通常预后不佳。

后循环动脉瘤，特别是椎基底动脉瘤的自然病史较差，自发破裂的风险高于前循环动脉瘤[2]。一项研究表明，出现脑干压迫相关症状的患者每年卒中复发的风险为5.9%，5年死亡率为40%[3]。然而，在选择治疗的患者中，后循环动脉瘤是手术和传统血管内治疗预后差的显著预测因子[4]。后循环动脉瘤对神经外科和介入科医生来说都极具挑战性[5-6]。

与传统血管内治疗相比，血流导向装置（flow diverter，FD）（又称密网支架）在治疗大型（≥ 10 mm）或巨型（≥ 25 mm）动脉瘤方面具有更高的成功率，并被应用在治疗以前无法治疗的梭形或更复杂动脉瘤[7-8]。Pipeline栓塞装置（Pipeline embolization device，PED）是美国食品药品监督管理局批准的首个血流导向装置，随着PED使用经验的增加，超适应证使用PED治疗后循环动脉瘤已变得越来越普遍。大或巨大的基底动脉瘤是极其罕见的后循环病变，治疗难度大，风险高。本文介绍一例多支架治疗椎基底动脉瘤的案例。

二、病情简介

患者，女性，25岁，主因“头痛1年，加重伴头晕、恶心及走路不稳2个月”入院。

现病史：患者于1年前无明显诱因出现头痛症状，阵发性，位于颈枕部，表现为胀痛。近2个月头痛症状加重，发作较前频发，并出现发作性头晕、恶心及走路不稳症状，伴左耳闷胀感，无耳鸣及听力下降。近1个月出现言语笨拙，间断饮水呛咳及吞咽困难症状。

既往史：既往体健。

体格检查：未见明显阳性体征。

辅助检查：头颈MRI检查提示脑干腹侧动脉瘤性占位（图1-7-1）。

三、治疗过程

患者在治疗前5天接受双重抗血小板治疗（硫酸氢氯吡格雷片75 mg 1次/日，阿司匹林100 mg 1次/日）。

患者取平卧位，全身麻醉成功后，右侧腹股沟区消毒铺巾单，右侧股动脉行Seldinger穿刺，置入6F动脉鞘。150 cm超滑泥鳅导丝携5F造影导管分别行双侧颈总动脉及双侧椎动脉正、侧位造影，结果显示右侧椎基底动脉连接部巨大夹层动脉瘤，左侧椎动脉终止于左侧小脑后下动脉（图1-7-2 A～D）。造影完毕后，撤出造影导管。

泥鳅导丝将6F导引导管超选入右侧椎动脉。导引导管位置满意后，接高压肝素盐水持续稳定滴注。行三维血管重建，显示椎基底动脉连接部巨大夹层动脉瘤，瘤体巨大，累及血管范围广泛，载瘤动脉瘤颈处显影不清。路径图下，使用Synchro-14微导丝将Marksman支架导管推进到基底动脉的中间后收回微导丝，在多个投影角的辅助下，在PED

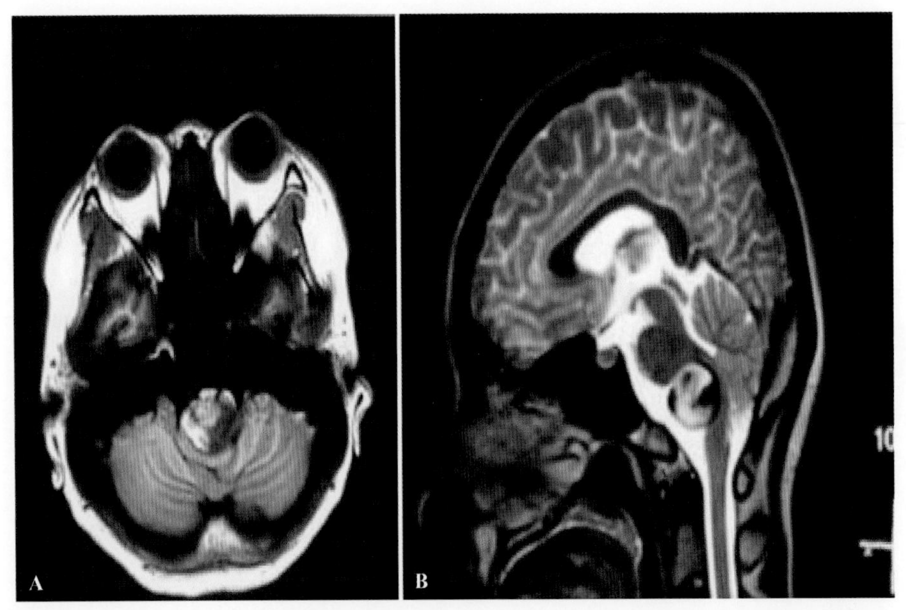

图 1-7-1 术前 MRI 显示脑干腹侧巨大占位。A. 轴位；B. 矢状位

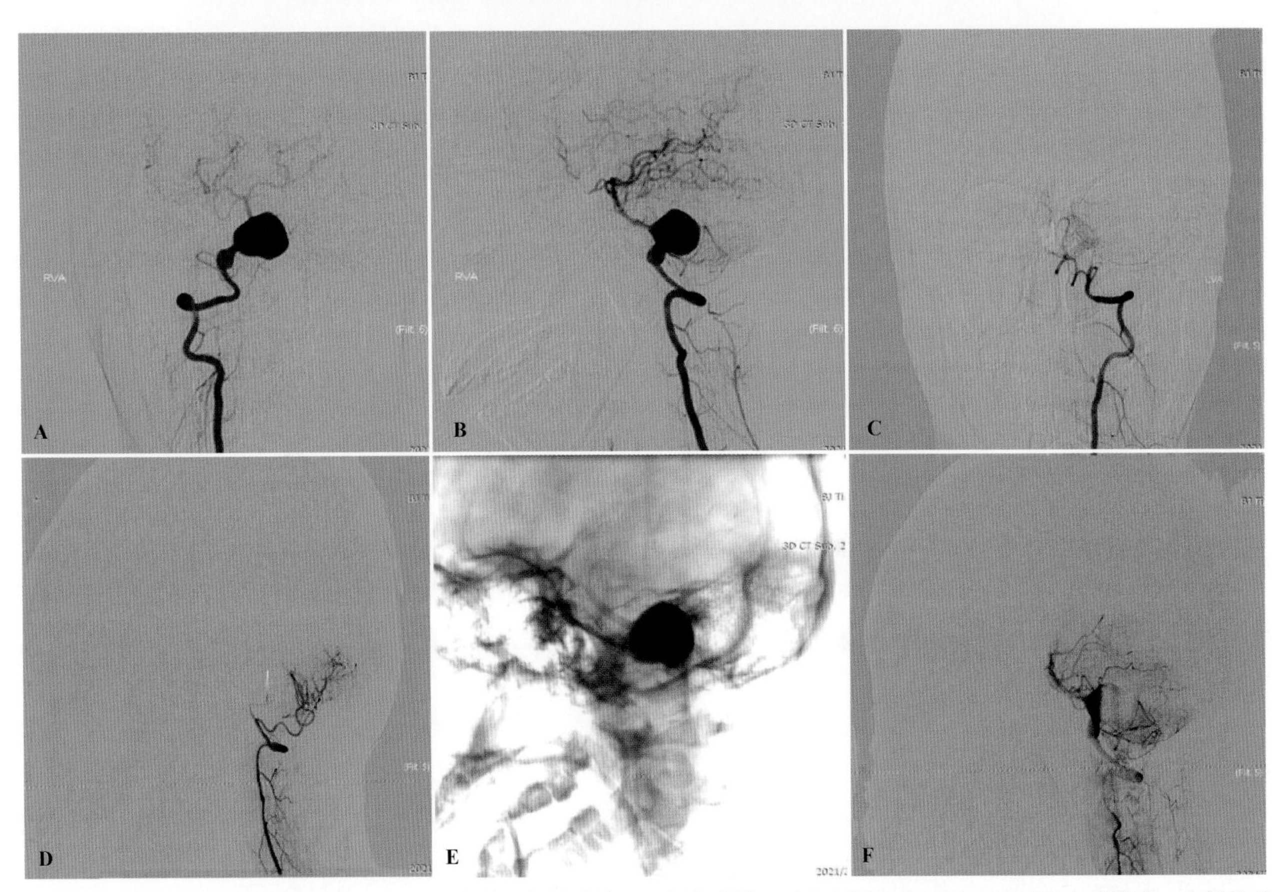

图 1-7-2 术前、术中及术后造影。A ~ D. 术前双侧椎动脉正、侧位造影显示右侧椎基底动脉连接部巨大动脉瘤，左侧椎动脉非优势，终止于左侧小脑后下动脉；E. 植入 3 枚密网支架，支架形态在蒙片显示下良好；F. 术后即刻造影，动脉瘤内对比剂明显滞留

（3.25 mm×35 mm）到达所需位置后释放 PED。然而，透视提示支架被严重缩短，并且在释放后有掉入动脉瘤囊的趋势。因此，在专家组紧急讨论之后决定再桥接两个支架：一个在动脉瘤的远端，另一个在动脉瘤的近端。

将 Marksman 支架导管再次经微导丝协助下超

选到基底动脉的顶端，释放了另一个 PED，得到了一个约 5 mm 的桥接重叠区。将 Marksman 支架导管移至距离第一枚 PED 远端 7 mm 的位置，并成功释放了第三枚 PED。术中 DSA 显示 3 枚 PED 张开良好，贴壁满意，载瘤动脉通畅，瘤腔内有对比剂淤滞（图 1-7-2 E）。撤出支架导管系统。

术后即刻行右侧椎动脉 DSA 检查，显示 PED 与血管壁贴敷良好，同时证实了载瘤血管的重建和对比剂的停滞（图 1-7-2 F）。然后拔掉所有的导管，结束手术。术中静脉注射肝素以维持活化凝血时间 250 ～ 300 s。患者自麻醉中清醒，可按指示操作。

术后第 2 天，患者恢复良好，改良 Rankin 量表（modified Rankin scale，mRS）评分 1 分。术后给予双联抗血小板治疗，连续 6 个月。6 个月后停用氯吡格雷，终生服用阿司匹林。

四、讨论

椎基底动脉巨大动脉瘤的临床特征是血栓形成或压迫脑干导致的占位效应，如果不治疗通常会进展至死亡[6, 9-13]。Hirofumi 等[6]在最近的一组病例研究中显示出该疾病极其糟糕的自然病程，在他们的 11 名患者中，10 名未经治疗的患者死亡，中位生存期为 9 个月。因此，任何可以改善这种可怕的自然预后的治疗方法都应该考虑。尽管血管内治疗技术或外科技术在不断进步，椎基底动脉系统的复杂后循环动脉瘤仍然很难用传统的血管内方法（如弹簧圈栓塞）或外科方法来治疗[14]。

Hirofumi 等报道了 21 例基底动脉干（basilar artery trunk，BAT）和椎基底动脉连接部（vertebro-basilar junction，VBJ）巨大梭形和指状扩张性动脉瘤的外科治疗。术后早期并发症发生率为 47.6%，死亡率为 14.3%。最后一次随访（平均 56.6 个月），所有手术干预的总发病率和死亡率分别为 71.4% 和 57.1%。Coert 等[15]报道，后循环梭形动脉瘤经弹簧圈栓塞或手术治疗的发病率和死亡率分别为 16% 和 24%。Mu 等[16]报道，21 例患者接受了常规支架或支架辅助弹簧圈栓塞的血管内治疗，术后并发症或预后不良者占 33.3%，总死亡率为 14.2%。最后一次造影随访时仅有 14.2% 的患者完全闭塞。随着 FD 治疗经验的增加，在超适应证外用于治疗后循环动脉瘤已经显示出更乐观的结果[17-18]。然而 FD 在基底动脉的使用仍然存在争议。Kiyofuji 等[19]的 meta 分析显示，椎基底动脉连接部（VBJ）和基底动脉近端使用 PED 的神经功能优良率为 33%，基底动脉中、远端和全基底动脉使用 PED 的神经功能优良率为 18%。

在这例患者中，原计划是只放置一个 PED，然而第一个 PED 在放置后严重缩短，并且有跌入动脉瘤腔的趋势，因此不得不再桥接两个 PED，一个在第一个 PED 的近端，另一个在远端。毫无疑问，PED 可以覆盖整个基底动脉，但是需要担心术后穿支事件的发生。

众所周知，PED 植入的数量对缺血性卒中的发生有重要影响。Siddiqui 等[20]报道了 7 个症状性椎基底动脉梭形动脉瘤接受 FD 治疗后的不良结果，平均每个患者接受 4.8 个 FD 治疗。洛佩斯等[14]的一项研究表明，使用≥ 3 个 PED 是围术期并发症和死亡的预测因子。

本例患者术后恢复良好，可能与采取的一些措施有关。首先尽量将支架重叠在动脉瘤腔内，预防缺血性并发症，并在原位释放较大尺寸的 PED，避免在动脉瘤腔内使用微导管的拉 / 推技术，以免动脉瘤腔内的血栓脱落。PED 植入后预防性给予替罗非班治疗。

对于椎基底动脉连接部的动脉瘤，治疗难度和风险较大，有人认为闭塞非优势的对侧椎动脉是必要的，因为能够减少术后持续的对侧椎动脉血流，避免动脉瘤进展[21]。Bhogal[21]等在治疗一例椎基底连接部的动脉瘤时，由于患者拒绝行对侧椎动脉牺牲，结果该患者不久后占位症状加重，随后死亡。椎动脉闭塞的时期选择上目前尚无定论。Munich 等[22]认为，择期牺牲椎动脉（VA）可能会在保留穿支的情况下，使动脉瘤血栓形成得到更好的控制。Natarajan 等[23]也报道过一例 VBJ 动脉瘤患者，在放置 PED 的同时进行了弹簧圈栓塞和对侧 VA 牺牲，出现四肢瘫痪、吞咽困难和构音障碍，MRI 显示脑干梗死位于桥髓交界处，与对侧 VA 牺牲时发生的 VA 远端小穿支闭塞相对应。

本例患者因为左侧椎动脉非优势并且终止于左侧小脑后下动脉，避免了牺牲椎动脉。但是，个案的成功治疗并不代表 PED 植入基底动脉是安全的，我们仅介绍技术的可行性，结果仍需要谨慎解释，需要长期随访复查及大样本量的研究来证实。

参考文献

[1] Torche M, Mahmood A, Araujo R, et al. Microsurgical anatomy of the lower basilar artery. Neurol Res, 1992, 14: 259-262.

[2] Wermer MJ, van der Schaaf IC, Algra A, et al. Risk of rupture of unruptured intracranial aneurysms in relation to patient and aneurysm characteristics: an updated meta-analysis. Stroke, 2007, 38: 1404-1410.

[3] Shapiro M, Becske T, Riina HA, et al. Non-saccular vertebrobasilar aneurysms and dolichoectasia: a systematic literature review. J Neurointerv Surg, 2014, 6: 389-393.

[4] Wiebers DO, Whisnant JP, Huston J, 3rd, et al. Unruptured intracranial aneurysms: natural history, clinical outcome, and risks of surgical and endovascular treatment. Lancet, 2003, 362: 103-110.

[5] Liang F, Zhang Y, Yan P, et al. Outcomes and complications after the use of the Pipeline embolization device in the treatment of intracranial aneurysms of the posterior circulation: a systematic review and meta-analysis. World Neurosurg, 2019, 127: e888-e895.

[6] Nakatomi H, Kiyofuji S, Ono H, et al. Giant fusiform and dolichoectatic aneurysms of the basilar trunk and vertebrobasilar junction-clinicopathological and surgical outcome. Neurosurgery, 2020, 88: 82-95.

[7] Chan RS, Mak CH, Wong AK, et al. Use of the pipeline embolization device to treat recently ruptured dissecting cerebral aneurysms. Interv Neuroradiol, 2014, 20: 436-441.

[8] Lin N, Brouillard AM, Krishna C, et al. Use of coils in conjunction with the pipeline embolization device for treatment of intracranial aneurysms. Neurosurgery, 2015, 76: 142-149.

[9] Tomasello F, Albanese V, Cioffi FA. Giant serpentine aneurysms: a separate entity. Surg Neurol, 1979, 12: 429-432.

[10] Flemming KD, Wiebers DO, Brown RD, Jr., et al. The natural history of radiographically defined vertebrobasilar nonsaccular intracranial aneurysms. Cerebrovasc Dis, 2005, 20: 270-279.

[11] Haddad GF, Haddad FS. Cerebral giant serpentine aneurysm: case report and review of the literature. Neurosurgery, 1988, 23: 92-97.

[12] Drake CG, Peerless SJ. Giant fusiform intracranial aneurysms: review of 120 patients treated surgically from 1965 to 1992. J Neurosurg, 1997, 87: 141-162.

[13] Nasr DM, Brinjikji W, Rouchaud A, et al. Imaging characteristics of growing and ruptured vertebrobasilar non-saccular and dolichoectatic aneurysms. Stroke, 2016, 47: 106-112.

[14] Lopes DK, Jang DK, Cekirge S, et al. Morbidity and mortality in patients with posterior circulation aneurysms treated with the Pipeline embolization device: a subgroup analysis of the international retrospective study of the Pipeline embolization device. Neurosurgery, 2018, 83: 488-500.

[15] Coert BA, Chang SD, Do HM, et al. Surgical and endovascular management of symptomatic posterior circulation fusiform aneurysms. J Neurosurg, 2007, 106: 855-865.

[16] Mu S, Li C, Yang X, et al. Reconstructive endovascular treatment of spontaneous symptomatic large or giant vertebrobasilar dissecting aneurysms: clinical and angiographic outcomes. Clinical Neuroradiology, 2014, 26: 291-300.

[17] Griessenauer CJ, Ogilvy CS, Adeeb N, et al. Pipeline embolization of posterior circulation aneurysms: a multicenter study of 131 aneurysms. J Neurosurg, 2018, 130: 923-935.

[18] Griessenauer CJ, Enriquez-Marulanda A, Taussky P, et al. Experience with the Pipeline embolization device for posterior circulations aneurysms: a multicenter cohort study. Neurosurgery, 2020, 87 (6): 1252-1261.

[19] Kiyofuji S, Graffeo CS, Perry A, et al. Meta-analysis of treatment outcomes of posterior circulation non-saccular aneurysms by flow diverters. Journal of NeuroInterventional Surgery, 2018, 10: 493-499.

[20] Siddiqui AH, Abla AA, Kan P, et al. Panacea or problem: flow diverters in the treatment of symptomatic large or giant fusiform vertebrobasilar aneurysms. J Neurosurg, 2012, 116: 1258-1266.

[21] Bhogal P, Perez MA, Ganslandt O, et al. Treatment of posterior circulation non-saccular aneurysms with flow diverters: a single-center experience and review of 56 patients. J Neurointerv Surg, 2017, 9: 471-481.

[22] Munich SA, Tan LA, Keigher KM, et al. The Pipeline embolization device for the treatment of posterior circulation fusiform aneurysms: lessons learned at a single institution. J Neurosurg, 2014, 121: 1077-1084.

[23] Natarajan SK, Lin N, Sonig A, et al. The safety of Pipeline flow diversion in fusiform vertebrobasilar aneurysms: a consecutive case series with longer-term follow-up from a single US center. Journal of Neurosurgery, 2016, 125: 111-119.

第八节

颅内血泡样动脉瘤血管内栓塞时的治疗方案选择

（吕明　吕健）

一、引言

血泡样动脉瘤（blood blister-like aneurysm，BBA）是一种极其罕见的颅内血管性疾病，仅占所有颈内动脉瘤的0.9%～6.5%，占所有颅内动脉瘤的0.3%～1%，以及所有破裂动脉瘤的0.5%～2%[1]。相比于囊状动脉瘤，血泡样动脉瘤表现出更多的“危险行为”，而且即使进行了手术治疗，仍有复发和再出血的可能[2-3]。目前BBA的最佳治疗方法仍存在争议。Szmuda等进行了一项包括311例BBA患者的回顾性研究，通过对这些患者的死亡率、恢复率、再出血率、复发率进行分析，发现没有任何一种手术治疗方式能优于血管内介入治疗[4]。

二、病情简介

患者，女性，43岁，主因“突发头痛伴呕吐3天”入院。

现病史：患者3天前突发头痛伴呕吐。当日外院脑CT示蛛网膜下腔出血；DSA示右颈内动脉床突上段梭形动脉瘤，穹窿顶隐约可见子瘤，考虑BBA（图1-8-1）。

既往史：无特殊。

体格检查：嗜睡，双侧瞳孔圆形等大，对光反射灵敏，颈项强直2横指，四肢肌力4级，双侧巴宾斯基征阳性。

辅助检查：外院影像学检查结果如上文所述。

三、治疗过程

右颈内动脉造影三维重建，测量梭形隆起范围约1.98 mm×6.77 mm，穹窿顶见子瘤（图1-8-2），拟行LVIS支架辅助弹簧圈治疗。

6F导引导管进入右颈内动脉，工作位造影可见梭形动脉瘤位于床突上段、眼动脉和脉络膜前动脉的开口之间。工作位（右前斜位66°、瓦氏位14°）路径图下，Headway-21支架导管在Traxcess-14微导丝引导下进入右大脑中动脉；Headway-17微导管在Traxcess-14微导丝引导下进入梭形动脉瘤；经Headway-21释放3.5 mm×19 mm LVIS支架，覆盖梭形动脉瘤；经Headway-17送入4枚弹簧圈（MicroPlex 10-2-4-HyperSoft，MicroPlex 10-1.5-4-HyperSoft，MicroPlex 10-1.5-2-HyperSoft，MicroPlex 10-1.5-2-HyperSoft），透视下可见弹簧圈团的铸型（图1-8-3）。

术后右颈内动脉工作位造影示梭形扩张被填平，局部血管重塑良好（图1-8-4）。

术后右颈内动脉正位造影示右大脑中动脉M1段较术前变细，考虑痉挛，血流未受影响（图1-8-5）。

术后右颈内动脉侧位造影示梭形动脉瘤不显影，床突上段血管重塑良好，开口被LVIS支架（图1-8-6，红双线示）覆盖的眼动脉和脉络膜前动脉血流良好。

术后右颈内动脉三维旋转造影大致看结果不错，但慢速播放似乎在某个角度仍隐约可见子瘤显影，稍纵即逝；视频截屏，似乎捕捉到了仍顽固显

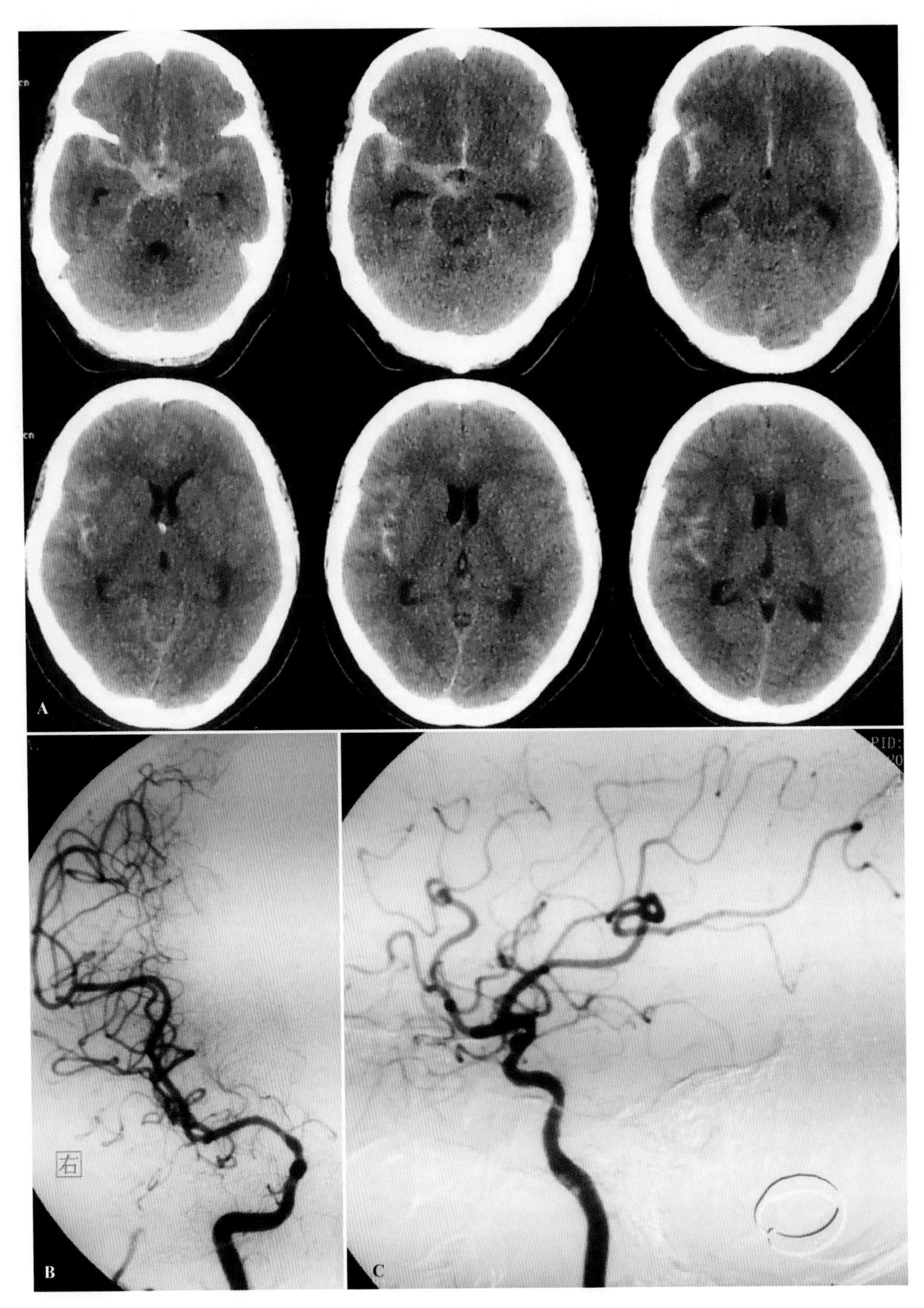

图 1-8-1 术前 CT 及 DSA。A. 术前 CT；B. 右颈内动脉造影正位；C. 右颈内动脉造影侧位

影的子瘤（图 1-8-7）。

术后右颈内动脉造影三维重建显示床突上段欠平整（图 1-8-8）。

当时考虑是否放置第二枚 LVIS 支架以加强血管重塑，但鉴于患侧大脑中动脉明显痉挛变细，为防止进一步操作加重痉挛，决定终止手术。

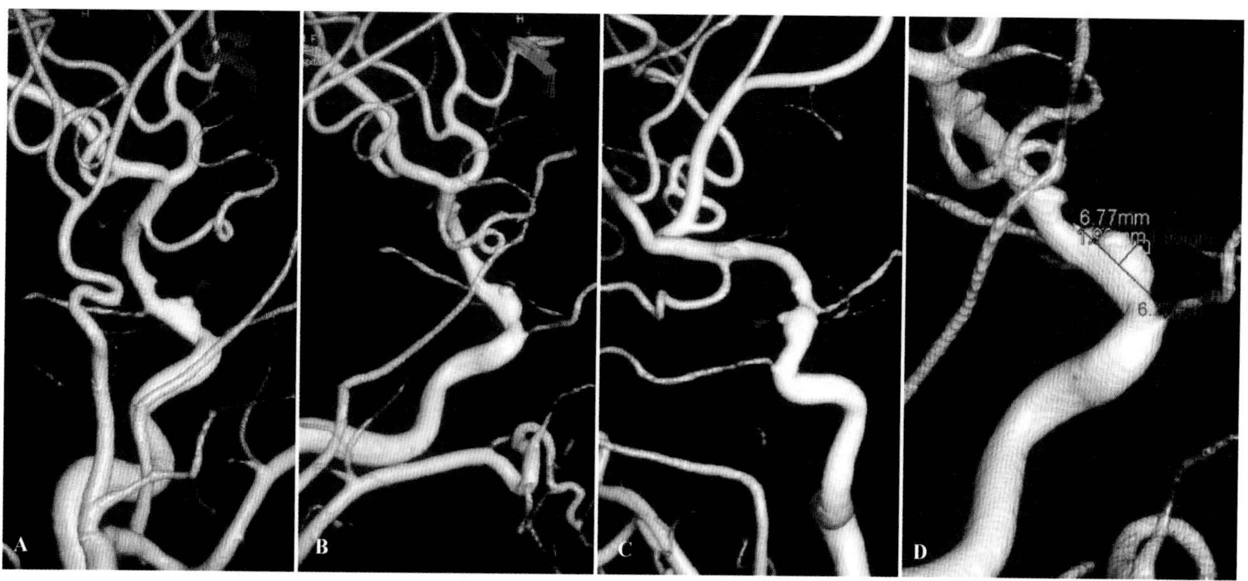

图 1-8-2　右颈内动脉造影三维重建，从不同角度展示动脉瘤。**A** ～ **C**. 可见子瘤（红箭头示）；**D**. 动脉瘤及载瘤动脉测量

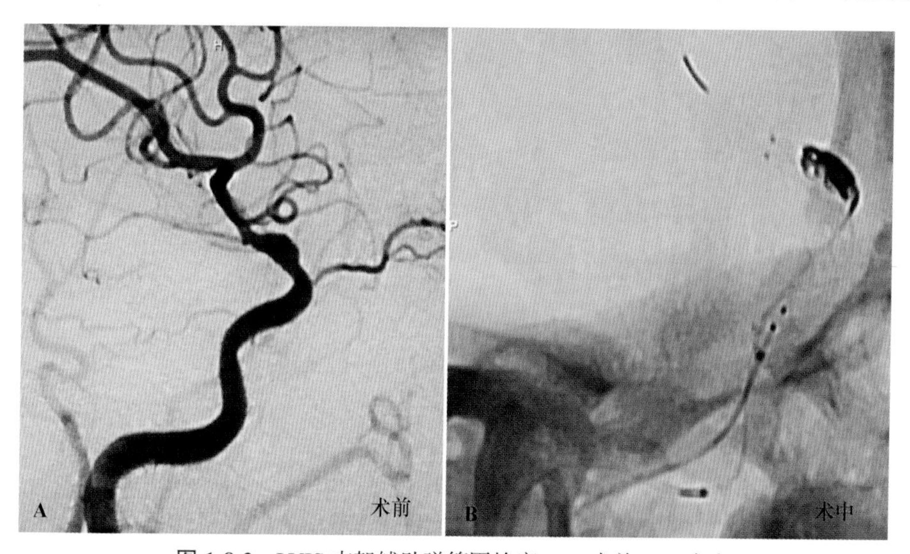

图 1-8-3　LVIS 支架辅助弹簧圈栓塞。**A**. 术前；**B**. 术中

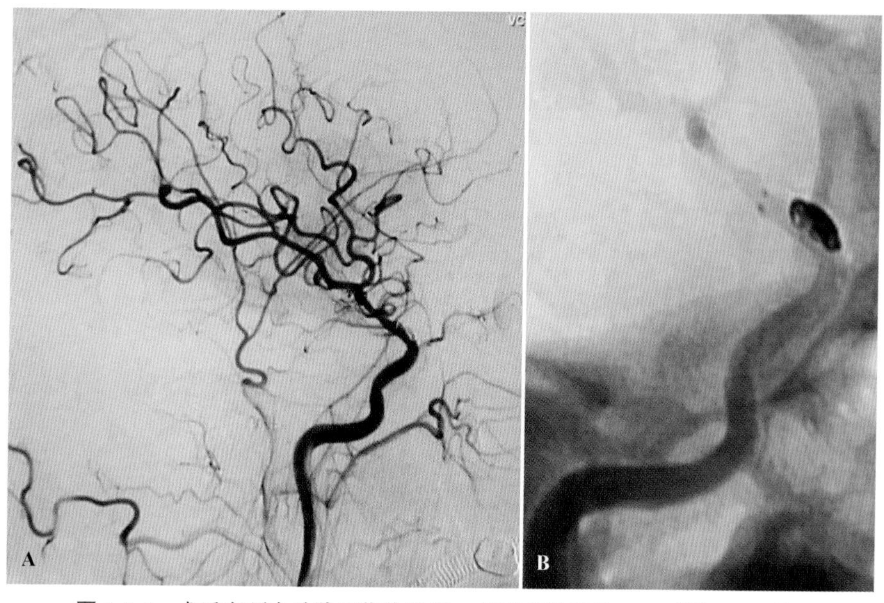

图 1-8-4　术后右颈内动脉工作位造影，载瘤动脉通畅。**A**. 减影；**B**. 透视

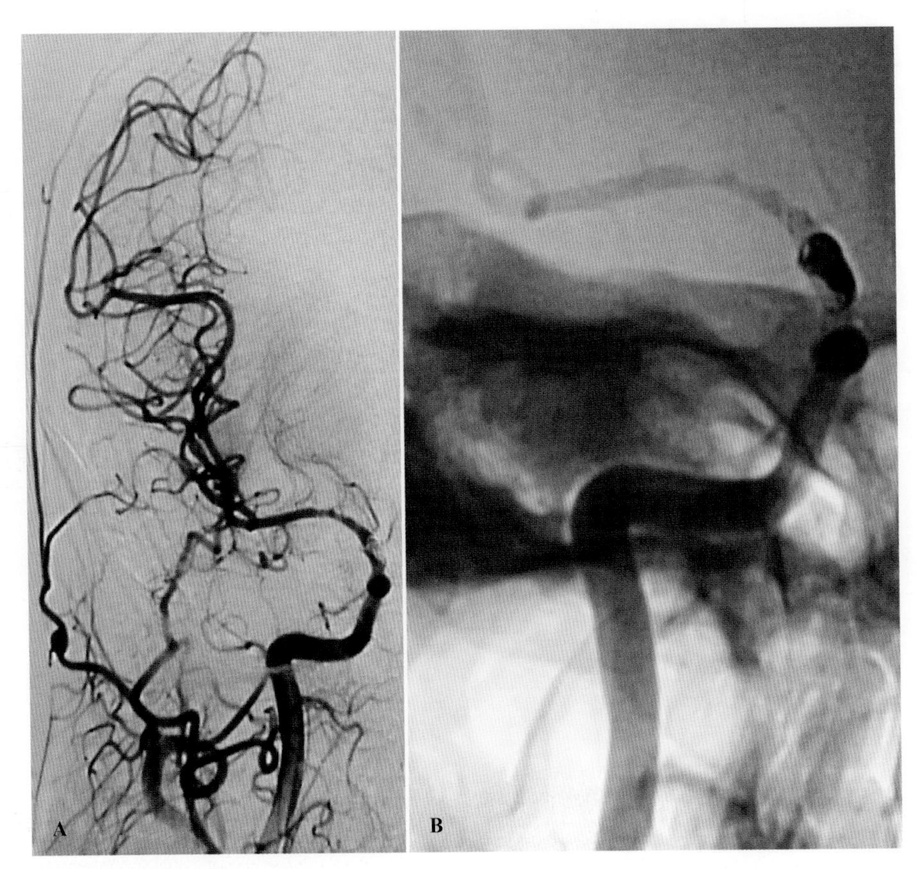

图 1-8-5　术后右颈内动脉正位造影示右大脑中动脉 M1 段狭窄，考虑痉挛。**A**. 减影；**B**. 透视

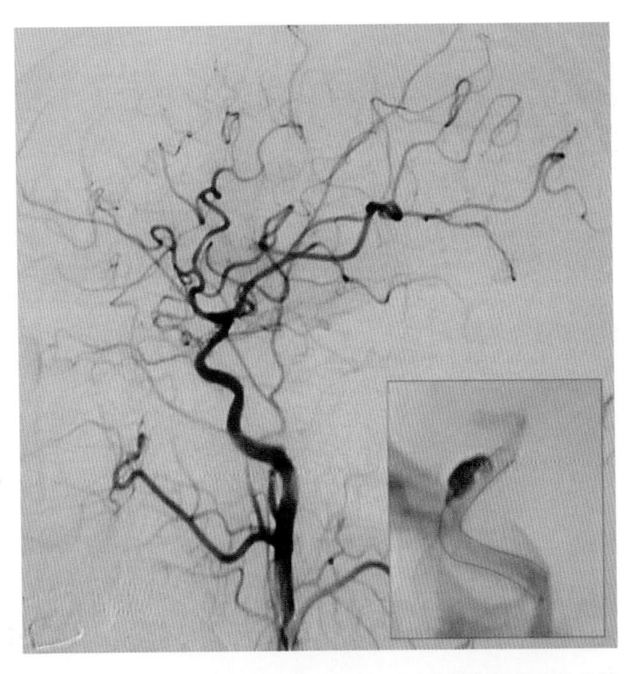

图 1-8-6　术后右颈内动脉侧位造影示支架覆盖下的眼动脉和脉络膜前动脉血流良好（框内为支架位置示意图）

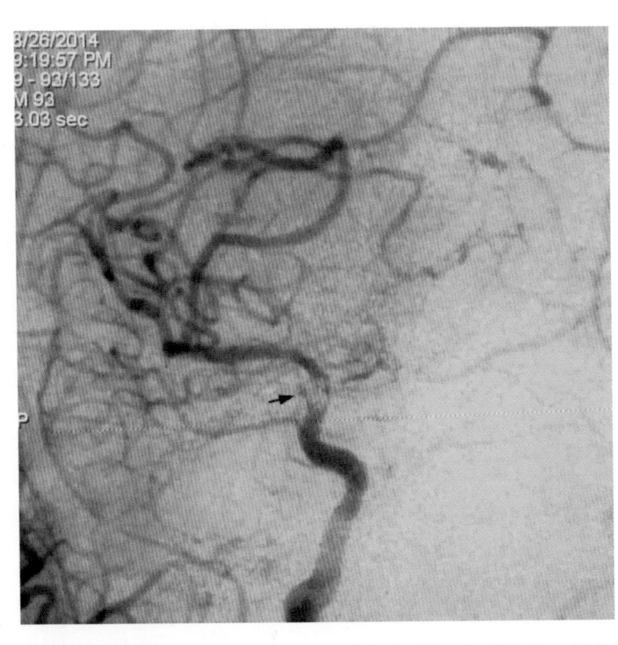

图 1-8-7　术后右颈内动脉三维旋转造影捕捉到子瘤，箭头提示子瘤位置

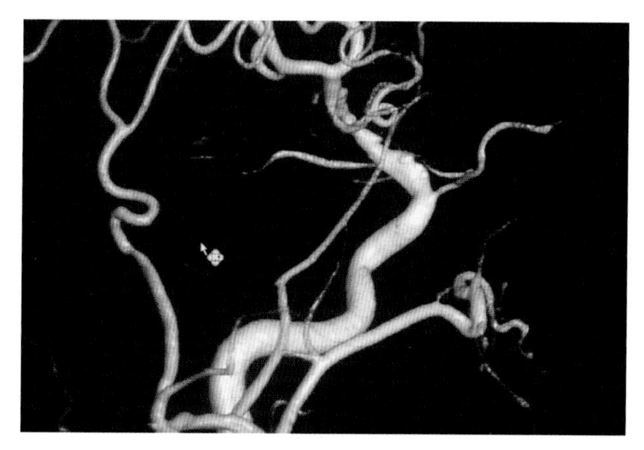

图 1-8-8　术后右颈内动脉造影三维重建，可见床突上段欠平整

患者术后恢复顺利，无任何并发症，遂出院。术后 6 个月复查 DSA，右颈内动脉正、侧位造影示动脉瘤完全愈合，载瘤动脉及其各分支均畅通，原痉挛变细的右侧大脑中动脉恢复正常管径（图 1-8-9）。

右颈内动脉造影三维重建显示床突上段血管重塑良好，未见子瘤显影（图 1-8-10）。

四、讨论

血泡样动脉瘤（BBA）这个名词是日本东北大学医学院神经外科的 Takahashi、Suzuki 等[5]在 1988 年首次提出，用于描述一种特殊的颈内动脉 C2 段动脉瘤，因其在开颅术中所呈现的薄如蝉翼的瘤壁而得名。典型 BBA 是一种位于颈内动脉床突上段前壁或前内侧壁、非分叉部位的罕见类型动脉瘤，瘤颈宽，瘤壁菲薄。也有位于前交通动脉、大脑中动脉、基底动脉[6-9]等其他部位的非典型 BBA 报道，其与典型 BBA 是否具有病理学的同源性尚未可知。同类动脉瘤在文献中也有其他命名[10-13]，如“动脉硬化性动脉瘤”“颈内动脉远端内侧壁和上壁动脉瘤”“颈内动脉背侧壁动脉瘤”“颈内动脉前壁动脉瘤”，但目前血泡样动脉瘤的称呼是业界主流。

一项尸检研究表明[14]，BBA 属于假性动脉瘤，邻近动脉壁内弹力层和中膜退化，内弹力层破损处覆盖外膜和纤维素组织，缺乏囊状动脉瘤壁所具备的胶原组织。Abe 等[7]认为 BBA 在病理学上不同于囊状动脉瘤和夹层动脉瘤。

BBA 往往出血量较大，患者临床上表现为较高的 Hunt-Hess 分级，脑 CT 上表现为较高的 Fisher 分级。典型 BBA 在 MRA、CTA 或 DSA 上表现为颈内动脉床突上段前壁或前内侧壁的半球样或梭形小突起，跟眼动脉、后交通动脉、脉络膜前动脉等分支无关，可在短期内骤然变大。但诊断 BBA 的金标准不是影像学检查，而是开颅术中所见，呈紫红

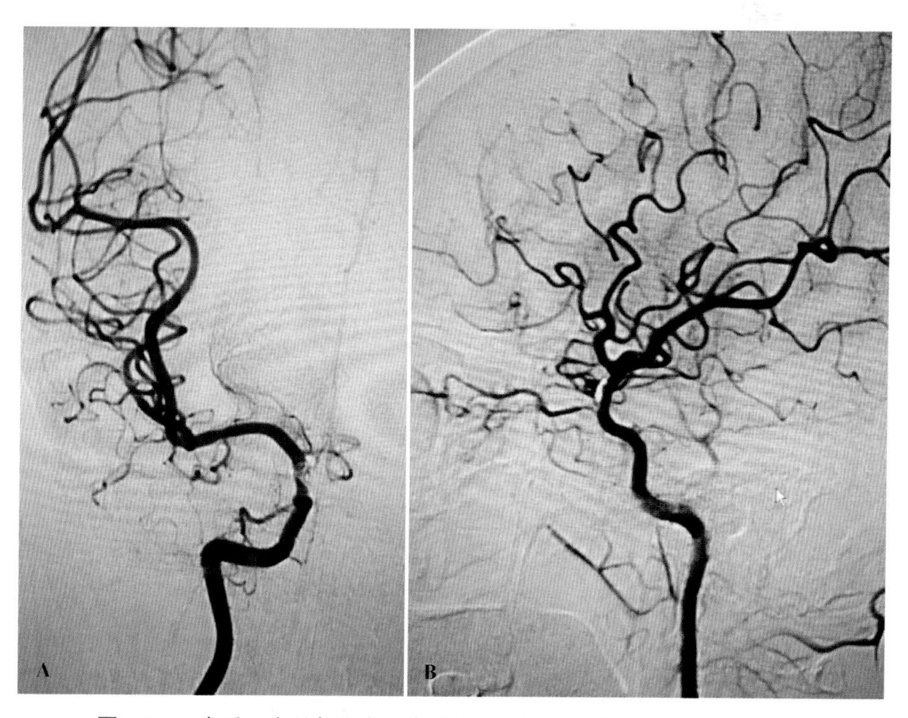

图 1-8-9　术后 6 个月复查右颈内动脉正、侧位造影。A. 正位；B. 侧位

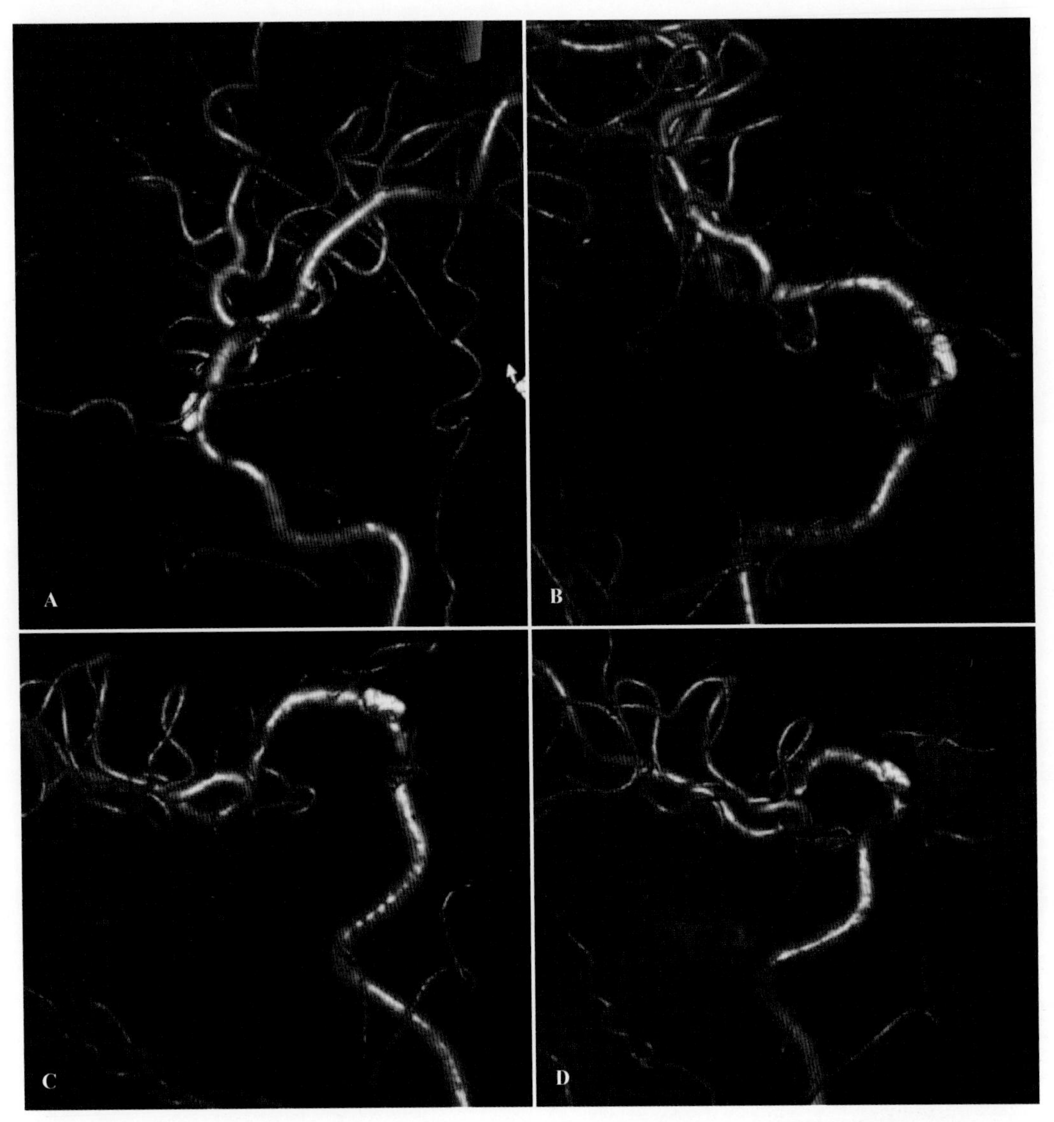

图 1-8-10 术后 6 个月复查右颈内动脉造影三维重建，未见子瘤显影。**A ～ D**. 不同角度动脉瘤展示

色鼓泡，瘤壁菲薄，甚至能透过瘤壁看清瘤腔内的血液涡流[15]。

BBA 的治疗方式包括开颅治疗和血管内介入治疗。

（1）开颅治疗包括：①直接夹闭术；②包裹性夹闭术；③载瘤动脉缝合重建术；④动脉瘤孤立术；⑤动脉瘤孤立术＋血管搭桥术。

（2）血管内介入治疗包括：①单纯弹簧圈囊内栓塞；②单纯支架术；③支架辅助弹簧圈栓塞；④载瘤动脉闭塞；⑤密网支架；⑥覆膜支架；⑦电凝。

Gonzalez 等[16]报道了 2003—2012 年的 12 例 BBA 单中心经验，BBA 无论采取何种治疗方式，术中并发症发生率、术后复发率和再出血率都比较高。介入治疗的致残、致死率低于开颅治疗，多密网支架可能是最有前景的治疗策略。

该例 BBA 位于典型位置，具有典型的 DSA 表现，在治疗上也应用了经典的支架辅助弹簧圈技术。BBA 的填塞原则不同于子瘤或假瘤。子瘤寄托于真瘤上，填塞的重点在真瘤，子瘤只需疏松填塞；源于创伤、血流动力改变、烟雾病、夹层或动脉硬化的假瘤，多为载瘤动脉闭塞的绝对适应证；而 BBA 作为一种特殊类型的假瘤，可能有部分瘤颈成分，也可能是动脉壁的全层溃疡穿孔，在常规给予支架辅助弹簧圈治疗时，瘤腔的填塞需要相对致密，弹簧圈的选择宁小勿大，宜过度填塞至瘤开口处的载瘤动脉，再以单层或多层支架覆盖瘤开口、重建载瘤动脉。本例的术后即刻造影结果并不完美，梭形动脉瘤顶的子瘤仍隐约显影，值得庆幸的是术后6个月的造影复查证实梭形动脉瘤及子瘤完全愈合。

Willis支架和LVIS支架结合弹簧圈方案不相伯仲，都有可能作为个人首选。

Willis支架的优势在于：对假瘤的隔绝最确切；只作用于载瘤动脉，避免假瘤内操作的穿破风险。其弊端在于：支架僵硬，路径迂曲时难以输送到位；球囊扩张时可能造成瘤颈撕裂；覆盖重要分支；支架内漏导致术后再出血。

LVIS支架的优势是：顺应性强，易于输送；小网眼，能更稳妥地羁留弹簧圈；编织结构，便于多支架望远镜筒式套放。其缺点是：血流导向效应有限，仍需要弹簧圈瘤内填塞，无法规避假瘤内操作的穿破风险；术后仍存在一定的复发率和再出血率。而且多层密网支架的治疗方案会增加发生血栓栓塞事件的概率，所以个人更倾向于密网支架结合弹簧圈方案。

最后，载瘤动脉闭塞或电凝是不得已的下下之选，单纯弹簧圈方案坚决淘汰。

参考文献

[1] Lee BH，Kim BM，Park MS，et al. Reconstructive endovascular treatment of ruptured blood blister-like aneurysms of the internal carotid artery. J Neurosurg，2009，110：431-436.

[2] Xu F. Treatment strategies for ruptured blood blister-like aneurysms of the internal carotid artery. Neurosurgery，2014，74：E154-155.

[3] Sim SY，Chung J，Shin YS. Are blood blister-like aneurysms a specific type of dissection? A comparative study of blood blister-like aneurysms and ruptured mizutani type 4 vertebral artery dissections. Journal of Korean Neurosurgical Society，2014，56：395-399.

[4] Szmuda T，Sloniewski P，Waszak PM，et al. Towards a new treatment paradigm for ruptured blood blister-like aneurysms of the internal carotid artery? A rapid systematic review. J Neurointerv Surg，2016，8：488-494.

[5] Takahashi A，Suzuki J，Fujiwara S，et al. Surgical treatment of Chimame（blood blister）like aneurysm at C2 portion of internal carotid artery. Surgery for Cerebral Stroke，1988，16：72-77.

[6] Meckel S，Singh TP，Undrén P，et al. Endovascular treatment using predominantly stent-assisted coil embolization and antiplatelet and anticoagulation management of ruptured blood blister-like aneurysms. Am J Neuroradiol（AJNR），2011，32：764-771.

[7] Abe M，Tabuchi K，Yokoyama H，et al. Blood blisterlike aneurysms of the internal carotid artery. J Neurosurg，1998，89：419-424.

[8] Peschillo S，Missori P，Piano M，et al. Blister-like aneurysms of middle cerebral artery：a multicenter retrospective review of diagnosis and treatment in three patients. Neurosurgical review，2015，38：197-202；discussion 202-193.

[9] Morris TC，Brophy BP. Blister-like aneurysm of the anterior communicating artery. Journal of Clinical Neuroscience，2009，16：1098-1100.

[10] Ohara H，Sakamoto T，Suzuki J. Sclerotic cerebral aneurysms//Suzuki J. Cerebral Aneurysms. Tokyo：Neuron Publishing Co，1979：673-682.

[11] Yasargil MJM. Internal carotid artery aneurysm，distal medial wall aneurysm and aneurysms of superior wall of internal carotid artery. Microneurosurger，1984，2.

[12] Nakagawa F，Kobayashi S，Takemae T，et al. Aneurysms protruding from the dorsal wall of the internal carotid artery. Journal of Neurosurgery，1986，65：303.

[13] Takeshita M，Onda H，Tanikawa T，et al. Clinical analysis of the aneurysms of the anterior wall of the intracranial internal carotid artery. Surgery for Cerebral Stroke，1997，25：134-139.

[14] Ishikawa T，Nakamura N，Houkin K，et al. Pathological consideration of a "blister-like" aneurysm at the superior wall of the internal carotid artery：case report. Neurosurgery，1997，40：403-405；discussion 405-406.

[15] Zhao Y，Zhang Q，Wang S，et al. Comparison of radiological and clinical characteristics between blood blister-like aneurysms（BBAs）and non-blister aneurysms at the supraclinoid segment of internal carotid artery. Neurosurgical Review，2019，42：549-557.

[16] Gonzalez AM，Narata AP，Yilmaz H，et al. Blood blister-like aneurysms：single center experience and systematic literature review. European Journal of Radiology，2014，83：197-205.

第九节

血流导向装置治疗支架辅助弹簧圈后复发的颅内动脉瘤

（张宇鹏　陈希恒）

一、引言

基底动脉瘤破裂的死亡率和发病率都很高，因此需要立即进行手术以防止再次出血。考虑到基底动脉干是一个富含穿支血管的区域，并且位于颅内间隙的深处，治疗该部位的动脉瘤存在巨大挑战。无论是手术夹闭还是传统的血管内弹簧圈栓塞，都会使患者容易发生术后并发症[1-3]。传统的血管内治疗技术，如单纯弹簧圈和支架辅助弹簧圈技术（stent-assisted coil，SAC），已经成为这些动脉瘤的一线治疗方法，其安全性和有效性得到越来越多的认可。然而，经传统血管内治疗技术治疗后再复发是难以接受的。血流导向装置 PED 旨在通过促进动脉瘤内血栓形成和颈部新生内膜生长来完全闭塞动脉瘤[4]。它已成功地用于治疗颈内动脉海绵窦段的大型和巨型宽颈动脉瘤[5]，但使用 PED 治疗先前已置入支架的基底动脉干动脉瘤的报道很少。一方面，PED 的低孔隙率可能导致严重的脑干缺血；另一方面，在预先存在的支架中植入 PED 的效果已被证明是不利的[6]。在这里，我们介绍一例传统血管内治疗技术治疗后反复复发的破裂基底动脉干动脉瘤的成功治疗经验，采用我们独特的方法将 PED 植入 Enterprise 支架，我们认为这可能有助于在这一特殊危况下提高闭塞率和降低术后缺血率。

二、病情简介

患者，男性，52 岁，主因“动脉瘤术后 10 年余，发现动脉瘤部分复发”入院。

现病史：患者由于有头痛病史，发现一个未破裂的基底动脉瘤（图 1-9-1 A）。动脉瘤起初采用单纯弹簧圈治疗，当时术后即刻血管造影显示动脉瘤几乎完全闭塞，患者没有任何神经缺陷（图 1-9-1 B）。10 年后，患者突然出现蛛网膜下腔出血（WFNS 分级 5 级）（图 1-9-1 C），DSA 证实动脉瘤复发（图 1-9-1 D）。在排除了放置脑室外引流（EVD）的需要后，在 SAH 发作后 3 天，用大小为 4.5 mm×22 mm 的 Enterprise 支架结合弹簧圈治疗破裂的动脉瘤（图 1-9-1 E）。该患者术后出现右侧偏瘫，可能是由于脑血管痉挛、弹簧圈填塞致密、基底动脉穿支被支架覆盖所致。随后，对患者进行康复治疗，患者恢复良好（mRS = 1）。9 个月后随访 DSA 显示动脉瘤下部对比剂持续充盈（图 1-9-1 F）。这位患者来我们中心寻求第 3 次治疗。

既往史：未发现明显特殊病史。

体格检查：本次入院未发现特殊异常体征。

辅助检查：入院时 CTA 显示动脉瘤形态为梭形，可能是夹层动脉瘤（图 1-9-2 A）。

三、治疗过程

基于动脉瘤形态认识到的再出血高风险（根据破裂的不规则形状和病史）和该动脉瘤的复发性质，我们在跨学科讨论中达成共识，采用单一 PED 和辅助弹簧圈治疗该动脉瘤。

患者服用阿司匹林 100 mg 1 次 / 日和氯吡格雷 75 mg 1 次 / 日，连续服药 5 天。血栓弹力图（thromboelastogram，TEG）显示对氯吡格雷反应

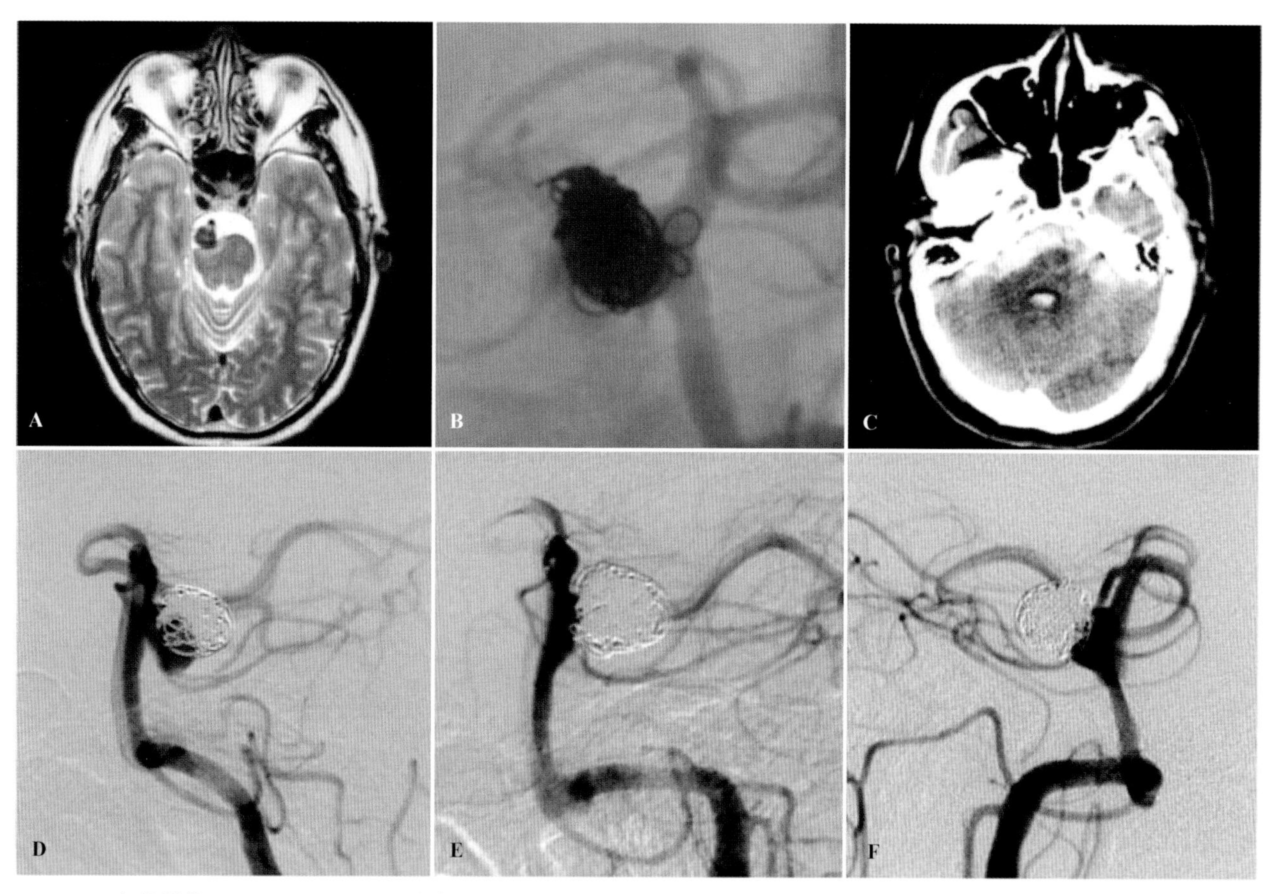

图 1-9-1　术前影像。**A.** MRI 显示基底动脉中段前方有一个动脉瘤；**B.** 非减影 DSA 显示动脉瘤接近完全闭塞；**C.** 10 年后，患者突然出现蛛网膜下腔出血；**D.** DSA 证实动脉瘤复发；**E.** 然后用坚固的弹簧圈和 Enterprise 支架再次治疗动脉瘤；**F.** 尽管做了所有这些努力，弹簧圈还是被压到瘤底，DSA 显示流入道显影

良好（抑制率 32.8%），手术是在全身麻醉下全身肝素化进行的。右股动脉用 8F 动脉鞘管，然后用 8F 导引导管、6F Navien 和 Marksman 微导管构建三轴系统。Traxcess-14 微导丝携带 Marksman 微导管超选定位在 PCA 的 P2 段。在我们中心，我们通常在着陆区的远端，比如在 PCA 或在 BA 的远端打开 PED，然后将半释放状态的 PED 回撤到目标位置。然而，对于载瘤动脉中有支架的动脉瘤，我们在原位释放了一个 4 mm×16 mm 大小的 PED，并确保 PED 的远端靠近 Enterprise 支架的支柱，这样 PED 就不会卡在 Enterprise 支架的网丝上（图 1-9-2 B）。PED 的近端应位于上一次支架近端的远端，使得 PED 的全长都在 Enterprise 支架内部（图 1-9-2 C），并作为内衬，而 Enterprise 支架则充当“脚手架”，保证血管内皮生长。这个复合体就像双层分流器 FRED。由于这个动脉瘤曾经破裂过，我们进一步用预置入动脉瘤腔的 Echelon-10 微导管栓塞动脉瘤，直至造影显示动脉瘤完全栓塞（图 1-9-2 D）。手术结束后，患者顺利从全身麻醉中恢复，无任何神经功能缺损。

患者接受每日 100 mg 阿司匹林和 75 mg 氯吡格雷双重抗血小板治疗。在最近一次随访（术后 6 个月）时停用氯吡格雷，终生继续服用每日 100 mg 阿司匹林。DSA 随访 6 个月显示动脉瘤完全闭塞，患者无症状（mRS ＝ 0）（图 1-9-2 E 和 F）。

四、讨论

我们在这里报告了一例经传统支架结合弹簧圈治疗后反复复发的基底动脉干动脉瘤的治疗经验，治疗是通过在以前的 Enterprise 支架中植入 PED 来完成的。尽管 PED 已被证明是治疗单纯弹簧圈栓塞后复发[7]或夹闭后复发动脉瘤[8]的安全和有效方法，但是在 SAC 治疗后复发的动脉瘤中应用 PED 仍然是最有争议的治疗领域[6, 9]。Daou 等报道了使用 PED 治疗先前使用 SAC 治疗后复发动

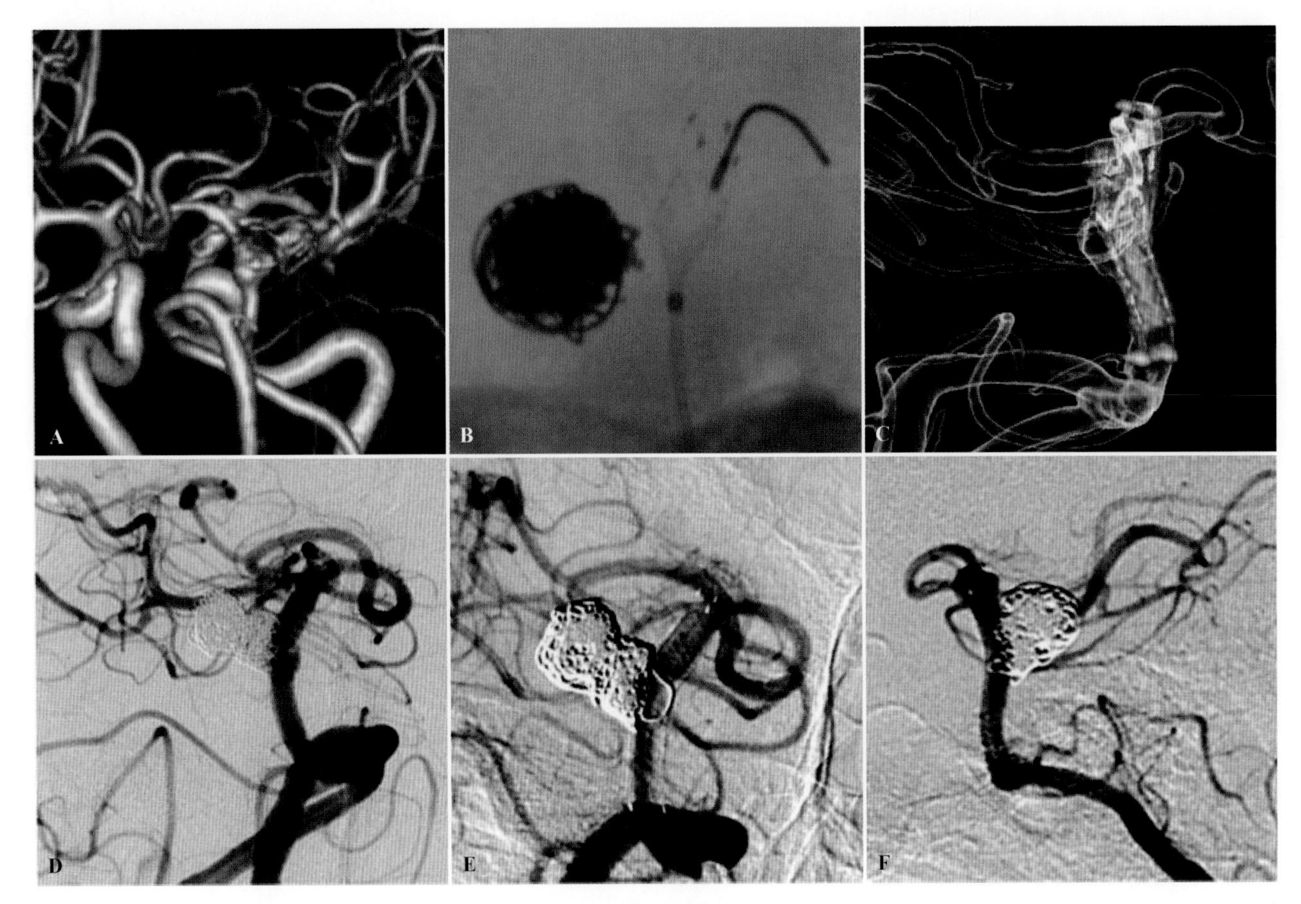

图 1-9-2 **A**. 入院时 CTA 显示梭形动脉瘤复发；**B**. PED 的远端部署在先前 Enterprise 支架远端的近端；**C**. Dyna-CT 显示整个 PED 部署在 Enterprise 支架内部；**D**. 术后即刻造影显示支架贴合良好；**E** 和 **F**. 6 个月后随访 DSA 显示动脉瘤完全闭塞（**E**，右前斜位；**F**，侧位）

脉瘤的最大系列研究[6]。在纳入的 21 例患者中，52% 的患者使用 Enterprise 支架，48% 的患者使用 Neuroform 支架，动脉瘤完全闭塞仅占 55.6%。而单独使用 PED 治疗的患者，闭塞率高达 80.4%。先前存在的支架似乎严重破坏了血流导向装置的血流动力学效应，在这种情况下不应该使用 PED。这项研究报告了与先前使用支架后再植入 PED 相关的手术相关不良事件，但它没有提供一种避免这些技术困难的方法。尽管之前报道的结果不佳，我们仍然给患者做了 PED 治疗，理由基于三个原因：第一，该患者动脉瘤复发多次；第二，动脉瘤呈梭形，我们的经验是 PED 对这类动脉瘤有很高的闭塞率；第三，新的血流导向装置 FRED 是一个双层装置，具有低孔隙率的内网和高孔隙率的外部支架，短期随访的初步结果是满意的，治疗后 80% 的动脉瘤在 4 ～ 6 个月内完全闭塞，100% 在 7 ～ 12 个月内完全闭塞。总而言之，如果我们以一种模仿双层 FRED 的方式部署 PED，技术事件可能会减少。在以前的系列中，需要将 PED 放置在支架的远端[9]，这种展开方式使 PED 在随后的“推拉”动作中有很高的扭曲或变形风险，因为 PED 的远端可能会锚定在先前放置的支架网丝上。此外，如果 PED 的近端超过之前植入支架的近端标记，则 PED 与血管壁之间会有一个间隙，导致 PED 贴壁不良。因此，部署 PED 的最佳方式是将其放置在前一个支架的整个长度内，类似于 FRED 血流导向装置。这种植入方式还有一个额外的好处，可以降低术后脑干缺血的风险[10]。应用这项技术，只使用了一个 PED，穿支血管直接被 Enterprise 支架覆盖，而不是 PED，所以可能降低术后缺血率的问题，这可能是为什么我们的患者从手术中恢复而没有任何神经功能缺损的原因。

总之，我们展示了用独特的方法以 PED 成功治疗先前 SAC 治疗后复发的基底动脉干动脉瘤。然而，未来需要对更多的患者进行研究，以进一步测试这项技术的安全性和有效性。

参考文献

[1] Berger MS, Wilson CB. Intracranial dissecting aneurysms of the posterior circulation. Report of six cases and review of the literature. J Neurosurg, 1984, 61: 882-894.

[2] Kaku Y, Yoshimura S, Yamakawa H, et al. Failure of stent-assisted endovascular treatment for ruptured dissecting aneurysms of the basilar artery. Neuroradiology, 2003, 45: 22-26.

[3] Debette S, Compter A, Labeyrie MA, et al. Epidemiology, pathophysiology, diagnosis, and management of intracranial artery dissection. Lancet Neurol, 2015, 14: 640-654.

[4] Fiorella D, Lylyk P, Szikora I, et al. Curative cerebrovascular reconstruction with the Pipeline embolization device: the emergence of definitive endovascular therapy for intracranial aneurysms. J Neurointerv Surg, 2018, 10: i9-i18.

[5] McTaggart RA, Santarelli JG, Marcellus ML, et al. Delayed retraction of the pipeline embolization device and corking failure: pitfalls of pipeline embolization device placement in the setting of a ruptured aneurysm. Neurosurgery, 2013, 72: 245-250.

[6] Daou B, Starke RM, Chalouhi N, et al. Pipeline embolization device in the treatment of recurrent previously stented cerebral aneurysms. Am J Neuroradiol (AJNR), 2016, 37: 849-855.

[7] Daou B, Starke RM, Chalouhi N, et al. The use of the Pipeline embolization device in the management of recurrent previously coiled cerebral aneurysms. Neurosurgery, 2015, 77: 692-697; discission 697.

[8] Ding D, Starke RM, Evans AJ, et al. Endovascular treatment of recurrent intracranial aneurysms following previous microsurgical clipping with the Pipeline embolization device. J Clin Neurosci, 2014, 21: 1241-1244.

[9] Chalouhi N, Chitale R, Starke RM, et al. Treatment of recurrent intracranial aneurysms with the Pipeline embolization device. J Neurointerv Surg, 2014, 6: 19-23.

[10] Natarajan SK, Lin N, Sonig A, et al. The safety of Pipeline flow diversion in fusiform vertebrobasilar aneurysms: a consecutive case series with longer-term follow-up from a single US center. J Neurosurg, 2016, 125: 111-119.

第十节

Onyx 胶栓塞烟雾病合并圆孔动脉瘤

（刘鹏　陈希恒）

一、引言

3% ～ 14% 的烟雾病（Moyamoya disease，MMD）患者伴有脑动脉瘤[1-2]。Kawaguchi 等[3]对 111 例 MMD 患者 131 个动脉瘤的回顾性分析发现，MMD 中位于 Willis 环周围、基底节区和侧支血管的动脉瘤分布分别为 3∶1∶1。MMD 的动脉瘤通常分为 2 种主要类型[3]：一种类型为主要动脉型动脉瘤，多数位于大脑动脉 Willis 环附近，大部分表现为囊性，其机制在于颈内动脉末端渐进性闭塞后，Willis 环周围动脉血流重新分配，代偿供血的后循环系统因血流动力学的增加而形成动脉瘤，其潜在的病理生理机制被认为与血管内皮细胞和平滑肌细胞受损、血流动力学紊乱、血管重构、炎症途径、遗传和其他危险因素有关[4-5]；另一种类型是周围型动脉瘤，多位于或接近侧支血管，也可发生于烟雾血管，通常是假性动脉瘤，研究认为可能是由于前循环狭窄引起血管壁应力增加，导致脆弱血管反复出血形成的缺乏完整血管壁结构的动脉瘤[3, 6-8]，这类动脉瘤破裂可导致颅内出血或脑室内出血。圆孔动脉是上颌内动脉的终末分支，是 MMD 中罕见的周围型动脉瘤部位。本节我们呈现一例表现为颅内出血的 MMD 合并圆孔动脉瘤的患者治疗。

二、病情简介

患者，男性，46 岁，主因“颅内出血 1 个月，发现颅内动脉瘤数天”入院。

现病史：患者 1 个月前突发性头痛，随后昏迷。CT 扫描显示左侧颞叶有血肿（图 1-10-1 A）。患者对疼痛有反应，左侧瞳孔固定扩张，右侧巴宾斯基征阳性。行左侧颞叶血肿清除和去骨瓣减压术，术后第 2 天恢复清醒（图 1-10-1 B）。数天前患者进行磁共振增强扫描寻找出血原因，于左侧颅中窝处发现一个可疑动脉瘤（图 1-10-2 A 和 B）。随后的数字减影血管造影（DSA）显示双侧颈内动脉呈现

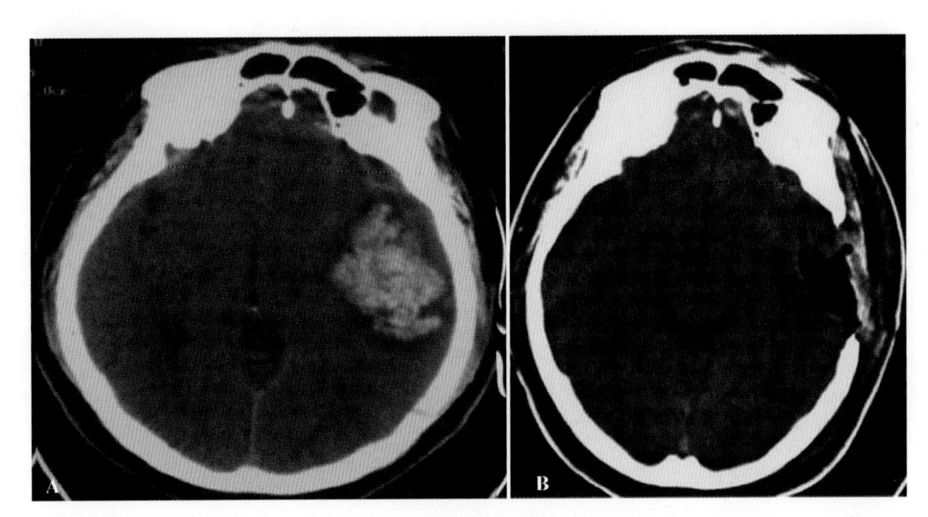

图 1-10-1　A. CT 扫描显示左侧颞叶有一血肿；**B.** 行血肿清除和去骨瓣减压术后的第 2 天，CT 显示血肿完全清除

Moyamoya血管形态（图1-10-3 A和B），并根据术前磁共振成像结合DSA图像确认假性动脉瘤起源于左上颌内动脉圆孔支（图1-10-3 C和D）。CT灌注成像（CT perfusion imaging，CTP）显示双侧大脑半球血流动力学状态降低（图1-10-2 C）。

既往史：患者既往有高血压病史，规律服药控

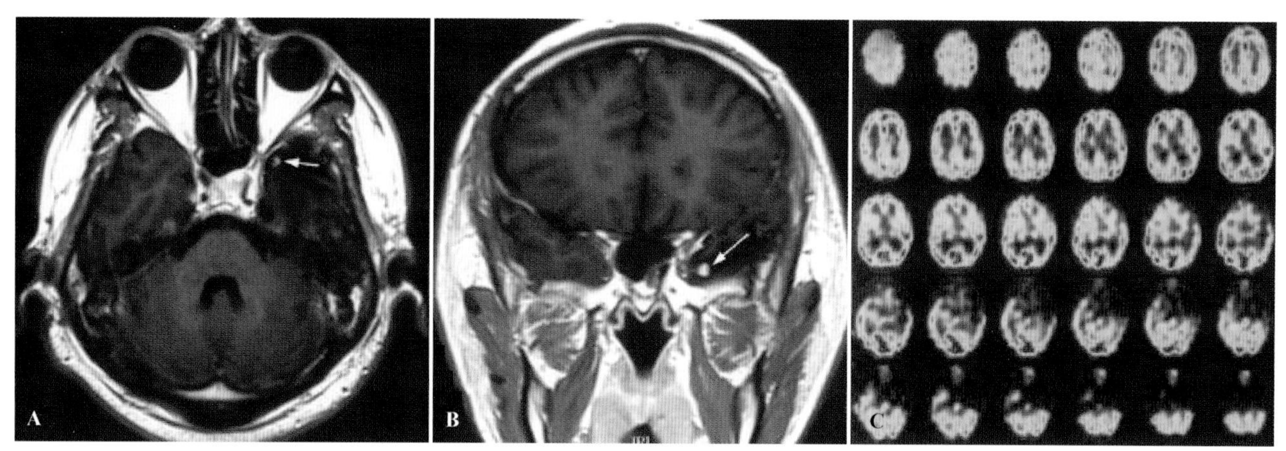

图1-10-2 出血1个月后，复查磁共振，对比增强MRI显示左侧颅中窝有一个可疑动脉瘤（箭头示）。A. 轴位；B. 冠状位；C. CT灌注成像显示双侧大脑半球灌注减少

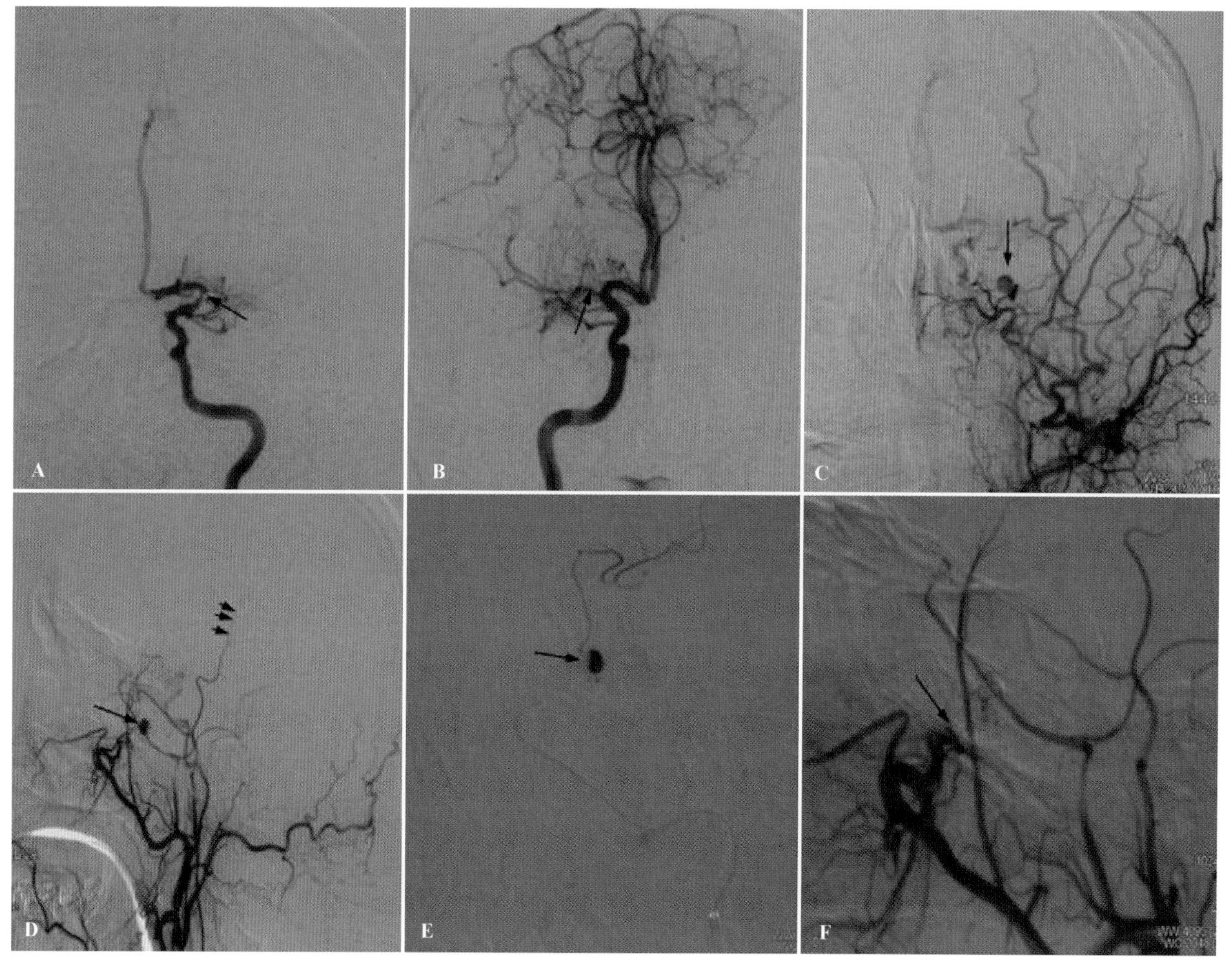

图1-10-3 术前、术中及术后造影。A和B. 双侧颈内动脉血管造影证实为烟雾病（A，右侧；B，左侧）；C和D. 左侧颈外动脉前后位（C）和侧位（D）血管造影显示上颌内动脉圆孔支假性动脉瘤，并可见开颅减压术中颞浅动脉远端分支损伤（D，短箭头示）；E. 超选择性血管造影显示假性动脉瘤与软脑膜血管存在吻合；F. 术后左侧颈外动脉侧位血管造影显示假性动脉瘤消失

制尚可。

体格检查：神经查体较前好转，记忆力、计算力、理解力及肌力均下降。

辅助检查：详见现病史。

三、治疗过程

经过详细讨论，我们决定对患者进行血管内治疗。在全身麻醉下，将6F导引导管放置在左侧颈外动脉远端，通过该导引导管，Marathon漂浮微导管通过Traxcess-14微导丝经上颌内动脉进入圆孔动脉，经超选择性血管造影显示位于圆孔动脉的3.7 mm动脉瘤，此外，载瘤动脉与颅内动脉相通（图1-10-3 E）。考虑到颅内外可能存在的危险吻合，在持续透视下，缓慢向动脉瘤内注入0.5 ml的Onyx-18胶，无反流。术后即刻血管造影显示假性动脉瘤消失（图1-10-3 F）。由于在前次去骨瓣减压术中损害了颞浅动脉远端分支（图1-10-3 D），因此没有行左侧脑-硬脑膜-动脉-血管融合术（颞浅动脉脑表贴敷术）。3个月后，我们为患者施行了右侧脑-硬脑膜-动脉-血管融合术。当患者出院时，神经系统没有恶化。在2年的随访中，患者没有再出血事件。

四、讨论

据我们所知，目前还没有与MMD相关的上颌内动脉瘤的文献报道。回顾文献，仅发现36例与上颌内动脉有关的动脉瘤病例被发表，但这些动脉瘤都不合并MMD[1, 9-12]。在大多数这些报道中，与上颌内动脉有关的动脉瘤无论有无病理组织学证实，都被认为是假性动脉瘤。产生这类动脉瘤的病因包括机械性动脉壁部分损伤（4例）、放疗后潜在并发症（15例）[10, 12]、医源性操作损伤（包括手术、活检、插管、细针抽吸）[1, 9, 11]等。

在我们的这例烟雾病患者中，上颌内动脉的圆孔支作为代偿颅内循环的侧支而存在。MMD周围型动脉瘤的自然病史尚不清楚。以前的假说认为，这些动脉瘤的病程是脆性的烟雾血管反复破裂局限包裹形成的，而这种动脉瘤样病变是MMD再出血的直接原因，这也表明血流动力学应力参与了这类动脉瘤的发展[3, 13]。MMD合并周围型动脉瘤的患者短期内可能会频繁再出血，动脉瘤可迅速变大，需要紧急和合理的治疗。然而，一些研究表明，这种类型的动脉瘤在观察期内可能会自发消退[6, 8, 12]。在治疗合并MMD的周围型动脉瘤时，应考虑动脉瘤的位置、供血范围以及与其他血管的潜在吻合情况。主要考虑与其他血管的危险吻合，如与颈内动脉海绵窦段侧支的危险吻合。

随着血管内材料和技术的发展，用Onyx胶和NBCA这些液态栓塞材料治疗MMD周围型动脉瘤的数量在不断增加[2, 13-16]。这种栓塞治疗的优点是较外科手术更为简单、安全和有效。在我们的病例中，弹簧圈栓塞治疗不是首选，因为该血管的口径非常小。Onyx胶作为血管内治疗栓塞剂，已广泛应用于周围型动脉瘤的治疗[14-16]。由于Onyx胶的非黏附性，其允许更长、更慢、更可控的注射，并能靶向输送栓塞材料。因为与Onyx-34胶相比，Onyx-18胶的黏度更低，所以它能够沿着内部最大动脉走得更远，因此最适合我们的病例治疗。鉴于目前血管内技术的进步、近期报道的血管内治疗的良好结果以及外科手术对该类动脉瘤治疗的明显风险，我们建议采用血管内栓塞治疗圆孔动脉瘤，特别是对MMD患者。对于遇到类似情况的其他神经外科医生，我们相信我们的经验可能有助于选择治疗方案。

参考文献

[1] McNamara MP，Jr.，Boden T. Pseudoaneurysm of the breast related to 18-gauge core biopsy：successful repair using sonographically guided thrombin injection. Am J Roentgenol（AJR），2002，179：924-926.

[2] Choulakian A，Drazin D，Alexander MJ. NBCA embolization of a ruptured intraventricular distal anterior choroidal artery aneurysm in a patient with moyamoya disease. J Neurointerv Surg，2010，2：368-370.

[3] Kawaguchi S，Sakaki T，Morimoto T，et al. Characteristics of intracranial aneurysms associated with moyamoya disease. A review of 111 cases. Acta Neurochir（Wien），1996，138：1287-1294.

[4] Chyatte D，Bruno G，Desai S，et al. Inflammation and intracranial aneurysms. Neurosurgery，1999，45：1137-1146.

[5] Frosen J，Piippo A，Paetau A，et al. Remodeling of saccular cerebral artery aneurysm wall is associated with rupture：histological analysis of 24 unruptured and 42 ruptured cases. Stroke，2004，35：2287-2293.

[6] Satoh T, Yamamoto Y, Asari S, et al. Disappearance and development of cerebral aneurysms in moyamoya disease. Case report. J Neurosurg, 1983, 58: 949-953.

[7] Takahashi JC, Miyamoto S. Moyamoya disease: recent progress and outlook. Neurol Med Chir (Tokyo), 2010, 50: 824-832.

[8] Ni W, Xu F, Xu B, et al. Disappearance of aneurysms associated with moyamoya disease after STA-MCA anastomosis with encephaloduro myosynangiosis. J Clin Neurosci, 2012, 19: 485-487.

[9] Welch TJ, Sheedy PF, 2nd, Johnson CD, et al. CT-guided biopsy: prospective analysis of 1000 procedures. Radiology, 1989, 171: 493-496.

[10] Walker AT, Chaloupka JC, Putman CM, et al. Sentinel transoral hemorrhage from a pseudoaneurysm of the internal maxillary artery: a complication of CT-guided biopsy of the masticator space. Am J Neuroradiol (AJNR), 1996, 17: 377-381.

[11] Duwe KM, Newhouse JH, Fayter J, et al. Conservative management of an extrarenal pseudoaneurysm after percutaneous needle biopsy of a renal allograft. J Ultrasound Med, 2000, 19: 281-283.

[12] Ernemann U, Herrmann C, Plontke S, et al. Pseudo-aneurysm of the superior thyroid artery following radiotherapy for hypopharyngeal cancer. Ann Otol Rhinol Laryngol, 2003, 112: 188-190.

[13] Kim SH, Kwon OK, Jung CK, et al. Endovascular treatment of ruptured aneurysms or pseudoaneurysms on the collateral vessels in patients with moyamoya disease. Neurosurgery, 2009, 65: 1000-1004; discussion 1004.

[14] Lv X, Li Y, Liu A, et al. Parent artery occlusion for peripheral anterior inferior cerebellar artery aneurysm. A case report and review of the literature. Neuroradiol J, 2008, 21: 261-265.

[15] Lv X, Jiang C, Li Y, et al. Endovascular treatment for cerebral perforating artery aneurysms. Neurol Res, 2011, 33: 553-557.

[16] Lv X, Wu Z, Li Y, et al. Endovascular treatment of cerebral aneurysms associated with arteriovenous malformations. Eur J Radiol, 2012, 81: 1296-1298.

第十一节

颅内动脉瘤栓塞时弹簧圈的选择——术中瘤顶破裂

（吕明　邓丁伟）

一、引言

术中破裂（intraprocedural rupture，IPR）是动脉瘤血管内治疗中最可怕的并发症之一。血管内治疗中 IPR 的发生率低于手术夹闭，但有较高的发病率和死亡率。

先前的研究报道颅内动脉瘤血管内治疗的 IPR 率为 0 ～ 16.1%[1-2]，其中，未破裂动脉瘤的 IPR 率较低，为 0 ～ 4.0%[1-2]。小动脉瘤、前交通动脉瘤、小的基底动脉囊状动脉瘤（small basal outpouching，SBO）和既往动脉瘤破裂史被报道是 IPR 的危险因素[1, 3-4]。

本文通过 2 个病例介绍颅内囊性动脉瘤血管内治疗过程中 IPR 的发生及治疗，学习 IPR 的处理办法。

二、病例 1

（一）病情简介

患者，女性,84 岁，主因“突发头痛 8 h”入院。

现病史：患者无明显诱因突发爆裂样头痛 8 h，伴恶心、呕吐。院前 CT 提示蛛网膜下腔出血（SAH），急诊以 SAH 收入院。

既往史：无特殊既往疾病。

体格检查：神清语利，颈项强直 2 横指，余无明显阳性体征。

辅助检查：脑 CT 提示蛛网膜下腔出血（图 1-11-1）。

（二）治疗过程

对患者行 DSA 及介入治疗。术前左颈内动脉造影提示前交通动脉微小动脉瘤，左大脑前动脉 A2 段双干；左颈内动脉床突上段宽颈动脉瘤，窝头状（图 1-11-2）。

左颈内动脉造影三维重建下测量（图 1-11-3 A 和 B），前交通动脉瘤大小 1.86 mm×1.93 mm，颈宽 1.67 mm；床突上段动脉瘤大小 2.62 mm×2.40 mm，颈宽 4.60 mm。右颈总动脉造影提示右大脑前动脉 A1 段几近缺如（图 1-11-3 C）；考虑前交通动脉瘤为 SAH 责任动脉瘤，拟采取支架辅助弹簧圈技术栓塞，因右侧 A1 段缺如，左侧 A2 段双干，故前交通动脉的保留至关重要，计划将支架跨前交通动脉置放于右 A2- 左 A1（图 1-11-3 D）。考虑左颈内动脉床突上段动脉瘤未破裂，给予保守观察。

6F 长鞘（90 cm，COOK）＋ 072 Navien 中间导管同轴进入左颈内动脉；工作位（右斜位 10°＋反汤氏位 25°）路径图下，Synchro-14 微导丝携第一根 Echelon-10 微导管送入 Navien，经左 A1 段越过前交通动脉进入右 A2 段–胼周动脉（图 1-11-4 A，箭头指示管头位置），备放 LVIS Jr 支架；第二根 Echelon-10 微导管（头端塑成 S 形）在 Synchro-14 微导丝引导下超选入瘤腔；经第一根 Echelon-10 微导管送入 LVIS Jr 支架，跨瘤颈释放于右 A2- 左 A1 内（图 1-11-4 B，框内为透视图像，显示支架本体和第二根微导管头端的双标记，经 PS 技术半透明化叠加于血管路径图上）。

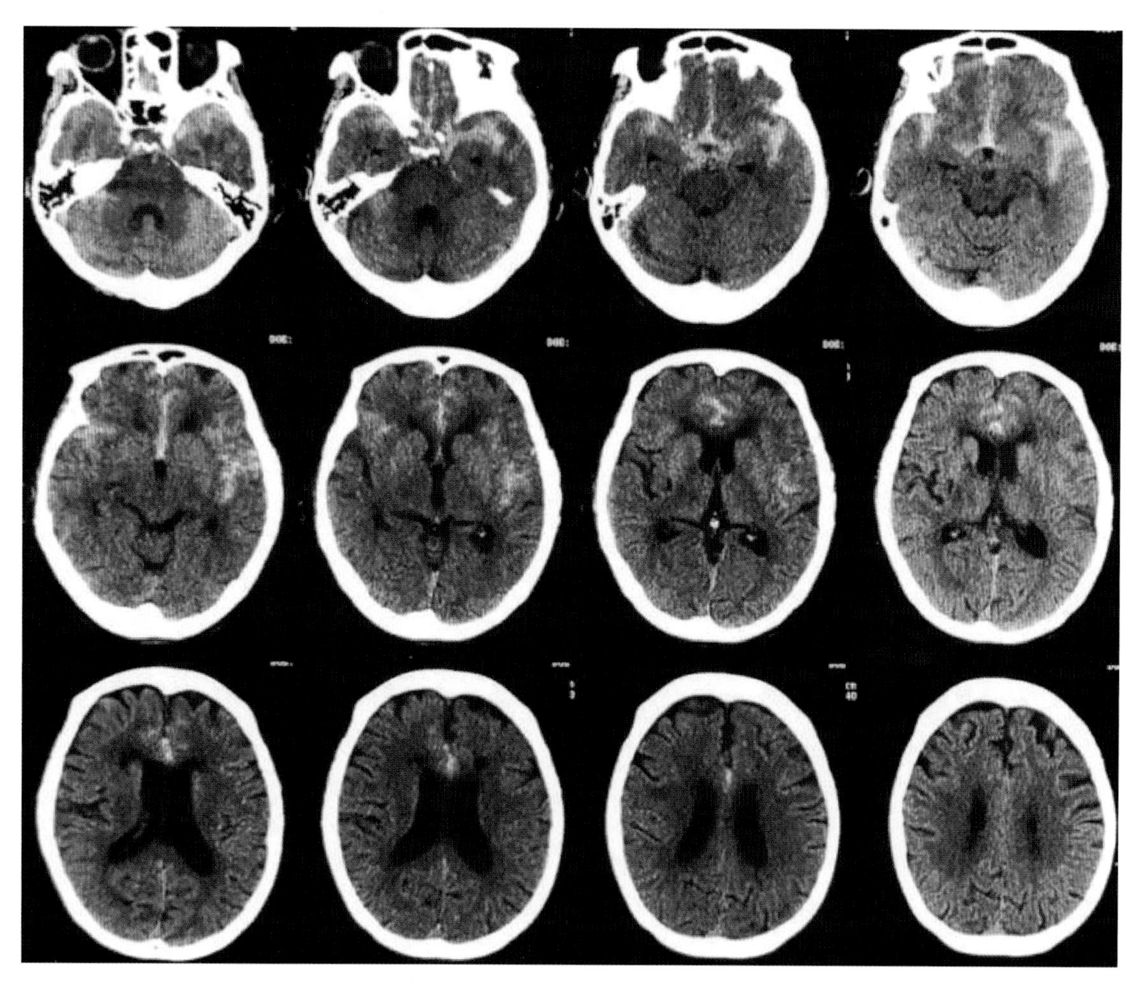

图 1-11-1　术前 CT 提示蛛网膜下腔出血

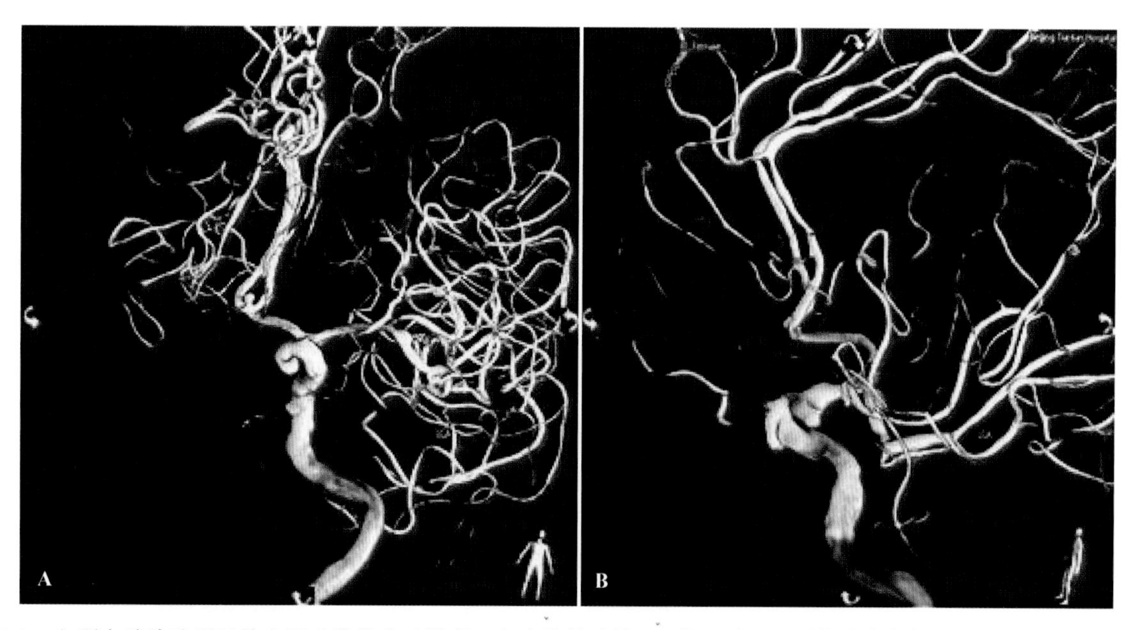

图 1-11-2　左颈内动脉造影示前交通动脉微小动脉瘤，左大脑前动脉 A2 段双干，左颈内动脉床突上段宽颈动脉瘤，窝头状。**A** 和 **B**. 术前脑血管三维重建；**C**. 前交通动脉工作位；**D**. 颈内动脉床突上段工作位；**E**. 造影侧位观

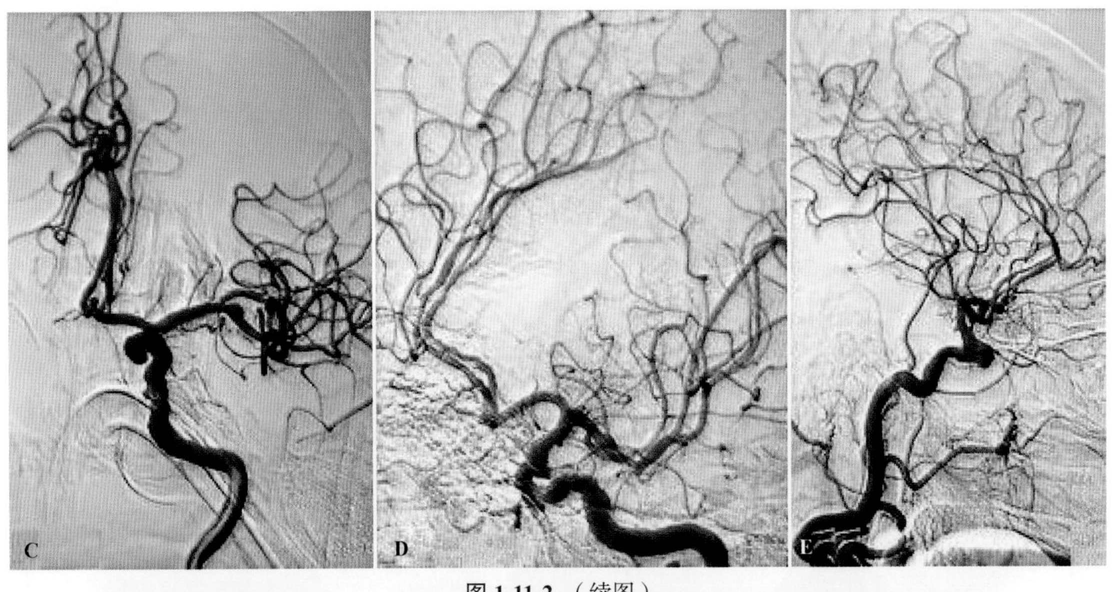

图 1-11-2 （续图）

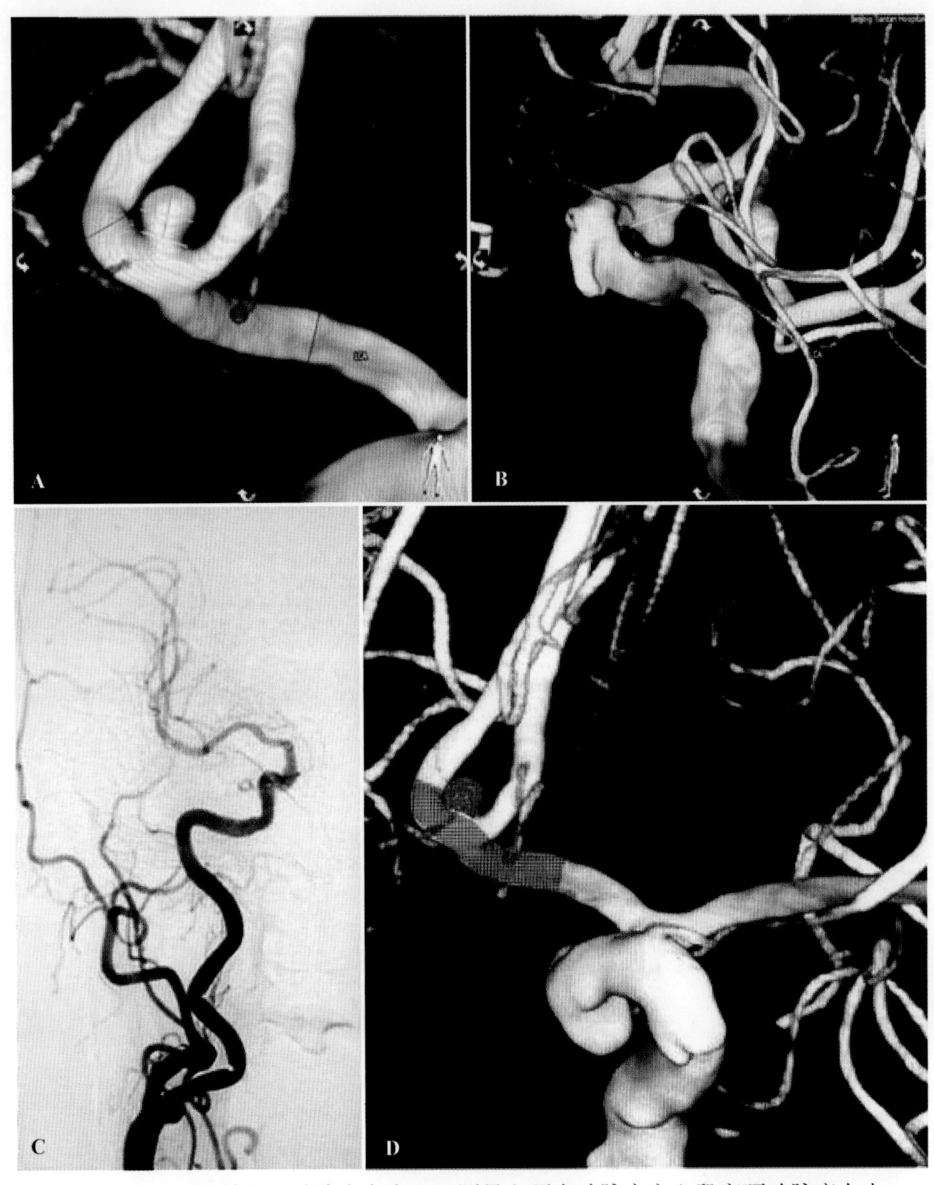

图 1-11-3 术前影像学评估。**A.** 测量前交通动脉瘤大小；**B.** 测量左颈内动脉床突上段宽颈动脉瘤大小；**C.** 右颈总动脉造影提示右侧 A1 段缺如；**D.** 前交通动脉瘤手术规划

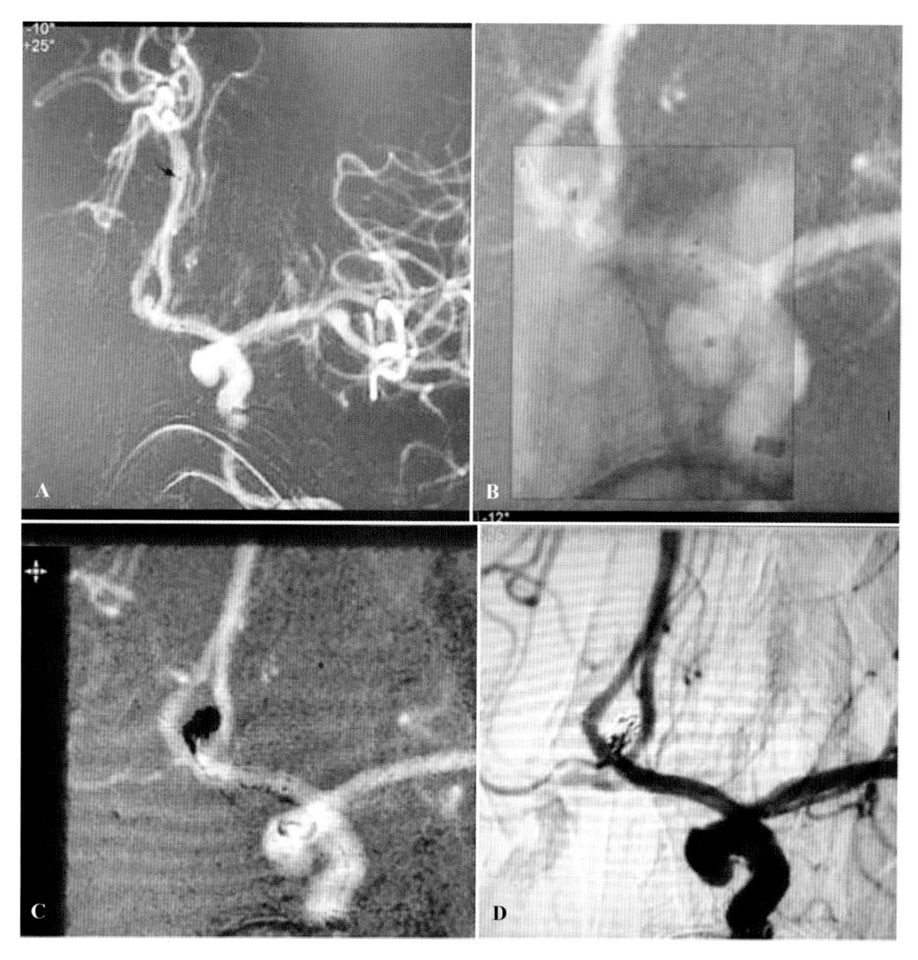

图 1-11-4　术中前交通动脉瘤破裂。A. Navien 进入右侧大脑前动脉 A2 段；B. 跨瘤颈释放支架；C. 弹簧圈突出路径图外；D. 填圈后手推造影见对比剂外溢

经第二根 Echelon-10 微导管向瘤腔内送入首枚弹簧圈，发现弹簧圈突至瘤顶路径图外面，考虑动脉瘤破裂，未予“冒烟”或造影确认，迅速再填入两枚弹簧圈，此时手推造影见对比剂外溢，证明出血仍未止住（图 1-11-4 C 和 D）。

二助下台徒手压迫左颈总动脉；术者和一助快速再填入两枚微弹簧圈，手推造影示止血成功。填入最后一枚弹簧圈收尾，再次手推造影确认无对比剂外溢。术后左颈内动脉工作位、正侧位造影显示动脉瘤完全栓塞，前交通动脉畅通；蒙片可见弹簧圈的形态，红圈内为瘤顶处破入蛛网膜下腔的弹簧圈（图 1-11-5）。

术后即刻行 XperCT 示出血量不大（图 1-11-6）。

三、病例 2

（一）病情简介

患者，男性，30 岁，主因“间断头痛 2 周”入院。

现病史：患者 2 周前无明显诱因出现间断头痛，自行服用止痛药无明显改善，头痛持续时间及程度逐渐增加，门诊以“间断头痛 2 周”入院。

既往史：既往体健。

体格检查：右上睑下垂，余无明显阳性体征。

辅助检查：脑 CT 示中脑右前方高密度占位；鞍上池、纵裂池局限性高密度影，提示蛛网膜下腔出血；右丘脑低密度影，提示梗死灶（图 1-11-7）。左椎动脉造影示右大脑后动脉 P1 段动脉瘤，考虑为夹层起源（图 1-11-8）。

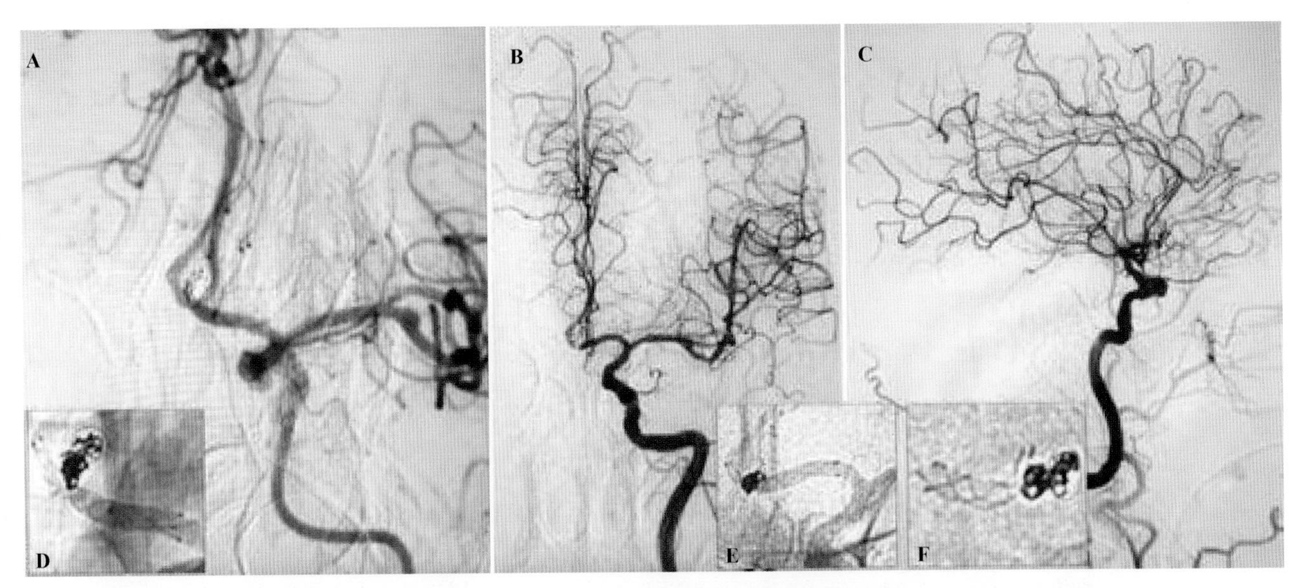

图 1-11-5 术后左颈内动脉工作位、正侧位造影显示动脉瘤完全栓塞，前交通动脉畅通。**A.** 蒙片可见弹簧圈的形态；**B.** 正位；**C.** 侧位；**D** ～ **F.** 红圈内不同角度显示瘤顶处破入蛛网膜下腔的弹簧圈

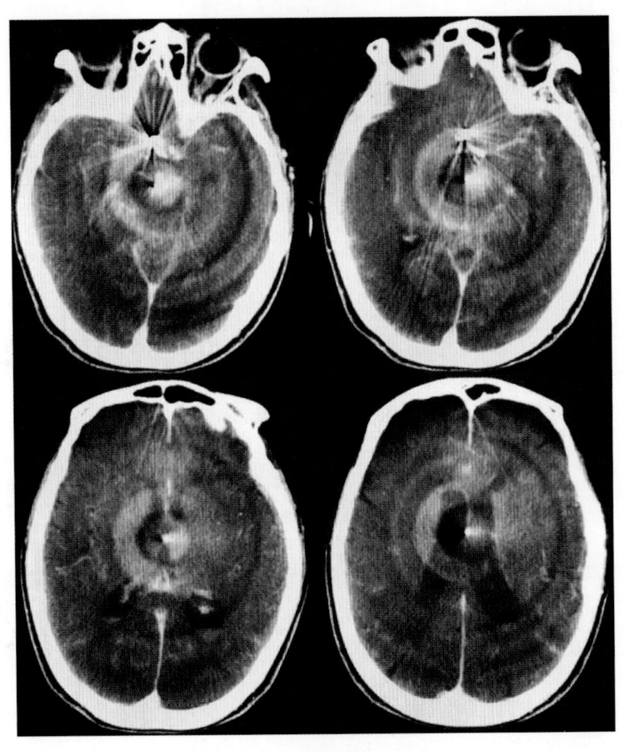

图 1-11-6 术后即刻 XperCT

（二）治疗过程

对于大脑后动脉大型夹层动脉瘤，伴有近期破裂史，介入治疗的选择只能是载瘤动脉闭塞或密网支架重建。

载瘤动脉闭塞是传统方案，也是预防夹层再破裂及复发最保险的方案，标准闭塞范围是夹层动脉瘤本身加近心端一小段正常动脉；但 P1 段发出丘脑穿支，且该例患者的 P1 段于夹层近心端还发出脉络膜后内侧动脉（图 1-11-9），因而闭塞 P1 段很可能导致丘脑和中脑梗死。脉络膜后内侧动脉起源多变，可起自 P1 段，也可起自 P2 段，它和丘脑穿支都不具备充分的侧支吻合，不过脉络膜后内侧动脉闭塞引起的感觉和运动障碍一般能恢复。相比之下，脉络膜后外侧动脉（大多起自 P2 段）跟脉络膜前动脉联系密切，P2 段以远的皮质支则能获得来自分水岭的丰富代偿，故闭塞 P2 段及以远往往比较安全。

后循环动脉瘤目前尚属于密网支架的超适应证，原因是密网支架对后循环丰富穿支的长期影响尚不明确，但越来越多的临床证据支持密网支架在后循环的选择性应用。密网支架带来的血管修复和重建的神奇效果具有诱人的前景，即便伴随穿支受累的风险，但转念试想，牺牲载瘤动脉伴发脑缺血的风险岂非更大？因此，对于该例动脉瘤这里首选密网支架方案，鉴于近期有破裂出血，弹簧圈填塞避免不了（图 1-11-10）。

拟先双微导管技术填塞瘤腔，后置密网支架。6F Envoy 导引导管送入左椎动脉；Synchro-14 交换

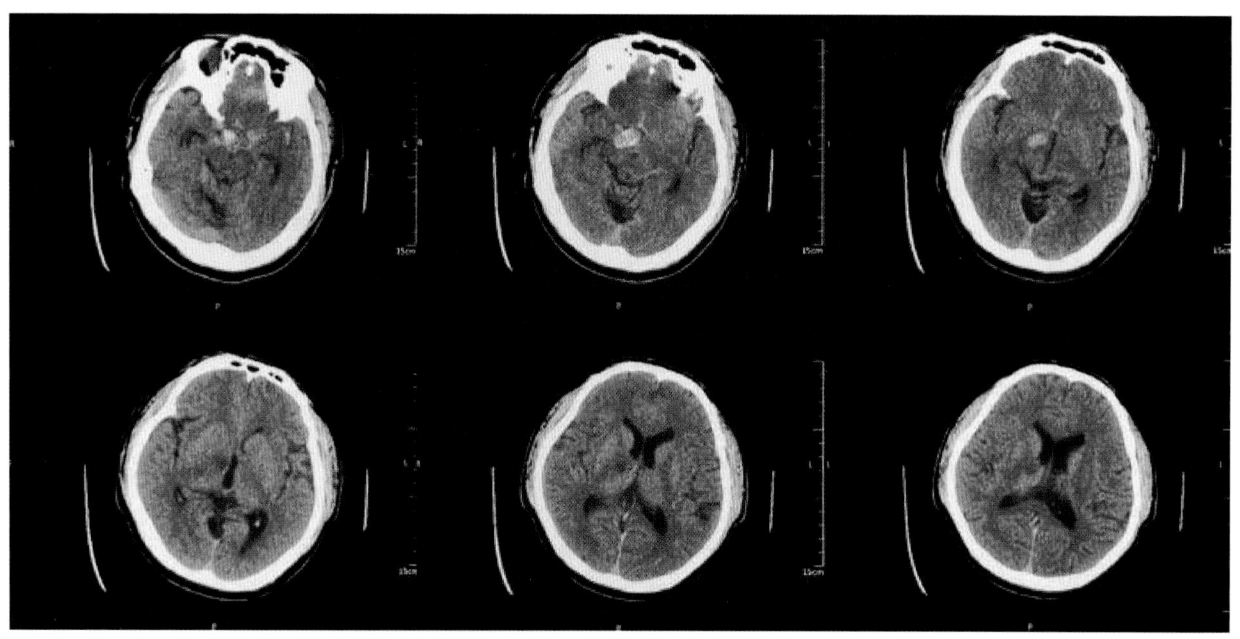

图 1-11-7　脑 CT 示中脑右前方高密度占位，鞍上池、纵裂池局限性高密度影；右丘脑低密度影

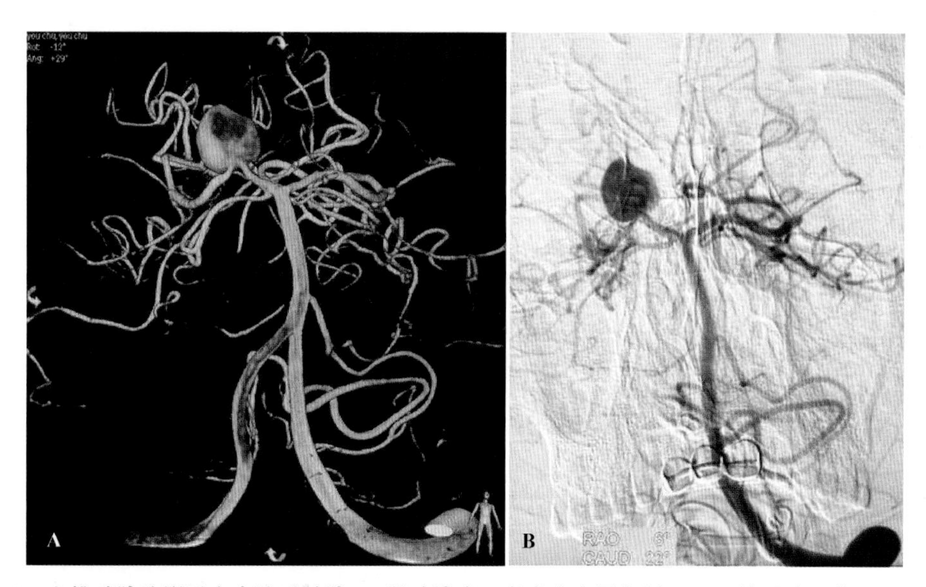

图 1-11-8　左椎动脉造影示右大脑后动脉 P1 段动脉瘤，考虑为夹层起源。A. 三维重建正位；B. 造影正位

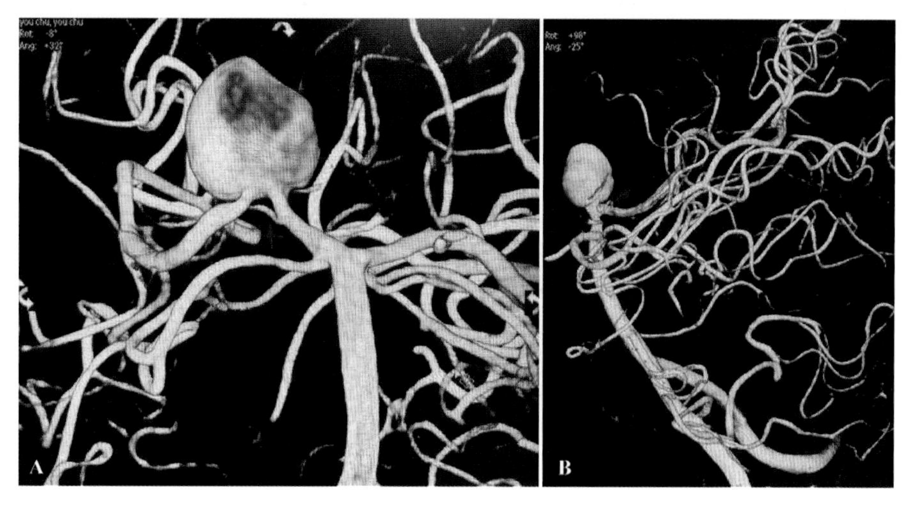

图 1-11-9　患者的 P1 段于夹层近心端发出脉络膜后内侧动脉（红箭头示）。A. 正位；B. 侧位

型微导丝（长 300 cm）越过瘤颈预置于右大脑后动脉远端皮质支内，以备引入 Marksman 支架导管，后置 Pipeline 密网支架；两根 Headway-17 微导管分别在 Synchro-14 微导丝引导下进入瘤腔，红管管头位于瘤腔右侧，蓝管管头成袢弯向瘤腔左侧；经红管送入首枚弹簧圈，经蓝管送入第 2 枚弹簧圈，无法完全送入，回收后剪短为 30 cm 的长度，成功送入（图 1-11-11）。

继续经双微导管轮流填塞。此时透视突然发现中线部位有对比剂沉积（蓝箭头），有一小环弹簧圈（红箭头）突出于瘤腔轮廓之外，应该是动脉瘤破裂了（图 1-11-12）。

经管头已退至瘤颈右侧角的蓝管行微量造影，见对比剂外溢，向后流入四叠体池（蓝箭头），证实动脉瘤破裂，破裂点应该位于瘤顶前方弹簧圈小环突出处（红箭头）（图 1-11-13）。

随机应变，果断放弃密网支架方案，改行载瘤动脉闭塞。经红、蓝两管交替送入 3 枚弹簧圈，严密闭塞夹层近心端一小段正常动脉。有一丝弹簧圈突入右脉络膜后内侧动脉（红箭头），微量造影显示右脉络膜后内侧动脉不显影，丘脑穿支（蓝箭头）畅通，出血已止住（图 1-11-14）。

术后左椎动脉不同角度造影示右 P1 段远心半及动脉瘤完全闭塞；右 P1 段近心半发出的丘脑穿支畅通；右脉络膜后内侧动脉闭塞，红箭头所指为突入其内的一丝弹簧圈（图 1-11-15）。右颈内动脉正、侧位造影毛细血管期可见右大脑中动脉软脑膜支逆向灌注右大脑后动脉皮质支（红箭头示）

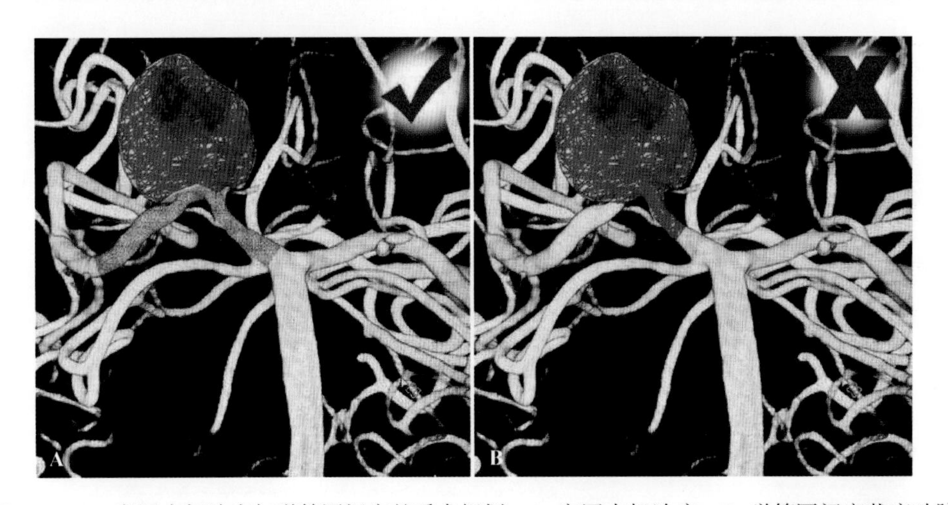

图 1-11-10 密网支架治疗与弹簧圈闭塞的手术规划。A. 密网支架治疗；B. 弹簧圈闭塞载瘤动脉

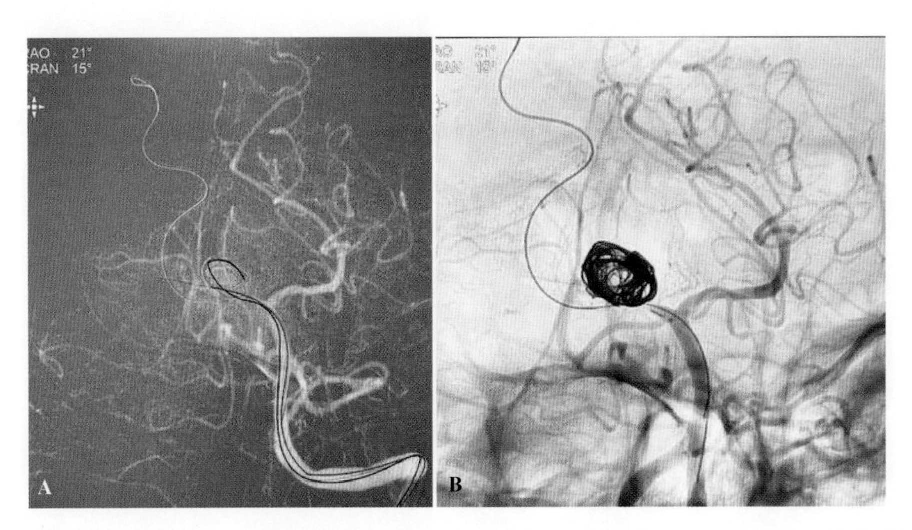

图 1-11-11 手术规划图。A. 红管管头位于瘤腔右侧，蓝管管头成袢弯向瘤腔左侧；B. 经红管送入首枚弹簧圈，经蓝管送入第 2 枚弹簧圈后透视图

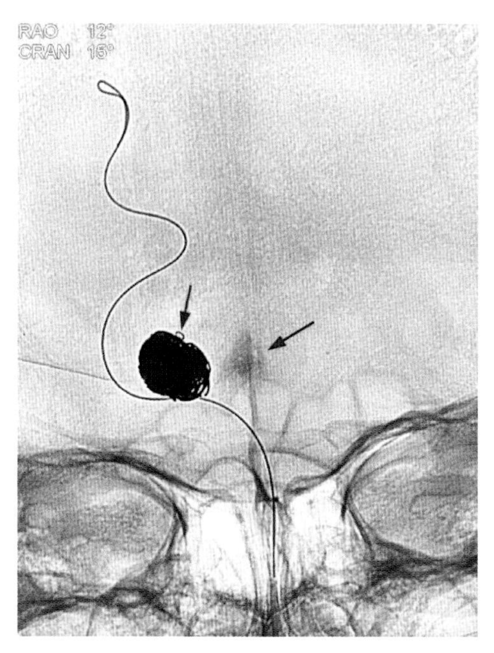

图 1-11-12　透视提示中线部位有对比剂沉积（蓝箭头示），有一小环弹簧圈（红箭头示）突出于瘤腔轮廓之外

（图 1-11-16）。

术后即刻 XperCT 提示 SAH，出血量不大，蛛网膜下腔的高密度成分主要是对比剂，丘脑区高密度为原发梗死灶内的对比剂蓄积（图 1-11-17）。

术后患者麻醉复苏顺利，神清语利，左侧中枢性面瘫，左侧肢体肌力 3 ～ 4 级。2 周后新发症状完全消失，术前原有的右上睑下垂也有缓解。

四、讨论

本节病例分别选择了前、后循环动脉瘤，用以相互对比。

前循环的动脉瘤倘若破裂，能压迫颈动脉以争取时间用弹簧圈栓塞；而后循环的动脉瘤无法按压，只能闭塞载瘤动脉。

第一例动脉瘤微小，瘤体 1.86 mm×1.93 mm，瘤颈 1.67 mm，属于相对宽颈。首枚弹簧圈选用直径为 1.5 mm 的螺旋弹簧圈，不求成篮，只求填充。支架释放方式采用“羁留”技术（jailing technique）[5-6]，即释放支架压住（羁留）预置于瘤腔内的微导管头，支架的压迫限制了微导管头的“保护性自动回退”，可能是导致首枚弹簧圈“挤”破瘤顶的原因。假设我们采用“千斤顶”技术（stent-jack technique）[5]，即先填入一枚弹簧圈，再贴支架，是否能避免 IPR

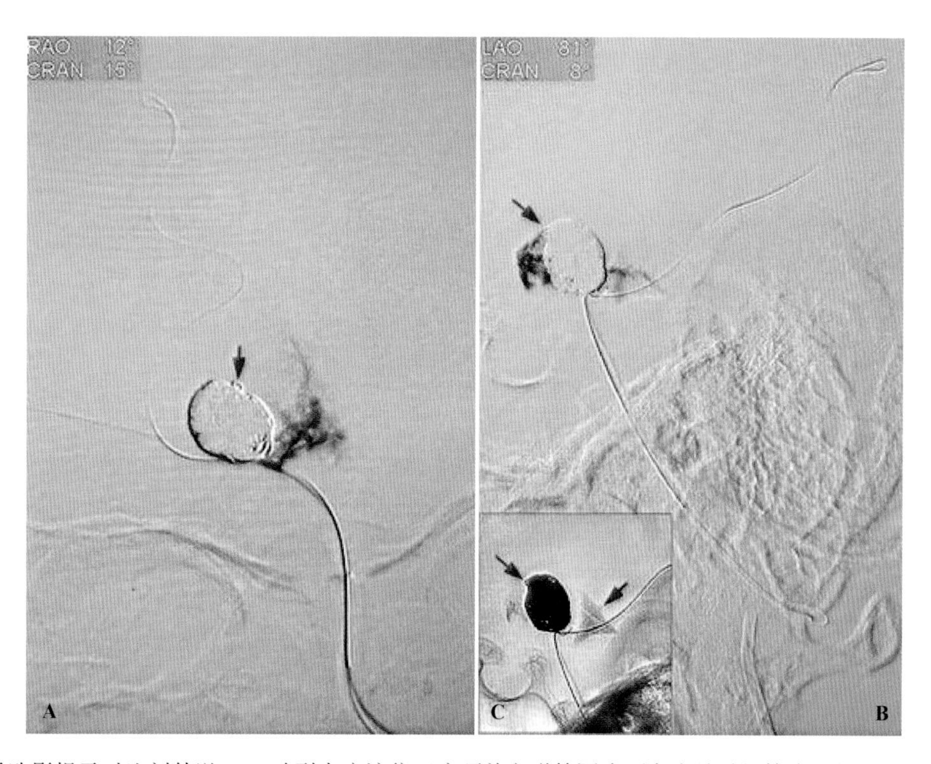

图 1-11-13　微量造影提示对比剂外溢。**A.** 破裂点应该位于瘤顶前方弹簧圈小环突出处（红箭头示）；**B** 和 **C.** 对比剂外溢向后流入四叠体池（蓝箭头示）

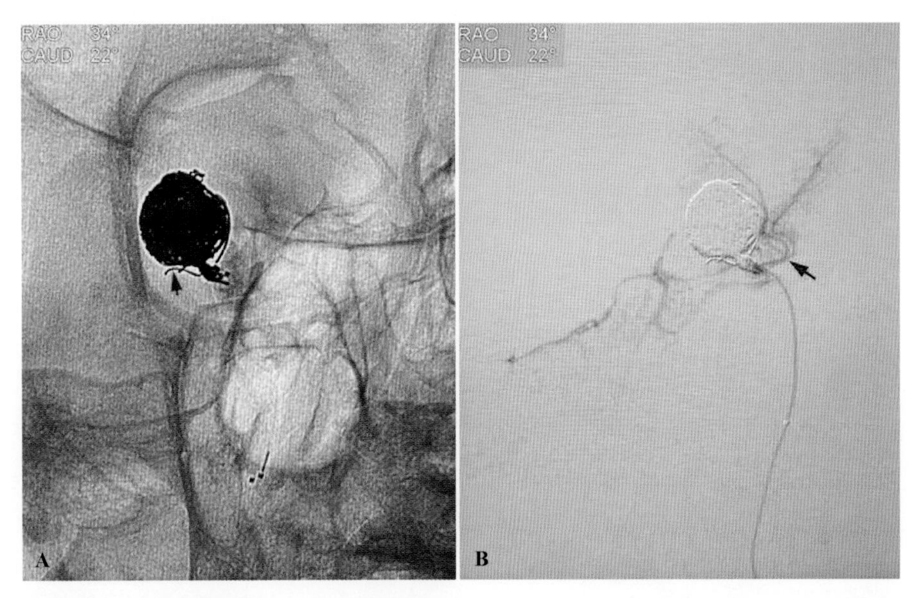

图 1-11-14 载瘤动脉闭塞。**A**. 弹簧圈突入右脉络膜后内侧动脉（红箭头示）；**B**. 微量造影显示右脉络膜后内侧动脉不显影，丘脑穿支（蓝箭头示）畅通，出血已止住

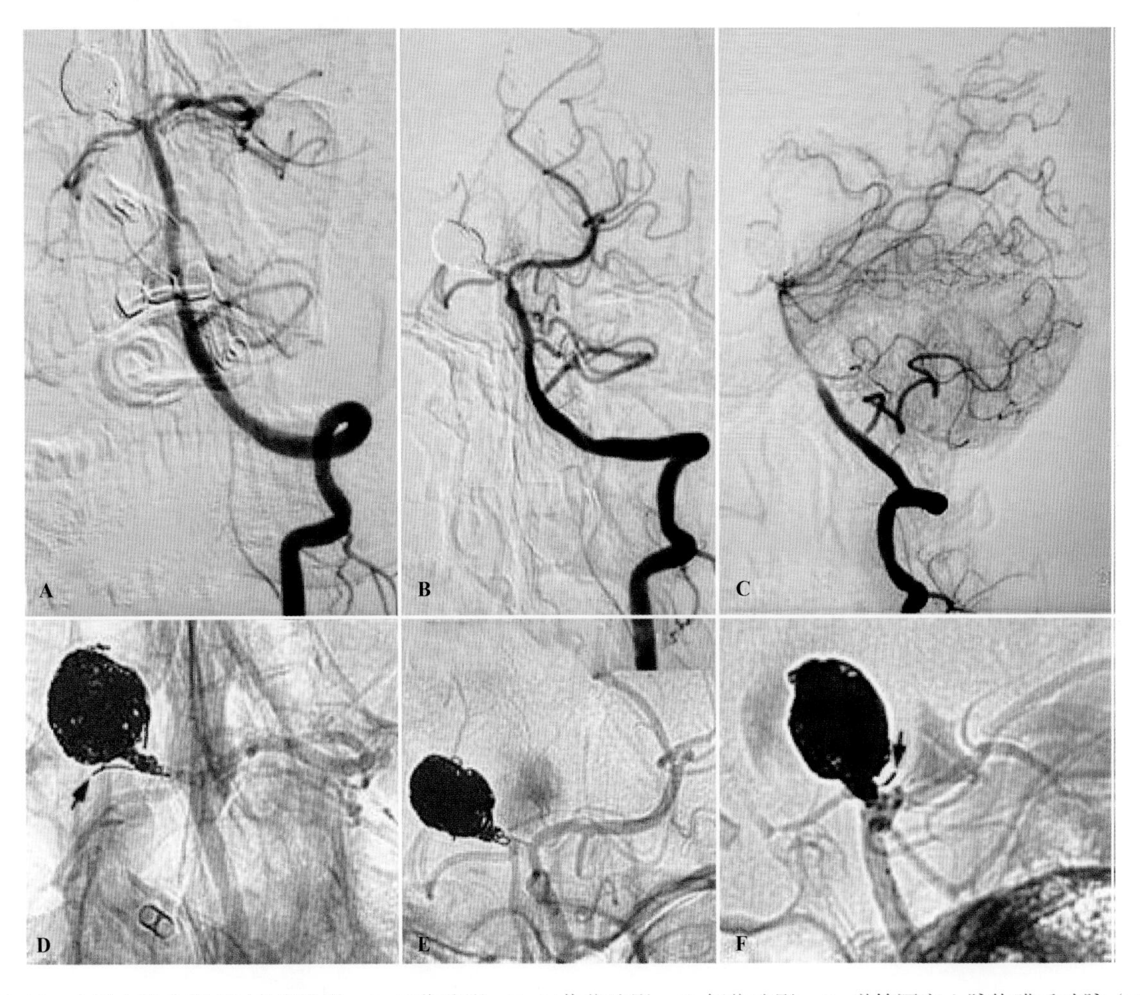

图 1-11-15 术后左椎动脉不同角度造影。**A**. 正位造影；**B**. 工作位造影；**C**. 侧位造影；**D**. 弹簧圈突入脉络膜后动脉（正位）；**E**. 透视图提示对比剂滞留；**F**. 弹簧圈突入脉络膜后动脉（侧位）

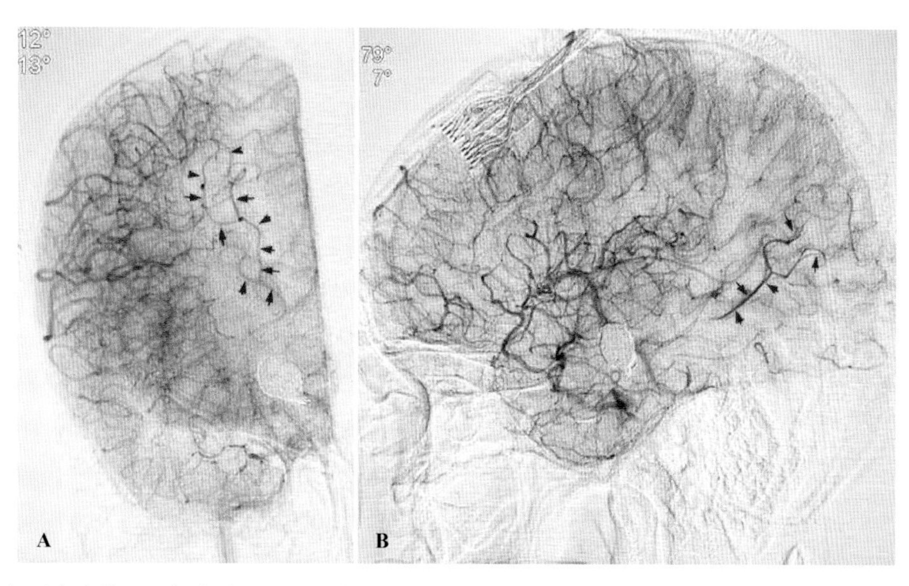

图 1-11-16　术后右颈内动脉正、侧位造影毛细血管期可见右大脑中动脉软脑膜支逆向灌注右大脑后动脉皮质支（红箭头示）。**A.** 正位；**B.** 侧位

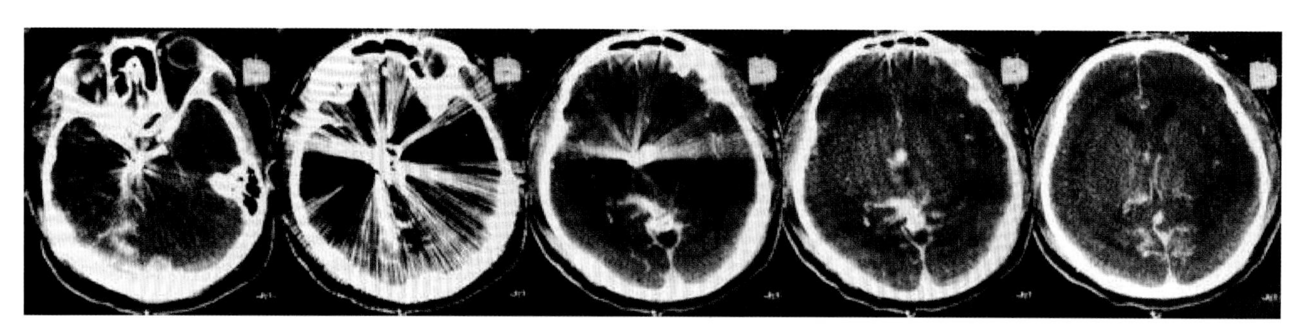

图 1-11-17　术后即刻 XperCT 提示 SAH，出血量不大

呢？应该会有帮助，但带来的新问题是，失去支架的制动作用，微导管头有可能在输送首枚弹簧圈（哪怕是只输送一部分）的过程中过度回退，甚至需要重新超选定位；特别是在微小动脉瘤，弹簧圈的轻微“踢管”就可能把管头“踢”出瘤腔。

第二例动脉瘤 IPR 发生于填塞过程中，应该是经蓝管填入的某枚弹簧圈惹的祸。在推送这两枚弹簧圈时手头并未感受到任何需要克服的阻力，可见瘤壁是何等薄弱，一触即破。计划不如变化，为避免动脉瘤术后再破裂，果断废止原定的密网支架重建方案，改行载瘤动脉闭塞术。患者付出一过性轻偏瘫的代价赚了一条命。

一般破裂的处理就是上述两种方法。但当上述两种办法都无法实施时，文献中也提到使用微导管注射冻干凝血酶粉（lyophilizing thrombin powder，LTP）溶液以止血和减少血肿体积。自 1997 年以来，已有许多关于超声引导局部注射 LTP 介导栓塞治疗假性动脉瘤的病例报道[7-10]。当出血非常复杂且紧急，正常止血方法难以实现，可以用 LTP 尝试止血，为后续插入线圈创造有利条件[11]。但注射 LTP 期间，部分凝血酶可能从瘤腔扩散出管腔，释放到动脉腔内的凝血酶被激活从而引发不受控制的血栓。凝血酶分子可能导致孤立和分散的血凝块形成，在血液中迁移到小动脉分支造成末梢脑血管梗阻[12]。单次的低剂量能有助于显著降低这种并发症的发生率。而且凝血酶是蛛网膜下腔出血后血管痉挛的重要原因[13]，因此使用凝血酶的安全性尚待研究。

参考文献

[1] Schuette AJ，Hui FK，Spiotta AM，et al. Endovascular therapy of very small aneurysms of the anterior communicating artery：five-fold increased incidence of rupture. Neurosurgery，2011，68（3）：731-737.

[2] Henkes H, Fischer S, Weber W, et al. Endovascular coil occlusion of 1811 intracranial aneurysms: early angiographic and clinical results. Neurosurgery, 2004, 54(2): 268-285.

[3] Kang DH, Goh DH, Baik SK, et al. Morphological predictors of intraprocedural rupture during coil embolization of ruptured cerebral aneurysms: do small basal outpouchings carry higher risk? J Neurosurg, 2014, 121(3): 605-612.

[4] Fang S, Brinjikji W, Murad MH, et al. Endovascular treatment of anterior communicating artery aneurysms: a systematic review and meta-analysis. Am J Neuroradiol (AJNR), 2014, 35(5): 943-947.

[5] Li CH, Su XH, Zhang B, et al. The stent-assisted coil-jailing technique facilitates efficient embolization of tiny cerebral aneurysms. Korean J Radiol, 2014, 15(6): 850-857.

[6] Xu N, Meng H, Liu T, et al. Stent-jailing technique reduces aneurysm recurrence more than stent-jack technique by causing less mechanical forces and angiogenesis and inhibiting TGF-β/Smad2, 3, 4 signaling pathway in intracranial aneurysm patients. Front Physiol, 2019, 9: 1862.

[7] Ramsay DW and Marshall M. Lumbar artery pseudoaneurysm following renal biopsy: treatment with ultrasound-guided thrombin injection. Australas Radiol, 2002, 46: 201-203.

[8] Paulson EK, Sheafor DH, Kliewer MA, et al. Treatment of iatrogenic femoral arterial pseudoaneurysms: comparison of US-guided thrombin injection with compression repair. Radiology, 2000, 215: 403-408.

[9] Jhajharia A, Wanjari S, Ashdhir P, et al. Endoscopic ultrasound-guided thrombin injection for management of visceral artery pseudoaneurysm: a novel approach. Indian J Gastroenterol, 2018, 37: 271-275.

[10] Yoo T, Starr JE, Go MR, et al. Ultrasound-guided thrombin injection is a safe and effective treatment for femoral artery pseudoaneurysm in the morbidly obese. Vasc Endovascular Surg, 2017, 51: 368-372.

[11] Jiang C, Wang W, Wang B, et al. Lyophilizing thrombin powder-based treatment for hemostasis during coil embolization of ruptured cerebral aneurysm: two case reports. IntervNeuroradiol, 2019, 25(4): 454-459.

[12] Kurzawski J, Janion-Sadowska A, Zandecki L, et al. Comparison of the efficacy and safety of two dosing protocols for ultrasound guided thrombin injection in patients with iatrogenic femoral pseudoaneurysms. Eur J VascEndovasc Surg, 2020, 59(6): 1019-1025.

[13] Hollenberg MD. Novel insights into the delayed vasospasm following subarachnoid haemorrhage: importance of proteinase signalling. Br J Pharmacol, 2012, 165(1): 103-105.

第十二节

血流导向装置治疗颈内动脉分叉处巨大宽颈动脉瘤累及同侧大脑前动脉及大脑中动脉

（江裕华　赵阳　吕健）

一、引言

微导丝血管内电凝代表了一种颅内动脉瘤神经介入治疗的新尝试，由天坛医院神经介入中心李佑祥教授首次应用于颅内动脉瘤的介入治疗而得名“李氏电凝法”。对于颅内巨大宽颈动脉瘤，目前主流的血管内治疗方式是血管内密网支架或结合弹簧圈填塞治疗，但是血管内电凝治疗在一些情况下，也可以用于辅助颅内巨大动脉瘤的介入治疗。

二、病情简介

患者，女性，74 岁，主因“检查发现颅内动脉瘤 2 年余，突发头晕伴言语迟钝 2 周”入院。

现病史：患者 2 年余前检查行 MRI 发现左侧颈内动脉末端巨大动脉瘤，未行进一步治疗。2 周前患者无明显诱因出现头晕症状，伴言语迟钝，无肢体活动障碍、意识障碍等，就诊于当地医院，MRI 提示脑梗死，给予对症处理，患者为行进一步手术治疗就诊于我院，以“颅内动脉瘤”收入我科。

既往史：无特殊。

体格检查：神志清楚，言语笨拙，不完全性运动性失语；双瞳孔正圆，左：右＝2.5 mm：2.5 mm，对光反射灵敏；右侧面肌痉挛，四肢自主活动良好，肌力 5 级；生理反射存在，病理征阴性。

辅助检查：MRI 示鞍上池左侧异常信号影，考虑为左侧颈内动脉终末段动脉瘤；右侧颈内动脉交通段多发动脉瘤；脑桥亚急性腔隙性脑梗死，脑内多发腔隙灶及缺血性白质病变；脑萎缩；右侧椎动脉显示纤细；左侧大脑后动脉受压变性，左侧大脑中动脉、大脑前动脉未见显示。

三、治疗过程

术前准备：口服阿司匹林肠溶片 100 mg 1 次 / 日、硫酸氢氯吡格雷片 75 mg 1 次 / 日进行双联抗血小板治疗 5 天。血栓弹力图检测结果提示腺苷二磷酸（ADP）的 MA 值为 59.4 mm（表 1-12-1）。术前临时加用阿司匹林肠溶片 100 mg、硫酸氢氯吡格雷片 300 mg，进行手术。

患者取平卧位，全麻满意后，留取尿管通畅，腹股沟区常规消毒铺巾，右股动脉行 Seldinger 穿刺，置入 8F 动脉鞘，左股动脉置入 5F 动脉鞘。超滑泥鳅导丝、5F MPA1 导管、6F Envoy 导引导管同轴送入左侧颈内动脉，撤出 MPA1 导管及泥鳅导丝，超滑泥鳅导丝携带 5F Navien 中间导管送入左侧颈内动脉，管头位于岩垂直段，造影见左侧颈内动脉末端巨大动脉瘤（图 1-12-1），大脑前动脉及大脑中动脉显影不良（图 1-12-2）。三维造影视频也可观察此巨大动脉瘤远端解剖结构不清晰（视频 1-12-1），介入入路操作困难。

超滑泥鳅导丝携带 5F Envoy 导引导管选入右

表 1-12-1 血栓弹力图

序号	检验项目	结果	单位	参考区间
1	R［R Time，R 时间（普通）］	5.0	min	4.0～9.0
2	K［K Time，K 时间（普通）］	1.2	min	1.0～3.0
3	α［α Angle，α 角（普通）］	54.4	deg	53.0～72.0
4	MA［Maximum Amplitude，最大振幅（普通）］	67.4	mm	50.0～70.0
5	CI［Coagulation Index，凝血指数（普通）］	0.9		−3.0～3.0
6	LY30［Percentage of Clot Lysed after 30 min，纤溶参数（普通）］	0.1	%	0.0～8.0
7	SP［Split Time，分叉时间（普通）］	0.8		
8	TPI［Thrombodynamic Potential Index，血小板动力学参数（普通）］	82.7		
9	TMA［Time to Maximum Amplitude，到达最大振幅时间（普通）］	23.8		
10	G［G Value，参数 G（普通）］	10333.0	d/sc	4500.0～11000.0
11	E［Elasticity Constant，参数 E（普通）］	206.7		
12	EPL［Estimated Percent Lysis，估计溶解分数（普通）］	0.1	%	0.0～15.0
13	A［A Value，参数 A（普通）］	68.0	mm	
14	CLT［Clot Lysis Time，溶解时间（普通）］	14.2		
15	LTE［Lysis Time Estimate，预计溶解时间（普通）］	483.8		
16	A30［Amplitude at 30 minutes，30 min 振幅（普通）］	67.2	mm	
17	CL30［Clot Lysis at 30minutes，纤溶指标（普通）］	100.0	%	92.0～100.0

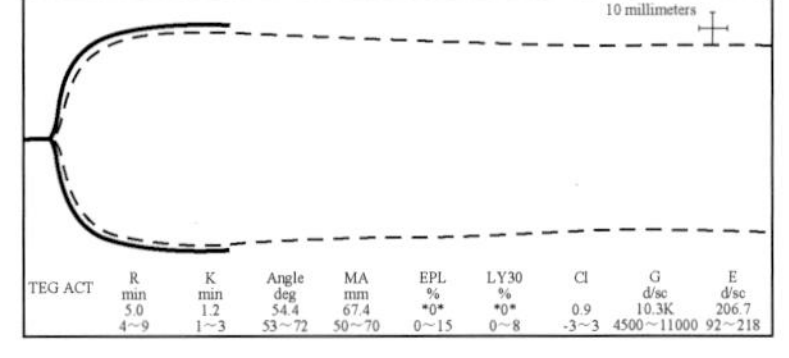

结果评语（Remark）

普通检测结果显示：凝血因子活性正常，纤维蛋白原功能正常，血小板功能正常。R 值 5.0 min，MA 值 67.4 mm。血小板图检测结果显示：AA 抑制率 19.2%，ADP 抑制率 14.4%，ADP 的 MA 值 59.4 mm。请结合临床分析。

侧颈内动脉，压左颈造影见前交通动脉开放，动脉瘤显影，无法充盈左侧大脑中动脉及大脑前动脉（图 1-12-3）。

超滑泥鳅导丝携带 5F Envoy 导引导管选入左侧椎动脉，压左颈造影见后交通动脉开放，动脉瘤显影，但无法充盈左侧大脑中动脉及大脑前动脉（图 1-12-4）。

反复尝试 Navien 导管无法继续前进，更换 6F 90 cm 长鞘送入左侧颈内动脉，超滑泥鳅导丝携带 5F Navien 导管进入海绵窦段，撤出泥鳅导丝，连接高压肝素盐水持续滴注。选择合适工作角度，路径图指引下，Synchro 微导丝携带 Headway-17 微导管在动脉瘤内反复尝试寻找远端出口（图 1-12-5 A）。缓慢回撤微导管见头端跳动，造影见动脉瘤远端血管显影（图 1-12-5 B）。

调整微导丝角度，以瘤内成袢方式进入大脑中动脉，跟入微导管（图 1-12-6 A）。交换 300 cm Transend 微导丝，跟入 Marksman 支架导管（图 1-12-6 B）。

Synchro 微导丝携带 Headway-17 微导管进入动脉瘤内，沿微导管送入 24 mm×68 cm 弹簧圈，暂

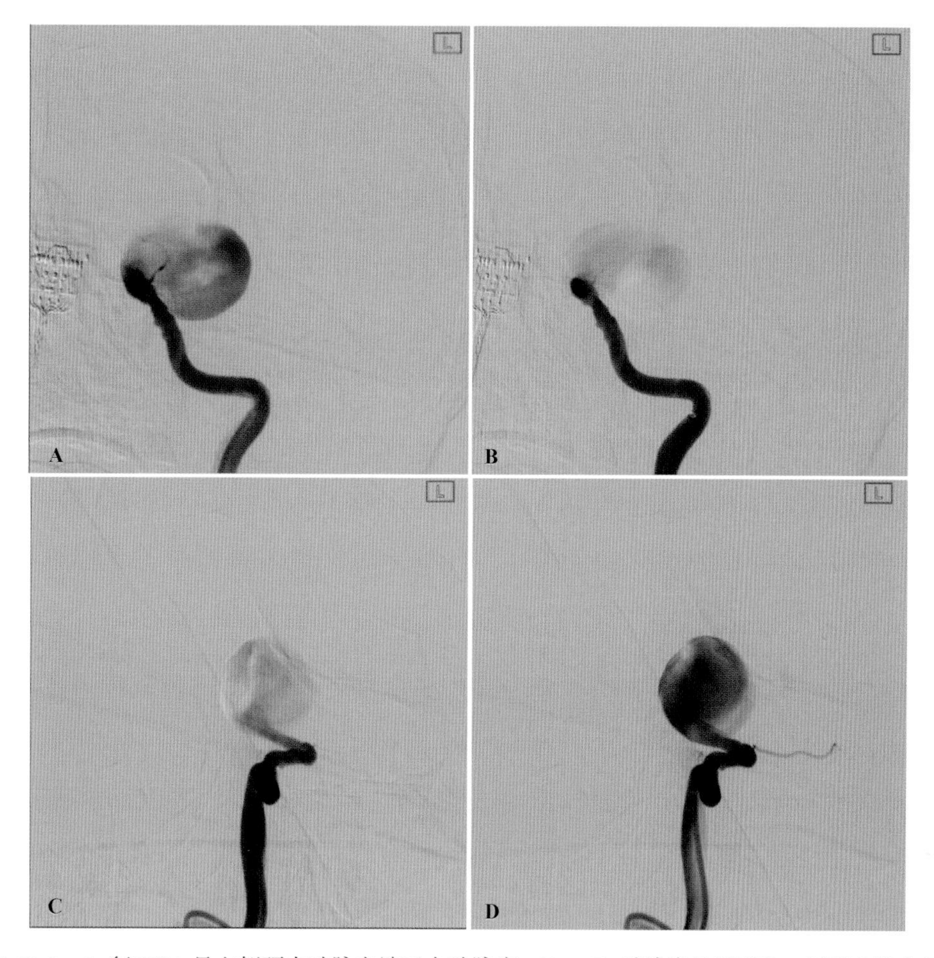

图 1-12-1　A. 行 DSA 见左侧颈内动脉末端巨大动脉瘤；B ～ D. 动脉瘤显影不良，远端动脉未显影

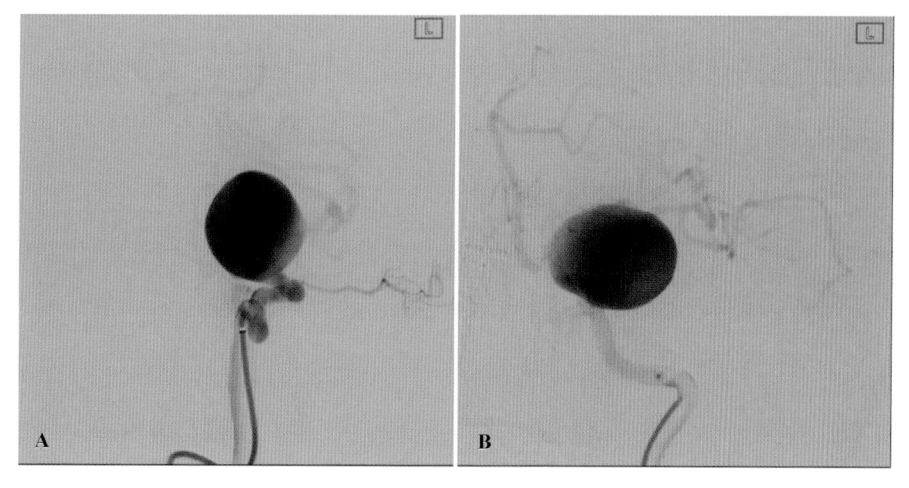

图 1-12-2　大脑前动脉及大脑中动脉显影不良。A. 正位；B. 侧位

不解脱（图 1-12-7），沿支架导管送入 PED-375-35 一枚，头端于 M1 打开，铆定于 M1 中段，调整张力原位释放（图 1-12-8）。见近端贴壁稍差，解脱弹簧圈，继续送入弹簧圈一枚，使弹簧圈均匀分布于动脉瘤内。

撤出微导管，微导丝 J 形塑形后按摩支架近端，增加贴壁程度，见支架贴壁良好。造影见载瘤动脉通畅，动脉瘤内血流迟滞，但射流明显（图

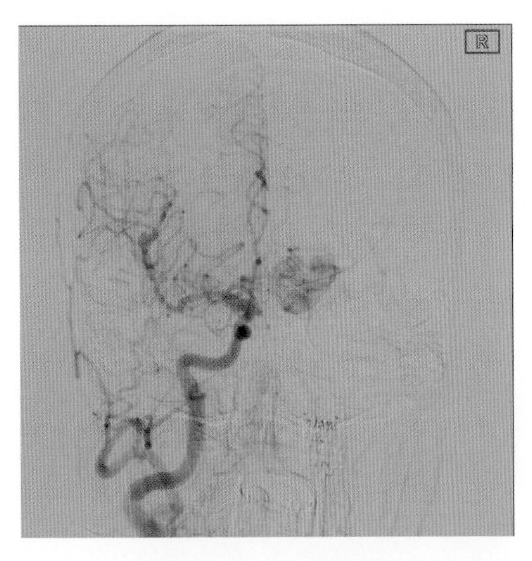

图 1-12-3　经右侧颈内动脉压左颈造影见前交通动脉开放，动脉瘤显影，左侧远端大脑中动脉未显影

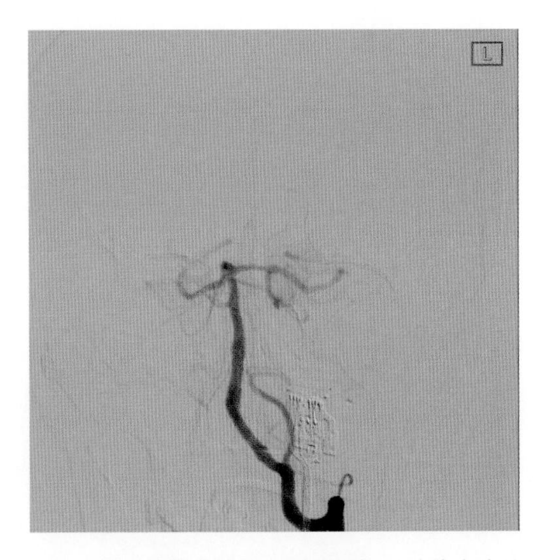

图 1-12-4　经左侧椎动脉压左颈造影提示动脉瘤隐约可见

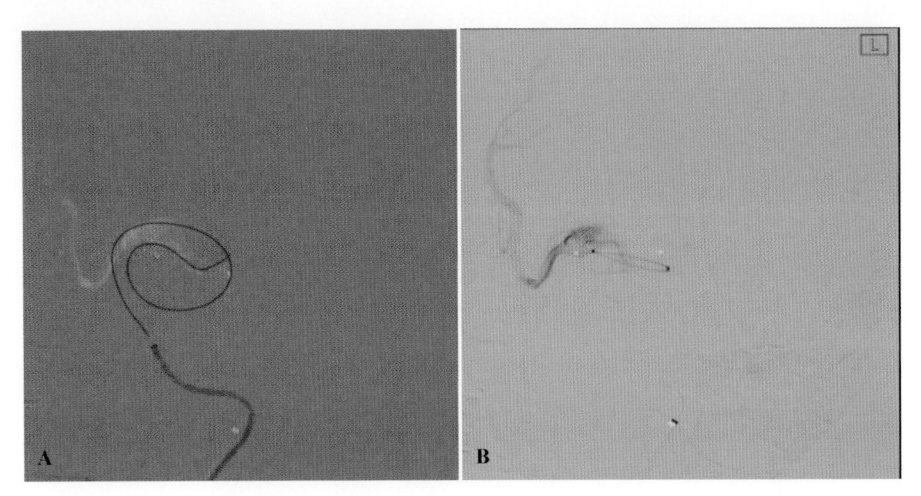

图 1-12-5　**A**. 微导丝在动脉瘤内成袢寻找出口；**B**. 微导管成袢找到动脉瘤出口

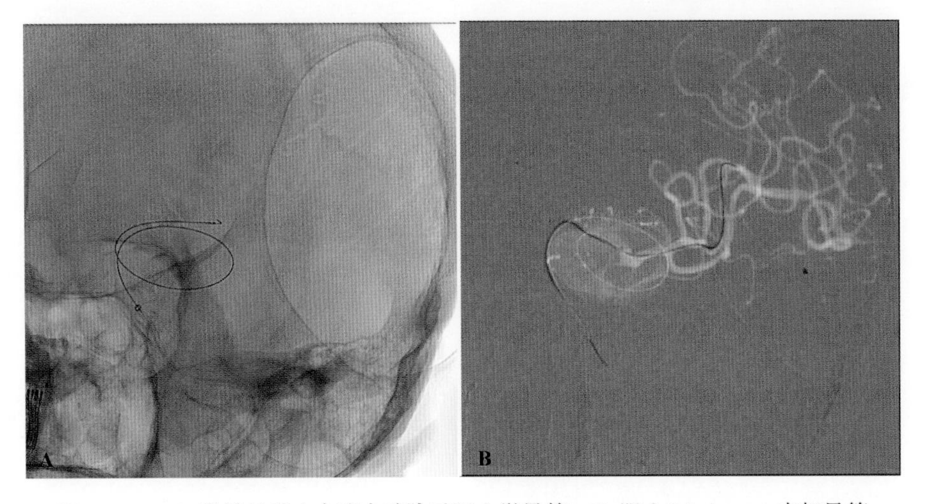

图 1-12-6　**A**. 微导丝进入大脑中动脉后跟入微导管；**B**. 跟入 Marksman 支架导管

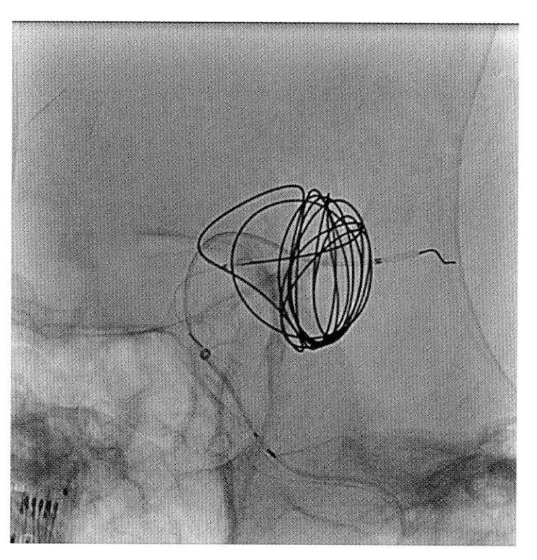

图 1-12-7　沿微导管送入 24 mm×68 cm 弹簧圈，暂不解脱

1-12-9），更换 ASAHI 微导丝电凝 2 次，见动脉瘤内血栓形成，射流现象有所缓解（图 1-12-10）。遂结束手术，撤出各级导管系统，穿刺点封堵止血满意后加压包扎固定良好。

患者麻醉苏醒后平车送回病房，术后给予监护、吸氧、抗血小板聚集、抗血管痉挛等对症治疗，嘱患者穿刺侧肢体绝对制动 6 h，卧床 24 h。术后注意患者的意识、瞳孔、肢体活动等。

四、讨论

此例患者为颈内动脉分叉部巨大动脉瘤，属于典型的颅内复杂动脉瘤，是血管内栓塞治疗的难点[1]。常用介入方法主要为单支架或多支架结合弹

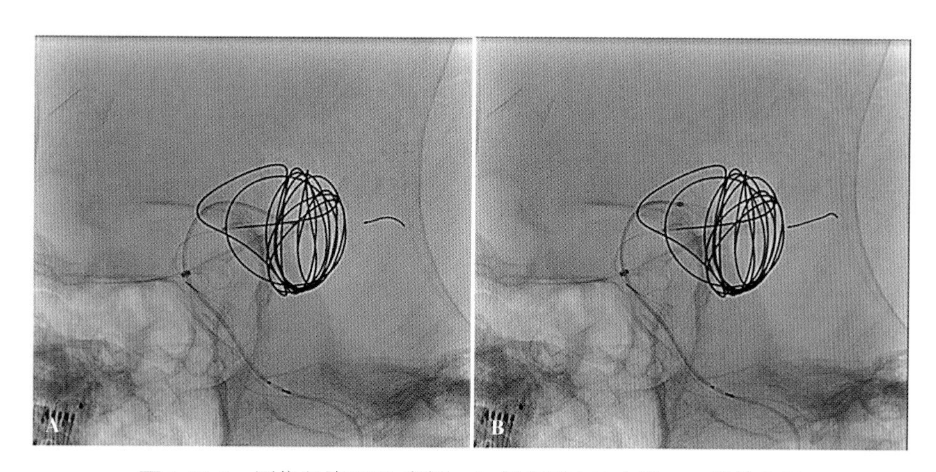

图 1-12-8　原位释放 PED 支架。A. 锚定于 M1 中段；B. 释放支架

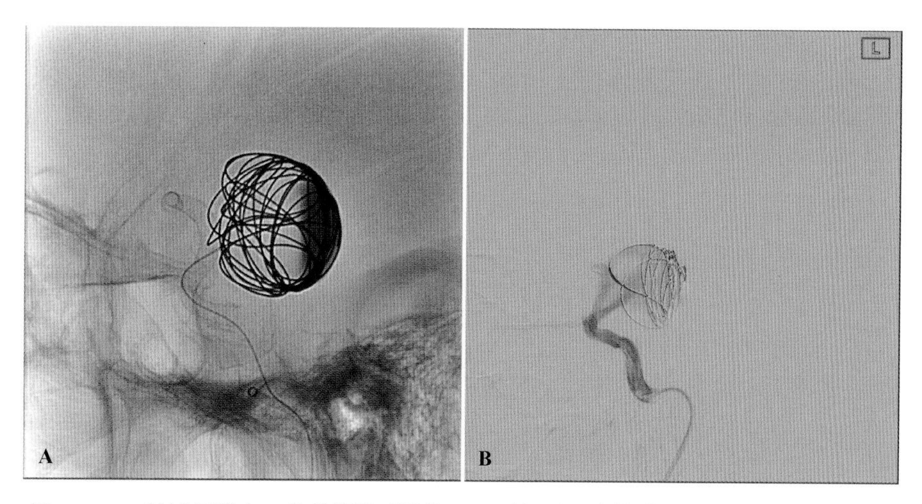

图 1-12-9　继续解脱入一枚弹簧圈后影像。A. 透视见血流淤滞；B. 减影见喷射征明显

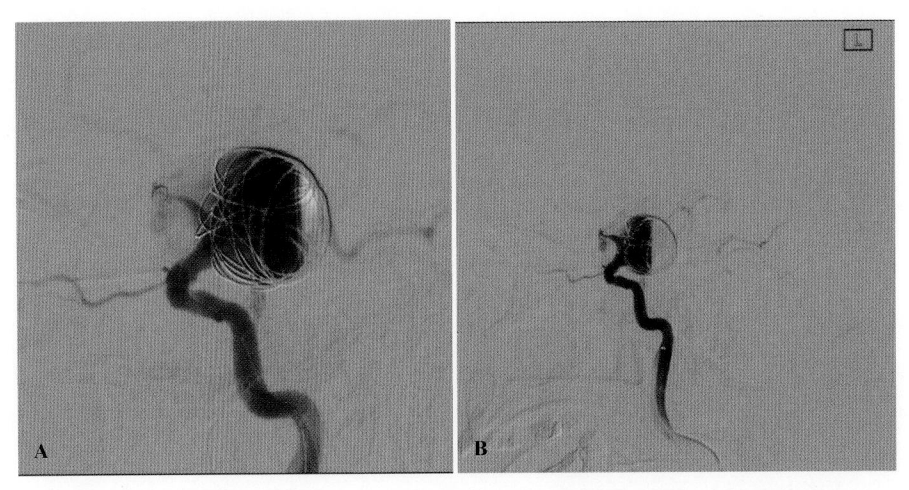

图 1-12-10 更换微导丝后电凝，射流现象减弱。**A.** 第一次电凝；**B.** 第二次电凝

簧圈栓塞以及载瘤动脉闭塞。前者动脉瘤复发率较高，且随着随访时间延长，动脉瘤复发率会更高[2]；而后者通过损失重要颅内血管获得动脉瘤的治愈，通常为无奈之举。颈内动脉系统球囊闭塞试验阴性患者，术后仍存在 4% ～ 15% 的缺血性并发症发生率，当动脉瘤位于椎基底动脉时，术后并发症发生率则更高，有报道甚至高达 28.6%[3]。手术治疗方式主要为动脉瘤夹闭或动脉瘤孤立结合脑血管搭桥等方式，虽然手术治疗具有治疗费用低、无须长期服用抗血小板药物等优势，但手术创伤大，动脉瘤暴露过程困难，术后恢复时间长。

血流导向装置（FD）通过改变瘤颈处血流动力学来达到动脉瘤治愈目的，设计之初主要针对海绵窦段、床突段巨大动脉瘤，随着应用增多，其使用范围也扩展到微小、夹层、后循环、小血管等动脉瘤的治疗[4]。Becske 等[5]在前瞻性临床试验中，对无法使用弹簧圈栓塞或栓塞后复发的患者采用 FD 治疗，术后随访 180 天、1 年、3 年、5 年的动脉瘤治愈率分别为 73.6%、86.8%，93.4% 和 95.2%。Mario Martínez-Galdámez 等[6]的回顾性研究显示，对颅内未破裂动脉瘤患者采用 FD 治疗术后 1 年动脉瘤治愈率为 81.8%。国内其他单中心采用 FD 治疗复杂颅内动脉瘤的研究显示，动脉瘤治愈为 87% ～ 100%[7-8]。

密网支架治疗巨大动脉瘤的关键是三维旋转造影下精确测量评估动脉瘤部位、大小、形态以及穿支情况，选择大小、长度合适的 Pipeline 密网支架。支架大小选择应考虑支架与载瘤动脉之间的贴壁性及其长度应该完全覆盖动脉瘤颈，还要覆盖动脉瘤近端的正常血管段 8 mm 以上，结合弹簧圈填塞可以促使动脉瘤腔内的血栓形成加快，弹簧圈还可以作为骨架支撑 Pipeline 密网支架，降低密网支架的短缩率与疝入动脉瘤的概率。因此术前影像的评估十分重要，本例患者术前三维旋转造影无法确认远端血管情况，手术难点主要为动脉瘤流出道难以确认，并且远端的大脑中动脉及大脑前动脉不显影，继而难以通过导丝寻找到动脉瘤流出道开口位置以及大脑前动脉和大脑中动脉位置，这需要术者保持绝对的冷静、耐心及手感，并且远端动脉未显影导致需要寻找动脉瘤流出道的情况也考验术者对脑血管解剖结构的深度掌握，此病例术中释放支架时需要覆盖大脑前动脉，对于分支血管的影响不好估计。当微导丝已进入大脑中动脉后，微导管的跟入过程需要尤其关注微导管、微导丝对瘤壁产生的压力，此时，更换支撑力更为优秀的 Transend 微导丝在一定程度上会使得微导管的前进更为顺畅。

电血栓技术[9]为该病例一个小的特点，通过微导丝通电，促进动脉瘤内带负电荷的细胞聚集，继而产生血栓，在减少手术花费的同时，降低因术后“射流”现象导致术后动脉瘤迟发性出血的风险。

参考文献

[1] 吕明，吴中学，李佑祥，等 . 颅内动脉瘤血管内治疗分级 . 中华医学杂志，2005（42）：34-38.

[2] Chiu AHY，Phillips TJ. Future directions of flow diverter therapy. Neurosurgery，2020，86（Supplement_1）：

S106-S116.

[3] 张振海，沈春森，徐如祥，等. 血管内闭塞载瘤动脉治疗颅内巨大动脉瘤. 河北医药，2014（23）：3562-3564.

[4] Zammar SG，Buell TJ，Chen C，et al. Outcomes after off-label use of the Pipeline embolization device for intracranial aneurysms：a multicenter cohort study. World Neurosurgery，2018，115：e200-e205.

[5] Becske T，Potts M B，Shapiro M，et al. Pipeline for uncoilable or failed aneurysms：3-year follow-up results. Journal of Neurosurgery，2017，127（1）：1.

[6] Martínez-Galdámez M，Lamin SM，Lagios KG，et al. Treatment of intracranial aneurysms using the pipeline flex embolization device with shield technology：angiographic and safety outcomes at 1-year follow-up. Journal of NeuroInterventional Surgery，2019，11（4）：396-399.

[7] 李航，贺迎坤，白卫星，等. Pipeline 血流导向装置治疗复杂颅内动脉瘤的安全性及中期疗效. 中华神经外科杂志，2018，34（5）：442-446.

[8] 盖延廷，彭方强，檀书斌，等. 血流导向装置 Pipeline 治疗前循环大型和巨大型颅内动脉瘤的中长期疗效. 中国脑血管病杂志，2018，15（1）：16-20，39.

[9] Jiang Y，Luo J，Zheng J，et al. Endovascular pure electrocoagulation of intracranial perforator blister-like aneurysm not accessible to microcatheter—New approach to treat small vessel hemorrhage disease. International Journal of Stroke，2016，11（5）：60-61.

第十三节

李氏电凝法血管内治疗颅内微小动脉瘤

（江裕华　李佑祥　邓丁伟）

一、引言

血管内电凝治疗颅内微小动脉瘤是李佑祥教授发明的方法，故冠名“李氏电凝法”。江裕华博士在其发表的论文中阐述了李氏电凝法的操作细节[1]，5例患者平均随访时间约10.4个月，预后都较好，术后随访均未发现动脉瘤复发。

二、病情简介

患者，女性，49岁，主因“头痛伴恶心、呕吐2个月”入院。

现病史：患者2个月前无明显诱因突发头痛，伴恶心、呕吐。外院CT显示中脑周围蛛网膜下腔出血（图1-13-1 A），DSA未见明显异常，遂被诊断为中脑周围非动脉瘤性蛛网膜下腔出血（perimesencephalic nonaneurysmal subarachnoid hemorrhage，PNSH）。保守治疗2个月后，当地医院复查CTA怀疑基底动脉穿支微小动脉瘤（图1-13-1 B），为进一步诊治，就诊于我院。

既往史：患者否认传染病、糖尿病、高血压及心血管病史，否认手术史及药物过敏史。

体格检查：血压122/86 mmHg，心、肺、腹未见明显异常。神经系统查体未见明显异常。

辅助检查：入院后复查DSA证实基底动脉存在微小动脉瘤（图1-13-1 C）。

三、治疗过程

给予患者介入治疗（图1-13-1 D）。在全麻下于右侧股动脉行Seldinger穿刺，经左侧椎动脉平C_2椎体水平行椎动脉造影，提示基底动脉中下段后外侧微小动脉瘤，动脉瘤直径小于1 mm，有细小血管由基底动脉中下段发出供应动脉瘤腔。

Marathon微导管反复尝试进入动脉瘤供血动脉不成功，单独用微导丝抵达瘤颈部位，导丝末端在4 V、10 mA条件下通电1～2 s（图1-13-2 A），试图通过局部热效应使瘤颈收缩从而闭塞瘤颈，电凝后动脉瘤显影变淡而未消失，撤出微导丝可见头端血栓形成（图1-13-2 B）。最后用4 mm×10 mm Hyperform球囊1枚，在基底动脉中下段动脉瘤发出处充盈，压迫5 min，压迫后再次造影，无动脉瘤显影（图1-13-2 C），术毕患者恢复良好。患者分别于5、12、24个月后于当地医院复查DSA，未见动脉瘤复发（图1-13-2 D）。

四、讨论

血泡样动脉瘤（BBA），尤其是穿支动脉血泡样动脉瘤，对于神经外科医生仍然是一个挑战。

相对于典型的动脉瘤性蛛网膜下腔出血而言，血泡样动脉瘤患者症状更加轻微，在发现时经常已自发性部分栓塞。这些特点提示这些动脉瘤有更为良性的自然史，因此，医生往往低估了这些动脉瘤的危险性。然而，回顾文献显示1/7未接受治疗的血泡样动脉瘤患者发生了动脉瘤再破裂[2]。这种动脉瘤经常采用夹闭载瘤动脉的手术方式，但由于载瘤动脉血管纤细、管壁结构异常，通常无可供代偿的吻合支，且动脉瘤壁脆弱，外科夹闭风险很高，因此更适合采用血管内介入治疗。使用支架和弹簧

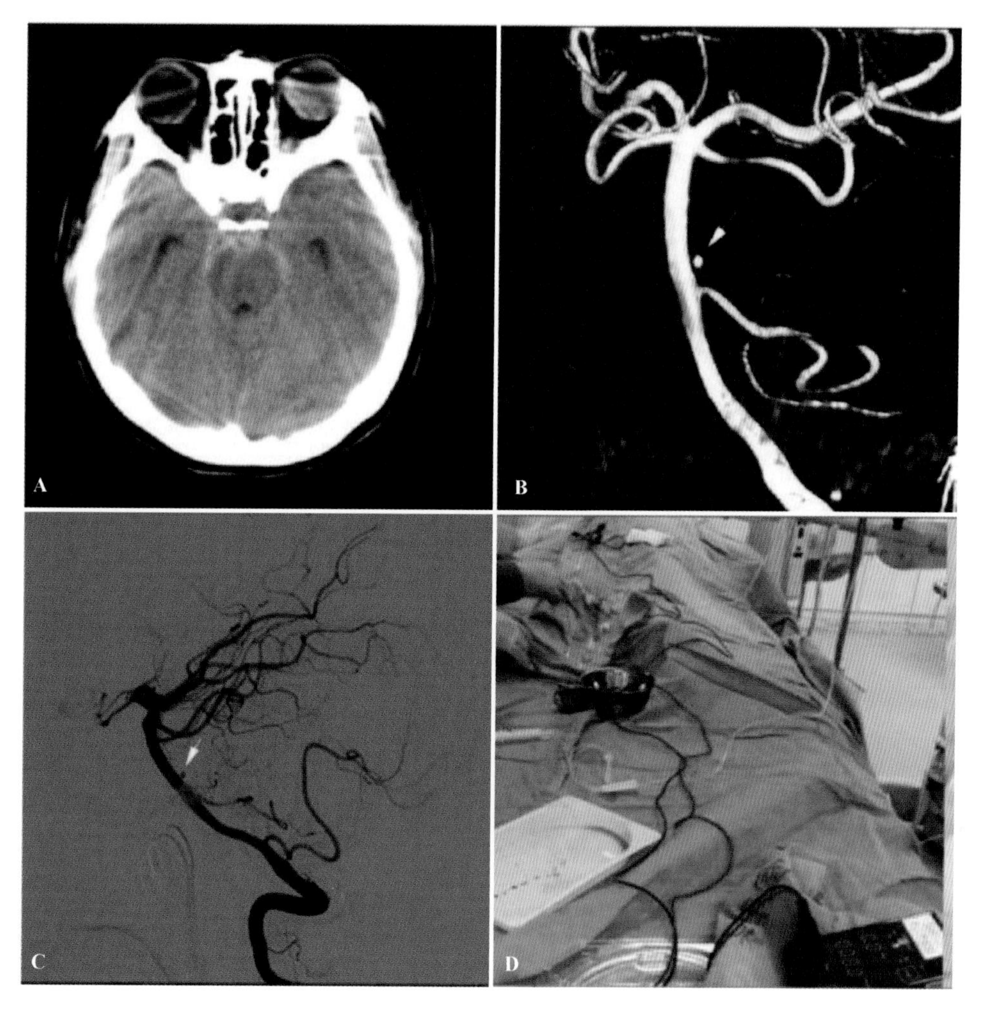

图 1-13-1　A. 头部 CT 显示少量蛛网膜下腔出血，局限于脑池周围；B. 常规 CT 血管造影；C. DSA 侧位显示基底动脉干有一个微小动脉瘤（箭头示）；D. 术中操作示意图

圈治疗 BBA，是一种较好的选择[3]。

近年来，血流导向装置逐渐成为一种具有前景的治疗策略[4-5]。这种方法的原理在于，使用支架可以在瘤颈和载瘤动脉之间形成一个补片，阻止血液流入动脉瘤中[6]。理论上，使用覆膜支架治疗 BBA，可以使血管内的血流状态恢复到正常，从而成为一种理想的治疗方式[7]。然而，当 BBA 的位置靠近脉络膜前动脉和后交通动脉时，覆膜支架则不能避开这些血管而只覆盖瘤颈。因此，覆膜支架技术只能用于有限的病例[8]。

笔者认为，本研究中的电凝治疗包括两个微观过程：①血栓形成，一定范围的恒流直流电可以吸引血液中的白细胞、血小板、凝血因子等带负电荷的因子，诱导血栓形成。②血栓机化，电流产生的电热效应可以促使血栓形成加速，并进一步促使血栓变性、机化，将不稳定的血栓转变成稳定的血栓。合适的电流大小可以促进电血栓的形成，而一定时间的热效应可促使血栓变性、机化，阻止了纤维溶解过程，稳定了血栓，减少了动脉瘤再次破裂出血的机会。

对于该技术主要的关注点在于术后稳定性，但是至少 1 年的随访以及系统化的抗凝可以在一定程度上除外血管痉挛和血栓形成造成的动脉瘤不显影[9]。单纯血管内电凝为微导管无法到位的动脉瘤治疗提供了一种新的方法，但是其机制尚有待探索。这种技术是否适用于动静脉畸形、硬脑膜动静脉瘘以及其他小血管疾病，也需要进一步的探索。

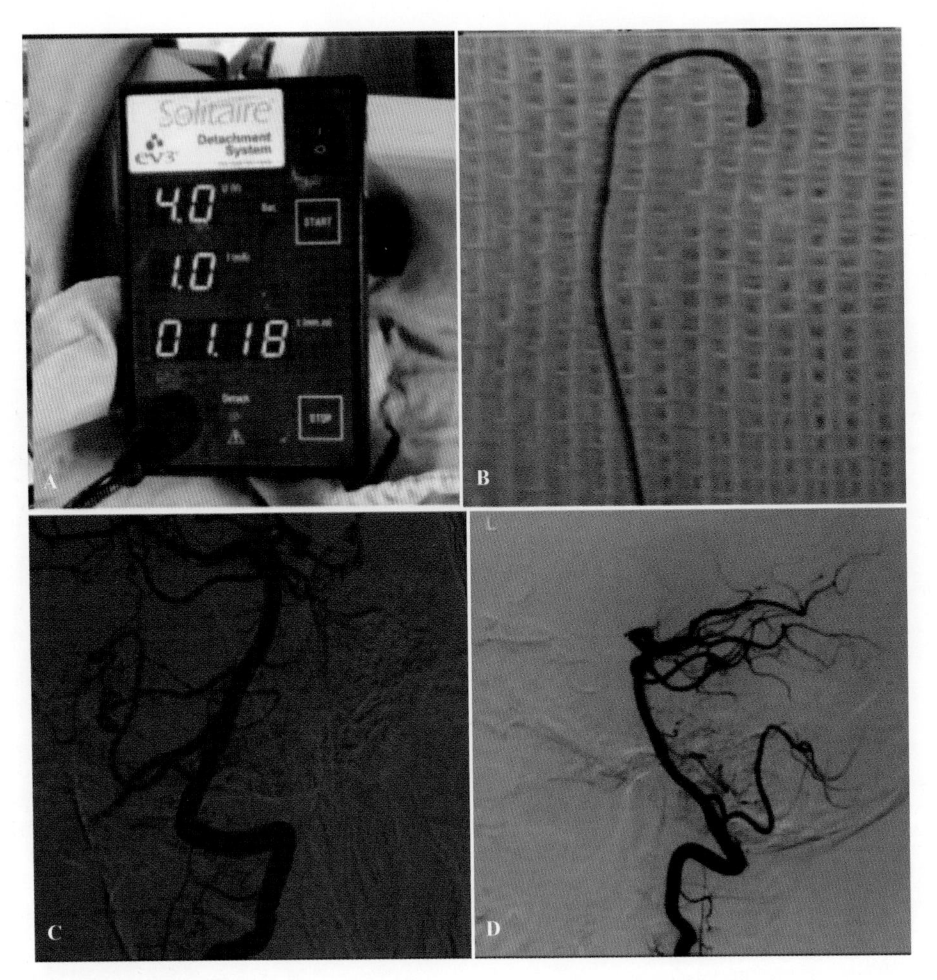

图 1-13-2 **A**. 电凝时的电压和电流大小分别为 4 V、10 mA；**B**. 撤出微导丝可见头端血栓形成；**C**. 动脉瘤已完全不显影；**D**. 24 个月后随访显示动脉瘤完全消失

参考文献

[1] Jiang Y，Luo J，Zheng J，Li Y. Endovascular pure electrocoagulation of intracranial perforator blister-like aneurysm not accessible to microcatheter-New approach to treat small vessel hemorrhage disease. Int J Stroke，2016，11（5）：60-61.

[2] Sanchez-Mejia RO，Lawton MT. Distal aneurysms of basilar perforating and circumferential arteries. Report of three cases. J Neurosurg，2007，107（3）：654-659.

[3] Fang YB，Li Q，Wu YN，et al. Overlapping stents for blood blister-like aneurysms of the internal carotid artery. Clin Neurol Neurosurg，2014，123：34-39.

[4] 冯明陶，曹伟，李嘉楠，等. 血流导向装置治疗颅内大型和巨大型动脉瘤的效果分析. 中国脑血管病杂志，2017，14（1）：32-36.

[5] 肖翔，毛国华，朱建明，等. Pipeline 血流导向装置治疗颅内未破裂宽颈动脉瘤的短期随访. 中国脑血管病杂志，2017，14（12）：628-632，647.

[6] Zhu D，Fang Y，Yang P，et al. Overlapped stenting combined with coiling for blood blister-like aneurysms：comparison of low-profile visualized intraluminal support（LVIS）stent and non-LVIS stent. World Neurosurg，2017，104：729-735.

[7] Fang C，Tan HQ，Han HJ，et al. Endovascular isolation of intracranial blood blister-like aneurysms with Willis covered stent. J Neurointerv Surg，2017，9（10）：963-968.

[8] Kim BM，Shin YS，Baik MW，et al. Pipeline embolization device for large/giant or fusiform aneurysms：an initial multicenter experience in Korea. Neurointervention，2016，11（1）：10-17.

[9] 江裕华，冯俊强，赵阳，等. 血管内导丝电凝方法治疗微导管无法到位的穿支动脉血泡样动脉瘤 5 例报告. 首都医科大学学报，2018，4：612-616.

第十四节

基底动脉顶端动脉瘤密网支架置入术后支架内再狭窄

（邓丁伟　桂思铭　魏大超）

一、引言

随着动脉瘤患者使用密网支架数量的不断增加，术后并发症也越来越受到关注，尤其在远期疗效观察中，支架内再狭窄仍然是影响手术疗效的一个主要因素。

二、病情简介

患者，男性，31岁，主因“头痛2周，左侧肢体麻木2天”入院。

现病史：患者2周前无明显诱因出现头痛，以左侧颞部为主，持续性疼痛，无恶心、呕吐，无视物模糊，无肢体抽搐及活动障碍，无大小便失禁。患者发病后于当地医院就诊，查头颅CTA示基底动脉瘤，未行特殊治疗。2天前患者出现左侧肢体麻木，无活动障碍及抽搐。

既往史：无特殊既往疾病。

体格检查：左侧肢体感觉减退，余无特殊。

辅助检查：脑血管检查提示基底动脉顶端动脉瘤，右侧大脑后动脉显影纤细，远端无显影。

三、治疗过程

全麻成功后，患者仰卧位，双侧腹股沟区常规消毒、铺巾，右侧股动脉行Seldinger穿刺术置入6F短鞘，150 cm泥鳅导丝引导下将6F短鞘交换为6F动脉长鞘，撤出导丝，连接高压肝素盐水持续滴注。150 cm泥鳅导丝重新携带5F Navien导引导管置入左侧椎动脉V5段，并将6F动脉长鞘引导至椎动脉合适位置，撤出泥鳅导丝，连接高压肝素盐水持续滴注。

行左侧椎动脉三维旋转造影，显示基底动脉顶端动脉瘤（图1-14-1）。测量动脉瘤大小及载瘤动脉直径后，选择工作位，路径图下，Synchro-14微导丝携带XT-27支架导管跨动脉瘤颈远端置于左侧大脑后动脉P3段，撤出微导丝，将3.0 mm×30 mm Pipeline支架跨动脉瘤颈缓慢释放，见支架贴壁良

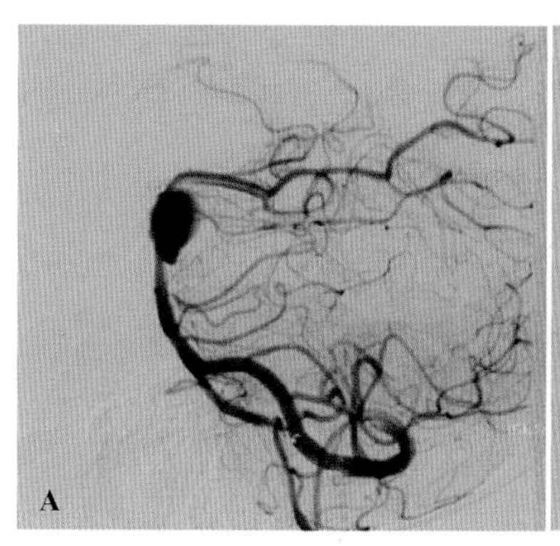

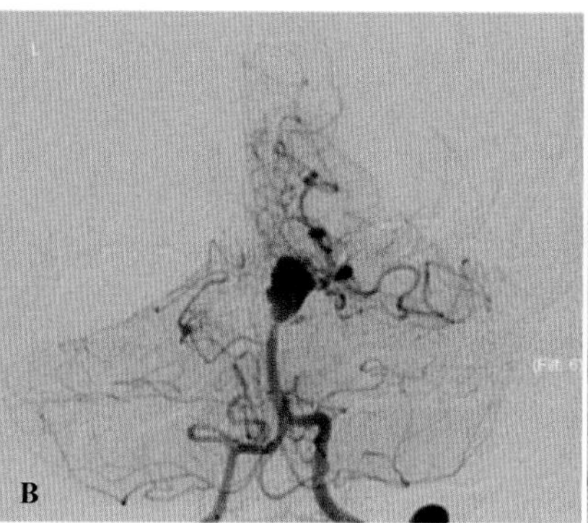

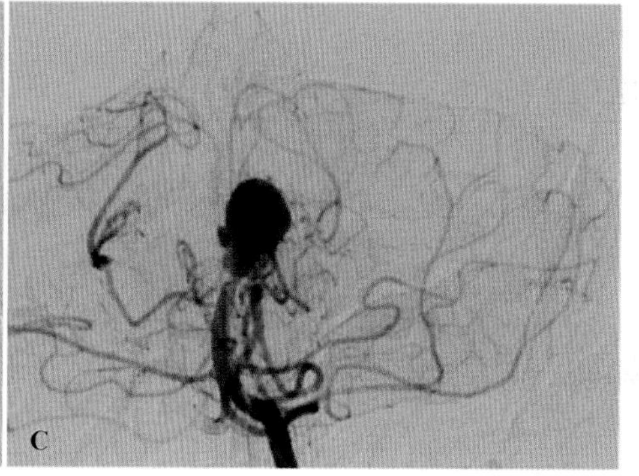

图1-14-1　行左侧椎动脉造影，显示基底动脉顶端动脉瘤。**A.**侧位；**B.**正位；**C.**工作位

好，载瘤动脉通畅。造影见椎基底动脉系统血管显影良好，术中支架中段弯曲变细，动脉瘤内对比剂明显滞留（图 1-14-2）。术毕，撤出各级导丝、导管，缝合器缝合穿刺点，压迫器压迫止血满意，麻醉清醒后，安全返回病房。嘱右下肢制动 24 h，注意足背动脉搏动，术后继续抗凝、补液等治疗。

术后 2 个月复查，显示支架内狭窄（图 1-14-3）。

四、讨论

支架内狭窄（in-stent stenosis，ISS）是一种较常见的支架置入术后并发症，其定义为血管内皮的生长超过支架壁的限制，在 DSA 上表现为在对比剂充盈的血管腔和支架的金属网之间出现间隙[1]。这种狭窄大多是局限性的，也可以是弥漫性的。

对于 ISS 程度的定义存在较大的差异。一种较为常见的 ISS 分类方法是：轻度（0 ~ 25%）、中度（25% ~ 50%）、重度（> 50%）[2]。部分学者将 > 25% 的狭窄定义为 ISS[3-4]。John 等[1]将 < 25% 的 ISS 定义为血管内膜增生，并认为这是支架置入术后、动脉瘤闭塞过程中预期的、理想的和必需的过程。

影响 ISS 发生的危险因素有很多，介入操作相关损伤是最主要、最可控的因素，在支架置入过程中，导丝、球囊扩张、支架与血管壁的摩擦会导致血管内皮损伤，引发 ISS[5]。对大鼠使用球囊导管人为地造成颈动脉内膜损伤从而引发 ISS，是一种经典的支架术后再狭窄动物模型造模方法[6]，并且动脉内膜增生的程度与损伤的程度呈正相关[7]。一项动脉粥样硬化支架治疗的研究发现，使用自膨式支架后的 ISS 发生率较高（32.4%）[8]。

血流导向装置（FD）的类型、材料及表面处理与 ISS 的发生有关。FD 的材料以镍、钴、铬、钛为主，其中镍最易引起过敏[9]。据估计，镍超敏反应的患病率在女性为 17%，在男性为 3%，而对于铬和钴而言，男性和女性的患病率为 1% ~ 3%[10]。一项动物实验证明，镍支架置入血管后，可以在组织中检测到镍的沉积和炎性反应，且炎性反应的严重程度与组织中镍的含量呈正相关[11]。而炎性反应可以促进血小板源性生长因子的产生，从而促进平滑肌细胞增殖，导致 ISS 发生[9]。

部分研究表明 Silk 支架的 ISS 发生率与严重程度较高。在 John 等[1]的单中心研究中，PED 支架的 ISS 发生率为 41%；而在 Essbaiheen 等[2]和

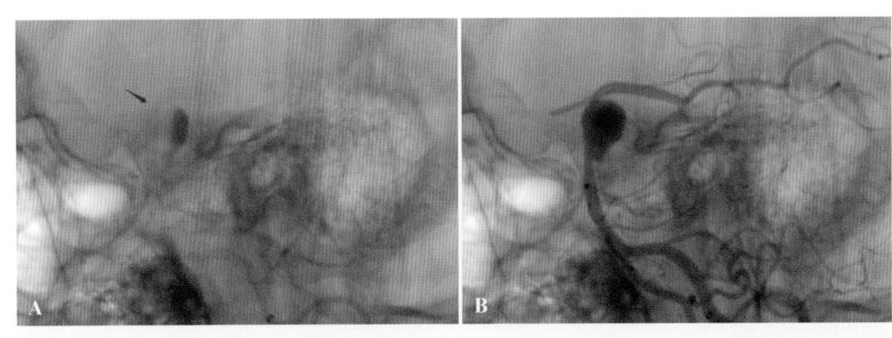

图 1-14-2　释放支架后造影。A. 透视见支架中段弯曲变细（箭头示）；B. 动脉瘤内对比剂滞留

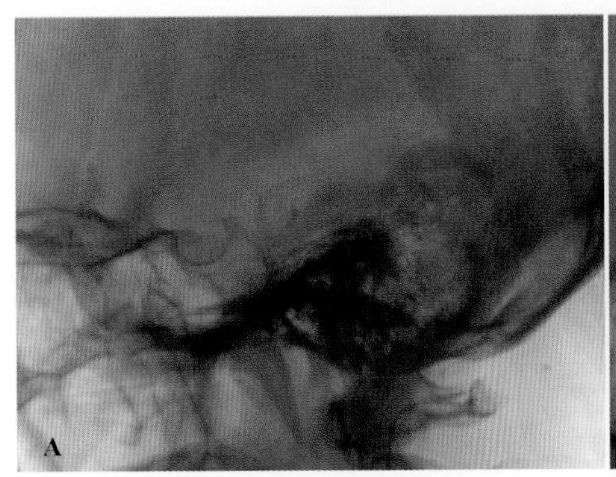

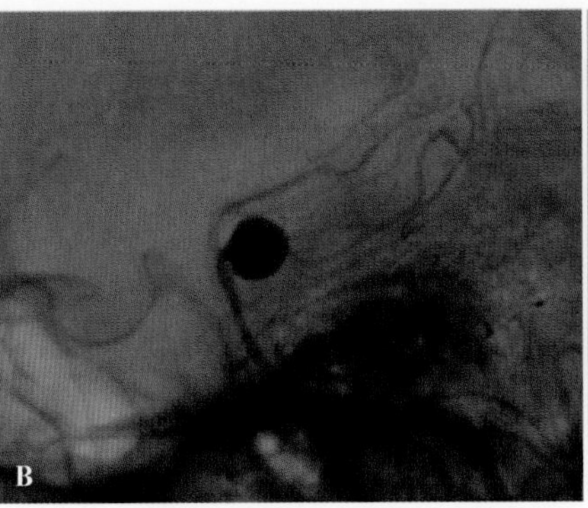

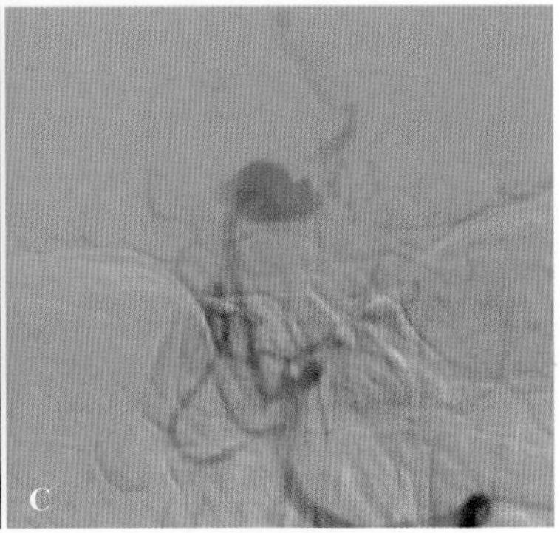

图 1-14-3　术后 2 个月复查 DSA。A. 透视下密网支架狭窄加重；B. 造影提示支架内狭窄；C. 基底动脉显影不良

Lubicz等[12]的研究中，Silk支架的ISS发生率分别为44%和57%。Caroff等[9]使用VasoCT评估美国国立卫生院卒中量表（National Institute of Health Stroke Scale，NIHSS）评分时，发现Silk支架具有较高的ISS发生率，其严重程度也更高。另一项研究也发现Silk支架发生ISS时严重程度高，然而因样本数量少，未达到统计学差异[13]，但在该研究中Silk支架的ISS发生率与PED相似（Silk支架38%，PED支架39%）。

其他因素（包括动脉瘤状态、部位、患者年龄、基础疾病等）也可能与ISS有关。ISS通常是无症状的，少部分可能会出现症状[14]。ISS在大多数情况下，可以在无干预的条件下改善或者完全恢复[15]，少部分人可能会加重[12]。然而即使ISS导致了血管的完全闭塞，因为其发生的速度较为缓慢，脑血管可有丰富的侧支循环建立，也不会引起严重的症状。突然停用抗血小板药物可能是ISS导致血管闭塞的原因[1]。

在ISS治疗方面，目前的治疗仍是经验性的。对于发现ISS的患者，可密切随访和延长服用双联抗血小板药物的时间[13]。如果血管完全闭塞引起症状，可以使用血管成形术或支架再次置入来缓解狭窄[16]。

参考文献

[1] John S，Bain MD，Hui FK，et al. Long-term follow-up of in-stent stenosis after Pipeline flow diversion treatment of intracranial aneurysms. Neurosurgery，2016，78（6）：862-867.

[2] Essbaiheen F，Alqahtani H，Almansoori TM，et al. Transient in-stent stenosis at mid-term angiographic follow-up in patients treated with SILK flow diverter stents：incidence，clinical significance and long-term follow-up. J Neurointerv Surg，2019，11（2）：166-170.

[3] Deutachmann HA，Wehrschuetz M，Augustin M，et al. Long-term follow-up after treatment of intracranial aneurysms with the Pipeline embolization device：results from a single center. Am J Neuroradiol（AJNR），2012，33（3）：481-486.

[4] Lylyk P，Miranda C，Ceratto R，et al. Curative endovascular reconstruction of cerebral aneurysms with the pipeline embolization device：the Buenos Aires experience. Neurosurgery，2009，64（4）：632-642；discussion 642-643；quiz N6.

[5] Curcio A，Torella D，Indolfi C. Mechanisms of smooth muscle cell proliferation and endothelial regeneration after vascular injury and stenting：approach to therapy. Circ J，2011，75（6）：1287-1296.

[6] Indolfi C，Torella D，Coppala C，et al. Rat carotid artery dilation by PTCA balloon catheter induces neointima formation in presence of IEL rupture. Am J Physiol Heart Circ Physiol，2002，283（2）：H760-767.

[7] Indolfi C，Esposito G，Di Lorenzo E，et al. Smooth muscle cell proliferation is proportional to the degree of balloon injury in a rat model of angioplasty. Circulation，1995，92（5）：1230-1235.

[8] Investigators SS. Stenting of Symptomatic Atherosclerotic Lesions in the Vertebral or Intracranial Arteries（SSYLVIA）：study results. Stroke，2004，35（6）：1388-1392.

[9] Caroff J，Iacobucci M，Rouchaud A，et al. The occurrence of neointimal hyperplasia after flow-diverter implantation is associated with cardiovascular risks factors and the stent design. J Neurointerv Surg，2019，11（6）：610-613.

[10] Thyssen JP，Menné T. Metal allergy—a review on exposures，penetration，genetics，prevalence，and clinical implications. Chem Res Toxicol，2010，23（2）：309-318.

[11] Wataha JC，O'Dell NL，Singh BB，et al. Relating nickel-induced tissue inflammation to nickel release in vivo. J Biomed Mater Res，2001，58（5）：537-544.

[12] Lubicz B，Van Der Elst O，Collignon L，et al. Silk flow-diverter stent for the treatment of intracranial aneurysms：a series of 58 patients with emphasis on long-term results. Am J Neuroradiol（AJNR），2015，36（3）：542-546.

[13] Cohen JE，Gomori JM，Moscovici S，et al. Delayed complications after flow-diverter stenting：reactive in-stent stenosis and creeping stents. J Clin Neurosci，2014，21（7）：1116-1122.

[14] Aguilar Perez M，Bhogal P，Henkes E，et al. In-stent Stenosis after p64 flow diverter treatment. Clin Neuroradiol，2018，28（4）：563-568.

[15] Chalouhi N，Drueding R，Starke RM，et al. In-stent stenosis after stent-assisted coiling：incidence，predictors and clinical outcomes of 435 cases. Neurosurgery，2013，72（3）：390-396.

[16] Ravindran K，Salem MM，Enriquez-Marulanda A，et al. Quantitative assessment of in-stent stenosis after Pipeline embolization device treatment of intracranial aneurysms：a single-institution series and systematic review. World Neurosurg，2018，120：e1031-e1040.

第二章 脑血管畸形

第一节

应用稀释的液体栓塞剂治疗硬脑膜动静脉瘘

（李昌茂　邓丁伟）

一、引言

硬脑膜动静脉瘘（dural arteriovenous fistula，DAVF）占颅内动静脉畸形的 10%，通常在 60 ～ 63 岁时诊断[1-3]。DAVF 的年出血率和再出血率分别为 1.7% ～ 3.7% 和 3.7% ～ 8.4%[3-4]。静脉反流的存在会使出血率和死亡率增加 10% ～ 40%[2, 4-6]。

对于无症状低级别 DAVF，首选的治疗方法是影像随访[7-8]。有症状的低级别和高级别病变可以通过血管内栓塞、立体定向放射外科、开放微血管手术或这些方法的组合来治疗[9-10]。

二、病情简介

患者，男性，46 岁，主因“左上肢无力 1 月余”入院。

现病史： 患者 1 个月前无明显诱因突发左上肢无力，约 2 h 后缓解，左下肢和言语正常。就诊于当地医院，头部 MRI 和 CT 提示右侧顶叶脑出血伴水肿。头部 MRA 和 MRV 提示右侧顶叶动静脉畸形（图 2-1-1）。DSA 提示右顶硬脑膜动静脉瘘（图 2-1-2），由右侧颞浅动脉、枕动脉、左侧脑膜中动脉参与供血，经头皮静脉向颅内浅静脉引流。

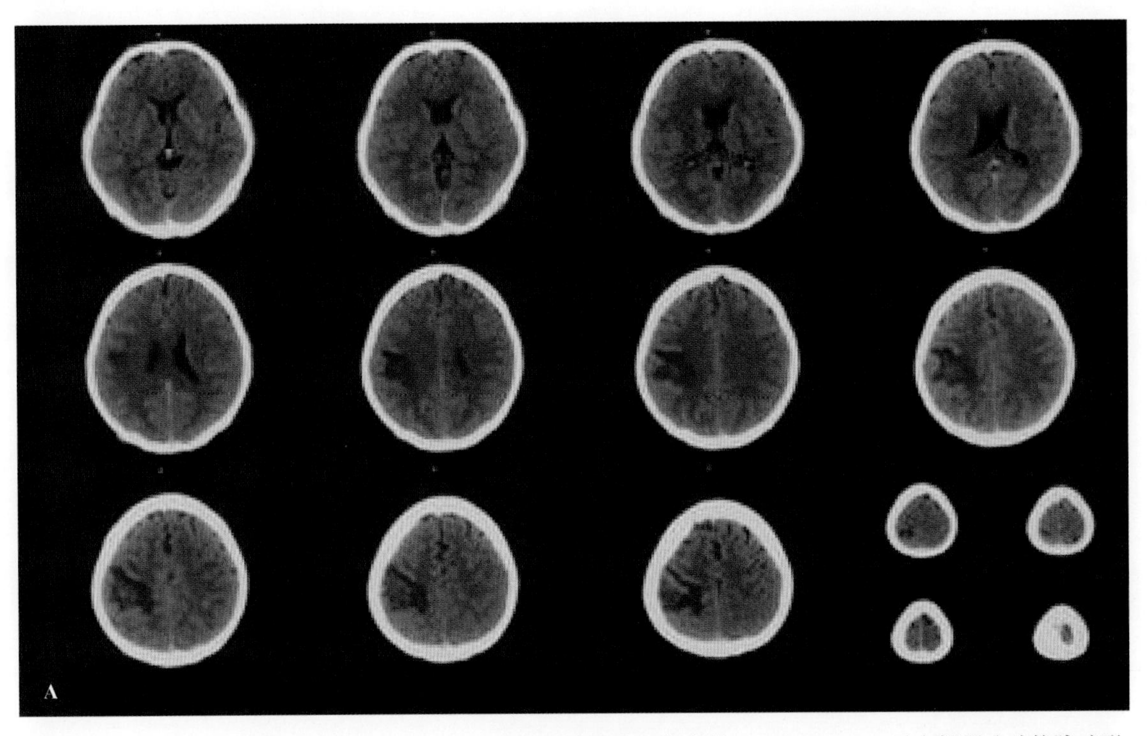

图 2-1-1　当地医院头部 CT 与 MRA。**A**. CT 示右侧顶叶脑出血伴水肿；**B** 和 **C**. MRA 示右侧顶叶动静脉畸形

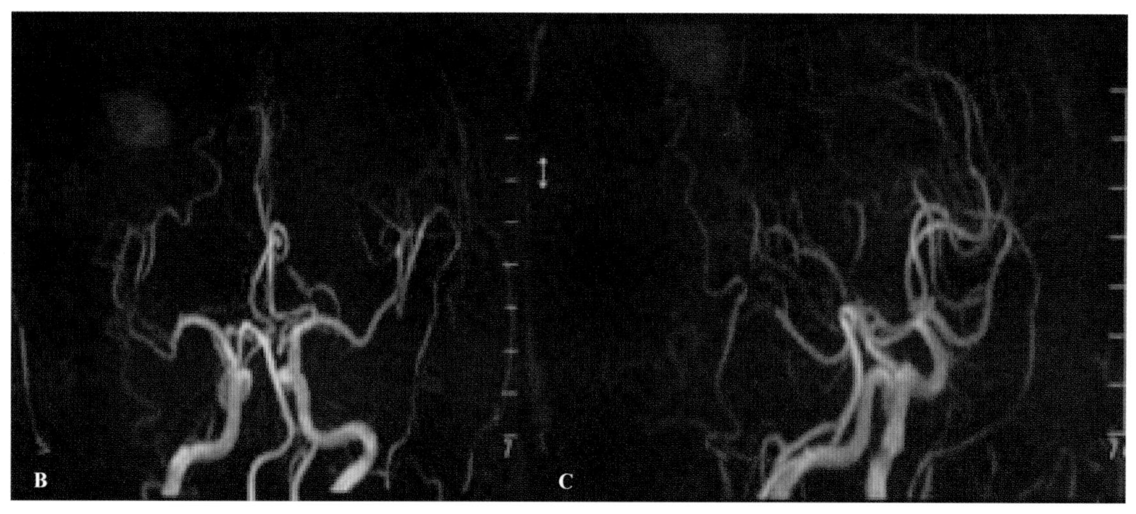

图 2-1-1 （续图）

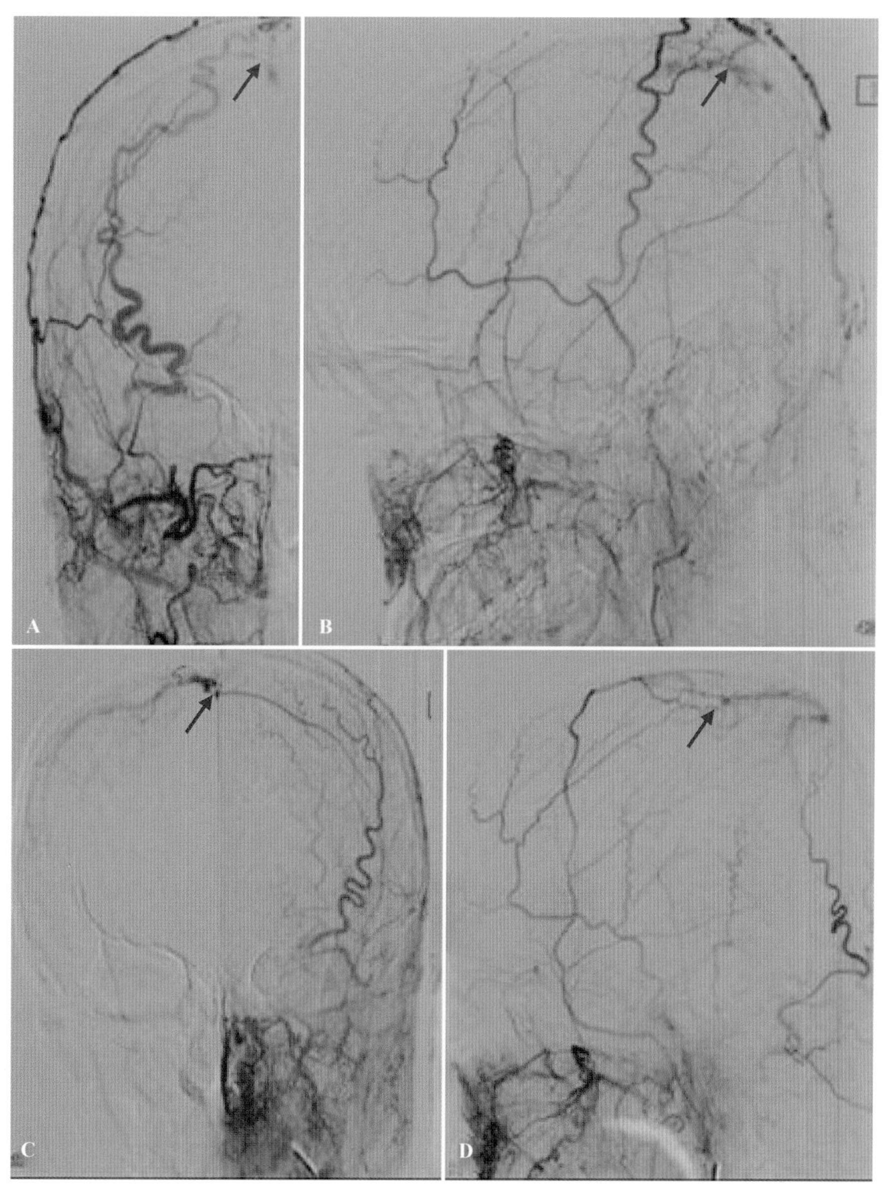

图 2-1-2 当地医院全脑血管造影（DSA），箭头提示右侧颈外动脉-右侧颞浅动脉、枕动脉、左侧颈外动脉-左侧脑膜中动脉参与供血。**A**. 右侧颈外动脉造影正位；**B**. 右侧颈外动脉造影侧位；**C**. 左侧颈外动脉造影正位；**D**. 左侧颈外动脉造影侧位

既往史：患糖尿病 1 个月，不规律服药。无抽烟、饮酒史。

体格检查：血压 122/86 mmHg。神经系统查体未见明显异常。

三、治疗过程

患者术前诊断为右顶硬脑膜动静脉瘘，由右侧颞浅动脉、枕动脉和左侧脑膜中动脉供血。患者于 1 个月前曾右侧顶叶出血，有再次出血可能，具有治疗指征。介入治疗计划用 Onyx 胶栓塞。其风险包括导管未能到达畸形部位，以致栓塞失败；导管被胶黏附不能拔出，遗留体内等。

患者全麻下常规消毒铺巾。用改良 Seldinger 技术穿刺右侧股动脉，置入 6F 动脉鞘。泥鳅导丝带领 5F 单弯导管行双侧颈内动脉和颈外动脉血管造影。造影见右顶硬脑膜动静脉瘘，由右侧颞浅动脉、枕动脉、左侧脑膜中动脉参与供血（图 2-1-3）。

经评估后，决定从左侧脑膜中动脉分支行动脉入路硬脑膜动静脉瘘栓塞术。泥鳅导丝带领 6F 导引导管到达左侧颈外动脉起始部。Tranxcess-14 微导丝携 Marathon 微导管经脑膜中动脉，并进入脑膜中动脉分支瘘口（图 2-1-4）。微导管造影证实到达瘘口位置（图 2-1-5）。

考虑引流较慢，注射入稀释后的液体栓塞剂 Onyx-18，并顺利铸型（图 2-1-6）。继续注入液体

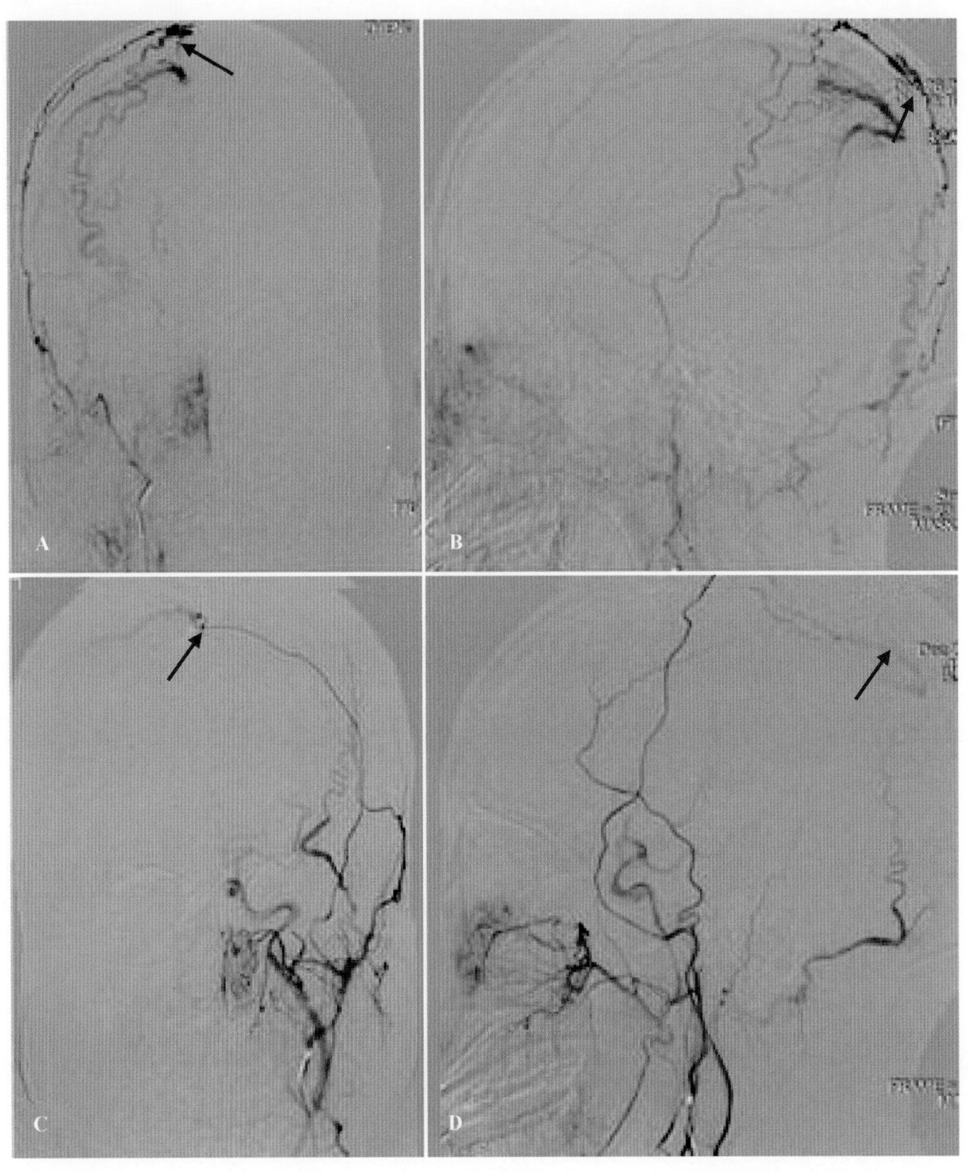

图 2-1-3 术中脑血管造影，箭头示瘘口位置。**A**. 右侧颈外动脉造影正位；**B**. 右侧颈外动脉造影侧位；**C**. 左侧颈外动脉造影正位；**D**. 左侧颈外动脉造影侧位

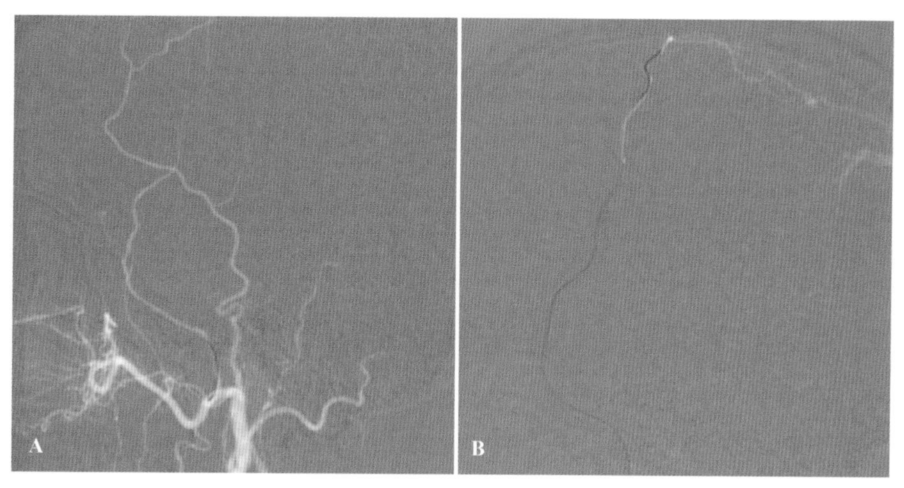

图 2-1-4 手术过程。A 和 B. 导丝通过脑膜中动脉，并进入脑膜中动脉分支瘘口

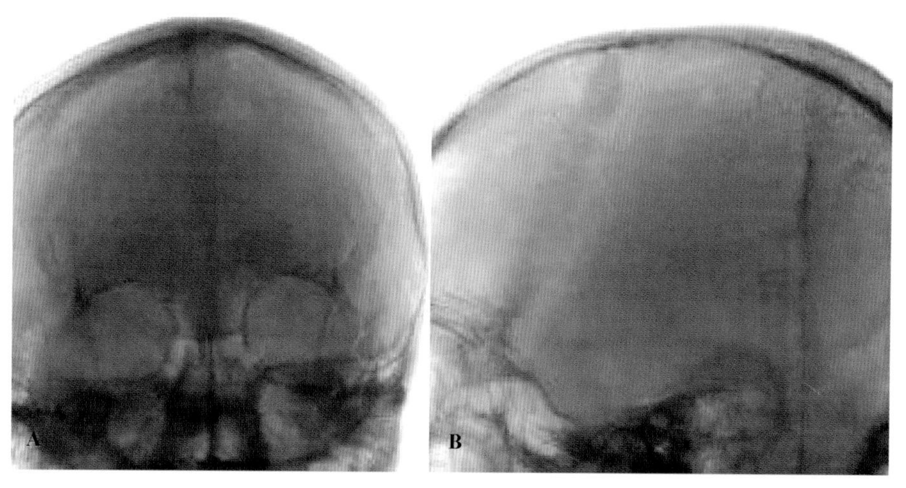

图 2-1-5 微导管造影证实到达瘘口。A. 正位；B. 侧位

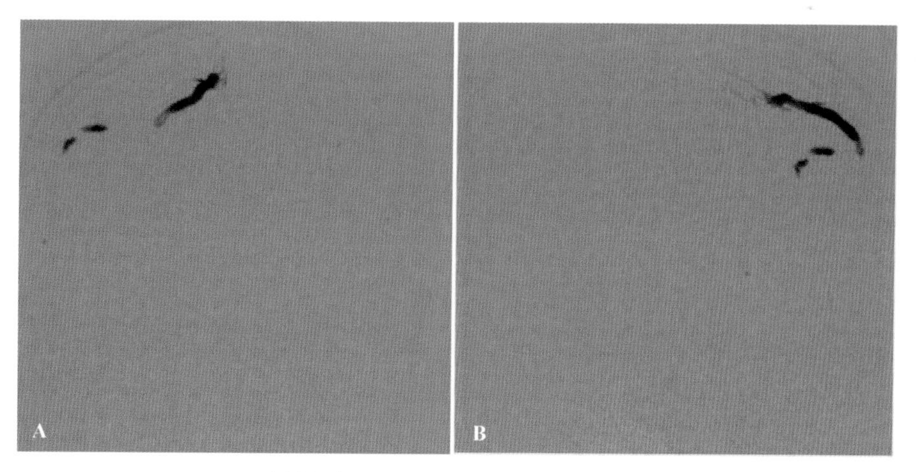

图 2-1-6 液体栓塞剂 Onyx-18 顺利铸型。A. 正位；B. 侧位

栓塞剂 Onyx-18 直至瘘口完全铸型，随即行双侧颈外动脉造影显示右侧颞浅动脉、枕动脉、左侧脑膜中动脉供血消失（图 2-1-7）。

手术结束。股动脉用血管封堵器封堵，并用压迫器加压。患者自麻醉中清醒后，查体神智清楚，四肢肌力正常。

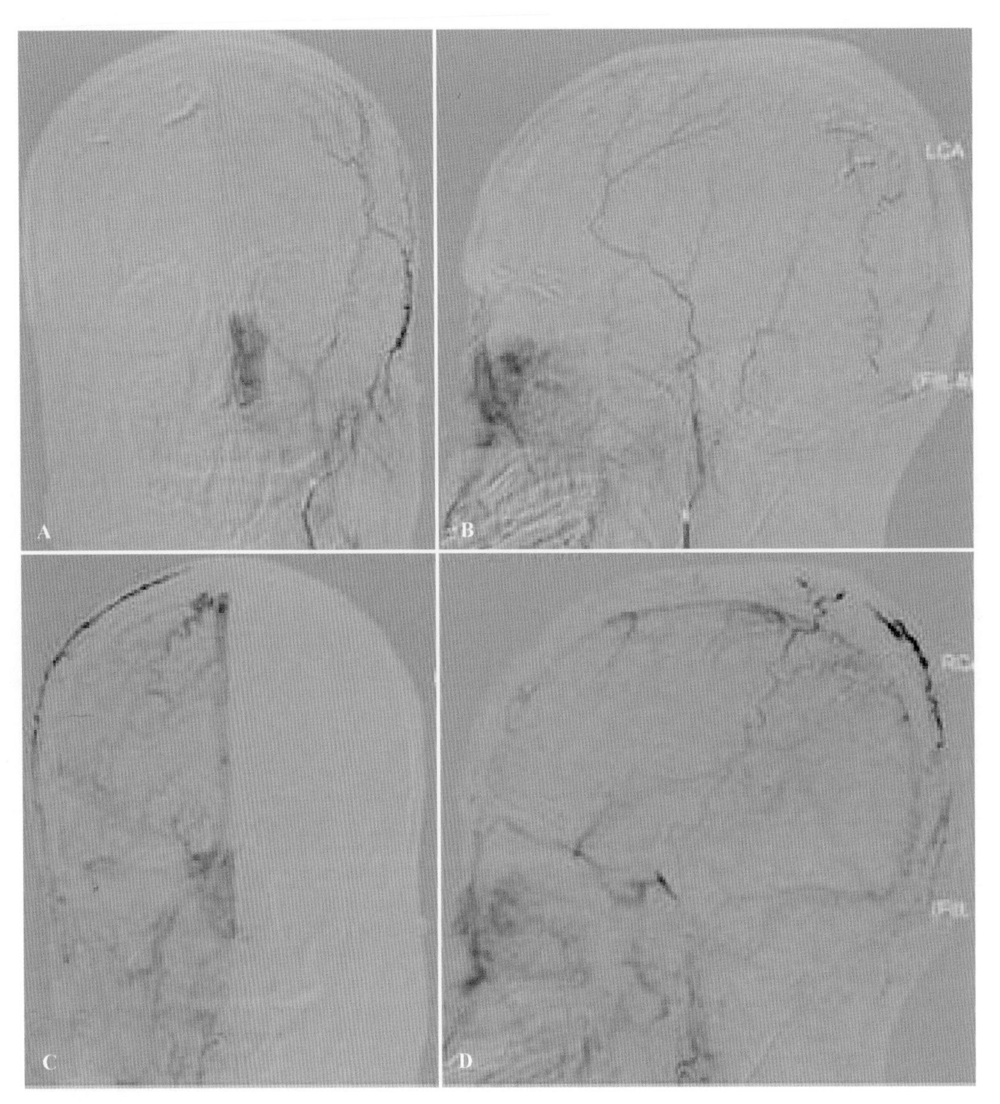

图 2-1-7　双侧颈外动脉造影。**A**. 左侧颈外动脉造影动脉期正位；**B**. 左侧颈外动脉造影动脉期侧位；**C**. 右侧颈外动脉造影静脉期正位；**D**. 右侧颈外动脉造影静脉期侧位

四、讨论

患者为硬脑膜动静脉瘘，瘘口位于颅内，右侧颞浅动脉和枕动脉都先从颅外穿过颅骨进入颅内瘘口，微导管要经这两条血管进入畸形部位会十分困难。因此，经评估后决定经左侧脑膜中动脉入路到达瘘口部位进行治疗。

Onyx 胶是一种液体栓塞剂乙烯-乙烯醇共聚物（ethylene vinyl alcohol copolymer，EVOH），它的溶剂是二甲基亚砜（dimethyl sulfoxide，DMSO）。Onyx-18 含有 6% 的 EVOH，Onyx-34 含有 8% 的 EVOH。一般使用步骤是先把 DMSO 溶剂注射入微导管内，使它充满在微导管的管腔内，以防 Onxy 胶在微导管内凝固，然后才经微导管注射入 Onyx 胶到达栓塞位置[11]。

Marathon 微导管到达左侧脑膜中动脉远端后，与瘘口位置尚有一小段距离，故特意加入少量溶剂 DMSO 混合于 EVOH 来稀释 Onyx 胶，减低 Onyx 胶的黏性，让 Onyx 胶能顺血流流到瘘口。术后成功完全栓塞。然而，稀释 Onyx 胶也有风险，Onyx 胶会变得更易顺血流流走，堵塞引流静脉，导致脑水肿、脑梗死等并发症，所以在操作时需小心控制打胶速度。本例患者也有少量 Onyx 胶在开始注射时流到静脉远端，所以我们在注射 Onyx 胶初期稍微加快注射速度，让 Onyx 胶能顺利堵塞瘘口，进而完成手术。

目前，数个研究已经证实了 Onyx 胶动脉内和静脉内应用于治疗颅内 DAVF 的高度安全性和有效性[12-13]。动脉栓塞组完全闭塞率为 61.3% ～ 91.6%[14-15]，静脉栓塞组为 100%[16]。在文献[17-18]中已经很好地描述了通过脑膜中动脉（middle meningeal artery，MMA）治疗 DAVF，即使在直径非常小的情况下，由于更好的血流控制和靶血管栓塞的可靠性，通过 MMA 进入血管的效率也比通过其他更扩张的供血动脉（如枕动脉和耳后动脉）的效率更高。Onyx 胶提供了从动脉侧入路填塞或闭塞动静脉瘘的可能性，这可能对先前有引流静脉结构闭塞的病例非常有帮助[19]。大多数病例系列的栓塞后并发症发生率为 2% ～ 10%。与动脉栓塞相关的并发症包括脑神经缺损、引流静脉阻塞或静脉 Onyx 胶移位、脑梗死、反射性心动过缓和微导管粘连[14，20]。

参考文献

[1] Kortman H，Boukrab I，Sluzewski M，et al. Endovascular treatment of dural arteriovenous fistulas with sinus drainage：Dowe really need to protect the sinus？Interv Neuroradiol，2019，25（3）：315-321.

[2] Elhammady MS，Ambekar S，Heros RC. Epidemiology，clinical presentation，diagnostic evaluation，and prognosis of cerebral dural arteriovenous fistulas［Internet］. Handbook of Clinical Neurology，2017，143：99-105.

[3] Gross BA，Du R. Natural history of cerebral arteriovenous malformations：a meta-analysis. J Neurosurg，2013，118（2）：437-443.

[4] Park SH，Kim J-H，Chang C-H，et al. Fluoroscopy-guided combined（surgical/endovascular）treatment of dural arteriovenous fistula. J Cerebrovasc Endovasc Neurosurg，2017，19（2）：106.

[5] Wong GKC，Poon WS，Yu SCH，et al. Transvenous embolization for dural transverse sinus fistulas with occluded sigmoid sinus. Acta Neurochir（Wien），2007，149（9）：929-935.

[6] Spiotta AM，Sivapatham T，Hussain MS，et al. Combined surgical and endovascular approach to a complex dural arteriovenous fistula involving the superior sagittal sinus and torcula. J Stroke Cerebrovasc Dis［Internet］，2012，21（4）：283-288.

[7] Borden JA，Wu JK，Shucart WA. A proposed classification for spinal and cranial dural arteriovenous fistulous malformations and implications for treatment. J Neurosurg，1995，82（2）：166-179.

[8] Cognard C，Gobin YP，Pierot L，et al. Cerebral dural arteriovenous fistulas：clinical and angiographic correlation with a revised classificacion of venous drainage. J Neurosurg，1996，84（5）：804-809.

[9] Youssef PP，Schuette AJ，Cawley CM，et al. Advances in surgical approaches to dural fistulas. Neurosurgery，2014，74（SUPPL 1）：S32-41.

[10] Nam TK，Byun JS，Choi HH，et al. Feasibility and effectiveness of direct puncture and ONYX embolization for transverse sinus dural arteriovenous fistula. Yonsei Med J，2019，60（11）：1112-1115.

[11] Moenninghoff C，Pohl E，Deuschl C，et al. Outcomes after ONYX embolization as primary treatment for cranial dural arteriovenous fistula in the past decade. Acad Radiol，2020，27（6）：e123-e131.

[12] Arat A，Inci S. Treatment of a superior sagittal sinus dural arteriovenous fistula with Onyx：technical case report. Neurosurgery，2006，59（Suppl 1）：ONSE169-ONSE170.

[13] Cognard C，Januel AC，Silva NA Jr，et al. Endovascular treatment of intracranial dural arteriovenous fistulas with cortical venous drainage：new management using Onyx. Am J Neuroradiol（AJNR），2008，29（2）：235-241.

[14] Lv X，Jiang C，Li Y，et al. Results and complications of transarterial embolization of intracranial dural arteriovenous fistulas using Onyx-18. J Neurosurg，2008，109（6）：1083-1090.

[15] Nogueira RG，Dabus G，Rabinov JD，et al. Preliminary experience with onyx embolization for the treatment of intracranial dural arteriovenous fistulas. Am J Neuroradiol（AJNR），2008，29（1）：91-97.

[16] Lv X，Jiang C，Li Y，et al. Recovery of opthalmoplegia associated with cavernous sinus dural arteriovenous fistulas after transvenous cavernous sinus packing. Eur J Radiol，2010，75（2）：139-142.

[17] Jiang C，Lv X，Li Y，et al. Endovascular treatment of high-risk tentorial dural arteriovenous fistulas：clinical outcomes. Neuroradiology，2009，51（2）：103-111.

[18] Lucas Cde P，Mounayer C，Spelle L，et al. Endoarterial management of dural arteriovenous malformations with isolated sinus using Onyx-18：technical case report. Neurosurgery，2007，61（Suppl 2）：E293-E294.

[19] Jiang C，Lv X，Li Y，et al. Transarterial Onyx packing of the transverse-sigmoid sinus for dural arteriovenous fistulas. Eur J Radiol，2011，80（3）：767-770.

[20] Lv X，Jiang C，Zhang J，et al. Complications related to percutaneous transarterial embolization of intracranial dural arteriovenous fistulas in 40 patients. Am J Neuroradiol（AJNR），2009，30（3）：462-468.

第二节

出血性脑动静脉畸形的治愈性栓塞

（赵阳　金蔚涛　刘爱华　李佑祥　缪中荣　邓丁伟）

一、引言

脑动静脉畸形（brain arteriovenous malformation，bAVM）的年破裂风险在不同研究结果之间的显著差异值得注意[1]。Choi 等[2]在 241 例患者中发现 270 例出血无死亡；相反，Ondra 等[3]在一项 24 年的随访研究中发现 25% 的患者发生致命性出血，出血性 AVM 的治疗对降低死亡率至关重要。

二、病情简介

患者，男性，20 岁，主因“间断头痛 1 月余”入院。

现病史：患者 1 月余前玩手机游戏时突发剧烈头痛，为全头胀痛，以枕部为著，伴恶心、呕吐 1 次，呕吐物为胃内容物，当时感视物不清，无意识障碍、肢体活动障碍、抽搐等。就诊于当地医院，行头部 CT 及 MRI 检查提示脑出血，完善 DSA 检查提示左枕部脑血管畸形，给予对症处理。

既往史：既往体健，否认药物及食物过敏史。

体格检查：生命体征正常，一般状况良好。神清语利。双瞳孔等大等圆，直径 2.5 mm，对光反射灵敏，眼动充分，左眼鼻侧、右眼颞侧视野缺损。面纹对称，伸舌居中，面部感觉正常。肢体活动正常，肌力 5 级，肌张力正常。颈软，病理征阴性，生理反射存在。

辅助检查：外院头部 CT 提示左侧枕叶出血，脑室内积血（图 2-2-1）

三、治疗过程

患者脑血管畸形诊断明确，近期有脑叶出血并脑室内积血，结合患者年轻，畸形累计再出血风险较高（约为 85%，预设年出血率 3%），因此手术适应证明确。

治疗方式包括以下三种。①手术切除：优点是畸形治愈率较高。患者近期畸形出血，重要结构已被出血破坏或推挤，并且该患者身体情况良好，可耐受手术。病灶处于左枕叶，目前已出现视野缺损症状，其他并发症的发生概率相对较低。但缺点是创伤较大，术后恢复时间稍长。②介入栓塞：优点是可通过分次栓塞，不断处理出血高危因素从而降低总体手术风险，栓塞范围可控，创伤小、恢复快。本例患者畸形团较紧凑，发育成熟，并非幼稚型。但缺点是治愈率低，外院的造影上甚至无法判断出有几根供血动脉可供插管。介入栓塞可为开颅手术或放射治疗提供有效帮助和准备。③放射治疗：优点是创伤小，并发症发生率低，而且本例病灶位置并非十分表浅，也没有明显的动静脉瘘样结构存在。但缺点是治疗周期长，远期效果不确切，短期内对再出血无明显保护作用。

患者年轻，对外形要求较高，家长拒绝开颅，要求行介入栓塞。患者近期出血，脑血管可能仍存在一定痉挛，头部 CT 提示出血尚未完全吸收，术中 Onyx 或 Eval 胶弥散可能受一定影响，栓塞策略以尽可能处理出血高危因素、减小体积、降低流量为主，栓塞后辅以 γ 刀等治疗。

术中患者取平卧位，全麻满意后，留置尿管通畅，术区常规消毒铺巾，右股动脉行 Seldinger 穿

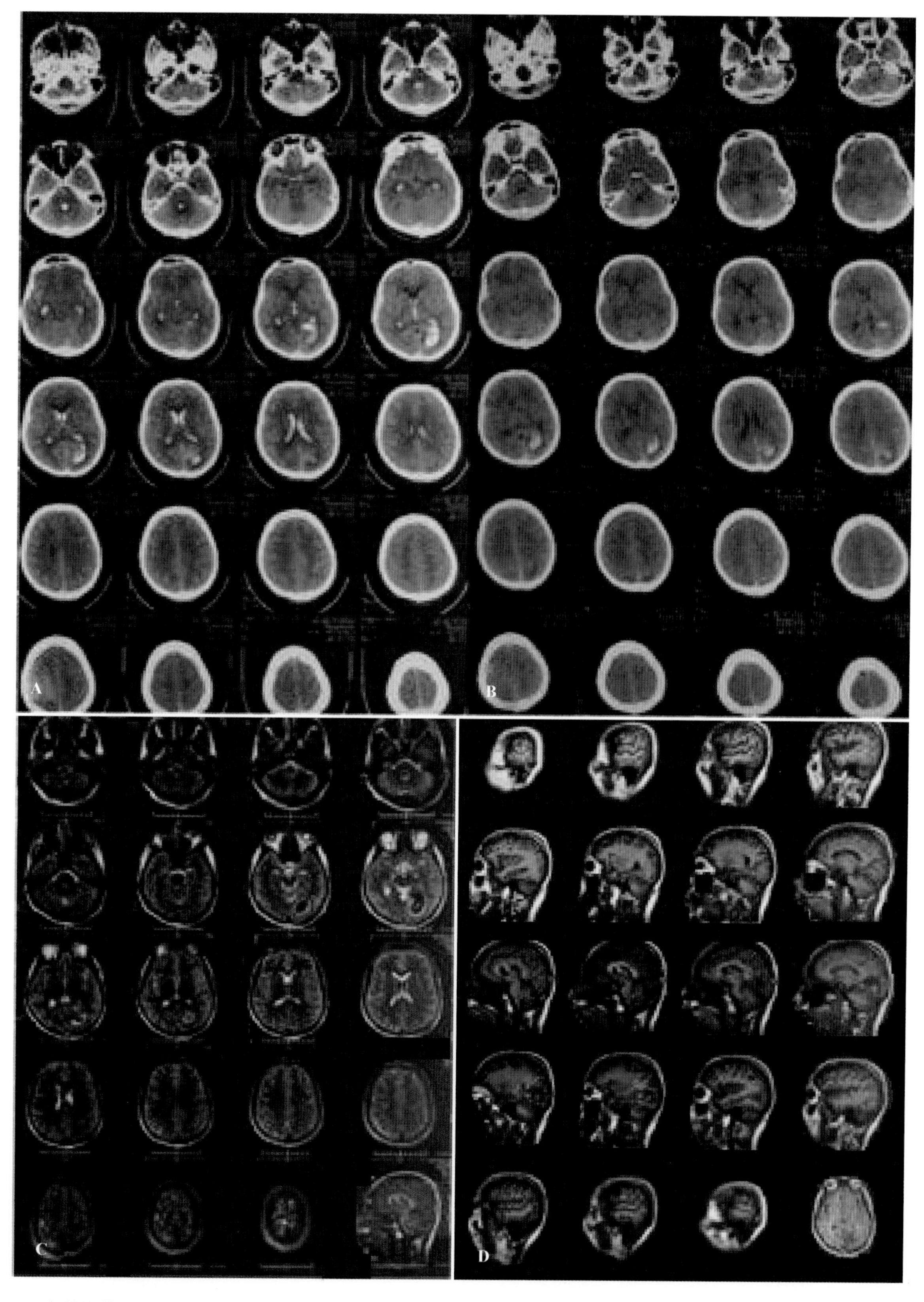

图 2-2-1　术前影像。头部 CT 提示左侧枕叶出血，并脑室内积血；MRI 提示左枕叶血管流空影。**A.** 当地医院 CT；**B.** 本院 CT；**C.** 头部 MRI 轴位；**D.** 头部 MRI 矢状位

刺，置入 6F 动脉鞘，超滑泥鳅导丝携带 6F Envoy 导管选入左侧椎动脉，管头平椎动脉 V2 段水平，位置满意后造影见左枕部脑动静脉畸形，巢内多发动脉瘤样结构，主要由左侧大脑后动脉参与供血，经深部静脉向直窦、窦汇引流，引流方向为后内方，流速较快，静脉窦血流方向正常，左侧大脑后动脉 P1 段壶腹样改变（图 2-2-2）。

连接高压肝素盐水持续滴注，ASAHI-10 微导丝携带 Marathon 微导管进入顶枕动脉，管头位置满意后微量造影（图 2-2-3），然后推注 Onyx 胶 1.2 ml，见胶向静脉移行，而反流不明显，但血管扭曲，考虑可能存在拔管困难，停止推注，缓慢拔管，造影见顶枕动脉供血畸形团消失，引流静脉通畅（图 2-2-4）。

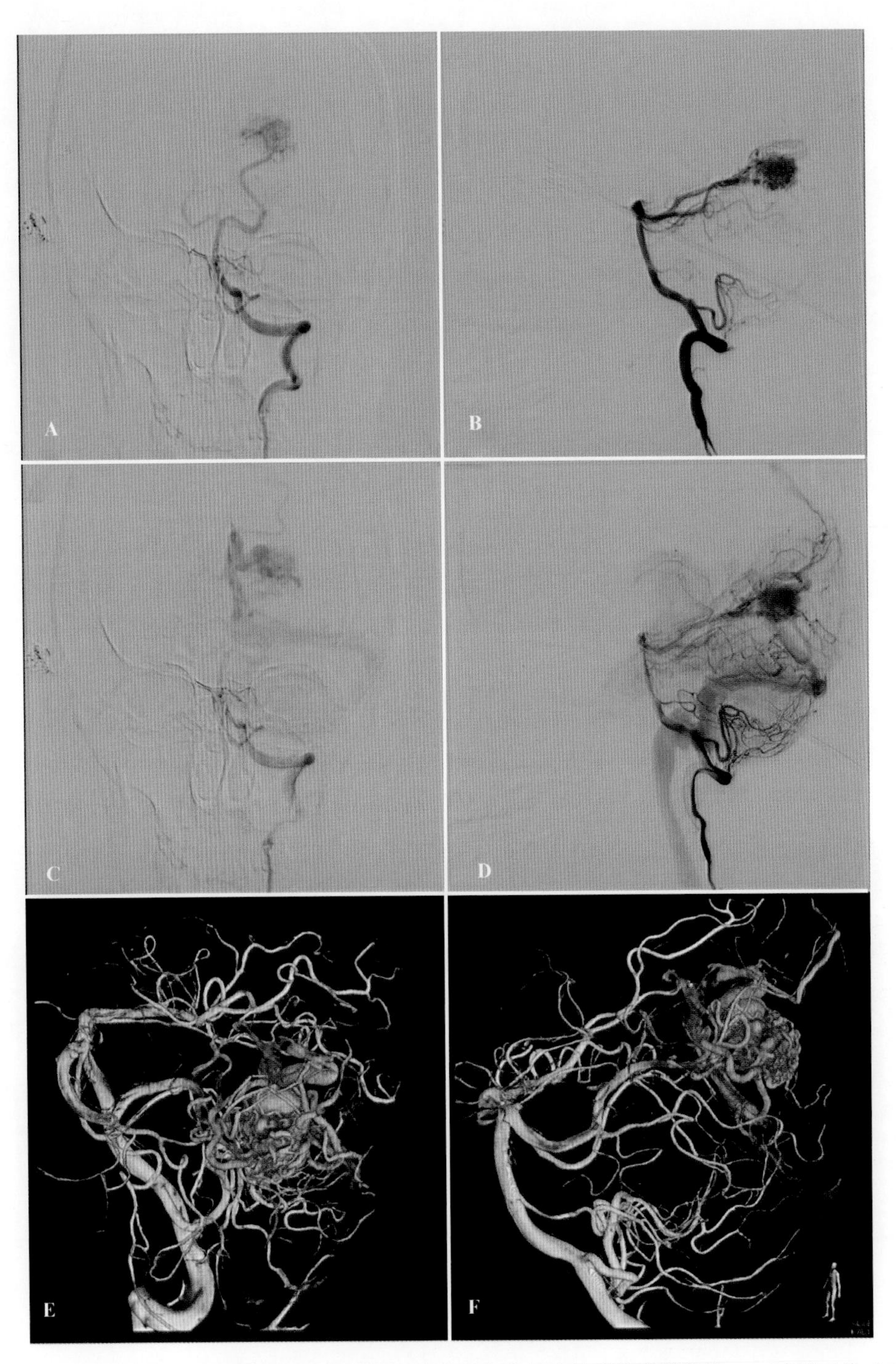

图 2-2-2　左椎动脉正、侧位造影见左枕部脑动静脉畸形，畸形团内合并多处动脉瘤样结构。**A.** 减影正位（动脉早期）；**B.** 减影侧位（动脉早期）；**C.** 减影正位（动脉晚期）；**D.** 减影侧位（动脉晚期）；**E** 和 **F.** 三维重建

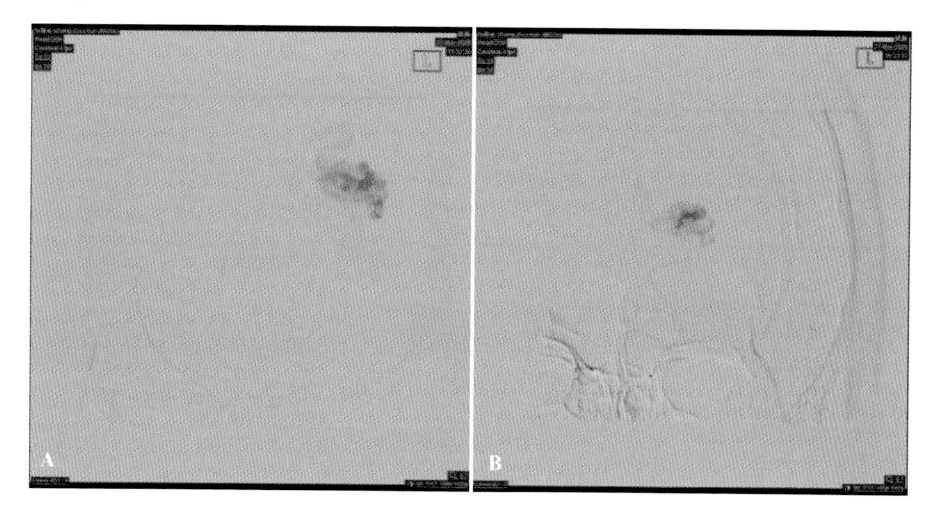

图 2-2-3　第一根微导管（Marathon）进入顶枕动脉到位后微量造影，结果满意。A. 侧位；B. 正位

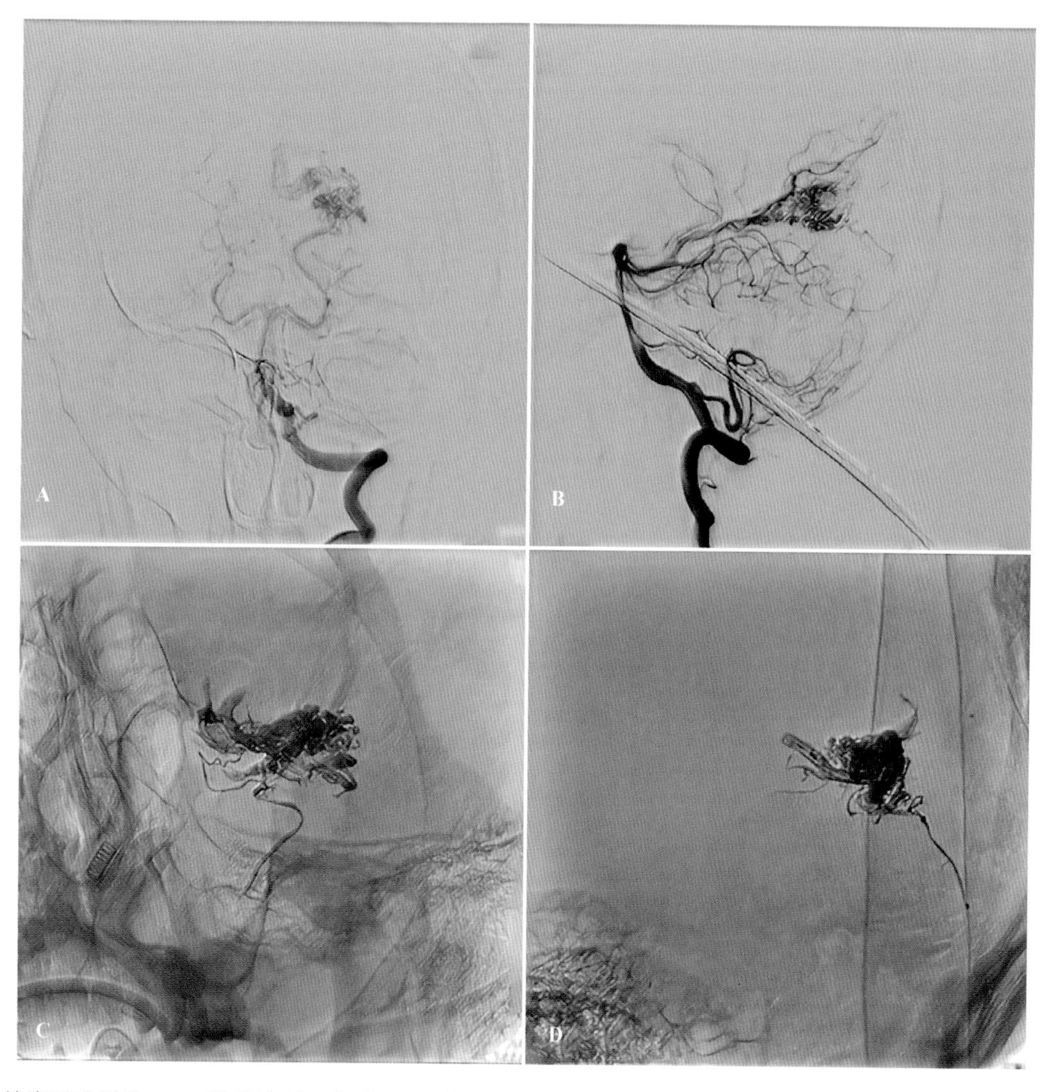

图 2-2-4　栓塞后造影及 Onyx 胶的铸型，此时 Onyx 胶已少量进入引流静脉，但静脉仍保持较为通畅。A 和 B. 部分栓塞后正位（A）和侧位（B）造影；C. 透视正位；D. 透视侧位

标准正、侧位造影见距状沟动脉供血仍存在，仍可见类似动脉瘤样结构，ASAHI-10 微导丝携带 Headway 17 微导管进入，微量造影（图 2-2-5）后推注 Onyx 胶 1.5 ml，弥散良好，直至反流较明显时拔除微导管。造影见畸形团近全栓塞，引流静脉血流速度迟滞。维持动脉导管肝素盐水持续滴注，5 min 后造影见静脉引流显影变差，畸形团仍可疑显影（图 2-2-6）。

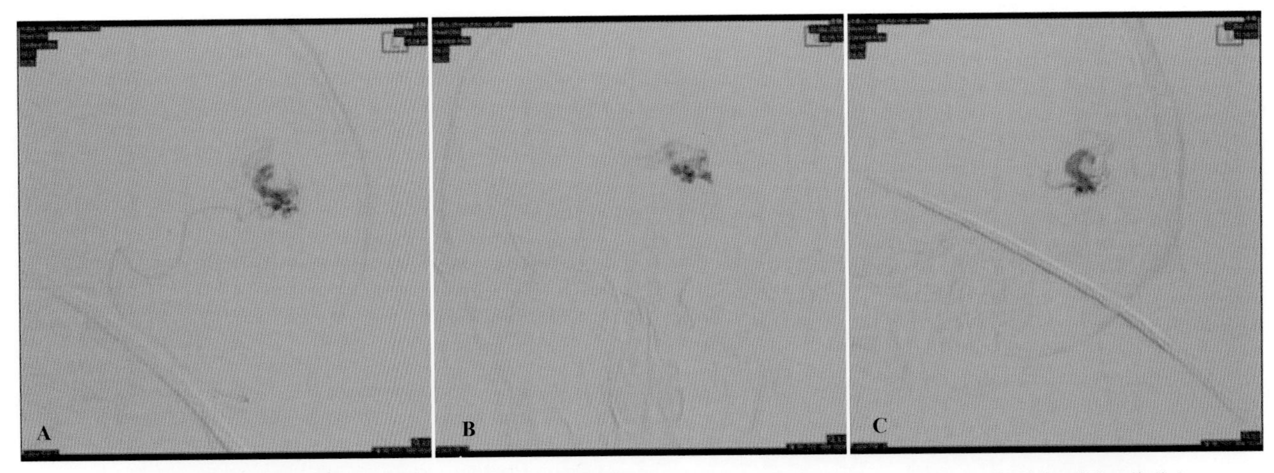

图 2-2-5 第二根微导管（Headway 17）到位后微量造影，Onyx 胶弥散良好（A、B、C 分别为不同工作位）

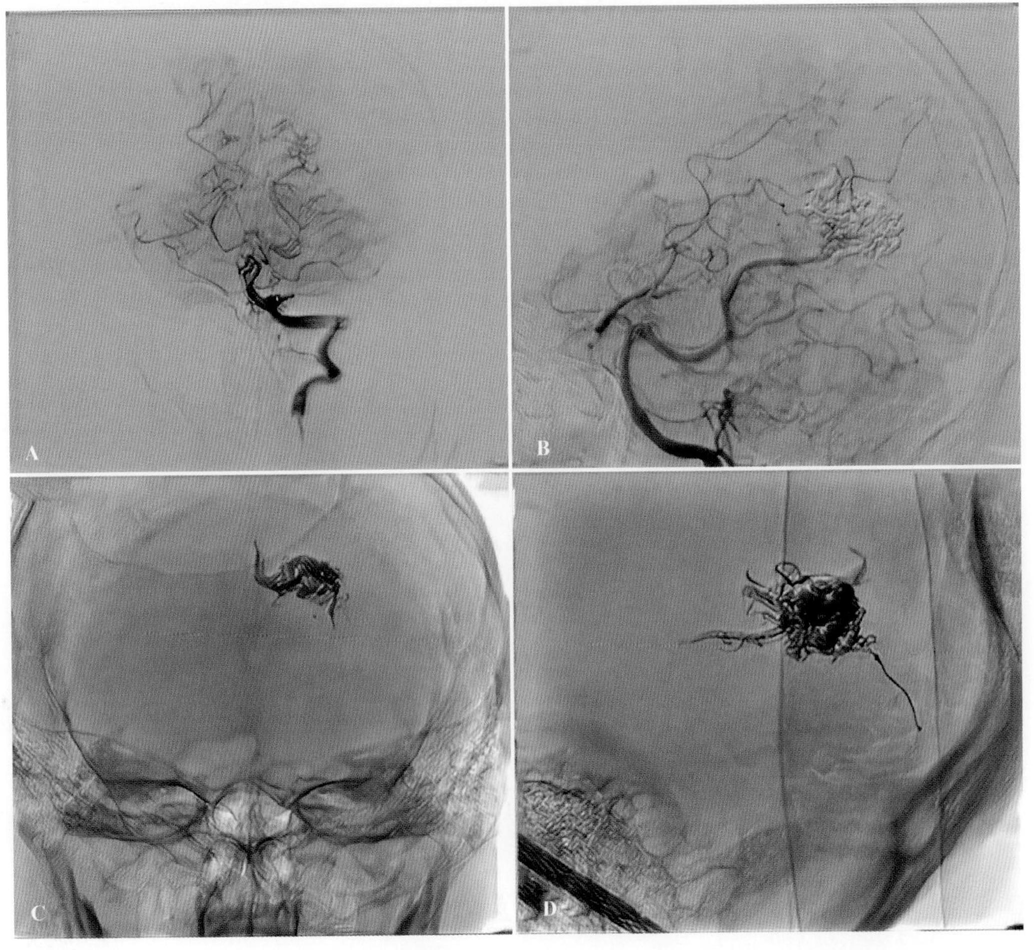

图 2-2-6 第二根微导管进入距状沟动脉栓塞后的造影及 Onyx 胶铸型，此时静脉中的 Onyx 胶未明显增多，但静脉引流可见已较缓慢，而畸形团似乎仍有显影。A. 造影正位；B. 造影侧位；C. 透视正位；D. 透视侧位

ASAHI 微导丝携带 Headway 17 微导管进入大脑后动脉 P3 段，微量造影见顶枕动脉供血仍存在，近端血管部分再通，遂再次选入，推注 Onyx 胶 0.5 ml 封闭供血动脉，巢内少量胶弥散，再次造影见畸形团不显影（图 2-2-7），脑血流速度未见明显异常，将导引导管置于左侧颈总动脉再次造影确认未见畸形团显影，复查各血管造影未见其他异常（图 2-2-8）。XperCT 未见出血。

遂结束手术，撤除各级导管系统，穿刺点封堵止血满意后，加压包扎固定良好，患者自麻醉中苏醒后平车送回病房。术后给予监护、补液、吸氧、抗癫痫、控制血压、右下肢制动 24 h 等对症治疗，观察患者意识、瞳孔、肢体感觉及运动情况，及时对症处理。

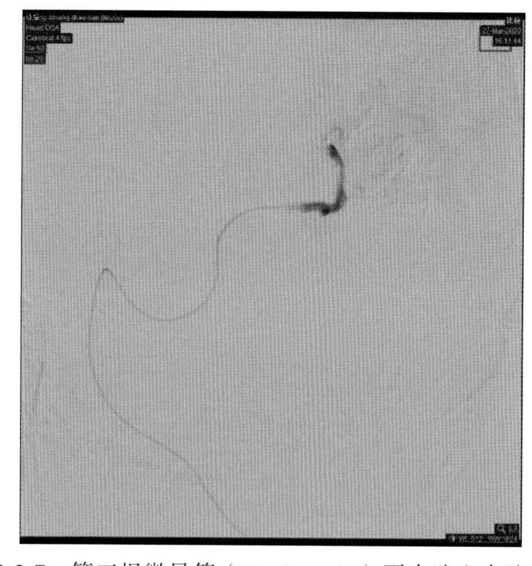

图 2-2-7　第三根微导管（Headway 17）再次选入大脑后动脉远端，再次造影见畸形团不显影

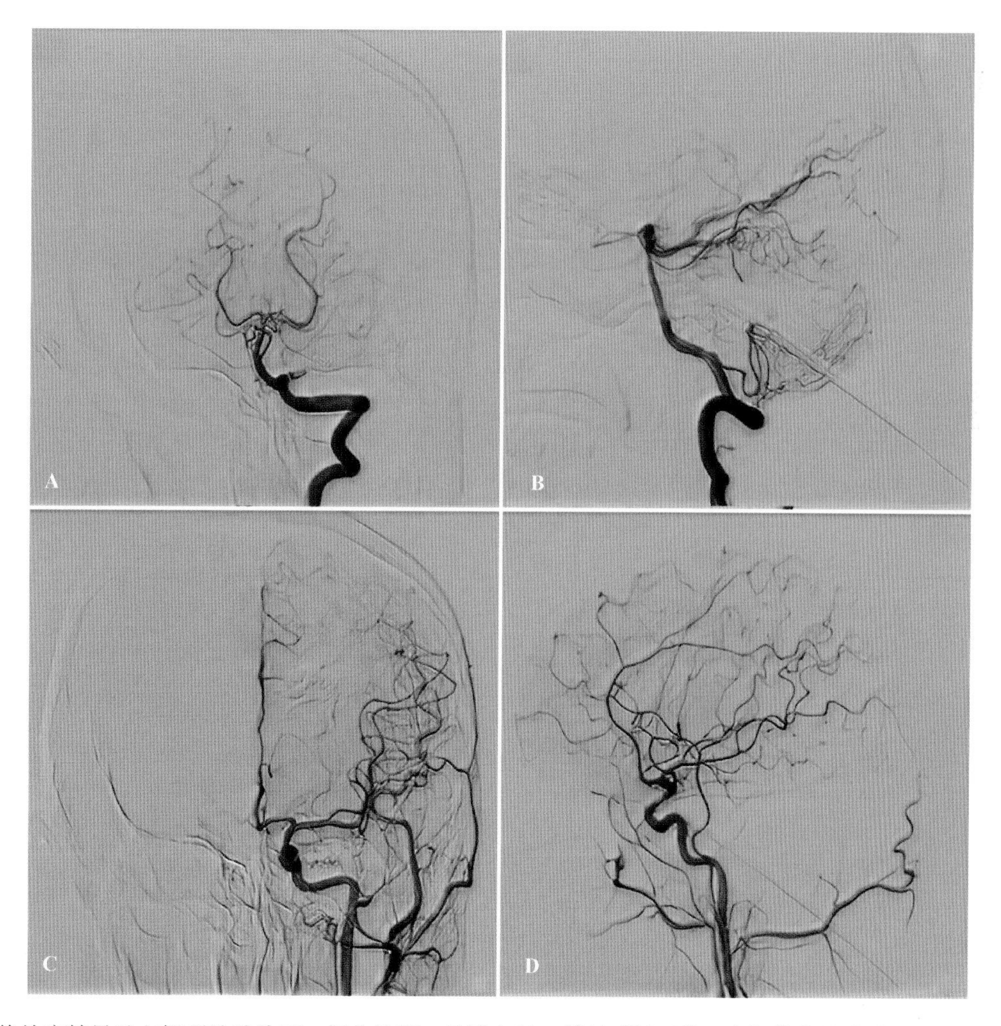

图 2-2-8　最终栓塞结果及左侧颈总动脉正、侧位造影，显影良好，循环时间正常，全期均未见畸形团显影。**A.** 椎基底动脉造影正位；**B.** 椎基底动脉造影侧位；**C.** 左侧颈总动脉造影正位；**D.** 左侧颈总动脉造影侧位

四、讨论

脑血管畸形的治疗到目前仍是讨论的热点话题，对于血管畸形的各种研究还远没有像动脉瘤这样成熟，血管内介入治疗仍然是血管畸形的一种有效而安全的治疗方案，尤其是针对本例年轻患者同时已经合并出血的病例，治疗决策应该是没有太多疑问的[4]。

这个部位的血管畸形对于开颅手术而言同样难度和风险适中，但患者及家属的抉择我们经常无法强加干预。

对于出血急性期的血管畸形栓塞，笔者主张待出血基本吸收、颅内血管稳定后再行栓塞，受限于血肿的压迫和血管痉挛，微导管的到位和液态栓塞剂的弥散会受到很大影响，而出血后并不高的短期再出血率给了患者等待更好手术机会的时间。

文献中对于再出血率的认识存在较大的争议，各中心的数值甚至可以在2%～18%之间波动[5-6]，在还没有定论的前提下，等待时间也并不是无限的，与其认定为择期手术，不如按照限期手术来安排更为合理。

急性期血管畸形栓塞手术的主要目标并不是盲目追求畸形团的完全栓塞，应该基于对出血来源的判断[7]，在准确判定出血高危因素的情况下，尽可能降低再出血风险[8-9]，为下一步的治疗提供条件。

栓塞过程中静脉保护始终是需要高度重视的问题，当畸形团仍存在而引流静脉停滞的时候，可能会遇到的情况无外乎两种：一种是畸形团的自愈，类似于静脉入路脑血管畸形的栓塞[10-11]；一种就是近期内将要发生的出血，某些时候这种出血将会是灾难性的[12]。而天平究竟将倒向哪一侧是无法判断的，鉴于静脉入路血管畸形栓塞的高出血率，一旦发现静脉引流不畅，哪怕只是很少部分区域的畸形团引流不畅，一定要争取血管畸形的完全栓塞，甚至中转开颅也不是一件错误的事情，尽管有些时候这种选择略显激进而家属甚至术者本身都无法接受。

一些研究在术后使用了小剂量的肝素预防静脉内血栓的快速形成，尤其当畸形位于髓内时[13-14]。然而不可否认的是，这也同时使患者暴露于术后出血增加的风险之中。

麻醉清醒阶段以及术后血压的控制是减少出血并发症的有效措施，拔管刺激是我们需要考虑到的一个诱因[15]，如果能在诱导时局部用药以减轻拔管时的刺激，将会使得这一风险极大降低。有时甚至会以连续镇静的方式以使患者度过最危险的第一天。

参考文献

[1] Karlsson B，Johansson AV，Yang HC，et al. A novel method to determine the natural course of unruptured brain arteriovenous malformations without the need for follow-up information. J Neurosurg，2018，129（Suppl1）：10-16.

[2] Choi JH，Mast H，Sciacca RR，et al. Clinical outcome after first and recurrent hemorrhage in patients with untreated brain arteriovenous malformation. Stroke，2006，37（5）：1243-1247.

[3] Steinberg GK，Fabrikant JI，Marks MP，et al. Stereotactic heavy-charged-particle Bragg-peak radiation for intracranial arteriovenous malformations. N Engl J Med，1990，323（2）：96-101.

[4] Crowley RW，Ducruet AF，Kalani MY，et al. Neurological morbidity and mortality associated with the endovascular treatment of cerebral arteriovenous malformations before and during the Onyx era. J Neurosurg，2015，122（6）：1492-1497.

[5] Beecher JS，Lyon K，Ban VS，et al. Delayed treatment of ruptured brain AVMs：is it ok to wait? J Neurosurg，2018，128（4）：999-1005.

[6] Stemer AB，Bank WO，Armonda RA，et al. Acute embolization of ruptured brain arteriovenous malformations. J Neurointerv Surg，2013，5（3）：196-200.

[7] Chandran A，Radon M，Biswas S，et al. Novel use of 4D-CTA in imaging of intranidal aneurysms in an acutely ruptured arteriovenous malformation：is this the way forward? J Neurointerv Surg，2016，8（9）：e36.

[8] Torné R，Rodríguez-Hernández A，Lawton MT. Intraoperative arteriovenous malformation rupture：causes，management techniques，outcomes，and the effect of neurosurgeon experience. Neurosurg Focus，2014，37（3）：E12.

[9] Garzelli L，Shotar E，Blauwblomme T，et al. Risk factors for early brain AVM rupture：cohort study of pediatric and adult patients. Am J Neuroradiol（AJNR），2020，41（12）：2358-2363.

[10] Dinc N，Won SY，Quick-Weller J，et al. Prognostic variables and outcome in relation to different bleeding patterns in arteriovenous malformations. Neurosurg Rev，2019，42（3）：731-736.

[11] Liew JA，Yang W，Mashouf LA，et al. Incidence of spontaneous obliteration in untreated brain arteriovenous malformations. Neurosurgery，2020，86（1）：139-149.

[12] Murthy SB，Merkler AE，Omran SS，et al. Outcomes after intracerebral hemorrhage from arteriovenous malformations. Neurology，2017，88（20）：1882-1888.

[13] Rodesch G，Parker F，Garcia-Monaco R，et al. Place de l'embolisation dans le traitementen urgence des malformations artério-veineusescérébralesrompues [Role of embolization in the emergency treatment of ruptured cerebral arteriovenous malformations]. Neurochirurgie，1992，38（5）：282-290.

[14] Iwama T，Hashimoto N，Todaka T，et al. Resection of a large，high-flow arteriovenous malformation during hypotension and hypothermia induced by a percutaneous cardiopulmonary support system：case report. J Neurosurg，1997，87（3）：440-444.

[15] Biondi A，Le Jean L，Capelle L，et al. Fatal hemorrhagic complication following endovascular treatment of a cerebral arteriovenous malformation. Case report and review of the literature. J Neuroradiol，2006，33（2）：96-104.

第三节

出血性脑动静脉畸形介入栓塞联合 γ 刀治疗

（邓丁伟　孙志文　王博　刘爱华　宋立刚　李佑祥）

一、引言

脑动静脉畸形（bAVM）的治疗仍然是一个复杂且有一定争议的临床问题，这些病变相对较低的发病率和巨大的异质性使它们很难研究。偶发的脑动静脉畸形，每年出血风险通常低至 2% ～ 4%；然而，每次出血相关的发病率和死亡率都非常高。

因为再出血的概率非常高，所以治疗最近有出血史的脑动静脉畸形患者时应该更加积极[1]。此外，bAVM 体积的部分减少似乎不能阻止后继的出血；因此，治疗目标应该是完全切除或闭塞。

治疗方案包括血管内栓塞、放射治疗、手术切除或者三者的组合治疗。在可能的情况下，通常首选手术切除，因为手术可以立即切除动静脉畸形以消除任何未来的出血风险。然而，手术切除 Spetzler-Martin（SM）分级较高的 bAVM 会增加围术期的发病率和死亡率[2-3]，故 SM 3 级或 4 级的 bAVM 致颅内出血患者常接受血管内栓塞、放射治疗或联合治疗。

二、病情简介

患者，女性，14 岁，主因“发作性抽搐伴发现脑动静脉畸形 9 年”入院。

现病史：患者 9 年前突然出现抽搐、恶心、呕吐、意识障碍，就诊于当地医院，诊断为脑出血，考虑脑动静脉畸形，保守治疗约 3 周，症状好转出院。1 年前因头痛再次就诊，DSA 示脑血管畸形（图 2-3-1），行介入治疗；考虑胶栓可能导致静脉栓塞，经讨论用弹簧圈栓塞供血动脉，造影显示畸形部分栓塞，流速减慢（图 2-3-2）。患者为求进一步治疗再次入院。

既往史：无特殊既往史。

体格检查：神经系统查体无异常。

辅助检查：影像学检查如现病史所述。

三、治疗过程

患者取平卧位，全身麻醉成功后，常规消毒铺巾，右侧股动脉行 Seldinger 穿刺，置 6F 动脉鞘。超滑泥鳅导丝携带 6F 导引导管超选入左侧颈内动脉行正、侧位造影，显示左侧动静脉畸形，主要由额极动脉供血，经畸形血管向上矢状窦引流（图 2-3-3）。

超滑泥鳅导丝携带导引导管选入左侧颈内动脉 C3 段，调整管头位置满意，撤出泥鳅导丝，路图下 ASAHI 微导丝（0.010 in×200 cm）携 Marathon 微导管超选入额极动脉，撤出微导丝，微量造影显示管头位置满意，0.5 ml DMSO 充盈微导管，空白路径图下，缓慢推乙烯-乙烯醇共聚物（EVOH）生物胶 0.5 ml，透视下显示畸形团内弥散良好，少量反流，造影显示畸形团大部分栓塞（图 2-3-4），顺利拔除微导管。遂结束手术。

术后正、侧位造影（图 2-3-5），显示分支为过路型（供应额顶叶运动功能区），所以这个供血动脉没有进行注胶栓塞，建议术后 2 周联合 γ 刀放射治疗。

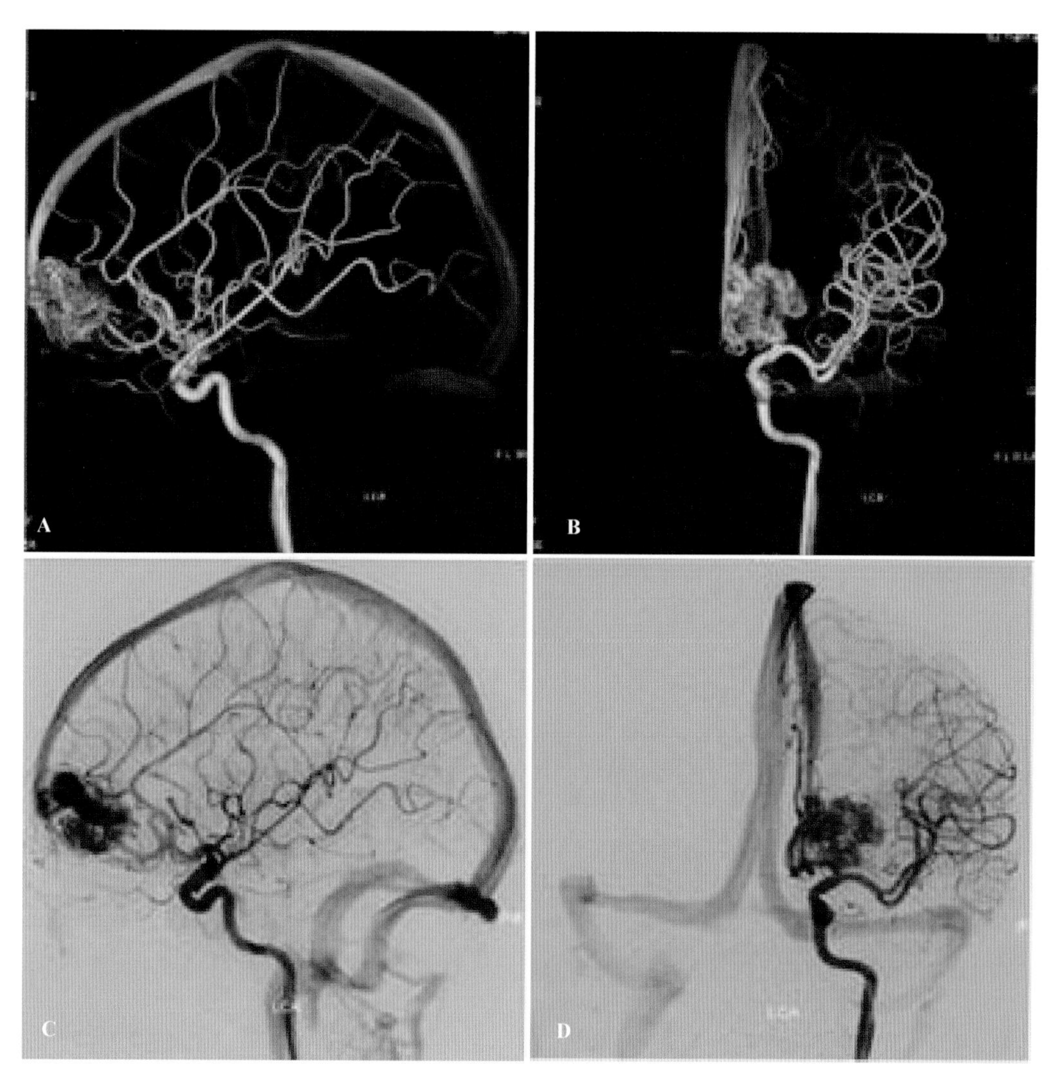

图 2-3-1　第 1 次血管内治疗术前脑血管造影提示额叶动静脉畸形。**A**. CTA 三维重建侧位；**B**. CTA 三维重建正位；**C**. 造影侧位；**D**. 造影正位

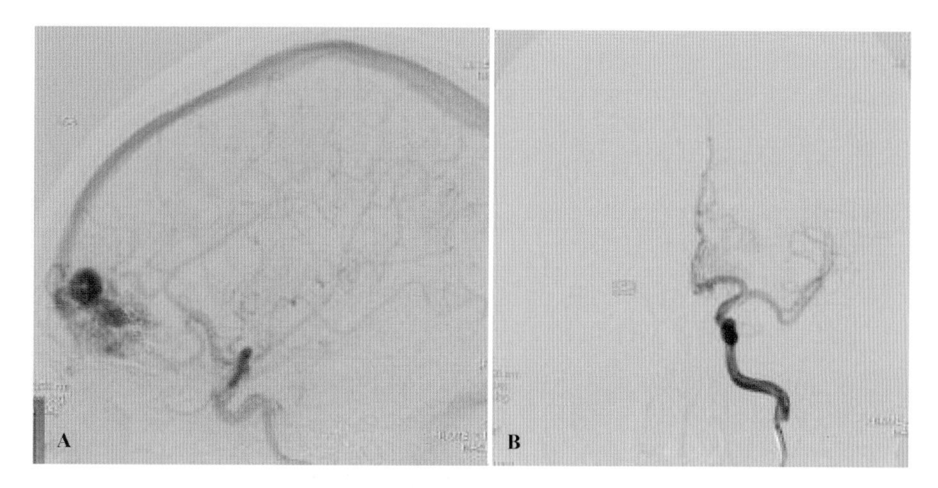

图 2-3-2　第 1 次血管内治疗术后复查造影提示畸形团仍然显影。**A**. 侧位；**B**. 正位

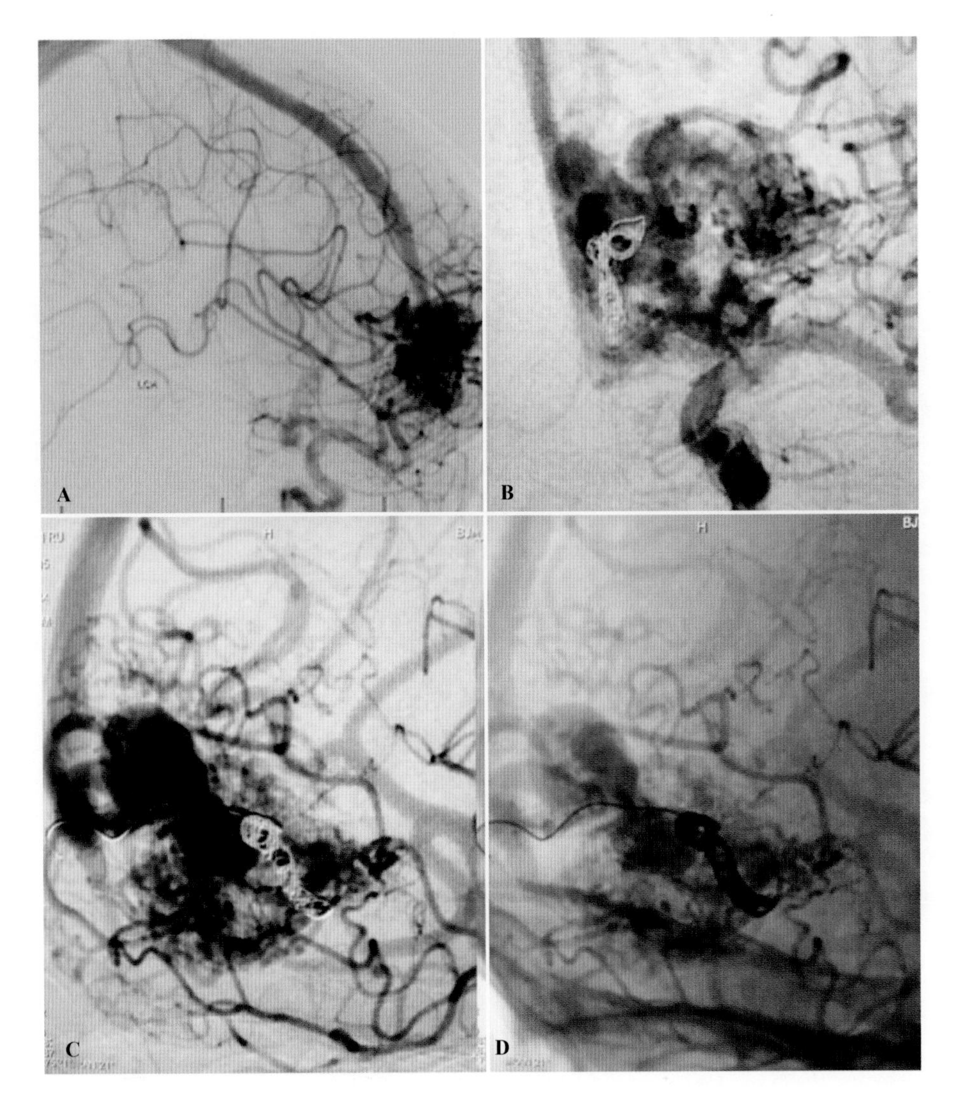

图 2-3-3　栓塞术前造影评估，显示左侧动静脉畸形，主要由额极动脉供血，经畸形血管向上矢状窦引流。**A**. 造影正位；**B**. 透视图；**C**. 畸形局部放大；**D**. 推胶前工作位透视图

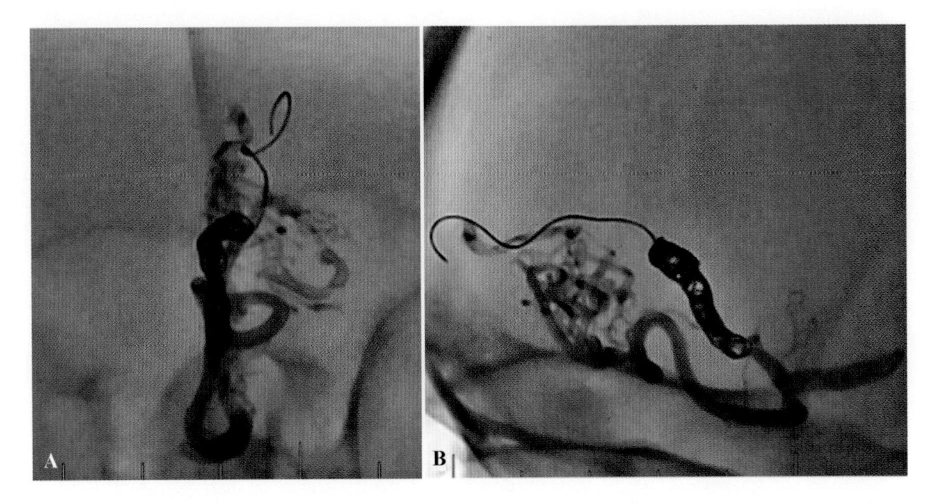

图 2-3-4　栓塞后 EVOH 生物胶铸型。**A**. 正面观；**B**. 侧面观

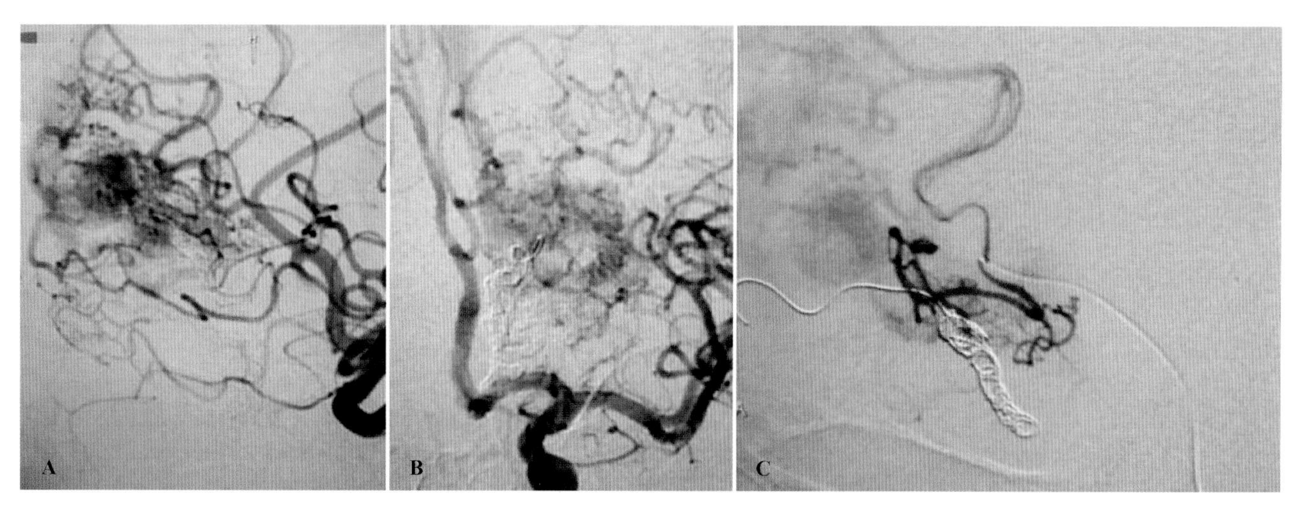

图 2-3-5 术后正、侧位造影提示血管畸形部分栓塞。A. 首次生物胶栓塞后正位；B. 首次生物胶栓塞后侧位；C. 微导管超选造影提示分支为过路型

四、讨论

患者为青少年，学习压力大，且动静脉畸形血管毗邻额顶叶功能区，为降低或杜绝 bAVM 再次出血造成严重的并发症，积极治疗非常有必要[4-6]。

该患者在介入治疗术后一般情况尚可，神志语言与肢体活动正常。介入栓塞联合 γ 刀治疗正在随访观察中。

脑血管畸形的介入栓塞需要详细分析和评估脑血管畸形的局部血管构筑、供血动脉、引流静脉以及超选路径[7]。术中造影脑血管畸形上部的供血动脉是过路型，分支供应额顶叶功能区，因此为了避免栓塞后功能障碍，对此分支血管没有进行注胶栓塞，建议术后 γ 刀放射治疗。

此次介入手术超选栓塞脑血管畸形的前下部，EVOH 胶铸型良好，达到了减少 bAVM 体积大小与血流量的目标，bAVM 较术前明显减小，也有利于提高 γ 刀放射治疗的治愈可能[10]。

非黏附性液体栓塞剂 EVOH 是聚乙烯和聚乙烯醇（polyvinyl alcohol，PVA）的共聚物液体栓塞剂，可溶于 DMSO，与黏附性栓塞剂氰基丙烯酸丁酯（n-butyl-cyanoacrylate，NBCA）胶相比，EVOH 的最大优点是不黏管，可以长时间缓慢注射，聚合性好，操控性好，可在整个畸形血管团内充分弥散[8-9]。

脑动静脉畸形的立体定向放射治疗是一种行之有效的治疗方法。闭塞的实现需要高剂量的辐射[11]。然而，一些报告已经证明，脑组织接受超过 12 Gy 的辐射会增加辐射相关损伤的风险[12]。因此，为了避免辐射损伤的风险，较大的动静脉畸形以较低的处方剂量治疗，从而限制了放疗的有效性。此外，放疗的疗效还与体积有关，据报道较大的动静脉畸形的闭塞率仅为 23% ～ 36%[13]。因此，放疗前先用 Onyx 胶栓塞 bAVM 从而减小其体积（中位体积减少率达到 87.5%），可以降低不良辐射效应的风险[14]。但相较于单独应用放疗，放疗术前栓塞 bAVM 并不会显著增加闭塞率[15]。

参考文献

[1] Solomon RA，Connolly ES Jr. Arteriovenous malformations of the brain. N Engl J Med，2017，376（19）：1859-1866.

[2] Berv，ini D，Morgan MK，Ritson EA，et al. Surgery for unruptured arteriovenous malformations of the brain is better than conservative management for selected cases：a prospective cohort study. J Neurosurg，2014，121（4）：878-890.

[3] Ding D，Starke RM，Kano H，et al. Stereotactic radiosurgery for Spetzler-Martin Grade III arteriovenous malformations：an international multicenter study. J Neurosurg，2017，126（3）：859-871.

[4] Todnem N，Ward A，Nahhas M，et al. A retrospective cohort analysis of hemorrhagic arteriovenous malformations treated with combined endovascular embolization and gamma knife stereotactic radiosurgery. World Neurosurg，2019，122：e713-e722.

[5] Nicolato A，Longhi M，Tommasi N，et al. Leksell

gamma knife for pediatric and adolescent cerebral arteriovenous malformations: results of 100 cases followed up for at least 36 months. J Neurosurg Pediatr, 2015, 16 (6): 736-747.

[6] Shaligram SS, Winkler E, Cooke D, et al. Risk factors for hemorrhage of brain arteriovenous malformation. CNS Neurosci Ther, 2019, 25 (10): 1085-1095.

[7] Lawton MT, Rutledge WC, Kim H, et al. Brain arteriovenous malformations. Nat Rev Dis Primers, 2015, 1: 15008.

[8] Hamada J, Kai Y, Morioka M, et al. A nonadhesive liquid embolic agent composed of ethylene vinyl alcohol copolymer and ethanol mixture for the treatment of cerebral arteriovenous malformations: experimental study. J Neurosurg, 2002, 97 (4): 889-895.

[9] Hamada J, Kai Y, Morioka M, et al. A mixture of ethylene vinyl alcohol copolymer and ethanol yielding a nonadhesive liquid embolic agent to treat cerebral arteriovenous malformations: initial clinical experience. J Neurosurg, 2002, 97 (4): 881-888.

[10] Shtraus N, Schifter D, Corn BW, et al. Radiosurgical treatment planning of AVM following embolization with Onyx: possible dosage error in treatment planning can be averted. J Neurooncol, 2010, 98 (2): 271-276.

[11] Pollock BE, Gorman DA, Coffey RJ. Patient outcomes after arteriovenous malformation radiosurgical management: results based on a 5-to 14-year follow-up study. Neurosurgery, 2003, 52 (6): 1291-1297.

[12] Levegrün S, Hof H, Essig M, et al. Radiation-induced changes of brain tissue after radiosurgery in patients with arteriovenous malformations: correlation with dose distribution parameters. Int J Radiat Oncol Biol Phys, 2004, 59 (3): 796-808.

[13] Miyawaki L, Dowd C, Wara W, et al. Five year results of LINAC radiosurgery for arteriovenous malformations: outcome for large AVMS. Int J Radiat Oncol Biol Phys, 1999, 44 (5): 1089-1106.

[14] Strauss I, Haim O, Umansky D, et al. Impact of Onyx embolization on radiosurgical management of cerebral arteriovenous malformations: treatment and outcome. World Neurosurg, 2017, 108: 656-661.

[15] Lee CC, Chen CJ, Ball B, et al. Stereotactic radiosurgery for arteriovenous malformations after Onyx embolization: a case-control study. J Neurosurg, 2015, 123 (1): 126-135.

第四节

血管内治疗先天性大脑大静脉动脉瘤样畸形

（陈希恒）

一、引言

大脑大静脉动脉瘤样畸形（vein of Galen aneurysmal malformation，VGAM）是一种罕见的先天性脑血管疾病[1]，它约占所有颅内血管病变的1%，占所有小儿血管畸形的30%[2-3]。

VGAM本质上代表一种由脉络膜动脉供血的脉络膜动静脉瘘，从脉络膜动脉分流到扩张的中线深静脉引流系统。Raybaud[4]首先认识到这是一条扩张的静脉，即持续存在的Markowski前脑正中静脉（median prosencephalic vein of Markowski，MPV），MPV即大脑大静脉（Galen静脉）的胚胎发育前体，供血动脉经常包括胼胝体周围动脉（大脑前动脉）和脉络膜动脉（后内侧、后外侧和前脉络膜动脉）。这种胚胎静脉只参与脉络丛系统的引流，不与深静脉系统相连。在VGAM患者中，MPV没有正常退化，没有形成真正的Galen静脉，因此与丘脑和大脑内部静脉的沟通没有形成，这一过程被认为发生在妊娠第6～11周[3]。

尽管Lasjaunias[5]的VGAM模型描述了大脑内静脉（internal cerebral vein，ICV）的经典替代引流，但Hans Kortman等[6]发现，在他们的病例中，大约1/3的ICV与静脉畸形相通，他们认为这是导致疾病进展和死亡的一个主要原因。

Yasargil[7]根据血管构筑将VGAM分为四种类型：VGAM Ⅰ型表现为一个或几个动脉直接分流入VGAM的动脉瘤状引流静脉，扩张的引流静脉对大脑导水管造成压迫；VGAM Ⅱ型表现为供血动脉和引流静脉之间有一个动脉-动脉之间形成的“巢样”血管丛；VGAM Ⅲ型兼具Ⅰ型和Ⅱ型的特点；VGAM Ⅳ型表现为动静脉畸形引流到扩大但其他方面正常的Galen静脉。

后来，Lasjaunias及其同事将真正的VGAM分为脉络膜型和壁型。脉络膜型是最常见的VGAM类型，其典型的特征是供血动脉来自双侧所有脉络膜动脉、胼周动脉和丘脑室管膜下动脉分支，然后引流到中线的一个大静脉球；这些血管连接位于颅外蛛网膜下腔，与前脑正中静脉的前侧相通。壁型VGAM约占病变的1/3，它的特点是前脑正中静脉壁有直接的动静脉瘘，出口狭窄更常见，很少有连接来自丘脑或脉络膜后动脉分支，可能是单侧或双侧的。混合型就是兼具上述两种特点（表2-4-1）。

VGAM的临床表现因患者的年龄不同而异。新生儿通常会出现高流量充血性心力衰竭，因为高流量分流会产生心脏超负荷；而婴儿和儿童通常会出现颅内静脉高压性疾病，如头围增大、面部和头皮静脉曲张以及脑积水[8]。颅后窝硬脑膜窦的流出受限会在一定程度上改善心脏超负荷，但会导致进一步的颅内静脉高压，这不仅会干扰脑脊液的分泌，而且还会影响脑脊液的吸收[9]。静脉高压导致脑组织丢失，从而导致发育延迟[8]。因此，颅后窝硬脑膜窦闭塞被认为加重了VGAM的临床病程。然而，其发病率、发病机制以及血管内栓塞治疗的效果尚不清楚[10]。Berenstein等报告在其治疗的61例VGAM患儿中，20例（32.8%）合并颅后窝硬脑膜窦闭塞。

表 2-4-1　大脑大静脉动脉瘤样畸形（VGAM）的分型

分型	具体描述
Lasjaunias 等，1991	
Ⅰ型	脉络膜型
Ⅱ型	壁型
Yasargil，1988	
Ⅰ型	由来自大脑后动脉 P3 段的软膜动脉和 Galen 静脉组成的直接动静脉瘘
Ⅱ型	由来自大脑后动脉 P1 及 P2 段的丘脑穿支动脉供血
Ⅲ型	Ⅰ型和Ⅱ型同时存在
Ⅳ型	
ⅣA 型	由于邻近丘脑 AVM 的分流导致 Galen 静脉的动脉瘤样扩张
ⅣB 型	由于邻近间脑 AVM 的分流导致 Galen 静脉的动脉瘤样扩张
ⅣC 型	丘脑或中脑丛状畸形及单独的室管膜 AVF 与 Galen 静脉相邻

血管内栓塞技术和工艺的进步，以及对临床、解剖和病理生理特征的深入理解，使 VGAM 的结果和预后得到了显著改善。对于年龄较大的儿童和以前接受过新生儿治疗的儿童，主要目标是减少或逆转静脉高压，以改善脑脊液的再吸收，通过减少分流来防止脑积水。栓塞术的最终目的是安全有效地闭塞畸形部位。本文我们将介绍一例经静脉“高压锅”技术完全栓塞合并静脉窦狭窄的“混合型”VGAM 的治疗经验。

二、病情简介

患儿，男性，12 岁，主因“发现脑血管畸形 4 个月”入院。

现病史：患儿 4 个月前不慎摔倒，摔倒前无头痛、呕吐，无肢体抽搐，无意识障碍，于当地医院查 CT 提示左侧额叶脑挫裂伤伴少量出血，脑内异常信号影、幕上脑室扩张，进一步查 CTA、CTV 等考虑脑血管畸形。病程中患者于 3 个月前开始出现发作性抽搐，每次持续约数秒至数分钟，最长达半小时，有时伴口角抽动、意识丧失，初时发作频繁，在给予丙戊酸钠口服溶液对症治疗后缓解，入院前 1 周未再明显发作。

既往史：既往有脑出血、癫痫发作。

体格检查：未见明显阳性体征。

辅助检查：CT 及 MRI 检查见严重脑积水，引流静脉狭窄（图 2-4-1）。

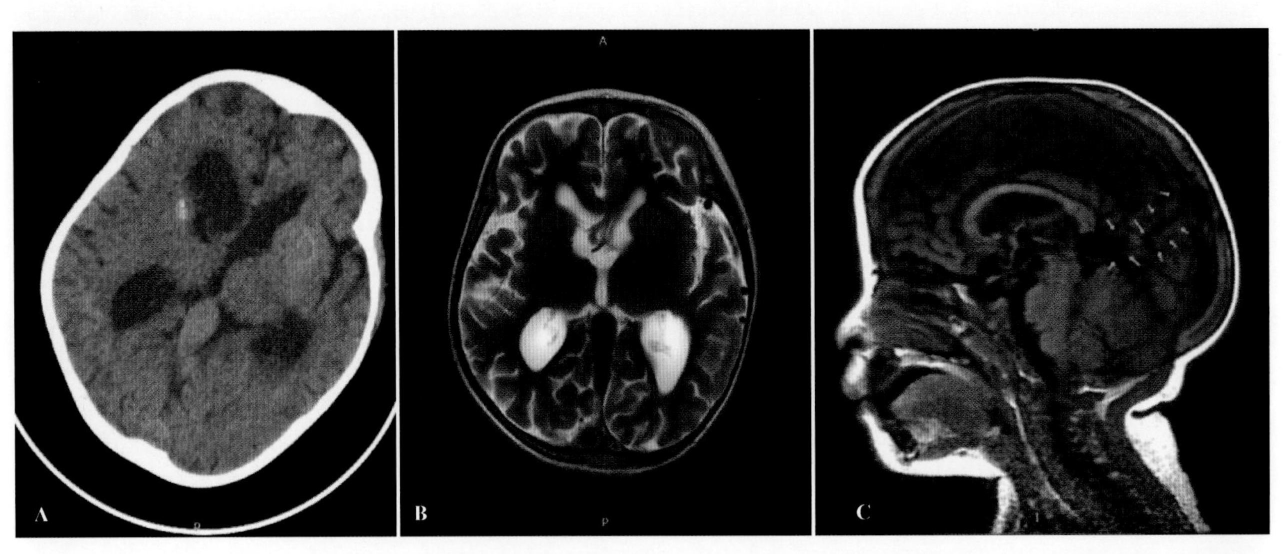

图 2-4-1　初诊时 CT 及 MRI 检查。**A.** CT 见严重脑积水；**B.** T2WI 见积水严重伴顶枕部流空影；**C.** 引流静脉可见狭窄

三、治疗过程

患者平卧于手术台上，全麻效果满意后，双侧腹股沟区常规消毒、铺无菌单。采用改良 Seldinger 技术穿刺右侧股动脉、股静脉成功，于右股动脉置入 5F 小儿鞘，右股静脉置入 6F 小儿鞘。先以 150 cm 超滑泥鳅导丝携 5F“单弯”造影导管行双侧颈动脉、双侧椎动脉造影，提示患儿 Galen 静脉区脑动静脉瘘，由大脑后动脉分支向瘘口供血，近瘘口处供血动脉发育不成熟、迂曲纤细，引流静脉迂曲扩张入上矢状窦并向窦内反流。双侧乙状窦闭塞，引流静脉经大脑浅、深静脉向颅底静脉丛、眼静脉、岩下窦等方向回流（图 2-4-2）。

以 6F 长鞘内衬 5F MP1 多功能导管，在 260 cm 超滑泥鳅导丝引导下进入右侧颈内静脉，撤出 5F MP1 导管，导入 6F Navien 中间导管（115 cm），经右侧颈内动脉造影提示，患者右侧横窦-乙状窦（简称横乙窦）交界处闭塞，岩下窦通畅。以超滑泥鳅导丝反复试探成功通过右侧横乙窦闭塞段，路径图下，在 0.014 in×190 cm Command 微导丝引导下，将 Ultra-soft 3.0 mm×20 mm 球囊导管送至右侧横乙窦闭塞段，自近端至远端逐步扩张，在“球囊滑行”技术下将 6F Navien 中间导管通过右侧横乙窦闭塞段置入上矢状窦后部。路径图下，在 0.014 in×200 cm Synchro-14 微导丝引导下，分别将两根 Echelon-10 45° 微导管通过上矢状窦-中央前静脉直达 Galen 静脉畸形球内，一根超选至动静脉瘘的瘘口处，一根位于静脉畸形球内。分别微量造影确认位置后，先经位于近端的 Echelon-10 微导管依次送入 25 mm×50 cm、22 mm×50 cm、20 mm×50 cm、18 mm×50 cm 及 14 mm×30 cm 微弹簧圈数枚，送入最后一枚弹簧圈后复查造影提示筑型良好，动静脉瘘流量减少（图 2-4-3 A）。

抽取 DMSO 0.5 ml 充盈位于动静脉瘘口处的 Echelon-10 微导管，然后经该微导管缓慢持续地推注 Onxy 胶液体栓塞剂，总量约 6 ml，期间间断造影确认 Onxy 胶未进入动脉端，最后经动脉造影显示患儿 Galen 静脉球完全栓塞，瘘口完全闭塞，正

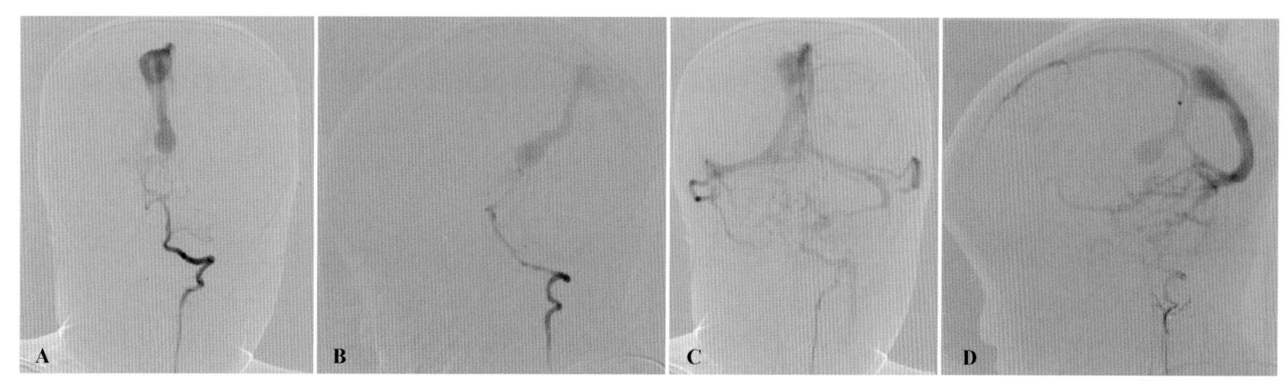

图 2-4-2　术前脑血管造影显示大脑后动脉 P3 段软膜动脉供血的动静脉瘘，经原始 Markowski 静脉引流，直窦区未见直窦，双侧乙状窦闭塞，脑静脉整体经海绵窦引流。考虑为大脑大静脉动脉瘤样畸形，Lasjaunias 分型为混合型，Yasargil 分型为Ⅲ型

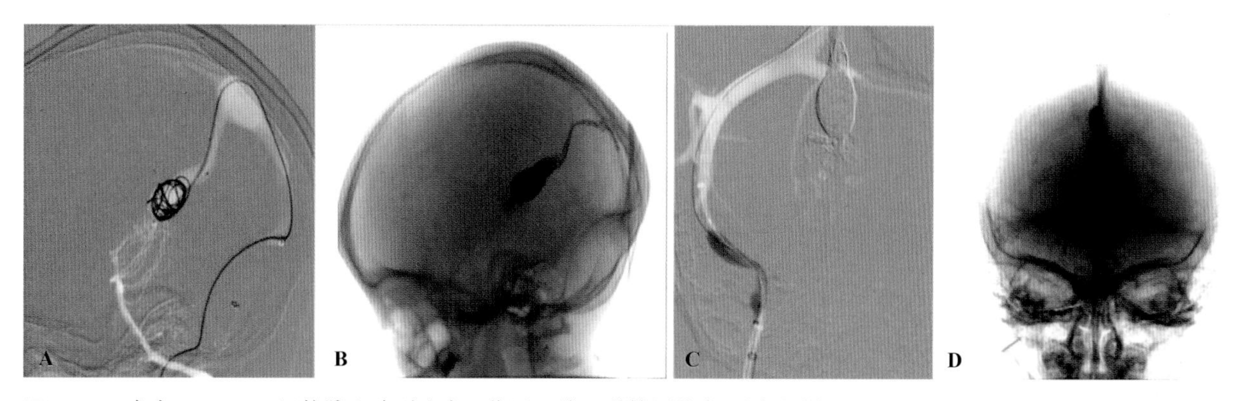

图 2-4-3　术中 DSA。**A.** 经静脉入路到达瘘口位置，放置弹簧圈栓塞，同时减慢血流；**B.** 另一根微导管注胶，高压锅技术使 Onyx 胶逆向弥散至动脉端（但未进入），蒙片见胶铸型在整个复杂动静脉瘘的供血及引流端；**C.** 为缓解患者整体脑静脉回流，静脉球囊开通右侧闭塞的横乙窦，给予支架成形；**D.** 蒙片支架形态

常动脉显影良好，Onyx胶闭塞中央前静脉并部分反流至上矢状窦（图2-4-3 B）。患儿矢状窦闭塞，脑静脉回流受限，经评估后决定行右侧横乙窦闭塞再通并支架置入术。

路径图下，在0.014 in×300 cm Command微导丝引导下，将Sterling 6.0 mm×30 mm球囊导管送至患儿右侧横乙窦闭塞段，由远及近逐步扩张（图2-4-3 C），球囊扩张后复查患儿右侧横乙窦再通，残余狭窄仍重。以长导丝交换技术撤下球囊导管，送入8 mm×40 mm Precise支架导管，反复冒烟确认位置后，将Precise自膨式支架完全释放（图2-4-3 D）。复查造影提示患儿右侧横乙窦通畅（图2-4-4），狭窄段血管形态明显改善，遂结束手术。

术后患儿拔鞘，穿刺点压迫包扎。患儿术后脑积水加重（图2-4-4 D），意识模糊，紧急行脑室-腹腔分流术后好转。半年随访，患者完全恢复正常，未再癫痫发作。

四、讨论

颅后窝硬脑膜窦闭塞是VGAM患者的常见表现。然而，在以前的文献中，很少有关于这种情况的描述，其发病机制尚不清楚。Raybaud等[4]在他们的23例VGAM患者中发现5例患者的横窦和乙状窦血管造影完全缺失，他们发现这种硬脑膜窦的闭塞常发生在年龄较大的患儿，新生儿反而不常见。Geibprasert等[11]报道25名患者中有7名（28%）存在明显的颈静脉球部狭窄，其中6名患者伴有严重脑积水。Chow等[12]在最近对41例VGAM患者的回顾性研究中发现，通过血管造影发现16例窦性狭窄（39.0%）和4例静脉窦血栓或闭塞（4.9%）。在Berenstein等治疗的61例VGAM患儿中，20例（32.8%）合并颅后窝硬脑膜窦闭塞。对于静脉窦闭塞的发病机制，推测可能与持续的动静脉分流或永存枕窦引起的颈静脉球发育不成熟、胚胎性节段性窦闭锁[4]、颅顶扩张所致的进行性颈静脉球狭窄[13]、高流量分流引起的切应力增加所致内膜增生[13]有关。

在大脑静脉系统的正常发育中，横窦、乙状窦和颈静脉球在妊娠3个月时可以看到与成人相似的解剖结构[14]。妊娠4个月后，横窦开始扩张，来自快速生长的大脑半球的静脉流量显著增加。与横窦的扩张相比，乙状窦和颈静脉球在这个阶段发育不良，因为被软骨和骨性结构包围的颈静脉球在胎儿时期很难扩张。出生后，从胎儿到出生后的血流动力学变化最终会促进颈静脉球的发育成熟[15]。与此同时，VGAM的大量高流量分流可能会在胎儿时期或出生后立即克服周围的软骨和骨性结构，从而触发乙状窦和颈静脉球的发育。因此，如Berenstein等的研究[10]所观察到的，表现为高排血量充血性心力衰竭的VGAM新生儿通常有发育良好的乙状窦和颈静脉球，这表明VGAM的颅后窝硬脑膜窦闭塞不是先天性的，而是在出生后获得的，正如Berenstein等[10]报告的在新生儿和婴儿中出现其他高流量颅内动静脉瘘的现象。Berenstein等[16]报告了在新生儿期出现心力衰竭的VGAM患者，通过及时的血管内治疗，预后显著改善。那些从新生儿期开始接受适当治疗的患者不会发生窦性闭塞，可以在神经发育正常的情况下实现VGAM的血管造影闭塞。

颅后窝硬脑膜窦闭塞将是导致脑积水症状恶化的原因；同时，也可能是颅内高压引起的继发性

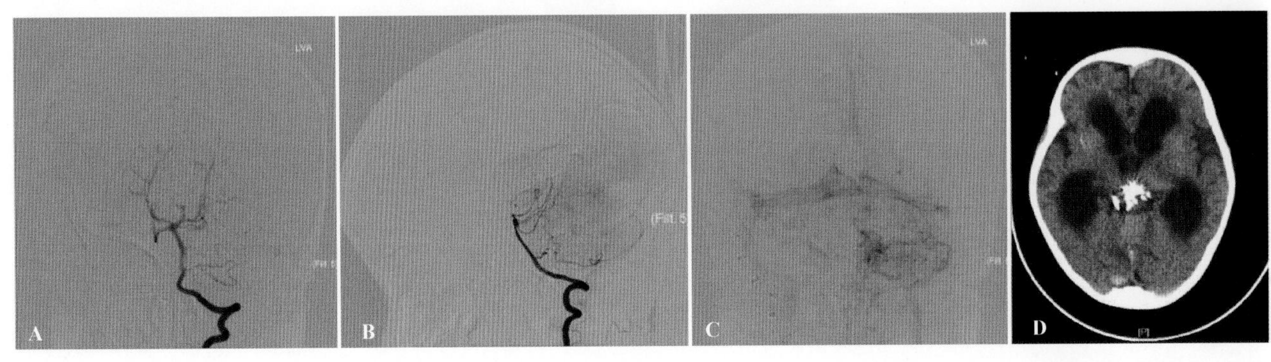

图2-4-4 术后造影及CT复查。**A**和**B.** 术后造影显示动静脉瘘完全消失；**C.** 动脉造影静脉窦期显示右侧横乙窦通畅，脑静脉曲张好转；**D.** 复查CT见脑积水较前加重，患者处于昏迷状态

改变。Sainte-Rose 等[17]研究表明，婴儿脑积水的上矢状窦压力升高是由于颅内高压引起的静脉窦的可逆性塌陷，塌陷也可能发生在颅后窝的乙状窦水平。在 VGAM 患者中，持续的颅内高压可能会机械地压迫乙状窦，导致不可逆的狭窄或闭塞。长期颅内高压的患者尽管通过血管内治疗成功减少了分流，但仍表现出颅后窝硬脑膜窦的持续闭塞。

在 VGAM 患者中，高流量动静脉瘘引流到窦汇，增加了上矢状窦的压力[18]。上矢状窦压力升高导致皮质脑静脉血流淤滞，造成脑皮质静脉压升高，导致脑脊液吸收功能逐渐受损，静脉窦闭塞后进一步加重，从而导致进行性弥漫性脑损伤。因此，未经治疗的 VGAM 的预后取决于脑皮质静脉压，而脑皮质静脉压又受静脉窦闭塞的发展时间和引流 VGAM 的替代静脉通路的影响。如果静脉窦闭塞发展缓慢，旁路可以适应增加的静脉压力，患者能够正常生长。

然而，由于未经治疗的 VGAM 长期缺血，最终可能导致发育迟缓[19]。我们的患者年龄 12 岁，伴有严重的脑积水，而且合并癫痫，因此迫切需要减少 VGAM 的分流流量，以避免永久性脑损伤。在婴幼儿通过栓塞减少 VGAM 的分流流量可能会阻止窦性闭塞的发展，从而防止症状的发展，而一旦出现了永久性闭塞，引流代偿较差，且动脉入路无法实现的情况下，则需要开通静脉窦。

在本病例中涉及的另一个重要技术是经静脉栓塞动静脉瘘。Mickle 等在 1986 年首次介绍了 VGAM 的经静脉栓塞（transvenous embolization，TVE）治疗，随后发表的研究表明，经静脉入路治疗是用于经动脉栓塞（trans-arterial embolization，TAE）治疗不成功的患者的最后治疗手段[20]。以前只有一个关于多次 TAE 后 VGAM 再次 TVE 治疗的报道[21]。2021 年 Shigematsu 等[22]报道了 2 例 TVE 治疗的混合型 VGAM，取得了良好的治疗效果。考虑到 VGAM 相对于典型 AVM 的高流量，术中可通过控制性降压和球囊暂时阻断供血动脉主干来防止 Onyx 胶的逃逸和出血并发症，并且还要确保大脑内静脉（ICV）不包括在 VGAM 的引流网络中，是确定使用 TVE“高压锅”治疗的一个重要方面。

术前需要通过双侧颈动脉造影来仔细评估，以确定没有观察到明显的 ICV 参与。经动脉造影除了评估引流静脉之外，还要仔细评估供血动脉的情况，了解供血动脉的解剖，必要时微导管超选造影，这是为了防止静脉入路注胶时 Onyx 胶反流到正常动脉造成严重的缺血并发症。然而在静脉窦闭塞的患者中，经静脉的通路往往受到阻碍，则需要对静脉窦狭窄的患者进行经静脉窦支架置入术[23]，但由于这种置入术的经验有限，且长期效果不明，因此只有在经动脉途径不可行时才可进行[10]。

我们的患者术中给予患者优势窦开通，恢复了正常的静脉窦引流功能。患者术后脑积水加重考虑为治疗后的正常血流方向所致，给予脑室-腹腔分流术后解除患者脑积水，患者症状完全恢复，也证明了脑积水严重患者尽快治疗及术后脑室分流的正确性及重要性。对于患者正常发育是否仍有影响，需要长期随访观察。

参考文献

[1] Pareek K，Shrivastava T，Sinha VD. Choroidal type of vein of Galen aneurysmal malformation in adult patient with unusual presentation of orthostatic headache. Asian J Neurosurg，2018，13：418-420.

[2] Khullar D，Andeejani AM，Bulsara KR. Evolution of treatment options for vein of Galen malformations. J Neurosurg Pediatr，2010，6：444-451.

[3] Sepulveda W，Platt CC，Fisk NM. Prenatal diagnosis of cerebral arteriovenous malformation using color Doppler ultrasonography：case report and review of the literature. Ultrasound Obstet Gynecol，1995，6：282-286.

[4] Raybaud CA，Strother CM，Hald JK. Aneurysms of the vein of Galen：embryonic considerations and anatomical features relating to the pathogenesis of the malformation. Neuroradiology，1989，31：109-128.

[5] Lasjaunias P，Rodesch G，Pruvost P，et al. Treatment of vein of Galen aneurysmal malformation. J Neurosurg，1989，70：746-750.

[6] Kortman H，Navaei E，Raybaud CA，et al. Deep venous communication in vein of Galen malformations：incidence，Imaging，and Implications for treatment. J Neurointerv Surg，2021，13：290-293.

[7] Yasargil MG. Microneurosurgery. Stuttgart：Georg Thieme—Thieme Stratton，1984.

[8] Lasjaunias PL，Chng SM，Sachet M，et al. The management of vein of Galen aneurysmal malformations. Neurosurgery，2006，59：S184-S194.

[9] Zerah M，Garcia-Monaco R，Rodesch G，et al. Hydrodynamics in vein of Galen malformations. Childs Nerv Syst，1992，8：111-117；discussion 117.

[10] Berenstein A, Toma N, Niimi Y, et al. Occlusion of posterior fossa dural sinuses in vein of Galen malformation. Am J Neuroradiol (AJNR), 2016, 37: 1092-1098.
[11] Geibprasert S, Krings T, Armstrong D, et al. Predicting factors for the follow-up outcome and management decisions in vein of Galen aneurysmal malformations. Childs Nerv Syst, 2010, 26: 35-46.
[12] Chow ML, Cooke DL, Fullerton HJ, et al. Radiological and clinical features of vein of Galen malformations. J Neurointerv Surg, 2015, 7: 443-448.
[13] Raybaud C. Normal and abnormal embryology and development of the intracranial vascular system. Neurosurg Clin N Am, 2010, 21: 399-426.
[14] Padget DH. The development of the cranial venous system in man, from the viewpoint of comparative anatomy. Contrib Embryol, 1957, 36: 79-140.
[15] Okudera T, Huang YP, Ohta T, et al. Development of posterior fossa dural sinuses, emissary veins, and jugular bulb: morphological and radiologic study. Am J Neuroradiol (AJNR), 1994, 15: 1871-1883.
[16] Berenstein A, Fifi JT, Niimi Y, et al. Vein of Galen malformations in neonates: new management paradigms for improving outcomes. Neurosurgery, 2012, 70: 1207-1213; discussion 1213-1204.
[17] Sainte-Rose C, LaCombe J, Pierre-Kahn A, et al. Intracranial venous sinus hypertension: cause or consequence of hydrocephalus in infants? J Neurosurg, 1984, 60: 727-736.
[18] Quisling RG, Mickle JP. Venous pressure measurements in vein of Galen aneurysms. Am J Neuroradiol (AJNR), 1989, 10: 411-417.
[19] Lasjaunias P. Vein of Galen malformations. Neurosurgery, 1989, 25: 666-667.
[20] Mickle JP, Quisling RG. The transtorcular embolization of vein of Galen aneurysms. J Neurosurg, 1986, 64: 731-735.
[21] Orlov K, Gorbatykh A, Berestov V, et al. Superselective transvenous embolization with Onyx and n-BCA for vein of Galen aneurysmal malformations with restricted transarterial access: safety, efficacy, and technical aspects. Childs Nerv Syst, 2017, 33: 2003-2010.
[22] Shigematsu T, Bazil MJ, Matsoukas S, et al. Transvenous embolization of vein of galen aneurysmal malformations using the "Chapot pressure cooker" technique. Interv Neuroradiol, 2021, 15910199211066986.
[23] Brew S, Taylor W, Reddington A. Stenting of a venous stenosis in vein of galen aneurysmal malformation. A case report. Interv Neuroradiol, 2001, 7: 237-240.

第五节

经动脉栓塞表现为脊髓功能障碍的颈静脉孔区硬脑膜动静脉瘘

（陈希恒　金恒伟）

一、引言

硬脑膜动静脉瘘（DAVF）是指硬脑膜及其附属结构上的异常动静脉短路[1]。硬脑膜动静脉瘘占颅内血管畸形的 10% ～ 15%[2]。髓周静脉引流的 DAVF（Cognard Ⅴ型）约占颅内 DAVF 的 5%[3-4]。这种类型的 DAVF 通常表现为进行性脊髓病变和罕见的出血。Cognard Ⅴ型 DAVF 诊断非常困难[1,5-6]。

由于其罕见且无特异性的临床表现和影像学特征，这种类型 DAVF 常被漏诊，并导致不可逆的疾病进展，如进行性脊髓和脑干症状等。如果及早诊断并立即进行栓塞，患者的预后能明显改善，否则可能导致永久性神经功能缺损[5]。据我们所知，位于颈静脉孔的 Cognard Ⅴ型 DAVF 很少见，我们报道这样的病例是为了强调及时诊断和处理的重要性。

二、病情简介

患者，女性，48 岁，主因“进行性大小便失禁和下肢无力 14 天”来我院就诊。

现病史：患者 14 天前无明显诱因出现双侧下肢无力及大小便不受控制，不伴双侧下肢感觉减退，不伴发热，余肢体活动正常。自发病来，患者自觉症状逐渐加重。为进一步诊治，就诊于我院。

既往史：既往体健。

体格检查：双下肢肌力减弱（4 级），无其他阳性体征。

辅助检查：颈椎磁共振增强成像（图 2-5-1 A）

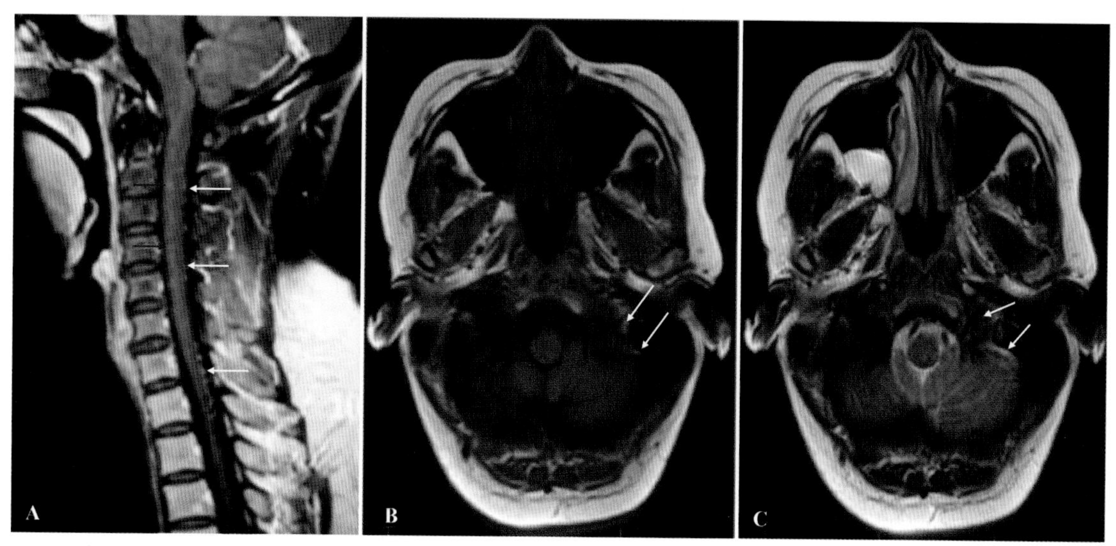

图 2-5-1　A. 颈椎矢状位增强 T1 加权 MRI 显示脊髓 C_2 ～ T_2 处（白色箭头）有曲折的脊髓后静脉，脊髓 C_2 ～ C_4 处（红色箭头）有缺血表现；B. 头部轴位 T1 加权 MRI 显示岩尖后缘（箭头示）有高信号，这是颈静脉孔附近血流速度较低的引流静脉；C. 头部轴位 T2 加权 MRI 也显示颈静脉孔后外侧缘的高信号（箭头示）

显示脊髓 C_2 ～ T_2 处有曲折的脊髓后静脉，C_2 ～ C_4 处有缺血表现。头部 MRI（图 2-5-1 B 和 C）显示左侧颈静脉孔附近有异常高信号。血常规和生化检查均正常。

三、治疗过程

患者脊髓造影未见异常。全脑 DSA（图 2-5-2 A）发现左颈静脉孔 DAVF 主要由左侧咽升动脉硬膜支和枕动脉硬膜支供应，静脉回流包括脊髓前、后静脉，瘘口位于颈静脉孔附近。

对患者进行经动脉途径血管内栓塞治疗。在全身麻醉下，右侧股动脉置入 6F 短鞘。泥鳅导丝携带导引导管经股动脉鞘进入左侧颈外动脉，持续接高压肝素盐水冲洗备用。Traxcess-14 微导丝携带 Marathon 漂浮导管超选入左侧枕动脉硬脑膜分支，调整管头位置使其接近瘘口，撤出微导丝后微量造影显示瘘口位置满意。经微导管注入二甲亚砜（DMSO）0.25 ml 冲洗微导管，继续注射 0.6 ml 的 Onyx-18 胶，供血动脉、瘘口和引流静脉完全消失（图 2-5-2 B）。

术后第 1 天，患者症状明显减轻。术后第 2 天，所有症状消失，患者出院。3 个月后电话随访证实患者情况良好。

四、讨论

根据静脉引流方式及其与周围脑静脉的关系，Cognard 将 DAVF 分为五型。Cognard Ⅴ型 DAVF 主要位于天幕和枕大孔周围的颅后窝，1982 年首次被报道为脊髓病的病因[7-9]。由于其较为罕见，迄今仅有少数病例报道。在 Haryu 等的回顾性研究中，54 例 Cognard Ⅴ型 DAVF 病例中只有 25 例（男性 20 例，女性 5 例）表现为脊髓病。Wang 等回顾了 1970—2014 年收治的 127 例颅颈交界部 DAVF 患者，46 例（37.1%）表现为脊髓病变，瘘口位置主要位于天幕、岩上窦、岩下窦和横窦-乙状窦[10]。

本例报告的 Cognard Ⅴ型 DAVF 位于颈静脉孔，进一步丰富了这种罕见疾病的临床类型。只表现为脊髓病症状的颅内 DAVF 的诊断通常是有挑战性的，因为早期的症状和影像学表现，如血管流空信号是非特异性的，有时可能被误诊为脊髓炎或退行性疾病。全面的脊髓血管造影检查不能定位 DAVF，即使是双侧椎动脉造影最初也未能显示瘘管。在这种情况下，颈内动脉、颈外动脉和椎动脉插管的全脑血管造影是诊断的关键[6, 11]。

在我们的病例中，T1 加权 MRI（图 2-5-1 B）显示岩尖部后缘高信号，T2 加权 MRI（图 2-5-1 C）显示颈静脉孔后外侧缘高信号。这些异常起初并没

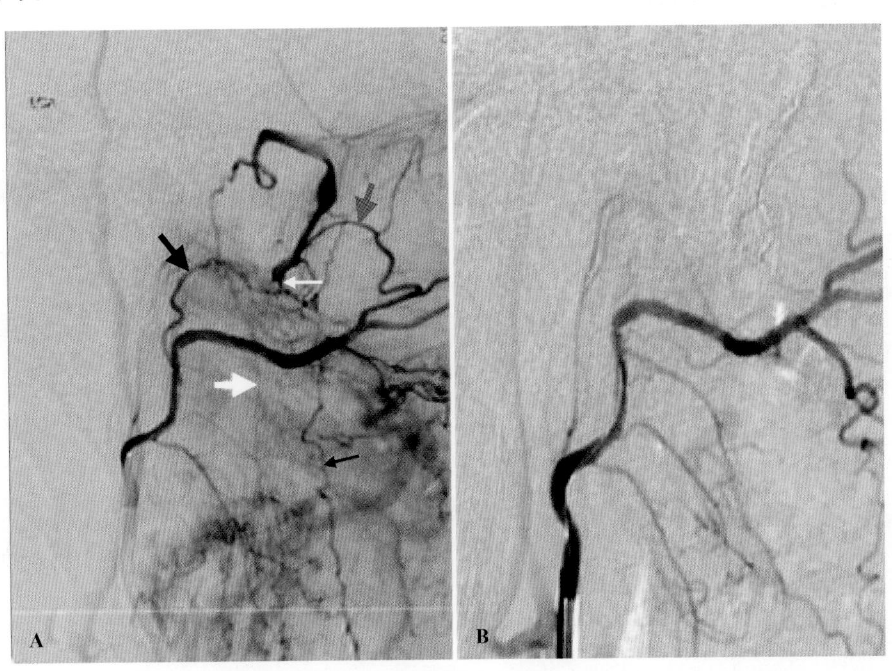

图 2-5-2 **A.** 栓塞前左颈外动脉血管造影侧位图。硬脑膜动静脉瘘（DAVF）由左侧咽升动脉硬膜支（粗黑箭头）和枕动脉硬膜支（粗灰箭头）供血，由脊髓前、后静脉引流，脊髓后静脉（细黑箭头）相比脊髓前静脉（粗白箭头）扩张，瘘口位于颈静脉孔附近（细白箭头）；**B.** 左枕动脉硬膜支栓塞后血管造影侧位图，示动静脉瘘完全闭塞

有引起我们太多的注意，因为这些征象并不典型。我们根据MRI和临床表现的异常进行了脊髓血管造影，造影结果未见异常。随后我们仔细回顾了大脑的磁共振成像，才得以理解为什么左颈静脉孔附近的异常信号都是高信号，这可能是因为引流静脉中的血流速度太低，不会出现血管流空信号。

因此，当患者出现脊髓病症状、MRI异常，但脊髓血管造影正常时，医生应考虑位于颅颈交界区或颅后窝的颅内Cognard Ⅴ型DAVF的存在，全脑血管造影有助于疾病的诊断。合并髓周静脉引流的DAVF可引起慢性进行性脊髓病症状。引流静脉既可以是脊髓前静脉，也可以是脊髓后静脉。椎弓根供血动脉与髓周静脉之间的直接分流会导致引流静脉压力异常升高，从而引起占位效应。

此外，扩张静脉周围的正常静脉引流会受阻，导致局部静脉充血，从而导致脊髓水肿。所有这些病理生理改变都可能导致局部缺氧缺血性损伤，包括神经细胞的坏死和凋亡[12]。我们的病例影像学检查显示局部缺血（C_2～C_4），但在栓塞后恢复迅速，因此不考虑存在神经细胞的坏死和凋亡这些病理变化。扩张的脊髓后静脉压迫神经导致皮质脊髓束和脊髓丘脑束的神经传导受阻，表现为进行性下肢无力和大小便失禁。血管内治疗是治疗这些动静脉瘘的一种安全有效的方法，应该是首选方法[13]，目的是用液体栓塞剂直接闭合瘘口。经动脉栓塞是可行的，通常被认为是首选[11, 14]。最近，Onyx胶用于DAVF栓塞的报道越来越多，效果令人振奋。

这例颈静脉孔Cognard Ⅴ型DAVF丰富了这种罕见疾病的临床类型。对于有脊髓病症状、MRI异常但脊髓血管造影正常的患者，建议进行全脑血管造影。早期Onyx胶栓塞是可行的，并且预后良好。而早期诊断和治疗对于预防永久性神经功能障碍是至关重要的。

参考文献

[1] Mathon B, Gallas S, Tuillier T, et al. Intracranial dural arteriovenous fistula with perimedullary venous drainage: Anatomical, clinical and therapeutic considerations about one case, and review of the literature. Neurochirurgie, 2013, 59: 133-137.

[2] El Asri AC, El Mostarchid B, Akhaddar A, et al. Factors influencing the prognosis in intracranial dural arteriovenous fistulas with perimedullary drainage. World Neurosurg, 2013, 79: 182-191.

[3] Awad IA, Little JR, Akarawi WP, et al. Intracranial dural arteriovenous malformations: factors predisposing to an aggressive neurological course. J Neurosurg, 1990, 72: 839-850.

[4] Brunereau L, Gobin YP, Meder JF, et al. Intracranial dural arteriovenous fistulas with spinal venous drainage: relation between clinical presentation and angiographic findings. Am J Neuroradiol (AJNR), 1996, 17: 1549-1554.

[5] Akkoc Y, Atamaz F, Oran I, et al. Intracranial dural arteriovenous fistula draining into spinal perimedullary veins: a rare cause of myelopathy. J Korean Med Sci, 2006, 21: 958-962.

[6] Lv X, Yang X, Li Y, et al. Dural arteriovenous fistula with spinal perimedullary venous drainage. Neurol India, 2011, 59: 899-902.

[7] Mitsuhashi Y, Aurboonyawat T, Pereira VM, et al. Dural arteriovenous fistulas draining into the petrosal vein or bridging vein of the medulla: possible homologs of spinal dural arteriovenous fistulas. Clinical article. J Neurosurg, 2009, 111: 889-899.

[8] Zhou LF, Chen L, Song DL, et al. Tentorial dural arteriovenous fistulas. Surg Neurol, 2007, 67: 472-481; discussion 481-472.

[9] Woimant F, Merland JJ, Riche MC, et al. Bulbospinal syndrome related to a meningeal arteriovenous fistula of the lateral sinus draining into spinal cord veins. Rev Neurol (Paris), 1982, 138: 559-566.

[10] Wang JY, Molenda J, Bydon A, et al. Natural history and treatment of craniocervical junction dural arteriovenous fistulas. J Clin Neurosci, 2015, 22: 1701-1707.

[11] Alvarez H, Sasaki-Adams D, Castillo M. Resolution of brainstem edema after treatment of a dural tentorial arteriovenous fistula. Interv Neuroradiol, 2015, 21: 603-608.

[12] Chaichana KL, Coon AL, Tamargo RJ, et al. Dural arteriovenous fistulas: epidemiology and clinical presentation. Neurosurg Clin N Am, 2012, 23: 7-13.

[13] Renner C, Helm J, Roth H, et al. Intracranial dural arteriovenous fistula associated with progressive cervical myelopathy and normal venous drainage of the thoracolumbar cord: case report and review of the literature. Surg Neurol, 2006, 65: 506-510.

[14] van Dijk JM, TerBrugge KG, Willinsky RA, et al. Selective disconnection of cortical venous reflux as treatment for cranial dural arteriovenous fistulas. J Neurosurg, 2004, 101: 31-35.

经动脉途径用 Onyx 胶栓塞治疗颅前窝 Cognard Ⅳ型硬脑膜动静脉瘘

（陈希恒）

一、引言

Cognard 分型是一种常用的基于硬脑膜动静脉瘘（DAVF）引流模式的分类系统[1]，这种分型能明显预测患者的临床表现[1-4]。Cognard Ⅳ型病变直接引流到扩张的皮质静脉，没有经硬脑膜静脉引流，因此出血风险要高得多，需要积极处理。

颅前窝 DAVF 不同于其他亚型，因为动脉供应优先由筛动脉供血[5-7]。颅前窝 DAVF 被归类为 Cognard Ⅳ型的比例远远高于其他亚型[6-7]。治疗 DAVF 合并皮质静脉引流的目的是完全闭塞瘘口，可通过外科手术、血管内介入或复合手术治疗[8-13]。在过去的 20 年里，通过经动脉、经静脉或联合途径栓塞已经成为 DAVF 的首选治疗方法[8-10, 14-16]。

目前，使用 Onyx 胶经动脉途径注射治疗 Cognard Ⅳ型颅前窝 DAVF 的相关报道较少[6-7, 17-18]。本节我们将介绍一例使用 Onyx 胶经动脉入路治疗颅前窝底病变的病例。

二、病情简介

患者，男性，46 岁，主因“发现硬脑膜动静脉瘘 1 个月”入院。

现病史： 患者 1 个月无明显诱因突发昏迷，急送当地医院行头部 CT 提示脑室出血和右额叶实质出血（图 2-6-1）。急诊下行侧脑室外引流术，术后患者逐渐恢复意识，进一步行 DSA 检查提示颅前窝底及大脑镰硬脑膜动静脉瘘，为进一步治疗来我院就诊。

既往史： 既往高血压病史，无其他特殊病史。

体格检查： 入院时血压 180/90 mmHg，余未见明显阳性体征。

辅助检查： DSA 检查提示颅前窝底及大脑镰硬脑膜动静脉瘘。颅前窝底 DAVF 由双侧眼动脉分支筛动脉供血，经额内侧皮质静脉引流，可见引流静脉迂曲扩张并存在数个静脉瘤样结构，考虑为责任出血血管；大脑镰 DAVF 由右侧大脑前动脉及左侧脑膜中动脉供血，经大脑镰静脉丛引流至下矢状窦。

三、治疗过程

患者取平卧位，全身麻醉成功后，常规消毒铺巾。右股动脉行 Seldinger 穿刺，置入 6F 动脉鞘；左股动脉行 Seldinger 穿刺，置入 4F 动脉鞘。右侧股动脉鞘内以 150 cm 超滑泥鳅导丝携带 5F 导引导

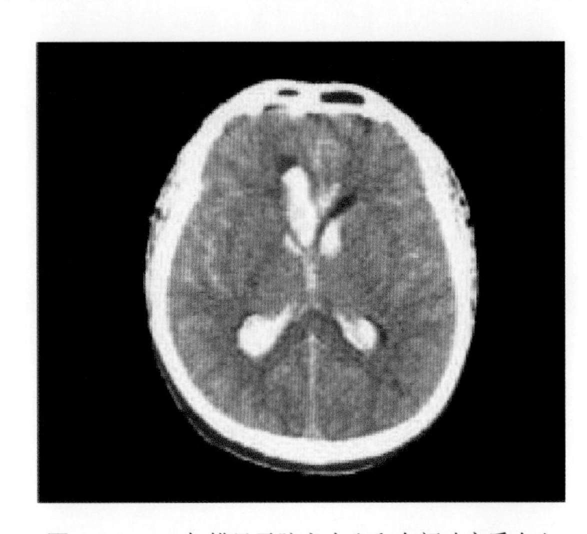

图 2-6-1 CT 扫描显示脑室出血和右额叶实质出血

管入右侧颈内及颈外动脉，分别行正、侧位脑血管造影，左侧股动脉鞘内以 4F 猎人头造影导管入左侧颈内动脉，行正、侧位血管造影，结果提示双侧眼动脉分支供血的颅前窝底 DAVF（图 2-6-2 A 和 B），向颅底静脉及上矢状窦引流伴静脉瘤样扩张（图 2-6-2 C 和 D）。

双侧导管接高压肝素盐水持续滴注。以 Mirage.008 微导丝携带 Marathon 微导管由导引导管入右侧眼动脉供血分支内，试图到达动静脉瘘的瘘口处，发现到位困难。

以导引导管入左侧颈内动脉，以 Mirage.008 微导丝携带 Marathon 微导管由导引导管入左侧眼动脉供血分支内，到达动静脉瘘的瘘口处（图 2-6-3 A 和 B）。以 0.24 ml DMSO 注满 Marathon 微导管后，将 Onyx 胶在空白路径图下注入畸形团，在此过程中密切观察 Onyx 胶的弥散情况，反复造影观察畸形团栓塞情况，结果提示颅前窝底 DAVF 左侧部分栓塞。拔除 Marathon 微导管，以导引导管入右侧颈内动脉，更换新的微导丝及 Marathon 导管，以 Mirage.008 微导丝携带 Marathon 微导管由导引

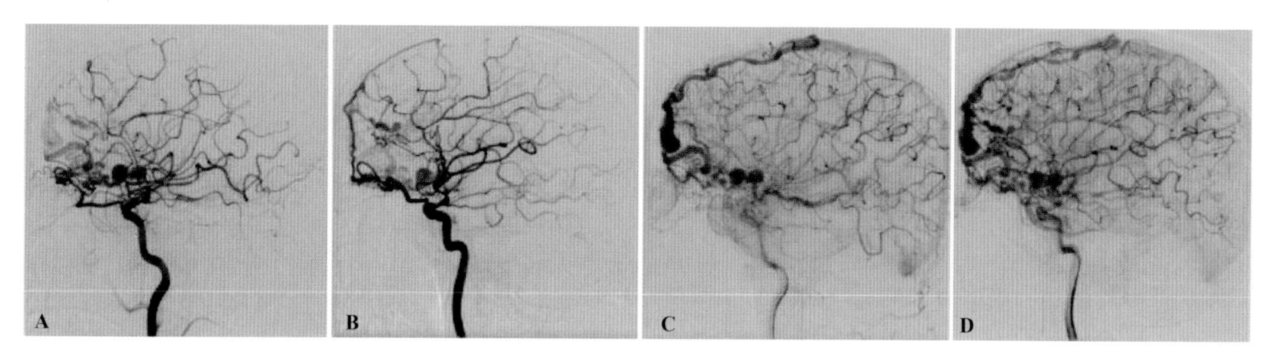

图 2-6-2　术前脑血管造影。**A** 和 **B**. 双侧颈内动脉早期侧位血管造影，显示双侧眼动脉筛支供血的颅前窝底 DAVF(**A**，右侧；**B**，左侧)；**C** 和 **D**. 双侧颈内动脉晚期侧支造影，显示 DAVF 主要通过额叶皮质静脉引流（**C**，右侧；**D**，左侧），注意引流静脉上的静脉瘤

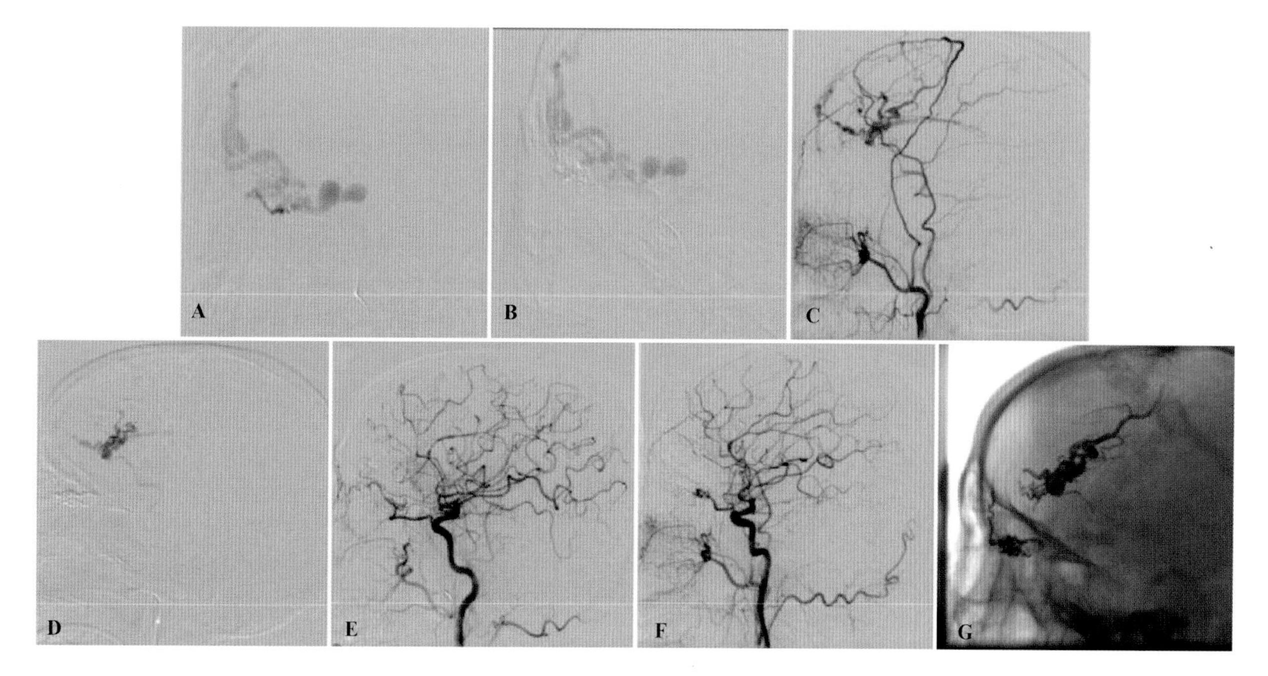

图 2-6-3　术中 DSA。**A** 和 **B**. 筛动脉分支超选择插管后的侧位超选择血管造影（**A**，左侧；**B**，右侧），注意没有视网膜、脉络膜染色，但见明显的 DAVF 显影；**C**. 颅前窝底 DAVF 栓塞后，左侧颈外动脉侧位造影显示由左侧脑膜中动脉（MMA）供血的大脑镰 DAVF；**D**. 左侧 MMA 的侧位超选择血管造影显示导管位于瘘口处，经动脉途径注射 Onyx 胶栓塞；**E** 和 **F**. Onyx 胶栓塞后，双侧颈总动脉侧位血管造影显示瘘管完全闭合（**E**，右侧；**F**，左侧）；**G**. Onyx 胶的铸型，最终铸型包括引流静脉的近端部分和供血动脉网络

导管入右侧眼动脉供血分支内，微量造影及路径图定位下，再次尝试进入后成功到达动静脉瘘的瘘口位置。以 0.24 ml DMSO 注满 Marathon 微导管后，将 Onyx 胶在路径图下注入畸形团，在此过程中密切观察 Onyx 胶的弥散情况，反复造影观察畸形团栓塞情况，结果提示颅前窝底的畸形团完全栓塞。

再次行双侧颈内和颈外动脉正、侧位造影，发现在额叶中部，大脑镰前中部有硬脑膜动静脉瘘，由右侧大脑前动脉及左侧脑膜中动脉供血（图 2-6-3 C），向下矢状窦引流。进一步更换新的 Mirage.008 微导丝及 Marathon 微导管，以 Mirage.008 微导丝携带 Marathon 微导管由导引导管入左侧脑膜中动脉分支内，微量造影及路径图定位下，成功到达动静脉瘘的瘘口位置，以 0.24 ml DMSO 注满 Marathon 导管后，将 Onyx 胶在空白路径图下注入畸形团（图 2-6-3 D），在此过程中密切观察 Onyx 胶弥散情况。反复造影观察瘘口栓塞情况，结果提示大脑镰前中部 DAVF 完全栓塞（图 2-6-3 E 和 F）。术毕撤出各级导管，局部压迫器压迫止血。

术后 11 个月随访 DSA 证实病变治愈。

四、讨论

颅前窝 DAVF 很少见，但由于这些瘘通常直接引流到扩张的额叶皮质静脉（与静脉瘤相关），因此脑出血的发生率很高，多为 Cognard Ⅳ型 DAVF。治疗方式多样，包括神经外科手术、立体定向放射治疗和血管内治疗。神经外科手术是传统上推荐的治疗方法[8, 16]，然而，由于开颅手术固有的风险和血管内治疗的有效性，手术目前仅适用于血管内途径失败或不可行的情况[16, 19-20]。对于立体定向放射治疗，由于软脑膜静脉的迂曲扩张和脆弱，以及在选择性插管过程中有破裂的风险，经静脉血管内入路很少用于这些病变。

在我们中心，经动脉入路是治疗这些病变的首选方法。经动脉栓塞治疗 Cognard Ⅳ型颅前窝 DAVF 的目的是完全消除动静脉分流，因为如果不能完全栓塞，残留病变会募集更多供血动脉，持续存在出血风险。Onyx 胶被认为是 DAVF 栓塞的一种“金标准”，因为它们比传统栓塞剂有更好的控制性，总体治愈率高、并发症少[4, 6, 7, 13]。

我们治疗颅前窝 DAVF 的经验是，经眼动脉途径栓塞最常用于动脉栓塞这些病变。通过该途径使微导管尽可能地靠近瘘口比通过其他途径更为重要，因为只有满意的插管才能提供足够的反流距离以应用“动脉高压锅”技术，并在注射 Onyx 胶的过程中同时确保视网膜中央动脉的安全。在注射 Onyx 胶之前，必须超选择性血管造影证实没有脉络膜染色征象。应牢记视网膜中央动脉的起源，并在注射 Onyx 胶时密切注意胶的反流，以确保 Onyx 胶回流不会栓塞视网膜中央动脉。在通过眼动脉注射 Onyx 胶后，因为有较长的回流段，移除微导管是相对安全的，这有利于实现完全闭塞，并能避免失明的风险。

参考文献

[1] Cognard C，Gobin YP，Pierot L，et al. Cerebral dural arteriovenous fistulas：clinical and angiographic correlation with a revised classification of venous drainage. Radiology，1995，194：671-680.

[2] Borden JA，Wu JK，Shucart WA. A proposed classification for spinal and cranial dural arteriovenous fistulous malformations and implications for treatment. J Neurosurg，1995，82：166-179.

[3] van Dijk JM，terBrugge KG，Willinsky RA，et al. Clinical course of cranial dural arteriovenous fistulas with long-term persistent cortical venous reflux. Stroke，2002，33：1233-1236.

[4] Zipfel GJ，Shah MN，Refai D，et al. Cranial dural arteriovenous fistulas：modification of angiographic classification scales based on new natural history data. Neurosurg Focus，2009，26：E14.

[5] Kohama M，Nishimura S，Mino M，et al. Anterior cranial fossa dural arteriovenous fistula with bilateral cortical drainers-case report. Neurol Med Chir（Tokyo），2010，50：217-220.

[6] Abud TG，Nguyen A，Saint-Maurice JP，et al. The use of Onyx in different types of intracranial dural arteriovenous fistula. Am J Neuroradiol（AJNR），2011，32：2185-2191.

[7] Mack WJ，Gonzalez NR，Jahan R，et al. Endovascular management of anterior cranial fossa dural arteriovenous malformations. A technical report and anatomical discussion. IntervNeuroradiol，2011，17：93-103.

[8] Hoh BL，Choudhri TF，Connolly ES，Jr.，et al. Surgical management of high-grade intracranial dural arteriovenous fistulas：leptomeningeal venous disruption without nidus excision. Neurosurgery，1998，42：796-804；discussion 804-795.

[9] Nelson PK，Russell SM，Woo HH，et al. Use of a

wedged microcatheter for curative transarterial embolization of complex intracranial dural arteriovenous fistulas: indications, endovascular technique, and outcome in 21 patients. J Neurosurg, 2003, 98: 498-506.

[10] van Dijk JM, TerBrugge KG, Willinsky RA, et al. Selective disconnection of cortical venous reflux as treatment for cranial dural arteriovenous fistulas. J Neurosurg, 2004, 101: 31-35.

[11] Lv X, Jiang C, Li Y, et al. Percutaneous transvenous embolization of intracranial dural arteriovenous fistulas with detachable coils and/or in combination with Onyx. IntervNeuroradiol, 2008, 14: 415-427.

[12] Lv X, Li Y, Liu A, et al. Endovascular embolization of dural arteriovenous fistulas of the anterior cranial fossa: three case reports. Neurol Res, 2008, 30: 852-859.

[13] Tsutsumi S, Shimizu Y, Nonaka Y, et al. Arteriovenous fistula arising from the persistent primitive olfactory artery with dual supply from the bilateral anterior ethmoidal arteries. Neurol Med Chir (Tokyo), 2009, 49: 407-409.

[14] Defreyne L, Vanlangenhove P, Vandekerckhove T, et al. Transvenous embolization of a dural arteriovenous fistula of the anterior cranial fossa: preliminary results. Am J Neuroradiol (AJNR), 2000, 21: 761-765.

[15] Layton KF, Nelson MD, Kallmes DF. Transarterial coil embolization of the venous component of aggressive type 4 dural arteriovenous fistulas. Am J Neuroradiol (AJNR), 2006, 27: 750-752.

[16] Gandhi D, Chen J, Pearl M, et al. Intracranial dural arteriovenous fistulas: classification, imaging findings, and treatment. Am J Neuroradiol (AJNR), 2012, 33: 1007-1013.

[17] Stiefel MF, Albuquerque FC, Park MS, et al. Endovascular treatment of intracranial dural arteriovenous fistulae using Onyx: a case series. Neurosurgery, 2009, 65: 132-139; discussion 139-140.

[18] Macdonald JH, Millar JS, Barker CS. Endovascular treatment of cranial dural arteriovenous fistulae: a single-centre, 14-year experience and the impact of Onyx on local practise. Neuroradiology, 2010, 52: 387-395.

[19] Goto K, Sidipratomo P, Ogata N, et al. Combining endovascular and neurosurgical treatments of high-risk dural arteriovenous fistulas in the lateral sinus and the confluence of the sinuses. J Neurosurg, 1999, 90: 289-299.

[20] Collice M, D'Aliberti G, Arena O, et al. Surgical treatment of intracranial dural arteriovenous fistulae: role of venous drainage. Neurosurgery, 2000, 47: 56-66; discussion 66-57.

第七节

球囊辅助下经动脉栓塞横窦－乙状窦区硬脑膜动静脉瘘

（陈希恒）

一、引言

硬脑膜动静脉瘘（DAVF）是发生在硬脑膜动脉与静脉之间的病理性连接，占所有颅内血管畸形的 10% ～ 15%[1]。DAVF 通常经静脉窦引流，也可伴有皮质静脉的反流。随着液体栓塞材料的发展，血管内栓塞已成为治疗 DAVF 的首选方法[2]。

根据瘘口与窦的关系，DAVF 可分为窦型及窦外型 DAVF[3]。对于窦型 DAVF，栓塞过程中对窦的保护至关重要。既往为了保留窦的通畅，流量较大的窦型 DAVF 往往难以完全栓塞。近年来，逐渐有学者尝试采用球囊保护静脉窦辅助栓塞，取得了良好的疗效[4-6]。本节我们报道一例治疗复杂侧窦区（即横窦－乙状窦区）DAVF 的经验。

二、病情简介

患者，男性，35 岁，主因“右侧颅内杂音、右耳听力下降 1 个月”入院。

现病史：患者 1 个月前无明显诱因出现右侧颅内杂音，伴右耳听力进行性下降。当地医院检查发现右侧横窦－乙状窦区硬脑膜动静脉瘘。

既往史：既往体健。

体格检查：右耳听力粗测下降，右眼视物模糊，余无明显阳性体征。

辅助检查：MRA 显示右侧横窦和乙状窦早显、扩张，初步诊断右侧横窦－乙状窦区硬脑膜动静脉瘘。为充分评估供血动脉来源、瘘口确切位置和静脉窦的引流功能，我们对患者进行了详细的超选造影和血流动力学评估（图 2-7-1）。右侧颈外动脉造影正位（图 2-7-1 B）显示瘘口位于右乙状窦，靠近横窦和乙状窦交界处（红圈），正向血流经右颈内静脉引流（红箭头），反向血流冲至右侧横窦－窦汇－左侧横窦和乙状窦（蓝箭头）。

三、治疗过程

在全身麻醉下采用 Seldinger 技术穿刺，右侧股动脉置入 6F 鞘，左侧股动脉置入 5F 鞘，左侧股静脉置 6F 鞘。经右侧股动脉放置 6F 导引导管，置于主供血侧颈外动脉，用于输送注胶 Marathon 微导管。首选脑膜中动脉入路，微导管尽量靠近瘘口。经左侧股静脉放置 6F 导引导管，置于颈静脉，然后输送 CopernicRC 大球囊（10 mm×80 mm）置于瘘口部位的静脉窦内（图 2-7-2 A）。

经左侧股动脉输送 5F 单弯导管，用于栓塞过程中造影评估其他供血动脉。注胶前先充盈球囊，然后经微导管注入 Onyx 胶，每 5 min 停止注胶并排空球囊，行造影观察瘘口栓塞程度。如完全栓塞，则停止注胶；如胶不再向前弥散并向后反流，而瘘口仍显影，则撤出微导管，重新超选其他合适的供血动脉，继续球囊保护下注胶，直至完全栓塞或无合适血管可超选，停止手术（图 2-7-2 B ～ F）。

四、讨论

目前，应用液体栓塞剂 Onyx 胶栓塞已成为 DAVF 的首选治疗方法。对于多支动脉供血的高流

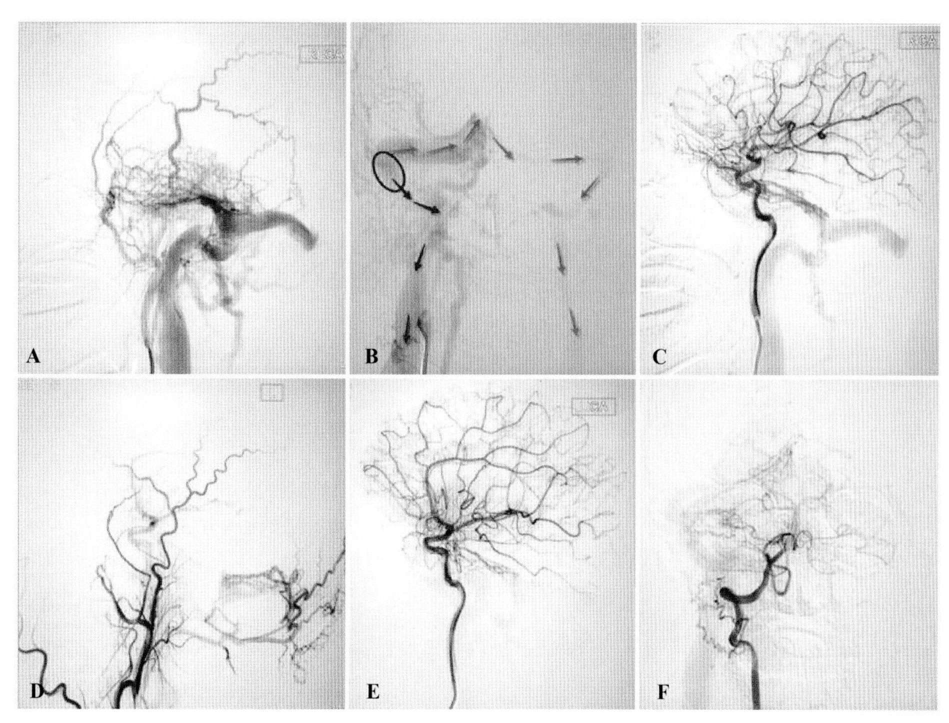

图 2-7-1 术前造影检查评估 DAVF 构筑。**A.** 右侧颈外动脉造影显示右侧横窦-乙状窦区硬脑膜动静脉瘘，由脑膜中动脉岩支、岩鳞支和枕动脉脑膜支供血；**B.** 右侧颈外动脉造影静脉窦期显示右侧优势横窦逆流，为 Cognard Ⅱ型；**C.** 右侧颈内动脉造影显示有脑膜垂体干供血；**D** 和 **E.** 左侧颈外及颈内动脉造影显示左枕动脉脑膜支及左侧脑膜垂体干参与供血；**F.** 右椎动脉造影显示脑膜后动脉及软脑膜动脉参与供血

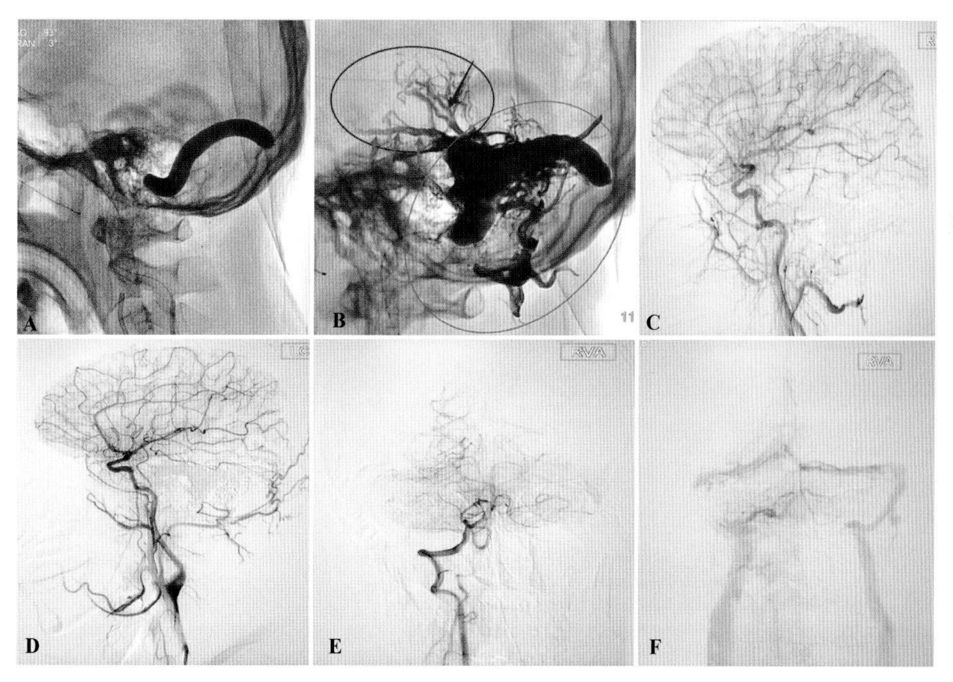

图 2-7-2 术中及术后影像。**A.** 经静脉入路将 CopernicRC 大球囊（10 mm×80 mm）置于瘘口部位的静脉窦内；**B.** 球囊辅助下分别经脑膜中动脉岩支、枕动脉脑膜支注胶直至瘘口完全栓塞，并反流至各供血动脉远端；**C** ～ **E.** 动脉造影显示，瘘口完全消失；**F.** 静脉窦期显示静脉窦完全通畅，静脉窦恢复顺向引流

量动静脉瘘，经动脉途径栓塞较为困难，即使经多支供血动脉分别注胶，也很难完全闭塞瘘口。

已有研究显示，Onyx 胶栓塞 Cognard Ⅲ型及Ⅳ型直接经皮质静脉引流的 DAVF 的效果优于经静脉窦直接引流的 DAVF[3]。为了达到治愈效果，有些患者可通过静脉途径行静脉窦闭塞，但仅限于远端已经部分闭塞，或静脉窦严重反流造成血流动力性闭塞等静脉窦已经丧失主要引流功能的情况。而对于仍存在正常引流功能的静脉窦，静脉窦闭塞后将导致严重的并发症，甚至诱发新的动静脉瘘病变[7]。

有研究对比分析了栓塞治疗中静脉窦闭塞与静脉窦保留的有效性及安全性，发现静脉窦闭塞者的治愈率较高（93% *vs.* 71%），但并发症的发生率明显增加（33% *vs.* 0%）[8]。为了保护静脉窦的通畅，早期有研究应用覆膜支架置入静脉窦以达到闭塞瘘口并保护静脉窦的目的；但覆膜支架的顺应性差，贴壁不良，往往难以完全闭塞瘘口，而且不能用于有重要皮质引流静脉汇入的窦区[9]，故未能广泛应用。

而球囊因具有更好的顺应性，逐渐用于DAVF栓塞过程中的静脉窦保护。2009年，Shi等[7]最早应用Hyperform静脉球囊辅助经动脉途径栓塞3例DAVF患者，其中2例为完全栓塞，1例为次全栓塞。张鹏等[10]于2012年报道一组使用外周Cordis血管球囊及Hyperform球囊栓塞治疗DAVF患者。我中心早期也曾采用外周血管球囊及Hyperform球囊治疗DAVF患者，但外周血管球囊较硬，往往需要采用经静脉入路才能成功，而且与Onyx胶不相容，容易粘连；Hyperform球囊直径太小，用于静脉窦保护不够充分。随着新型静脉专用大球囊CopernicRC的问世，因其具有顺应性好、足够大、能够良好贴壁的优势，逐渐得到广泛应用[11-14]。

栓塞过程中应用静脉窦球囊保护的作用主要有以下3个方面[6, 12]：①防止静脉窦闭塞，保留窦的正常引流功能；②防止栓塞材料经静脉回流入心脏及肺动脉；③有利于栓塞胶在静脉窦壁内的血管网之间弥散，并逆流入其他供血动脉，提高完全栓塞率。

本例患者中，球囊充盈后，可清楚地看到胶沿窦壁的弥散，对于多支动脉供血的DAVF，经脑膜中动脉一支血管即能达到完全或者大部分栓塞。另外，球囊充盈后，还有助于观察窦壁上的血管结构，甚至正常造影不显影的病理血管也能够显影。这些潜在的病理血管是栓塞不完全和复发的重要因素。因此，应用球囊辅助可提高横窦-乙状窦区DAVF的完全栓塞率。

参考文献

[1] Chaichana KL, Coon AL, Tamargo RJ, et al. Dural arteriovenous fistulas: epidemiology and clinical presentation. Neurosurg Clin N Am, 2012, 23: 7-13.

[2] Borden JA, Wu JK, Shucart WA. A proposed classification for spinal and cranial dural arteriovenous fistulous malformations and implications for treatment. J Neurosurg, 1995, 82: 166-179.

[3] Cognard C, Gobin YP, Pierot L, et al. Cerebral dural arteriovenous fistulas: clinical and angiographic correlation with a revised classification of venous drainage. Radiology, 1995, 194: 671-680.

[4] Kubo M, Kuwayama N, Hirashima Y, et al. Dural arteriovenous fistulae developing at different locations after resolution of previous fistulae: report of three cases and review of the literature. Am J Neuroradiol (AJNR), 2002, 23: 787-789.

[5] Rezende MT, Piotin M, Mounayer C, et al. Dural arteriovenous fistula of the lesser sphenoid wing region treated with Onyx: technical note. Neuroradiology, 2006, 48: 130-134.

[6] Chandra RV, Leslie-Mazwi TM, Mehta BP, et al. Transarterial onyx embolization of cranial dural arteriovenous fistulas: long-term follow-up. Am J Neuroradiol(AJNR), 2014, 35: 1793-1797.

[7] Shi ZS, Loh Y, Duckwiler GR, et al. Balloon-assisted transarterial embolization of intracranial dural arteriovenous fistulas. J Neurosurg, 2009, 110: 921-928.

[8] Zhao WY, Krings T, Yang PF, et al. Balloon-assisted superselective microcatheterization for transarterial treatment of cranial dural arteriovenous fistulas: technique and results. Neurosurgery, 2012, 71: ons269-273; discussion ons273.

[9] Bhowmik SK, An JH, Lee SH, et al. Alteration of bile acid metabolism in pseudo germ-free rats [corrected]. Arch Pharm Res, 2012, 35: 1969-1977.

[10] Uchiyama R, Chassaing B, Zhang B, et al. Antibiotic treatment suppresses rotavirus infection and enhances specific humoral immunity. J Infect Dis, 2014, 210: 171-182.

[11] Deng JP, Zhang T, Li J, et al. Treatment of dural arteriovenous fistula by balloon-assisted transarterial embolization with Onyx. Clin Neurol Neurosurg, 2013, 115: 1992-1997.

[12] Liang G, Gao X, Li Z, et al. Endovascular treatment for dural arteriovenous fistula at the foramen magnum: report of five consecutive patients and experience with balloon-augmented transarterial Onyx injection. J Neuroradiol, 2013, 40: 134-139.

[13] Chiu AH, Aw G, Wenderoth JD. Double-lumen arterial balloon catheter technique for Onyx embolization of dural arteriovenous fistulas: initial experience. J Neurointerv Surg, 2014, 6: 400-403.

[14] Huo X, Li Y, Jiang C, et al. Balloon-assisted endovascular treatment of intracranial dural arteriovenous fistulas. Turk Neurosurg, 2014, 24: 658-663.

第八节

单纯弹簧圈栓塞永存原始三叉动脉－海绵窦瘘

（陈希恒　刘恋）

一、引言

永存原始三叉动脉（persistent primitive trigeminal artery，PPTA）是胎儿颈动脉和基底动脉前体之间的直接交通，通常发生于胎儿发育的7天内，起着颈动脉和椎动脉系统之间的吻合作用。此动脉可持续至成人，连接大脑前、后循环[1]。多数病例为偶然发现，无任何临床意义，但也有可能与某些颅内血管异常并存[1]。颈动脉海绵窦瘘（carotid-cavernous fistula，CCF）是一种非常罕见的疾病，可累及PPTA。本文报告一例PPTA合并CCF的病例。

二、病情简介

患者，女性，55岁，主因“左眼结膜充血、水平复视、偏头痛和搏动性杂音5个月”入院。

现病史：患者5个月前因“左眼结膜充血、水平复视、偏头痛和搏动性杂音”就诊于当地医院。起初于眼科保守治疗1月余，症状无缓解。4个月后，为进一步治疗就诊于外院神经外科，患者可闻及左头部杂音，查体左侧展神经麻痹。左侧颈内动脉（ICA）造影显示颈动脉海绵窦瘘，主要通过同侧眼上静脉和岩下窦引流；左侧椎动脉造影显示PPTA也加入海绵窦，PPTA的血流从基底动脉流向左侧海绵窦；左侧ICA造影动脉早期可见永存原始三叉动脉内破裂的动脉瘤（图2-8-1）。

既往史：患者既往没有外伤史。

体格检查：神经系统查体左侧展神经麻痹，余未见异常。

辅助检查：外院影像学检查结果如上文所述。

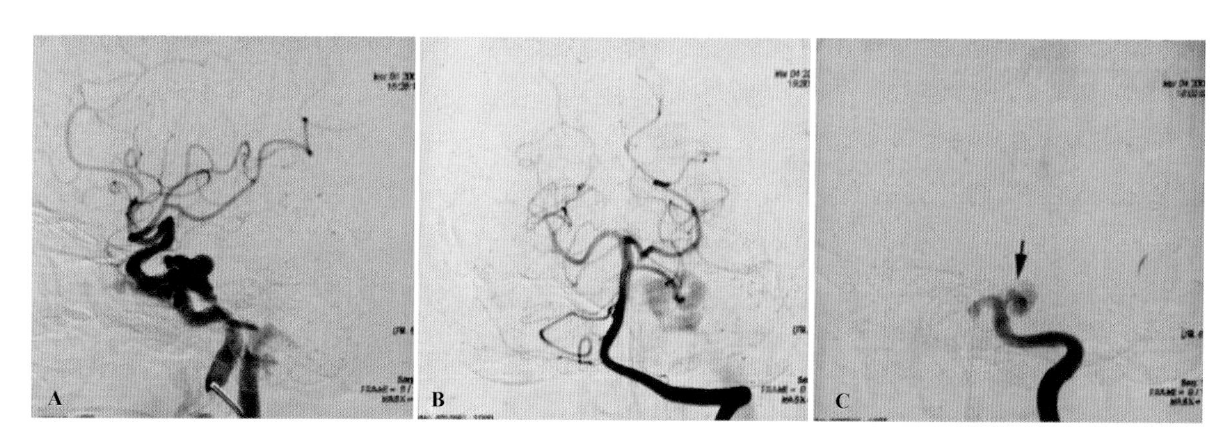

图2-8-1　外院脑血管造影。**A.** 左侧ICA造影显示颈动脉海绵窦瘘（CCF）；**B.** 左侧椎动脉造影显示PPTA提供瘘管；**C.** 在左侧ICA造影动脉早期，我们可以看到PPTA内破裂的动脉瘤（箭头示）

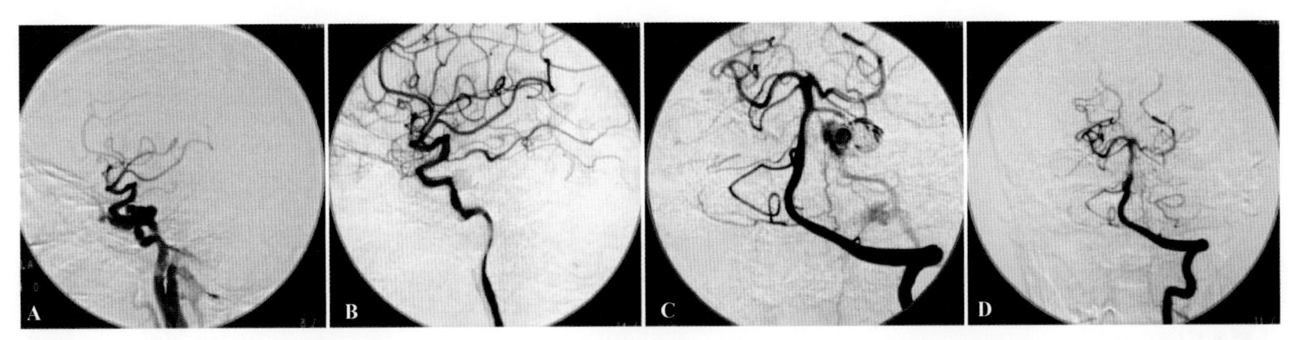

图 2-8-2 血管内治疗过程。**A.** 术前复查 DSA 已看不到 PPTA；**B.** 弹簧圈栓塞后，右侧 ICA 血供消失；**C.** 椎动脉造影显示海绵窦仍由基底动脉通过 PPTA 充盈；**D.** 用弹簧圈栓塞海绵窦和 PPTA，血供消失

三、治疗过程

原计划经永存原始三叉动脉（PPTA）途径进行血管内治疗，但因为 PPTA 太细，可解脱球囊治疗被否定。术前复查 DSA，以观察血管构筑的变化，未见 PPTA 残端和动脉瘤（图 2-8-2 A）。

静脉注射肝素 3000 单位。将 6F 导引导管置入左侧颈内动脉齿状突水平。将 Echlon-10 微导管通过 SilverSpeed 微导丝（0.010 in）送入右侧远端供血动脉进行微量造影。然后在透视引导下仔细栓塞供血血管和海绵窦。颈动脉造影显示效果良好（图 2-8-2 B）。但在经颈内动脉栓塞后，左侧椎动脉造影显示仍有对比剂通过 PPTA 流入海绵窦（图 2-8-2 C）。继续通过左侧椎动脉入路栓塞瘘管。最后将瘘管和 PPTA 完全栓塞（图 2-8-2 D）。

患者全身麻醉后苏醒，感觉良好。术后耳鸣立即消失，2 天后结膜充血消失，患者左侧展神经麻痹在 1 个月内消失。4 个月后电话随访示无其他不适症状。

图 2-8-3 描述了颈动脉海绵窦瘘动脉瘤破裂的位置，血流通过动脉瘤的裂隙充盈海绵窦，眼静脉和岩下窦充血，海绵窦高压是患者症状的主要原因。

四、讨论

PPTA 于 1844 年由 Quain 首次描述[2]，1950 年 Sutton 首次在 X 线影像上发现[3]。在 3 mm 长的人类胚胎（约 24 天）中，PPTA 通过连接颈内动脉和神经动脉（基底动脉的前体）来保证后脑和中脑的营养；当胚胎长到 14 mm 时，该动脉逐渐退化[2, 4-7]。仅 0.1% ～ 0.6% 的脑血管造影可发现 PPTA，25% 的其他脑血管异常可能与 PPTA 并存[5-11]。

PPTA 有两种类型[10]：①胎儿型，后循环供血依赖于前循环；②成人型，后循环可有单独的供血。动脉瘤的发病机制可能不仅是由于 PPTA 中层先天性缺损所致，还可能是由于两大动脉系统之间的解剖位置所致的血流动力学应力所致。根据文献及临床经验，PPTA- 海绵窦瘘与创伤后颈动脉海绵窦瘘相比，PPTA 上的动脉瘤破裂更可能是导致瘘的原因。

海绵窦内破裂的动脉瘤通常很难通过脑血管造影[5]发现，因为高流量的瘘管导致对比剂迅速充盈海绵窦并破坏动脉瘤囊。幸运的是，在本病例中，在另一家医院的第 1 次血管造影中发现了

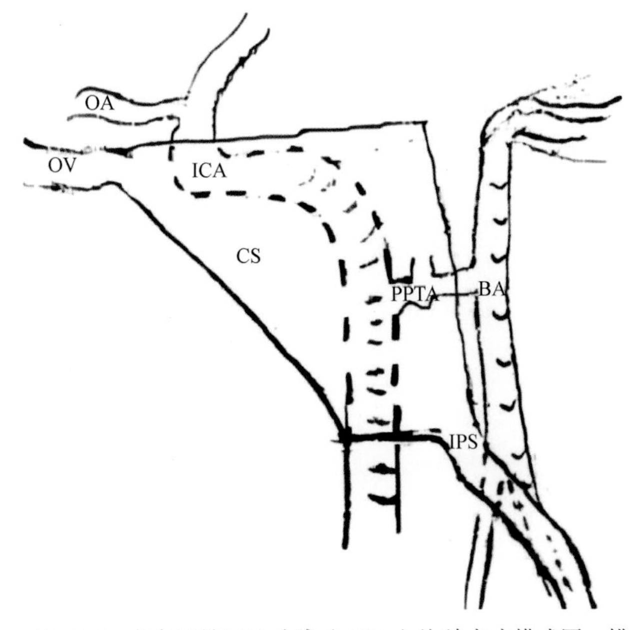

图 2-8-3 永存原始三叉动脉（PPTA）海绵窦瘘模式图，描述了瘘的形成机制和症状产生的原因。OA，眼动脉；OV，眼静脉；ICA，颈内动脉；CS，海绵窦；BA，基底动脉；IPS，岩下窦

PPTA的动脉瘤和残端。4个月后，第2次血管造影中没有发现动脉瘤，可能是因为高流量的血液破坏了PPTA的管壁和动脉瘤囊。

治疗PPTA合并颈动脉海绵窦瘘的目的是消除瘘管，保持颈内动脉和基底动脉的通畅。由于PPTA属于成人型，后循环发育良好，因此PPTA没有那么重要的生理意义，如果想要彻底消除瘘管，可以牺牲PPTA。

选择性经动脉球囊栓塞是治疗高流量颈动脉海绵窦瘘的首选治疗方法[8, 10]，但此例PPTA非常细小，由于左侧颈内动脉和基底动脉均供血于瘘口，用球囊不能闭塞病变部位，所以可使用可解脱弹簧圈。

椎动脉造影仍存在海绵窦充盈。因此选择左侧椎动脉入路，用弹簧圈完全栓塞了PPTA和瘘管。刘鹏等[12]认为弹簧圈是闭合颈动脉海绵窦瘘的理想材料，然而，要完全闭塞海绵窦口可能需要对海绵窦进行致密的填塞。弹簧圈可能会压迫海绵窦附近的脑神经。联合使用Onyx胶，可大大减少紧密填充瘘管所需的弹簧圈数量。后循环梗死的风险取决于PPTA的血流方向和基底动脉的大小，即取决于PPTA的形态，成人型PPTA可以在没有任何并发症的情况下闭塞，但胎儿型PPTA由于其生理重要性而不能被闭塞。

参考文献

[1] Cook BE, Jr., Leavitt JA, Dolan JW, et al. Carotid cavernous fistula associated with persistent primitive trigeminal artery. J Neuroophthalmol, 2000, 20: 264-265.

[2] Berger MS, Hosobuchi Y. Cavernous sinus fistula caused by intracavernous rupture of a persistent primitive trigeminal artery. Case report. J Neurosurg, 1984, 61: 391-395.

[3] Sutton D. Anomalous carotid-basilar anastomosis. Br J Radiol, 1950, 23: 617-619.

[4] Chan YL, Shing KK, Wong KC, et al. Transvenous embolisation of a carotid-trigeminal cavernous fistula. Hong Kong Med J, 2006, 12: 310-312.

[5] Cheng WC, Wang AD. Carotid-cavernous sinus fistula associated with a primitive trigeminal artery. Neurosurgery, 1990, 27: 802-805.

[6] Enomoto T, Sato A, Maki Y. Carotid-cavernous sinus fistula caused by rupture of a primitive trigeminal artery aneurysm. Case report. J Neurosurg, 1977, 46: 373-376.

[7] Fan Y, Li Y, Zhang T, et al. Carotid-cavernous sinus fistula caused by persistent primitive trigeminal artery aneurysm rupture: a case report. J Stroke Cerebrovasc Dis, 2019, 28: 104306.

[8] Kerber CW, Manke W. Trigeminal artery to cavernous sinus fistula treated by balloon occlusion. Case report. J Neurosurg, 1983, 58: 611-613.

[9] Kodama N, Watanabe Z, Sasaki T, et al. Direct surgical obliteration of a persistent trigeminal artery aneurysm. No Shinkei Geka, 1984, 12: 325-329.

[10] Guglielmi G, Vinuela F, Dion J, et al. Persistent primitive trigeminal artery-cavernous sinus fistulas: report of two cases. Neurosurgery, 1990, 27: 805-808; discussion 808-809.

[11] Li MH, Li WB, Pan YP, et al. Persistent primitive trigeminal artery associated with aneurysm: report of two cases and review of the literature. Acta Radiol, 2004, 45: 664-668.

[12] Liu P, Lv X, Li Y, et al. Spontaneous carotid-trigeminal cavernous fistula obliterated using a combination of coils and onyx. Neurol India, 2016, 64 Suppl: S115-116.

第九节

颅内动静脉畸形合并供血动脉动脉瘤的血管内治疗

（吕明　唐宇迪）

一、引言

脑动静脉畸形（bAVM）是指颅内动脉与静脉直接交通形成动静脉短路，并相互缠绕形成异常血管团。这一结构将会极大地改变血流动力学，引起头痛、癫痫、颅内出血等症状与体征。同时，对于合并动静脉畸形的颅内动脉瘤而言，由于血流及壁切应力增加，其破裂风险也相应增大。

二、病情简介

患者，男性，54 岁，主因“突发头痛、头晕 7 h 伴呕吐 1 次”入院。

现病史：患者自诉于 7 h 前提水桶突然出现头痛、头晕、心慌，伴呕吐 1 次，呕吐物为胃内容物，家人急送我院就诊。急诊查头颅 CT 平扫提示蛛网膜下腔出血（SAH），我科急诊会诊拟“蛛网膜下腔出血”收住入院。病程中患者无肢体抽搐，无小便失禁表现。未进食水。

既往史：有烟酒嗜好，无其他特殊既往史。

体格检查：颅内高压表现，余无特殊。

辅助检查：颅脑 CT 提示蛛网膜下腔出血（SAH）（图 2-9-1）。入院后次日行 DSA（图 2-9-2），可见左侧脑桥动静脉畸形伴供血动脉近心端动脉瘤。

三、治疗过程

左椎动脉起源于主动脉弓，6F 导引导管送至左椎动脉横突孔段远端，选取右斜位 30°、汤氏位 19° 为工作位造影（图 2-9-3）。

综合先前的椎动脉造影（包括三维重建影像）以及此次左椎动脉工作位造影，初步判断 SAH 的责任病灶是位于脑桥左侧的动脉瘤，该瘤应该起自基底动脉上段左侧的一支脑桥长旋支，瘤近心端的载瘤动脉纤细，几乎看不清，瘤流出口的载瘤动脉呈反逗号扩张，末梢供应脑桥左缘一处小型动静脉畸形。该瘤从性质上讲属于跟脑干动静脉畸形相关的血流动力学动脉瘤。除了该脑桥长旋支为畸

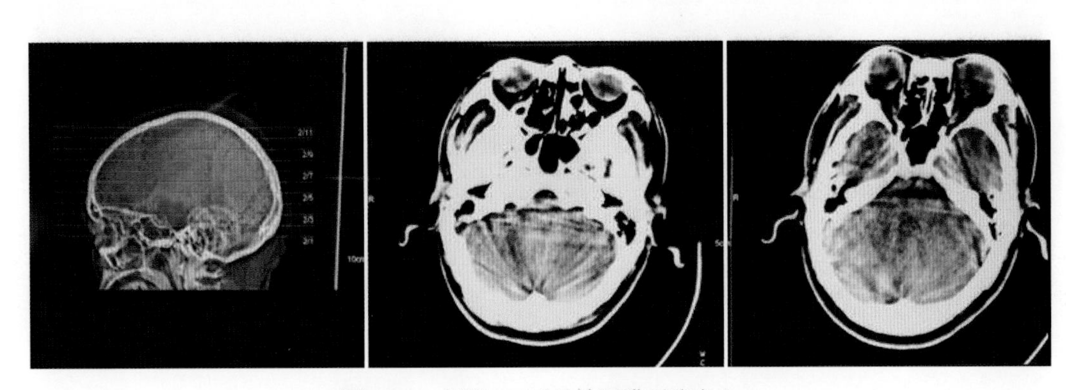

图 2-9-1　颅脑 CT 可见蛛网膜下腔出血

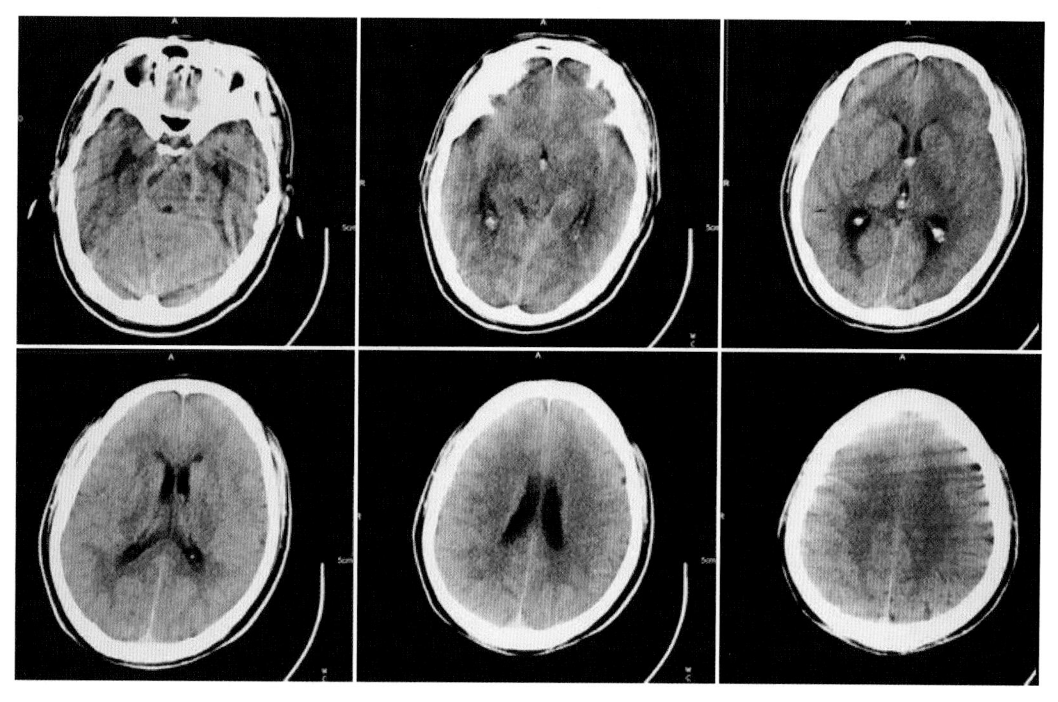

图 2-9-1 （续图）

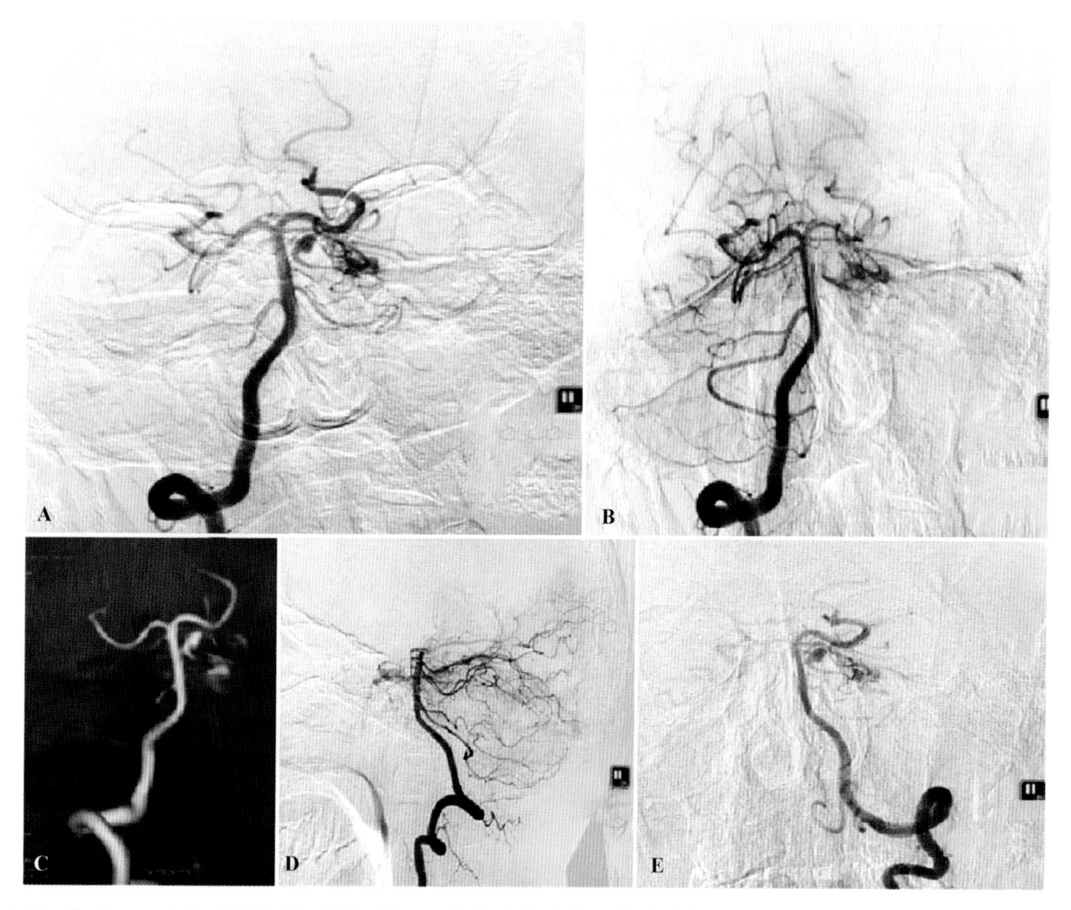

图 2-9-2 DSA 检查。A. 右椎动脉造影正位早期；B. 右椎动脉造影正位稍晚期；C. 右椎动脉造影三维重建；D. 右椎动脉造影侧位；E. 左椎动脉造影正位早期

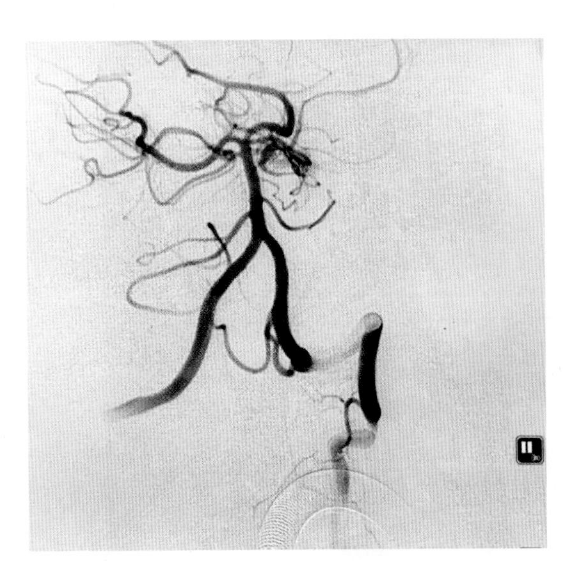

图 2-9-3　工作位造影

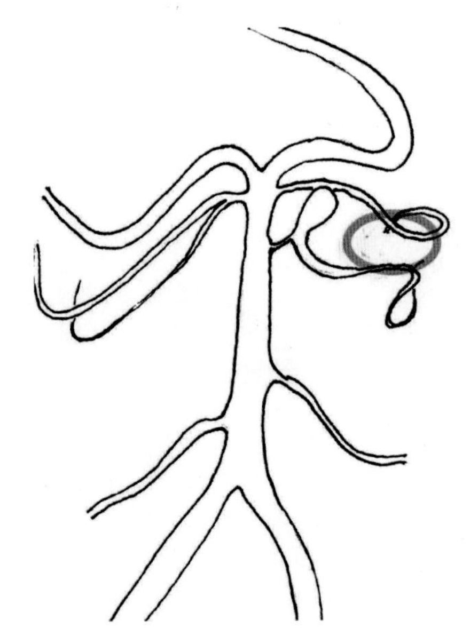

图 2-9-4　手绘解剖示意图

形团供血外，左侧小脑上动脉（superior cerebellar artery，SCA）应该也有分支参与畸形团的供血，但大造影看不清楚畸形的解剖构筑，按推测，绘制影像解剖示意图如图 2-9-4 所示，红圈表示畸形团的位置，是否符合真实情况只能术中微量造影求证。

Traxcess-14 微导丝携 Headway duo 微导管超选入左侧 SCA（图 2-9-5），微量造影未见畸形团显影，术前绘制的影像解剖示意图需要修改，跟事实有所出入。

保持工作位，微导管置于基底动脉上段微量造影（图 2-9-6）。

通过基底动脉上段微量造影得知左侧 SCA 与右侧一致，均为双干，左侧 SCA 上干（在微量造影时没显影）并不供应畸形团，而下干末梢供应畸形团（图 2-9-7）。在大造影时，左侧 SCA 下干起始段被动脉瘤遮挡，导致误判参与供血的末梢分支来自上干。

Headway duo 微导管在微导丝引导下进入起自左侧脑桥长旋支的动脉瘤内，微量造影证实该支远端供应畸形团（图 2-9-8）。

由此，我们绘出符合真实情况的影像解剖示意图（图 2-9-9），脑桥左缘动静脉畸形（蓝圈），由左侧 SCA 下干（绿箭头）和左侧脑桥长旋支（红箭头）供血，左侧 SCA 上干（黄箭头）不参与供血，动脉瘤起自左侧脑桥长旋支，为血管畸形相关的血流动力学动脉瘤。

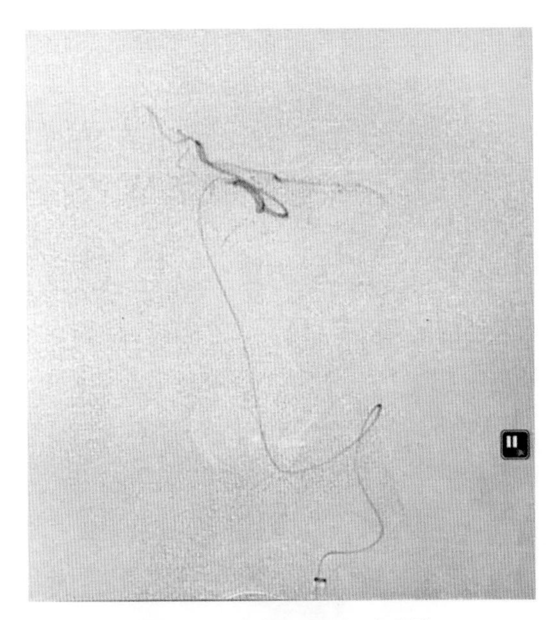

图 2-9-5　左侧 SCA 超选造影

先处理动脉瘤，原计划双微导管栓塞瘤腔。用已经到位的 Headway duo 微导管注射 Onyx 18 胶栓塞瘤体及其远端的畸形，因瘤体距基底动脉主干太近，所以胶逆流至瘤颈时即停止注射，以免胶进入基底动脉；用另一根预置于瘤颈处的 Echelon-10 微导管填塞小弹簧圈封闭瘤颈和载瘤动脉近心端。但计划不如变化，因载瘤动脉近心端纤细，Headway duo 微导管到位后（红箭头指示其管头一标），第二根微导管（Echelon-10）即无法跟随微导丝进入载瘤动脉，管头卡在载瘤动脉开口处（黄箭头指示

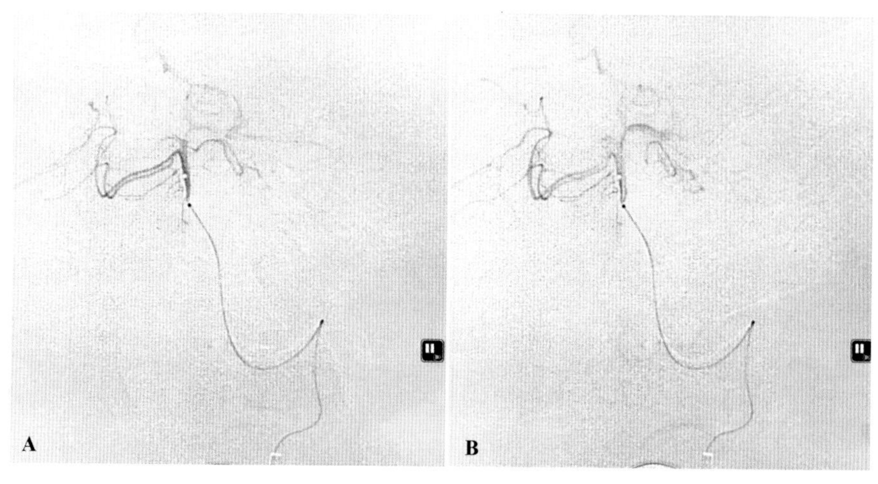

图 2-9-6 基底动脉上段微量造影。A. 动脉期早期；B. 动脉期稍晚期

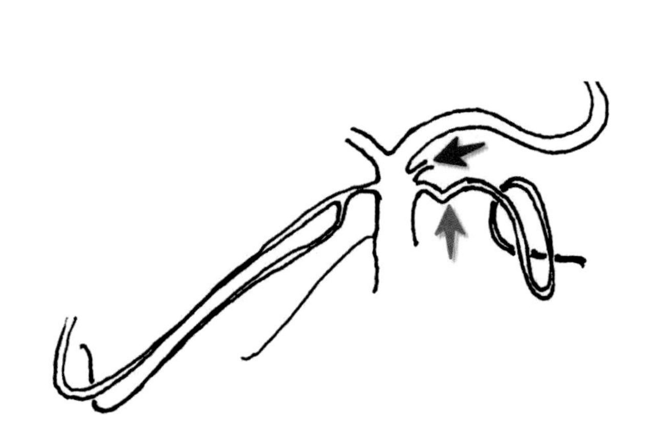

图 2-9-7 解剖结构修改分析。微量造影得知左侧 SCA 与右侧一致，均为双干，左侧 SCA 上干（红箭头，在微量造影时没显影）并不供应畸形团，而下干（蓝箭头）末梢供应畸形团

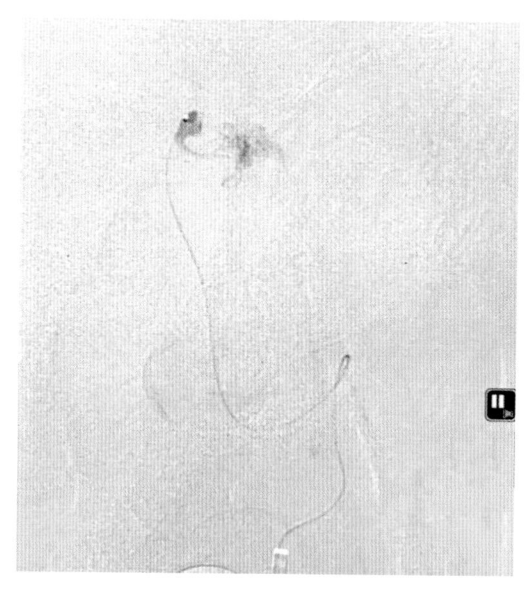

图 2-9-8 左侧脑桥长旋支动脉瘤内微量造影见远端供应畸形团

其管头一标）（图 2-9-10 A），所以改变计划，将第二根微导管的管头当作塞子，塞在载瘤动脉开口处，经第一根微导管注射胶时，这个塞子应该能起到防止胶反流到基底动脉内的作用。

空白路径图下缓慢注射 Onyx-18 胶，可以看到胶在瘤体内铸型，并有向远端畸形团行进的趋势（图 2-9-10 B）。

此时空白路径图下“冒烟”显示瘤体内的胶跟基底动脉主干还有一定距离（图 2-9-10 C），可以放心继续注胶。

胶在动脉瘤内铸型，并进入远端的畸形团（图 2-9-10 D）。随后胶向瘤颈处逆流（图 2-9-10 E）。

造影减影和蒙片显示动脉瘤不显影，基底动脉主干血流畅通（图 2-9-11）。

撤除双微导管（瘤腔内注胶的 Headway duo 和作为“塞子”的 Echelon-10），再造影显示动脉瘤消失，远端畸形还有残留，引流不畅（图 2-9-12）。

动脉瘤解决了，下一步准备彻底解决引流不畅、有出血之虞的残留畸形团。换用新的 Headway duo 微导管在 Traxcess-14 微导丝引导下进入左侧 SCA 下干的开口（图 2-9-13 A）。

微量路径图下，用 Traxcess-14 微导丝引导

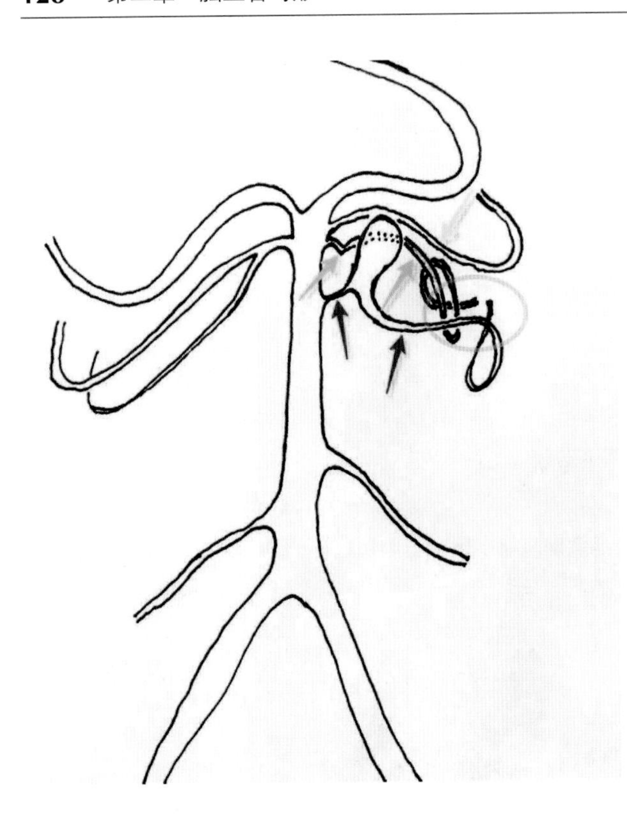

图 2-9-9 手绘解剖示意图（修改版）。脑桥左缘动静脉畸形（蓝圈），由左侧 SCA 下干（绿箭头）和左侧脑桥长旋支（红箭头）供血，左侧 SCA 上干（黄箭头）不参与供血，动脉瘤起自左侧脑桥长旋支，为血管畸形相关的血流动力学动脉瘤

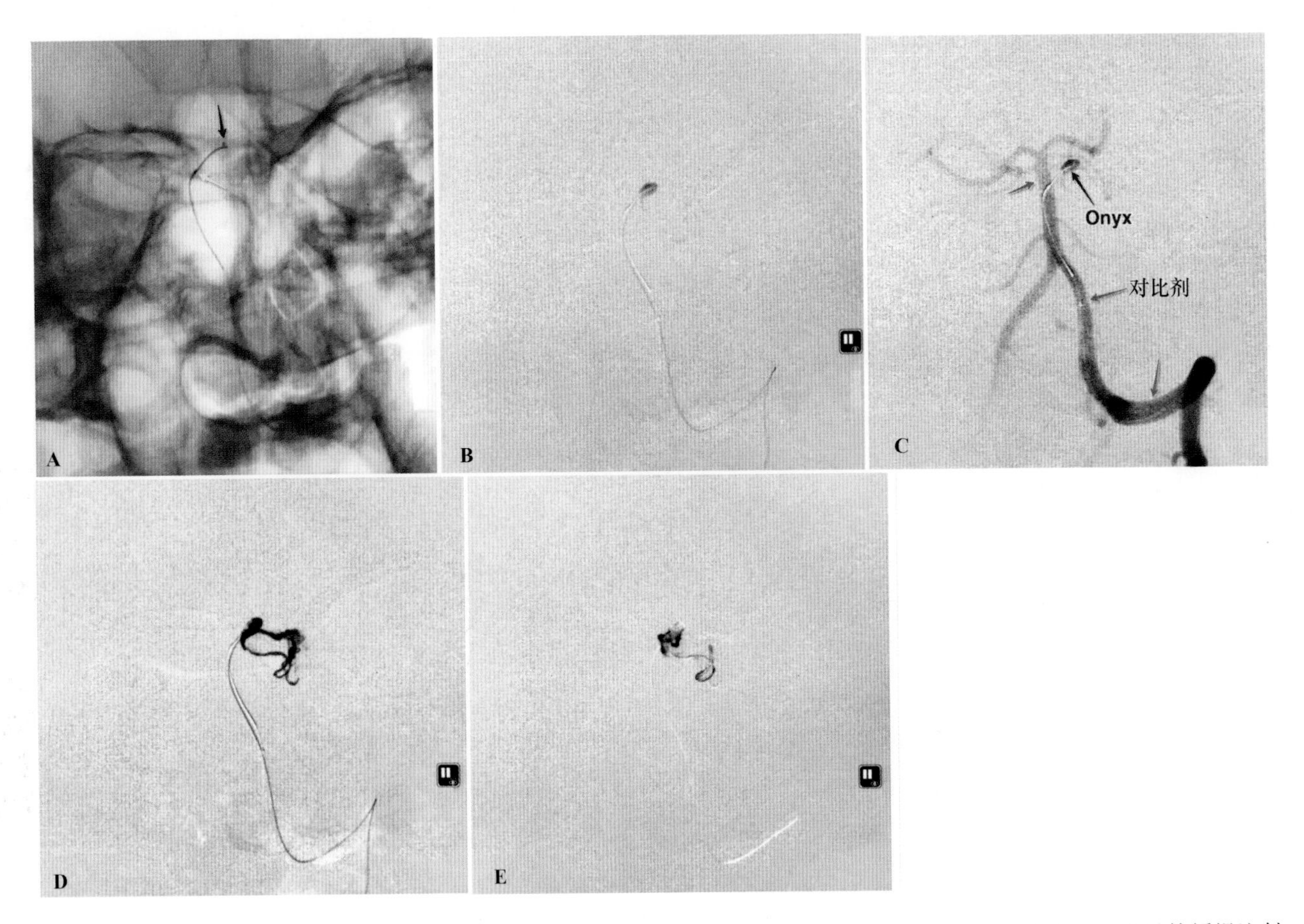

图 2-9-10 **A**. 透视图提示第一根微导管到位后，第二根微导管管头卡在载瘤动脉开口处；**B**. 动脉瘤内，经微导管缓慢注射 Onyx-18 胶；**C**. 空白路径图下“冒烟”（蓝箭头）显示瘤体内的胶（红箭头）跟基底动脉主干还有一定距离；**D**. 胶在动脉瘤内铸型，并进入远端的畸形团；**E**. 胶向瘤颈处逆流

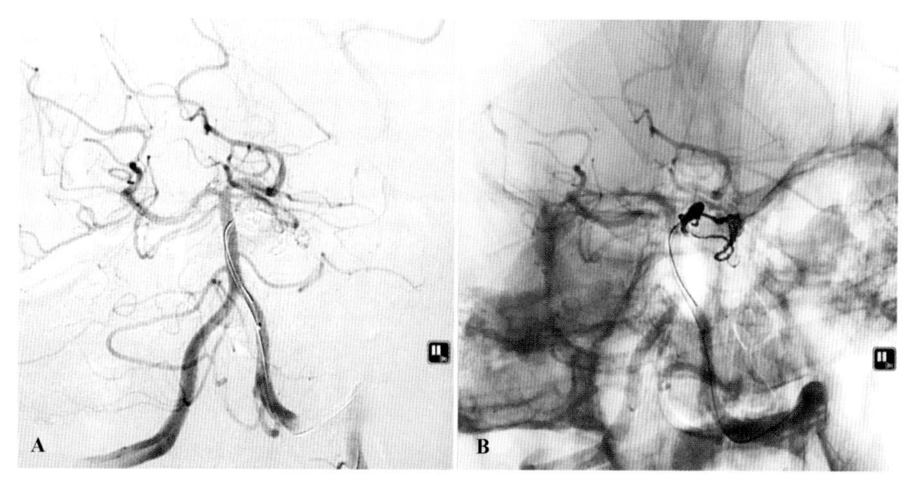

图 2-9-11　动脉瘤不显影，基底动脉主干血流畅通。A. 造影剪影；B. 蒙片

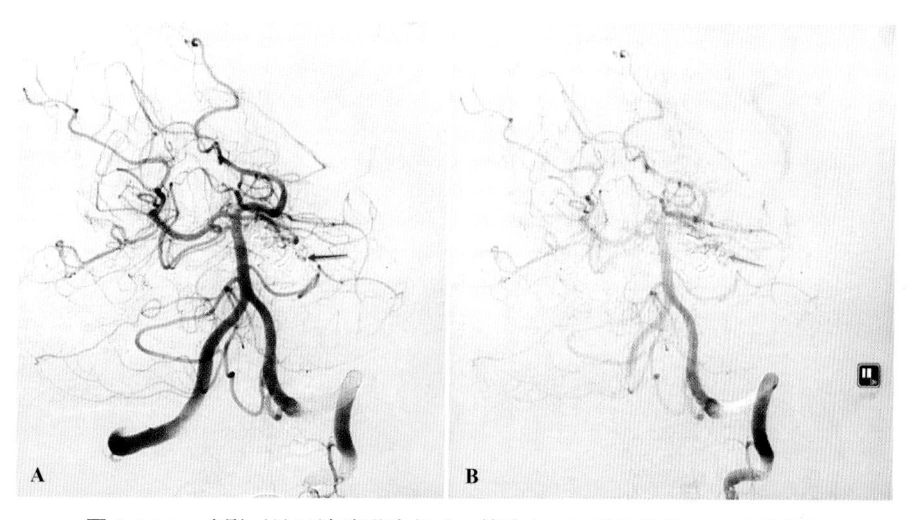

图 2-9-12　造影可见远端畸形残留（红箭头）。A. 动脉早期；B. 动脉晚期

Headway duo 微导管深入左侧 SCA 下干（图 2-9-13 B）。微量造影证实管头抵达残留畸形团内（图 2-9-13 C）。

空白路径图下向畸形团内缓慢注射 Onyx-18 胶（图 2-9-13 D）。发现胶逆流后迅速拔管（图 2-9-13 E）。

拔管后即刻在空白路径图下“冒烟”，可见基底动脉及其各主要分支均在（图 2-9-13 F）。

然而，随后行左椎动脉造影却发现基底动脉未显影（图 2-9-14 A）。为排除是左椎动脉痉挛的原因，将导引导管转移到右椎动脉进行造影（图 2-9-14 B），显示基底动脉干显影慢，上段似乎有血栓，双侧大脑后动脉（PCA）不显影，考虑基底动脉上段血栓。

用 Traxcess-14 微导丝引导 Rebar-18 微导管抵达基底动脉尖，微量造影示左侧 PCA 和双侧 SCA 显影，右侧 PCA 不显影（图 2-9-15 A）。

将 Rebar-18 微导管引至右侧 PCA P2 段，微量造影显示右侧 P2 段及其远端显影好（图 2-9-15 B）。此时行右椎动脉造影显示基底动脉尖血流欠通畅（图 2-9-15 C）。

经 Rebar-18 微导管将 Solitaire 支架（6 mm×20 mm）释放入右侧 PCA P1 段−基底动脉内，此时行右椎动脉造影显示基底动脉血流基本恢复正常（图 2-9-15 D）。

5 min 后将支架拖回导引导管内（图 2-9-15 E），并撤出到体外。意外的是，挂在支架上的异物不是血栓，而是一小块胶（图 2-9-15 F），考虑第二次注胶结束后，撤管动作太快，粘在管头的胶被带到了基底动脉内。

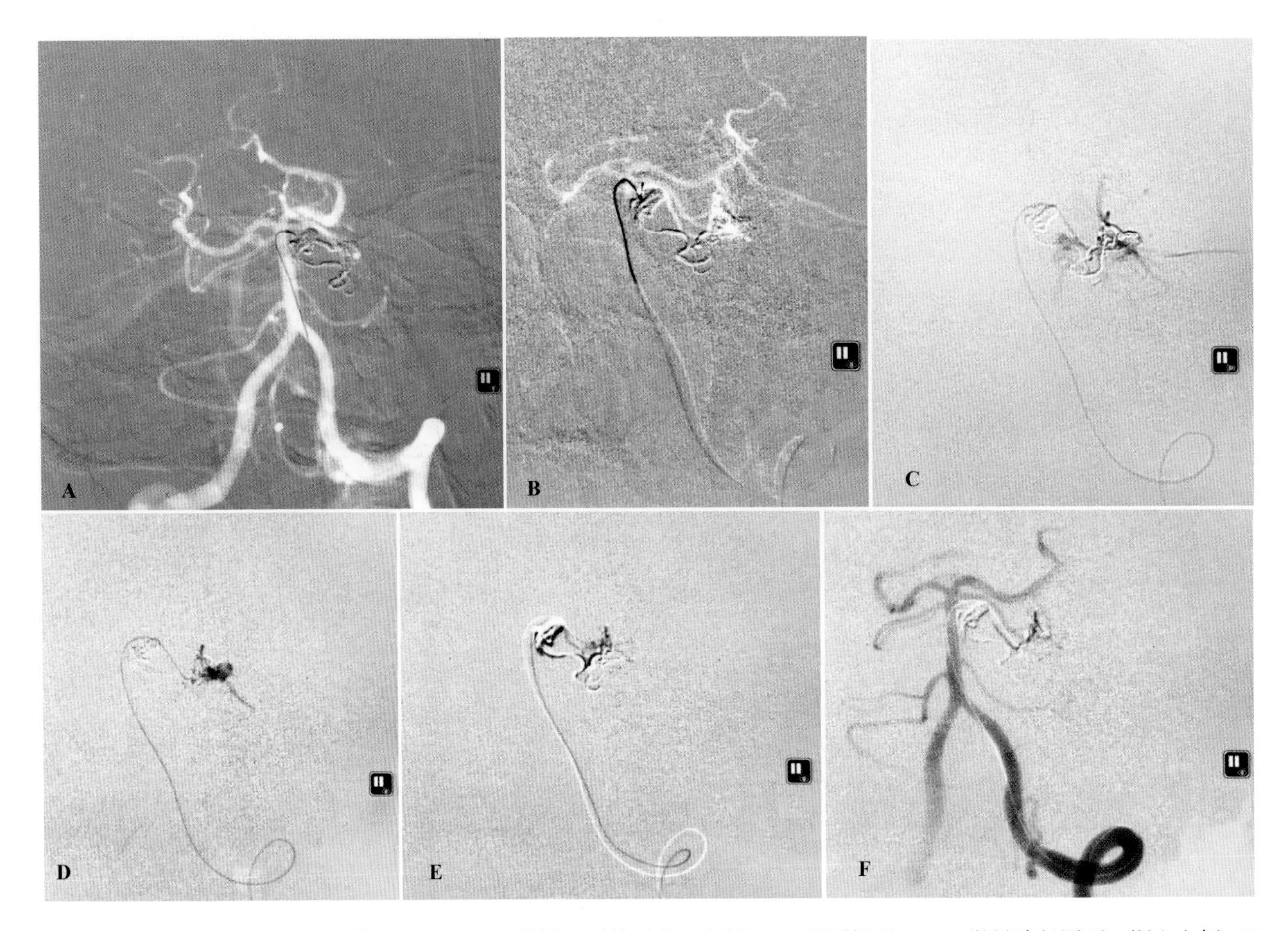

图 2-9-13　A. Headway duo 微导管在 Traxcess-14 微导丝引导下进入左侧 SCA 下干的开口；B. 微量路径图下，深入左侧 SCA 下干；C. 微量造影证实管头抵达残留畸形团内；D. 空白路径图下向畸形团内缓慢注射 Onyx-18 胶；E. 发现胶逆流后迅速拔管；F. 拔管后即刻基底动脉及其主要分支均可见

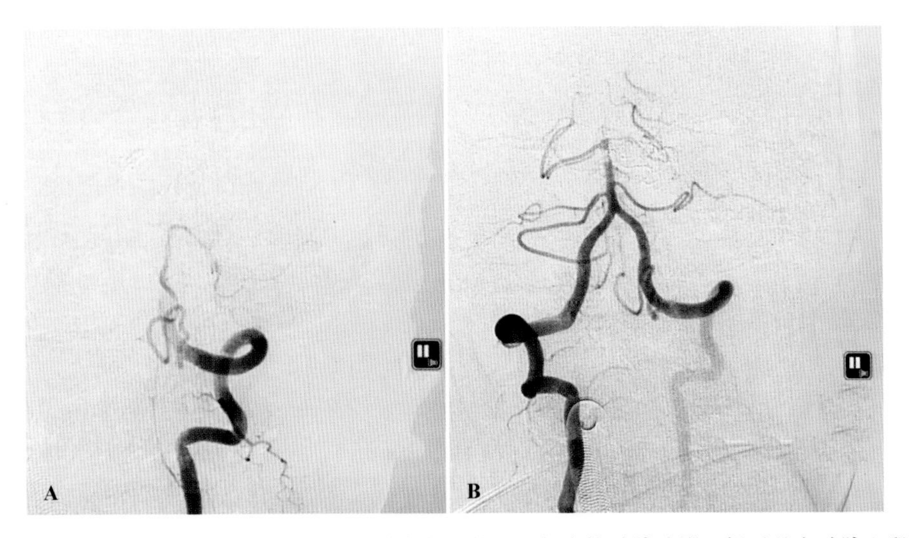

图 2-9-14　A. 随后行左椎动脉造影却发现基底动脉未显影；B. 行右椎动脉造影，提示基底动脉上段充盈缺损

术后右椎动脉造影可见基底动脉及其主要分支畅通，动脉瘤和畸形团完全栓塞（图 2-9-16 A）；蒙片显示畸形团和动脉瘤内 Onyx 胶的铸型（图 2-9-16 B 和 C）。

术后患者自麻醉中清醒，言语不清，左侧肢体遵嘱活动，右侧上、下肢肌力 0 级。床旁 CT 未见

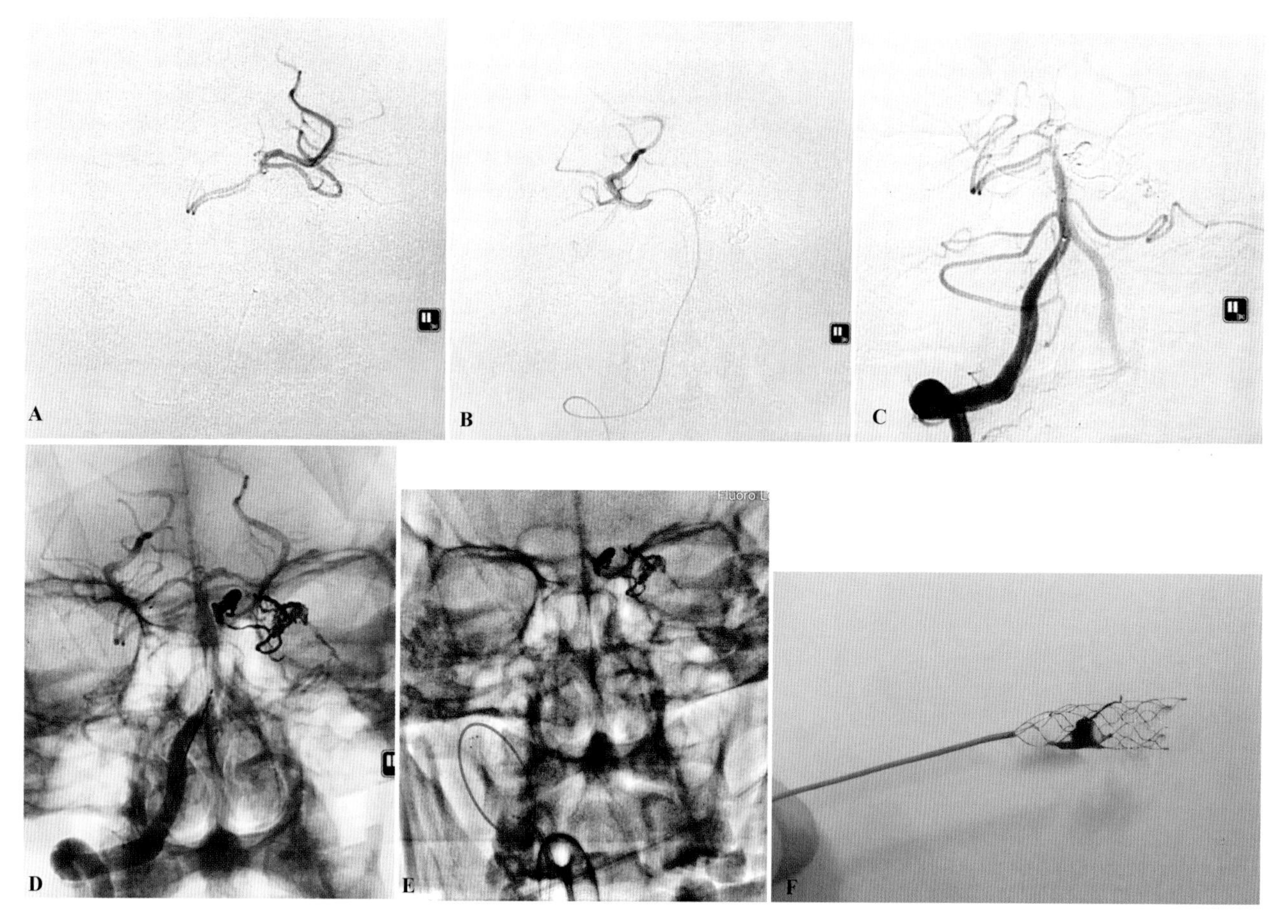

图 2-9-15　**A.** 微量造影示左侧 PCA 和双侧 SCA 显影，右侧 PCA 不显影；**B.** 将 Rebar-18 微导管超选至右侧 PCA P2 段，微量造影显示右侧 P2 段及其远端显影好；**C.** 右椎动脉造影显示基底动脉尖血流欠畅通；**D.** 支架释放后，右椎动脉造影显示基底动脉血流基本恢复正常；**E.** 将支架（红圈内）拉出体外；**F.** 支架取出异物（胶）

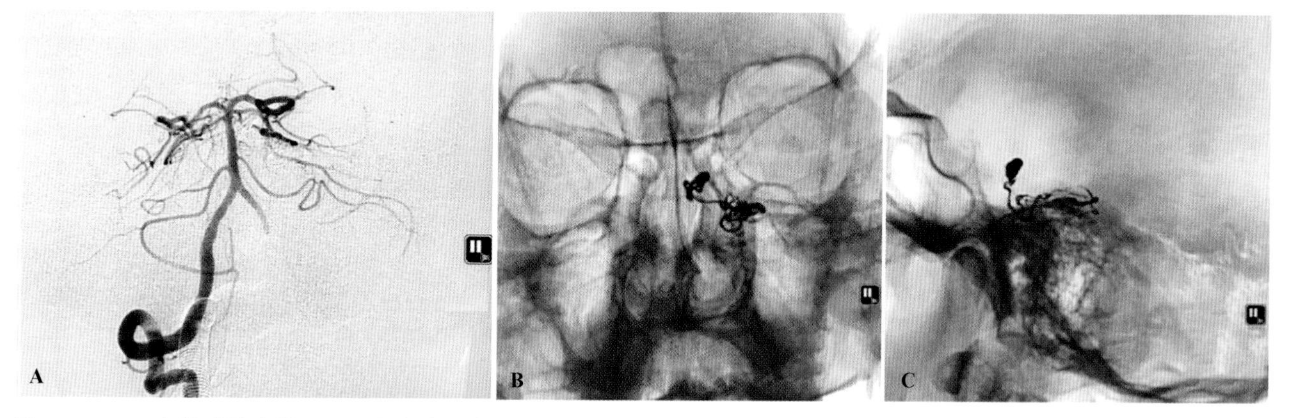

图 2-9-16　**A.** 右椎动脉造影可见基底动脉及其主要分支畅通，动脉瘤和畸形团完全栓塞；**B** 和 **C.** 蒙片显示畸形团和动脉瘤内 Onyx 胶的铸型（**B**，正位；**C**，侧位）

梗死征象和新鲜出血。

术后次日 MRI 示左侧脑桥梗死（图 2-9-17），经对症处理和后期康复治疗，患者最终恢复生活自理。

四、讨论

据估计，bAVM 患者的动脉瘤患病率为 5% ～ 20%[1-2]，此类患者具有更高的破裂出血率，但破裂风险增加的机制尚不明确。对于脑动静脉畸形和

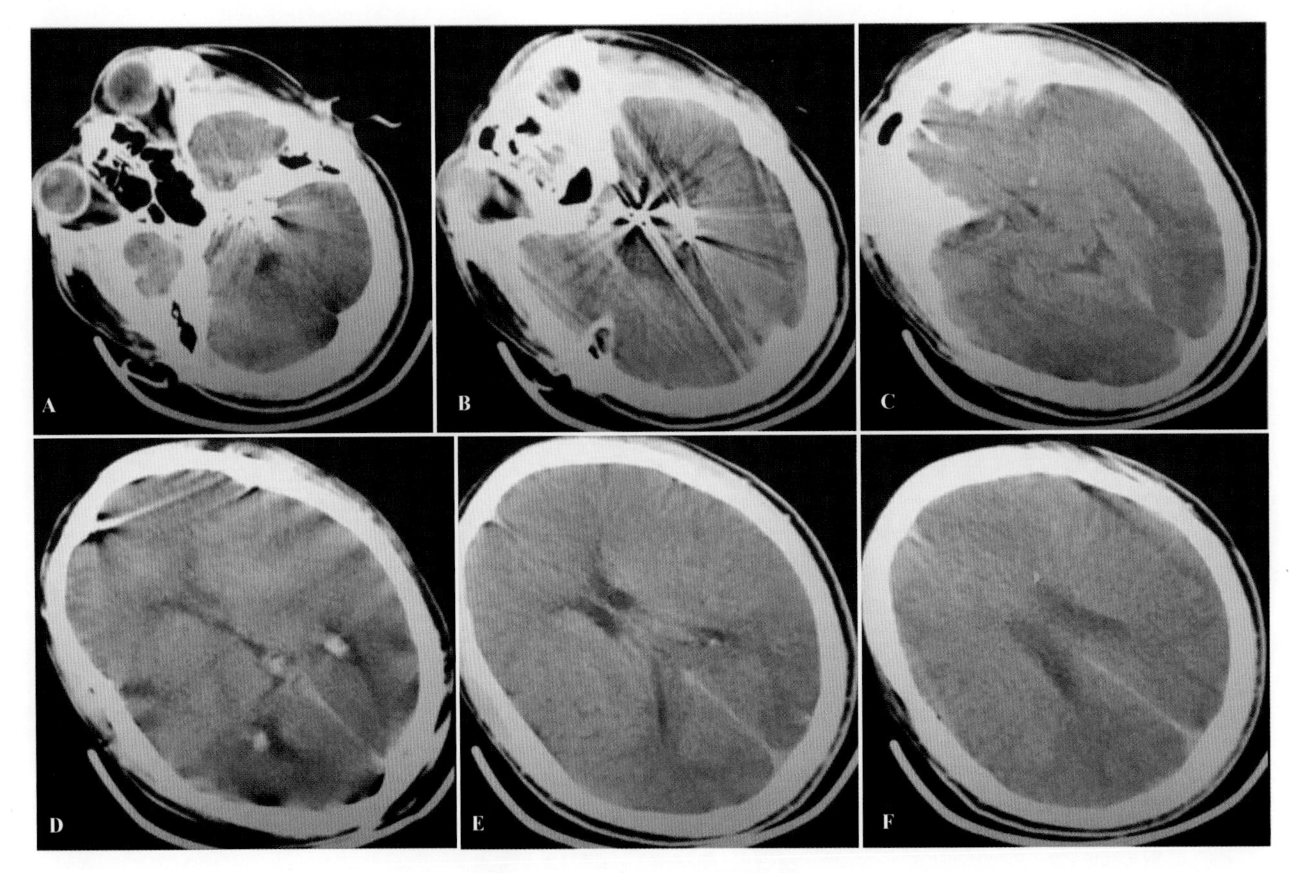

图 2-9-17　MRI 示左侧脑桥梗死

动脉瘤之间的解剖学和病理生理学关系，报道了几种不同的分类，这也表明了二者之间的关系和病理生理学尚未完全明确[1，3-8]。

此病例中，动脉瘤从性质上讲属于跟脑干动静脉畸形相关的血流动力学动脉瘤，此类动脉瘤的形成与脑动静脉畸形所造成的异常血流动力学相关。除了脑桥长旋支为畸形团供血外，左侧 SCA 应该也有分支参与畸形团的供血，但大造影看不清楚畸形的解剖构筑，根据经验推测出畸形团位置，是否符合真实情况只能术中微量造影求证，而术中微量造影表明其与真实情况确实有所出入，所以在术中应及时调整方案。在手术过程中，动静脉畸形的液体栓塞应当是一项慎重的操作，栓塞剂不足导致栓塞不全，意外的回流可能会闭塞正常功能性动脉，导致医源性脑梗死[9-10]；并且 SAH 患者本身外周血白细胞升高[11]，有脑血管痉挛等多种并发症风险，其手术风险较大。本例若术中不再继续处理由左侧 SCA 下干供血的残留畸形团，也许能够避免最后的“拉栓”，术后也不至于发生脑桥梗死。所幸此病例中成功通过“拉栓”取出，在临床实践中，不乏需要通过开颅再通的案例，应当吸取本例的教训，急性期优先处理责任动脉。

在已有的研究中，脑动静脉畸形所具有的较高的供血动脉压力是相关供血动脉动脉瘤形成的重要原因，而在对动静脉畸形的部分栓塞中，会进一步增高供血动脉压力，从而诱发相关动脉瘤的破裂[12-13]，在临床工作中，亦需要积极避免这种破裂的发生。

参考文献

[1] Redekop G，TerBrugge K，Montanera W，et al. Arterial aneurysms associated with cerebral arteriovenous malformations：classification，incidence，and risk of hemorrhage. J Neurosurg，1998，89：539-546.

[2] Stein KP，Wanke I，Forsting M，et al. Associated aneurysms in supratentorial arteriovenous malformations：impact of aneurysm size on haemorrhage. Cerebrovasc Dis，2015，39：122-129.

[3] Platz J，Berkefeld J，Singer OC，et al. Frequency，risk of hemorrhage and treatment considerations for cerebral arteriovenous malformations with associated aneurysms. Acta Neurochir（Wien），2014，156：2025-2034.

[4] D’Aliberti G，Talamonti G，Cenzato M，et al. Arterial

and venous aneurysms associated with arteriovenous malformations. World Neurosurg，2015，83：188-196.

[5] Ezura M，Takahashi A，Jokura H，et al. Endovascular treatment of aneurysms associated with cerebral arteriovenous malformations：experiences after the introduction of Guglielmi detachable coils. J Clin Neurosci，2000，7(Suppl 1)：14-18.

[6] Nakahara I，Taki W，Kikuchi H，et al. Endovascular treatment of aneurysms on the feeding arteries of intracranial arteriovenous malformations. Neuroradiology，1999，41：60-66.

[7] Perata HJ，Tomsick TA，Tew JM Jr. Feeding artery pedicle aneurysms：association with parenchymal hemorrhage and arteriovenous malformation in the brain. J Neurosurg，1994，80：631-634.

[8] Yu JL，Y ang S，Luo Q，et al. Endovascular treatment of intracranial ruptured aneurysms associated with arteriovenous malformations：a clinical analysis of 14 hemorrhagic cases. Interv Neuroradiol，2011，17：78-86

[9] Andreou A，Ioannidis I，Nasis N. Transarterial balloon-assisted glue embolization of high-flow arteriovenous fistulas. Neuroradiology，2008，50：267-272.

[10] Rangel-Castilla L，Barber SM，Klucznik R，et al. Mid and long term outcomes of dural arteriovenous fistula endovascular management with Onyx. Experience of a single tertiary center. J NeuroIntervent Surg，2014，6：607-613.

[11] 刘金磊，李习珍，闫奇，等. 蛛网膜下腔出血外周血细胞学变化特点及临床意义. 中外医疗，2011，15：38-39.

[12] Reynolds MR，Arias EJ，Chatterjee AR，et al. Acute rupture of a feeding artery aneurysm after embolization of a brain arteriovenous malformation. Interv Neuroradiol，2015，21（5）：613-619.

[13] Cagnazzo Federico，Brinjikji Waleed，Lanzino Giuseppe. Arterial aneurysms associated with arteriovenous malformations of the brain：classification，incidence，risk of hemorrhage，and treatment-a systematic review. Acta Neurochir（Wien），2016，158（11）：2095-2104.

第十节

功能区脑血管畸形合并动脉瘤的治愈性栓塞

（金蔚涛　赵阳　张俊　赵元立　刘爱华　唐宇迪）

一、引言

颅内动静脉畸形（arteriovenous malformation，AVM）是指颅内动脉与静脉直接交通形成动静脉短路，并相互缠绕形成异常血管团。颅内功能区动静脉畸形可能会导致颅内出血，年发生率为2%～4%；一旦发生颅内出血，便很容易再次发生出血，每次出血后有10%～15%的患者死亡，并且动静脉畸形越严重，患者颅内出血和死亡的风险越高，年幼患者会对智力发育造成严重威胁[1]。

二、病情简介

患者，男性，29岁，主诉“头痛2周”入院。

现病史：患者2周前无明显诱因突发头痛，伴言语缓慢。于当地医院行头部CT检查提示左额叶脑出血，进一步行头部CTA检查发现左额叶动静脉畸形，为行进一步治疗以“左额叶脑动静脉畸形”收住我科。

既往史：无特殊。

体格检查：言语缓慢，余无特殊表现。

辅助检查：对患者行CT和DSA检查，提示畸形团位于血肿后方，邻近功能区（图2-10-1），供血发自左侧大脑前动脉（ACA）和左侧大脑中动脉（middle cerebral artery，MCA），经皮质静脉引流入上矢状窦（图2-10-2），供血动脉可见动脉瘤（图2-10-1至图2-10-3）。

三、治疗过程

患者年轻，有动静脉畸形破裂史，年破裂率约为4.8%，终身风险约为76%，存在手术指征。病变

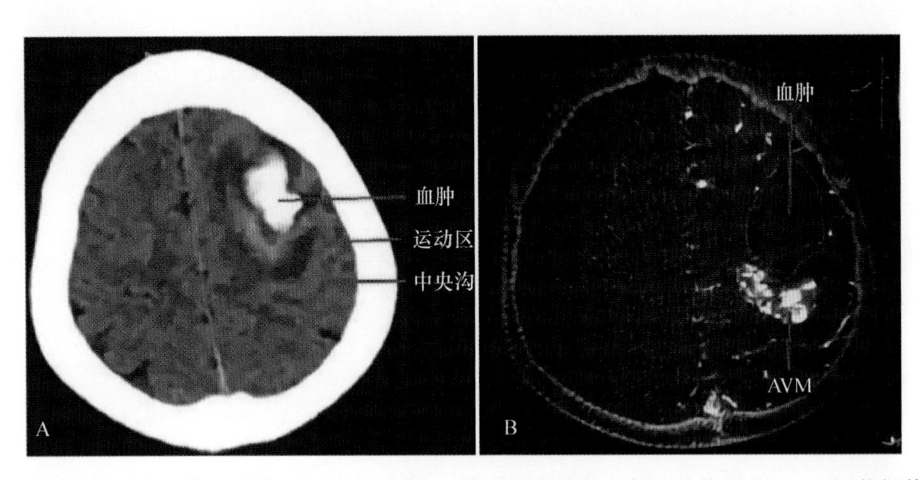

图2-10-1　畸形团位于血肿后方，邻近功能区。**A.** CT平扫，提示颅内血肿，邻近功能区；**B.** CT调节阈值后可见血管异常留空影。AVM，动静脉畸形

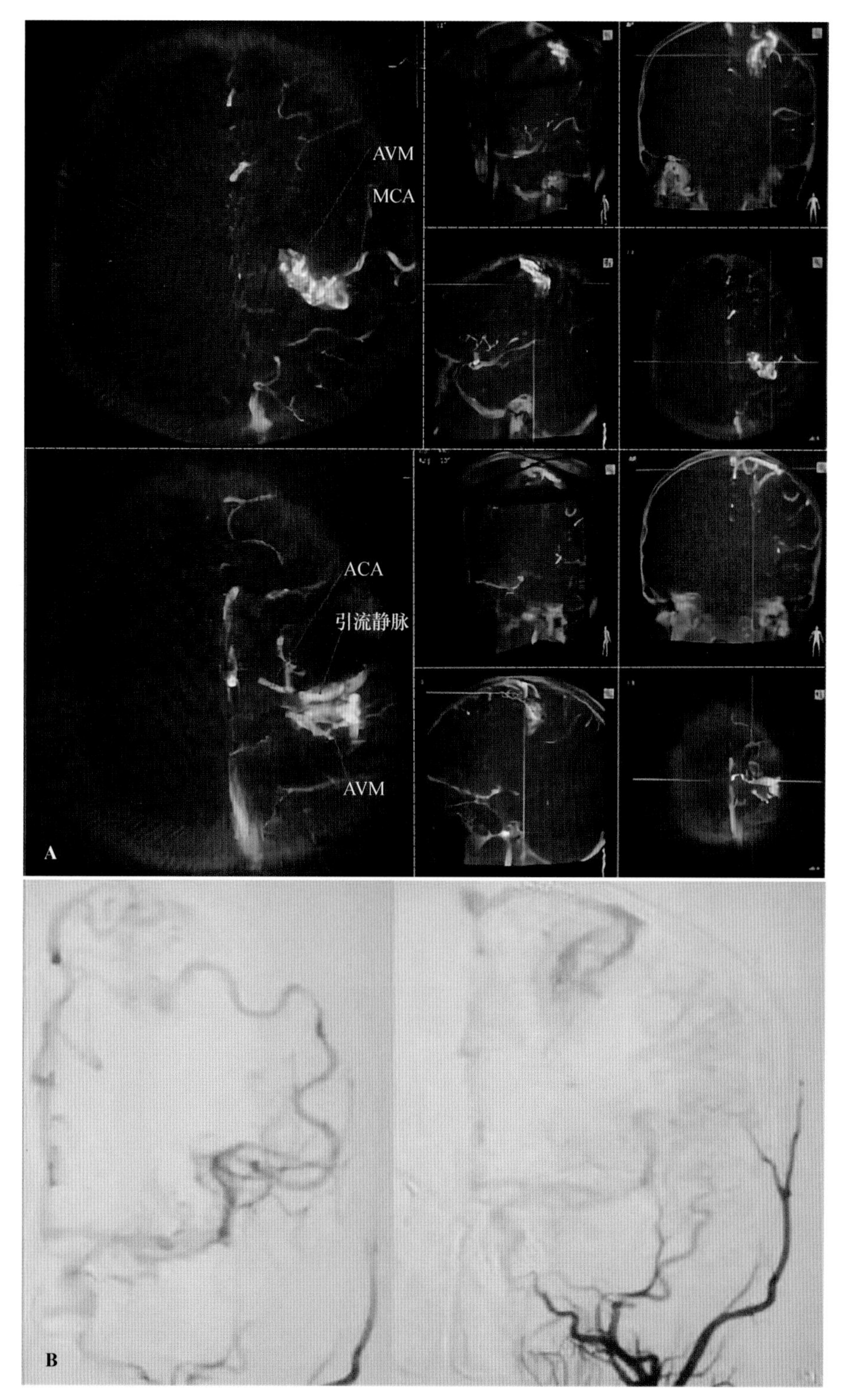

图 2-10-2　畸形团供血动脉发自左侧大脑前动脉和左侧大脑中动脉，经皮质静脉引流入上矢状窦。**A**. CT 轴位、矢状位、冠状位调节阈值后可见血管留空影，进一步了解血管构筑；**B**. DSA 左侧颈内动脉晚期；**C**. DSA 左侧静脉毛细血管期。ACA，大脑前动脉；AVM，动静脉畸形；MCA，大脑中动脉

的 Spetzler-Martin（SM）分级为Ⅲ级，邻近功能区，手术治疗有致残风险；患者存在供血动脉动脉瘤，属出血高危因素，故该患者选择一期行血管内栓塞治疗，治疗目标首先是闭塞两个供血动脉动脉瘤。

术前三维 DSA 提示畸形团位于血肿后方，邻近运动区，MCA 终末支自畸形团后方加入供血，

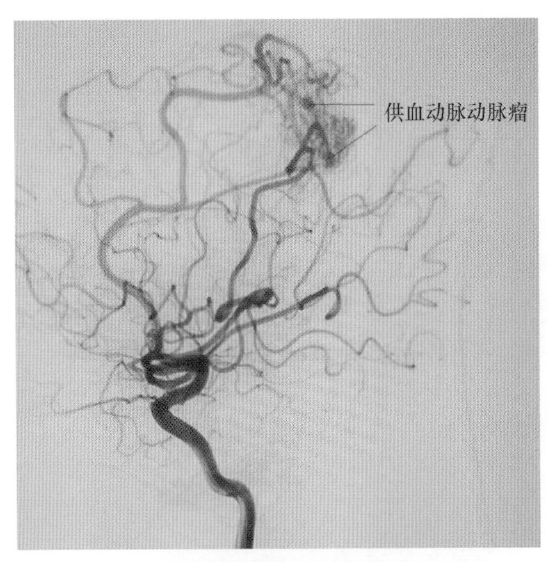

图 2-10-3 畸形团供血动脉可见动脉瘤

ACA 终末支自畸形团前方加入供血。考虑运动区位于血肿后方，MCA 终末支栓塞需严格控制胶反流，防止影响皮质血供；ACA 相对反流范围可稍扩大，尽可能栓塞 AVM。多支供血动脉参与供血，考虑供血动脉均为颅内动脉终末支，走行迂曲，需控制反流程度，防止拔管困难血管移位导致出血，需考虑多支导管分别进行栓塞。

选择左侧 MCA 进行第一次栓塞（图 2-10-4）。技术要点：栓塞供血动脉动脉瘤，尽量减少反流。

选择左侧 ACA 进行栓塞（图 2-10-5）。技术要点：反流范围可相应延长，尽量栓塞。ACA 远端分为两支，初始时考虑下端分支可能为主要供血动脉，故选择其为路径血管，微导管到位顺利，手推造影见管头尚未进入 AVM 畸形团内，前端血管扭曲且管径较细，考虑出血风险决定行供血动脉栓塞，适当延长反流，利用高压锅技术尽量栓塞，推注 Onyx 胶过程中出现意外情况，管头前方存在一支手推造影时未显影的小分支，此分支位于畸形团外向额叶前方走行，考虑供应正常脑组织，故中止栓塞。左颈内动脉（left internal carotid artery，LICA）造影显示 ACA 远端的上端分支参与 AVM 供血，故撤出导管，以上端分支为路径血管继续栓塞（图 2-10-5 B ～ D）。

于 ACA 远端分叉处手推造影显示远端多个分支供血（图 2-10-6），血管走行较直，下端分支未见明显供血，于上端分支内选择多个分支均难以达到畸形团内，故仍选择行供血动脉栓塞，利用高压锅技术尽量栓塞 AVM，栓塞后造影显示畸形团不显影，供血动脉动脉瘤不显影（图 2-10-7）。

造影晚期仍有引流静脉显影，正位局部放大可见 MCA 末端仍有小分支对 AVM 供血，且仍有动脉瘤样结构存在（图 2-10-8），故考虑继续行 MCA 栓塞。技术要点：①闭塞动脉瘤样结构；②尽量不反流。栓塞后动脉瘤样结构消失，AVM 不显影（图 2-10-9）。

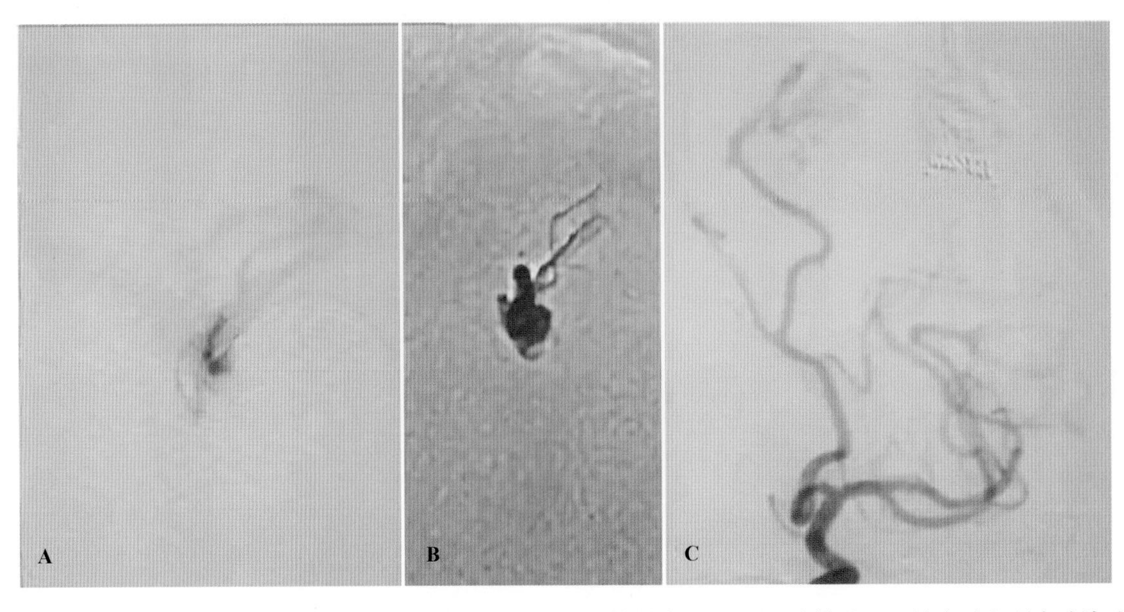

图 2-10-4 经左侧大脑中动脉（MCA）进行第一次栓塞。A. 微导管到位；B. Onyx 胶铸型；C. 栓塞后左颈内动脉（LICA）造影

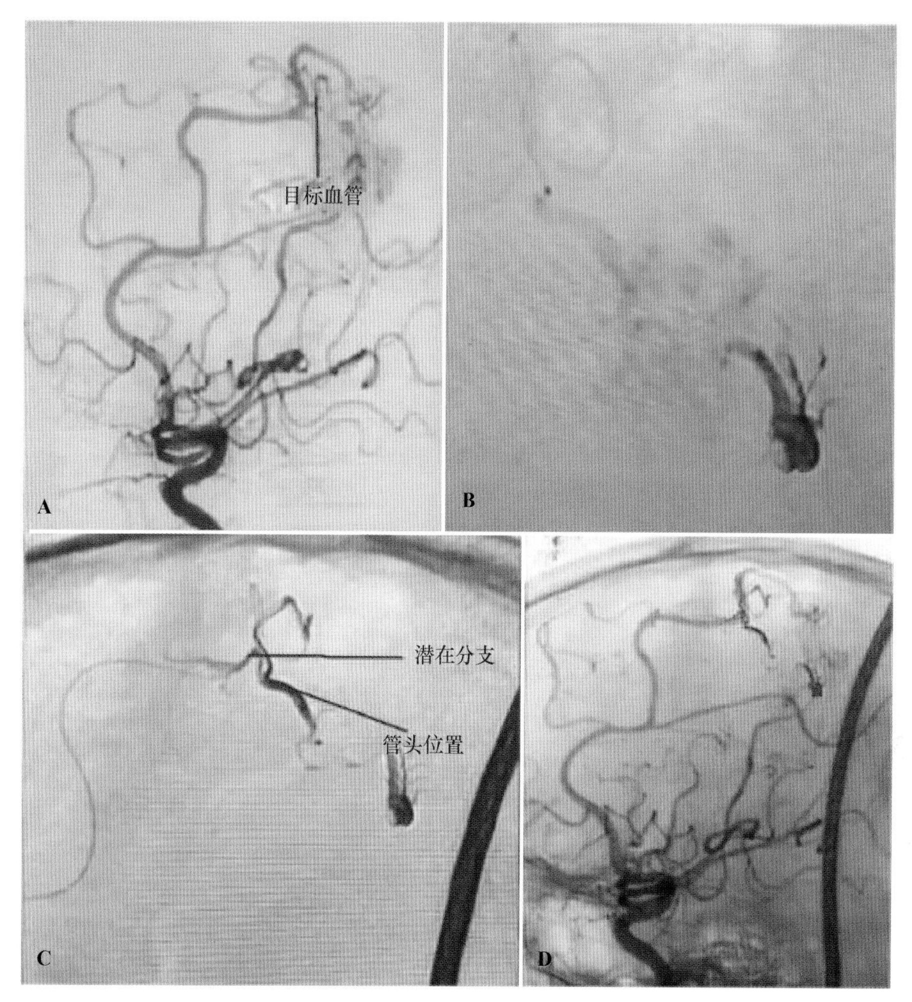

图 2-10-5 经左侧 ACA 进行栓塞。A. 术前工作位造影；B. 微导管到位；C. 微导管超选择造影；D. 铸型后造影

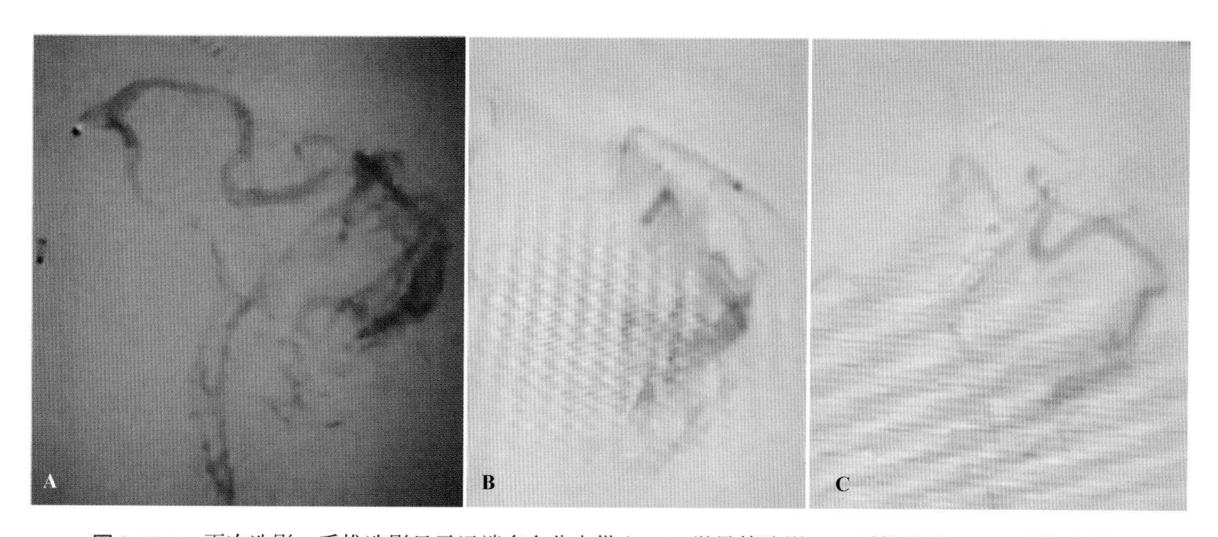

图 2-10-6 再次造影，手推造影显示远端多个分支供血。A. 微导管造影；B. 手推造影 1；C. 手推造影 2

术后正、侧位造影见动脉瘤及动静脉畸形团栓塞满意，动脉期及静脉期未见明显显影（图 2-10-10 和图 2-10-11）。

术后 CT 未见出血增加，患者自麻醉中苏醒后安全返回病房。术后查体：神清，言语正常，定向力、计算力正常。右上肢近端及右下肢肌力 4 级，

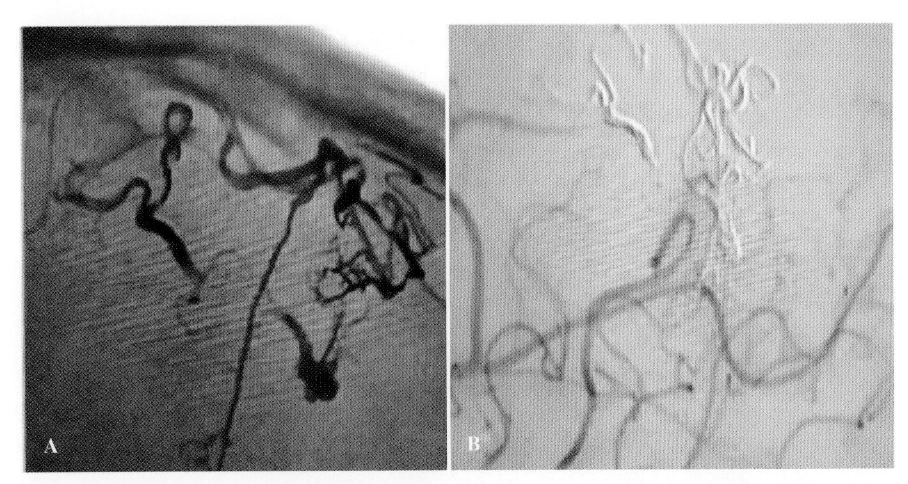

图 2-10-7 二次栓塞后造影提示，动脉早期畸形团不显影，ACA 供血动脉动脉瘤不显影。**A.** 栓塞铸型；**B.** 左颈内动脉（LICA）造影

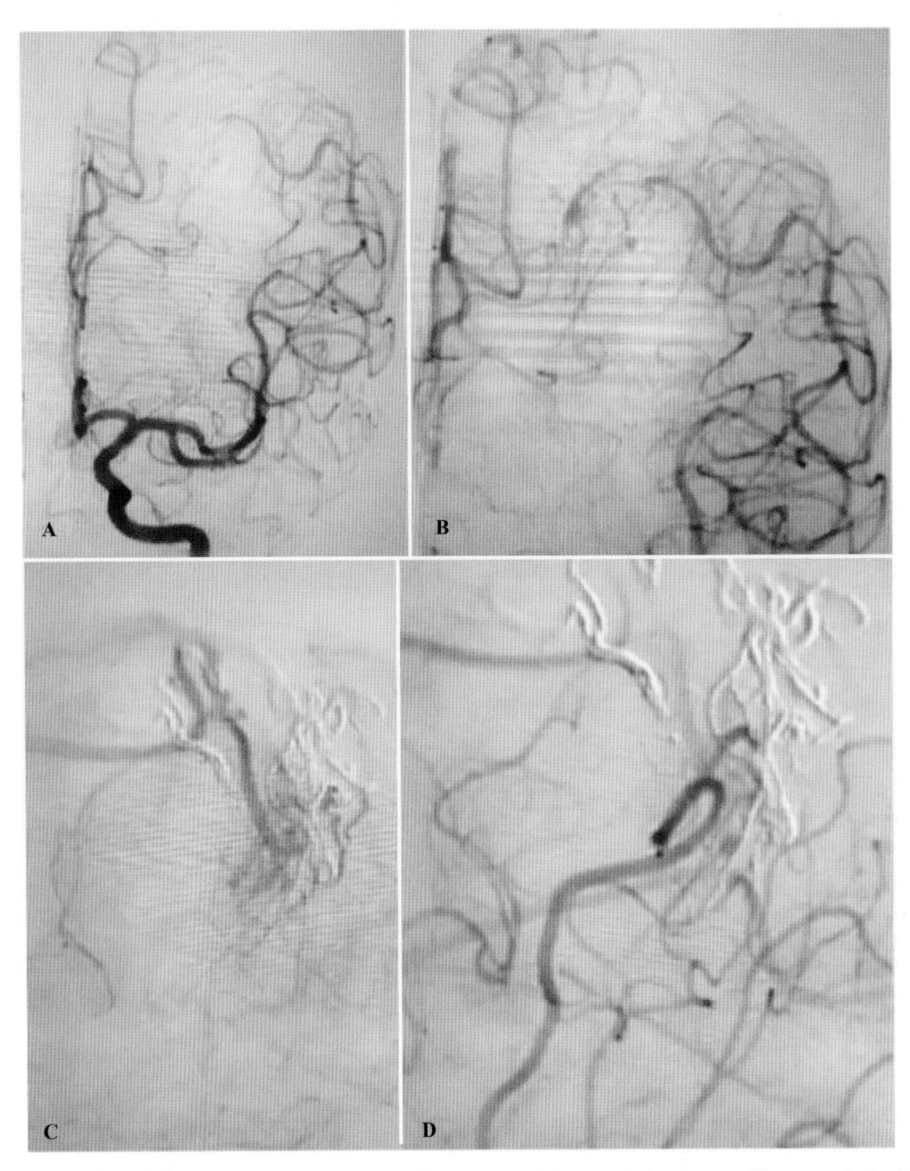

图 2-10-8 造影晚期仍有引流静脉显影，正位局部放大可见 MCA 末端仍有小分支对 AVM 供血，且仍有动脉瘤样结构存在。**A.** 正位颈内动脉（ICA）造影；**B.** 正位 ICA 造影放大像；**C.** 工作位超选造影；**D.** 工作位放大像

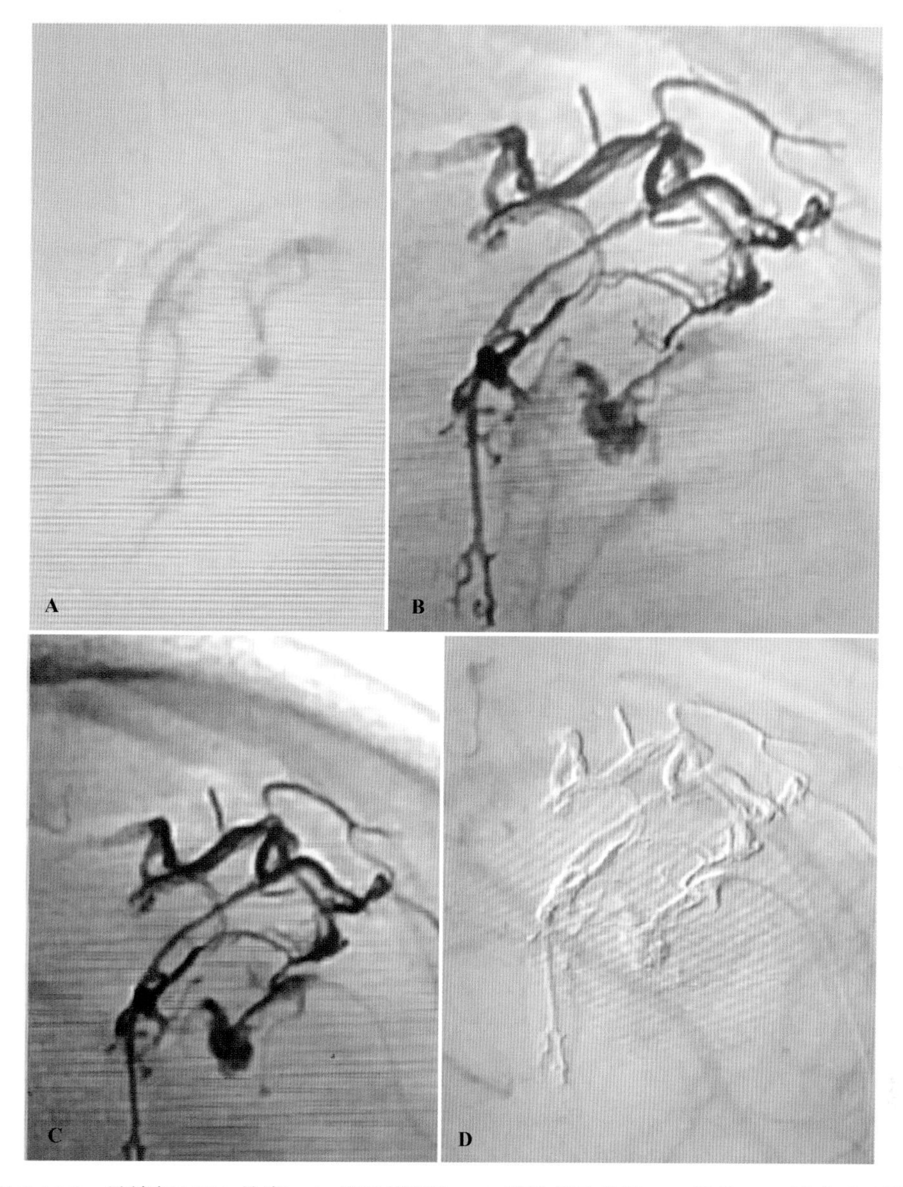

图 2-10-9 继续行 MCA 栓塞。A. 微导管到位；B. 确认管头位置；C. 注胶；D. 栓塞后造影

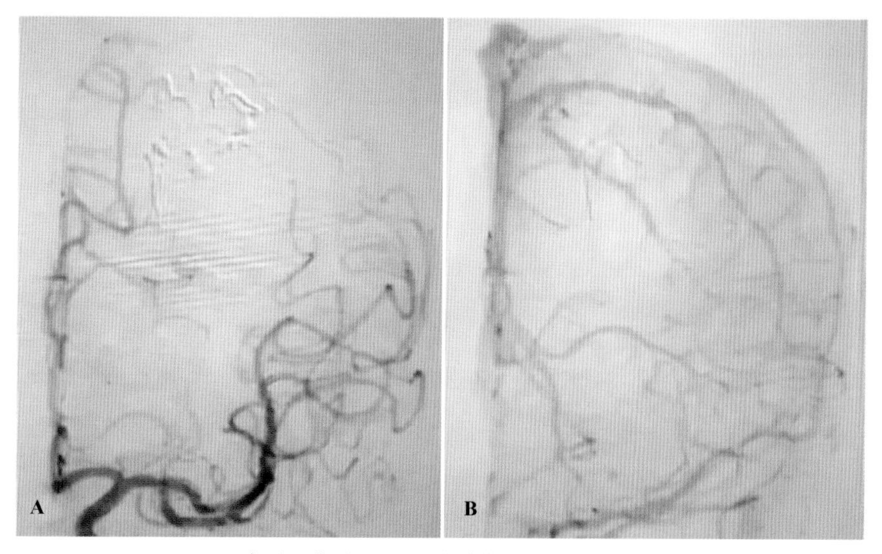

图 2-10-10 术后正位造影。A. 动脉期；B. 静脉期

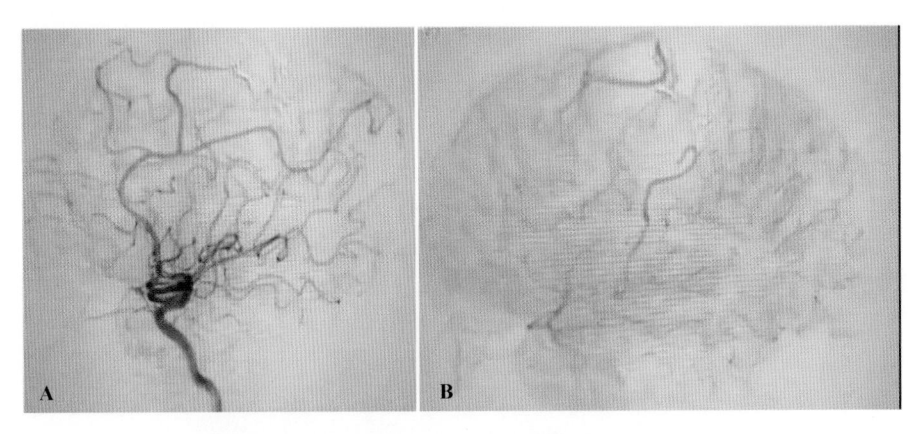

图 2-10-11　术后侧位造影。**A.** 动脉期；**B.** 静脉期

右上肢远端肌力 2 ～ 3 级，余肢体肌力 5 级。

四、讨论

在这个病例中，患者为脑血管畸形破裂出血的年轻患者，手术指征明确，病变邻近脑功能区，SM 分级为Ⅲ级（直径 3 ～ 6 cm，功能区，浅部引流），Lawton-Young[2] 评分 5 分，手术有一定致残风险，血管内栓塞治疗可作为一期治疗选择，一方面降低出血风险，另一方面即使不能进行完全栓塞，也可为后续的手术或 γ 刀治疗降低风险和难度。本例患者存在供血动脉动脉瘤这一高危因素[3-4]；对于动脉瘤而言，动静脉畸形会导致血流动力学变化，产生较大的壁切应力[5]，较大的壁切应力与血管内膜增生呈负相关[6]，这意味着供血动脉动脉瘤将面临更大的切应力与相对更薄的动脉瘤壁；并且随着动静脉畸形的栓塞减小，供血动脉的压力将会增加，出血风险增加[7-8]，故在出血亚急性期进行了血管内栓塞治疗，预防再次出血。此次栓塞用四根 Marathon 微导管分别到位注射 Onyx 胶液体栓塞剂，铸型良好，最终一次介入治疗就达到理想的完全治愈性栓塞。

若此病例单纯出现动脉瘤出血，考虑到栓塞风险及患者本身状况，应当优先考虑处理出血动脉瘤，暂缓动静脉畸形的处理，待稳定后再结合患者情况制订下一步方案[9-10]。在动脉瘤合并动静脉畸形的治疗中，常推荐首先或者同时治疗动脉瘤，因为动脉瘤破裂的发病率和死亡率远高于动静脉畸形。此外，在对动静脉畸形（尤其是功能区动静脉畸形）的治疗中，可以采用针对性栓塞，相较于供血动脉的阻断，可以减少功能区受损的可能，有利于接下来进一步行立体定向放射治疗，提高动静脉畸形的有效治愈率[11-12]。

参考文献

[1] 金杰 . 巨大脑动静脉畸形分次栓塞术并发症的原因及其干预措施 . 世界中医药，2016，11（B03）：1031.

[2] Lawton MT，Kim H，McCulloch CE，et al. A supplementary grading scale for selecting patients with brain arteriovenous malformations for surgery. Neurosurgery，2010，66：702-713；discussion 713.

[3] Redekop G，TerBrugge K，Montanera W，et al. Arterial aneurysms associated with cerebral arteriovenous malformations：classification，incidence，and risk of hemorrhage. J Neurosurg，1998，89：539-546.

[4] Stein KP，Wanke I，Forsting M，et al. Associated aneurysms in supratentorial arteriovenous malformations：impact of aneurysm size on haemorrhage. Cerebrovasc Dis，2015，39：122-129.

[5] Shakur SF，Amin-Hanjani S，Mostafa H，et al. Relationship of pulsatility and resistance indices to cerebral arteriovenous malformation angioarchitectural features and hemorrhage. J Clin Neurosci，2016，33：119-123.

[6] Jia L，Wang L，Wei F，et al. Effects of wall shear stress in venous neointimal hyperplasia of arteriovenous fistulae. Nephrology（Carlton），2015，20（5）：335-342.

[7] Reynolds MR，Arias EJ，Chatterjee AR，et al. Acute rupture of a feeding artery aneurysm after embolization of a brain arteriovenous malformation. Interv Neuroradiol，2015，21（5）：613-619.

[8] Cagnazzo Federico，Brinjikji Waleed，Lanzino Giuseppe. Arterial aneurysms associated with arteriovenous malformations of the brain：classification，incidence，

risk of hemorrhage, and treatment-a systematic review. Acta Neurochir (Wien), 2016, 158 (11): 2095-2104.

[9] Andreou A, Ioannidis I, Nasis N. Transarterial balloon-assisted glue embolization of high-flow arteriovenous fistulas. Neuroradiology, 2008, 50: 267-272.

[10] Rangel-Castilla L, Barber SM, Klucznik R, et al. Mid and long term outcomes of dural arteriovenous fistula endovascular management with Onyx. Experience of a single tertiary center. J NeuroIntervent Surg, 2014, 6: 607-613.

[11] Sun Yong, Chang Qing, You Wei, et al. Endovascular treatment of cerebellar arteriovenous malformations: a single-center experience of 75 consecutive patients. Neurol India, 2020, 68: 440-447.

[12] Zhu G, Li X, He X, et al. Endovascular treatment of cerebellar arteriovenous malformations: management of associated aneurysms first or later. Neurol Sci, 2016, 37: 67-72.

第十一节

经动脉途径治疗小脑幕区 Cognard Ⅳ型硬脑膜动静脉瘘术后出血

（陈希恒）

一、引言

小脑幕区硬脑膜动静脉瘘（tentorial dural arteriovenous fistula，TDAVF）是指位于小脑幕或其附属结构上的异常动静脉短路，是 DAVF 中罕见且危险的一种亚型，占所有 DAVF 中的 4.0% ～ 8.4%[1-2]。由于瘘口所在位置及供血动脉的特殊性，TDAVF 也是最难处理的一类。随着血管内治疗技术和材料的进步，尤其是液体栓塞材料 Onyx 胶的问世，血管内栓塞治疗逐渐成为该病的重要治疗手段，其安全性和有效性得到越来越多的认可。但是，某些特殊的 TDAVF 在治疗选择上仍存在争议。本文我们报道一例经动脉途径治疗小脑幕区 Cognard Ⅳ型硬脑膜动静脉瘘术后出血的案例。

二、病情简介

患者，男性，32 岁，主因"自感左侧肢体活动不协调 6 个月"入院。

现病史：6 个月前患者自感左侧肢体活动不协调，医院检查发现中脑右侧占位性病变，为进一步诊治来我院。

既往史：既往体健。

体格检查：未见明显阳性体征。

辅助检查：入院后行 CT 检查提示中脑右侧占位性病变（图 2-11-1）。CTA 提示小脑幕区硬脑膜动静脉瘘（图 2-11-2 A）。引流静脉迂曲扩张，合并巨大静脉球。

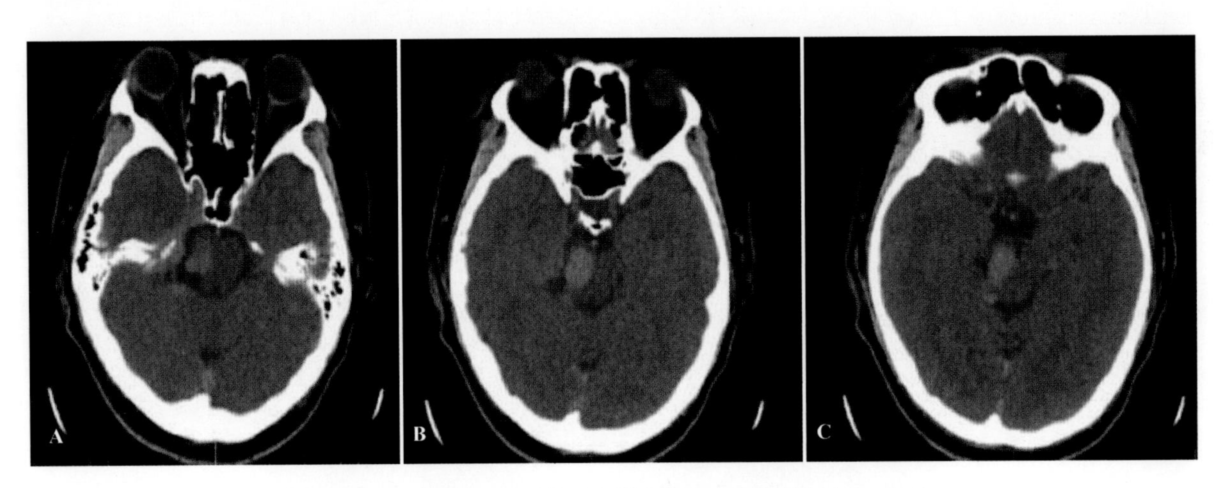

图 2-11-1 脑部 CT 显示位于右侧中脑的占位性病变（**A** ～ **C**）

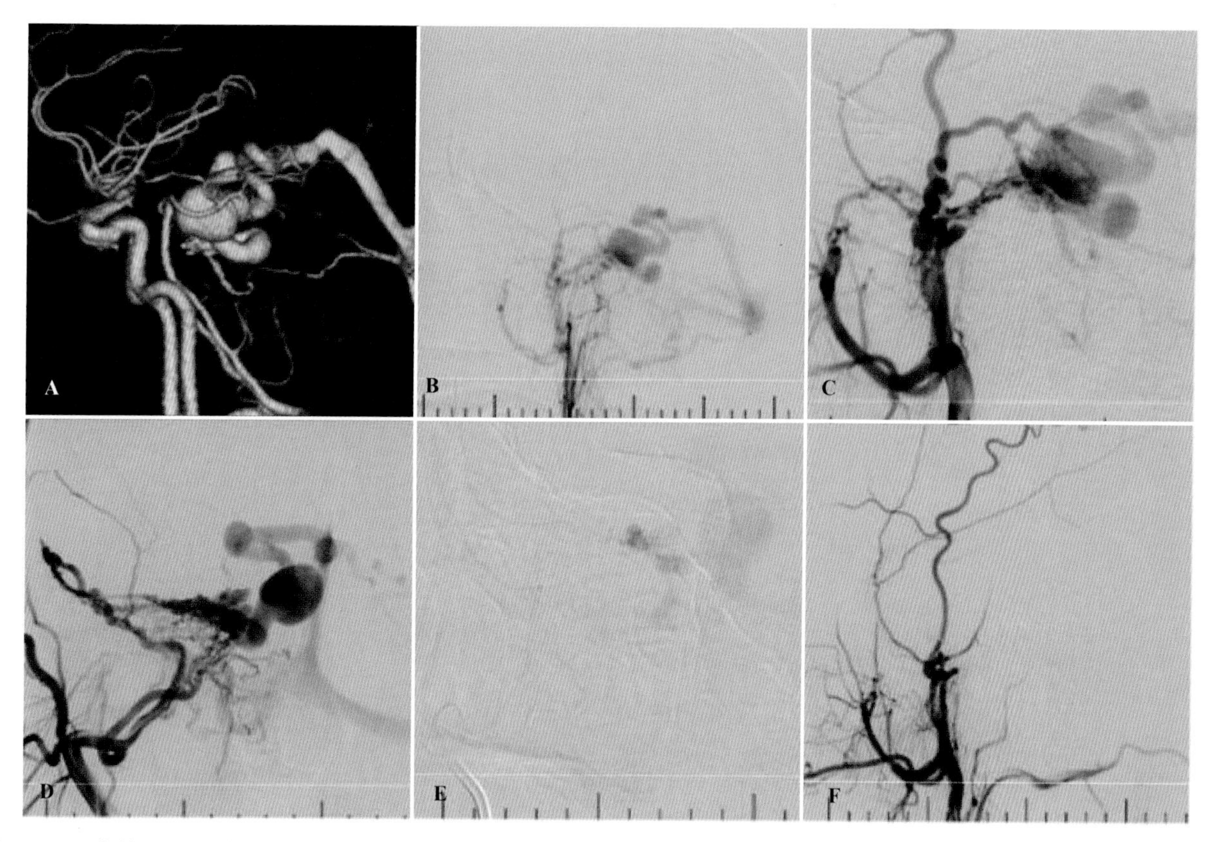

图 2-11-2　术前 CTA 及术中 DSA。A. 术前 CTA 显示小脑幕区硬脑膜动静脉瘘，有一个大的静脉袋引流到直窦；B ～ D. 右侧颈外动脉（ECA）造影显示小脑幕区 DAVF 伴扩张的静脉球（> 25 mm），由右侧脑膜中动脉和咽升动脉供血；E. 经脑膜中动脉将 Marathon 微导管超选入瘘口，注入 Onyx 胶 2.0 ml；F. 右侧 ECA 造影显示瘘管完全闭塞

三、治疗过程

患者取平卧位，全身麻醉成功后，常规消毒铺巾，右股动脉行 Seldinger 穿刺，置入 6F 动脉鞘。超滑泥鳅导丝携导引导管选入右侧颈外动脉（external carotid artery，ECA）行正、侧位及斜位造影，结果显示右侧小脑幕切迹硬脑膜动静脉瘘，主要由右侧脑膜中动脉、咽升动脉、耳后动脉、枕动脉及脑膜垂体干供血，引流静脉呈球状扩张，经直窦向乙状窦引流（图 2-11-2 B ～ D）。调整管头位置满意，接高压肝素盐水持续滴注，路径图下，Traxcess-14 微导丝携 Marathon 微导管超选入右侧脑膜中动脉分支供血动脉，调整管头位置，微量造影显示微导管头进入瘘口满意，0.3 ml DMSO 充盈微导管，空白路径图下，缓慢推注 Onyx-34 胶及 Onyx-18 胶，透视下显示胶在动静脉瘘内弥散良好，瘘口远端不再显影，顺利拔除微导管（图 2-11-2 E）。分别行右侧颈外动脉、颈总动脉、左侧颈总动脉及左侧颈外动脉正侧位造影，结果显示动静脉瘘不再显影（图 2-11-2 F）。遂结束手术，撤出各级导管，缝合器缝合穿刺处，压迫器压迫满意。

术后 6 h，患者出现剧烈头痛，并迅速发展为昏迷。急性 CT 扫描（图 2-11-3 A ～ C）显示静脉球内高密度，符合急性血栓形成和血肿。第 2 天，患者的神经状况继续下降，CT 扫描显示高密度区扩大（图 2-11-3 D ～ F），最终患者呼吸、心搏骤停而死亡。

四、讨论

小脑幕形似帐幕，是硬脑膜结构向颅内延续后形成的皱襞，位于颞骨岩部和横窦之间，呈水平位，将大脑的枕叶和小脑半球分隔开。小脑幕分左右两片，各呈半月形，在中线汇合后，与大脑镰下缘相接形成天幕顶，内有直窦走行；其后缘附着于枕骨的枕横沟，前缘游离呈切迹状，称为小脑幕切迹。双侧小脑幕切迹与鞍背围成天幕孔[3]。

TDAVF 供血共有六大来源，即小脑幕动脉、

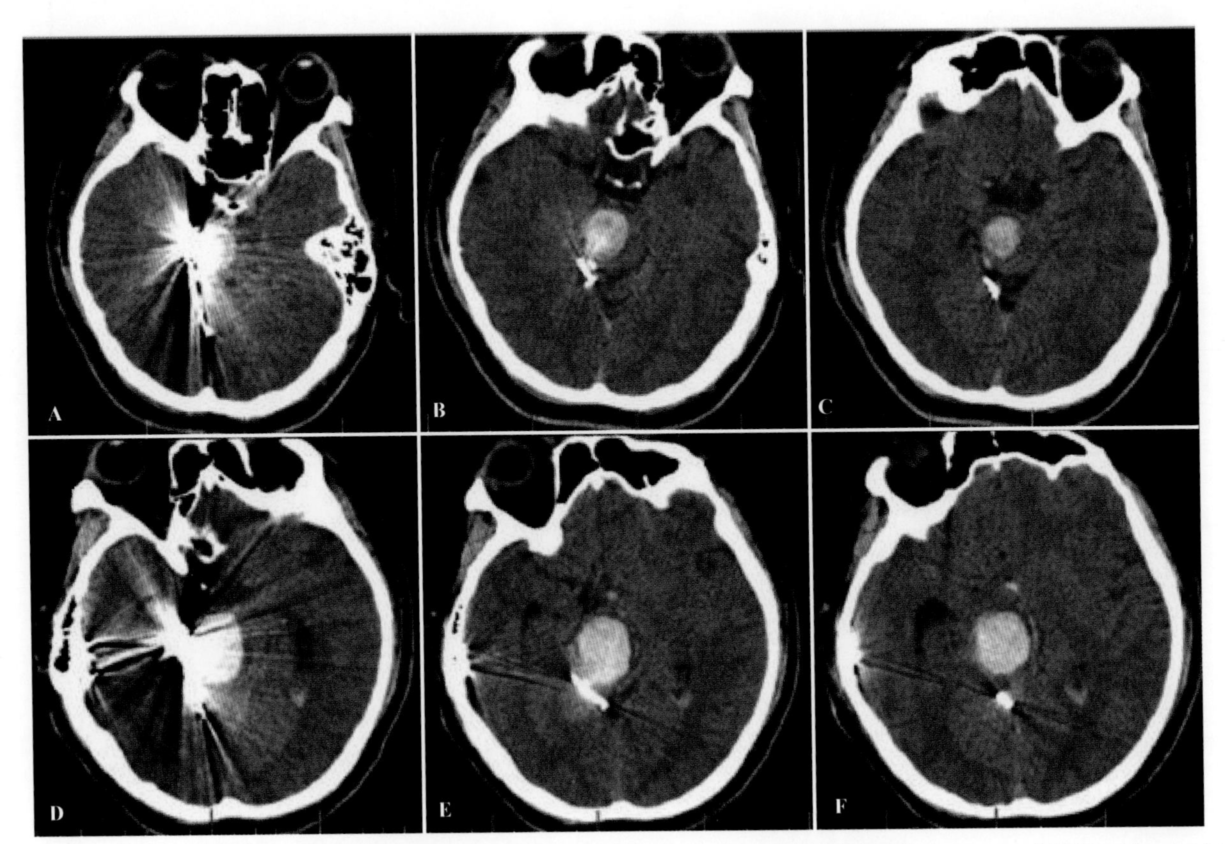

图 2-11-3 **A ～ C**. 术后 6 h，急性 CT 扫描显示静脉球内高密度，符合急性血栓形成和血肿；**D ～ F**. 术后第 2 天，CT 扫描显示高密度区扩大

脑膜中动脉、脑膜后动脉、软膜血管小脑幕分支、头皮动脉、颈外动脉其他分支。小脑幕动脉即 Bernasconi-cassinari 动脉，是脑膜垂体干的分支，极少情况发自颈内动脉下外侧干，沿小脑幕切迹向后参与 DAVF 的供血[4]。脑膜中动脉起自上颌内动脉，通过棘孔后直接到达小脑幕或沿着凸面到达中线[5-6]。脑膜后动脉起自椎动脉颅外段，在枕大孔区穿过硬脑膜，沿着枕上硬脑膜到达小脑幕，从后向前参与 DAVF 供血[7]。软膜血管小脑幕分支发自小脑上动脉或大脑后动脉，大脑后动脉的脑膜分支也被称为 Davidoff-Schecter 动脉，绕过脑干，在游离缘下方进入小脑幕顶附近，它供应小脑幕的内侧和大脑镰的后部[8]；小脑上动脉的脑膜分支即 Wollschlaeger-Wollschlaeger 动脉，它从小脑上动脉的上干或吻侧干发出，穿过小脑幕下的环池，进入小脑幕切迹的后半部[9]。小脑前下动脉和小脑后下动脉的脑膜分支经过脑桥小脑角，从侧面参与瘘口供血[2, 8]。罕见情况下，枕动脉和颞浅动脉的穿骨支会在穿过颅骨后到达小脑幕，参与瘘口供血。比较少见的还有颈外动脉的其他分支，如咽升动脉、茎突动脉、耳后动脉和圆孔动脉[10]。TDAVF 的引流静脉包括 Galen 静脉、大脑内静脉、基底静脉（Rosenthal 静脉）、直窦、幕上和幕下皮质静脉、脑干周围静脉、脊髓静脉等[10-15]。脑干周围静脉中的中脑外侧静脉至关重要，因为它沟通了幕上及幕下的静脉结构，并参与了基底静脉及岩静脉系统[16]。Cannizzaro 等[17]报道 31% 的 TDAVF 合并中脑外侧静脉引流。

Borden 及 Cognard 分型是根据引流静脉类型来分型的经典分型方式。TDAVF 中皮质静脉引流非常常见[10, 18]，也就意味着大部分 TDAVF 至少属于 Borden Ⅱ型或Ⅲ型[19-20]、Cognard Ⅱb 型至Ⅳ型[21-22]。在 Lawton 等[10]报道的 31 例 TDAVF 患者中，84% 的 TDAVF 为 Borden Ⅲ型，16% 为 Borden Ⅱ型。Tomak 等[23]报道的 22 例 TDAVF 患者都是 Borden Ⅲ型。这也是 TDAVF 的临床表现多为侵袭性，其中 97% 表现为出血或进展性神经功能缺损的原因[1, 24]。

TDAVF 的 Cognard Ⅳ型经常合并引流静脉球样扩张，如本例患者那样合并巨大的静脉球样结构，是其侵袭性的主要原因。继发于外科手术或血管内治疗硬脑膜动静脉瘘的颅内静脉血栓是一种致死性较高的严重并发症，Gonzalez LF[25]等在2013年报道了一例Ⅳ型窦汇区DAVF栓塞术后经MRI证实的进行性血栓形成并继发颅内出血的病例，作者在排除没有栓塞材料外溢及沉积在正常静脉系统的情况下，认为血栓形成的原因很可能是因为栓塞术后供血动脉闭塞，迂曲扩张的静脉球内血流缓慢甚至淤滞所致。Gonzalez LF等认为栓塞术后静脉系统内血流淤滞并不常见，因为他们为了预防此类患者血栓形成，术前都要进行系统抗凝治疗。抗凝治疗对造影显示血流缓慢的患者是否有效尚不清楚，因为在Gonzalez LF等的病例中，国际标准化比值（international normalized ratio，INR）虽然在正常范围内，术后引流静脉中也形成了血栓，血栓在静脉系统内蔓延，导致静脉高压甚至颅内出血。而静脉内血流淤滞是静脉内凝血瀑布的触发点，一旦凝血瀑布启动，即使在系统抗凝治疗甚至局部纤溶治疗后也无法被阻止。并且至今无法解释的是，血栓在静脉系统内是连续性蔓延的而在动脉系统中则是节段性存在。

回顾文献，仅有较少关于硬脑膜动静脉瘘栓塞术后血栓形成的报道，都是以个案形式呈现。Cognard等[21]在2008年也报道过一例Ⅳ型小脑幕区DAVF完全栓塞后引流静脉内广泛血栓形成并继发小脑出血的个案，尽管术前对患者行肝素抗凝治疗，并将活化凝血时间（ACT）调节至正常人的2倍，患者仍出现了静脉球内进行性的血栓形成，并最终出血，患者经过积极治疗后完全康复。Kim等[26]的研究报道了121例硬脑膜动静脉瘘患者在栓塞术后，有5例患者不同程度形成静脉血栓，其中1例在抗凝及激素治疗后立即恢复，仅1例患者残留神经功能障碍。另有Jiang等[27]报道了一例Ⅳ型小脑幕区DAVF行血管内治疗完全栓塞后出血的病例，文中仅提到了颅内CT出血位于巨大静脉球的周围，未进一步探究出血原因，但根据上述报道的案例，我们可以大致推断该患者出血与术后静脉球内进行性血栓形成不无关系。

可见，伴有巨大静脉球的高级别TDAVF栓塞术后发生引流静脉内血栓形成，是继发术后颅内出血这一严重并发症的重要原因，术后引流静脉内血流减慢甚至淤滞启动了凝血瀑布，使用抗凝治疗可能是降低这种并发症风险的一种方法。然而，鉴于这种并发症很少见，目前还不清楚哪些患者应该进行抗凝治疗。

参考文献

[1] Awad IA，Little JR，Akarawi WP，et al. Intracranial dural arteriovenous malformations：factors predisposing to an aggressive neurological course. J Neurosurg，1990，72：839-850.

[2] Zhou LF，Chen L，Song DL，et al. Tentorial dural arteriovenous fistulas. Surg Neurol，2007，67：472-481；discussion 481-472.

[3] 李嘉楠，李强，尚成浩，等. 天幕区硬脑膜动静脉瘘的治疗研究进展. 中国脑血管病杂志，2021，18（1）：68-72.

[4] Tubbs RS，Hansasuta A，Loukas M，et al. Branches of the petrous and cavernous segments of the internal carotid artery. Clin Anat，2007，20：596-601.

[5] Yu J，Guo Y，Wu Z，et al. Traumatic arteriovenous fistula between the extracranial middle meningeal artery and the pterygoid plexus：a case report and literature review. Interv Neuroradiol，2017，23：90-96.

[6] Yu J，Guo Y，Xu B，et al. Clinical importance of the middle meningeal artery：a review of the literature. Int J Med Sci，2016，13：790-799.

[7] Shukla V，Hayman LA，Ly C，et al. Adult cranial dura I：intrinsic vessels. J Comput Assist Tomogr，2002，26：1069-1074.

[8] Weinstein MA，Duchesneau PM，Dohn DF. Angiographic identification of the meningeal branch of the posterior cerebral artery. Am J Roentgenol（AJR），1977，128：326-327.

[9] Byrne JV，Garcia M. Tentorial dural fistulas：endovascular management and description of the medial dural-tentorial branch of the superior cerebellar artery. American Journal of Neuroradiology，2013，34：1798-1804.

[10] Lawton MT，Sanchez-Mejia RO，Pham D，et al. Tentorial dural arteriovenous fistulae：operative strategies and microsurgical results for six types. Neurosurgery，2008，62：110-124；discussion 124-115.

[11] Pannu Y，Shownkeen H，Nockels RP，et al. Obliteration of a tentorial dural arteriovenous fistula causing spinal cord myelopathy using the cranio-orbito zygomatic approach. Surg Neurol，2004，62：463-467；discussion 467.

[12] van Rooij WJ，Sluzewski M，Beute GN. Tentorial artery embolization in tentorial dural arteriovenous fistulas. Neuroradiology，2006，48：737-743.

[13] Khan S，Polston DW，Shields RW，Jr.，et al. Tentorial dural arteriovenous fistula presenting with quadriparesis：

case report and review of the literature. J Stroke Cerebrovasc Dis, 2009, 18: 428-434.

[14] Panagiotopoulos V, Kastrup O, Wanke I. Endovascular treatment resolves non-hemorrhagic brainstem dysfunction due to tentorial dural AV fistula. J Clin Neurosci, 2009, 16: 317-320.

[15] Singh D, Garg A, Gupta A, et al. Tentorial dural arteriovenous fistula presenting as episodic weakness mimicking periodic paralysis. J Neurointerv Surg, 2013, 5: e32.

[16] Ardeshiri A, Ardeshiri A, Tonn JC, et al. Microsurgical anatomy of the lateral mesencephalic vein and its meaning for the deep venous outflow of the brain. Neurosurg Rev, 2006, 29: 154-158; discussion 158.

[17] Cannizzaro D, Rammos SK, Peschillo S, et al. The lateral mesencephalic vein: surgical anatomy and its role in the drainage of tentorial dural arteriovenous fistulae. World Neurosurg, 2016, 85: 163-168.

[18] Wajnberg E, Spilberg G, Rezende MT, et al. Endovascular treatment of tentorial dural arteriovenous fistulae. Interv Neuroradiol, 2012, 18: 60-68.

[19] Borden JA, Wu JK, Shucart WA. A proposed classification for spinal and cranial dural arteriovenous fistulous malformations and implications for treatment. J Neurosurg, 1995, 82: 166-179.

[20] Hatano T, Bozinov O, Burkhardt JK, et al. Surgical treatment of tentorial dural arteriovenous fistulae located around the tentorial incisura. Neurosurg Rev, 2013, 36: 429-435.

[21] Cognard C, Januel AC, Silva NA, Jr., et al. Endovascular treatment of intracranial dural arteriovenous fistulas with cortical venous drainage: new management using Onyx. Am J Neuroradiol (AJNR), 2008, 29: 235-241.

[22] Gomez J, Amin AG, Gregg L, et al. Classification schemes of cranial dural arteriovenous fistulas. Neurosurg Clin N Am, 2012, 23: 55-62.

[23] Tomak PR, Cloft HJ, Kaga A, et al. Evolution of the management of tentorial dural arteriovenous malformations. Neurosurgery, 2003, 52: 750-760; discussion 760-752.

[24] Huang Q, Xu Y, Hong B, et al. Use of onyx in the management of tentorial dural arteriovenous fistulae. Neurosurgery, 2009, 65: 287-292; discussion 292-283.

[25] Gonzalez LF, Chalouhi N, Jabbour P, et al. Rapid and progressive venous thrombosis after occlusion of high-flow arteriovenous fistula. World Neurosurg, 2013, 80: e359-365.

[26] Kim DJ, Willinsky RA, Krings T, et al. Intracranial dural arteriovenous shunts: transarterial glue embolization—experience in 115 consecutive patients. Radiology, 2011, 258: 554-561.

[27] Jiang C, Lv X, Li Y, et al. Endovascular treatment of high-risk tentorial dural arteriovenous fistulas: clinical outcomes. Neuroradiology, 2009, 51: 103-111.

第十二节

直接暴露并穿刺眼上静脉行静脉入路栓塞海绵窦区硬脑膜动静脉瘘

（姜除寒　吕宪利　尤为）

一、引言

经静脉入路弹簧圈栓塞是海绵窦区硬脑膜动静脉瘘（cavernous sinus dural arteriovenous fistula，CSDAVF）的首选治疗方法。传统的经静脉途径通常是经岩下窦或面静脉，但如果这些静脉通路内存在血栓或血管狭窄，则很难通过这些途径进入海绵窦。对于传统血管内介入治疗失败的CSDAVF，通过眼上静脉（superior ophthalmic vein，SOV）的直接手术暴露和穿刺（direct surgical exposure and cannulation，DSEC）可作为血管内治疗的另一种方法。本文介绍一例经眼上静脉通路治疗CSDAVF的临床案例。

二、病情简介

患者，女性，43岁，主因“颅内杂音伴右眼球突出和球结膜水肿”入院。

现病史：患者颅内杂音2个月，伴有右眼球突出和球结膜水肿，视力正常（图2-12-1 A）。

既往史：无特殊既往史。

体格检查：神经系统查体无阳性体征。

辅助检查：血管造影显示海绵窦区硬脑膜动静脉瘘（CSDAVF），血流向前进入扩张的右眼上静脉。瘘由右侧颈内动脉和颈外动脉的脑膜支供血，分类为Barrow D型。

三、治疗过程

考虑眼部症状和颅内杂音进行性加重，需要经静脉栓塞。经股动脉造影下，发现两侧岩下窦均不显影，同时，岩下窦和面静脉均未成功进入。因此，我们选择直接手术暴露右侧眼上静脉并穿刺，行静脉入路栓塞海绵窦区硬脑膜动静脉瘘。

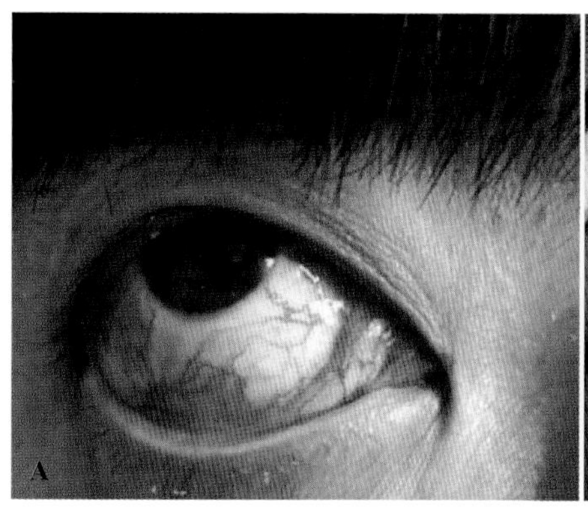
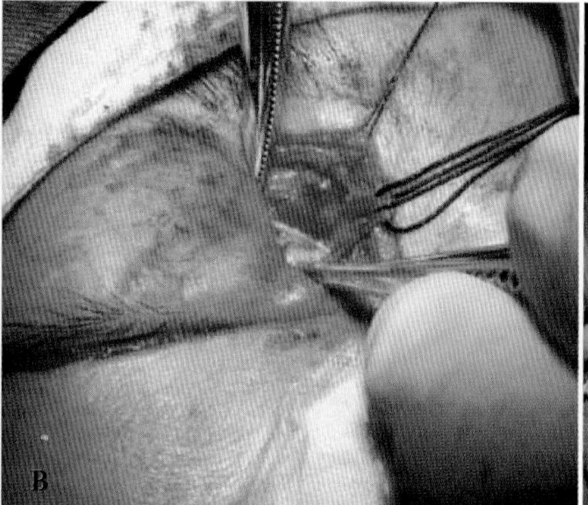
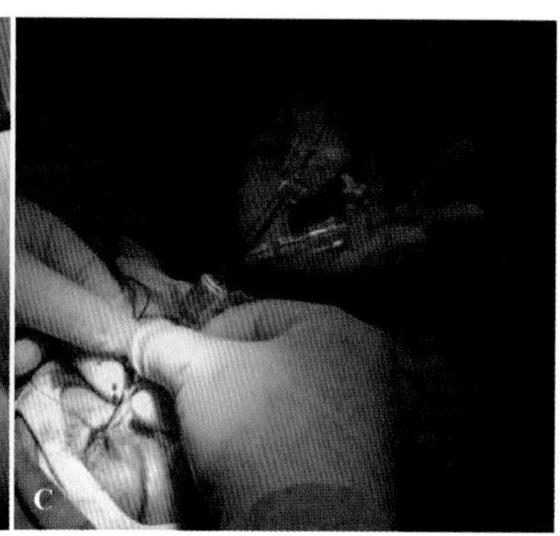

图2-12-1　患者眼部症状及眼上静脉的暴露、固定和穿刺。**A.** 患者伴有右眼球突出和球结膜水肿；**B.** 右侧眼上静脉暴露与固定；**C.** 套管针对右侧眼上静脉进行穿刺

在全身麻醉下，将患侧的眉毛、前额、脸颊和腹股沟做消毒准备。在上眼睑上方的皮肤折痕处切开一个 2 cm 的切口。沿着血管分支找到动脉化的眼上静脉。剥离周围结缔组织和覆盖的眶周脂肪，暴露眼上静脉主干约 10 mm。在暴露的静脉两端放置 3-0 缝线用于固定眼上静脉（图 2-12-1 B）。使用 18G 套管针穿刺暴露眼上静脉，将针鞘与 Y 阀连接，并连接上肝素化盐水，用于连续冲洗（图 2-12-1 C）。近端的缝线固定鞘管并防止静脉出血，远端缝线用于结扎眼上静脉。眼睑切口使用无菌敷料覆盖。

5F 血管鞘建立股动脉通路，并通过血管造影确认暴露的眼上静脉无误（图 2-12-2 A）。进行经股动脉血管造影术并获得路径图。Echelon-10 微导管通过眼上静脉进入海绵窦（图 2-12-2 B），将数个弹簧圈置入海绵窦内以减少瘘口的流量（图 2-12-2 C）。使用 Onyx 胶栓塞海绵窦，直至海绵窦瘘栓塞完全（图 2-12-2 D）。

移除套管针鞘，并结扎眼上静脉。皮肤切口用 5-0 缝线缝合，并覆盖无菌敷料。最终随访血管造影显示瘘口完全闭塞。术后视力保持正常，颅内杂音消失，眼球突出和球结膜水肿在 5 天内得到改善。3 个月的随访血管造影显示 CSDAVF 完全闭塞。

四、讨论

在 2007 年 6 月至 2011 年 6 月期间，我院共有 9 名 CSDAVF 患者，均表现为眼部症状，在 CSDAVF 不能通过经股动脉途径治疗时，可以使用经眼上静脉的 DSEC 方法进行栓塞。所有 9 名患者均成功地接受了治疗，在成功闭塞 CSDAVF 后，所有患者的症状完全消失，无术中并发症。所有患者在治疗后至少 3 个月进行了脑血管造影随访，没有显示 CSDAVF 复发。

CSDAVF 是颈内动脉和（或）颈外动脉脑膜分支与海绵窦之间的异常血管连接，常表现为眼球突出、球结膜水肿、颅内杂音和眼肌麻痹，也可表现为少见的软脑膜引流静脉出血[1]。虽然 CSDAVF 有自发闭塞的可能性，但大多数表现为进行性眼部症状和颅内杂音的患者需要积极治疗[2]。

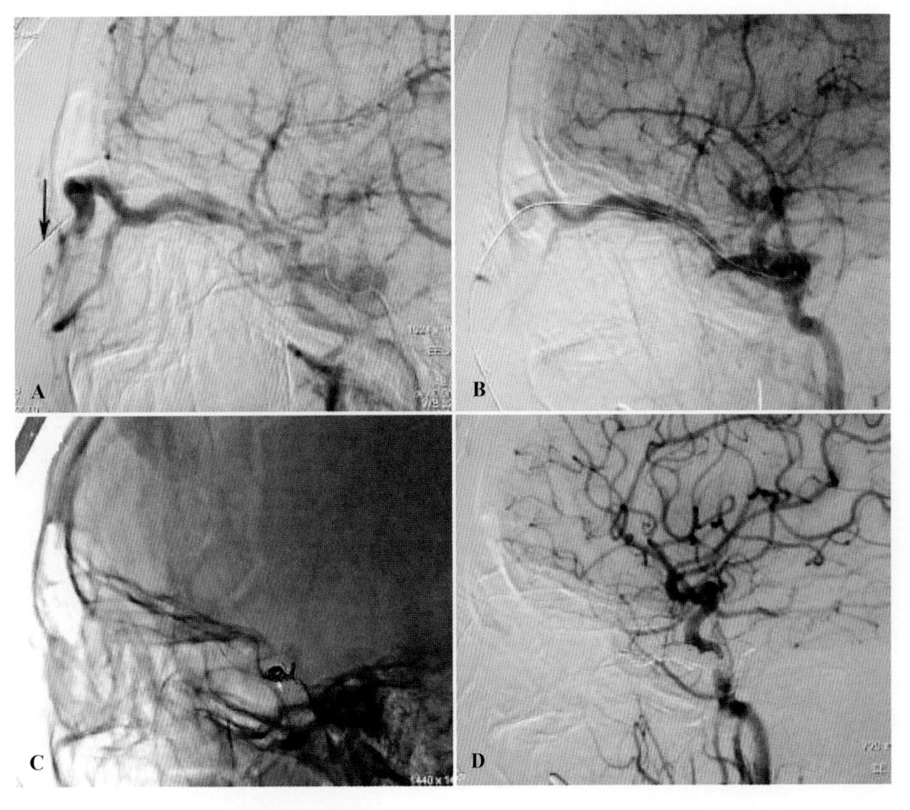

图 2-12-2　经眼上静脉填塞海绵窦。**A**. 经股动脉造影中，使用金属标记（箭头示）来确认暴露的眼上静脉；**B**. Echelon-10 微导管通过眼上静脉进入海绵窦；**C**. 通过微导管填塞多个弹簧圈；**D**. 使用 Onyx 胶栓塞海绵窦，直至海绵窦瘘栓塞完全

1. CSDAVF 解剖学

CSDAVF 主要由海绵窦内颈内动脉脑膜分支及颈外动脉脑膜分支的侧支吻合进行动脉供血[3]。脑膜垂体干是海绵窦内颈内动脉的最近端分支，通常（66%）通过脑膜背侧分支到达斜坡参与供血[1, 3]。大约 40% 的 CSDAVF 由脑膜垂体干进行供血，并且可与眼动脉、经圆孔动脉的上颌内动脉和脑膜中动脉等瘘口其他供血动脉形成重要的吻合[1, 3]。因此，栓塞治疗中应特别注意这些动脉吻合，以防意外栓塞颈内动脉。由于部分患者颈内动脉或颈外动脉脑膜分支纤细，经动脉途径在 CSDAVF 不太可能实现。因此，20 世纪 80 年代由 Debrun 率先开展了经静脉途径的 CSDAVF 栓塞术[4]，随着血管内治疗技术的进步，该方法很快成为治疗的首选[5]。

2. CSDAVF 的经静脉入路治疗

岩下窦是通向海绵窦的最简单、最直接的静脉通路。当血管造影无法显示岩下窦时，可以通过使用导丝试探性寻找岩下窦。如果仍无法进入岩下窦，那么面静脉可能是另一种静脉入路的血管内治疗选择。在一个包含了 17 例颈动脉海绵窦瘘（CCF）的研究中，Klisch 等[6]发现 60% 的病例可以通过颈内静脉和岩下窦进行栓塞，其最终瘘的完全栓塞率为 78%。Biondi 等[7]通过面静脉入路栓塞治疗了 7 名 CSDAVF 患者，其中 6 名患者完全闭塞，1 名患者失败。如果这些传统的经静脉途径都不能成功进入，则可选择通过眼上静脉通路进行静脉栓塞[8-9]。

3. 通过眼上静脉通路进行静脉栓塞治疗 CSDAVF

眼上静脉（SOV）通常位于上直肌下方。因此，可在眶周锥内上内侧的上直肌下找到 SOV[10]。Miller 等[11]在他们的病例中展示了通过 SOV 入路进行球囊闭塞的良好结果，12 例患者中有 11 例获得了瘘的完全闭塞，所有患者的症状和体征都完全消失。

但同时也要注意经 SOV 治疗 CSDAVF 的潜在风险，如眼眶出血或眶后血肿、视力受损及滑车神经、眼球或其他眼眶结构受损或感染，以及未能术中识别或分离 SOV 导致的手术失败。Uflacker 等[12]研究认为，瘘的形成和发展时间是影响手术过程是否出血的重要因素，因为新形成的分支静脉尚未形成较厚的管壁，血管壁更容易在术中被导管或导丝损伤、穿破导致静脉出血。同时还应考虑与经静脉栓塞相关的并发症，如海绵窦过度填塞、血管穿孔和栓塞并发症引起的脑神经麻痹，尤其是展神经对周围的压迫特别敏感，因为它固定在海绵窦的小梁内[6]。Meyers 等[1]报道手术相关的永久性展神经麻痹的发生率为 2.3%。

不是所有的病例都适合静脉栓塞，对于海绵窦血栓形成、既往经静脉入路治疗后复发的病例，放射治疗可能是一种替代方法[13-14]。Pan 等[15]报道了 41 例立体定向放射外科治疗的患者，闭塞率达 90%。Yang 等[16]在立体定向放射外科治疗的 40 名患者研究中显示了类似的结果，同时，他们还发现，与横窦-乙状窦区硬脑膜动静脉瘘相比，CSDAVF 有着更高的闭塞率（$P = 0.012$）和症状改善率（$P = 0.010$）。

总的来说，当传统的静脉入路途径不成功时，使用经眼上静脉对 CSDAVF 进行栓塞是一个很好的选择。眼科医生和神经血管介入团队可以安全、快速地合作进行手术操作。我们的病例显示了对于症状性 CSDAVF，使用 Onyx 胶结合弹簧圈是一个安全有效的技术。

参考文献

[1] Meyers PM，Halbach VV，Dowd CF，et al. Dural carotid cavernous fistula：definitive endovascular management and long-term follow-up. Am J Ophthalmol，2002，134：85-92.

[2] Hamby WB. Carotid-cavernous fistula：report of 32 surgically treated cases and suggestions for definitive operation. J Neurosurg，1964，21：859-866.

[3] Barrow DL，Spector RH，Braun IF，et al. Classification and treatment of spontaneous carotid-cavernous sinus fistula. J Neurosurg，1985，62：248-256.

[4] Debrun G，Lacour P，Vineula F，et al. Treatment of 54 traumatic carotid-cavernous fistula. J Neurosurg，1981，55：678-692.

[5] Kirsch M，Henkes H，Liebig T，et al. Endovascular management of dural carotid cavernous sinus fistula in 141 patients. Neuroradiology，2006，48：486-490.

[6] Klisch J，Huppertz HJ，Spetzger U，et al. Transvenous treatment of carotid cavernous and dural arteriovenous fistula：results for 31 patients and review of the literature. Neurosurgery，2003，53：836-857.

[7] Biondi A，Milea D，Cognard C，et al. Cavernous sinus

dural fistula treated by transvenous approach through the facial vein: report of seven cases and review of the literature. Am J Neuroradiol (AJNR), 2003, 24: 1240-1246.

[8] Berlis A, Klisch J, Spetzger U, et al. Carotid cavernous fistula: embolization via a bilateral superior ophthalmic vein approach. Am J Neuroradiol (AJNR), 2002, 23: 1736-1738.

[9] Lee JW, Kim DJ, Jung JY, et al. Embolization of indirect carotid-cavernous sinus dural arterio-venous fistula using the direct superior ophthalmic vein approach. Acta Neurochir (Wien), 2008, 150: 557-561.

[10] Reis CV, Gonzalez FL, Zabramski JM, et al. Anatomy of the superior ophthalmic vein approach for direct endovascular access to vascular lesions of the orbit and cavernous sinus. Neurosurgery, 2009, 64 (Suppl 2): 318-323.

[11] Miller NR, Monsein LH, Debrun GM, et al. Treatment of carotid-cavernous sinus fistula using a superior ophthalmic vein approach. J Neurosurg, 1995, 83: 838-842.

[12] Uflflacker R, Lima S, Ribas GC, et al. Carotid-cavernous fistula: embolization through the superior ophthalmic vein approach. Radiology, 1986, 159: 175-179.

[13] Day JD, Fukushima T. Direct microsurgery of dural arteriovenous malformation type carotid cavernous fistula: indications, technique and results. Neurosurgery, 1997, 41: 1119-1126.

[14] Tu YK, Liu HM, Hu SC. Direct surgery of carotid cavernous fistula and dural arteriovenous malformations of the cavernous sinus. Neurosurgery, 1997, 41: 798-806.

[15] Pan HC, Sun MH, Sheehan J, et al. Radiosurgery for dural carotid-cavernous sinus fistula: gamma knife compared with XKnife radiosurgery. J Neurosurg, 2010, 113 (Suppl): 9-20.

[16] Yang HC, Kano H, Kondziolka D, et al. Stereotactic radiosurgery with or without embolization for intracranial dural arteriovenous fistula. Neurosurgery, 2010, 67: 1276-1285.

第十三节

外伤性颈动脉海绵窦瘘覆膜支架置入术后继发复杂海绵窦区硬脑膜动静脉瘘

（吕宪利　李佑祥　刘爱华　吕明　姜鹏　吴中学　尤为）

一、引言

本节介绍一例因头部外伤导致颈动脉海绵窦瘘（CCF）的患者，在初次治疗中，其成功置入覆膜支架并对瘘进行了闭塞。然而，在术后9个月的血管造影随访中，发现一个新发的复杂的硬脑膜动静脉瘘（DAVF），于是经动脉使用Onyx-18胶对新发的瘘进行了闭塞治疗。

二、病情简介

患者，男性，53岁，主因“支架治疗外伤性颈动脉海绵窦瘘术后9个月新发硬脑膜动静脉瘘”入院。

现病史：患者20个月前经历了一场高速机动车事故，头部受伤。9个月前，右眼出现眼球突出和视力障碍，伴颅内杂音，诊断为外伤性颈动脉海绵窦瘘，瘘口直接引流至右侧海绵窦和双侧眼上静脉。遂入我院进行覆膜支架置入术对该颈动脉海绵窦瘘进行了治疗。现患者因右眼球突出再次入院。血管造影显示由双侧脑膜中动脉、脑膜副动脉供血的新发硬脑膜动静脉瘘。

既往史：无特殊既往史。

体格检查：查体可见右眼球突出，右眼视力轻度受损，余无特殊。

辅助检查：影像学检查发现如上文所述。

三、治疗过程

第一次治疗（图2-13-1）：经过球囊闭塞试验后，尝试使用2F可拆卸Balt球囊闭合瘘口，但由于颈内动脉海绵窦段有较大的线性撕裂，因此无法将其置入瘘口。最终通过置入5 mm×19 mm覆膜支架治愈了CCF。

第二次治疗（图2-13-2）：第一次治疗术后9个月，患者因右眼球突出再次入院。血管造影显示由双侧脑膜中动脉、脑膜副动脉供血的新发DAVF，其引流至右侧海绵窦和右侧眼上静脉。经过科室讨论，决定对其进行动脉栓塞。将Marathon微导管置入左侧脑膜中动脉，并通过6F导引导管将球囊微导管放置在颈动脉。膨胀球囊后，对左侧脑膜中动脉进行Onyx-18胶栓塞。然后使用相同方法对右侧脑膜副动脉进行栓塞。

手术后，血管造影显示DAVF完全闭塞，患者3天后出院。14个月后对患者进行了随访，发现他的症状已经缓解，遗留视力轻度受损。

四、讨论

覆膜支架可用于治疗创伤性CCF和动脉瘤[1, 3, 5-8, 9]。在本文中，我们描述了使用覆膜支架成功治疗创伤性颈动脉海绵窦瘘后继发的一个复杂的硬脑膜动静脉瘘病例。

根据发病机制、血流动力学和血管造影解剖，Barrow等[2]将CCF分为4种类型（A～D型）。虽然B～D型的闭合可能自发发生，但大多数创伤性颈动脉海绵窦瘘（A型）是高流量的，自发消退是罕见的。

目前，大多数学者认为使用球囊或弹簧圈等栓

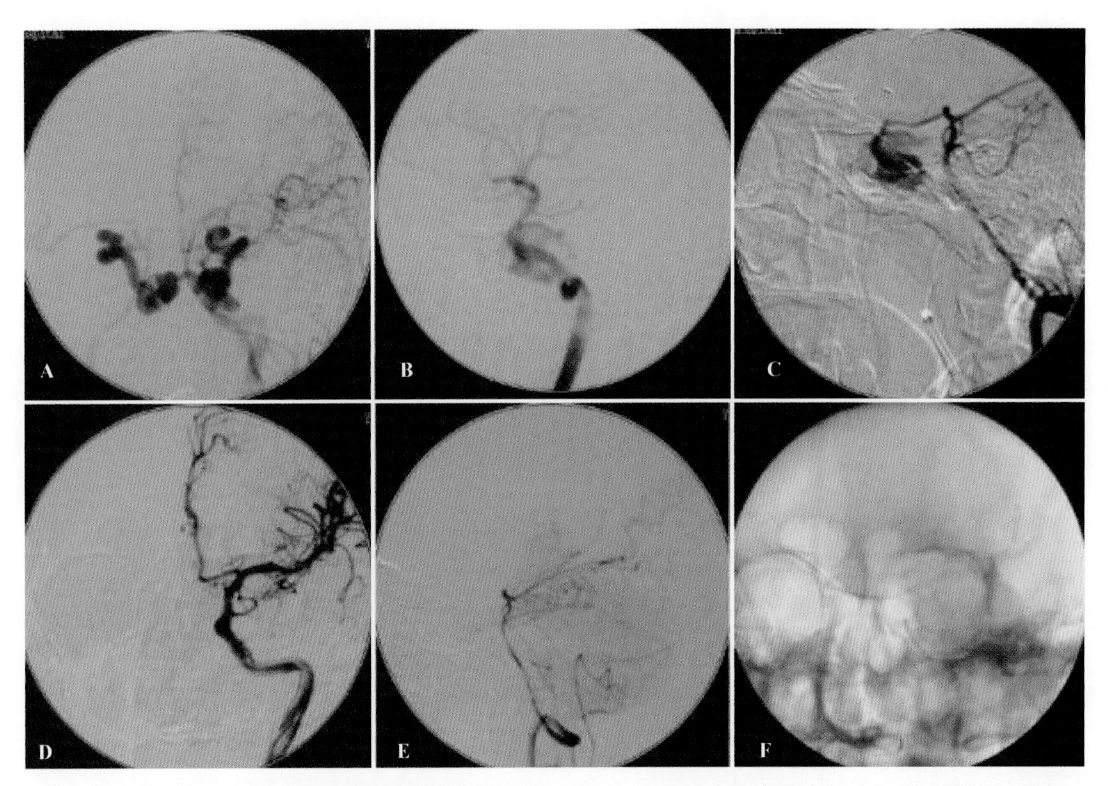

图 2-13-1 第一次治疗过程。左颈内动脉和左椎动脉血管造影显示 CCF 由左颈内动脉和右后交通动脉供血，该 CCF 主要引流入双侧眼上静脉。栓塞后的左颈内动脉和左椎动脉血管造影显示瘘完全闭塞。颅骨 X 线片显示覆膜支架。**A.** 术前左颈内动脉血管造影正位；**B.** 术前左颈内动脉血管造影侧位；**C.** 术前左椎动脉血管造影侧位；**D.** 术后左颈内动脉血管造影正位；**E.** 术后左椎动脉血管造影侧位；**F.** 颅骨 X 线片

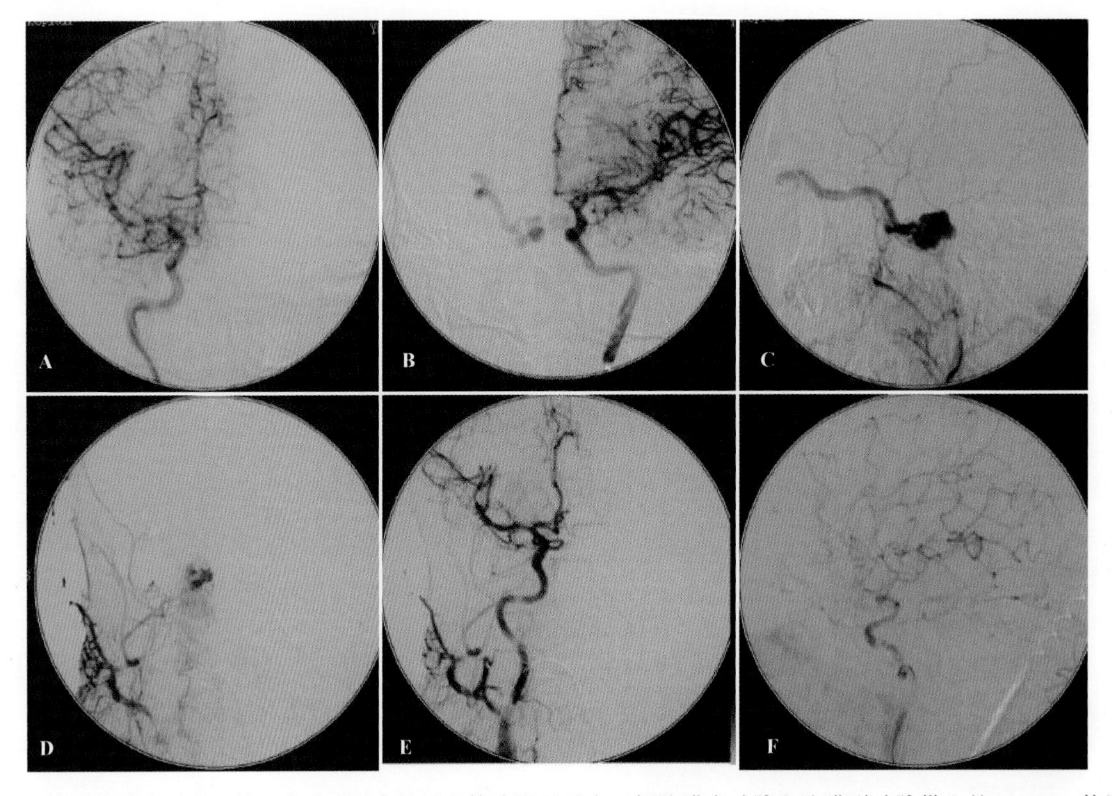

图 2-13-2 第二次治疗过程。第一次治疗 9 个月后血管造影显示由双侧脑膜中动脉和脑膜副动脉供血的 DAVF。使用 Onyx 胶进行动脉栓塞后，双侧颈动脉血管造影显示 DAVF 完全闭塞。**A.** 术前右颈内动脉正位造影；**B.** 术前左颈内动脉正位造影；**C.** 术前左颈外动脉侧位造影；**D.** 术前右颈外动脉正位造影；**E.** 术后右颈动脉正位造影；**F.** 术后左颈动脉侧位造影

塞材料对瘘口进行栓塞是安全有效的，而可解脱球囊技术栓塞被认为是A型CCF最佳的初始治疗方法。然而，如果存在特殊情况，如本例中患者颈动脉海绵窦段存在线性撕裂，则球囊栓塞技术存在较大的失败风险。本病例也可以使用弹簧圈直接填塞海绵窦，但有颈内动脉弹簧圈移位的风险，特别是像我们病例中展示的瘘口较大的情况。在这种情况下，覆膜支架可以起到重要的作用。覆膜支架既往广泛应用于心脏的介入治疗，最近十几年才在颅底和颅内血管系统中使用[1, 3-5, 9]。

上一代支架（如JOSTENT）的硬度问题是使用它们治疗CCF的主要障碍；然而，像新一代覆膜支架这样更灵活的支架（如Willis）已经被大家用来治疗CCF。本病例术后9个月的随访检查显示，覆膜支架的置入没有导致颈内动脉明显的内膜增生；同时，覆膜支架的置入实现了对瘘口的即刻闭塞和同侧颈内动脉正常血流的恢复。但随访中发现了一个继发性的复杂海绵窦区硬脑膜动静脉瘘。我们认为，覆膜支架的置入本身可能会导致血流动力学的变化，从而影响海绵窦区的血供，进而继发海绵窦区硬脑膜动静脉瘘，具体原因有待进一步研究。

总的来说，创伤性CCF可以用覆膜支架治愈，但存在继发海绵窦区硬脑膜动静脉瘘的可能性，可以通过血管内技术继续治疗。创伤性CCF使用覆膜支架以及继发的海绵窦区硬脑膜动静脉瘘的栓塞结果都需要长期随访。

参考文献

[1] Auyeung KM, Liu WM, Chow LCK, et al. Massive epistaxis related to petrous carotid artery pseudoaneurysm after radiation therapy: emergency treatment with covered stent in two cases. Am J Neuroradiol (AJNR), 2003, 24: 1449-1452.

[2] Barrow DL, Spector RH, Braun IF, et al. Classification and treatment of spontaneous carotid-cavernous sinus fistulas. J Neurosurg, 1985, 62: 248-256.

[3] Fusonie GE, Edwards JD, Reed AB. Covered stent exclusion of blunt traumatic carotid artery pseudoaneurysm: case report and review of the literature. Ann Vasc Surg, 2004, 18: 376-379.

[4] Kim HS, Lee DH, Kim HJ, et al. Life-threatening common carotid artery blowout: rescue treatment with a newly designed self-expanding covered nitinol stent. Br J Radiol, 2006, 79: 226-231.

[5] Lupattelli T, Garaci FG, Hopkins CE, et al. Covered stent deployment and follow-up of a case of internal carotid artery pseudoaneurysm. Cerebrovasc Dis, 2003, 16: 98-101.

[6] Madan A, Mujic A, Daniel K, et al. Traumatic carotid artery-cavernous sinus fistula treated with a covered stent. Report of two cases. J Neurosurg, 2006, 104: 969-973.

[7] Pero G, Denegri F, Nalvassori L, et al. Treatment of a middle cerebral artery giant aneurysm using a covered stent. Case report. J Neurosurg, 2006, 104: 965-968.

[8] Redekop G, Marotta T, Weill A. Treatment of traumatic aneurysms and arteriovenous fistulas of the skull base by using endovascular stents. J Neurosurg, 2001, 95: 412-419.

[9] Vanninen RL, Manninen HI, Rinne J. Intrasellar iatrogenic carotid pseudoaneurysm: endovascular treatment with a polytetrafluoethylene-covered stent. Cardiovasc Intervent Radiol, 2003, 26: 298-301.

第十四节

透视引导下结合三维颅骨重建直接经眼眶穿刺栓塞海绵窦区硬脑膜动静脉瘘

（陈希恒）

一、引言

硬脑膜动静脉瘘（DAVF）占颅内血管畸形的10%～15%。DAVF 可发生在硬脑膜的任何部位，最常见的部位是海绵窦（cavernous sinus，CS）和横窦–乙状窦区。海绵窦区硬脑膜动静脉瘘（cavernous sinus dural arteriovenous fistula，CSDAVF）通常由来自颈外动脉和颈内动脉的大量脑膜支供血。经股静脉途径，特别是经岩下窦或面静脉途径，往往是首选的治疗方法[1-3]。当常规静脉途径无法进入时，直接经皮经眶穿刺技术为 CSDAVF 提供了一种可供选择的途径。

二、病情简介

患者，女性，64 岁，主因“头痛伴耳鸣 3 个月，右眼胀痛 1.5 个月”入院。

现病史：患者 3 个月前出现头痛伴耳鸣，1.5 个月前又出现右眼胀痛，就诊于当地医院，血管造影诊断为海绵窦区硬脑膜动静脉瘘。颈总动脉 DSA 检查显示硬脑膜动静脉瘘由双侧颈内动脉脑膜垂体干及下外侧干供血，经由右侧裂和 Rosenthal 基底静脉引流，眼静脉及岩下窦均不显影（图 2-14-1）。在当地医院尝试开通闭塞的岩下窦失败后，患者来我院就诊以寻求进一步治疗。

既往史：既往体健。

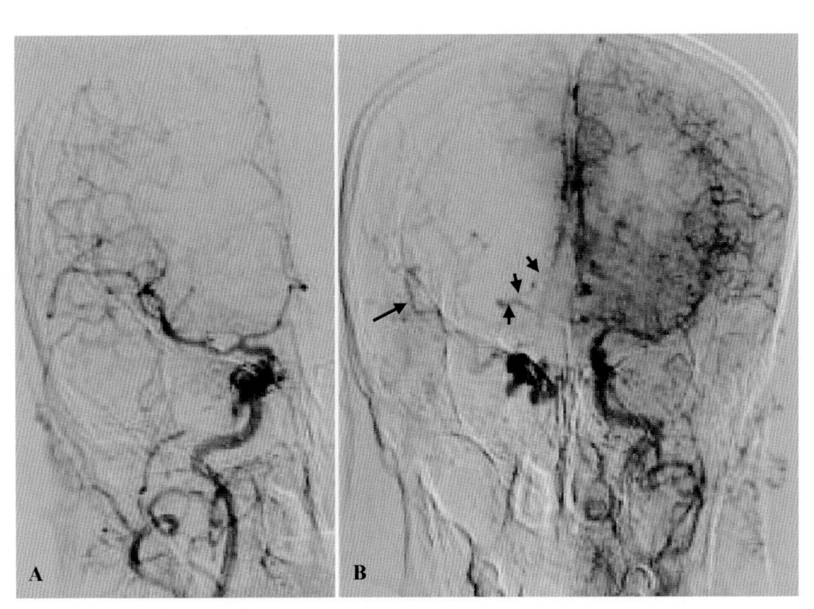

图 2-14-1 术前右颈总动脉（CCA）造影正位显示右海绵窦区硬脑膜动静脉瘘（DAVF），由双侧颈总动脉脑膜支供血，由右外侧裂静脉（长箭头）和 Rosenthal 基底静脉（短箭头）引流（**A** 和 **B**）

体格检查： 右眼突出，结膜红肿，外展受限。余查体未见明显异常。

辅助检查： 当地医院影像学检查结果如上文所述。

三、治疗过程

在全身麻醉下，将一根 6F 导引导管经股动脉入路置入病变侧颈总动脉，用于术中路径图显示和血管造影。在 DSA 设备下，获得颅骨的三维动态 CT 重建（图 2-14-2 A）。然后选择最能显示眶上裂（superior orbital fissure，SOF）和视神经管的工作角度。始终保持前斜位，用一根 18 G 穿刺针经皮插入眶下缘外侧 1/3 和内侧 2/3 的交界处（图 2-14-2 B）。在三维颅骨重建覆盖的透视引导下，针逐渐朝向 SOF 前进。穿刺针首先靠近眶底并向后

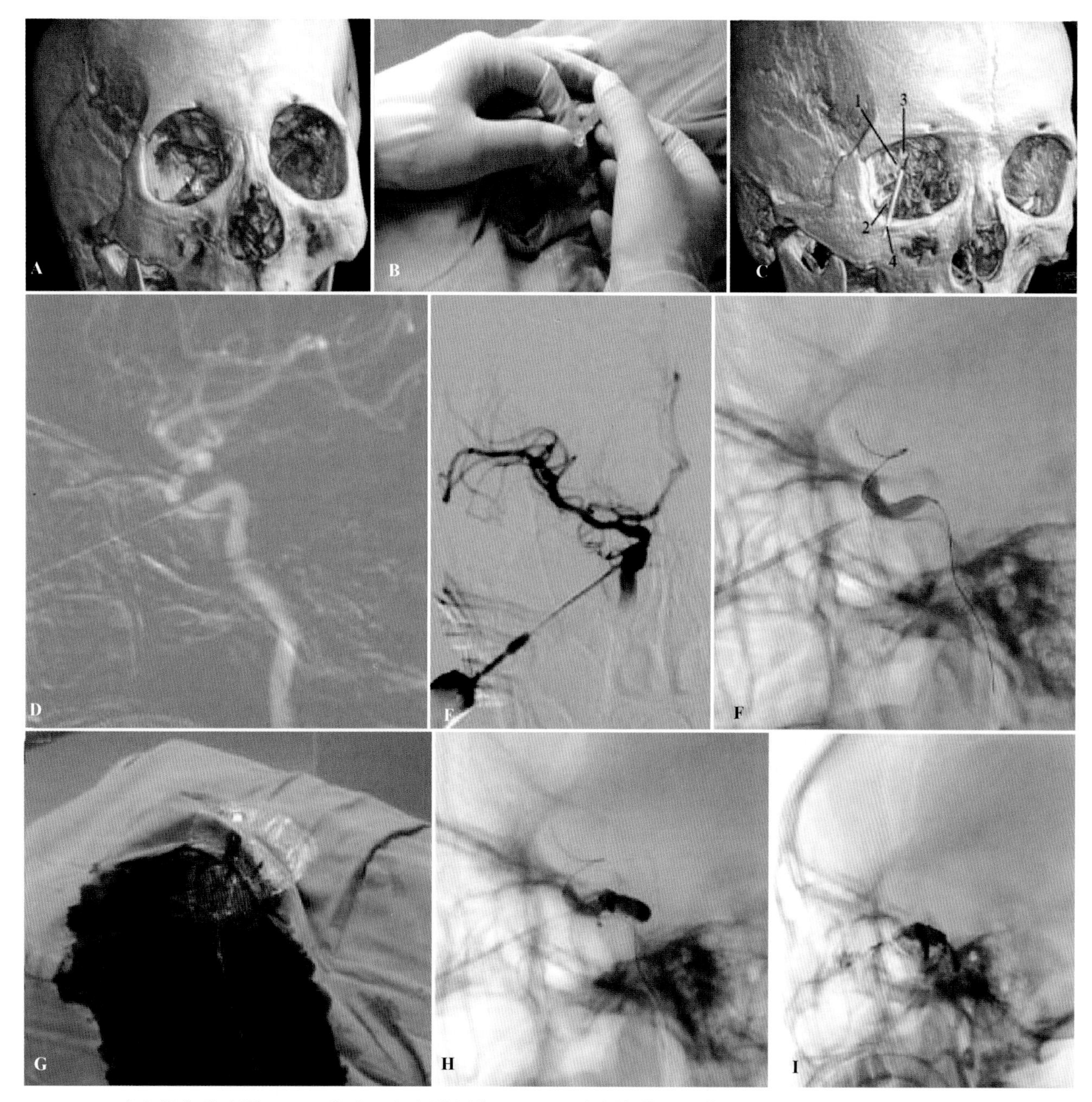

图 2-14-2　术中操作及造影。**A.** 三维（3D）颅骨图像；**B.** 显示穿刺部位的图像；**C.** 穿刺后的三维头颅图像：①眶上裂，②眶下裂，③视神经管，④穿刺针；**D.** 右颈总动脉（CCA）侧位路径图显示针尖到达颈内动脉（ICA）海绵窦段后膝部附近；**E.** 经穿刺针注射对比剂显示刺穿右侧颈内动脉；**F.** 侧位透视图像显示右侧颈内动脉内充盈的球囊和退回的针尖；**G.** 将一根 Echelon-10 微导管通过针头送入 CS；**H.** 侧位透视显示，在球囊的保护下，Onyx 胶被注入 CS；**I.** 侧位透视显示治疗后的 Onyx 胶铸型

移动，以避免穿透眼球；然后向内、向后并向 SOF 的下内侧端移动（图 2-14-2 C）。当针尖接近 SOF 时，在侧位做同侧颈内动脉的路径图（图 2-14-2 D）。经穿刺针注射对比剂显示右侧颈内动脉被刺穿（图 2-14-2 E），小心调整穿刺针直到针尖正好位于颈内动脉海绵窦段前膝部的下方或前方。为了避免 Onyx 胶栓塞颈内动脉，在颈内动脉充盈了一个超顺应性球囊（图 2-14-2 F）。穿刺针尾部可见鲜红色动脉化血液的喷出（不是静脉血，因为存在 DAVF），这表明成功穿刺入海绵窦（CS），这应该由随后的经穿刺针静脉造影确认。

Echelon-10 微导管由 SilverSpeed-14 微导丝引导，通过穿刺针超选进入 CS（图 2-14-2 G），并通过微导管进行静脉造影，以确认微导管尖端的精确位置，充盈球囊保护 ICA（图 2-14-2 H）。然后通过微导管将 Onyx-18 胶（6% EVOH）缓慢注入 CS（图 2-14-2 I）。通过导管行间歇性颈动脉造影监测 DAVF 的状态，直到整个 DAVF 完全消失。

术后血管造影显示 DAVF 完全栓塞（图 2-14-3）。手术结束拔针后，在穿刺道内注入少量的 Onyx 胶，以封闭眼眶内被刺穿的血管，避免球后血肿。

四、讨论

眶内和海绵窦区 DAVF 通常是一种低流量的动静脉分流，由颈外动脉或颈内动脉的脑膜分支供血。一些瘘由于流量较小，可能有发生自发性血栓的倾向，对于这些相对良性的瘘管及其相关症状，可以采用保守治疗或侵入性较小的手术，如手法压迫颈动脉或放射外科手术[4]。但是，如果患者有皮质静脉逆行引流或进行性眼科症状，如眼球突出、水肿、眼肌麻痹和视力下降，则必须考虑栓塞治疗。皮质静脉逆行引流与颅内出血和癫痫的风险增加相关[4-5]。经动脉栓塞是一种很好的治疗方案，可在某些特定的具有有限供血动脉的 CSDAVF 中安全有效地进行[1, 4]。然而，大多数 CSDAVF 的供血来自许多颈外动脉和颈内动脉的微小脑膜分支，这些分支无法经动脉途径轻易进入或栓塞。经静脉栓塞术是 CSDAVF 的首选治疗方法[6]。经岩下窦的股静脉途径是进入病变 CS 的最常规途径[7]。血管造影上，闭塞的岩下窦也可在 30% ～ 50% 的病例中成功通过[2]。当这种途径不可行时，可以尝试其他几种经股静脉途径，包括通过面-眼静脉、岩上窦、对侧 CS、翼丛或基底静脉丛进入病变的 CS[7]。经手术暴露的眼上静脉直接插管也是进入 CS 的一种选择。我们已经在几个病例中成功地进行了这一手术[8]，但很明显，暴露管径细小或部分血栓的眼上静脉是非常困难的。当根据血管造影分析 CSDAVF 血管结构，这些途径失败或无法进入时，直接经眼眶穿刺技术提供了进入 CS 的最后选择[9]。CS 位于垂体两侧眼眶的内侧后方。眶上裂（SOF）是连接眼眶和颅内、位于

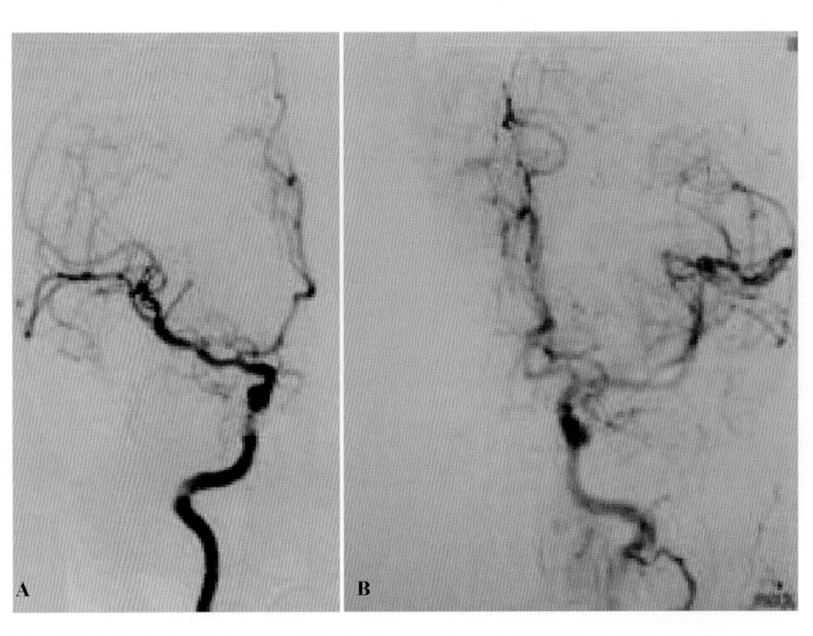

图 2-14-3 术后右颈总动脉（**A**）和左颈总动脉（**B**）造影的正位图显示，海绵窦区硬脑膜动静脉瘘完全栓塞

蝶骨大翼和小翼之间的眼眶内的一种自然骨缺损。CS 位于 SOF 下内侧的后方。通过 SOF 的内侧下方（在其与眶下裂的交界处），可以穿刺 CS 或眼静脉根部。早在 1995 年，Teng 等[10]就用这种直接穿刺技术栓塞了外伤性颈动脉海绵窦瘘。在过去的几年中，一些作者报道了这项技术在 CSDAVF 栓塞中的应用。但他们都是在透视引导下穿刺[4-5, 11]，而本中心采用三维颅骨重建的方法来定位 SOF。依靠这种三维成像技术，可以更精确地观察穿刺针的方向和深度。Elhammady 等[12]首次将颅骨的三维动态 CT 重建用于直接经眶穿刺 CS，他们的论文于 2010 年 2 月 5 日在线发表。这种直接穿刺入路的潜在并发症包括眼球损伤、眼眶视神经或其他脑神经损伤、球后血肿、颈内动脉撕裂和感染。高质量的血管造影设备，特别是动态 CT 和路径图，对眶腔和 CS 解剖的透彻了解，以及对穿刺针的细致操作是避免这些并发症的关键。如果在手术中不小心刺穿了 ICA，超顺应性球囊将有助于保护被刺穿的 ICA。颈内动脉球囊保护后用 Onyx 胶栓塞 CS。当瘘管被堵塞时，球囊就会被泄掉并收回。球后血肿通常是由于球后丰富的血管丛受损所致。建议在手术结束时，通过穿刺针向穿刺道内注入少量 Onyx 胶，有助于避免球后血肿的发生。

参考文献

[1] Zhang J, Lv X, Jiang C, et al. Transarterial and transvenous embolization for cavernous sinus dural arteriovenous fistulae. Interv Neuroradiol, 2010, 16: 269-277.

[2] Lv X, Jiang C, Li Y, et al. Percutaneous transvenous packing of cavernous sinus with Onyx for cavernous dural arteriovenous fistula. Eur J Radiol, 2009, 71: 356-362.

[3] Suzuki S, Lee DW, Jahan R, et al. Transvenous treatment of spontaneous dural carotid-cavernous fistulas using a combination of detachable coils and Onyx. Am J Neuroradiol (AJNR), 2006, 27: 1346-1349.

[4] Luo CB, Teng MM, Chang FC, et al. Transorbital direct puncture of the posterior cavernous sinus through the internal carotid artery for embolization of isolated cavernous sinus dural arteriovenous fistula. J Neurointerv Surg, 2013, 5: e1.

[5] Ong CK, Wang LL, Parkinson RJ, et al. Onyx embolisation of cavernous sinus dural arteriovenous fistula via direct percutaneous transorbital puncture. J Med Imaging Radiat Oncol, 2009, 53: 291-295.

[6] Choi BS, Park JW, Kim JL, et al. Treatment strategy based on multimodal management outcome of cavernous sinus dural arteriovenous fistula (CSDAVF). Neurointervention, 2011, 6: 6-12.

[7] Yoshida K, Melake M, Oishi H, et al. Transvenous embolization of dural carotid cavernous fistulas: a series of 44 consecutive patients. Am J Neuroradiol (AJNR), 2010, 31: 651-655.

[8] Jiang C, Lv X, Li Y, et al. Surgical access on the superior ophthalmic vein to the cavernous sinus dural fistula for embolization. J Neurointerv Surg, 2013, 5: e13.

[9] Amiridze N, Zoarski G, Darwish R, et al. Embolization of a cavernous sinus dural arteriovenous fistula with Onyx via direct puncture of the cavernous sinus through the superior orbital fissure: asystole resulting from the trigeminocardiac reflex. A case report. Interv Neuroradiol, 2009, 15: 179-184.

[10] Teng MM, Lirng JF, Chang T, et al. Embolization of carotid cavernous fistula by means of direct puncture through the superior orbital fissure. Radiology, 1995, 194: 705-711.

[11] White JB, Layton KF, Evans AJ, et al. Transorbital puncture for the treatment of cavernous sinus dural arteriovenous fistulas. Am J Neuroradiol (AJNR), 2007, 28: 1415-1417.

[12] Elhammady MS, Peterson EC, Aziz-Sultan MA. Onyx embolization of a carotid cavernous fistula via direct transorbital puncture. J Neurosurg, 2011, 114: 129-132.

第三章 脑血管急性闭塞

基底动脉不明原因急性闭塞后血管内取栓

（霍晓川　邓丁伟）

一、引言

颅内动脉粥样硬化性狭窄（intracranial atherosclerotic stenosis，ICAS）是世界各国缺血性卒中的主要病因[1]，有症状和无症状ICAS的危险因素包括年龄、高血压、糖尿病、高脂血症、静止型生活方式和吸烟[2]。

脑卒中的发病机制包括动脉-动脉栓塞、穿支病变和远端灌注障碍。多年来，ICAS诊断和治疗的进步使得卒中发病率显著下降[2]，但卒中复发的风险在第一年仍然高达12%。因此，对于动脉急性闭塞的患者，在急诊取栓开通的同时，还需关注术后的再闭塞问题。

二、病情简介

患者，男性，66岁，主因“左侧肢体无力伴言语不清15 h”入院。

现病史：患者15 h前无明显诱因出现左侧肢体无力，伴言语不清，无头晕、恶心、呕吐，外院溶栓后，病情加重。

既往史：既往有高血压、糖尿病病史。

体格检查：术前NIHSS①评分13分（构音障碍2分，面瘫2分，左上肢无运动4分，左下肢无运动4分，轻度感觉障碍1分）。

辅助检查：患者到院后行一站式CTAVP检查，即CT血管造影（CTA）、CT静脉造影（CT venography，CTV）、CT灌注成像（CTP）。

头部CT平扫（图3-1-1）未见出血，可见血管钙化。

后循环CT（图3-1-2）可见左椎动脉V4段钙化，基底动脉起始处血管壁钙化。左侧脑干梗死病灶与症状相符，基底动脉右侧脑干梗死层面，有可疑的基底动脉栓子“点征”（图3-1-2 D）。

脑CTA（图3-1-3）及三维重建（图3-1-4）提示基底动脉近段闭塞，基底动脉尖端显影，右侧大脑后动脉P1段缺失，左侧大脑后动脉显影良好，后交通动脉无明显开放。

脑CTP提示后循环区域广泛低灌注（图3-1-5），结合病变部位，考虑病因为基底动脉中下段ICAS病变基础上闭塞。

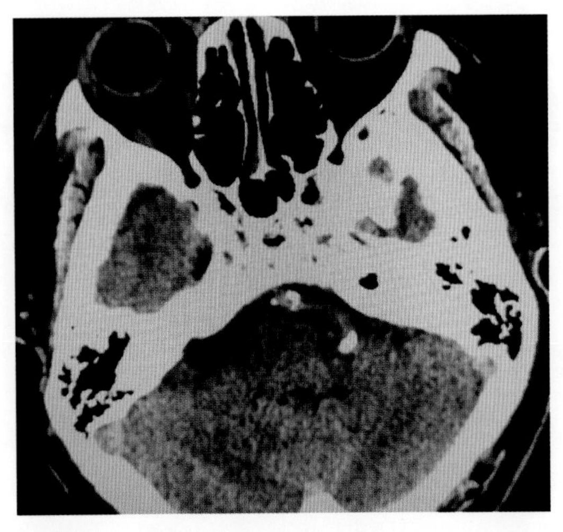

图3-1-1　头部CT平扫未见出血，可见血管钙化

① NIHSS，美国国立卫生研究院卒中量表（National Institute of Health stroke scale）。

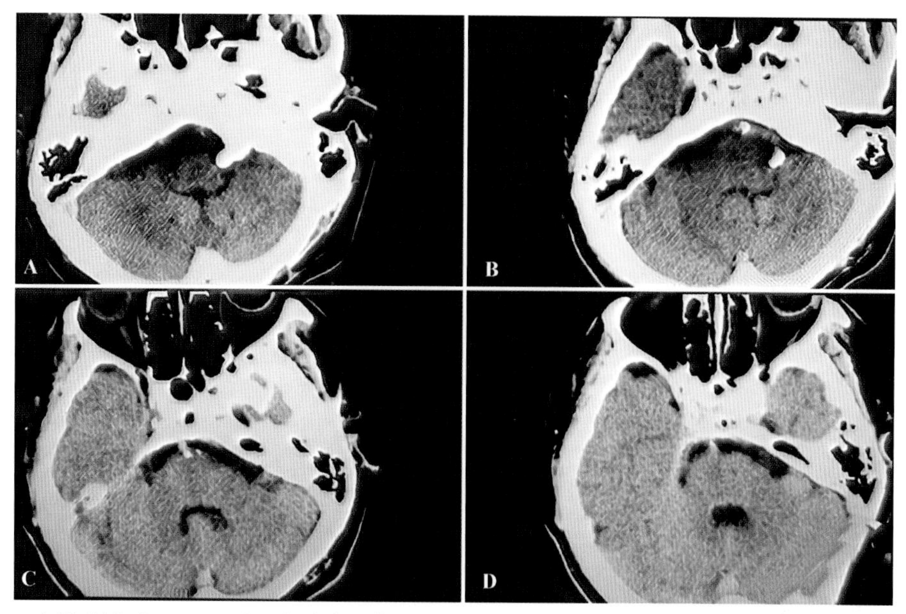

图 3-1-2　头部后循环 CT，显示基底动脉血管壁钙化（**A** ~ **C**），提示可疑的基底动脉栓子“点征”（**D**）

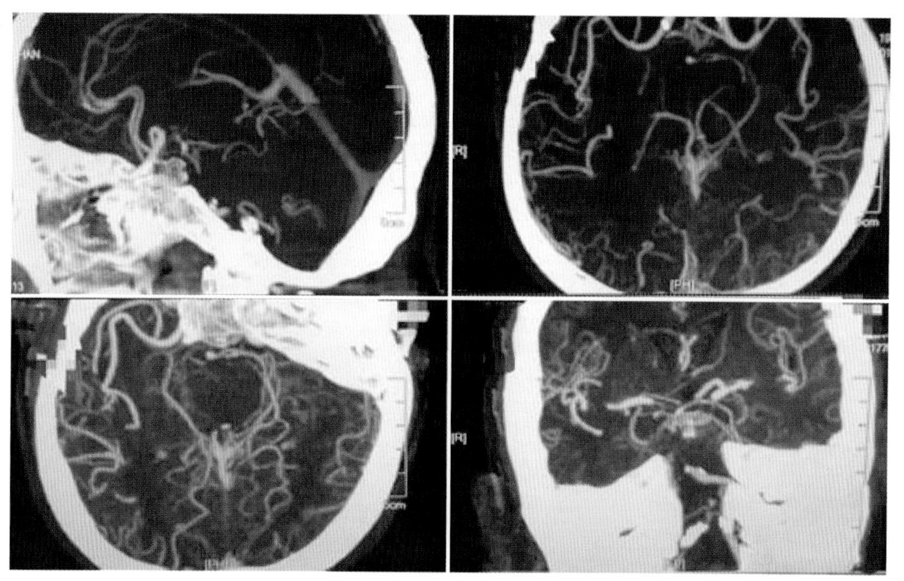

图 3-1-3　脑 CTA 提示基底动脉近段闭塞，基底动脉尖端显影，右侧大脑后动脉 P1 段缺失，左侧大脑后动脉显影良好，后交通动脉无明显开放

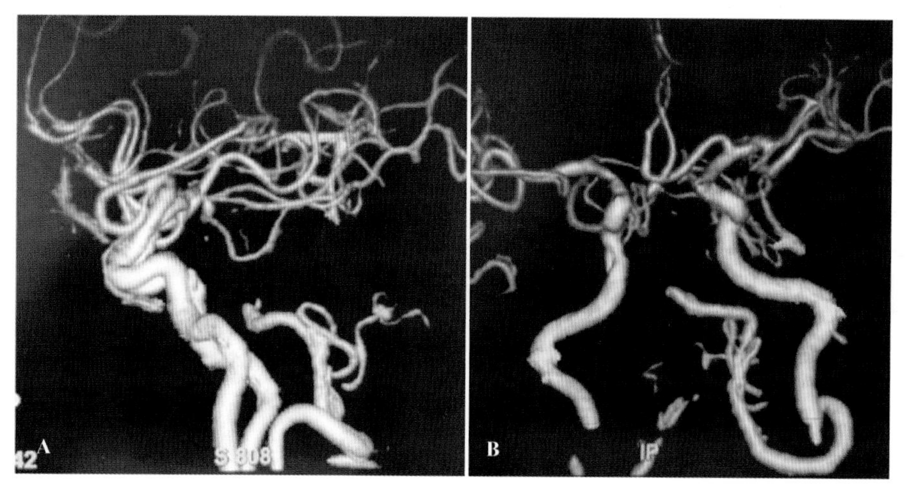

图 3-1-4　脑 CTA 三维重建。**A**. 侧位；**B**. 正位

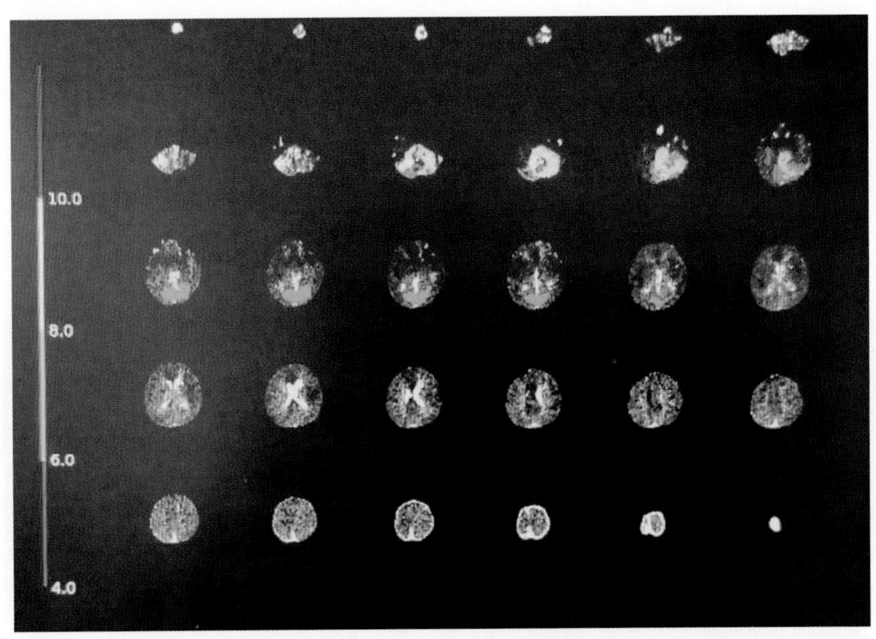

图 3-1-5　脑 CTP RAPID 灌注影像提示后循环区域广泛低灌注

三、治疗过程

冲洗组装材料：①5F 125 多功能导管＋Neuromax 导引导管；②微导丝＋微导管＋中间导管；③备 6 mm×40 mm Solitare 支架，2 mm×10 mm 球囊。其中①和②在 CTA 明确病变后可以直接准备好，缩短操作时间。

术前造影提示右侧椎动脉纤细；左侧颈内动脉造影，正位晚期基底动脉尖显影，侧位可见大脑中动脉与大脑后动脉皮质支吻合，逆向代偿基底动脉尖，也因此患者没有昏迷（图 3-1-6）。

左侧椎动脉造影发现椎动脉开口闭塞，远端椎动脉显影（图 3-1-7），结合 CTA 结果，考虑左侧串联病变可能性大。

泥鳅导丝、多功能导管、Neuromax 导引导管瞬间直接通过椎动脉开口闭塞处（图 3-1-8）。由于近端闭塞，因此看不到远端的血管情况，可能闭塞也可能通畅；故需要先通过近端闭塞部分，行远处造影才能知道远端的血管条件。

先远后近操作，Neuromax 导引导管路径图提示基底动脉远端闭塞（图 3-1-9 A）。侧位见前壁有条缝隙，导丝贴着前右壁通过远端闭塞到达大脑后动脉远端，在基底动脉远端释放支架（图 3-1-

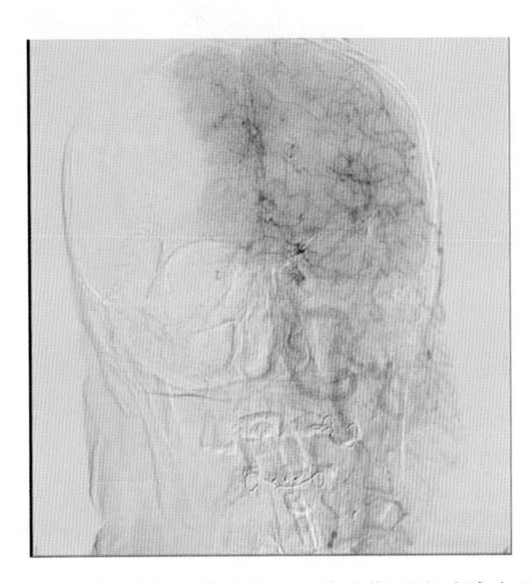

图 3-1-6　左侧颈内动脉造影，正位晚期基底动脉尖显影，侧位可见大脑中动脉与大脑后动脉皮质支吻合，逆向代偿基底动脉尖

9 B）。等待期间，替罗非班动脉 10 ml＋静脉 6 ml 负荷量，维持期间静脉 6 ml/h 泵入。

Solitaire 支架打开后造影，显示基底动脉长段病变，局部可见明显“血栓突出征”，考虑局部栓塞（图 3-1-9 C）。

跟进中间导管 SWIM①完全回收式抽拉取栓，

① SWIM 技术，全称为 Solitaire 支架取栓联合 Navien 中间导管抽吸的机械取栓术（Solitaire retriever stent with intracranial support catheter aspiration for mechanical thrombectomy）

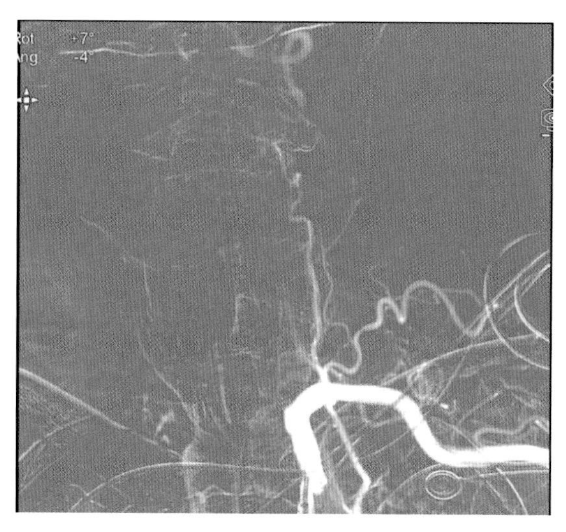

图 3-1-7　左侧椎动脉造影发现椎动脉开口闭塞，远端椎动脉通过颈部血管代偿

血管开通。局部正位可见狭窄不严重，侧位见基底动脉后壁斑块，狭窄率约 50%（图 3-1-9 D）。考虑病因还是椎动脉 V1 段闭塞残端形成栓子，脱落后栓塞基底动脉，但基底动脉中段狭窄，栓子卡在基底动脉中下段。

观察后血管狭窄情况较为稳定，路径图下以 Solitare 做保护装置，释放在椎动脉 V2 段，回退系统至椎动脉开口以下，观察是否近端有血栓，拟处理椎动脉开口处病变。Solitare 保护下，中间导管行路径图，未见明确血栓，于是使用中间导管回收了支架（未回抽）（图 3-1-10 A）。

保留导丝，中间导管撤回到锁骨下动脉造影，提示基底动脉再闭塞（图 3-1-10 B）。这里需要考虑这种情况是狭窄再闭塞还是椎动脉 V1 段栓子脱落。观察到闭塞残端与第一次明显不同，考虑栓塞。再次穿过闭塞节段，释放支架评估，见大块栓子压在支架近端，SWIM 抽拉吸结合的方式取栓（图 3-1-10 C 和 D）。

经长鞘送入 5 mm×19 mm 椎动脉支架，支架成形术后即刻全程显影良好（图 3-1-10 E）。

术后第 2 天，患者 NIHSS 评分 4 分，术后 24 h 复查影像见血管通畅（图 3-1-11）。

四、讨论

本病例的治疗过程经历了从最初 ICAS 的病因判断，到发现后循环串联病变，再到远端栓塞取栓后发现基底动脉狭窄。

病因值得思考：入院结合梗死部位、闭塞部位及钙化部位考虑 ICAS，术中证实基底动脉确实狭窄，符合部位判断病因，但并非狭窄导致急性闭塞，而是椎动脉闭塞残端栓子脱落栓塞所致，而又正是基底动脉的 ICAS 保护了基底动脉尖，栓子没有栓塞基底动脉尖引起昏迷。但患者侧支代偿差，栓子本身又会引起脑干穿支梗死，故需急诊开通，减少进展风险，改善预后[3]。

从直接通过近端进行远端取栓，到取栓支架保护下处理近端，再到栓子移位后再次取栓。先远后近，先近后远，都可行[4]。

但操作上一定要减少栓子移位，本病例尝试支架保护下回退导管查看近端是否有血栓，未尝不可，但应注意支架应该半回收才有保护效果。然

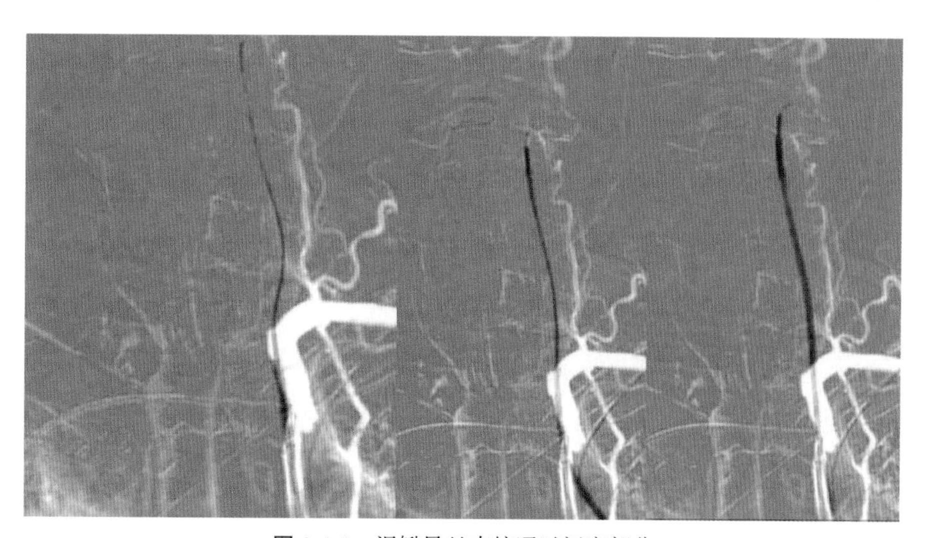

图 3-1-8　泥鳅导丝直接通过闭塞部分

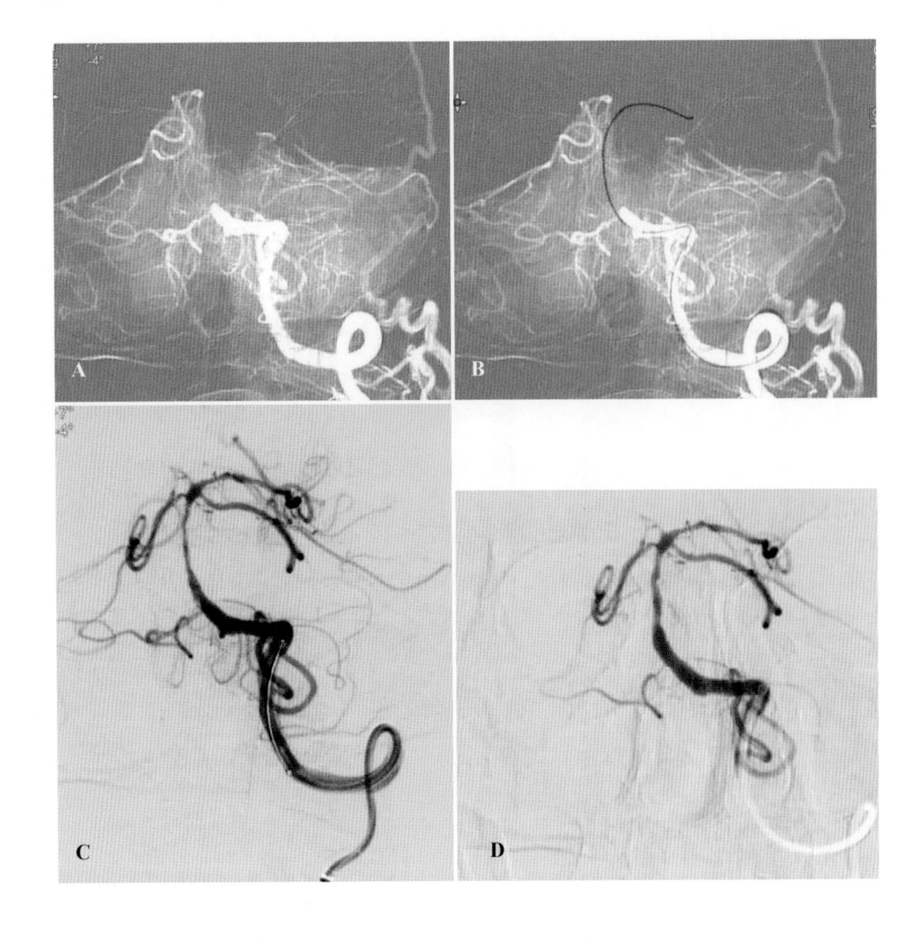

图 3-1-9　**A**. Neuromax 导引导管路径图提示基底动脉远端闭塞；**B**. 导丝通过闭塞段到达大脑后动脉远端；**C**. Solitaire 支架打开后造影，局部可见明显“血栓突出征”；**D**. 取栓后造影可见基底动脉后壁斑块，狭窄率约 50%

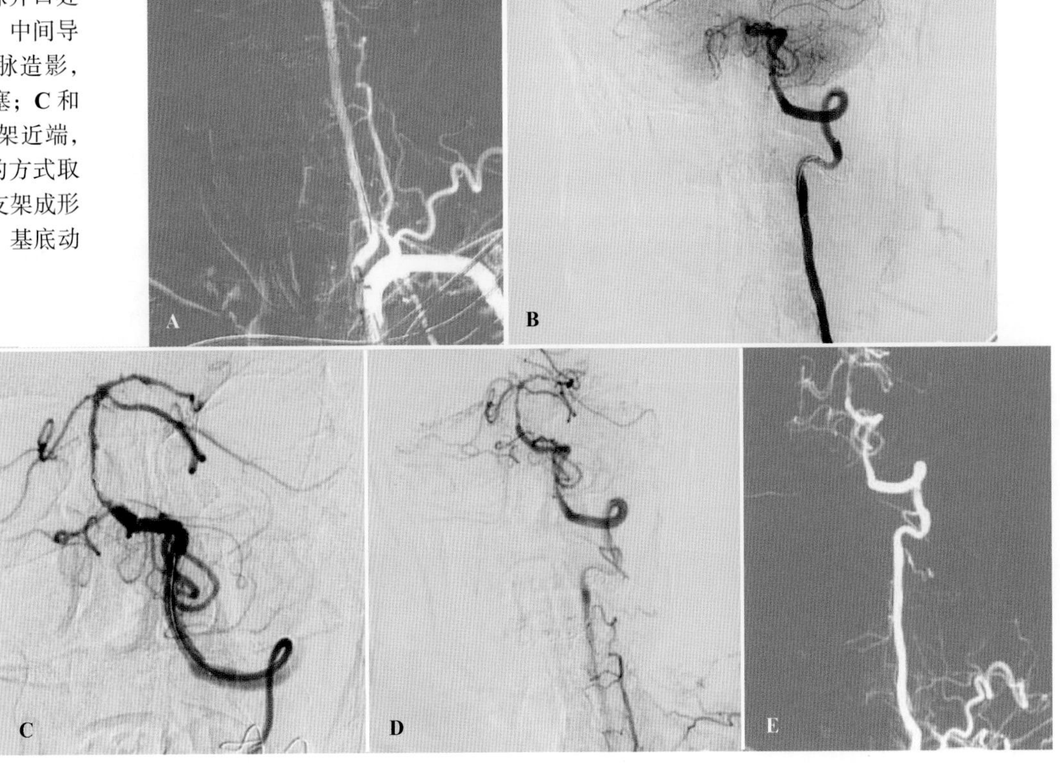

图 3-1-10　**A**. 在 Solitare 保护下，导引导管回退至锁骨下动脉，中间导管做路径图，未见明显椎动脉开口处血栓；**B**. 保留导丝，中间导管撤回到锁骨下动脉造影，提示基底动脉再闭塞；**C** 和 **D**. 大块栓子压在支架近端，SWIM 抽拉吸结合的方式取栓；**E**. 椎动脉开口支架成形术后全程显影良好，基底动脉未再次闭塞

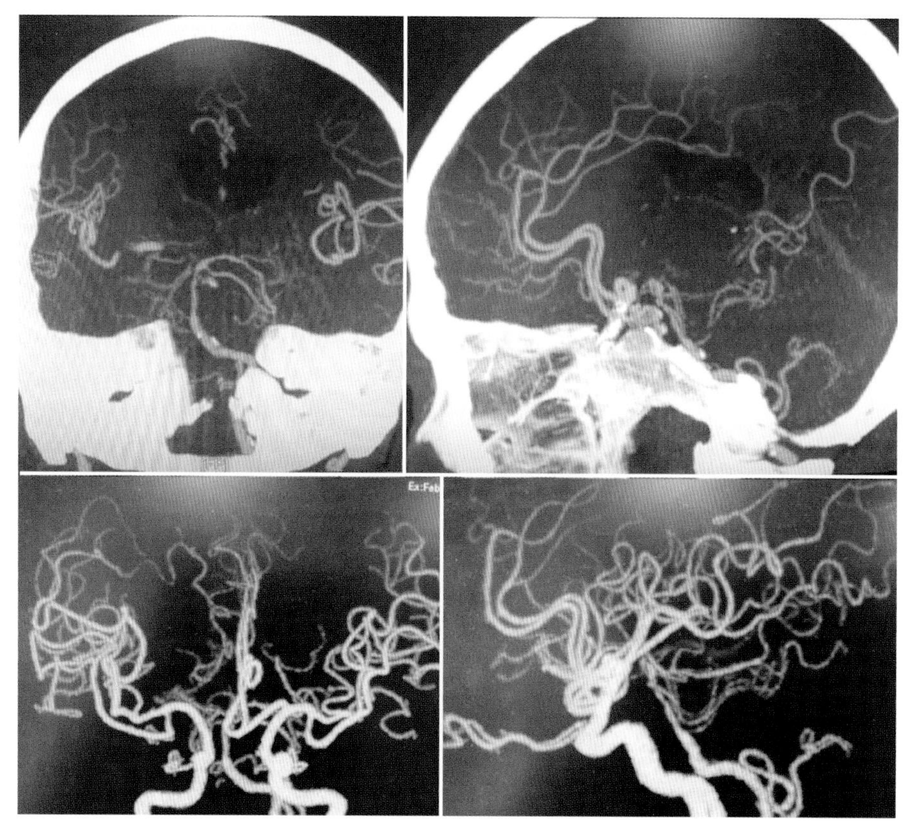

图 3-1-11　术后 24 h 复查影像见血管通畅

而，使用支架保护如果发现近端血栓也有处理的难处，直接抽拉仍有移位可能。这时远端放置保护伞下回退导管更为可行，保护伞下既可抽吸[5]，也可以沿着保护伞上支架，但会增加费用。

在 SLICE 会议上讨论后循环串联病例时，Costalat 教授建议使用球囊在锁骨下动脉控制血流的情况下操作[6-7]，确实有其合理之处。

本病例一开始操作时使用泥鳅导丝，虽然操作中便于快速到达远端，但近端处理时需要更为仔细。以往病例采取微导丝超选通过，小球囊扩张跟进中间导管，抽吸上行，多数是能清除血栓的。

在急性开通后再闭塞方面，Lee 等报告，16.7%（2/12）的急性大脑中动脉阻塞患者，在颅内支架置入后的 48 h 内会发生早期再闭塞[8]；Guo 等报道，颅内支架置入后 1 天内发生急性再闭塞的患者占 9.1%（1/11）[9]。此外，Bang 等报道，在接受颅内支架置入治疗的急性缺血性卒中患者中，18.8%（6/32）在 1 周内发生支架内血栓[10]。不理想的血管成形术（≥ 50% 残余狭窄）是诱发急性再闭塞的主要因素[11]，因为次优的手术效果可能导致支架化动脉段的血流量不足，从而加速血小板聚集[12]。由于再闭塞拉出的血栓颜色较黑，考虑是 V2 段掉落上去的。因此，建议在急性脑卒中患者的急诊颅内血管成形术或支架置入治疗中，神经介入医师应使目标动脉达到最佳通畅度。

参考文献

[1] Yaghi S，Prabhakaran S，Khatri P，et al. Intracranial atherosclerotic disease. Stroke，2019，50（5）：1286-1293.

[2] Banerjee C，Chimowitz MI. Stroke caused by atherosclerosis of the major intracranial arteries. Circ Res，2017，120（3）：502-513.

[3] Baek JH，Kim BM，Heo JH，et al. Outcomes of endovascular treatment for acute intracranial atherosclerosis-related large vessel occlusion. Stroke，2018，49（11）：2699-2705.

[4] Wilson MP，Murad MH，Krings T，et al. Management of tandem occlusions in acute ischemic stroke-intracranial versus extracranial first and extracranial stenting versus angioplasty alone：a systematic review and meta-analysis. J Neurointerv Surg，2018，10（8）：721-728.

[5] Kwak JH，Zhao L，Kim JK，et al. The outcome and efficacy of recanalization in patients with acute internal carotid artery occlusion. Am J Neuroradiol（AJNR），

2014，35（4）：747-753.

[6] Yamamoto T，Ohshima T，Ishikawa K，et al. Feasibility and safety of distal and proximal combined endovascular approach with a balloon-guiding catheter for subclavian artery total occlusion. World Neurosurg，2017，100：709.e5-709.e9.

[7] Eker OF，Bühlmann M，Dargazanli C，et al. Endovascular treatment of atherosclerotic tandem occlusions in anterior circulation stroke：technical aspects and complications Compared to isolated intracranial occlusions. Front Neurol，2018，9：1046.

[8] Lee HK，Kwak HS，Chung GH，et al. Balloon-expandable stent placement in patients with immediate reocclusion after initial successful thrombolysis of acute middle cerebral arterial obstruction. IntervNeuroradiol，2012，18（1）：80-88.

[9] Guo XB，Song LJ，Guan S. Emergent angioplasty and stent placement recanalization without thrombolysis in acute middle cerebral artery occlusions. J Stroke Cerebrovasc Dis，2013，22（5）：694-699.

[10] Bang JS，Oh CW，Jung C，et al. Intracranial stent placement for recanalization of acute cerebrovascular occlusion in 32 patients. Am J Neuroradiol（AJNR），2010，31（7）：1222-1225.

[11] Kim GE，Yoon W，Kim SK，et al. Incidence and clinical significance of acute reocclusion after emergent angioplasty or stenting for underlying intracranial stenosis in patients with acute stroke. Am J Neuroradiol（AJNR），2016，37（9）：1690-1695.

[12] Brekenfeld C，Tinguely P，Schroth G，et al. Percutaneous transluminal angioplasty and stent placement in acute vessel occlusion：evaluation of new methods for interventional stroke treatment. Am J Neuroradiol（AJNR），2009，30（6）：1165-1172.

第二节

椎基底动脉双支架结合中间导管急性闭塞取栓

（陈健　唐宇迪）

一、引言

自2015年临床指南推荐对于大血管急性闭塞性卒中采用机械取栓的治疗方法以来，无论是国内外，从基层医院到三级医院都积累了大量的临床病例，获得了丰富的临床经验；很多临床经验第一时间发表于专业的国际学术期刊上，最直观的感受是花样繁多的取栓技术，即使是很专业的临床急诊一线脑血管医师也很难一一列举出来。

万变不离其宗，指南推荐的一线取栓技术就两种：支架取栓或导管抽吸，在此基础上衍生出来的各种取栓技术基本满足了临床急性缺血性卒中、大血管闭塞开通的各种要求和挑战。

在急诊取栓负荷量大的中心，90%以上的大血管闭塞都可以获得mTICI分级（脑血流灌注分级）2b级及以上的满意开通。本文将介绍一例双支架结合中间导管治疗急性闭塞的病例。

二、病情简介

患者，男性，49岁，主因“反复头晕伴右侧肢体无力5天，加重伴意识障碍约5 h”入院。

现病史：患者5天前出现头晕伴右侧肢体无力，5天内反复出现，5 h前加重伴意识障碍，急诊来我院。

既往史：高血压病史，吸烟、饮酒史。

体格检查：入院时NIHSS评分23分（意识2分、提问2分、指令1分、面瘫2分、右上肢4分、右下肢4分、感觉2分、失语3分、构音2分、忽视1分）。

辅助检查：急诊头颅CT平扫排除出血，左侧枕叶可见低密度灶（图3-2-1），后循环ASPECTS评分9分。

由于病程较长，患者进一步行多模影像检查评估。CTP检查（图3-2-2）见后循环供血区灌注明显延长，脑血流量（cerebral blood flow，CBF）降低（图3-2-3），但脑血容量（cerebral blood volume，CBV）基本正常（图3-2-4），说明代偿良好。CTA检查（图3-2-5）提示基底动脉闭塞，但后交通动脉开放，大脑后动脉显影良好。因此，多模影像检查支持进一步行血管内介入治疗，开通急性闭塞的椎基底动脉。

三、治疗过程

考虑椎基底动脉急性闭塞，术前准备完善后，推送介入治疗中心。患者后循环缺血，存在误吸、气道受阻风险，予以全麻气管插管，先造影明确诊断和拟定初步治疗方案。

双侧颈内动脉造影（图3-2-6）示右侧后交通动脉开放，前向后代偿，基底动脉尖及双侧大脑后动脉可见显影，因此患者的中脑部分功能保留。

双侧椎动脉造影（图3-2-7）见左侧椎动脉为优势，双椎动脉V3段走行变异，椎动脉颅内段（V4段）以远急性闭塞，诊断明确。

初步选择左椎动脉为治疗路径，8F导引导管或长鞘作为支撑，应用大口径中间导管，微导丝、微导管配合下通过闭塞部位（图3-2-8 A）。微导管超选造影，进一步明确闭塞性质，选择合适的取栓

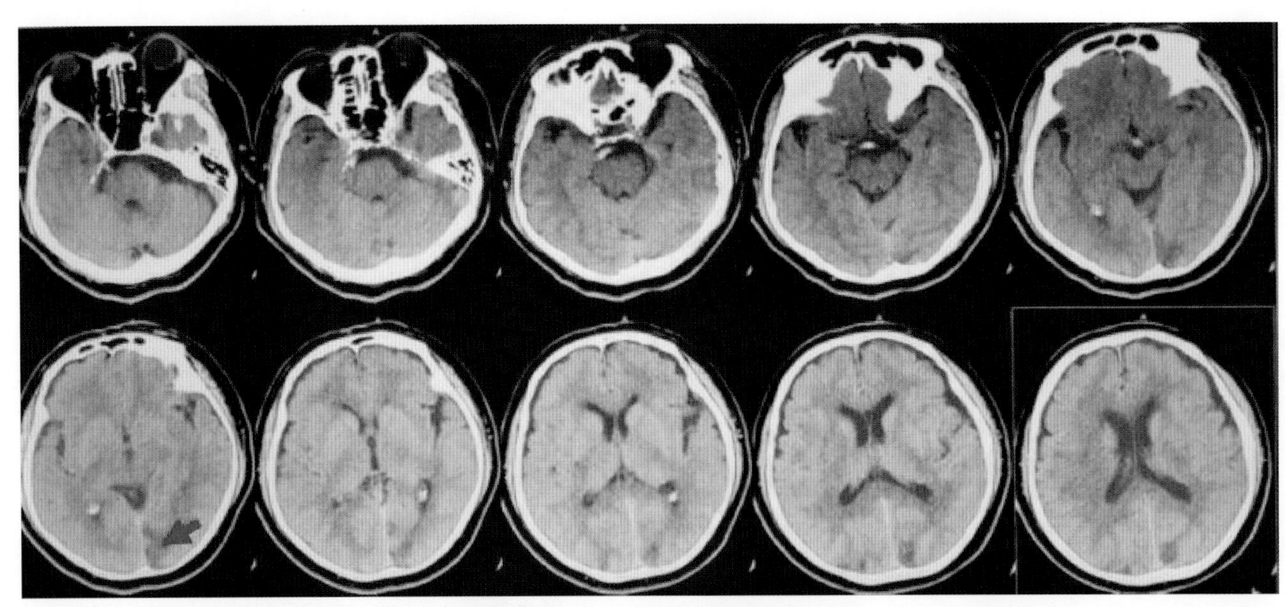

图 3-2-1 CT 平扫可见左侧枕叶低密度灶（红箭头示）

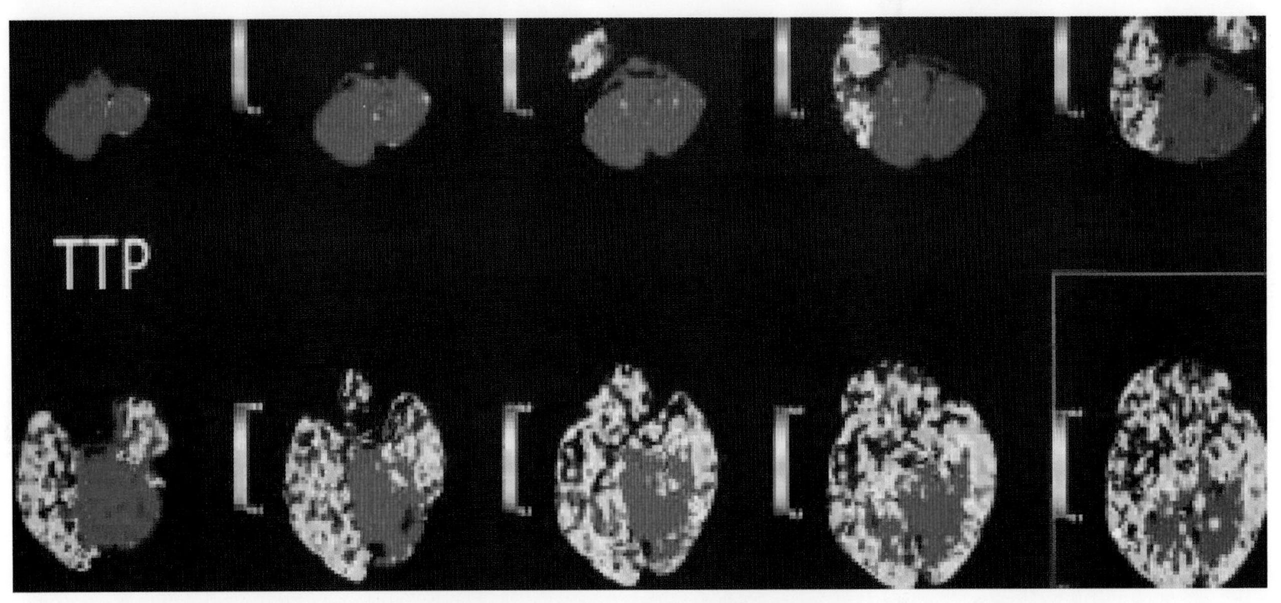

图 3-2-2 CTP 见后循环供血区灌注明显延长

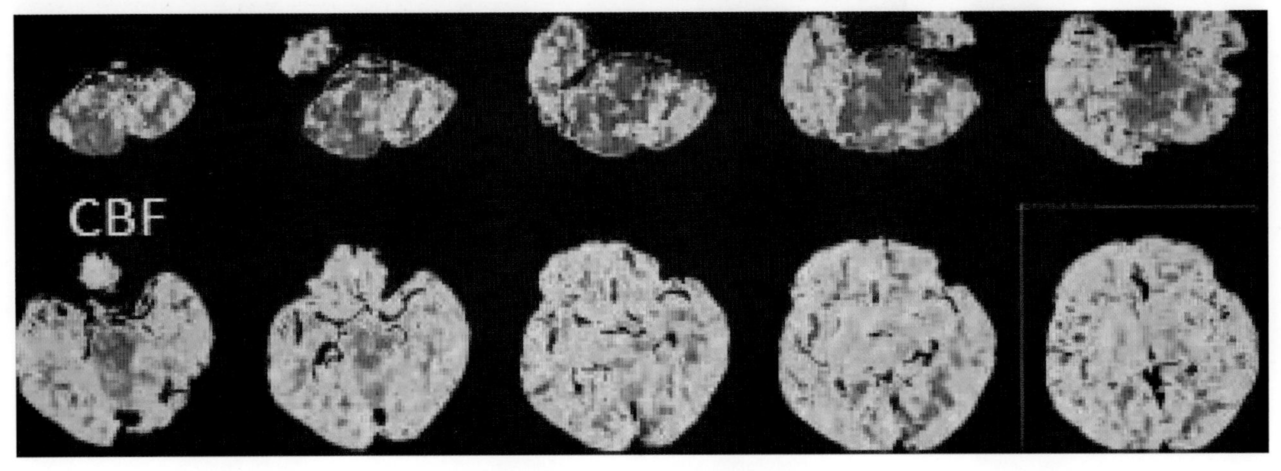

图 3-2-3 CBF 可见血流降低

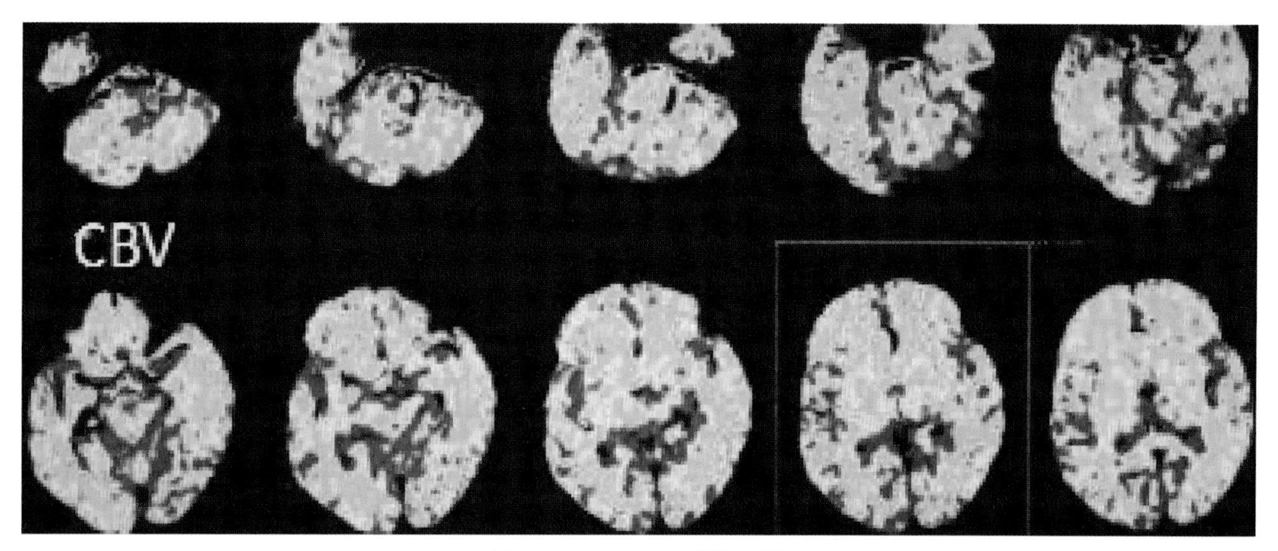

图 3-2-4　CBV 未见明显异常

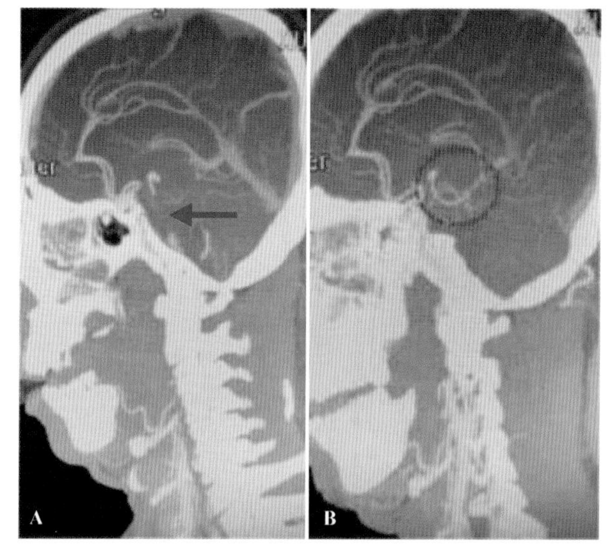

图 3-2-5　脑血管 CTA。A. 可见基底动脉闭塞（红箭头）；B. 大脑后动脉显影良好（红圈）

技术。

微导丝配合微导管通过血管闭塞段后，微导管超选造影可见明显血栓充盈缺损（图 3-2-8 B），血栓负荷量较大，借助 8F 导引导管支撑及微导管、微导丝的支持，中间导管较轻松地通过闭塞部位，尽量行至基底动脉远端，深入血栓与血栓充分接触，然后撤出微导管与微导丝，用 50 ml 注射器接中间导管，反复抽吸（ADAPT 技术①）（图 3-2-8 C），但都未能抽出血栓。复查造影，可见血栓仍位于基底动脉远端（图 3-2-8 D）。

考虑血栓除了负荷量较大，质地较坚韧，同时与血管壁粘连紧密，很难抽吸出来。于是改变策略，加用 Solitaire 取栓支架，配合中间导管，联合取栓。首先把取栓支架放置在右侧大脑后动脉（图

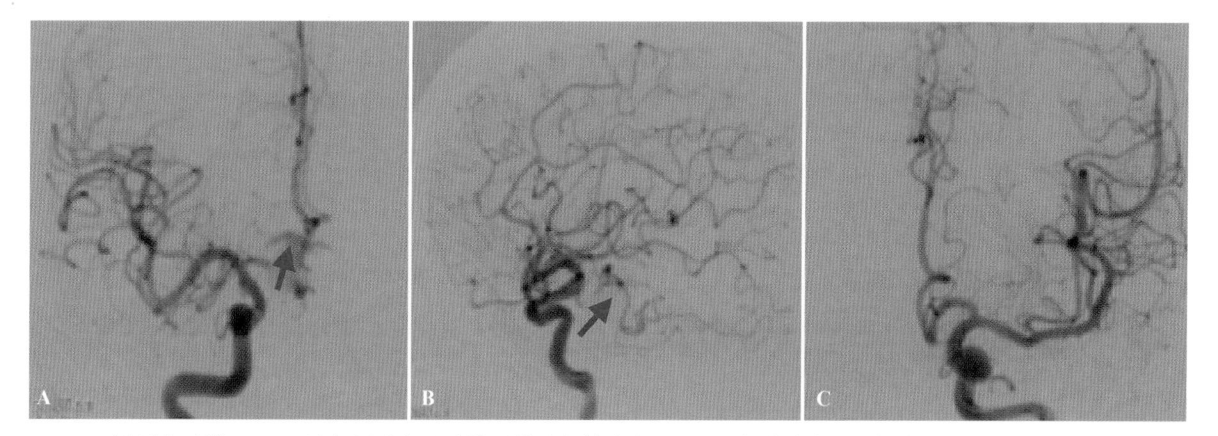

图 3-2-6　双侧颈内动脉 DSA，见右侧后交通动脉开放（红箭头），可见基底动脉尖及双侧大脑后动脉显影。A. 右颈内动脉造影正位；B. 右颈内动脉造影侧位；C. 左颈内动脉造影正位

① ADAPT 技术，全称为直接抽吸取栓技术（a direct aspiration first-pass technique）。

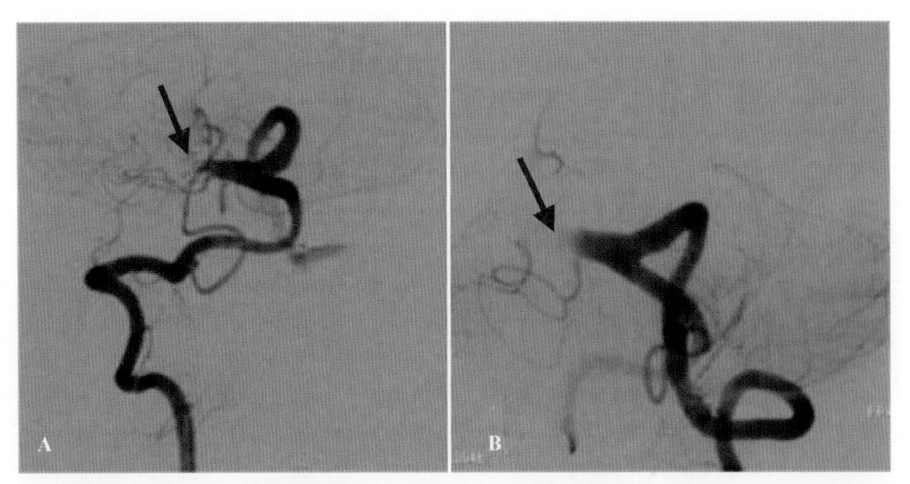

图 3-2-7 双侧椎动脉 DSA 见椎动脉颅内段（V4 段）远端急性闭塞（红箭头示）。**A**. 正位；**B**. 斜位

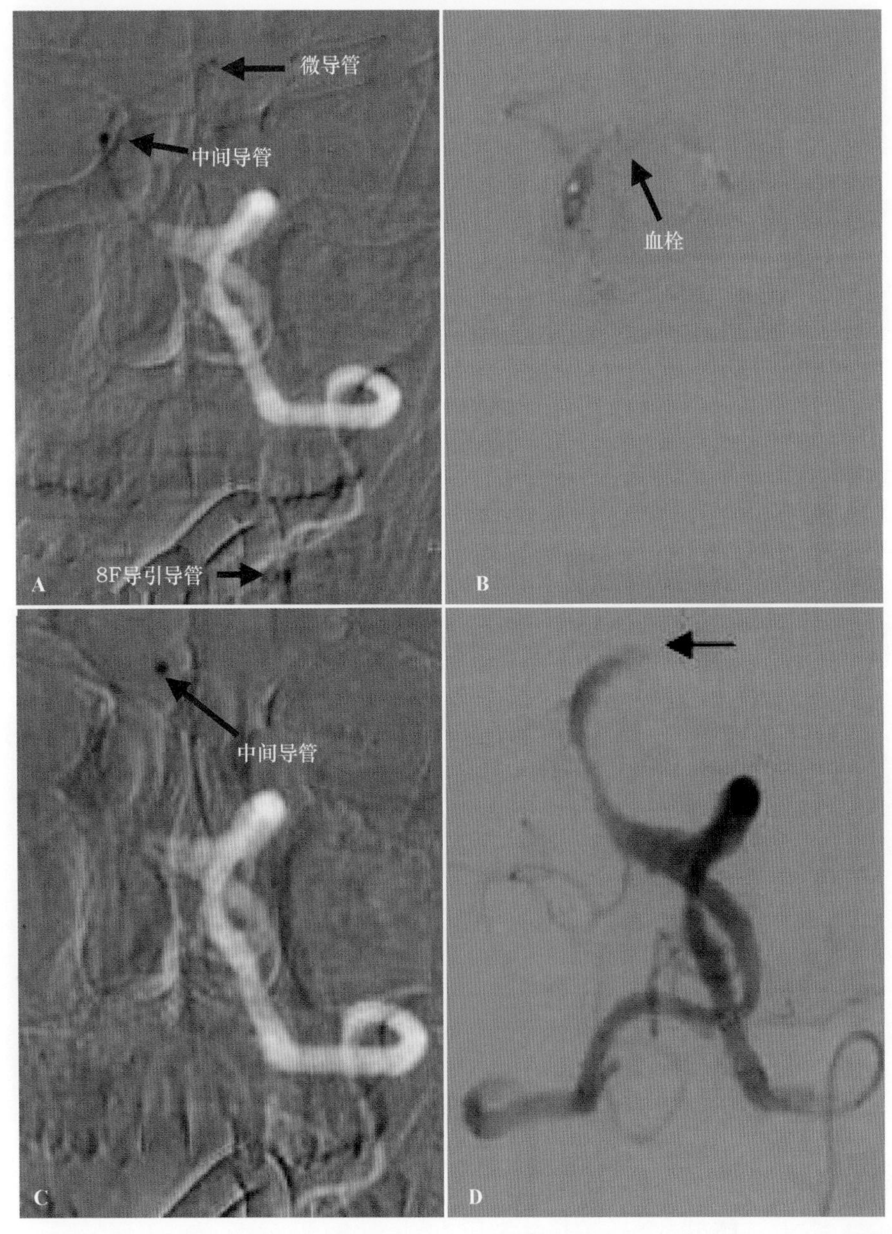

图 3-2-8 **A**. 8F 导引导管支撑，应用大口径中间导管，微导丝、微导管配合下通过闭塞部位；**B**. 微导管超选造影见明显血栓充盈缺损；**C**. 中间导管充分接触血栓进行抽吸；**D**. 复查 DSA 见血栓未被取出，基底动脉远端仍未见血管显影（黑箭头）

3-2-9 A），Solumbra 技术取栓 1 次，未成功，考虑血栓主体可能位于血管左侧，因此将支架放置至左侧大脑后动脉（图 3-2-9 B），同样方式取栓 2 次，取出少量血栓，但血栓主体仍未取出（图 3-2-9 C）。

下一步采取双支架取栓方法，一枚 Solitaire 支架放置至右侧大脑后动脉，加用另一枚 Embotrap 支架放置至左侧大脑后动脉（图 3-2-10 A），同时配合中间导管，“三”管齐下，整体回撤取栓装置，终于将血栓取出体外，可见血栓的纤维内膜成分较多，质地坚韧（图 3-2-10 B）。再次复查造影，实现 mTICI 2b 级再通，但椎基底动脉残留中重度狭窄（图 3-2-10 C）。

常规复查 Dyna CT 排除颅内出血，可以指导我们术后抗栓治疗。Dyna CT 未见颅内明显出血及对比剂外渗（图 3-2-11）。

考虑椎基底动脉结合部位仍残留中重度狭窄，担心再次血管闭塞，再次复查造影，可见狭窄加重，同时狭窄处有小的对比剂充盈缺损（图 3-2-12 A），考虑血栓形成。经动脉局部缓慢注入替罗非班 14 ml，并静脉泵入 7 ml/h 维持，观察 20 min，再次复查造影，可见狭窄仍继续加重（图 3-2-12 B），并影响前向血流，基底动脉及分支显影浅淡。急诊置入 Apollo 球囊扩张式支架一枚，血管成形良好（图 3-2-12 C），结束手术。麻醉未醒带气管插管返回病房，继续对症支持治疗。

术后 24 h 复查：头颅 CT 平扫排除出血，可见脑干小片状低密度影，左侧枕叶低密度影同术前（图 3-2-13）；CTA 示椎基底动脉及其分支显影良好（图 3-2-14）。

患者麻醉清醒后拔除气管插管，NIHSS 评分 13 分（意识 0、提问 0、指令 1、面瘫 1、右上 4、

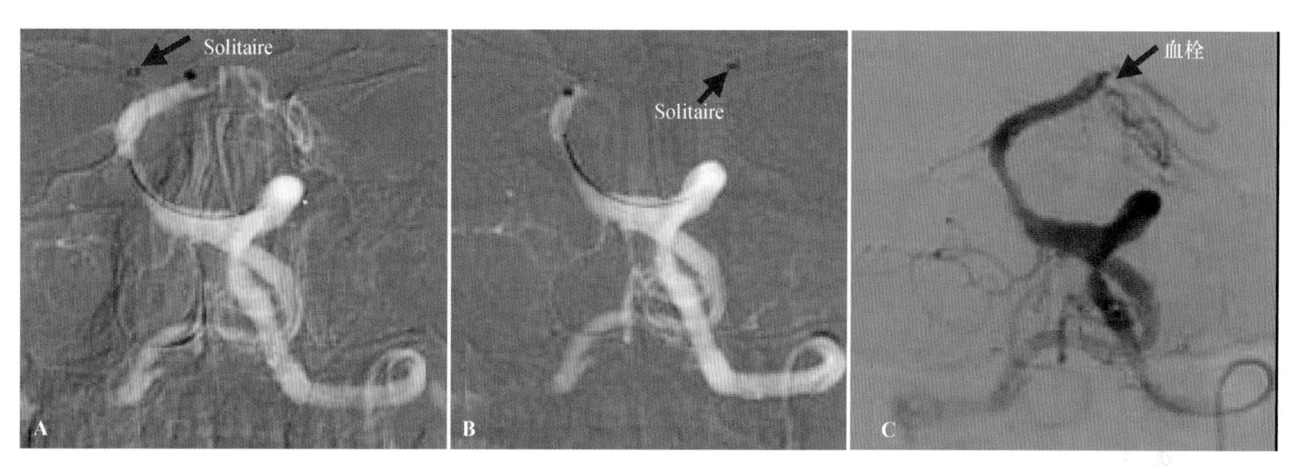

图 3-2-9　**A**. 取栓支架先置于右侧大脑后动脉；**B**. 取栓支架再置于左侧大脑后动脉；**C**. 应用取栓支架后血栓仍未被取出（红箭头提示血栓位置）

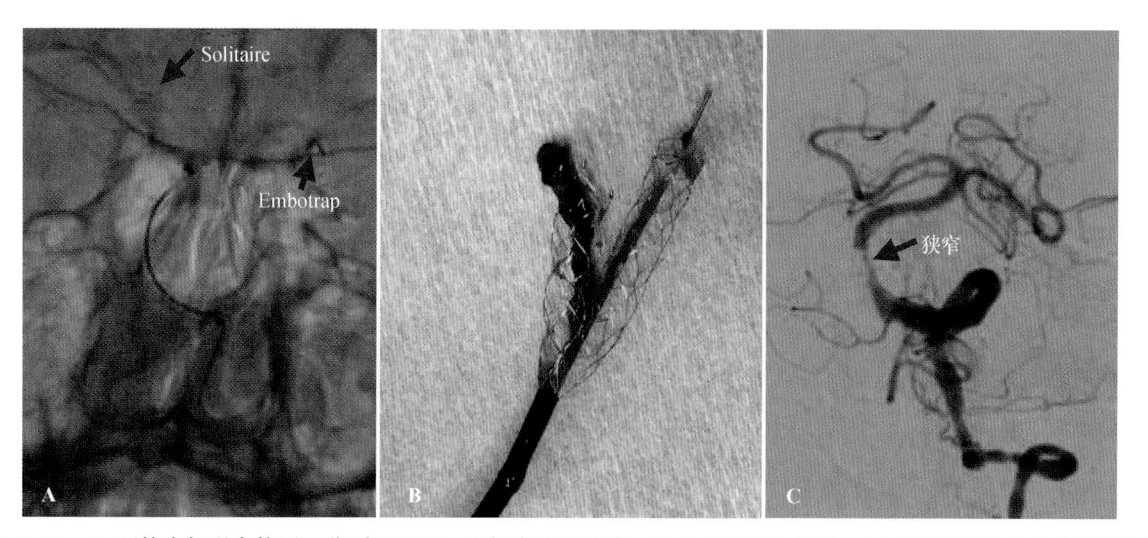

图 3-2-10　**A**. 两枚支架联合使用，分别置于左、右侧大脑后动脉；**B**. 血栓被取出体外；**C**. 椎基底动脉残留中重度狭窄

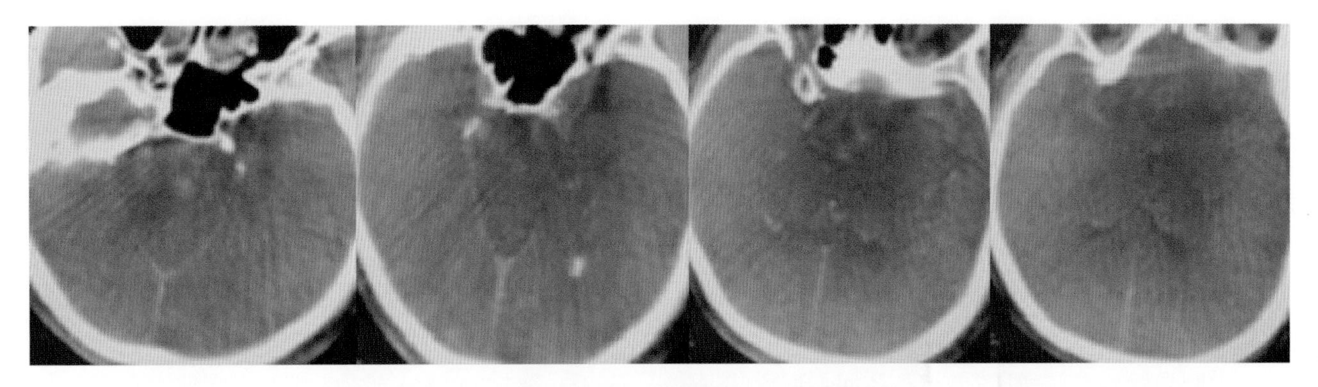

图 3-2-11 Dyna CT 未见明显颅内出血及对比剂外渗

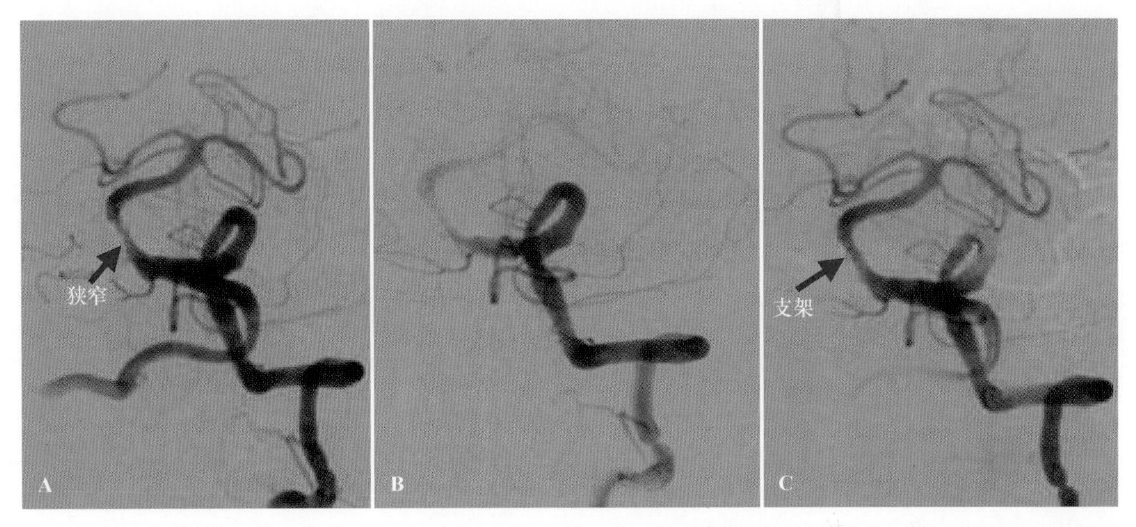

图 3-2-12 **A**. 造影见狭窄加重，有小的充盈缺损；**B**. 再次造影见狭窄继续加重；**C**. 狭窄处置入球囊扩张式支架

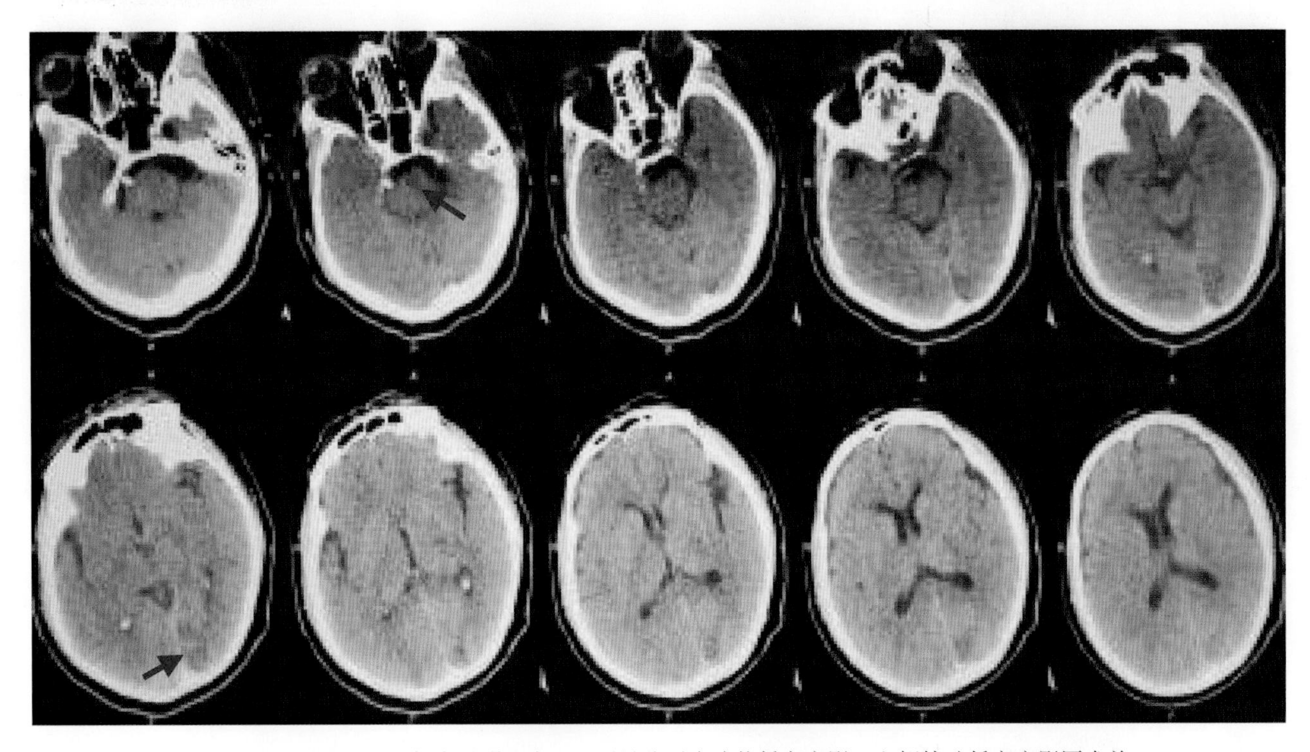

图 3-2-13 头颅 CT 平扫未见明显出血，可见脑干小片状低密度影，左侧枕叶低密度影同术前

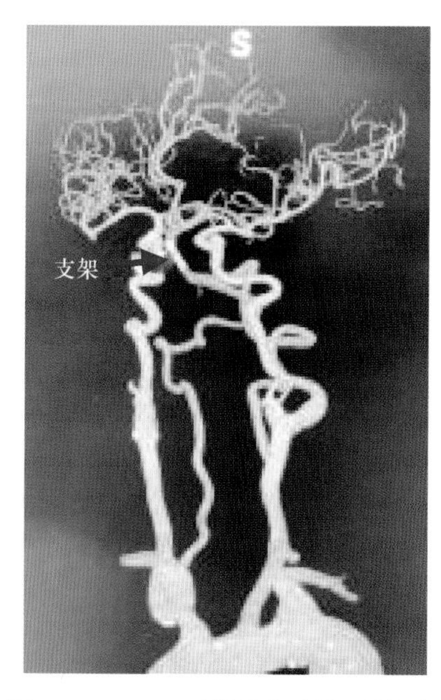

图 3-2-14 CTA 示椎基底动脉显影良好

右下 3、感觉 2、失语 1、构音 1、忽视 0)，和术前相比，有较明显改善，有效血管开通。

四、讨论

目前指南[1-2]对于急诊取栓的证据主要来自前循环大血管闭塞，且缺血时间不超过 24 h，急性椎基底动脉闭塞机械取栓仍缺少足够的循证医学证据，尚不清楚哪一类患者能够获益。

本例患者反复发作后循环缺血症状长达 5 天，症状明显加重 5 h，类似的迁延、波动的脑缺血症状特点，往往说明伴有大血管的重度狭窄，代偿供血常较丰富，但仍然不充分，即使时间窗明显超过 24 h，在充分评估的基础上，仍能从急诊血管开通中获益。经验证明，对于这类患者，从缺血症状明显加重的程度和时间，结合多模影像学评估，才能更合理地判断患者是否具有急诊取栓手术指征[3-4]。

急诊取栓技术和材料已经较为成熟[5]，手术的通路、是否伴有颅内动脉狭窄、血栓的质地等是影响急诊取栓血管开通的最重要的几个因素[6]。无论是否存在颅内动脉狭窄，中间导管结合取栓支架仍然是一线血管再通方法。事实上，即使存在颅内动脉狭窄，如果狭窄局限，导引导管或长鞘又能提供较好的支撑，目前主流的大口径中间导管，仍能较轻松地通过狭窄部位，对远端血栓直接抽吸，这对大负荷量血栓效果尤其明显。如果血栓明确，但质地坚韧，中间导管和单支架都难以捕获，那么中间导管结合双支架将是终极处理手段，术中回撤双支架经常阻力很大，需要中间导管很好地配合，才能顺利撤出体外。因为双支架回撤对血管损伤很大，一般不作为常规取栓手段。特别是对血栓负荷量不大、伴夹层或长段狭窄的情况，双支架取栓可能带来灾难性的后果。

围术期血压控制及抗栓药物使用需个体化处理[3-4, 7]。术中利用 DSA 机器及时复查 CT，根据对比剂外渗情况，能较好地反映血脑屏障破坏、脑梗死以及是否存在颅内出血，特别是存在颅内动脉狭窄，面临是否需急诊血管成形时，可以帮助决策，指导术后应用抗栓药物以及控制维持合适的血压范围。

参考文献

[1] 彭斌，吴波 . 中国急性缺血性脑卒中诊治指南 2018. 中华神经科杂志，2018，51（9）：666-682.

[2] 刘新峰，孙文，朱武生，等 . 中国急性缺血性脑卒中早期血管内介入诊疗指南 2018. 中华神经科杂志，2018，51（9）：683-691.

[3] Yaghi S，Willey JZ，Cucchiara B，et al. Treatment and outcome of hemorrhagic transformation after intravenous alteplase in acute ischemic stroke：A scientific statement for healthcare professionals from the American Heart Association/American Stroke Association. Stroke，2017，48：e343-e361.

[4] McCabe C，Arroja MM，Reid E，et al. Animal models of ischaemic stroke and characterisation of the ischaemic penumbra. Neuropharmacology，2018，134：169-177.

[5] Goyal M，Menon BK，van Zwam WH，et al. Endovascular thrombectomy after large-vessel ischaemic stroke：a meta-analysis of individual patient data from five randomised trials. Lancet，2016，387：1723-1731.

[6] Cohen JE，Leker RR，Gomori JM，et al. Emergent revascularization of acute tandem vertebrobasilar occlusions：Endovascular approaches and technical considerations-Confirming the role of vertebral artery ostium stenosis as a cause of vertebrobasilar stroke. J Clin Neurosci，2016，34：70-76.

[7] 刘春梅，周俊山，施洪超，等 . Analysis of influencing factors of hemorrhagic transformation after intravenous thrombolytic therapy with alteplase in patients with acute ischemic stroke. 中国神经免疫学和神经病学杂志，2018，25（3）：188-192.

第三节

急性大脑中动脉闭塞一次性抽吸开通后反复闭塞

（陈健　唐宇迪）

一、引言

对于急性大血管闭塞导致的卒中，经过评估后，急诊取栓是最有效的办法，且已成为临床常规[1]。在有经验的中心，大血管成功开通的概率（mTICI 分级≥ 2b 级）在 80% 以上，但手术仍存在一定风险，其中最担心的是围术期症状性颅内出血的发生，这将带来灾难性的后果，且对其相关的研究有很多。相比较而言，血管机械取栓再通后的再次急性闭塞，受到的关注不多，原因复杂，但它同样是患者预后不良的重要因素。

二、病情简介

患者，女性，69 岁，主因“突发左侧肢体无力伴言语不清约 1.5 h”入院。

现病史： 患者约 1.5 h 前突发左侧肢体无力，伴言语不清，急诊来院。CT 平扫见右侧基底节区可疑低密度，CTA 见大脑中动脉显影中断，CTP 达峰时间延长，CBF 右侧半球血流降低，以“右侧大脑中动脉闭塞”收入院。

既往史： 心房颤动、冠心病、高脂血症病史，否认服用抗凝药物，间断口服阿司匹林、降脂药物治疗。无吸烟、饮酒等不良生活史。

体格检查： 入院时 NIHSS 评分 14 分（嗜睡 1 分、凝视 2 分、面瘫 2 分、左上肢 4 分、左下肢 4 分、构音 1 分）。术前 mRS 评分 0 分。

辅助检查： 急诊 CT 平扫见右侧基底节区可疑低密度（图 3-3-1），后循环 ASPECTS（pc-ASPECTS）评分 9 分。CTA 示右侧大脑中动脉显

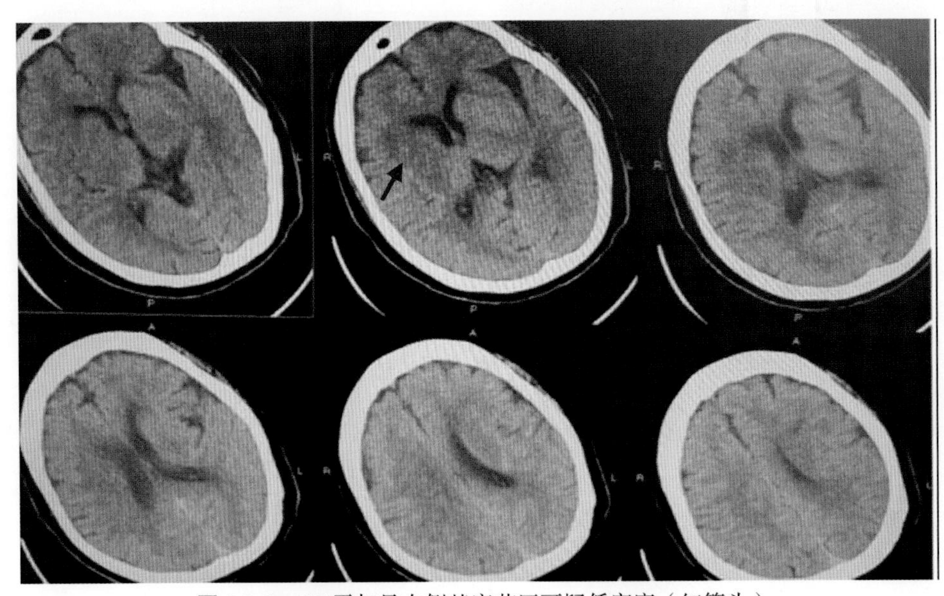

图 3-3-1　CT 平扫见右侧基底节区可疑低密度（红箭头）

影中断（图 3-3-2）。CTP 提示达峰时间（time to peak，TTP）明显延长（图 3-3-3），CBF 右侧半球血流降低（图 3-3-4），CBV 双侧基本对称，右侧稍有代偿升高（图 3-3-5）。以上检查提示右侧大脑中动脉闭塞，缺血半暗带明显，适合急诊血管内介入取栓治疗。

三、治疗过程

术前准备完善后，推送介入治疗中心。局麻后造影提示右侧大脑中动脉 M1 段闭塞（图 3-3-6），结合既往心房颤动病史，考虑心源性栓塞。中间导管顺利到位后，ADAPT 技术一次抽吸成功，实现 mTICI 3 级再通（图 3-3-7 和图 3-3-8），股动脉穿刺到血管再通用时 22 min。术后 Dyna CT（图 3-3-9）及双能 CT（图 3-3-10）未见明显对比剂外渗及出血，术后立即继续给予抗栓治疗。

患者术后即刻左侧肢体肌力 4 级，NIHSS 评分 5 分，症状显著改善，返回病房继续对症治疗。术后约 2 h，发现患者症状再次加重，左侧肢体肌力降低为 2 级，立即再次复查 CT（图 3-3-11），未发现颅内出血及明显低密度灶。

复查 CT 期间患者症状有所改善，肌力恢复至 3 级，床旁经颅多普勒超声（transcranial Doppler，TCD）提示右侧大脑中动脉血流通畅，考虑再灌注损伤，严格控制血压，未做进一步特殊处理。不料患者症状再次反复，继续加重，约 2 h 后，左侧肢体肌力再次降至 0 级，出现嗜睡，NIHSS 评分同术

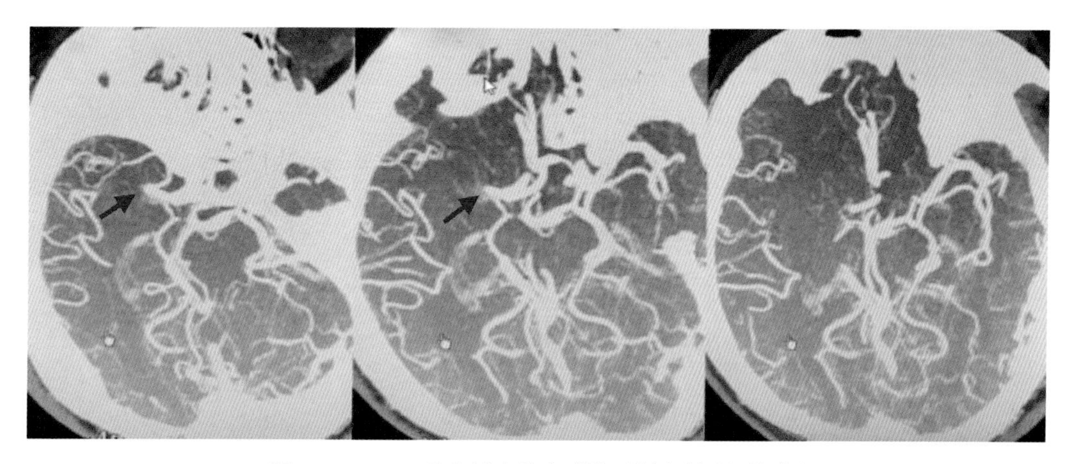

图 3-3-2　CTA 示右侧大脑中动脉显影中断（红箭头）

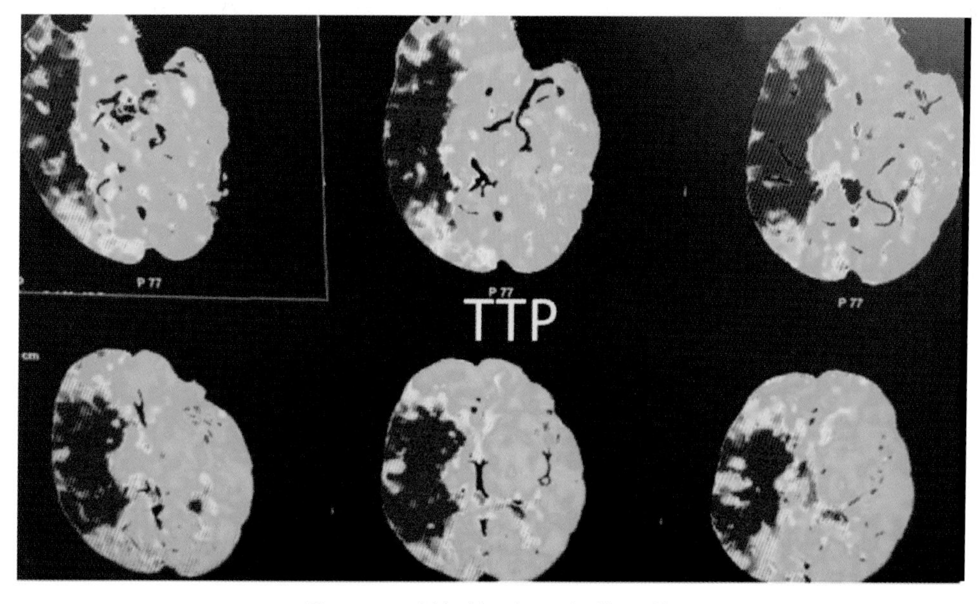

图 3-3-3　达峰时间（TTP）明显延长

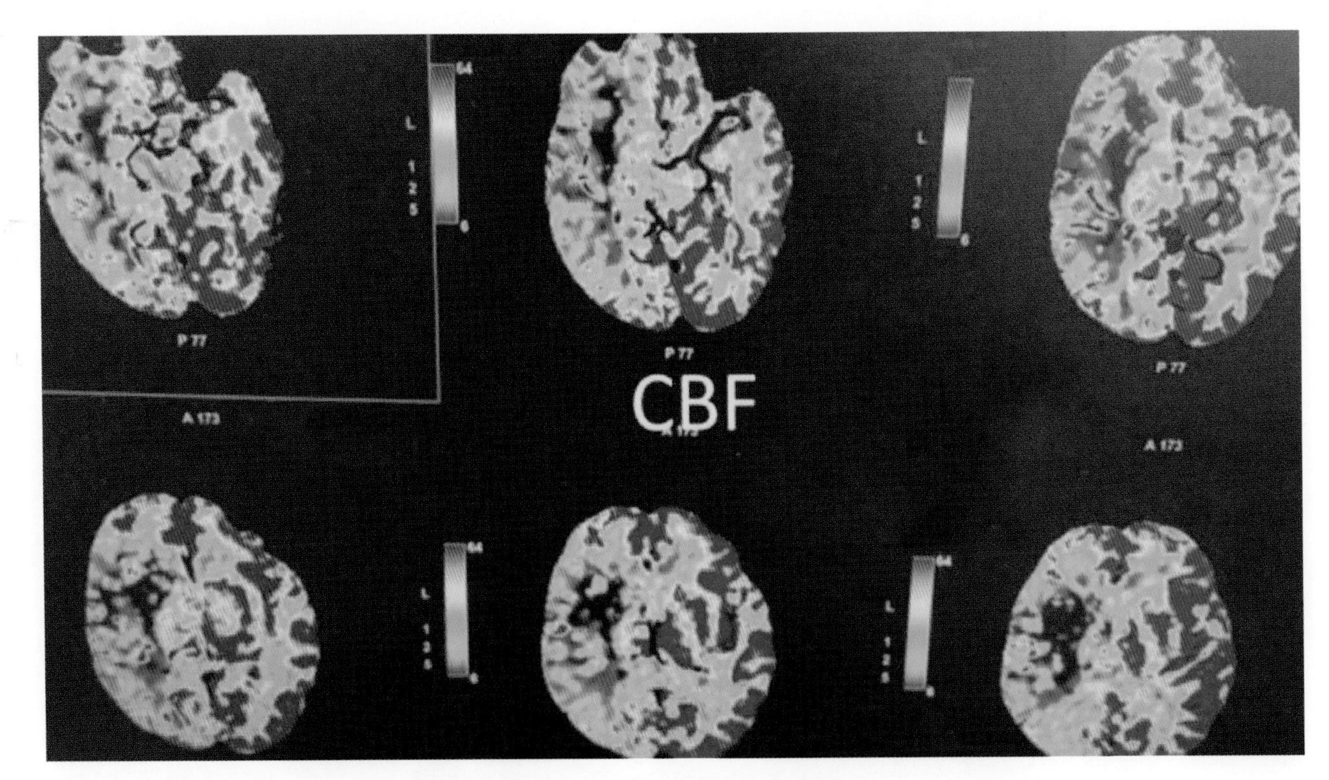

图 3-3-4　CBF 右侧半球血流降低

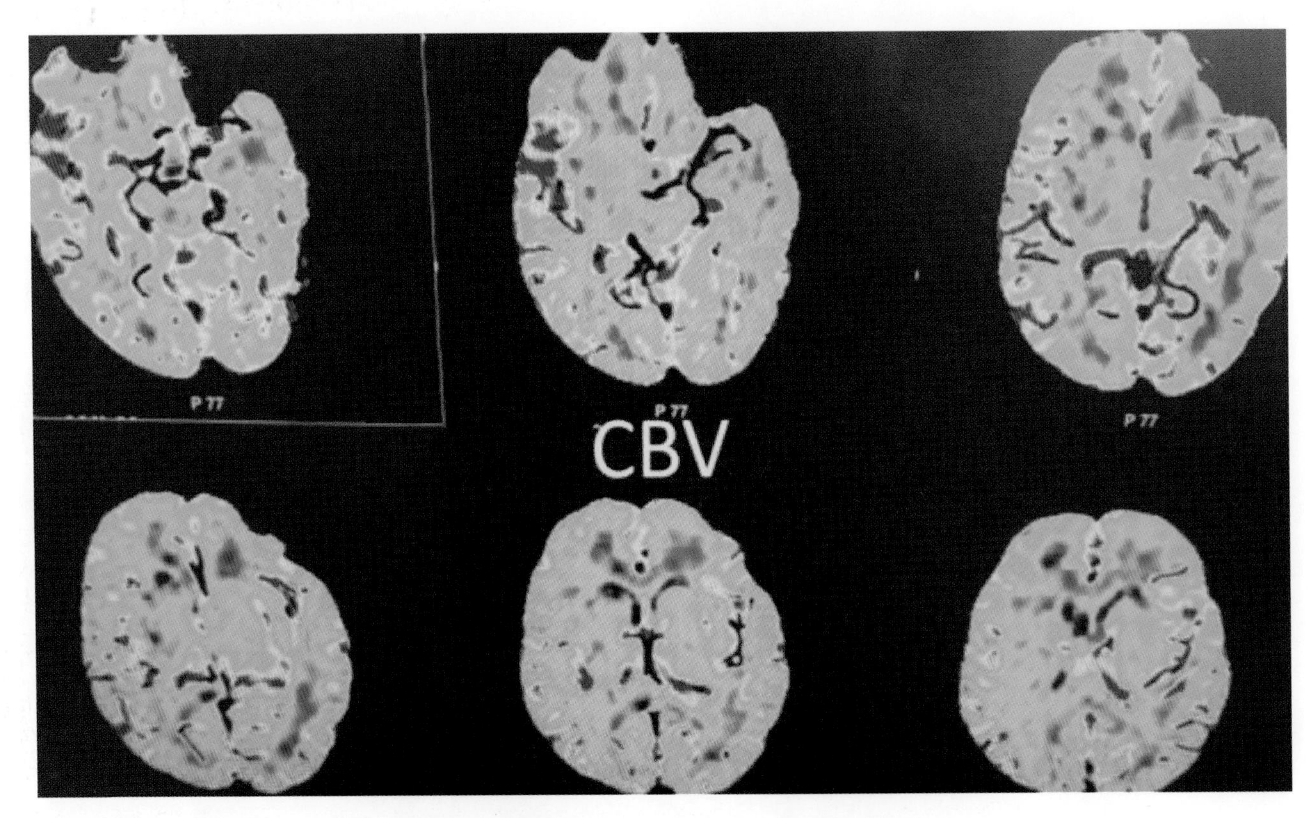

图 3-3-5　CBV 双侧基本对称，右侧稍有代偿升高

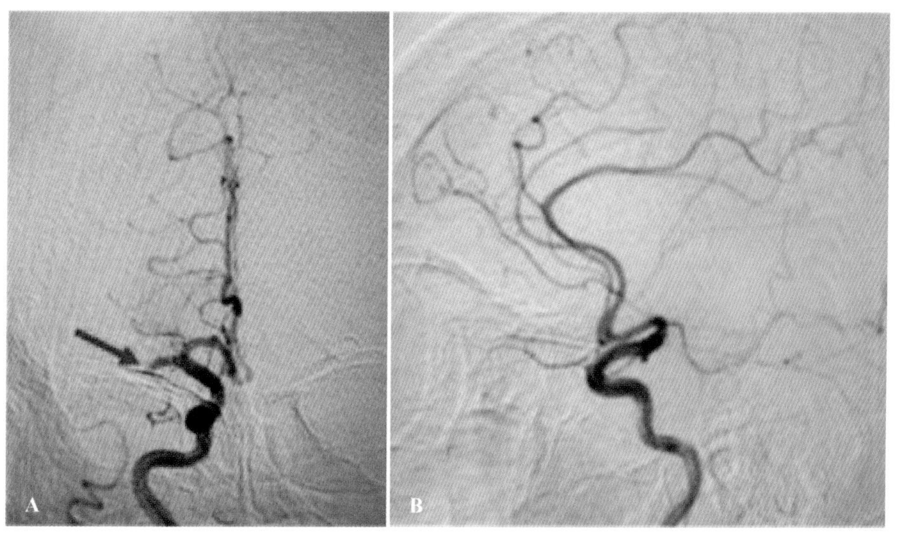

图 3-3-6　抽吸前 DSA 可见右侧大脑中动脉显影中断。A. 正位；B. 侧位

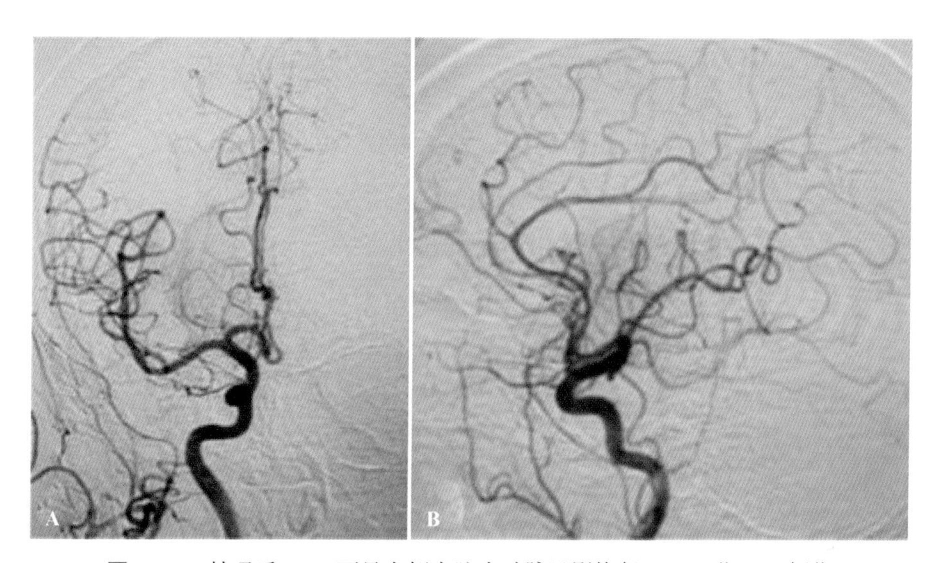

图 3-3-7　抽吸后 DSA 可见右侧大脑中动脉显影恢复。A. 正位；B. 侧位

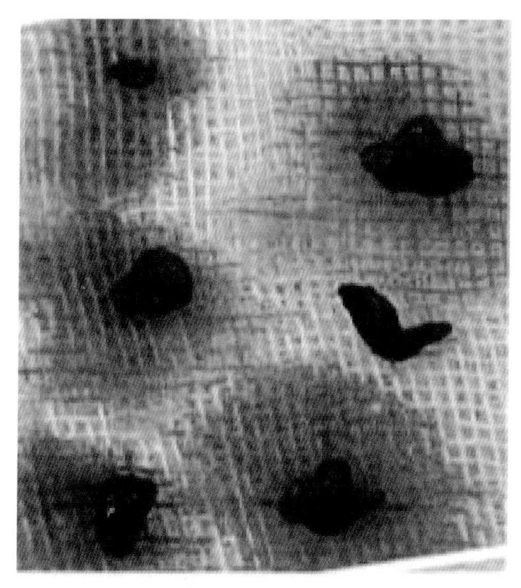

图 3-3-8　抽吸所取出的血栓

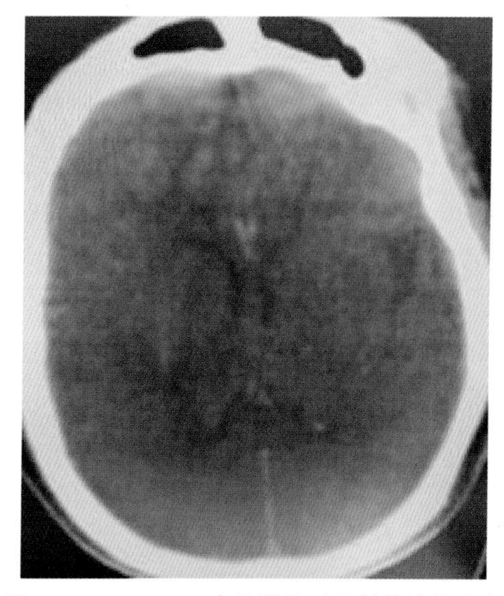

图 3-3-9　Dyna CT 未见明显对比剂外渗及出血

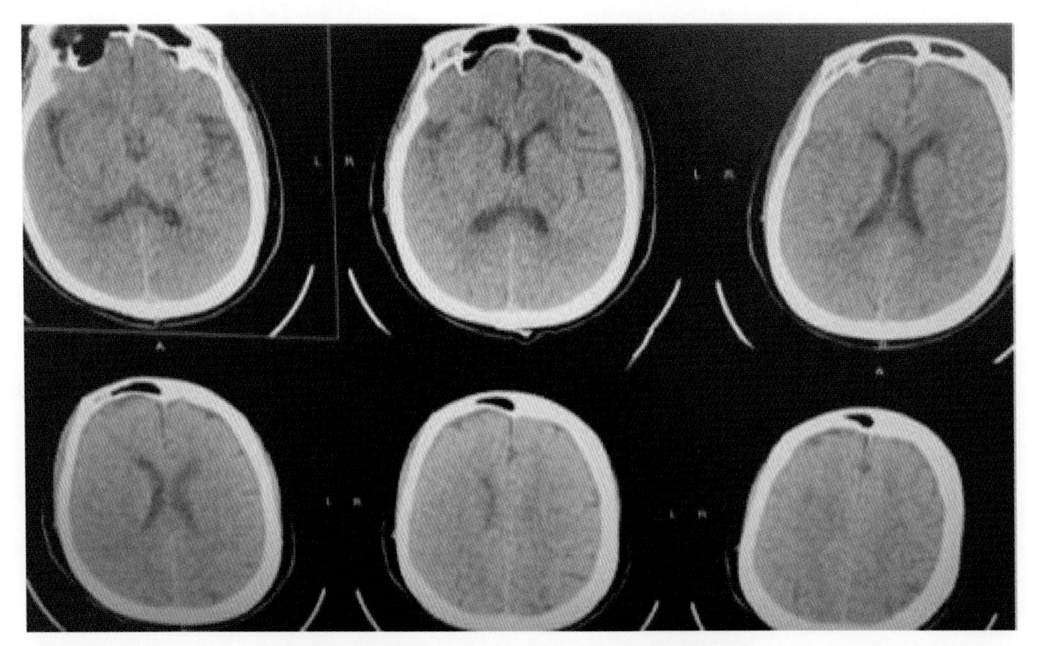

图 3-3-10　双能 CT 未见明显对比剂外渗及出血

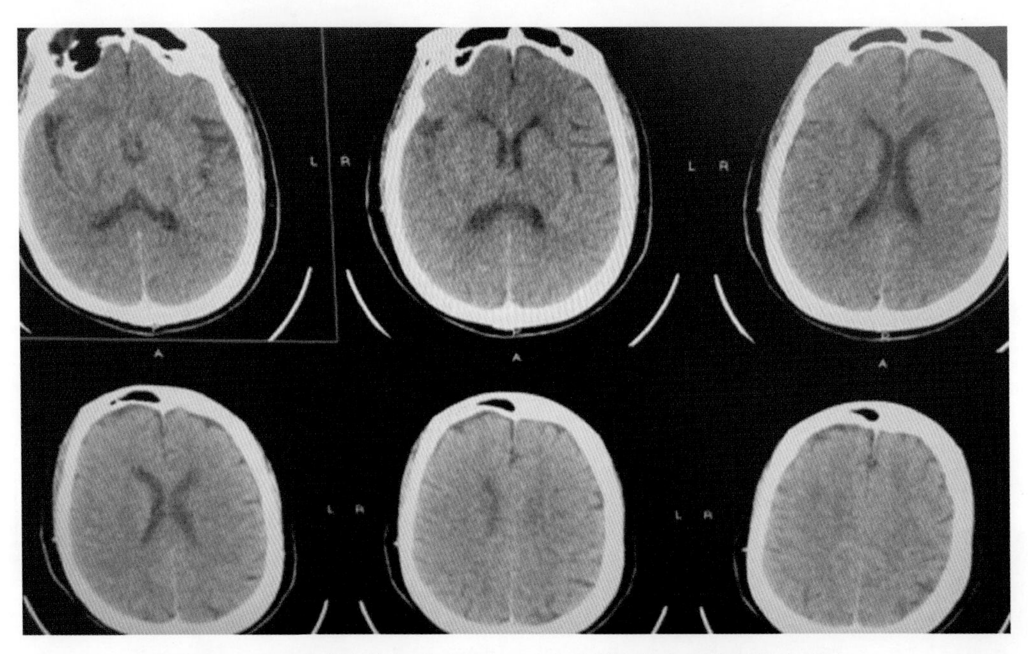

图 3-3-11　患者症状加重后复查 CT 未见颅内出血及明显低密度灶

前。遂再次复查 CT（图 3-3-12），排除颅内出血，可见基底节区明显低密度，但面积不大，同时右侧大脑中动脉 M1 段密度较高，考虑血管再次闭塞，立即联系介入治疗中心。

再次上台造影，提示右侧大脑中动脉 M1 段再次闭塞，同样利用中间导管 ADAPT 技术，抽吸 1 次，抽出暗红色血栓 1 块，实现 mTICI 3 级再通。为防止血管再次闭塞，经动脉途径局部缓慢推注替罗非班 5 ml，15 min 后造影复查，发现 M1 段末端对比剂充盈缺损、血栓形成，再次推注替罗非班 10 ml，5 min 后复查造影提示，右侧大脑中动脉血流明显缓慢，前向血流难以维持，很快再次闭塞。

再次上中间导管至 M1 段末端，将 2 块红色血栓抽出，再次实现 mTICI 3 级再通，同时继续局部推注替罗非班 10 ml，同时静脉泵入 8 ml/h 维持，观察 30 min 后，前向血流良好，M1 段末端未再见

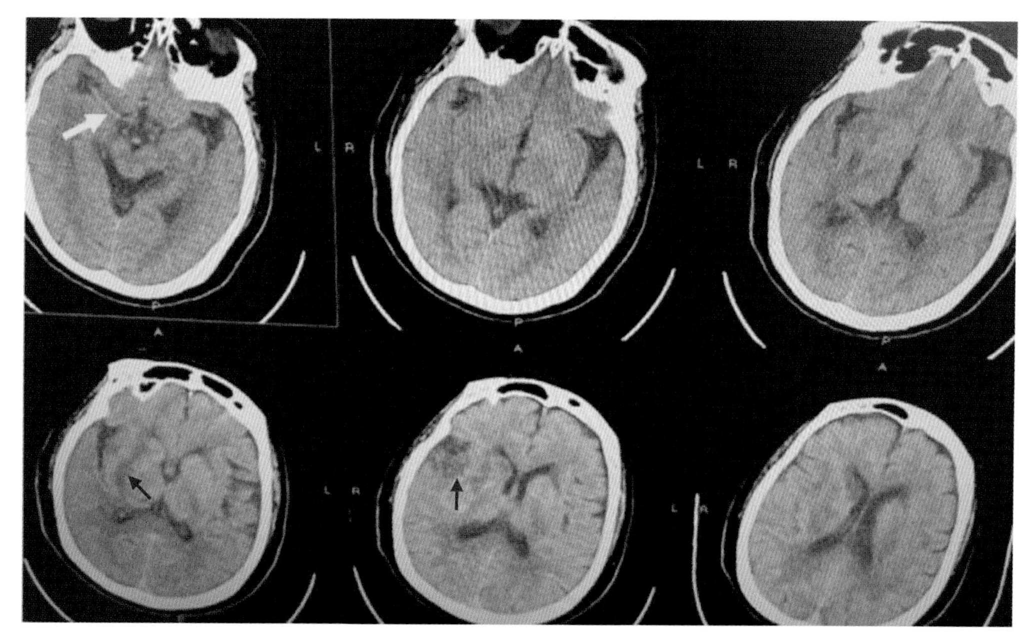

图 3-3-12 患者症状继续加重，复查 CT 见基底节区低密度影（红箭头），右侧大脑中动脉 M1 段密度较高（黄箭头）

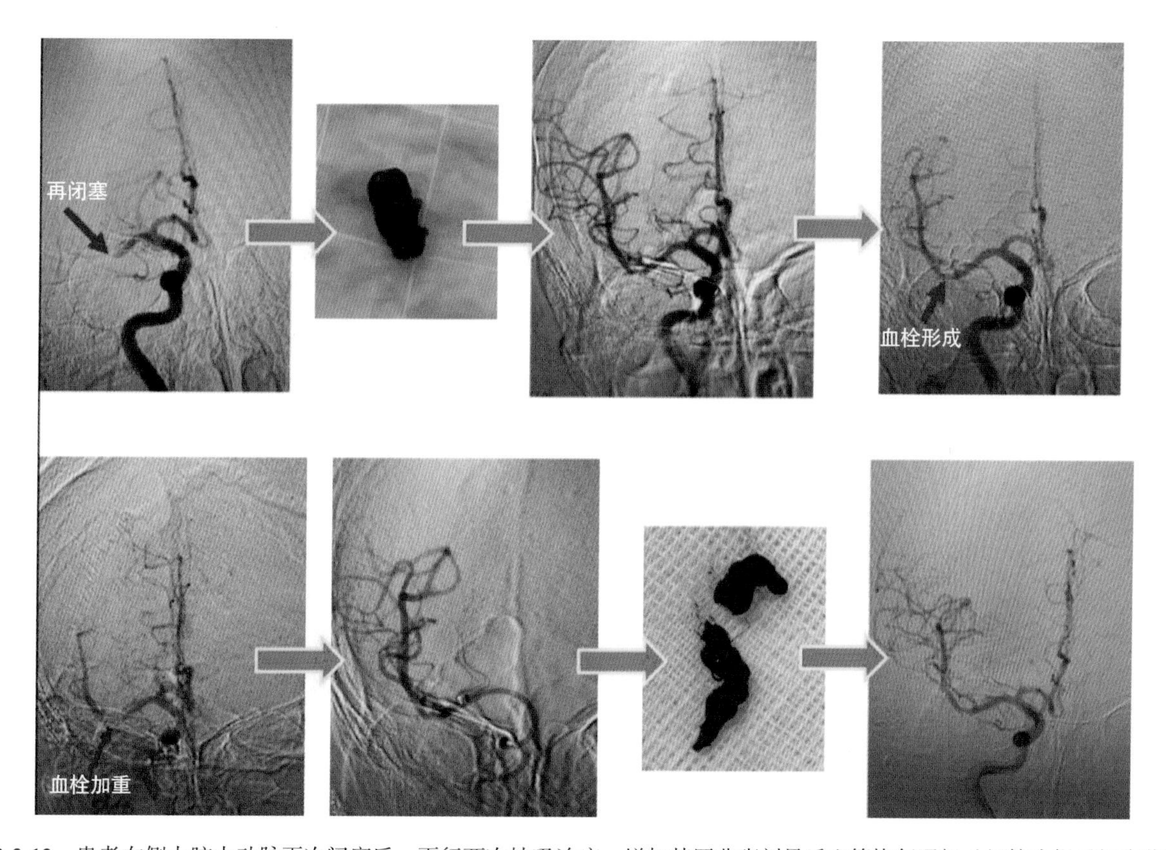

图 3-3-13 患者右侧大脑中动脉再次闭塞后，再行两次抽吸治疗，增加替罗非班剂量后血管恢复通畅（红箭头提示闭塞位置）

血栓形成，结束手术，患者返回病房后继续泵入替罗非班（图 3-3-13）。术后患者左侧肢体肌力恢复至 3 级，复查 Dyna CT 未见出血。

术后约 1 天复查头颅 CT，见右侧基底节区主要是外囊及岛叶低密度灶，内囊累及较少（图 3-3-14）。术后床旁 TCD 提示，右侧大脑中动脉取栓术后血流通畅，但伴中度狭窄。术后 48 h 头颈 CTA 见右侧大脑中动脉 M1 段末端轻度狭窄（图 3-3-15）。术

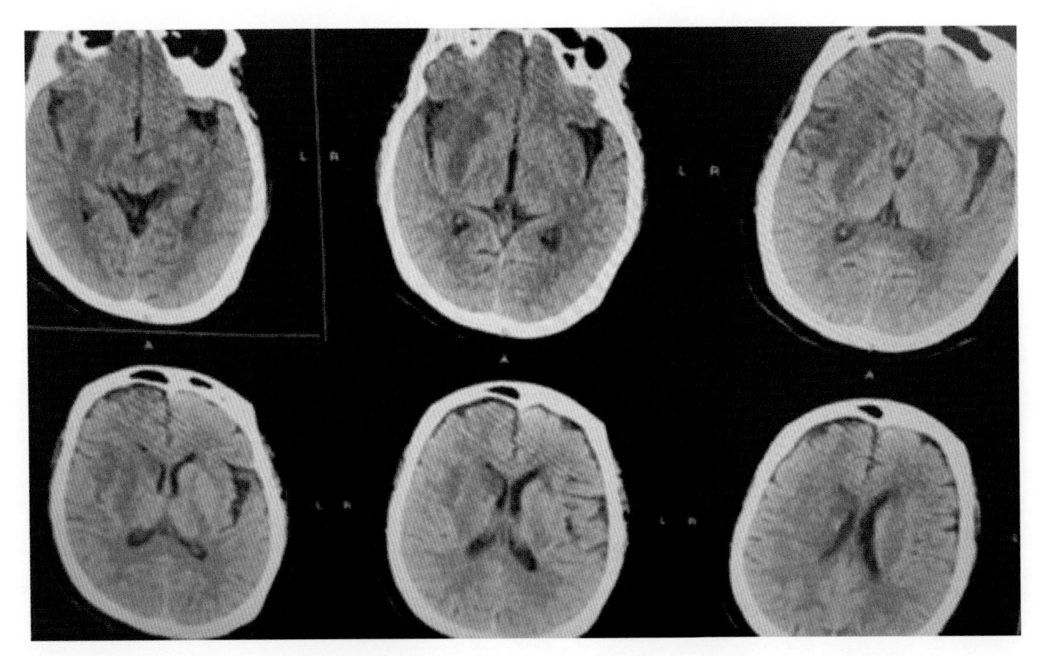

图 3-3-14 术后 1 天 CT 见右侧基底节区主要是外囊及岛叶低密度灶，内囊累及较少

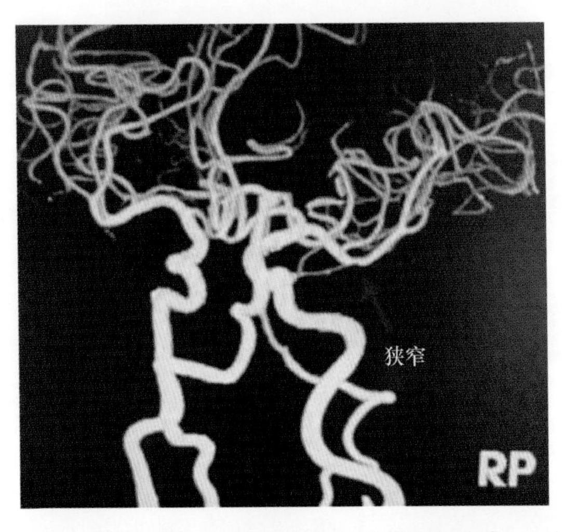

图 3-3-15 术后 48 h 头颈 CTA 见右侧大脑中动脉 M1 段末端轻度狭窄

后 3 天头颅 CT 提示梗死面积稍有增大（图 3-3-16）。

患者出院时右侧肢体肌力恢复至 4 级，NIHSS 评分 5 分，转神经康复科继续康复治疗。

四、讨论

1. 急性大血管闭塞机械取栓围术期最受关注的 2 个话题

出血和再闭塞，相辅相成而又互相矛盾。颅内出血由于严重影响预后，无论对术者还是患者和家属，都是从天堂到地狱的转变，因而备受重视，相关的分析和预测因素研究很多。相比较而言，血管机械开通后再闭塞虽然同样是影响患者预后的重要因素，相关研究却很少。

主要原因有以下 2 点。

首先，血管再闭塞发生率似乎相对较低[2]，一般最常发生在术后 24 ～ 48 h，但不同的中心差异比较大，从 2.3% 到接近 30%，这与取栓的经验关系较大。在机械取栓经验丰富的中心，血管成功开通率（mTICI 分级≥ 2b 级）在 90% 以上，再闭塞率在 3% ～ 9%[3-5]，大多数认为再闭塞率在 6% 左右，这实际上与术后颅内症状性出血的发生率相似，但其中很多血管再闭塞在术者的意料之中，因为血管本身再通欠佳。

其次，血管再闭塞不容易评估或发现较晚，失去了再次介入治疗的机会。机械取栓血管再通后症状改善不明显，很多时候被认为是核心梗死较大或缺血半暗带进展太快，导致无效再通，但更多的时候被认为是再灌注损伤[6]。另外，血管再闭塞评价方法存在局限：床旁 TCD 虽然无创方便，但受到超声声窗和经验影响，误差率可能较高[7]；而 MRI、CTA、DSA 都很难做到随时检查和评估。

就本例患者而言，患者术后即刻症状明显改善，再次加重后，首先 CT 平扫排除出血，床旁 TCD 提示血管内血流通畅，同样考虑再灌注损伤。

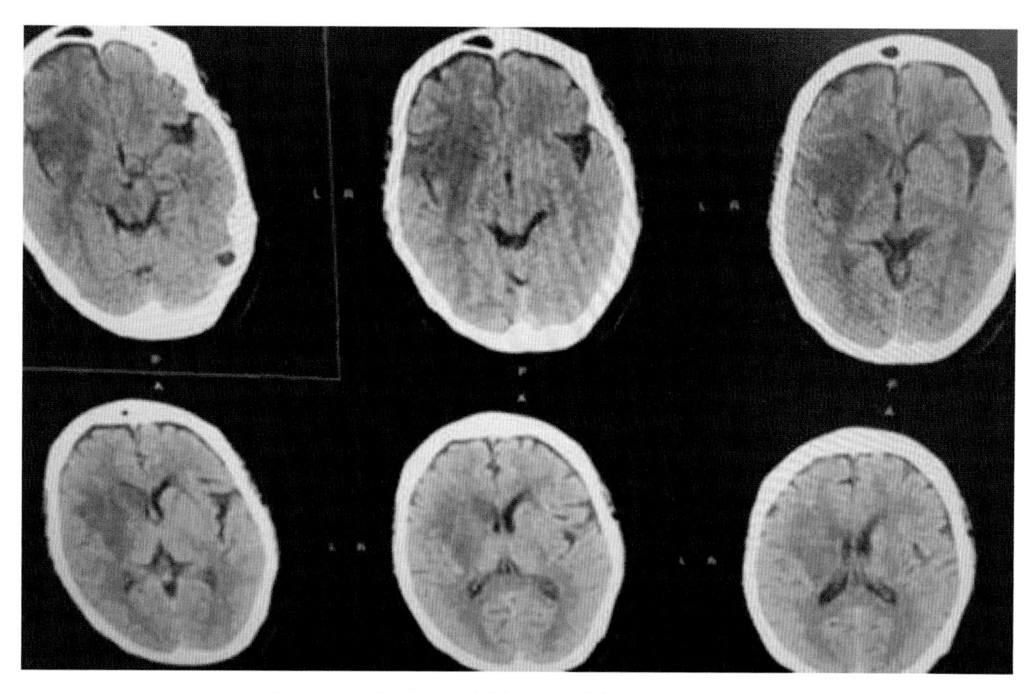

图 3-3-16　术后 3 天头颅 CT 可见梗死面积稍有增大

由于搬动刺激等原因，可能血压升高，侧支代偿供血增加，症状改善，不容易再做更积极的检查和评估。从我们的经验看，症状改善后再次加重，排除出血因素，应高度怀疑血管再闭塞，需进一步检查明确，获得再次血管开通的机会。

2. 血管再闭塞的原因和预测因素

血管再闭塞的原因和预测因素较为复杂，一般认为与围术期药物（抗血小板药、降脂药）使用情况、静脉溶栓药物的使用、血管闭塞的部位和性质、血栓是否残留、机械取栓对内膜的损伤以及是否使用支架成形术补救，甚至环境和基因等多种因素相关。心源性栓塞、长期使用抗血小板药和降脂药以及单纯 M1 段闭塞，血管开通后发生再闭塞的风险较低，而机械取栓次数增加、再通时间延长则与血管再闭塞显著相关[2, 8-11]。

本例患者，心房颤动病史明确、大脑中动脉 M1 段远端闭塞、大口径中间导管一次抽吸实现 mTICI 3 级再通，理论上血管再闭塞的概率较低。再次闭塞的原因，仍然考虑与中间导管大力抽吸对内膜的损伤、围术期未使用抗血小板药物相关。一般认为支架取栓对血管内膜的损伤较严重，但中间导管大力抽吸对内膜的损伤应该也是同样严重，即使造影发现血管再通良好，仍然不能忽视。

3. 血管再闭塞的补救措施

首先仍然需要再次评价血管闭塞的时间以及是否存在半暗带，来帮助判断补救的措施，是否还有血管再通的机会，毕竟颅内出血带来的后果更严重。除了血管重度狭窄基础上的再闭塞，需要考虑急诊血管成形术，其他补救措施更重要的是加强抗栓药物的使用，维持血管再通。但围术期抗栓药物的使用缺乏统一规范，需个体化处理。就个人经验而言，从安全角度考虑，抗血小板药物优于抗凝药物，溶栓药物风险最高，特别是对超时间窗和有明显梗死的患者。

本例患者，术中血管反复闭塞，考虑内膜严重损伤所致，血栓的性质仍待后续检查证实，显然不适合血管成形术补救。有研究[12]显示，低剂量使用替罗非班并不会出现明显的出血风险。在其进行的研究中，对所有符合条件的患者在评估符合以下适应证后，立即接受血管内治疗：①严重残余狭窄或即刻再闭塞的紧急支架置入术；②严重残余狭窄或即刻再闭塞的球囊血管成形术；③使用支架回收器成功机械再通 3 次或 3 次以上，假定内皮损伤或即刻再闭塞；④严重的原位动脉粥样硬化具有早期再闭塞的高风险。若无可疑颅内出血，予低剂量动脉内推注替罗非班（0.25 ~ 1.00 mg），然后以

0.1 μg/（kg·min）持续静脉输注 24 h。在输注结束前 4 h，如果通过后续 CT 或 MRI 在 24 h 内排除脑出血，则给予双重抗血小板药物（阿司匹林 100 mg 和氯吡格雷 75 mg）作为桥接治疗[12]。术中超量使用替罗非班，可能带来额外颅内出血的风险，但如果血脑屏障破坏面积不大、严格控制血压，相对于使用溶栓药物，似乎仍然是安全的，不过仍需要进一步证实。

参考文献

[1] Goyal M，Menon BK，van Zwam WH，et al. Endovascular thrombectomy after large-vessel ischaemic stroke：a meta-analysis of individual patient data from five randomised trials. Lancet，2016，387：1723-1731.

[2] Mosimann PJ，Kaesmacher J，Gautschi D，et al. Predictors of unexpected early reocclusion after successful mechanical thrombectomy in acute ischemic stroke patients. Stroke，2018，49：2643-2651.

[3] Millán M，Remollo S，Quesada H，et al. Vessel patency at 24 hours and its relationship with clinical outcomes and infarct volume in REVASCAT trial（Randomized Trial of Revascularization with Solitaire FR Device Versus Best Medical Therapy in the Treatment of Acute Stroke Due to Anterior Circulation Large Vessel Occlusion Presenting Within Eight Hours of Symptom Onset）. Stroke，2017，48：983-989.

[4] Qureshi AI，Hussein HM，Abdelmoula M，et al. Subacute recanalization and reocclusion in patients with acute ischemic stroke following endovascular treatment. Neurocrit Care，2009，10：195-203.

[5] Enomoto Y，Yoshimura S，Egashira Y，et al. Long-term magnetic resonance angiography follow-up for recanalized vessels after mechanical thrombectomy. J Stroke Cerebrovasc Dis，2014，23：2834-2839.

[6] Molina CA. Futile recanalization in mechanical embolectomy trials：a call to improve selection of patients for revascularization. Stroke，2010，41：842-843.

[7] Bonow RH，Young CC，Bass DI，et al. Transcranial Doppler ultrasonography in neurological surgery and neurocritical care. Neurosurg Focus，2019，47：E2.

[8] Marto JP，Strambo D，Hajdu SD，et al. Twenty-four-hour reocclusion after successful mechanical thrombectomy：associated factors and long-term prognosis. Stroke，2019，50：2960-2963.

[9] Qureshi AI，Hussein HM，Abdelmoula M，et al. Subacute recanalization and reocclusion in patients with acute ischemic stroke following endovascular treatment. Neurocrit Care，2009，10：195-203.

[10] Gengfan Ye，Peng Qi，Kunpeng Chen，et al. Risk of secondary embolism events during mechanical thrombectomy for acute ischemic stroke：A single-center study based on histological analysis. Clin Neurol Neurosurg，2020，193：105749.

[11] Nam TM，Jang JH，Kim YZ，et al. Factors associated with procedural thromboembolisms after mechanical thrombectomy for acute ischemic stroke. Medicina（Kaunas），2020，56：undefined.

[12] Gaoting Ma，Shuo Li，Baixue Jia，et al. Safety and efficacy of low-dose tirofiban combined with intravenous thrombolysis and mechanical thrombectomy in acute ischemic stroke：A matched-control analysis from a nationwide registry. Front Neurol，2021，12：666919.

第四节

短期内颅内血管反复急性闭塞后再通

（薛东章　程晋成　余本松　王轶群　陈甲　王汉春　魏学志　杨世泉　邓丁伟）

一、引言

血管内治疗已成为急性大血管闭塞性脑卒中的重要治疗手段，很大程度降低了脑卒中患者的致死、致残率[1]。

本节同一患者 36 天内先后两次发生急性大血管闭塞性脑卒中，第一次为左侧大脑中动脉闭塞，采用静脉溶栓直接桥接血管内治疗；第二次为右侧颈内动脉末端、右侧大脑后动脉及右侧小脑上动脉闭塞，直接采用血管内治疗，两次均取得良好预后。这提示血管内治疗是脑血管闭塞再通的有效治疗手段，可以显著改善患者预后，提高生活质量。

二、第一次发病

（一）病情简介

患者，男性，68 岁，6 月 10 日 19:30 因“突发右侧肢体无力伴言语不能 2 h”于 21:30 入院。

既往史：无特殊病史。

体格检查：血压 110/80 mmHg，NIHSS 评分 19 分；意识模糊，查体不完全配合，完全失语，伸舌偏右，右侧肢体肌力 0 级，右侧巴宾斯基征可疑阳性。

辅助检查：急诊头颅 CT 显示未见高密度影（ASPECTS 评分＞6 分）（图 3-4-1）。头颈部 CTA 显示左侧大脑中动脉 M1 段闭塞（图 3-4-2 A）。

心电图提示窦性心律，ST-T 改变。

（二）治疗过程

于 22:30 给予患者急诊静脉溶栓及桥接血管内治疗。

静脉溶栓方案：阿替普酶 0.9 mg/kg，总剂量 10% 先 1 min 内静推，余下 90% 缓慢滴注 1 h。

脑血管造影结果：于 23:00 穿刺成功，造影显示Ⅰ型弓，左侧大脑中动脉 M1 段中段闭塞（图 3-4-2 B），考虑为此次发病的责任血管。经与家属沟通同意行支架取栓术，术后予以抗血小板聚集、

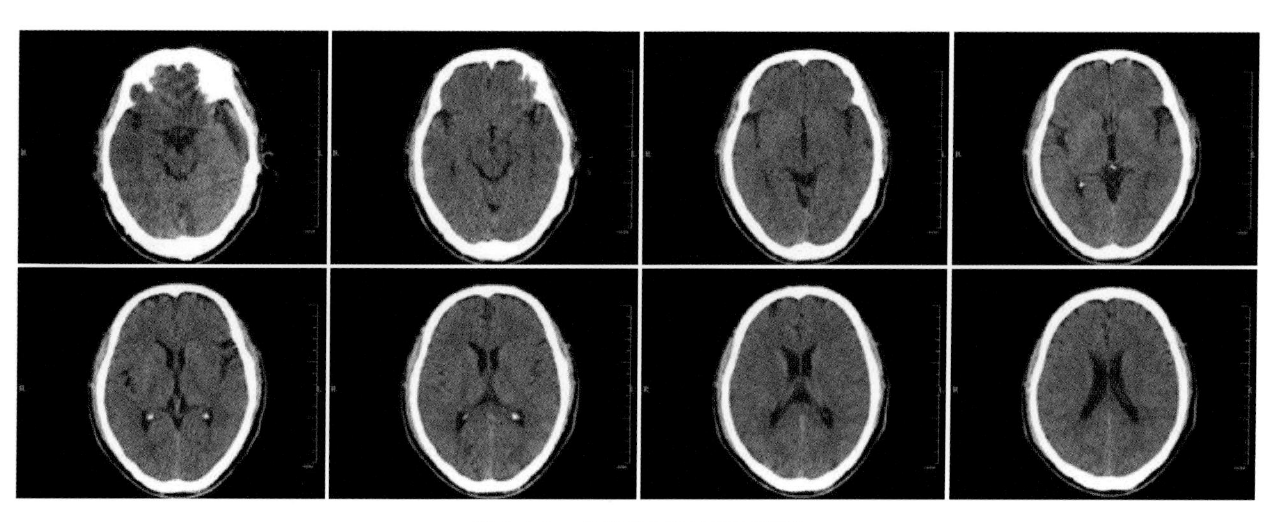

图 3-4-1　术前 CT 未见高密度影

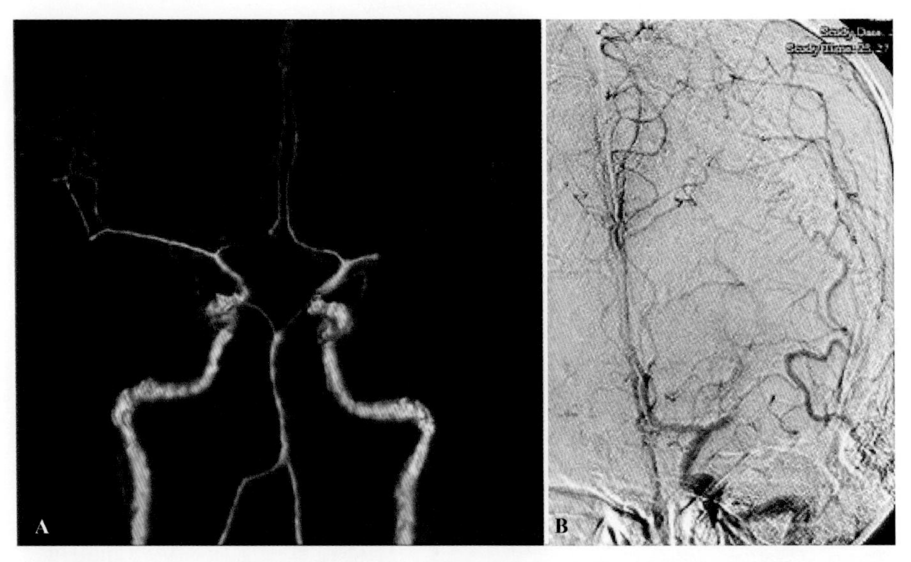

图 3-4-2　**A.** 术前头颈部 CTA 显示左侧大脑中动脉 M1 段闭塞；**B.** 左侧颈内动脉造影显示左侧大脑中动脉 M1 段中段闭塞

神经保护、清除自由基、调脂抗动脉粥样硬化及对症支持治疗。

换用 8F 导引导管送入左侧颈内动脉开口，6F Navien 中间导管经导引导管送入左侧颈内动脉 C4 段做颅内支撑，送 Traxcess-14 微导丝（0.014 in）通过闭塞段至左侧大脑中动脉 M2 段，并在微导丝引导下送入 Rebar-18 微导管至左侧大脑中动脉 M2 段起始部，经微导管造影提示远端血管血流通畅（图 3-4-3 A），通过微导管送入 Solitaire-AB 支架（4 mm×20 mm）至左侧大脑中动脉，将支架释放于颈内动脉起始部至左侧大脑中动脉 M1 段末端，复查造影，前向血流恢复，血管再通（图 3-4-3 B），等待 5 min 后在负压吸引下回撤支架，并同时回撤 Navien 中间导管至体外。导引导管内复查造影提示左侧大脑中动脉完全再通（图 3-4-3 C）。观察 10 min 后患者生命体征平稳，结束手术（6 月 11 日 01：00）。

第 2 日复查头颅弥散加权成像（diffusion-weighted imaging，DWI）提示左侧基底节区急性梗死，头颅 MRA 提示左侧大脑中动脉再通（图 3-4-4）。15 天后复查，患者神志清楚，言语清晰，右侧肢体肌力 5 级（NIHSS 评分 0 分）。

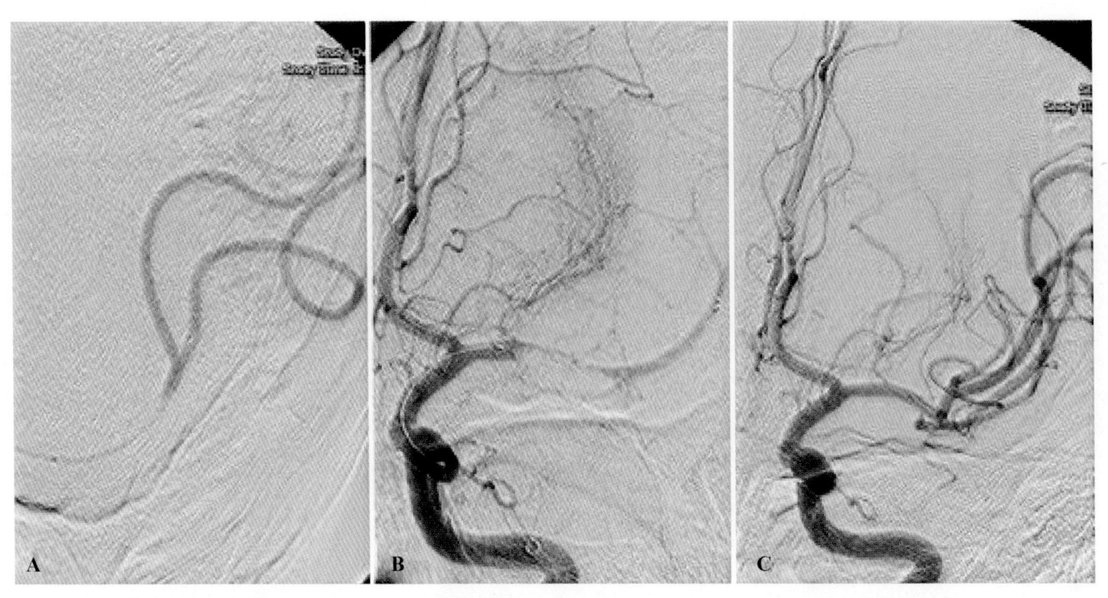

图 3-4-3　闭塞处造影。**A.** 微导管通过闭塞病变处造影显示远端血管通畅；**B.** 释放 Solitaire-AB 支架后造影显示有前向血流；**C.** 一次支架拉栓后复查造影显示血管通畅

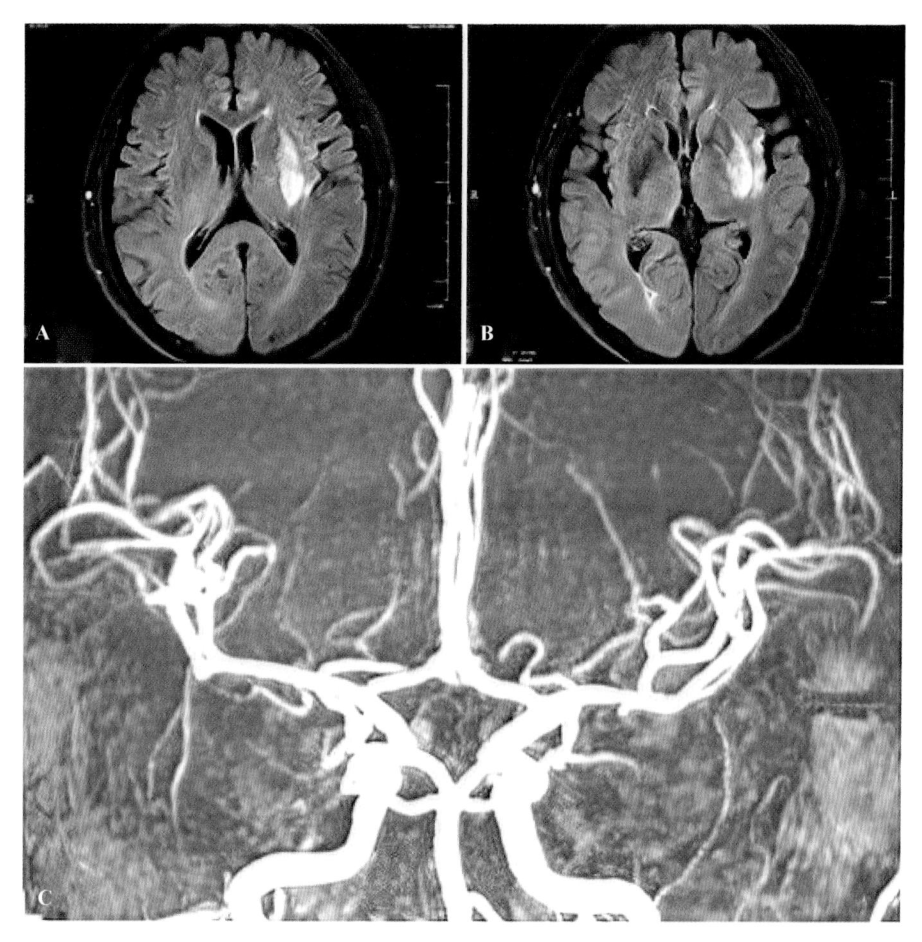

图 3-4-4　术后第 2 日复查头颅磁共振 DWI，显示左侧基底节区急性梗死病灶（**A** 和 **B**）；头颅 MRA 示左侧大脑中动脉血管通畅（**C**）

三、第二次发病

（一）病情简介

7 月 16 日 11:30，患者因“突发言语不能 1 h 余”于 12:40 入院。

体格检查：血压 150/80 mmHg，神志清楚，构音障碍，四肢肌力 4 级。左侧巴宾斯基征（±）。NIHSS 评分 6 分。

辅助检查：急诊头颅 CT 示左侧基底节区低密度影（图 3-4-5）。头颅磁共振 DWI 示未见明显急性梗死病灶；头颈部 MRA 示右侧颈内动脉闭塞，右侧大脑后动脉及右侧小脑上动脉显影不清（图 3-4-6）。

心电图提示窦性心律，ST-T 改变。

（二）治疗过程

患者于 15:00 穿刺成功。脑血管造影显示右侧颈内动脉末端闭塞，右侧大脑后动脉及小脑上动脉闭塞（图 3-4-7）。经家属知情同意后行右侧颈内动脉、右侧大脑后动脉及小脑上动脉闭塞再通术。

因患者躁动不安，不能配合手术，故行全身麻醉。换用 8F 导引导管，进入右侧颈内动脉起始部，经导引导管尝试抽吸（约 20 ml）未能吸到血栓，在造影导丝引导下送 6F Navien 中间导管（115 cm）至右侧颈内动脉 C1 段再次尝试抽吸未果，复查造影远端仍闭塞，但发现颈内动脉 C1 ～ C3 段有血管夹层形成，决定先行右侧颈内动脉末端血管再通术，再行夹层支架贴覆手术。将 PT 微导丝塑成“J”型，顺利通过夹层部位，并成功通过闭塞病变送至右侧大脑中动脉 M2 段，将 Rebar-27 微导管沿微导丝送至 M1 段远端，经微导管造影显示远端血管通畅，选用 Solitaire-AB 支架（6 mm×30 mm）沿微导管送至闭塞处，定位准确后释放，使支架全程覆盖病变，复查造影闭塞处血管未通，然后一边回撤支架至 Navien 导管内，一边由助手拿 50 ml

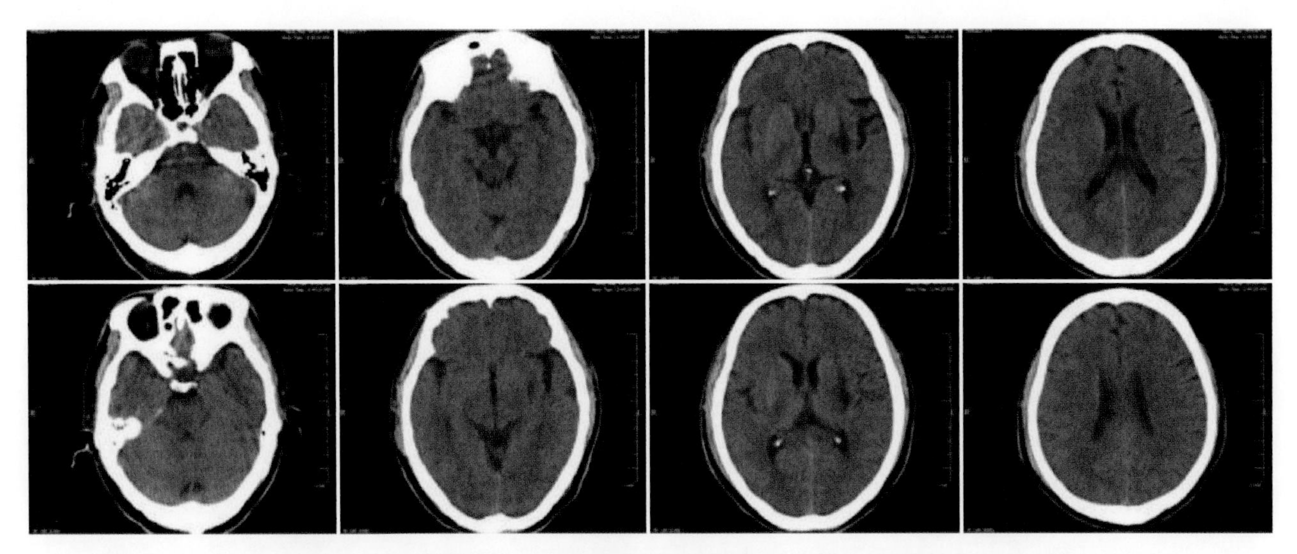

图 3-4-5 术前头颅 CT 示左侧基底节区低密度影，ASPECTS 评分＞ 6 分

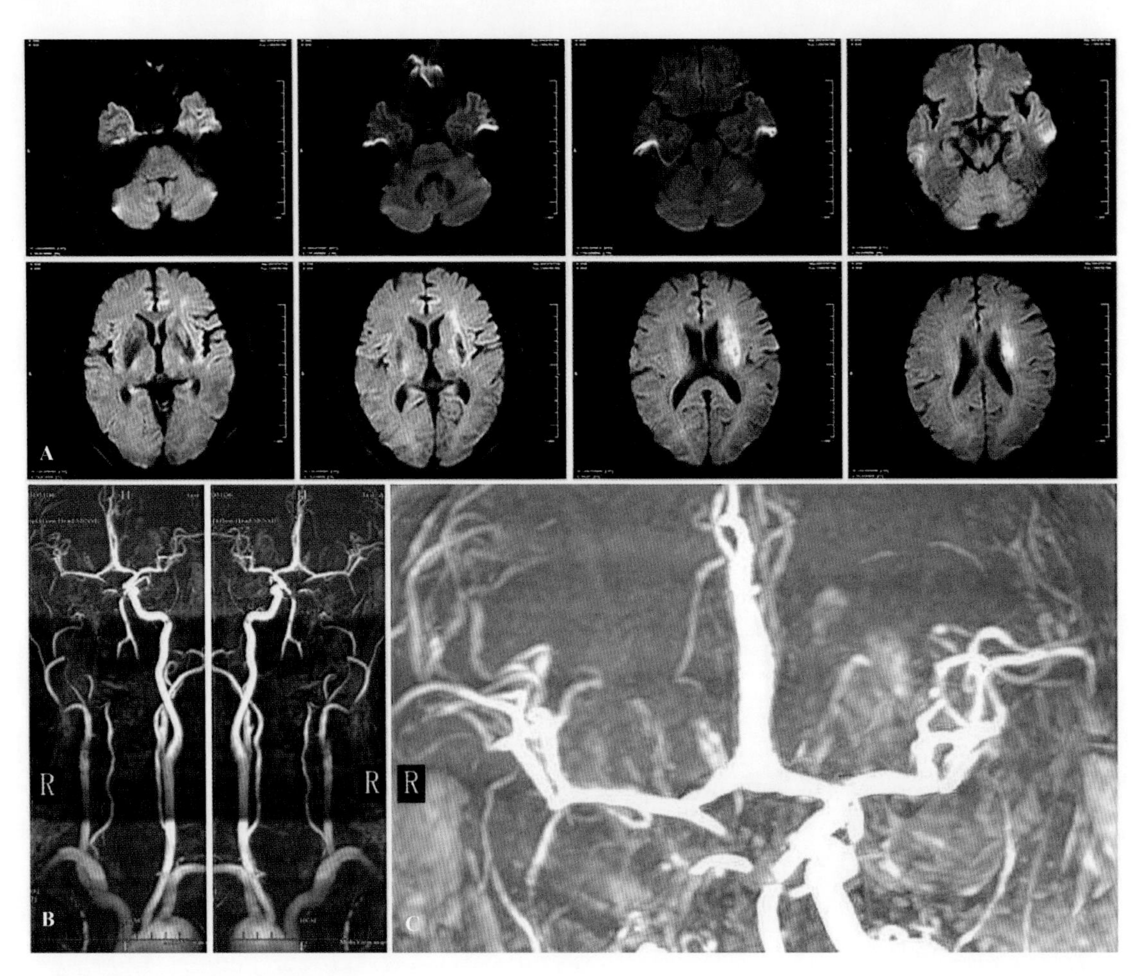

图 3-4-6 术前头颅 DWI 及头颈部 MRA。MRA 提示右侧颈内动脉闭塞，右侧大脑后动脉及右侧小脑上动脉显影不清。**A.** DWI 未见明显急性梗死病灶；**B.** MRA 弓上血管；**C.** MRA 颅内段

注射器持续负压吸引 Navien 导管，直至抽吸不动，将 Navien 导管及支架同时撤出体外，可见支架上附着小块暗红色血栓，再经导引导管继续引流少量血液防止血栓残留，后复查造影提示右侧颈内动脉末端血管再通，但右侧大脑中动脉上干闭塞，考虑部分血栓迁移（图 3-4-8 A ～ F），遂决定二次取栓，

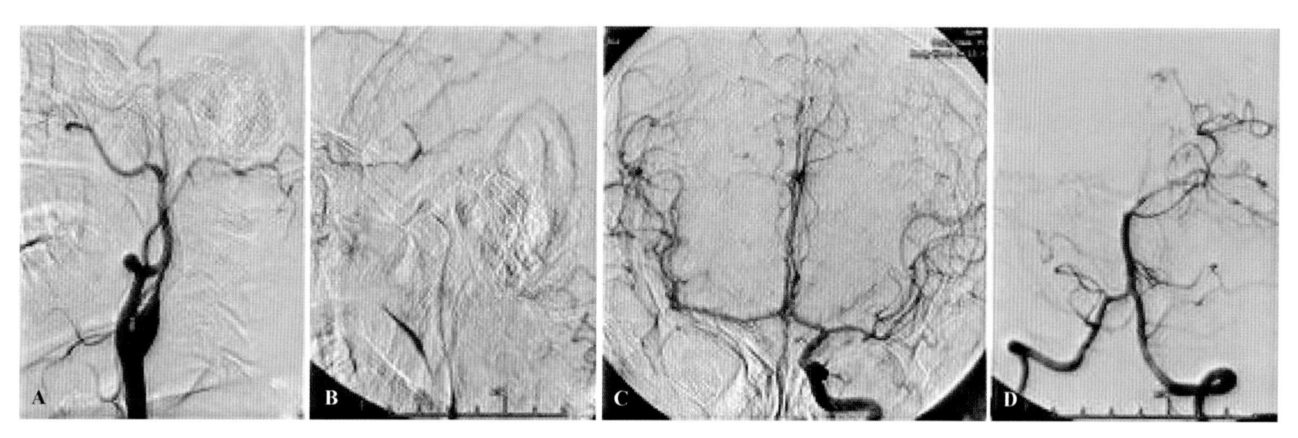

图 3-4-7　术前 DSA。**A** 和 **B**. 右侧颈内动脉末端闭塞，颈外动脉经眼动脉向颅内代偿；**C**. 前交通动脉开放，右侧大脑前、中动脉经左侧颈内动脉代偿显影，灌注良好；**D**. 基底动脉顶端可见充盈缺损；右侧大脑后动脉及小脑上动脉闭塞，经后交通动脉代偿差

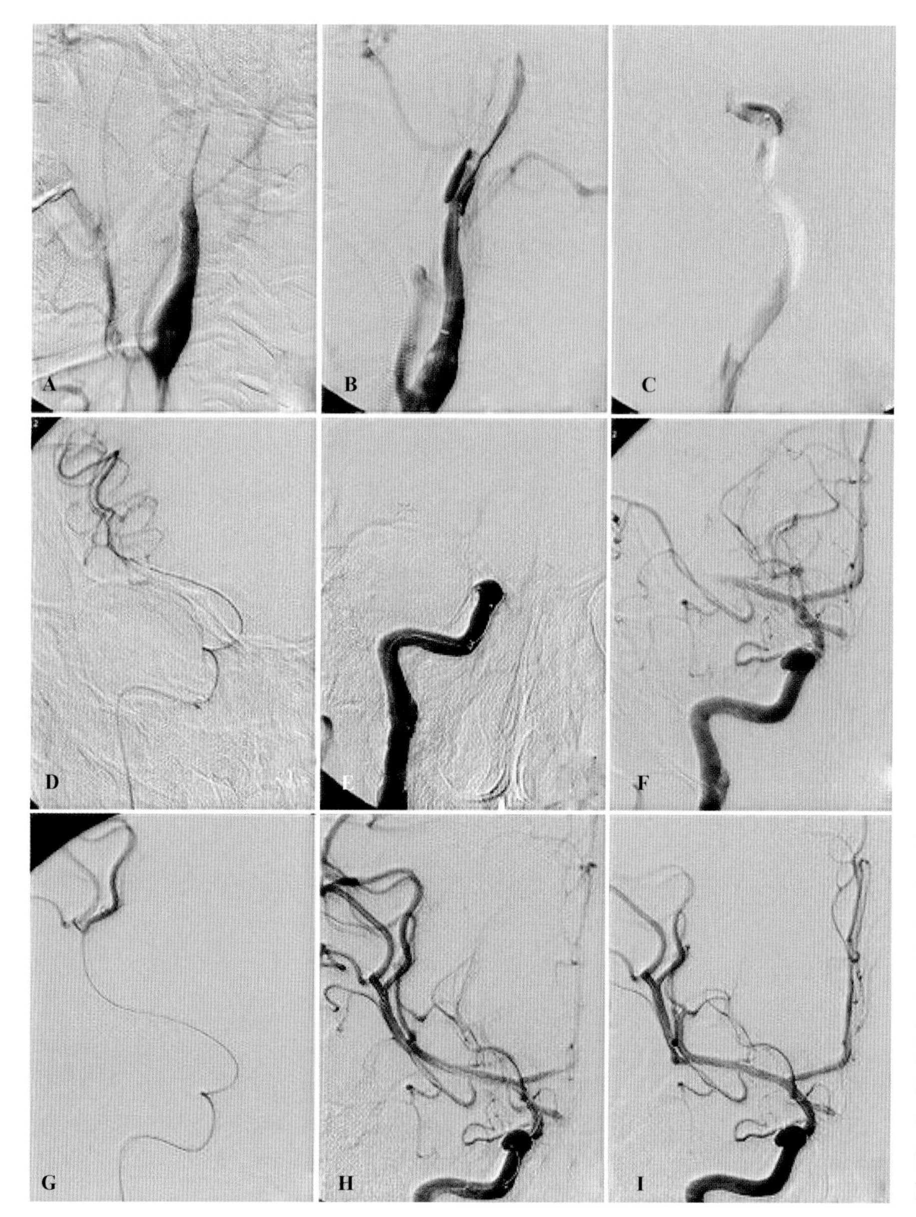

图 3-4-8　右侧颈内动脉再通。**A**. 8F 导引导管进入右侧颈内动脉起始部，经导引导管及 6F Navien 中间导管抽吸血栓；**B** 和 **C**. 可见 C1 ～ C3 段多处血管夹层形成；**D**. 经 Rebar-27 微导管造影显示远端血管通畅；**E**. 选用 Solitaire-AB 支架定位准确后释放；**F**. 第一次取栓后复查造影提示右侧颈内动脉末端血管再通，但右侧大脑中动脉上干闭塞，考虑部分血栓迁移。**G**. 同法二次取栓；**H**. 支架释放后造影；**I**. 拉栓后右侧大脑中动脉上干再通

同法取栓后造影，右侧大脑中动脉上干再通，血流通畅（mTICI 3 级）（图 3-4-8 G ～ I）。

PT 微导丝塑成“J”型再次通过右侧颈内动脉夹层病变送至 C5 段，确定在真腔内，送 PROTEGE 支架（8 mm×40 mm）至夹层处，使支架全程覆盖病变，定位准确后释放，复查造影夹层消失，远端血流通畅（图 3-4-9）。

将 8F 导引导管送至左侧锁骨下动脉，造影导丝带 Navien 中间导管通过左侧椎动脉起始部，在造影导丝及 Navien 中间导管的支撑下将导引导管送至左椎动脉 V1 中上段，将 Rebar-27 微导管在 Traxcess-14 微导丝引导下送至左侧大脑后动脉 P1 段远端，经微导管造影远端血流通畅，同法选用 Solitaire-AB 支架（4 mm×20 mm）取栓，将支架及 Navien 中间导管同时撤出体外，可见支架上附着小块暗红色血栓，复查造影显示闭塞血管再通，血流通畅（mTICI 3 级），观察 10 min 后复查造影血流仍通畅，结束手术（图 3-4-10）（19:30）。

20 天后复查，患者神志清楚，无构音障碍，右侧肢体肌力 5 级，NIHSS 评分 0 分。90 天 mRS 评分为 0 分。

四、讨论

该患者为一特例，先后两次发生急性大血管闭塞性脑卒中，经血管内治疗后均取得了良好预后，90 天随访 mRS 评分为 0 分。回顾这个病例，以下几个方面值得我们思考。

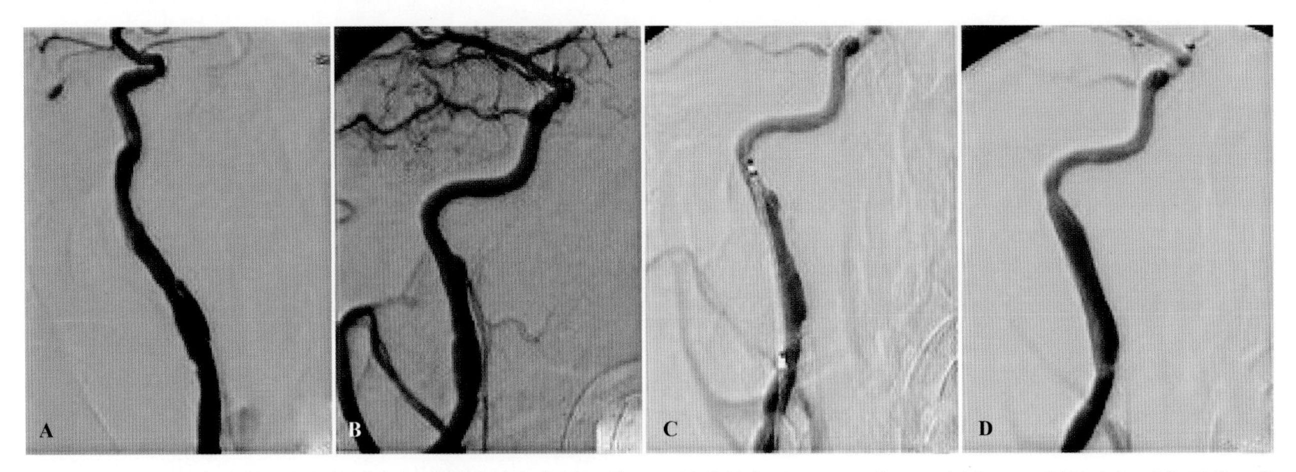

图 3-4-9 右侧颈内动脉 C1 段夹层支架贴覆：确定夹层近端、远端具体位置。**A.** 正位；**B.** 侧位；**C.** 释放支架至夹层处，使支架全程覆盖病变；**D.** 释放后复查造影夹层消失，远端血流通畅

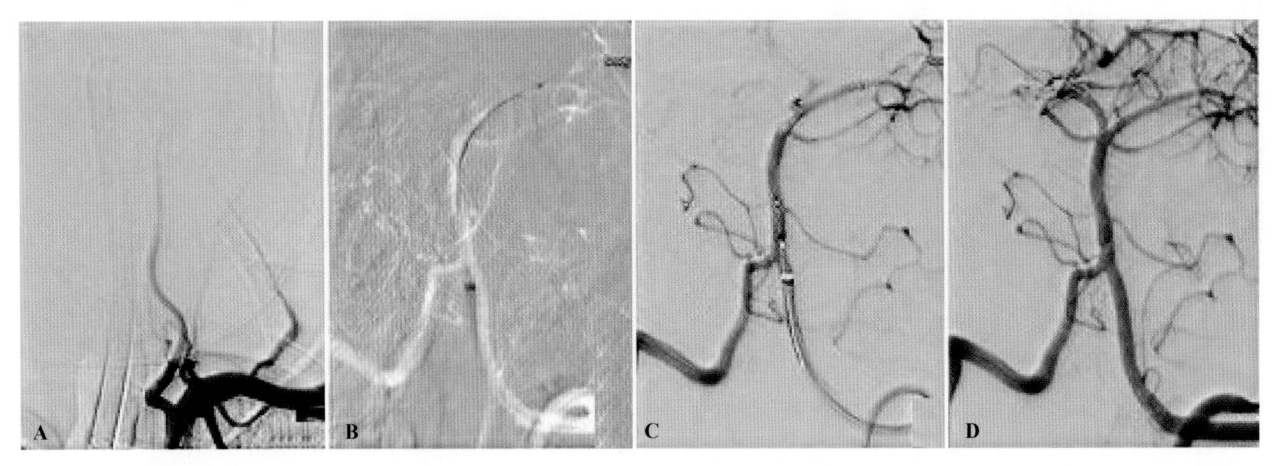

图 3-4-10 右侧大脑后动脉及小脑上动脉支架取栓。**A.** 锁骨下动脉造影；**B.** 选用左侧椎动脉入路，Rebar-27 微导管在 Traxcess-14 微导丝引导下送至左侧大脑后动脉 P1 段远端，经微导管造影远端血流通畅；**C.** 同法选用 Solitaire-AB 支架（4 mm×20 mm）取栓；**D.** 一次取栓后复查造影显示血管再通

第一，是否需要桥接治疗，该病例第一次发病我们采取桥接治疗，而第二次我们采取的是直接血管内治疗，对比血管再通结果及预后无明显差异[2]。虽然，桥接治疗与直接血管内治疗具有各自的优缺点，但目前指南的推荐是桥接治疗[3]。目前国际以及国内已经有直接血管内治疗与桥接治疗的多中心随机对照临床试验[4-6]，相信不久的将来会更加明晰。

第二，该患者两次发病的病因是什么。患者无心房颤动病史，取栓时微导丝、微导管通过病变顺利，取栓后血管未见明显残余狭窄；第一次术后完善动态心电图提示窦性心动过缓、阵发性心房扑动、房性期前收缩（早搏）伴差异传导、短阵房性心动过速，故结合取栓后血管的形态及动态心电图结果考虑为脑栓塞可能。

那么对于此类既往无特殊病史或既往史不详的患者，我们又如何在术中判断病变性质？据报道，在术中微导管沿着微导丝通过闭塞病变，经微导管造影确定远端血管通畅，再回撤微导管至闭塞部位近端，复查造影可见闭塞部位远端有血流通过，即为“首过效应”阳性[7]。首过效应阳性提示病变性质多为原位狭窄，阴性则考虑栓塞的可能性大。因此，我们可以借助于微导管的“首过效应”来预判病变性质，从而优先选择合适的手术方案[8]。

而对于栓子来源的病因学调查，需要超声去寻找心脏来源的栓子，以及下肢、主动脉源性的栓子，以预防复发。

第三，夹层并发症形成。相比于第一次发病，第二次发病手术的难度更大，其血栓负荷量大，且前、后循环均受累。因血栓负荷量大，故在采取中间导管抽吸的过程中，在右侧颈内动脉 C1 段产生夹层，此时我们并没有急于去处理这个夹层病变，而是在血管再通之后，再予以合适支架贴覆治疗。

取栓过程中需注意两个方面：一是微导丝以“J”型通过夹层段，二是中间导管尽量通过夹层病变放置于远端。夹层形成考虑与中间导管抽吸的位置及力度有关，该手术中我们采用的是经中间导管造影，由于末端血管闭塞，对比剂并不能充分显示前向血流，故对闭塞位置及血栓量产生了误判。

在其他急诊需要抽吸血栓的过程中使用微导管由近及远依次造影，可以准确判断栓塞位置，然后跟上中间导管接触栓塞部位近端，缓慢持续非暴力负压吸引，能有效避免中间导管在抽吸血栓过程中形成血管夹层[9]。

第四，对于右侧大脑后动脉及小脑上动脉闭塞，我们首先选择将支架放在左侧大脑后动脉的原因是什么？一般来说，后循环取栓要比前循环复杂，特别是基底动脉尖的取栓，不管将取栓支架放置在左侧或是右侧大脑后动脉，在取栓的过程中都有可能将血栓推挤到对侧，导致多次重复取栓，这也是为什么后循环取栓会有使用双支架呈“Y”型进行取栓的病例。鉴于我中心以往取栓经验，此次首选将支架放在左侧大脑后动脉取栓的原因是栓子主体分布的位置，造影显示栓子的主体部位分布于基底动脉尖端偏右侧，从而导致右侧大脑后动脉及小脑上动脉闭塞，通往左侧大脑后动脉处存在严重狭窄，这一点使得微导丝及微导管很容易超选至左侧大脑后动脉，更重要的是支架释放后可以抓取到血栓（图 3-4-10 C）。

即使第一次取栓后未能取出血栓，亦可以将血栓向右侧推挤，增加第二次将支架放在右侧大脑后动脉取栓时支架与血栓接触的紧密性，降低二次取栓将栓子再度推向左侧的概率，也符合手术由简入繁的规律[10]。

第五，后期药物预防。该患者第一次发病后我们采用的是阿司匹林肠溶片即“单抗＋他汀类药物”治疗，36 天后再次发病，第二次发病后更换治疗方案，采用华法林即“抗凝＋他汀类药物”治疗，90 天后预后良好，至今未再次发病。故明确病因后予以相应的药物预防亦不能被忽视。

参考文献

[1] Aronov MS，Popugaev KA，Udalov YD，et al. éndovaskuliarnoelechenieishemicheskogoinsul’ta v ostromperiode [Endovascular treatment of acute ischemic stroke]. ZhVoprNeirokhirIm N NBurdenko，2018，82（4）：103-108.

[2] Zhu F，Bracard S，Anxionnat R，et al. Impact of emergent cervical carotid stenting in tandem occlusion strokes treated by thrombectomy：areview of the TITAN Collaboration. Front Neurol，2019，10：206.

[3] 中国卒中学会，中国卒中学会神经介入分会，中华预防医学会卒中预防与控制专业委员会介入学组 . 急性缺血性卒中血管内治疗中国指南 2018. 中国卒中杂志，2018，7：706-729.

[4] IMS Study Investigators. Combined intravenous and intra-arterial recanalization for acute ischemic stroke：

the Interventional Management of Stroke Study. Stroke，2004，35（4）：904-911.

[5] Bracard S，Ducrocq X，Mas JL，et al. Mechanical thrombectomy after intravenous alteplase versus alteplase alone after stroke（THRACE）：a randomised controlled trial [published correction appears in Lancet Neurol，2016，15（12）：1203]. Lancet Neurol，2016，15（11）：1138-1147.

[6] Coutinho JM，Liebeskind DS，Slater LA，et al. Combined intravenous thrombolysis and thrombectomy vs thrombectomy alone for acute ischemic stroke：a pooled analysis of the SWIFT and STAR studies. JAMA Neurol，2017，74（3）：268-274.

[7] Srivatsa S，Duan Y，Sheppard JP，et al. Cerebral vessel anatomy as a predictor of first-pass effect in mechanical thrombectomy for emergent large-vessel occlusion [published online ahead of print，2020 Jan 24]. J Neurosurg，2020，2020：1-9.

[8] Yi TY，Chen WH，Wu YM，et al. Microcatheter "first-pass effect" predicts acute intracranial artery atherosclerotic disease-related occlusion. Neurosurgery，2018，84（6）：1296-1305.

[9] Phan K，Dmytriw AA，Teng I，et al. A direct aspiration first pass technique vs standard endovascular therapy for acute stroke：a systematic review and meta-analysis. Neurosurgery，2018，83（1）：19-28.

[10] 高峰，孙碹，莫大鹏，等. SolitaireTM支架取栓治疗急性基底动脉闭塞研究. 中国卒中杂志，2015，7：543-549.

第五节

椎动脉开口重度狭窄继发急性闭塞的急诊动脉取栓

（霍晓川　刘爱华　缪中荣　尤为）

一、引言

急性缺血性卒中具有高致残率及高死亡率的特点，尤其是后循环急性缺血性卒中[1-2]。本文报道一例椎动脉开口重度狭窄继发急性闭塞的急诊动脉取栓案例。

二、病情简介

患者，男性，58岁，主因“头晕5天，加重伴饮水呛咳1天”来我院急诊。

现病史：患者2018年8月16日上午买菜时突发头晕不适，伴有站立不稳，并跌倒在地，未见明显外伤，由路人呼叫“120”送入当地医院急诊科（具体不详）。家属到医院后（距离发病约6 h）患者当时神志清楚，自诉无头痛不适，无视物旋转及视物成双，无肢体无力感，无耳鸣，无恶心、呕吐，无肢体抽搐。发病第2天，患者自觉症状未见明显好转，转入当地医院普通病房，给予“阿司匹林100 mg 1次/日、氯吡格雷75 mg 1次/日、瑞舒伐他汀钙片10 mg每晚1次、普罗布考250 mg 2次/日、美托洛尔25 mg 1次/日”口服，并给予“丁苯酞注射液、依达拉奉”等治疗。发病第4天，家属发现患者症状加重，表现为开始出现饮水呛咳、吞咽困难，伴左眼睁开费力、双上肢不自主活动，进行性加重，病程中伴有一过性意识丧失，持续约2 h患者神志转清，后转入当地医院重症病房。发病第5天上午10:00左右送来我院急诊科。

既往史：脑梗死病史3年，未遗留明显后遗症。高血压病史3年，最高血压不详，长期服用降压药（具体不详），血压控制不详。高脂血症3年，近2年未服药。无糖尿病、冠心病等病史。吸烟30年，每日20支，已戒烟；间断饮酒30年，已戒酒。

体格检查：嗜睡，构音不清。左侧眼睑下垂，双侧瞳孔等大等圆，直径约1.5 mm，对光反射灵敏，左眼内收受限，右眼活动自如，无眼震。双侧面部感觉对称，双侧咀嚼肌对称有力，双侧额纹和鼻唇沟对称，伸舌居中。左上肢肌力3级，右上肢肌力3-级，双下肢肌力4级，右侧Babinski征（+）。颈软，脑膜刺激征阴性，双侧指鼻试验稳准。NIHSS评分9分（意识水平1分，意识水平提问1分，意识水平指令1分，凝视1分，左上肢2分，右上肢2分，构音1分）。

辅助检查：患者自发病以来于当地医院所做检查如图3-5-1至图3-5-4所示。入院后MRI显示中脑、左侧丘脑及左侧枕叶急性期脑梗死（图3-5-5）。

三、治疗过程

经我科对患者进行评估后，于当日下午16:00开始行全脑动脉造影术，术中证实左椎动脉V1段狭窄基础上急性闭塞，予以抽吸血栓并支架置入术。

手术所用材料：8F Machl导引导管、Navien 058导管（115 cm）、Echelon-10微导管、PILOT 50微导丝、V-18微导丝（300 cm）、Transend微导丝（300 cm）、SpiderFX保护伞（5.0 mm）、Ultra-soft

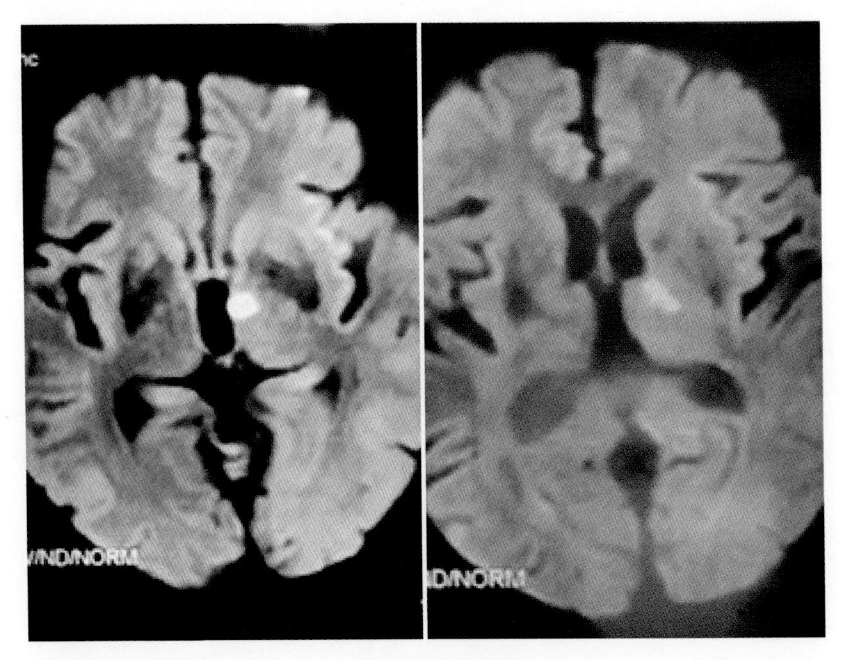

图 3-5-1 发病第 1 天（8 月 16 日），DWI 提示左侧基底节区可见缺血灶

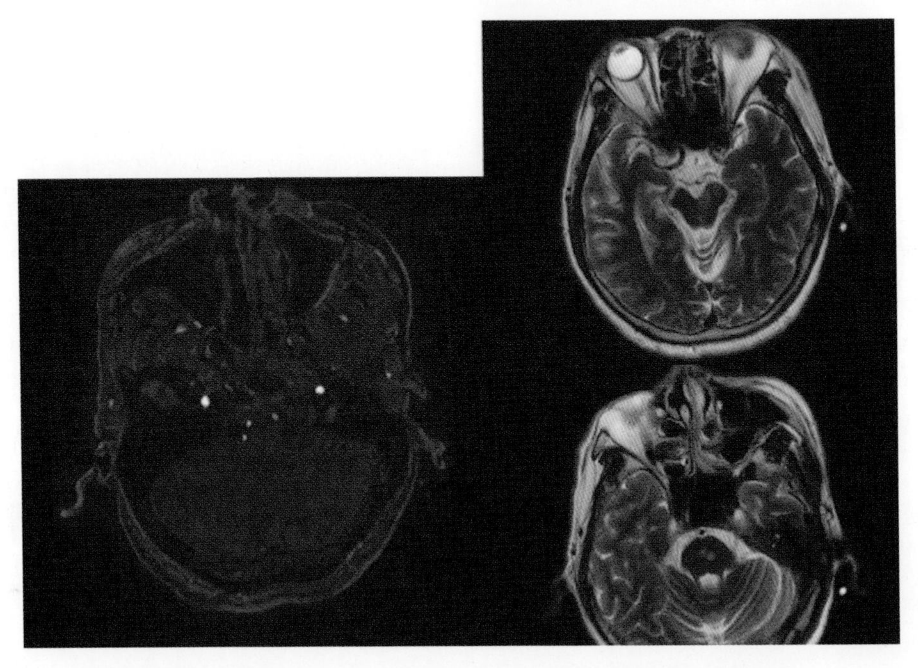

图 3-5-2 发病第 2 天（8 月 17 日），MRI 显示缺血灶未见明显变化

球囊（2.0 mm×20 mm 和 3.0 mm×20 mm）、BLUE 支架（5.0 mm×15 mm）。

16:10 穿刺成功，开始造影取栓。造影发现左椎动脉 V1 段未显影，颈深动脉代偿供血左椎动脉 V2 段以远部分（图 3-5-6 至图 3-5-11）。

PILOT 50 微导丝（0.014 in，190 cm）携 Echelon-10 微导管同轴至左椎动脉闭塞残端，经反复尝试，微导丝找到真腔并经真腔到达 V1 段远端，沿微导丝送入微导管至 V1 段远端，撤出 PILOT 50 微导丝，造影可见微导管在真腔内，远端显影正常（图 3-5-12）。

经微导管送入 Transend 微导丝（0.014 in，300 cm）至左椎动脉 V2 段，在路径图下沿微导丝送入 Ultra-soft 球囊（2.0 mm×20 mm）至左椎动脉 V1 段，给予 5 atm 持续扩张球囊 3 s. 撤出球囊后

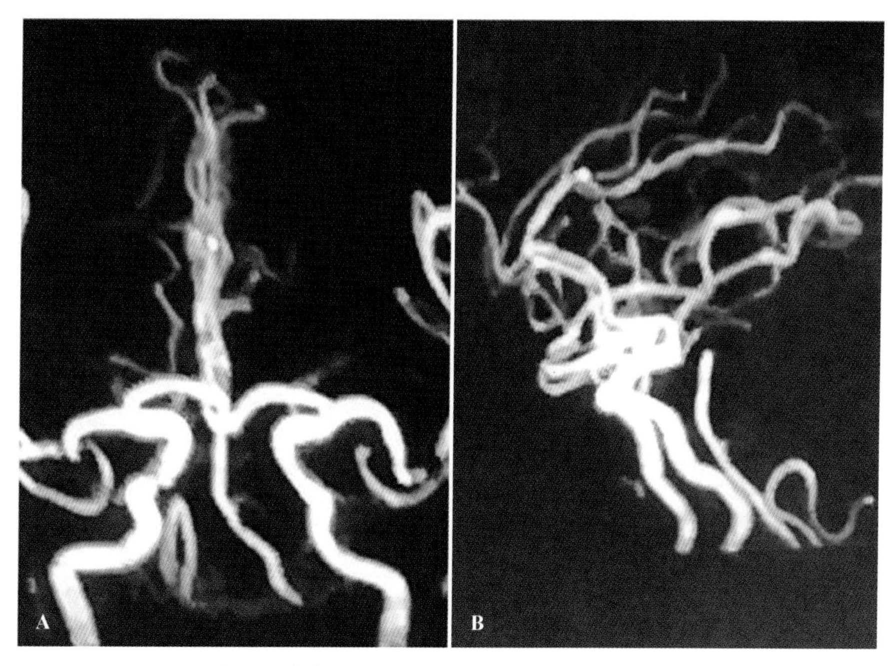

图 3-5-3 发病第 2 天，MRA 显示双侧大脑后动脉 P1 段显影浅淡，P1 段以远闭塞，以及右侧颈内动脉虹吸段局部管腔狭窄。**A**. 前后位；**B**. 侧位

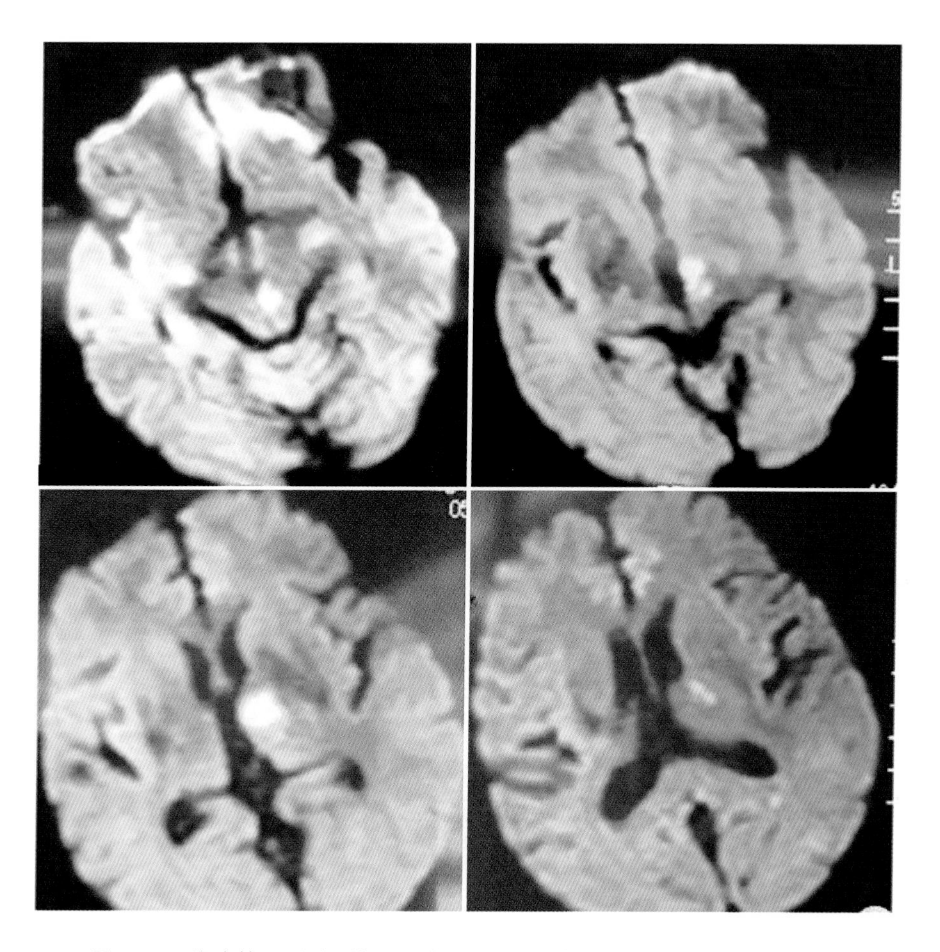

图 3-5-4 发病第 4 天（8 月 19 日），DWI 显示梗死灶范围扩大累及后循环

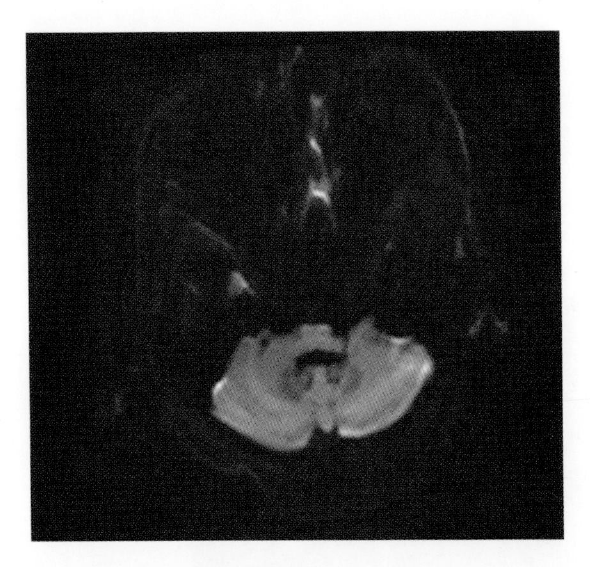

图 3-5-5　发病第 5 天（8 月 20 日），MRI 显示中脑、左侧丘脑、左侧枕叶急性期脑梗死

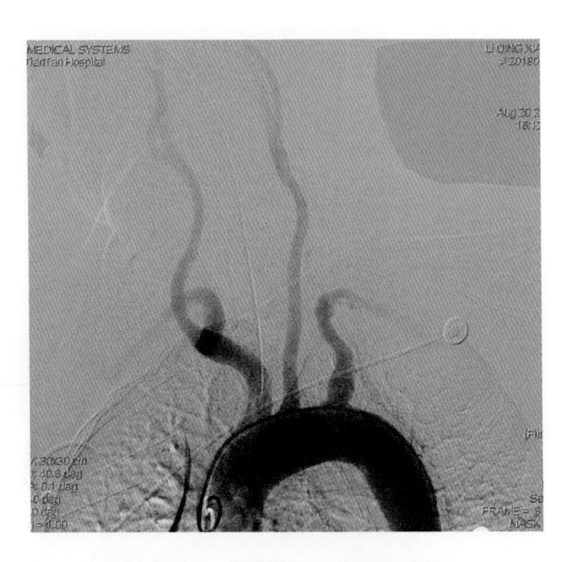

图 3-5-6　主动脉弓造影未见异常

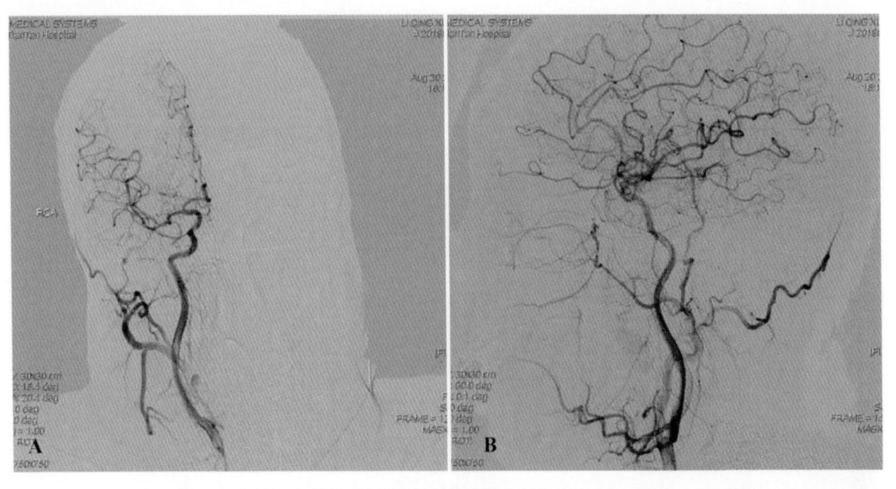

图 3-5-7　右侧颈动脉造影未见明显血管狭窄。A. 正位；B. 侧位

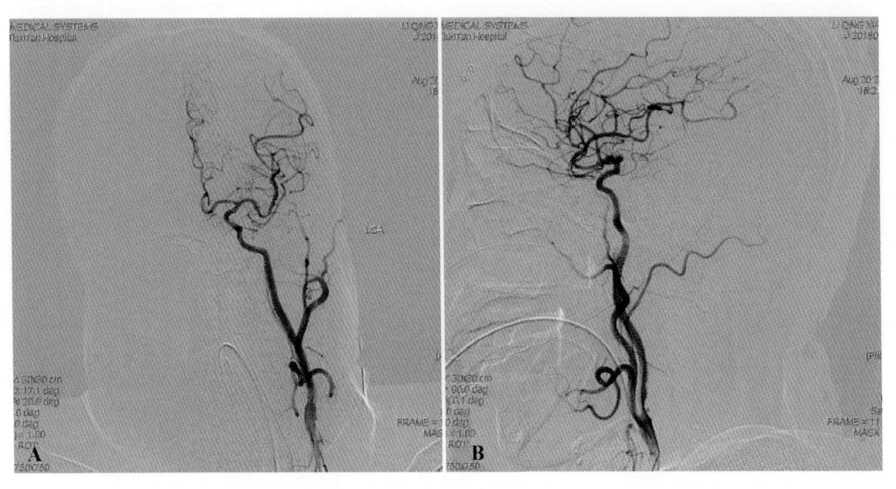

图 3-5-8　左侧颈动脉造影未见异常。A. 正位；B. 侧位

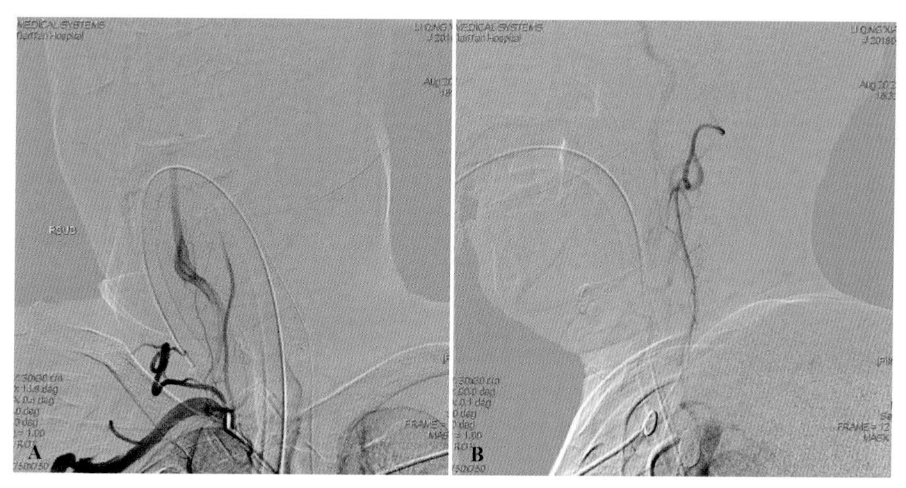

图 3-5-9　右锁骨下动脉造影未见明显狭窄。A. 正位；B. 侧位

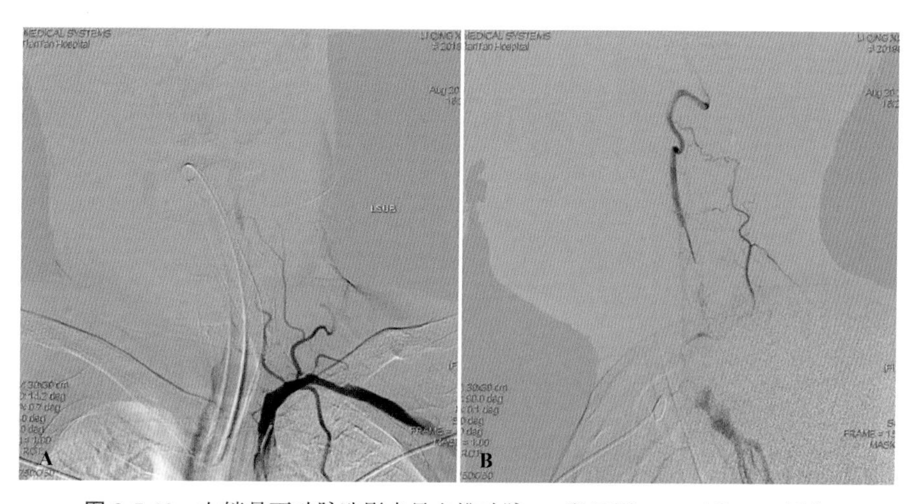

图 3-5-10　左锁骨下动脉造影未见左椎动脉 V1 段显影。A. 正位；B. 侧位

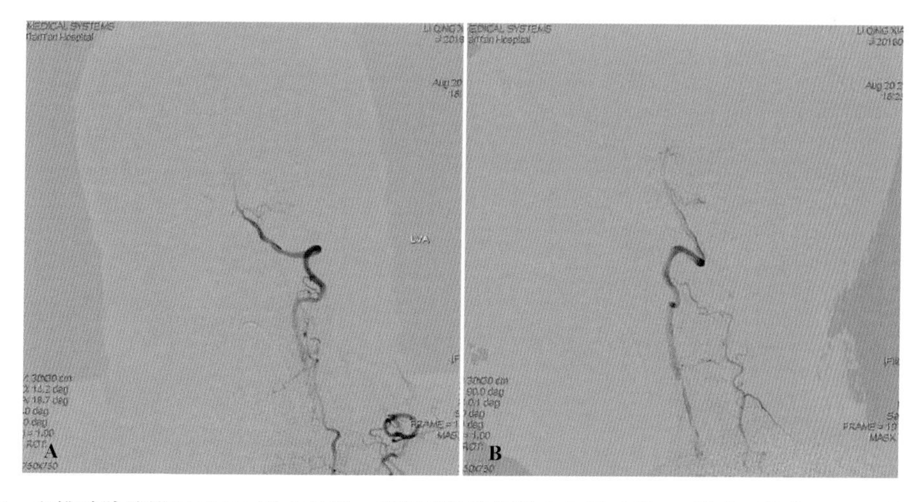

图 3-5-11　左椎动脉造影显示 V1 段未显影，颈深动脉代偿供血左椎动脉 V2 段以远部分。A. 正位；B. 侧位

造影可见左椎动脉 V1 段开通，管腔重度狭窄，V1 段可见血栓填充（图 3-5-13）。

在路径图下沿 Transend 微导丝送入 SpiderFX 保护伞（5.0 mm）至 V1 段以远，撤出 Transend 微导丝，释放保护伞，造影见保护伞贴壁良好，前向血流通畅，未见明显血管痉挛（图 3-5-14）。

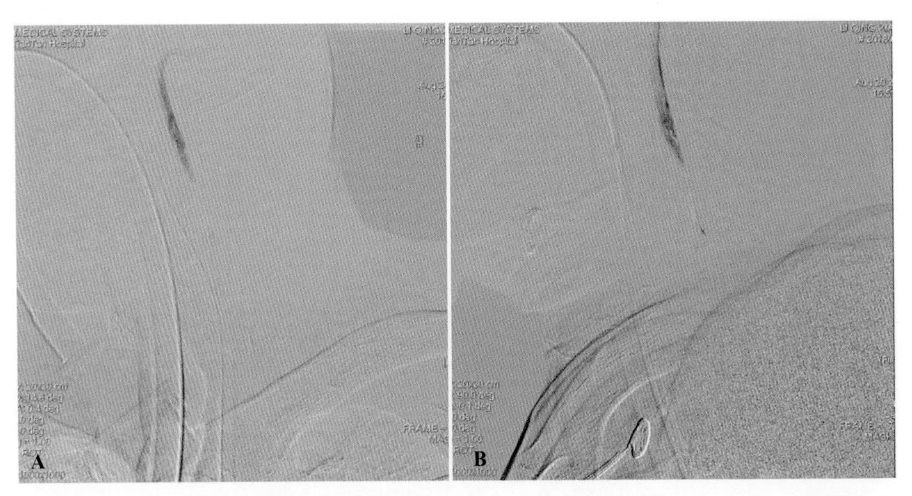

图 3-5-12　左椎动脉造影显示微导管在真腔内，远端显影正常。**A**. 正位；**B**. 侧位

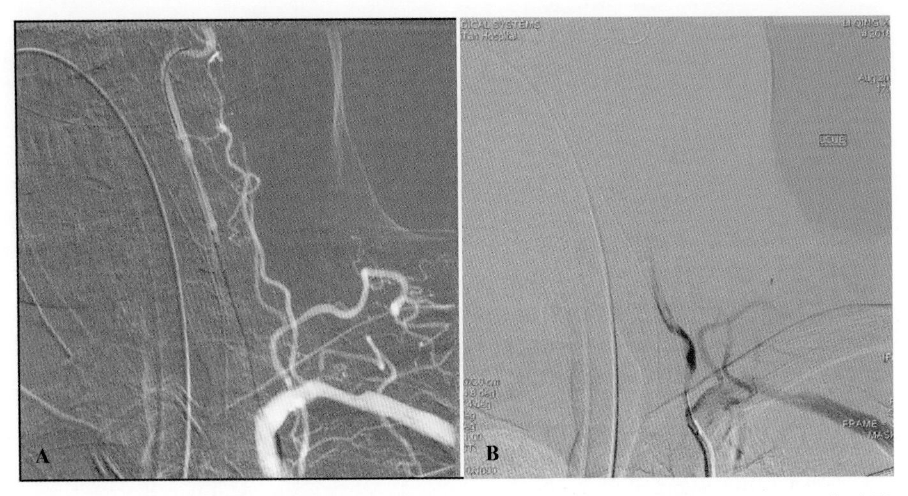

图 3-5-13　左椎动脉管腔重度狭窄，V1 段可见血栓填充。**A**. 正位路径图；**B**. 正位造影

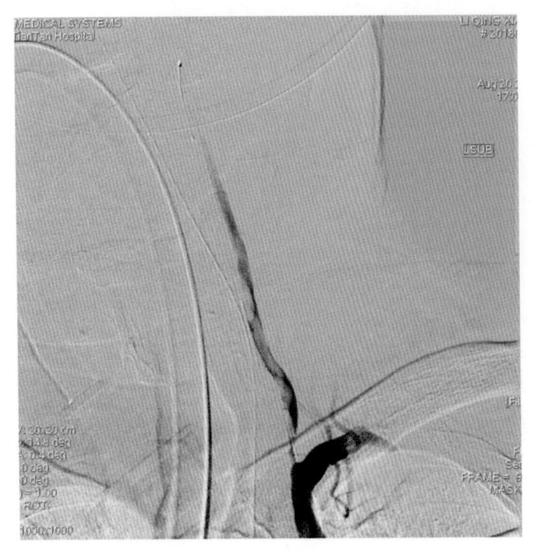

图 3-5-14　左椎动脉造影见保护伞贴壁良好，前向血流通畅

经 6F 导引导管送入 V-18 微导丝（0.018 in，300 cm）至左锁骨下动脉以远，保留微导丝，撤出 6F 导引导管交换送入 8F 导引导管至左锁骨下动脉近端，撤出 V-18 微导丝，经 8F 导引导管，与 Spider 导丝并联送入 6F Navien 072 导管尝试通过失败，换用 5F Navien 058 导管，送入左椎动脉 V1 段并同时负压抽吸，反复抽吸后抽出若干血栓（图 3-5-15）。

复查造影显示左椎动脉开口重度狭窄，V1 段血栓影消失，保护伞内可见血栓影，撤出 5F Navien 058 导管，经保护伞导丝送入 6F Navien 072 导管至左椎动脉 V1 段远端，将保护伞回收至 Navien 导管内并同时抽吸，撤出保护伞可见伞内附着血栓，反复抽吸未见血栓，沿 6F Navien 导管送入 Transend 微导丝（0.014 in，300 cm），在路径图

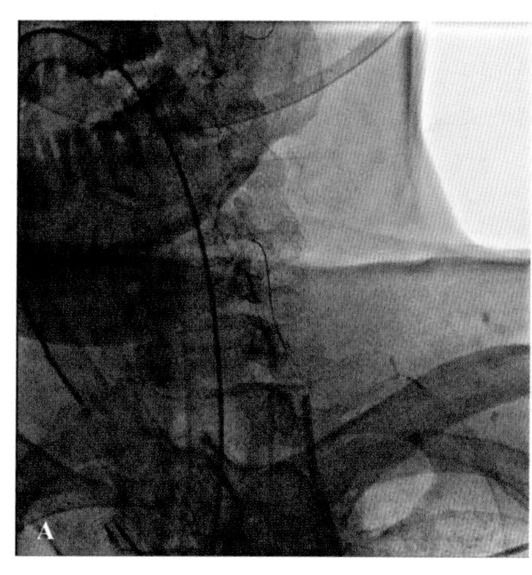

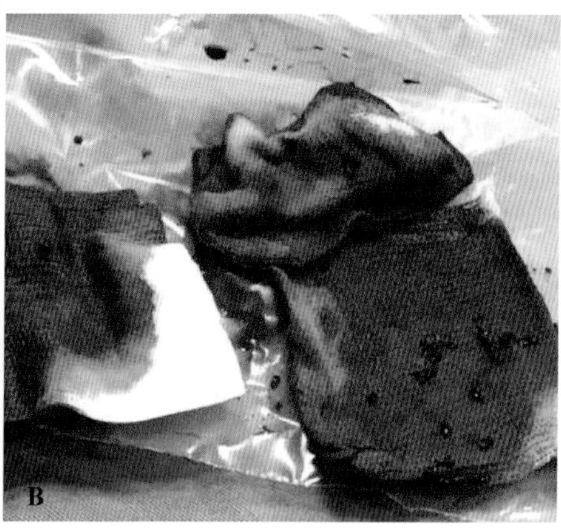

图 3-5-15　反复负压抽吸，取出若干血栓。A. 术中负压抽吸；B. 血栓

下将微导丝小心选过左椎动脉狭窄段至 V2 段，沿微导丝送入 Ultra-soft 球囊（3.0 mm×20 mm）至左椎动脉 V1 段，给予 6 atm 持续扩张球囊 3 s，撤出球囊后造影可见左椎动脉残余狭窄 50%（图 3-5-16），远端血流通畅，血流分级 2b 级，给予缓慢静脉推注替罗非班 10 ml，并以 6 ml/h 速度持续泵入。

沿微导丝送入 BLUE 球囊扩张式支架（5 mm×15 mm）至狭窄处，对位准确后以 8 atm 持续扩张球囊 3 s，可见支架顺利张开，快速抽瘪球囊，造影显示支架远端及近端贴壁良好，前向血流良好，残余狭窄率约 5%，支架内无急性血栓形成（图 3-5-17）。撤出支架输送系统。

行左椎动脉颅内段正、侧位造影显示左椎动脉远端显影良好，双侧小脑上动脉以远的基底动脉及双侧大脑后动脉显影浅淡（图 3-5-18）。

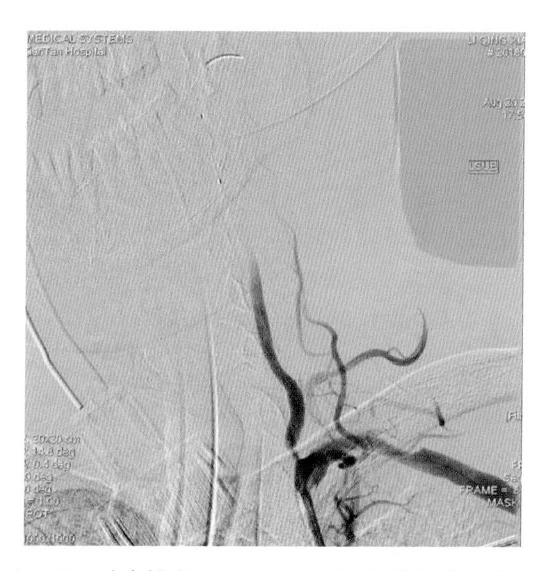

图 3-5-16　球囊扩张后，造影可见左椎动脉残余狭窄 50%

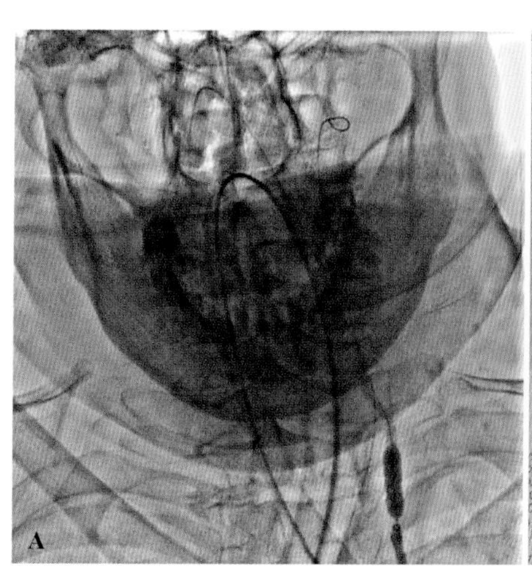

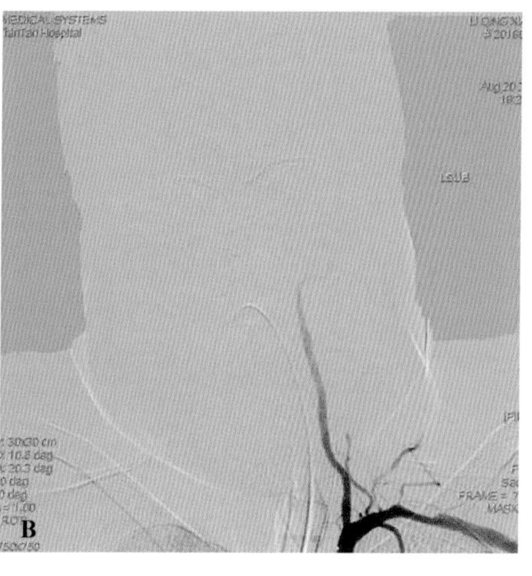

图 3-5-17　支架置入后，左椎动脉造影显示残余狭窄率约 5%。A. 蒙片；B. 减影

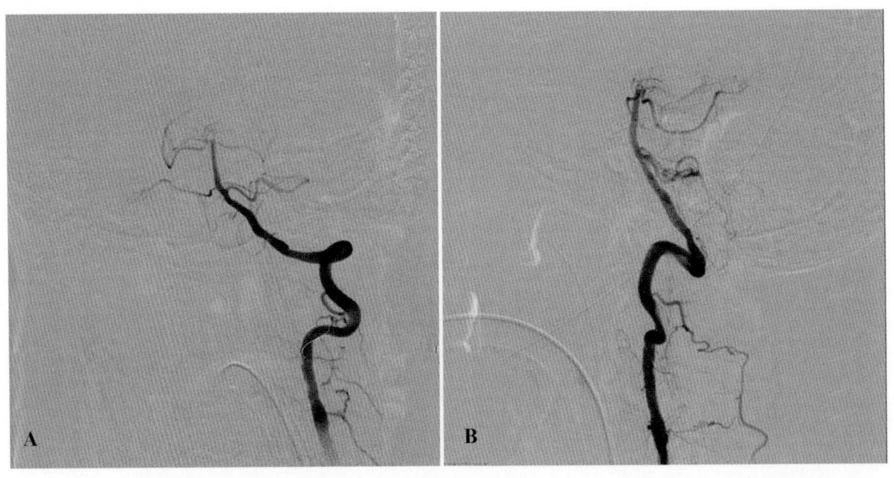

图 3-5-18　左椎动脉造影显示左椎动脉远端显影良好，双侧小脑上动脉以远的基底动脉及双侧大脑后动脉显影浅淡。**A**. 正位；**B**. 侧位

开通后即刻体格检查：昏睡状态，查体部分合作。左侧眼睑下垂，双侧瞳孔正大等圆，直径约 1.5 mm，对光反射灵敏，左眼内收受限，右眼活动可，无眼震。双侧面部感觉对称，双侧咀嚼肌对称有力，双侧额纹、鼻唇沟对称，伸舌居中。左上肢肌力 1 级，左下肢肌力 3 ～ 4 级，右侧肢体肌力 0 级，右侧肌张力稍高，右侧 Babinski 征（＋）。颈软，脑膜刺激征阴性。NIHSS 评分 14 分（意识水平 2 分，意识水平提问 2 分，意识水平指令 1 分，凝视 1 分，右上肢 3 分，语言 2 分，构音障碍 3 分）。

术后复查 CT 显示左侧丘脑、脑干片状梗死灶（图 3-5-19），复查 CTA 显示左椎动脉远端显影良好（图 3-5-20）。

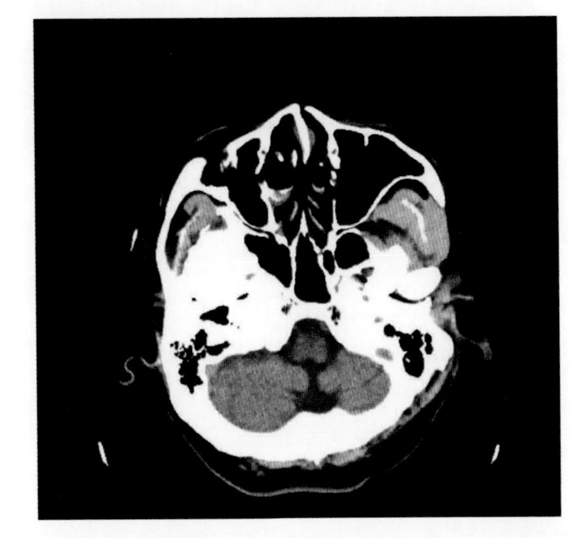

图 3-5-19　术后复查 CT 示左侧丘脑、脑干片状梗死灶

术后第 1 天：昏睡状态，左眼内收受限，左侧肢体肌力 3 级，右侧肢体肌力 1～2 级，构音不清。

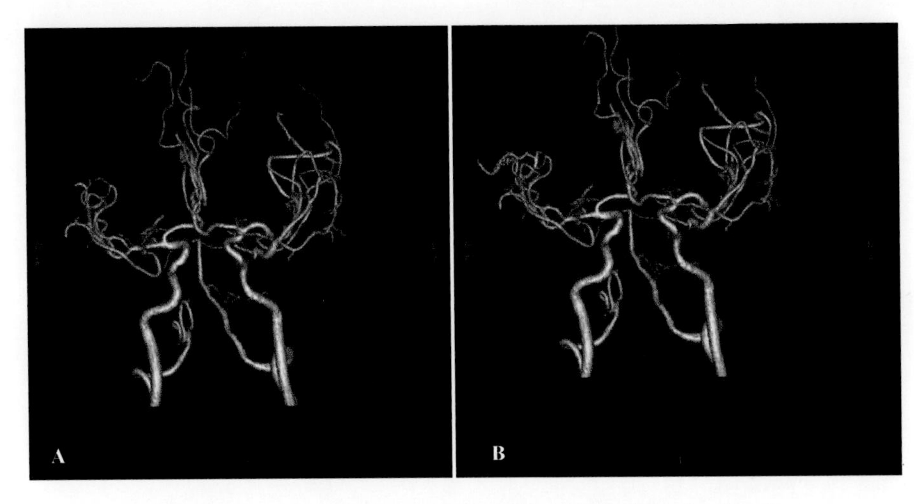

图 3-5-20　术后复查 CTA 示左椎动脉远端显影良好（**A** 和 **B**）

NIHSS 评分 8 分。

术后第 2 天：嗜睡状态，左眼内收受限，左侧肢体肌力 4 级，右侧肢体肌力 4～5 级，构音不清。

术后第 3 天：神志清楚，构音不清，左眼内收受限，左侧肢体肌力 4 级，右侧肢体肌力 4～5 级，双侧病理征未引出。

患者本次病情治疗概况总结如表 3-5-1 和表 3-5-2。

表 3-5-1　患者治疗时间质控

质控点	时间	距到院时长
本次发病时间	8 月 19 日	/
到达我院时间	8 月 20 日 10:00	/
进入导管室	15:45	5 h + 45 min
穿刺时间	16:10	6 h + 10 min
基底动脉再通时间	17:08	7 h + 8 min

表 3-5-2　患者临床评分比较

评分	急诊	术前	术后	出院	90 天
NIHSS	9	9	14	7	5
MRS	5	5	5	4	2

NIHSS，美国国立卫生研究院卒中量表；MRS，改良 Rankin 量表

四、讨论

过去 20 年间，静脉溶栓（intravenous thrombolysis，IVT）一直是急性缺血性卒中患者恢复血流再灌注的唯一有效治疗措施。然而，对于脑大血管闭塞所致急性缺血性卒中患者，IVT 治疗的有效性明显下降，且由于其严格的治疗时间窗与较多的禁忌证，大大限制了 IVT 在临床治疗中的应用[3-4]。在此期间，血管内治疗（endovascular treatment，EVT）进行了多种尝试，从动脉溶栓到血管内机械取栓术。直至 2015 年，急性大血管闭塞性缺血性卒中（AIS-LVO）血管内治疗临床试验方获得阳性结果，成为一项振奋人心的里程碑式革新，是一个新治疗时代的开始，但同时也面临着新的问题和挑战。随着急诊机械取栓术以最高证据级别和推荐意见写入指南，该治疗方法迎来了期盼已久的“春天”。2020 年是急诊机械取栓时代的 5 周年，在这一特殊年代，机械取栓术的探索从阴性结果开始，一路走来，病例选择的精准、取栓材料的改进、急救流程的优化，奠定了机械取栓术临床试验阳性结果的基石。随着急诊机械取栓时代的到来，获益人群不断增多，更多的机械取栓术临床试验全面启动。2018 年，DAWN[5] 和 DEFUSE3[6] 研究将机械取栓术的治疗时间窗延长至 24 h，从而改写了指南；2019 年，在 2018 版指南的基础上进行结构整合，一方面依据 ASTER 研究、Penumbra Separator 3D 研究、COMPASS 研究[7] 等新证据，对符合标准的患者首选直接抽吸取栓术，其结果并不劣于支架取栓术（Ⅰ级推荐，B-R 级证据），另一方面缺血性卒中血管内治疗过程中静脉注射血小板表面糖蛋白Ⅱb/Ⅲa 受体拮抗剂的有效性和安全性尚不确定（Ⅱb 级推荐，C-LD 级证据），进而再次更新指南[8-9]。由此可见，对于机械取栓术的已知仍在不断优化，对于未知仍在不断探索。

相较于前循环，在后循环大血管闭塞所致急性缺血性卒中的患者中，由于脑干小的梗死灶会导致灾难性的后果，因此后循环卒中相较于前循环大血管闭塞致急性缺血性卒中患者的临床预后更差[2]。此外，由于后循环的很多分支来源于椎基底动脉主干，使得深穿支卒中是血管内治疗过程中最常见的并发症之一[10]。因此，目前对于后循环大血管闭塞致急性缺血性卒中血管内治疗的有效性和安全性研究仍需要更多证据。

本例患者病程呈进行性加重，尽管最后一次加重已超过 24 h，但是患者 MRI 检查脑干梗死病灶较小，与 NIHSS 评分 9 分不符合，而且伴有意识障碍，类似 DAWN 研究的入组条件，是决定手术开通的条件（这些条件是 24 h 以内的，24 h 以外的是否也符合还需要更多的临床研究来证实）。

本例患者的发病机制是左椎动脉 V1 段急性闭塞，造成颅内低灌注缺血和闭塞远端形成栓子脱落引发栓塞事件，造影显示尽管同侧有颈深动脉代偿，现阶段仍然不够，况且闭塞段存在长段的血栓，部分栓子脱落是造成颅内脑干栓塞事件发生的部分原因。

本例患者闭塞血管的开通需要技巧，同时也充满风险。当微导管通过闭塞的 V1 段血管进入无血栓的血管真腔后，一定要想到闭塞段栓子脱落的风险（一旦栓子脱落，则直接堵塞发育不良的基底动脉顶端和后穿支动脉，而且没有双侧大脑后

《急性缺血性卒中血管内治疗中国指南2018》

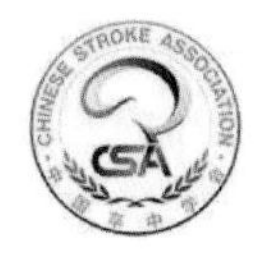

5 指南推荐意见

5.1血管内治疗方案推荐	推荐分类	证据级别
8. 机械取栓后，再通血管存在显著狭窄时，建议密切观察，如狭窄>70%或狭窄影响远端血流(mTICI<2b级)或导致反复再闭塞时，可以考虑**血管成形术**［球囊扩张和(或)支架置入］	Ⅱb类	B级

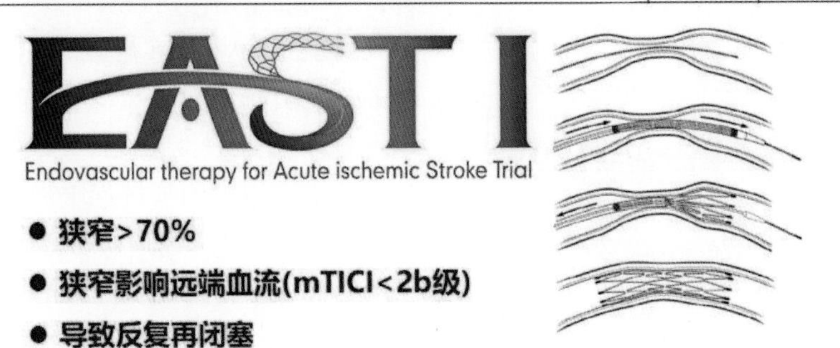

图 3-5-21 《急性缺血性卒中血管内治疗中国指南 2018》关于合并血管狭窄的推荐意见

《急性缺血性卒中血管内治疗中国指南2018》

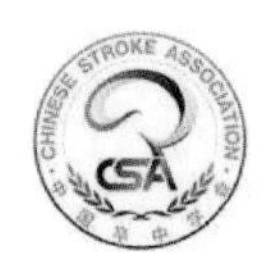

5 指南推荐意见

5.1血管内治疗方案推荐	推荐分类	证据级别
17. 在机械取栓过程中，可以考虑对**串联病变**（颅外和颅内血管同时闭塞）进行血管内治疗	Ⅱb类	B级

图 3-5-22 《急性缺血性卒中血管内治疗中国指南 2018》关于合并血管闭塞等串联病变的推荐意见

动脉可供取栓实施的导丝“着陆区”，意味着取栓极其困难），故将保护伞置于闭塞远端，阻拦脱落的血栓，同时从 8F 导引导管另外独立地进入 5F Navien 抽吸导管对血栓进行最大效率抽吸，尽量清除血栓、减少栓子碎片化脱落，是手术成功的保证。

栓子清除后，残余的 V1 段开口处狭窄支架置入，是保证血管通畅必要的条件，风险是需要双联抗血小板治疗，但狭窄病变在急诊大血管闭塞治疗中较为常见，对于合并血管狭窄、闭塞及串联病变，在《急性缺血性卒中血管内治疗中国指南 2018》中有明确的推荐意见（图 3-5-21 和图 3-5-22）[11]。

参考文献

［1］Wang W，Jiang B，Sun H，et al. Prevalence，incidence，and mortality of stroke in China：results from a nationwide population-based survey of 480687 adults. Circulation，2017，135（8）：759-771.
［2］Singer OC，BerkefeldJ，Noltec H，et al. Mechanical recanalization in basilar artery occlusion：the ENDOSTROKE study. Ann Neurol，2015，77（3）：415-424.
［3］EmbersonJ，Leesk R，LydenP，et al. Effect of treatment delay，age，and stroke severity on the effects of intravenous thrombolysis with alteplase for acute ischaemic stroke：a meta-analysis of individual patient data from randomised trials. Lancet，2014，384（9958）：1929-1935.
［4］Bhatia R，Hill MD，Shobha N，et a1. Low rates of acute recanalization with intravenous recombinant tissue plasminogen

activator in ischemic stroke：real-world experience and a call for action. Stroke，2010，41（1）：2254-2258.

[5] Nogueira RG，Jadhav AP，Haussen DC，et al. Thrombectomy 6 to 24 hours after stroke with a mismatch between deficit and infarct. N Engl J Med，2017，378：11-21.

[6] Albers GW，Marks MP，Kemp S，et al. Thrombectomy for stroke at 6 to 16 hours with selection by perfusion imaging. N Engl J Med，2018，378：708-718.

[7] Broderick JP，Palesch YY，Demchuk AM，et al. The Interventional Management of Stroke（IMS）Investigators. Endovascular therapy after intravenous t-PA versus t-PA alone for stroke. N Engl J Med，2013，368：893-903.

[8] 高峰，徐安定．急性缺血性卒中血管内治疗中国指南2015. 中国卒中杂志，2015，10：590-606.

[9] Siebler M，Hennerici MG，Schneider D，et al. Safety of Tirofiban in acute ischemic stroke：the SaTIS trial. Stroke，2011，42：2388-2392.

[10] Derdeync P，Fiorella D，Lynn MJ，et al. Mechanisms of stroke after intracranial angioplastyand stenting in the SAMMPRIS trial. Neuro surgery，2013，72（5）：777-795.

[11] 霍晓川，高峰．急性缺血性卒中血管内治疗中国指南2018. 中国卒中杂志，2018，13（7）：706-729.

第六节

血管内取栓治疗急性颈内动脉狭窄串联病变

（李昌茂　邓丁伟）

一、引言

大约15%接受血管内取栓治疗的前循环急性缺血性卒中（acute ischemic stroke，AIS）患者存在串联病变（tandem lesion，TL）。串联病变定义为发生在同一根血管的两处及两处以上病变[1]。

有关串联病变的研究中，患者通常男性多于女性（约60% *vs.* 40%）[2]。串联病变患者的结局比孤立性颅内动脉闭塞患者要差，残疾率和死亡率高[3]。

静脉溶栓（IVT）对串联病变患者的疗效较差，推测是由于较大的血栓负荷和低顺行血流阻碍了溶栓药物进入颅内血栓[3]。在缺乏可靠的随机盲法试验数据的情况下，对于接受血管内取栓的AIS患者人群，治疗决策通常很复杂，除医生偏好外，治疗策略还因临床、解剖和技术考虑而异。

二、病例一

（一）病情简介

患者，男性，62岁，主因“家人发现其语言障碍伴右侧肢体无力3 h”入院。

现病史：患者急性起病，3 h前家人发现其不能言语、右侧肢体无力。患者昨夜12时入睡，睡前无不适。今晨8时家人发现患者跌倒在地，不能言语，右侧肢体无力。

既往史：既往吸烟30年，40支/日；有饮酒嗜好。无其他疾病史。

体格检查：右侧肢体肌力0级，NIHSS评分12分（构音障碍4分，右上肢4分，右下肢4分），余神经查体未见异常。

辅助检查：术前头颅CT显示左侧大脑中动脉供血区梗死（图3-6-1）。头颅CTA可见左侧颈内动脉闭塞，前交通动脉开放代偿左侧大脑中动脉可能（图3-6-2）。

（二）治疗过程

术中造影见左侧颈内动脉起始部闭塞、左侧大脑中动脉闭塞（图3-6-3）。

中间导管通过左侧颈内动脉起始部病变后，造影见左侧颈内动脉末端闭塞。因导管已通过颈内动脉C1段起始部病变，且前交通动脉开放可能，遂决定先开通远端恢复颅内供血（图3-6-4）。

Rebar-18微导管送至大脑中动脉M1段远端越过血栓远处，释放Solitaire支架（6.0 mm×30 mm）（图3-6-5）。Solumra技术拉栓后左侧大脑中动脉再通，但M1段仍有血栓可能（图3-6-6），给予替罗非班首剂10 ml后5 ml/h静脉推注。再造影见颈动脉起始部严重狭窄，遂送入Filterwire保护伞后，Sterling球囊（4.0 mm×20 mm）预扩张（图3-6-7）。

放置Wallstant自膨式支架（9 mm×30 mm）覆盖狭窄及颈动脉分叉处。再造影见M1段仍有狭窄可能、不除外血栓，但血流尚可，遂决定替罗非班维持后结束手术（图3-6-8）。

术后20 h复查头颅CT和MRI，见大脑中动脉供血区散在病灶（图3-6-9）。

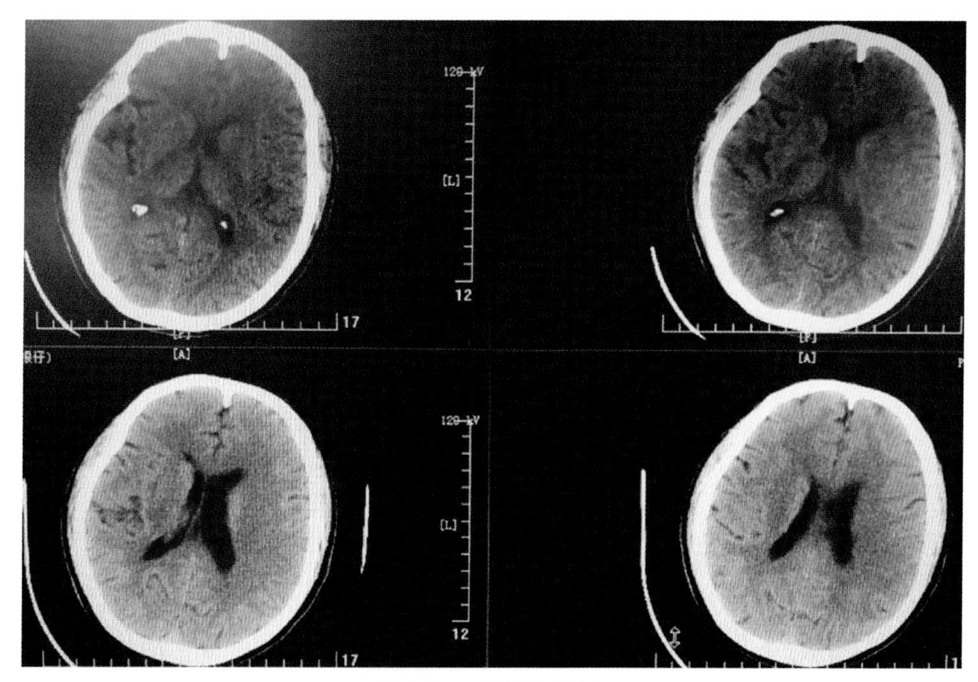

图 3-6-1　术前头颅 CT

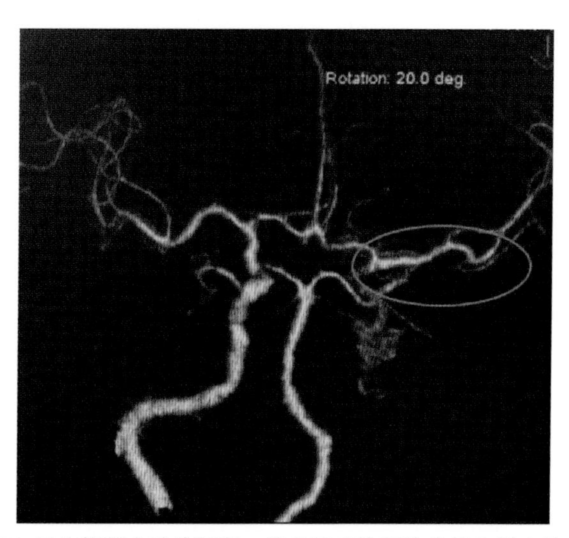

图 3-6-2　术前头颅 CTA 见左侧颈内动脉闭塞，前交通动脉开放代偿左侧大脑中动脉可能（绿圈处）

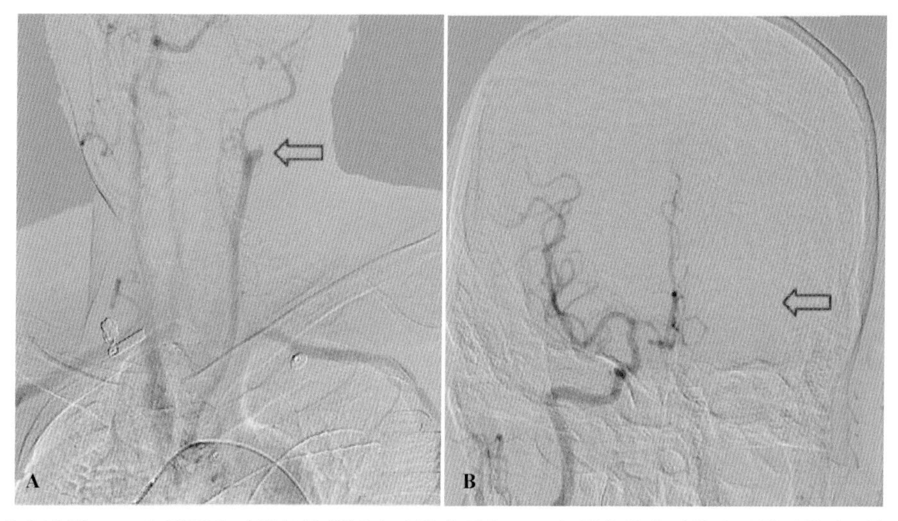

图 3-6-3　术中造影。**A**. 左侧颈内动脉起始部闭塞（箭头示）；**B**. 左侧大脑中动脉未显影（箭头示），提示闭塞

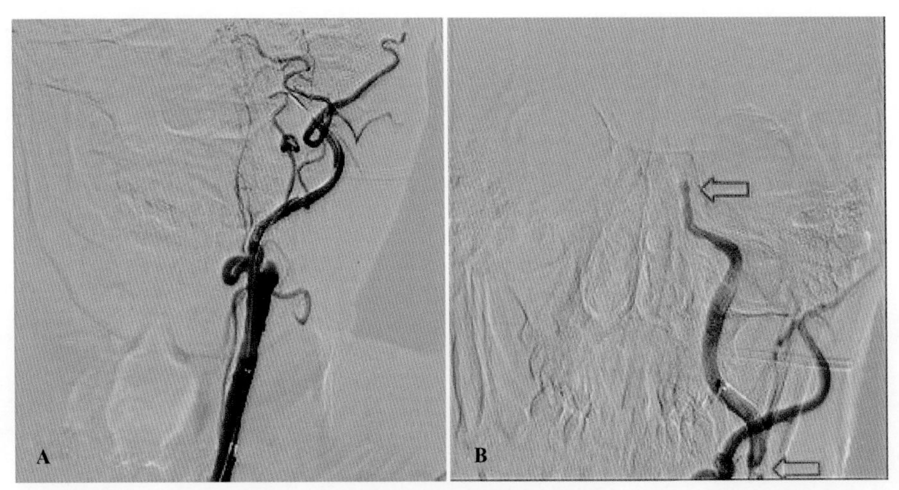

图 3-6-4　**A**. 中间导管通过颈内动脉起始部病变；**B**. 通过起始部病变（下箭头）后造影见左侧颈内动脉末端闭塞（上箭头）

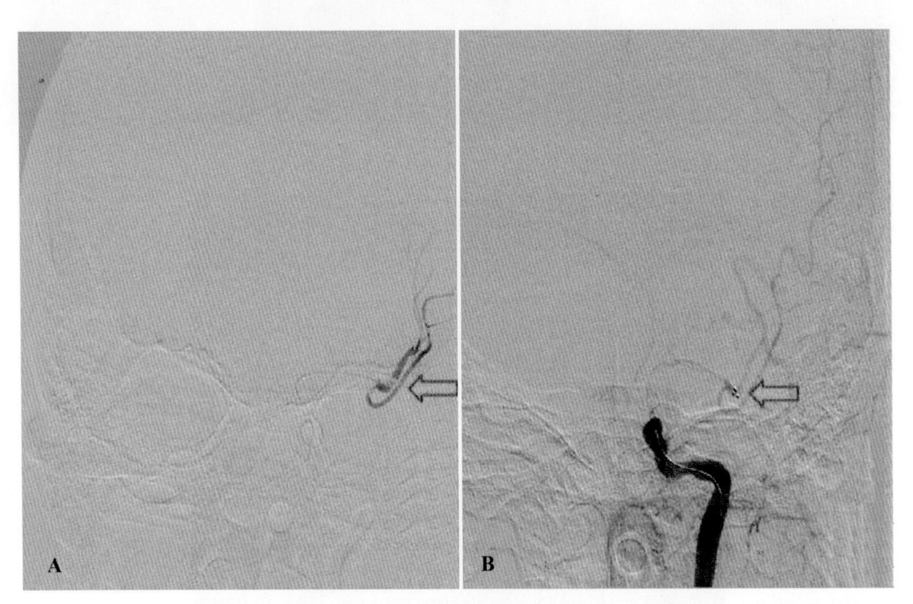

图 3-6-5　支架释放造影图。**A**. Rebar-18 微导管送至 M1 段远端越过血栓远处（箭头示）；**B**. 释放 Solitaire 支架（箭头示）

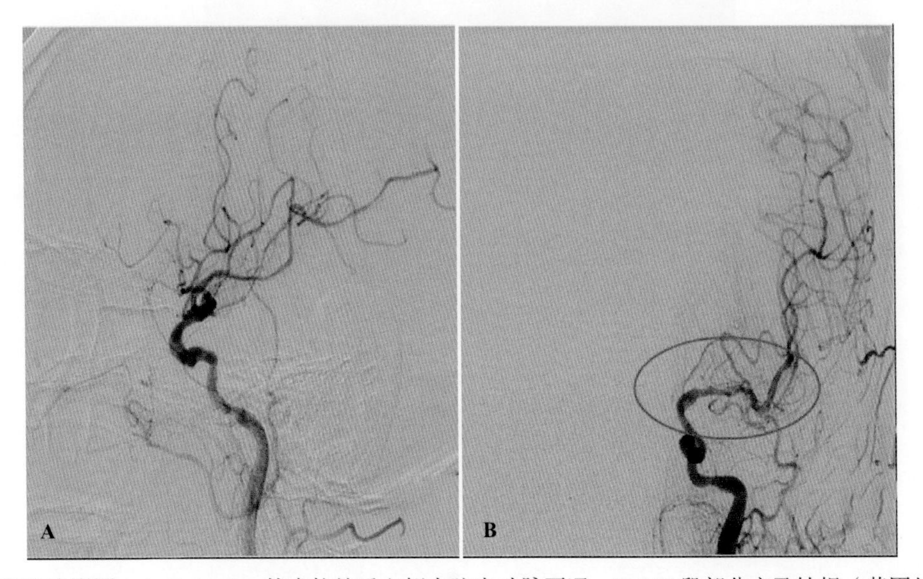

图 3-6-6　拉栓流程造影图。**A**. Solumbra 技术拉栓后左侧大脑中动脉再通；**B**. M1 段部分充盈缺损（黄圈处）提示仍有血栓可能

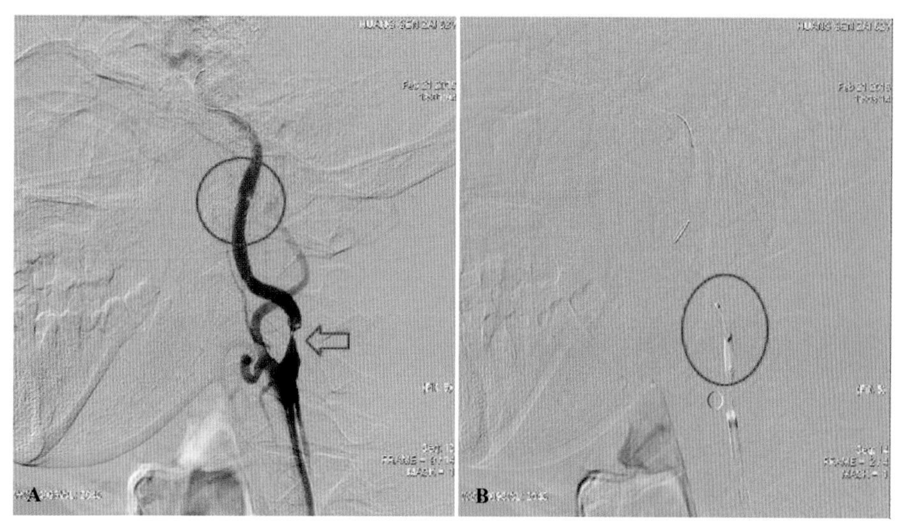

图 3-6-7　球囊扩张造影图。A. 再造影见颈动脉起始部严重狭窄（箭头示），遂送入 Filterwire 保护伞（红圈处）；B. Sterling 球囊预扩张（红圈处）

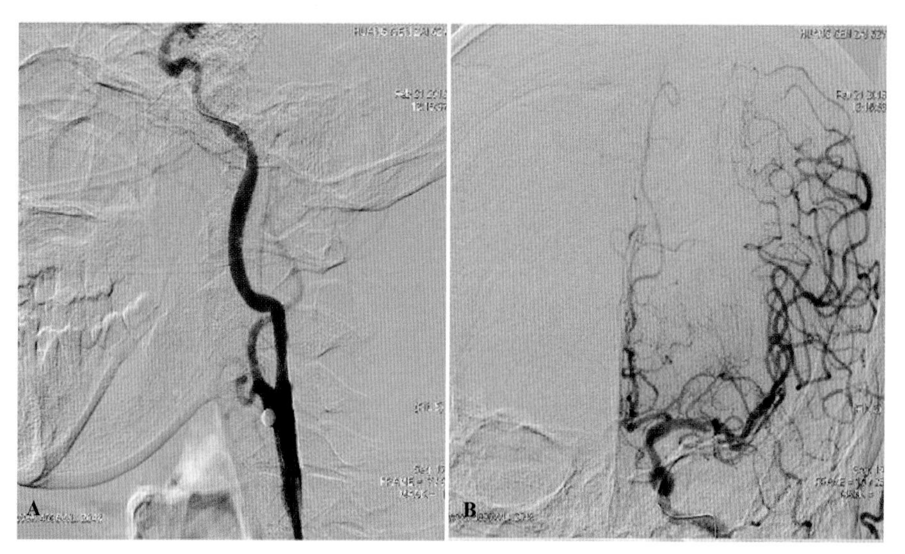

图 3-6-8　自膨式支架释放造影图。A. 放置 Wallstant 自膨式支架覆盖狭窄及颈动脉分叉处；B. 远处血管充盈良好

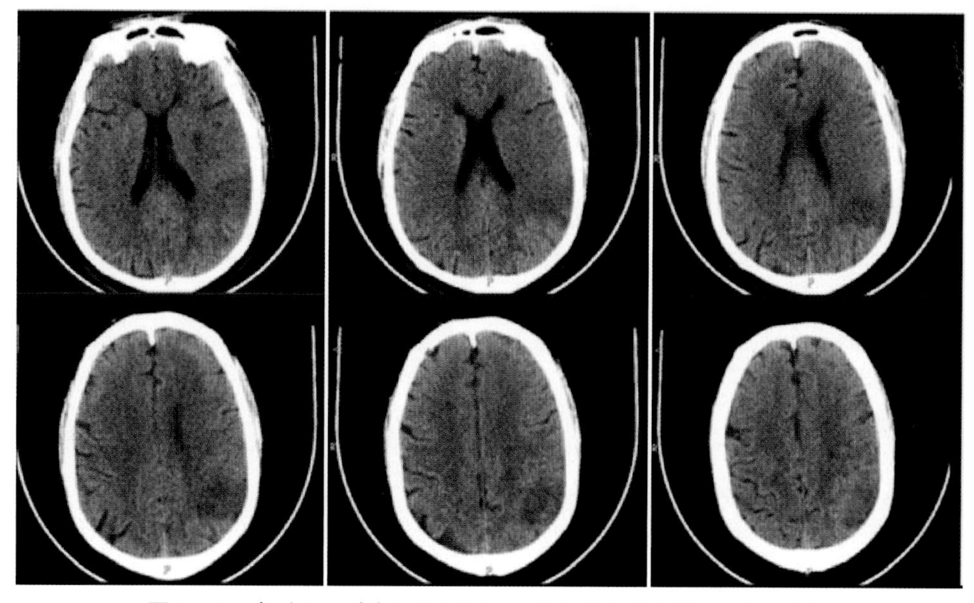

图 3-6-9　术后 20 h 头颅 CT 和 MRI，见大脑中动脉供血区散在病灶

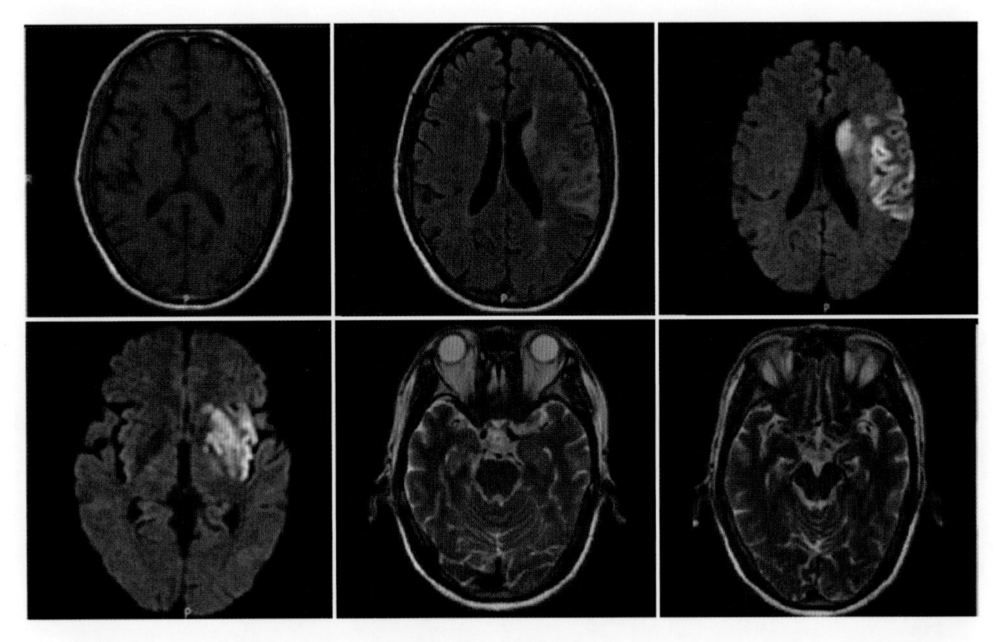

图 3-6-9 （续图）

三、病例二

（一）病情简介

患者，男性，53 岁，主因“突发左侧肢体乏力 2 h 余”入院。

现病史：患者急性起病，2 h 余前在家中洗菜时突发左侧肢体乏力，无法行走，伴言语含糊、流涎，当时无头晕。

既往史：既往否认高血压及糖尿病史。半年前发现右侧颈内动脉狭窄约 80%，未治疗。

体格检查：NIHSS 评分 9 分（构音障碍 1 分，语言障碍 1 分，左上肢 3 分，左下肢 4 分）。

辅助检查：急诊查头颅 CT 未见明显异常（图 3-6-10）。

给予患者阿替普酶静脉泵入，泵入约 14 mg，征得患者及家属同意后予急诊介入治疗。

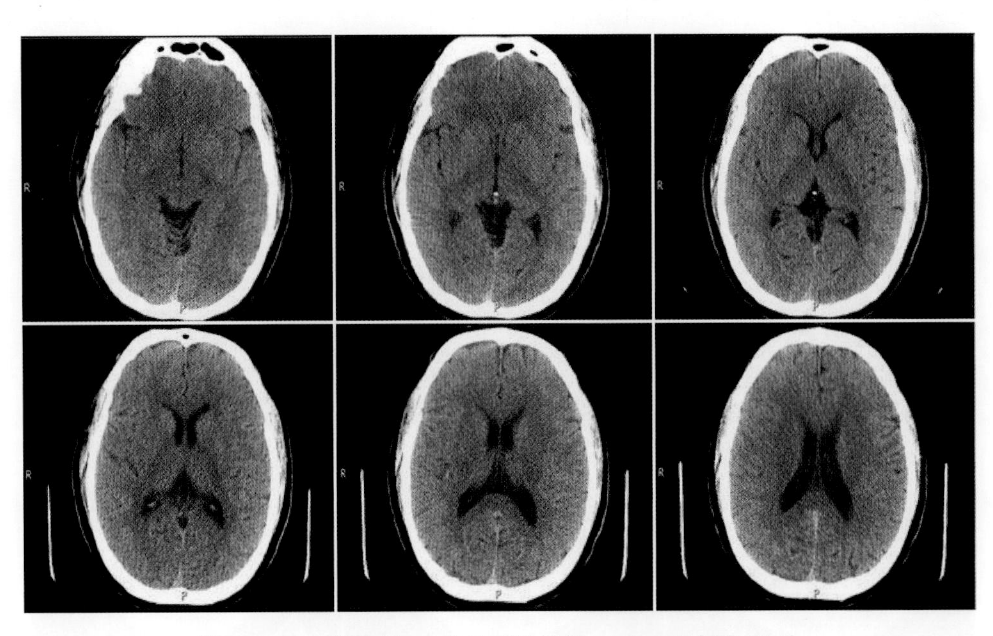

图 3-6-10 术前头颅 CT 未见明显病变，ASPECT 评分 10 分

（二）治疗过程

急诊造影见右侧颈内动脉未显影，对侧前交通动脉代偿 1 级，主要靠右侧大脑前动脉及软脑膜动脉代偿（图 3-6-11）。

因病前已知颈内动脉狭窄，所以考虑颈内动脉起始部狭窄并致远端栓塞可能。首先尝试微导管及微导丝进入颈内动脉，残端隐约可见（图 3-6-12）。

幸运的是微导管及微导丝通过颈内动脉起始部狭窄处，但微导管通过狭窄部位时阻力明显，考虑狭窄较重，中间导管通过困难，此时造影见右侧大脑中动脉分叉远端闭塞可能（图 3-6-13）。

遂决定先行近端支架成形术后再开通远端，送入保护伞至 C1 段远端。在 C1 段起始部狭窄处分别应用 2 mm×20 mm 及 4 mm×20 mm 球囊扩张（图 3-6-14）。

准备行支架治疗，给予盐酸替罗非班维持。

扩张后血流改善不明显，考虑有血栓可能（图 3-6-15），但送入中间导管抽吸后仍未见改善，未抽出血栓，遂决定置入 Wallstent 支架（9.0 mm×40 mm），置入后狭窄明显改善（图 3-6-16）。

再行远端右侧大脑中动脉取栓术，送入 Solitaire 支架（4.0 mm×20 mm），SWIM 技术取栓成功（图 3-6-17）。

术后患者自麻醉中清醒后，肢体肌力基本恢复正常，言语清楚，留有轻度面舌瘫，NIHSS 评

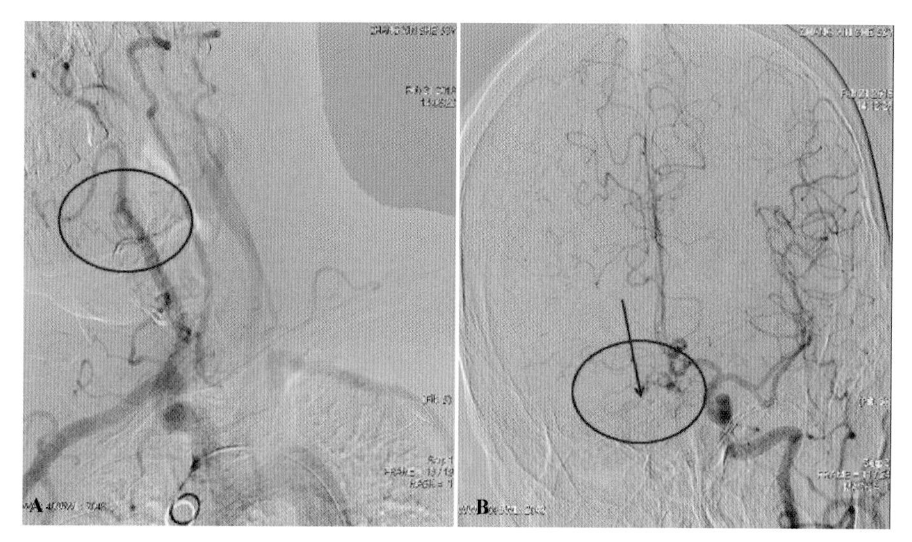

图 3-6-11 急诊造影。**A**. 造影见右侧颈内动脉未显影（红圈处）；**B**. 对侧前交通动脉代偿 1 级（红圈箭头处），主要靠右侧大脑前动脉及软脑膜动脉代偿

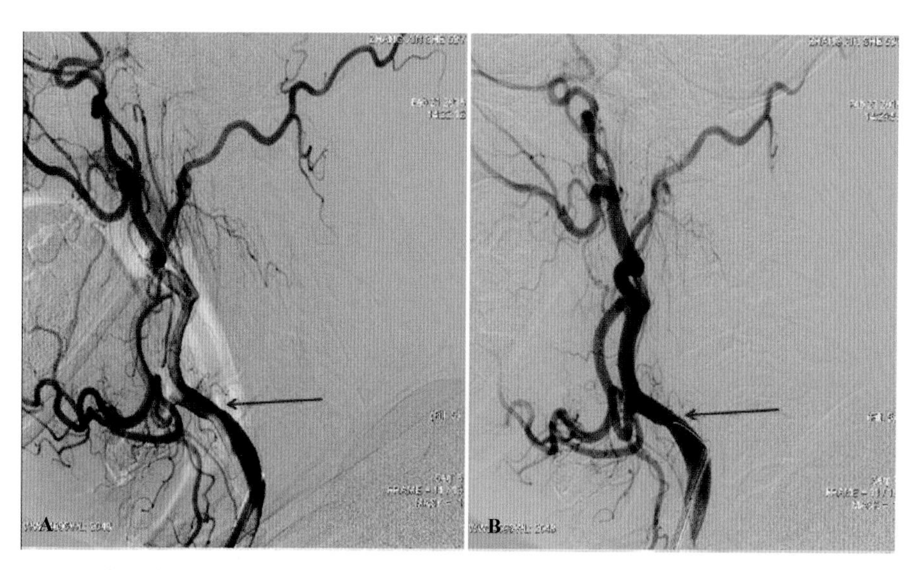

图 3-6-12 颈内动脉造影。**A** 和 **B**. 导引导管造影提示颈内动脉完全闭塞（箭头示），残端隐约可见

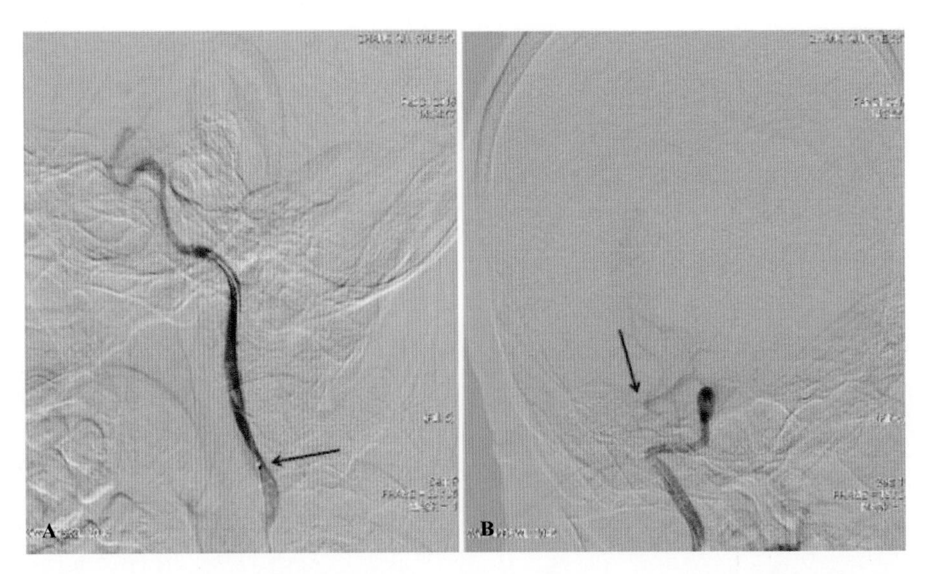

图 3-6-13 **A**. 微导管及微导丝通过颈内动脉起始部狭窄处（侧位，箭头示）；**B**. 造影见右侧大脑中动脉分叉远端闭塞可能（正位，箭头示）

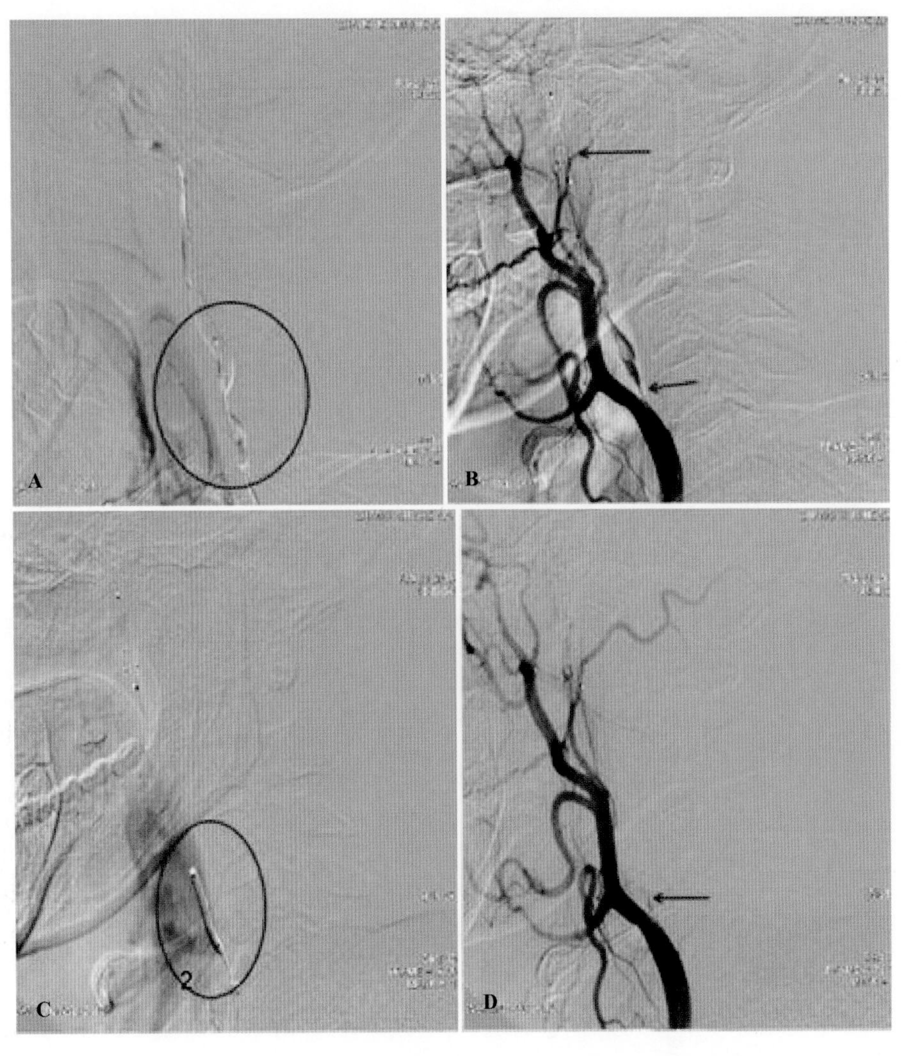

图 3-6-14 送入保护伞至 C1 段远端。**A**. 通过狭窄处（红圈处）；**B**. 打开保护伞至 C1 段远端（上箭头），下箭头为狭窄处；**C**. 在 C1 段起始部狭窄处（红圈处）应用 2 mm×20 mm 球囊扩张；**D**. 球囊扩张后造影，箭头处可见少量对比剂

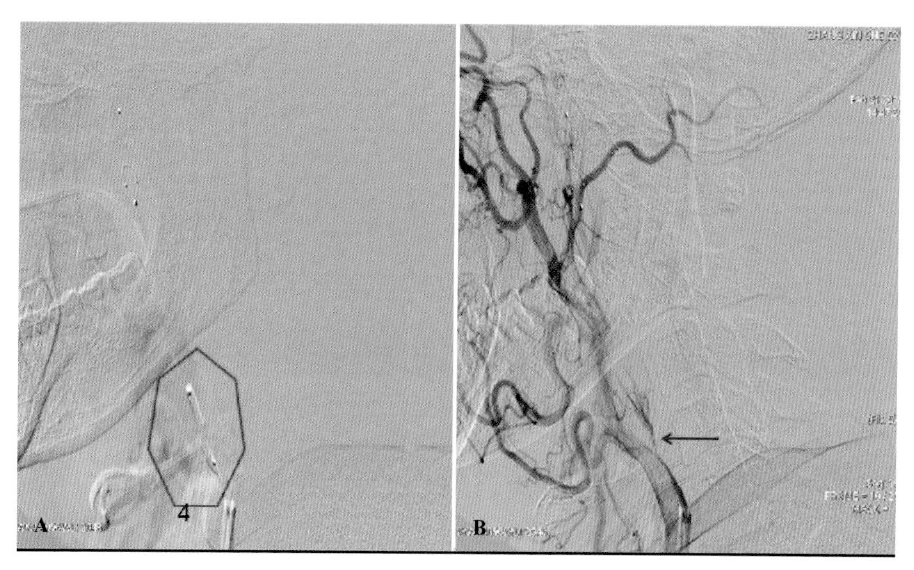

图 3-6-15　准备行支架治疗。A. 在 C1 段起始部狭窄处（红圈处）应用 4 mm×20 mm 球囊扩张；B. 球囊扩张后造影，箭头所指狭窄处仍狭窄，扩张效果不佳

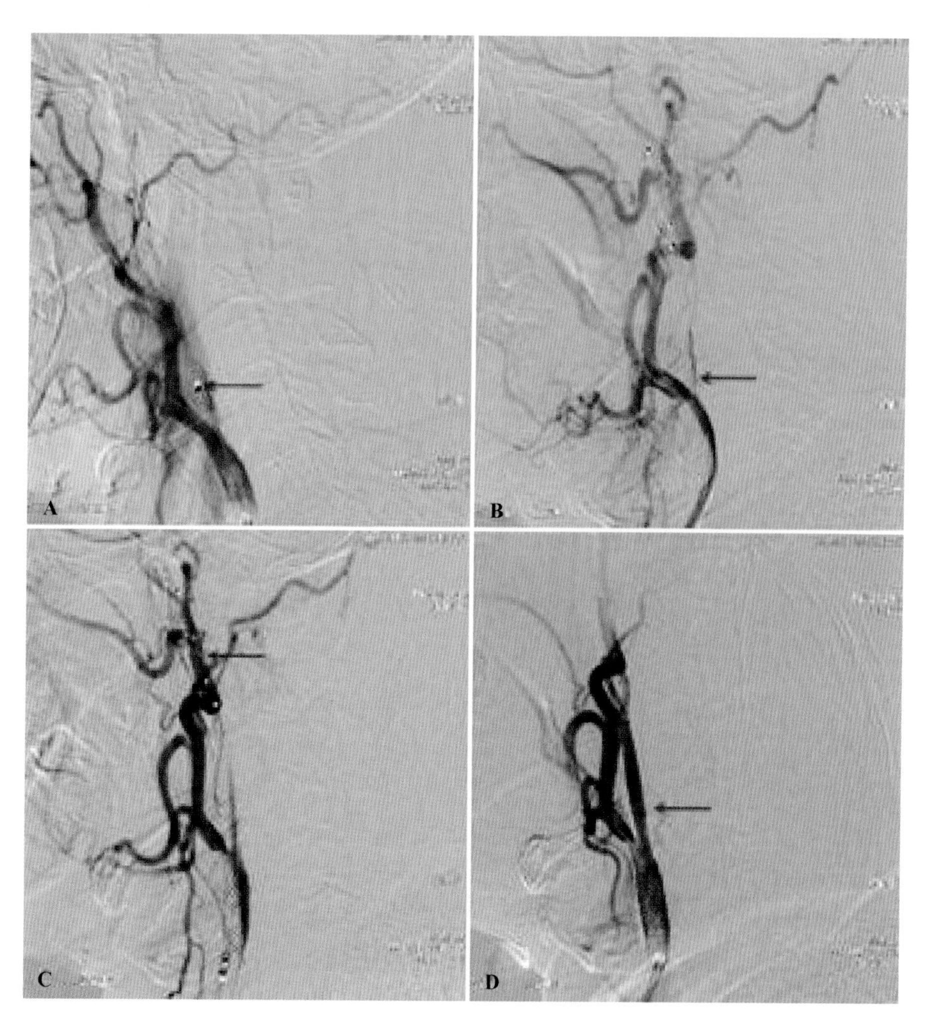

图 3-6-16　支架置入流程。A. 中间导管到位；B. 中间导管抽吸后未抽出血栓，局部血流改善不明显；C. 置入 Wallstent 支架；D. 置入支架后狭窄明显改善

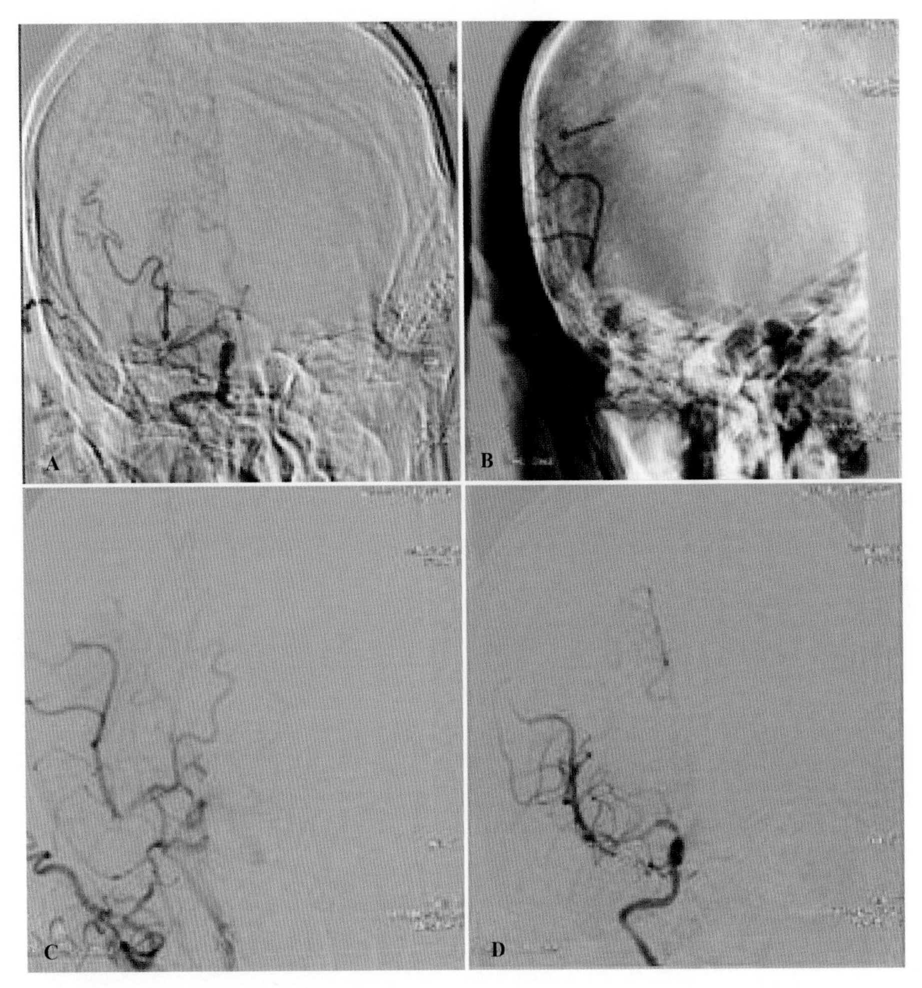

图 3-6-17 SWIM 取栓流程。**A.** 微导管越过大脑中动脉闭塞段（箭头处）；**B.** 微量造影后证实在真腔（箭头处）；**C.** 送入 Solitaire 支架；**D.** SWIM 技术取栓成功后造影，提示前向血流恢复

分 1 分。

术后 20 h 复查 CT 可见右侧大脑中动脉供血区散在病灶，MRA 见血管再通（图 3-6-18）。

出院时情况：1 周后患者留有轻度面舌瘫、走路完全恢复正常。NIHSS 评分 1 分，门诊随诊。

四、讨论

这两例卒中急救直接动脉再通成功治疗的病例，是通过直接动脉内取栓（支架）联合球囊成形及辅助支架成形技术，使不同机制的急性卒中恢复血流再灌注。

对串联病变，开通顺序应根据实际情况选择。

顺行治疗（anterograde therapy）的定义是在远端血运重建之前使用支架置入和（或）血管成形术治疗近端闭塞（先近后远）。远端血运重建技术包括支架修复、动脉内溶栓、微导丝拉栓术或血栓抽吸术。

逆行治疗（retrograde therapy）被定义为以上方法逆序应用于远端至近端（先远后近）。Locka 报告了当首先进行远端拉栓而不是支架置入术时，串联病变患者有更好的预后（52.5% *vs*. 33.3%）[4]。

而一篇纳入 22 项研究的综述表明，对于串联闭塞的脑卒中患者，远端至近端血运重建是一种合理的治疗方法，可以缩短再灌注时间，从而获得更好的功能结果[5]。然而，逆行治疗会导致近端栓子掉落二次堵塞远端分支血管，因此选择逆行治疗时，远端的保护装置也许是必要的。

对于使用远端过滤器或近端栓塞保护装置，文献中的数据几乎仅适用于为一级或二级卒中预防而接受非急性颈动脉支架置入术的患者[6]。在支架置入过程中使用栓塞保护装置的好处仍然存在争议，

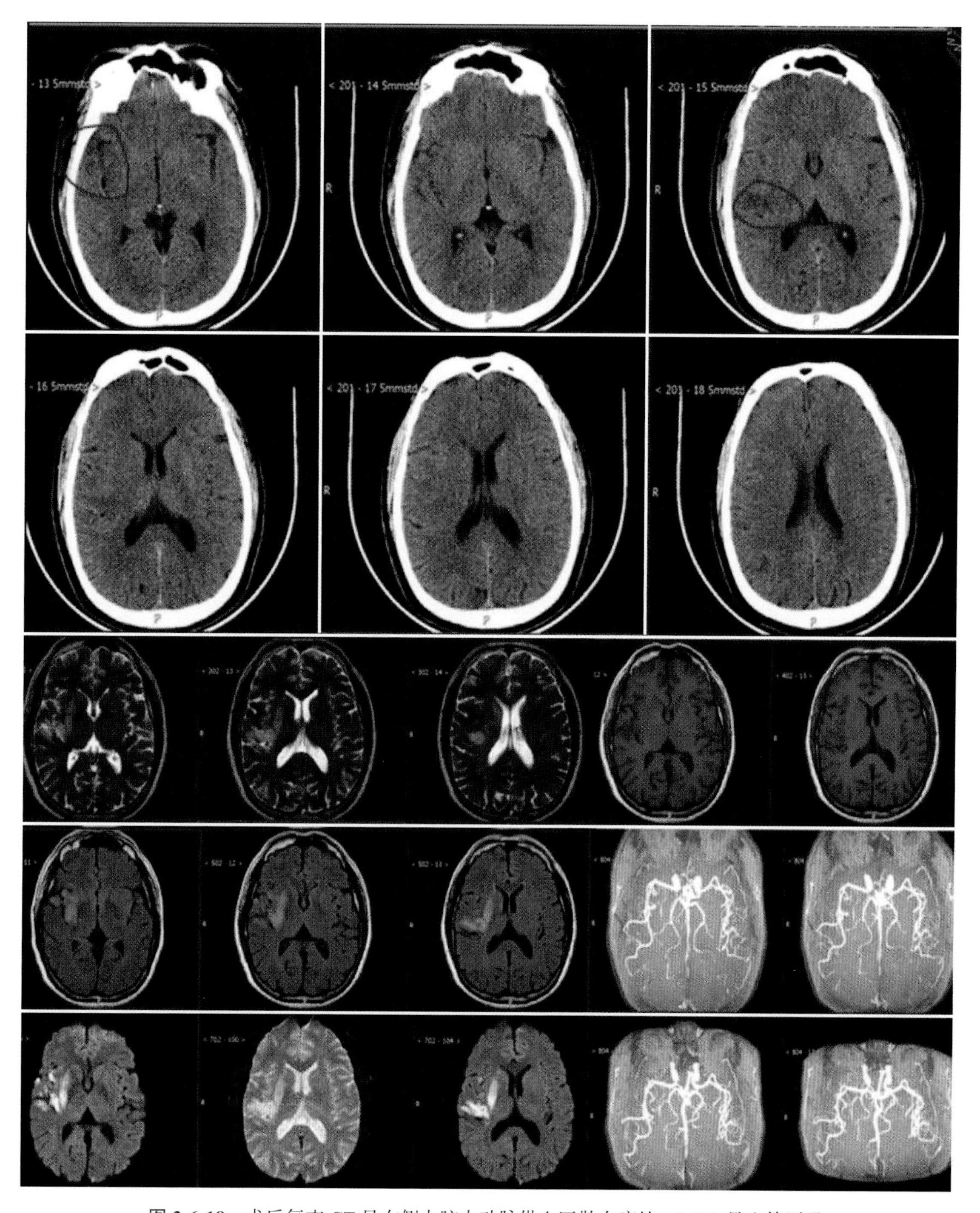

图 3-6-18　术后复查 CT 见右侧大脑中动脉供血区散在病灶，MRA 见血管再通

由于缺乏高质量的比较研究，栓塞保护装置的使用并没有得到普遍认可[7]，而且加用保护伞会增加操作时间以及夹层的风险。但近端血运重建可导致血栓向远端栓塞到未闭塞的分支，因而突出了近端保护在这些病例中的重要性[8]。

参考文献

[1] Jadhav AP，Zaidat OO，Liebeskind DS，et al. Emergent management of tandem lesions in acute ischemic stroke. Stroke，2019，50（2）：428-433.

[2] Papanagiotou P，Haussen DC，Turjman F，et al. Carotid stenting with antithrombotic agents and intracranial thrombectomy leads to the highest recanalization rate in

patients with acute stroke with tandem lesions. JACC Cardiovasc Interv, 2018, 11 (13): 1290-1299.

[3] Kim YS, Garami Z, Mikulik R, et al. Early recanalization rates and clinical outcomes in patients with tandem internal carotid artery/middle cerebral artery occlusion and isolated middle cerebral artery occlusion. Stroke. 2005; 36 (4): 869-871.

[4] Lockau H, Liebig T, Henning T, et al. Mechanical thrombectomy in tandem occlusion: procedural considerations and clinical results. Neuroradiology, 2015, 57 (6): 589-598.

[5] Mbabuike N, Gassie K, Brown B, et al. Revascularization of tandem occlusions in acute ischemic stroke: review of the literature and illustrative case. Neurosurg Focus, 2017, 42 (4): E15.

[6] Ederle J, Featherstone RL, Brown MM. Percutaneous transluminal angioplasty and stenting for carotid artery stenosis. Cochrane Database Syst Rev, 2007, (4): CD000515.

[7] Jacquin G, Poppe AY, Labrie M, et al. Lack of consensus among stroke experts on the optimal management of patients with acute tandem occlusion. Stroke, 2019, 50 (5): 1254-1256.

[8] Omran J, Mahmud E, White CJ, et al. Proximal balloon occlusion versus distal filter protection in carotid artery stenting: a meta-analysis and review of the literature. Catheter Cardiovasc Interv, 2017, 89 (5): 923-931.

第七节

心房颤动患者基底动脉急性栓塞的 Y 型支架取栓

（温昌明　闻公灵　孙军　汪宁　刘义锋　王彦平　尤为）

一、引言

双支架取栓适用于：明确的栓塞性病变、血管发育和血管壁条件好，单支架和抽吸取栓失败的分叉部顽固性高负荷量血栓。双支架取栓可增加局部径向支撑力，增加支架切割力、接触面积及血栓缠绕能力，提高开通率。

二、病情简介

患者，男性，77 岁，醒后卒中，主因“发现意识不清约 7 h”入院。

现病史：患者 7 h 前于醒后无明显诱因突发意识不清，遂急诊入我科治疗。

既往史：既往高血压病史 6 年余，血压最高 200/100 mmHg，平时未规律服药及监测血压；心房颤动 3 年余，未服用华法林等口服抗凝药物。否认肾病、糖尿病等病史。无其他特殊用药史。否认抽烟、饮酒。

体格检查：入院查体显示双侧巴宾斯基征阳性。

患者急起昏迷，双侧巴宾斯基征阳性。定位诊断：脑干可能性大，责任血管为椎基底动脉系统。发病机制：心房颤动导致栓塞可能性大；合并高血压，大动脉粥样硬化性狭窄血栓形成亦不能排除。后循环梗死致昏迷，预后极差，不行动脉取栓治疗，患者几乎无生存可能，急诊开通血管，尚有一线生机。

三、治疗过程

首先行全脑血管造影（图 3-7-1），见双侧椎动

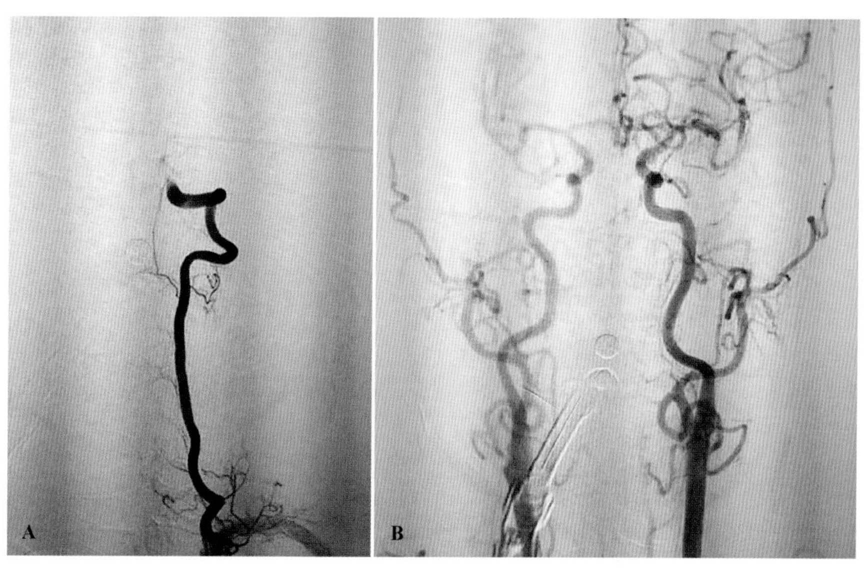

图 3-7-1　DSA 显示基底动脉内血栓形成，双侧颈内动脉系统血流通畅。A. 基底动脉；B. 颈内动脉

脉纤细，左侧椎动脉优势，基底动脉内血栓形成，基底动脉尖不可见。双侧颈内动脉系统血流通畅，未见狭窄，后交通动脉未开放。

微导管携微导丝至右侧大脑后动脉远端，造影证实右侧大脑后动脉显影，Solitaire 支架释放至血栓段（图 3-7-2 A），留置 5 min 后，未拉出血栓（图 3-7-2 B）。

血栓较硬，考虑为心房颤动血栓，换至左侧大脑后动脉远端，造影证实左侧大脑后动脉显影，Solitaire 支架释放至血栓段（图 3-7-3 A），留置 5 min 后，造影显示血管部分开通（图 3-7-3 B）。

反复取栓 5 次未通，考虑血栓太大，质地坚硬。遂考虑应用 Y 型双支架释放拉栓。微导管携微导丝至基底动脉远端，造影证实左侧大脑后动脉显影，Solitaire 支架释放至血栓段，拉出支架导管，留置支架（图 3-7-4 A）。

微导管携微导丝穿第一个支架网眼至右侧大脑后动脉远端，造影证实右侧大脑后动脉显影，Solitaire 支架释放至血栓段（图 3-7-4 B）。同时拉出双支架（图 3-7-5），可见约 1 cm 长条状质地坚硬的血栓（图 3-7-6）。造影显示基底动脉血流通畅，颅内血流恢复正常（图 3-7-7）。图 3-7-8 为 Y 型双支架释放拉栓示意图。

四、讨论

心房颤动（房颤）是缺血性卒中的重要危险因素之一，是心源性卒中的主要原因，占所有缺血性卒中病例的 20% ～ 30%[1-2]。房颤诱发缺血性卒中的潜在机制包括血流停滞产生血栓栓塞、房颤本身

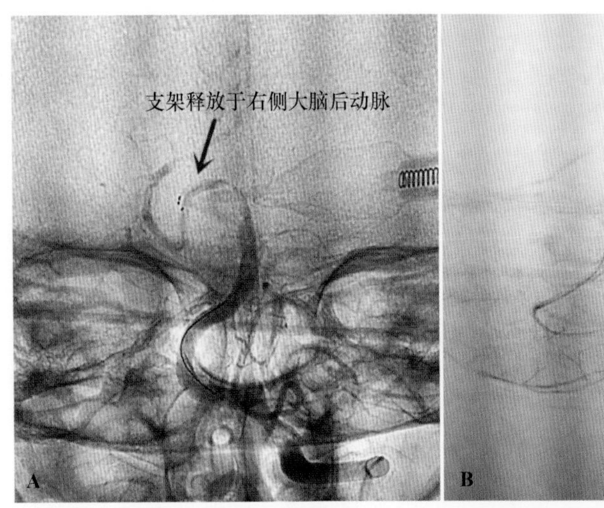

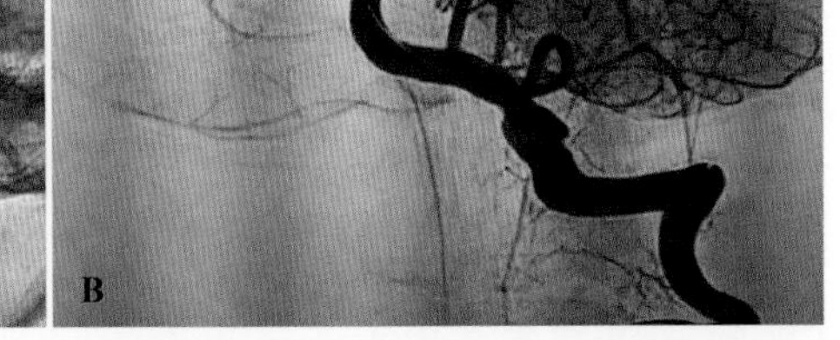

图 3-7-2　Solitaire 支架取栓。**A.** 支架释放于右侧大脑后动脉；**B.** 造影显示未拉出血栓

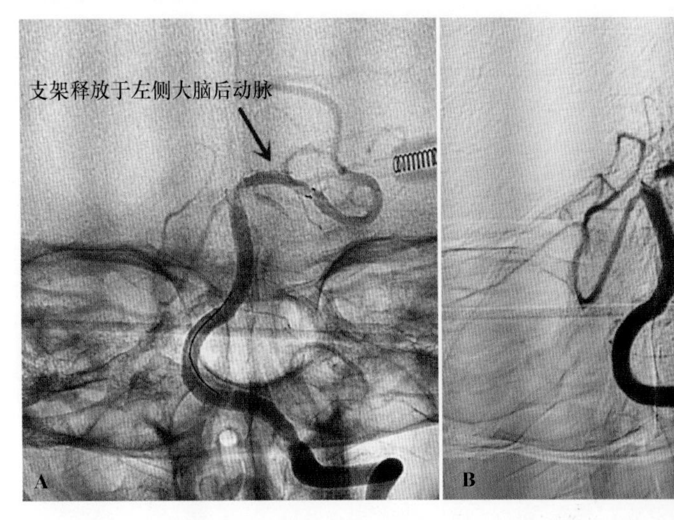

图 3-7-3　再次 Solitaire 支架取栓。**A.** 支架释放于左侧大脑后动脉；**B.** 造影提示血管部分开通

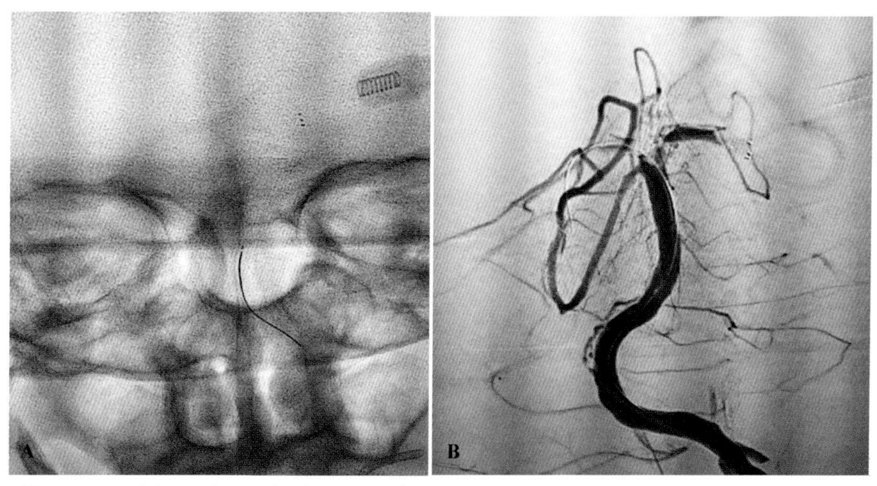

图 3-7-4　A. 第一枚 Solitaire 支架释放至左侧大脑后动脉血栓段；B. 第二枚 Solitaire 支架释放至右侧大脑后动脉血栓段

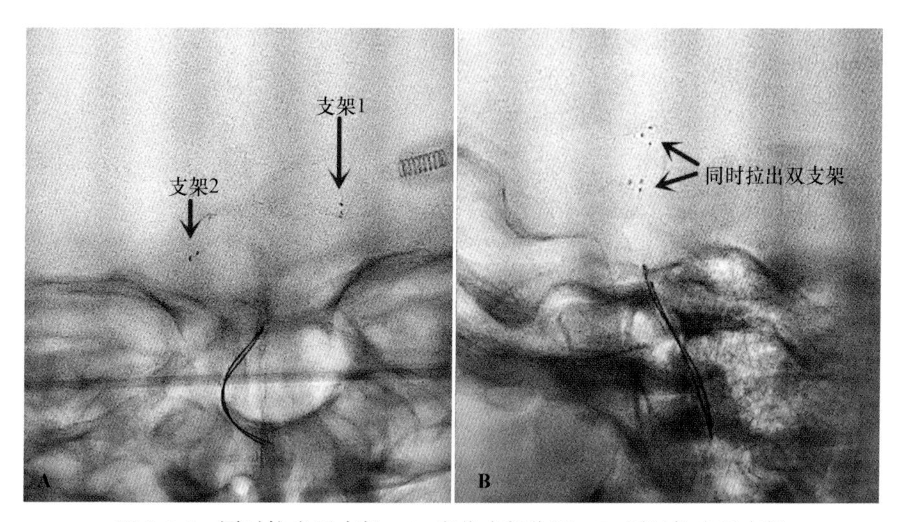

图 3-7-5　同时拉出双支架。A. 定位支架位置；B. 同时拉出双支架

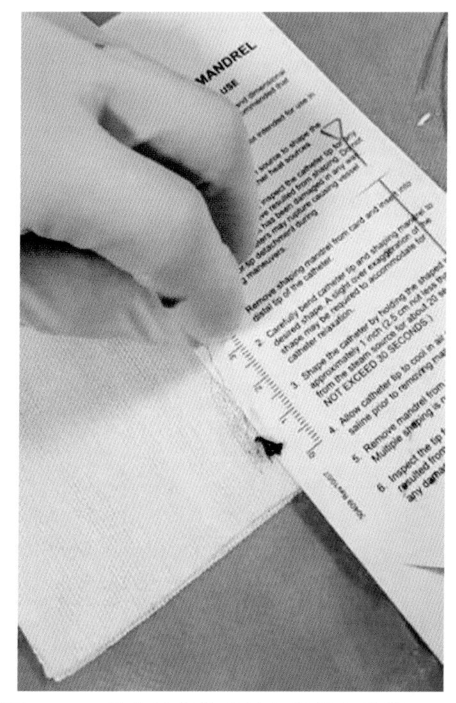

图 3-7-6　拉出长条状质地坚硬的血栓约 1 cm

的血小板聚集和凝血功能增强，以及血管壁的炎症和异常变化[3]。根据研究，房颤患者的卒中明显比非房颤患者更严重，预后也更差，尤其是在老年人中[4-5]。

介入取栓术已经成为大血管闭塞急性缺血性卒中（acute ischemic stroke with large vessel occlusion，AIS-LVO）患者的治疗标准，此前公布了 5 项重要的随机临床试验[6-10]，尤其是前循环卒中患者。在这个介入取栓时代，需要重新审视房颤相关的缺血性卒中的不良结局。荷兰的急性缺血性卒中血管内治疗多中心随机临床试验（MR CLEAN）的亚组分析显示，房颤患者的介入取栓治疗效果低于非房颤患者，但差异无统计学意义[11]。

基底动脉尖、颈内动脉末端分叉部高负荷血栓病变，一般包括几个方面：血栓核心质地坚韧、体积较大、成型血栓或纤维化血栓成分较长、血栓向两端弥漫性延伸导致血栓总体负荷体积较大。这时

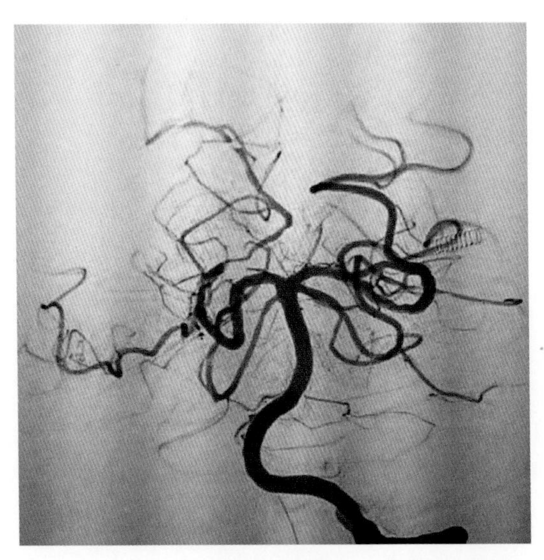

图 3-7-7 造影显示基底动脉血流通畅，颅内血流恢复正常

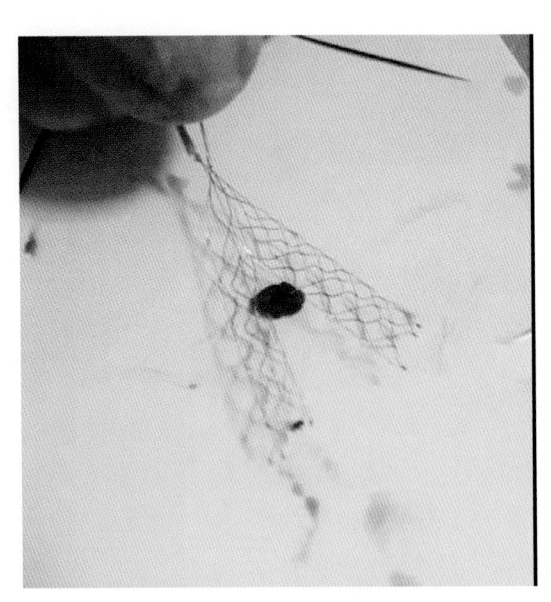

图 3-7-8 Y 型双支架取栓原理演示

单支架取栓往往效果差，反复取栓仍失败，延长开通时间，增加并发症，预后差，需要应用一些血管内补充技术来提高开通效率，如血栓抽吸、支架取栓联合血栓抽吸（Solumbra、SWIM）、双支架取栓、球囊扩张、支架释放、动脉溶栓等，作为单支架取栓失败的补充或挽救手段。

尽管双支架取栓应用于适当的病例，可提高开通率，但可能存在对血管牵拉损伤过大、支架相互铰链取出困难等并发症，增加费用，一般情况下不推荐。不能除外狭窄性或者夹层性病变、血管发育差、血管纤细、动脉硬化严重的患者，需谨慎应用该技术。

参考文献

[1] Wolf PA, Abbott RD, Kannel WB. Atrial fibrillation as an independent risk factor for stroke: the Framingham Study. Stroke, 1991, 22: 983-988.

[2] January CT, Wann LS, Alpert JS, et al. ACC/AHA Task Force Members. 2014 AHA/ACC/HRS guideline for the management of patients with atrial fibrillation: executive summary: a report of the American College of Cardiology/American Heart Association Task Force on practice guidelines and the Heart Rhythm Society. Circulation, 2014, 130: 2071-2104.

[3] Watson T, Shantsila E, Lip GY. Mechanisms of thrombogenesis in atrial fibrillation: Virchow's triad revisited. Lancet, 2009, 373: 155-166.

[4] Jørgensen HS, Nakayama H, Reith J, et al. Acute stroke with atrial fibrillation. The Copenhagen Stroke Study. Stroke, 1996, 27: 1765-1769.

[5] Dulli DA, Stanko H, Levine RL. Atrial fibrillation is associated with severe acute ischemic stroke. Neuroepidemiology, 2003, 22: 118-123.

[6] Berkhemer OA, Fransen PS, Beumer D, et al. MR CLEAN Investigators. A randomized trial of intraarterial treatment for acute ischemic stroke. N Engl J Med, 2015, 372: 11-20.

[7] Goyal M, Demchuk AM, Menon BK, et al. ESCAPE Trial Investigators. Randomized assessment of rapid endovascular treatment of ischemic stroke. N Engl J Med, 2015, 372: 1019-1030.

[8] Campbell BC, Mitchell PJ, Kleinig TJ, et al. EXTEND-IA Investigators. Endovascular therapy for ischemic stroke with perfusion-imaging selection. N Engl J Med, 2015, 372: 1009-1018.

[9] Saver JL, Goyal M, Bonafe A, et al. SWIFT PRIME Investigators. Stent-retriever thrombectomy after intravenous t-PA vs. t-PA alone in stroke. N Engl J Med, 2015, 372: 2285-2295.

[10] Jovin TG, Chamorro A, Cobo E, et al. REV ASCAT Trial Investigators. Thrombectomy within 8 hours after symptom onset in ischemic stroke. N Engl J Med, 2015, 372: 2296-2306.

[11] Heshmatollah A, Fransen PSS, Berkhemer OA, et al. Endovascular thrombectomy in patients with acute ischaemic stroke and atrial fibrillation: a MR CLEAN subgroup analysis. Eurointervention, 2017, 13: 996-1002.

第八节

基底动脉尖血栓迁移到大脑后动脉的急诊支架取栓治疗

（陈红兵　吕健）

一、引言

基底动脉尖综合征（top of the basilar syndrome，TOBS）是指由于各种病因所致的以基底动脉顶端为中心组成“干”字形结构的5条血管（即双侧小脑上动脉、双侧大脑后动脉和基底动脉上端）的血液循环障碍而引起的以中脑、丘脑、小脑、枕叶和颞叶不同程度损害的一组综合征[1]，是比较常见的一种颅内血管急性闭塞性疾病。但是颅内分支动脉闭塞急诊再通的治疗策略还不明确，这里以一例基底动脉尖和大脑后动脉急性闭塞的取栓病例为例，分享我们的治疗经验。

二、病情简介

患者，男性，68岁，主因“突发眩晕伴右侧肢体乏力1 h余”入院。

现病史：患者1 h余前突然出现眩晕，言语含糊，同时右侧肢体乏力，伴右侧面部、肢体麻木。

既往史：高血压10年，冠心病经皮冠状动脉介入治疗（PCI）术后8年。

体格检查：言语不利，右侧鼻唇沟较对侧浅，右上肢肌力3级，右下肢肌力4级，右侧痛触觉较左侧降低，右侧巴宾斯基征阳性，NIHSS评分5分。

辅助检查：急诊心电图示窦性心律。急诊多模式CT见头颅CT平扫未见明显异常（图3-8-1）；脑血管CTA见基底动脉尖部充盈缺损（图3-8-2和图3-8-3）；脑CTP示双侧大脑后动脉供血区TTP延长（图3-8-4）；颈部CTA示右侧椎动脉开口重度狭窄，左侧椎动脉开口轻度狭窄，双侧颈内动脉起始部轻度狭窄（图3-8-5）。

三、治疗过程

发病4.5 h内，予以静脉溶栓，基底动脉尖栓塞，危害大，病情可能会进一步加重，有介入治疗指征。

给予患者静脉溶栓，启动溶栓5 min后，患者症状较前进展，呈嗜睡状，双眼向右凝视，右侧肢体不能抬离床面，NIHSS评分19分。经和患者家属沟通后，家属同意行急诊血管内介入治疗，并签署知情同意书。

采用同轴技术将6F Cook长鞘（70 cm）头端送至左侧锁骨下动脉近段，造影显示左侧椎动脉开口轻度狭窄，左侧椎动脉V1段和V2段近端迂曲（图3-8-6 A）。经0.035 in泥鳅导丝将Navien中间导管（0.058 in，125 cm）送至左侧椎动脉V3段，而后应用Rebar-18微导管和BMW微导丝将中间导管送至基底动脉近端，造影显示原基底动脉尖部血栓已经迁移到右侧大脑后动脉P2段，造成管腔闭塞（图3-8-6 B）。BMW微导丝通过右侧大脑后动脉闭塞段较为困难，将微导管抵近造影显示，微导管头端位于血栓内（图3-8-6 C）。释放Solitaire AB取栓支架（4 mm×20 mm）后造影，支架前端标志点位于血栓内，展开不良，无明显前向血流（图3-8-6 D）。回收取栓支架，取出少许红色血栓，造影示右侧大脑后动脉闭塞未通（图3-8-6 E）。

BMW微导丝再次尝试通过血栓失败后，以

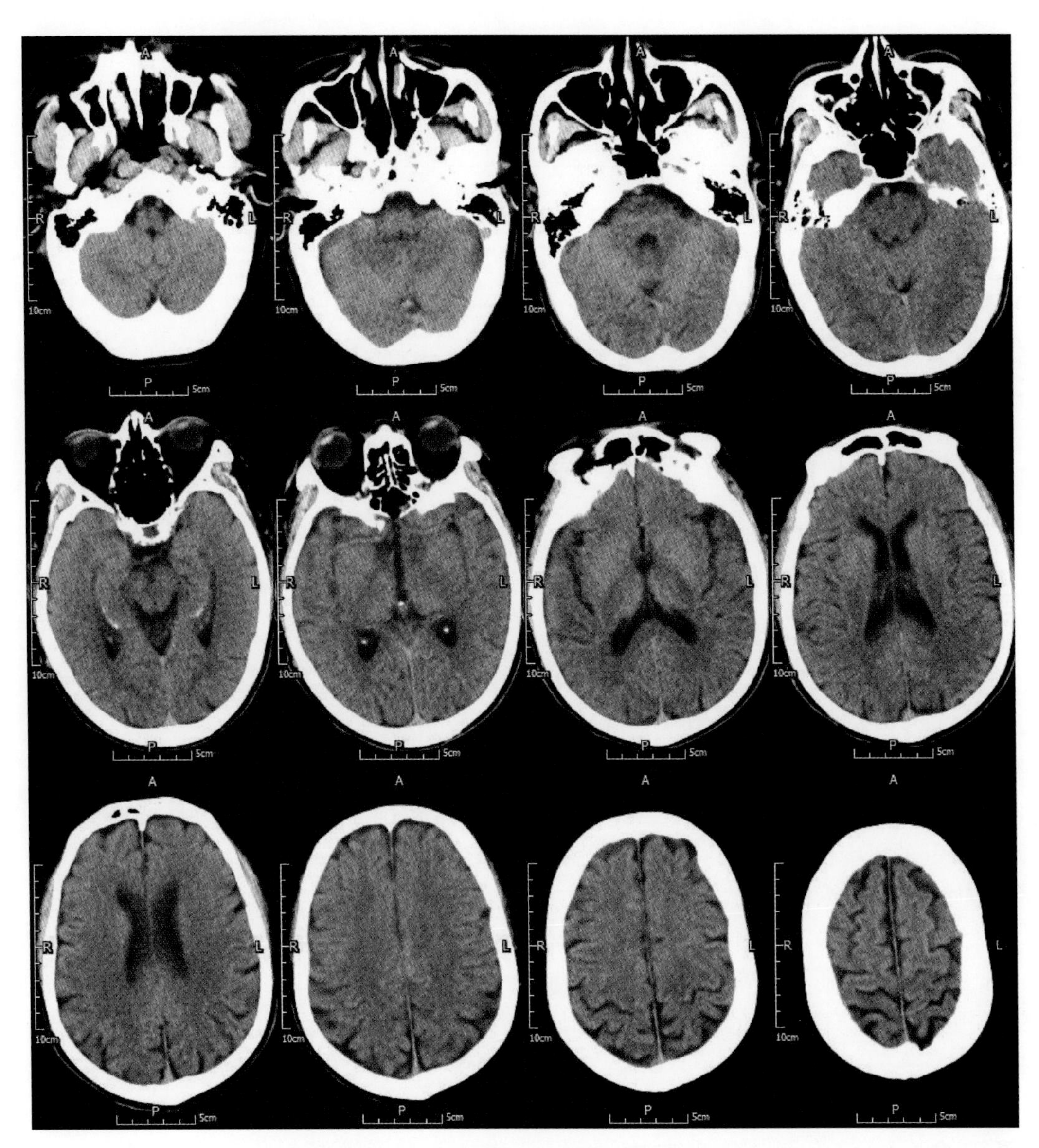

图 3-8-1 头颅 CT 平扫未见明确异常

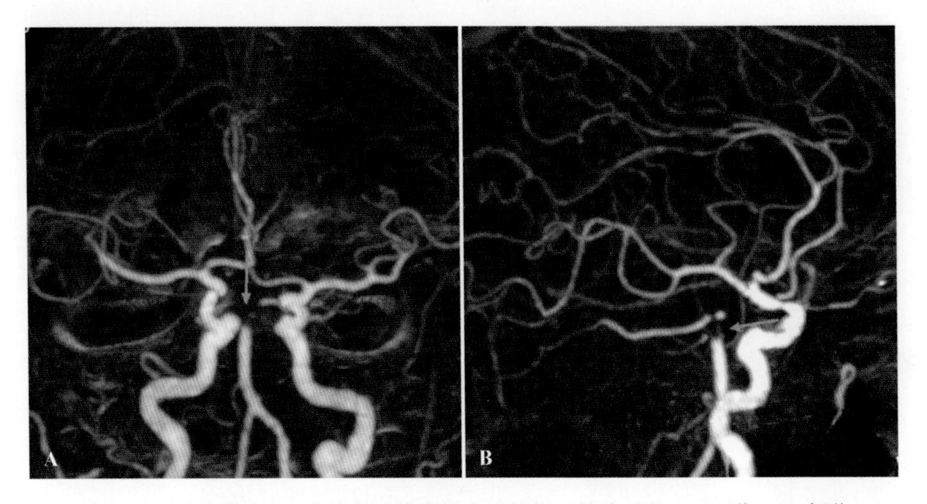

图 3-8-2 脑血管 CTA 示基底动脉尖部充盈缺损（箭头示）。A. 正位；B. 侧位

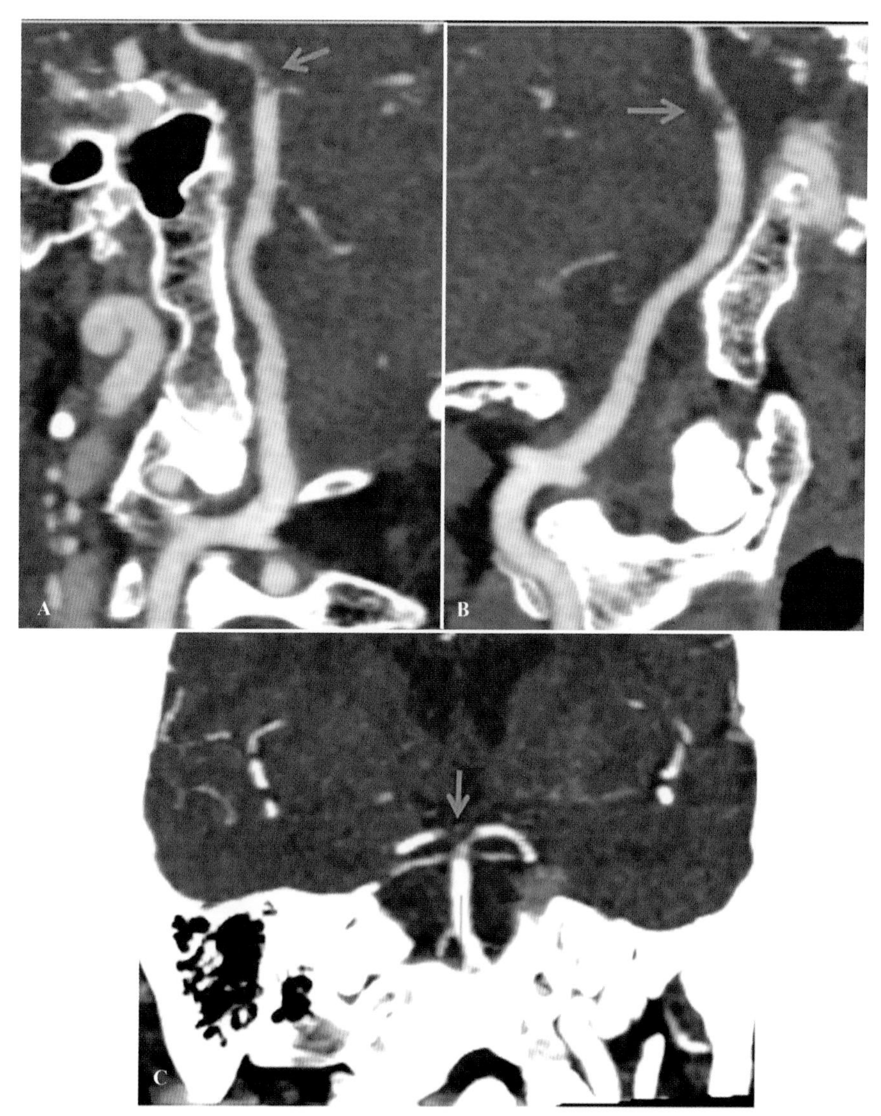

图 3-8-3　头颅 CTA 示基底动脉尖部充盈缺损（箭头示）。**A ～ C**. 不同角度最大密度投影（MIP）成像

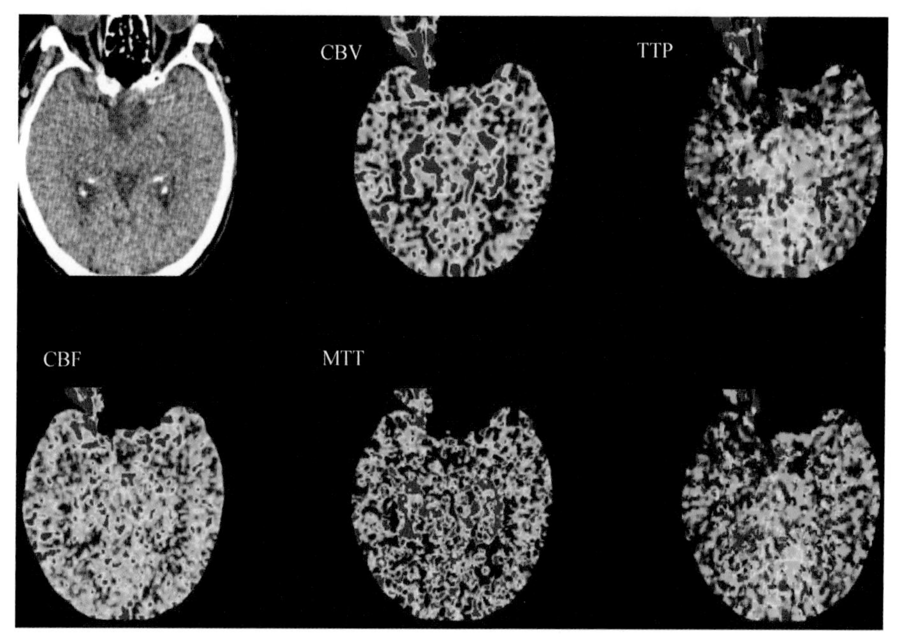

图 3-8-4　脑 CTP 示双侧大脑后动脉供血区 TTP 延长

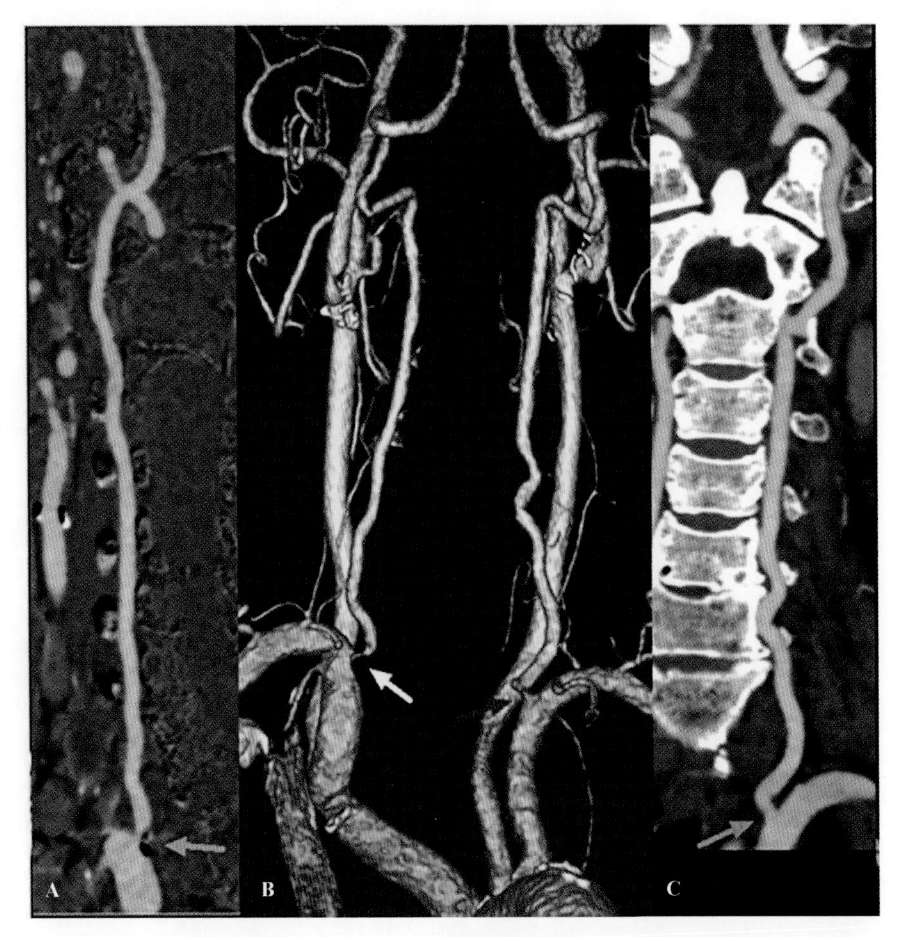

图 3-8-5 颈部 CTA 示右侧椎动脉开口重度狭窄，左侧椎动脉开口轻度狭窄，双侧颈内动脉起始部轻度狭窄。**A**. 右侧椎动脉开口；**B**. 正位三维重建；**C**. 左侧椎动脉开口

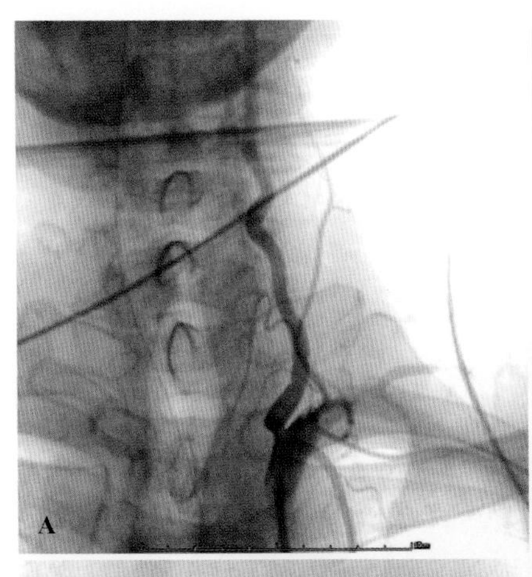

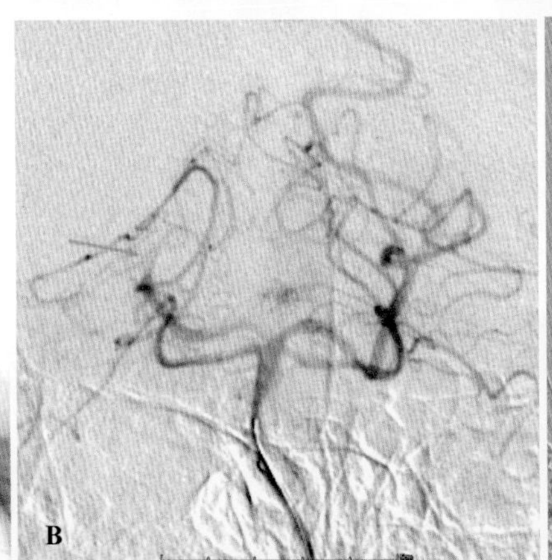

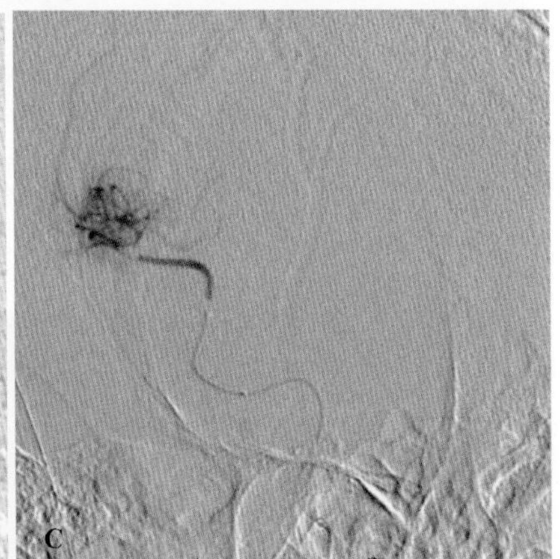

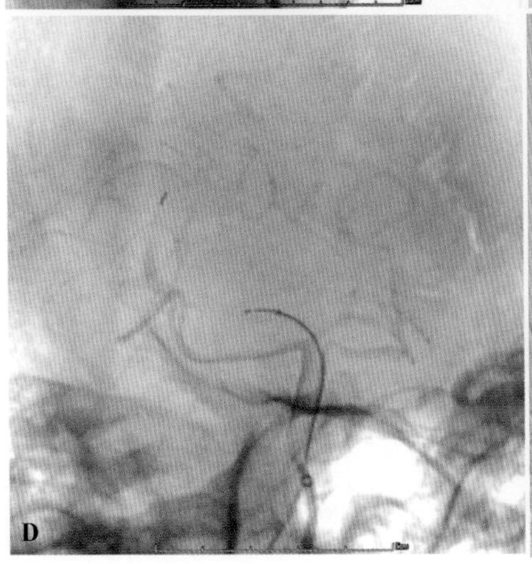

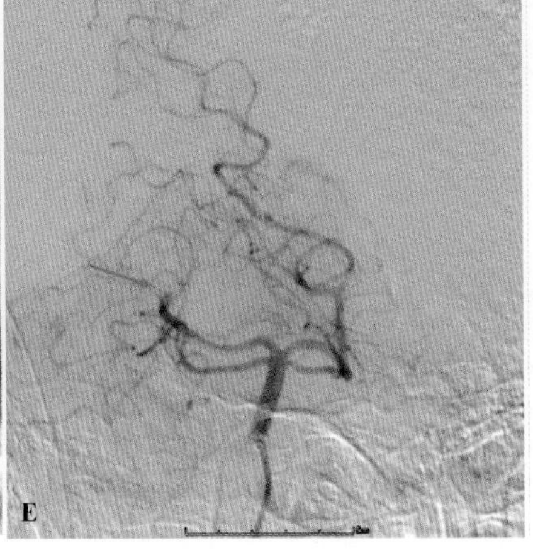

图 3-8-6 第一次取栓过程。**A**. 左侧椎动脉开口轻度狭窄；**B**. 原基底动脉尖部血栓已经迁移到右侧大脑后动脉 P2 段（箭头示）；**C**. 微导丝携微导管就位后，微导管造影提示微导管头端位于血栓内；**D**. 取栓支架到位后造影提示支架展开不良，无明显前向血流；**E**. 第一次拉栓后未通（箭头提示血栓位置）

Pilot 50 微导丝顺利通过闭塞段血栓，微导管造影证实位于真腔内（图 3-8-7 A）。释放取栓支架后造影，显示右侧大脑后动脉血流再通，原闭塞位置呈现狭窄（图 3-8-7 B）。约 5 min 后回收取栓支架，取出块状红色血栓，造影示右侧大脑后动脉完全再通（图 3-8-7 C 和 D）。

术后神经功能评估，NIHSS 评分 2 分。术后即刻复查 CT，未见颅内出血（图 3-8-8）。

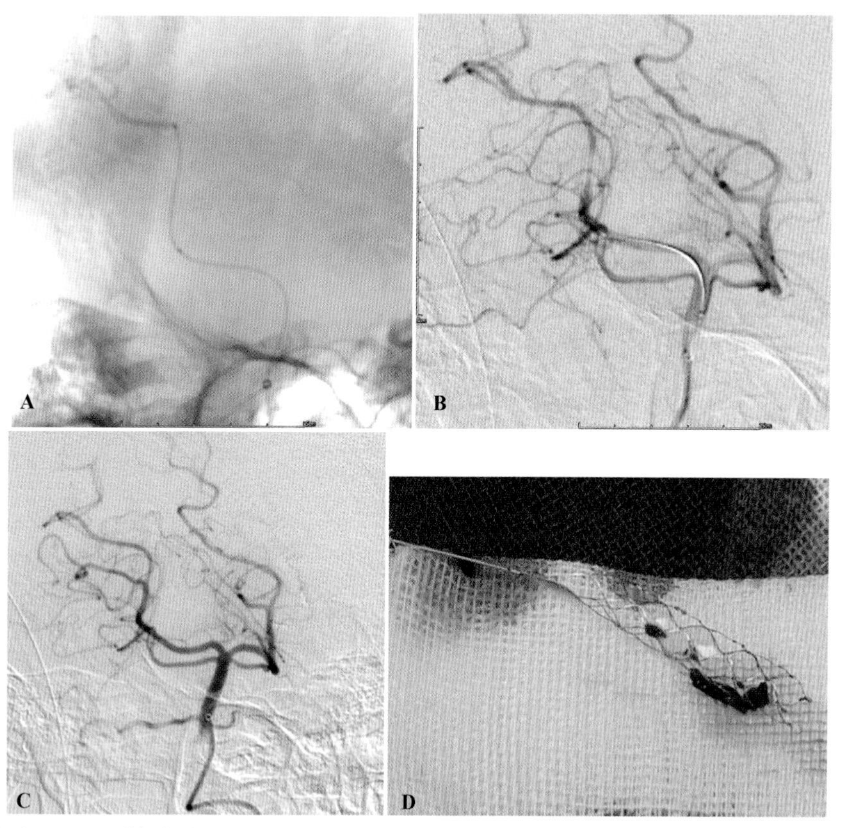

图 3-8-7　第二次取栓过程。**A**. 更换微导丝顺利通过闭塞段，微导管造影证实位于真腔内；**B**. 释放取栓支架后可见大脑后动脉血流再通；**C**. 第二次取栓后造影提示右侧大脑后动脉完全再通；**D**. Solitaire AB 支架（4 mm×20 mm）取出的血栓

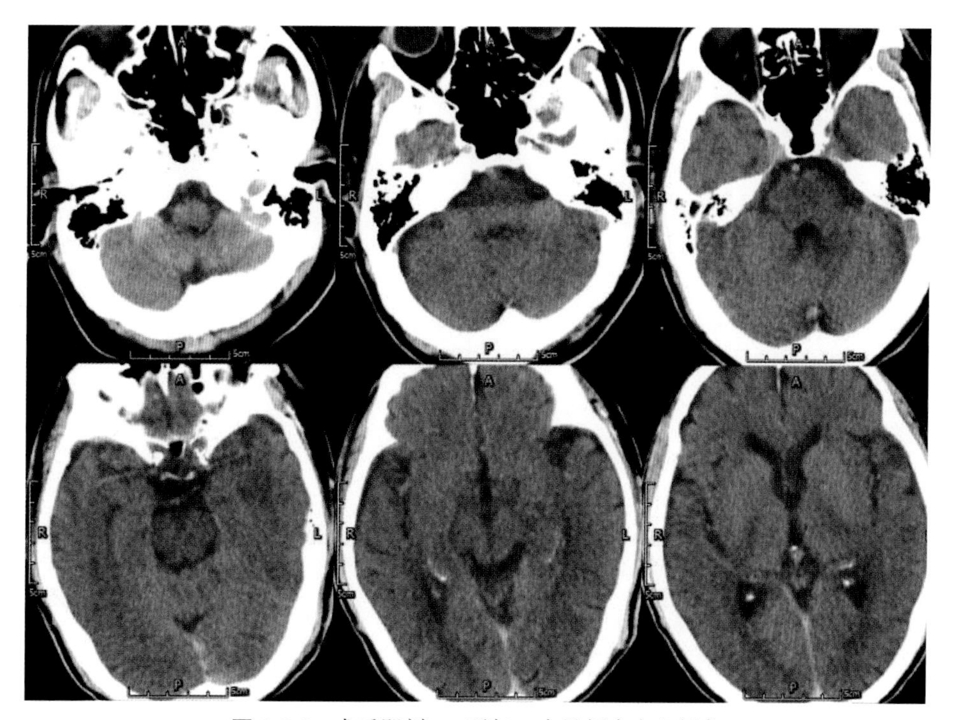

图 3-8-8　术后即刻 CT 平扫，未见颅内出血征象

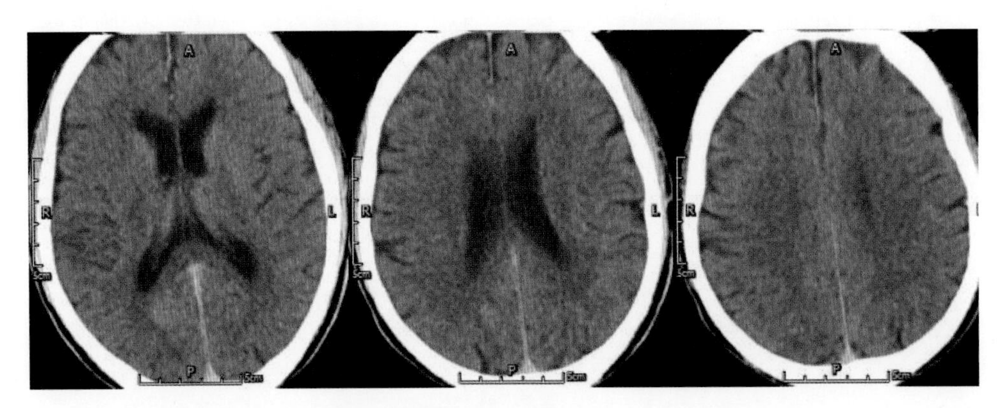

图 3-8-8 （续图）

术后第 2 日，头颅 CT 平扫可见左侧小脑小片状低密度梗死灶（图 3-8-9），头颅 CTA 显示右侧大脑后动脉保持通畅（图 3-8-10），脑 CTP 显示双侧大脑后动脉供血区血流恢复正常（图 3-8-11）。

住院期间经充分评估，未发现心源性栓塞来源，最终脑卒中机制考虑为右侧椎动脉开口重度狭窄，局部血栓形成，脱落后栓塞基底动脉尖部。

出院时 NIHSS 评分 1 分，mRS 评分 0 分。

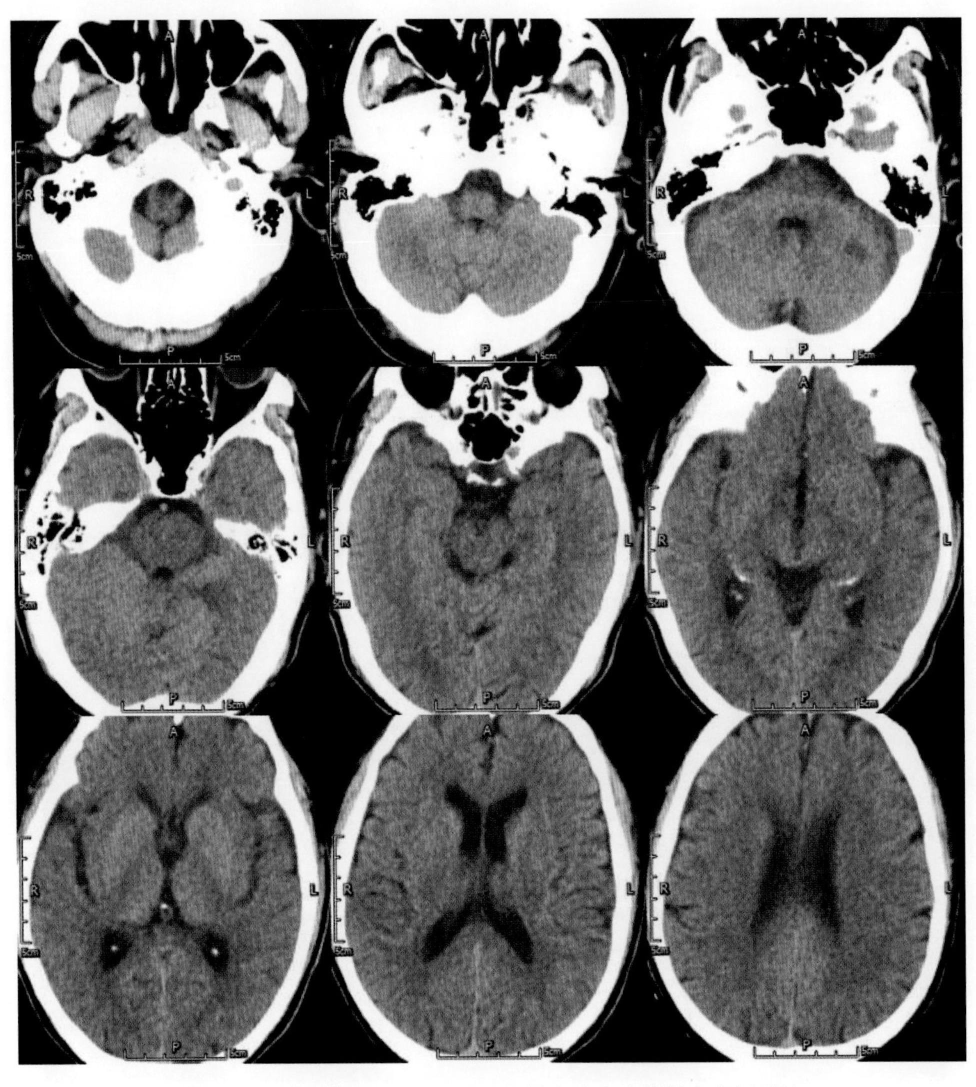

图 3-8-9 术后第 2 日 CT，可见左侧小脑小片状低密度梗死灶

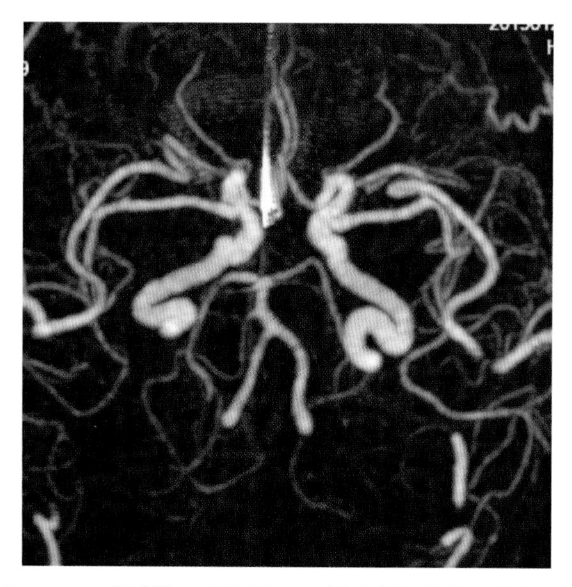

图 3-8-10 术后第 2 日头颅 CTA 提示右侧大脑后动脉通畅

四、讨论

基底动脉尖综合征（TBOS）是由于基底动脉尖部血液循环障碍所致，可导致后循环相关血管相继栓塞，从而导致一系列临床症状，最突出的临床症状表现为眼球运动障碍以及瞳孔异常[2]。TOBS首次由 Caplan 于 1980 年提出，最常见的原因是心源性栓子脱落，很多患者存在基础疾病，发病比较突然，临床表现主要包括脑干缺血症状以及大脑后动脉供血区缺血症状[3]。TOBS 现在已经作为一种特殊类型的脑血管病单独列出，根据目前已有的研究表明，TOBS 的发病率较低，国内报道为 4.5% ～ 5%[4]，国外为 7.6%[5]。从发病原因来看，除心源性栓塞以外，椎动脉狭窄-闭塞性病变亦是基底动脉尖栓塞的常见原因[6]，正如本病例所示。

静脉溶栓对于部分颅内大动脉血栓栓塞也是有益的，此患者基底动脉尖部血栓经静脉溶栓后，血栓负荷降低，并迁移到大脑后动脉，因此推测本病例症状改善可能主要归功于静脉溶栓[7]。

颅内分支动脉闭塞急诊再通的治疗策略还不明确[8]，本病例表明对于大脑后动脉 P2 段血栓，现有的小血管取栓技术是安全的，对此患者可能是也有益的，毕竟大脑后动脉闭塞可能造成视觉中枢梗死，视觉障碍会显著影响生活质量。

此病例介入治疗的不足之处在于，因当时缺少神经微导丝，第一次 BMW 微导丝难以通过闭塞部位，微导管头端在血栓内，导致取栓支架释放后展开不良，第一次取栓失败，取栓失败有增加栓子移位的概率，从而可能加重病情。第二次 BMW 微导丝仍然不能通过血栓，更换较硬的 Pilot 50 微导丝才得以通过血栓，最终取栓成功。因此，完备的器械准备有助于安全高效地完成脑卒中急诊介入治疗。

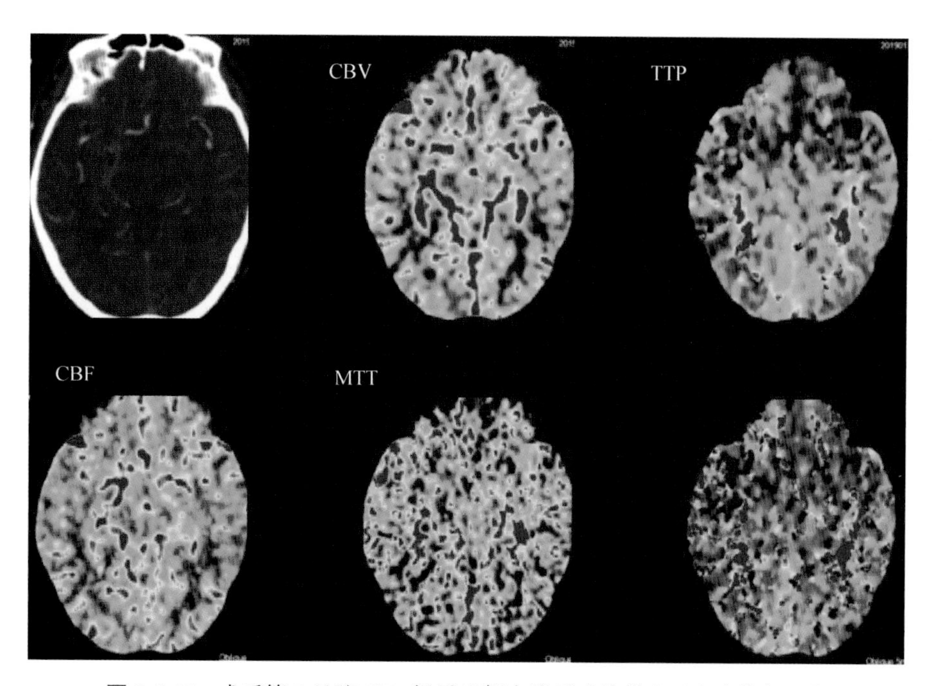

图 3-8-11 术后第 2 日脑 CTP 提示双侧大脑后动脉供血区血流恢复正常

参考文献

[1] 徐继森，贾玉臻，王淑静．基底动脉尖综合征．医学综述，2006，12：1400-1401.
[2] Pullicino P，Lincoff N，Truax BT. Abnormal vergence with upper brainstem infarcts：pseudoabducens palsy. Neurology，2000，55：352-358.
[3] Caplan LR. "Top of the basilar" syndrome. Neurology，1980，30：72-79.
[4] 孙吉山，宿英英．基底动脉尖综合征．临床神经病学杂志，2000，13：373-374.
[5] Sato M，Tanaka S，Kohama A. "Top of the basilar" syndrome：clinico-radiological evaluation. Neuroradiology，1987，29：354-359.
[6] Rosman NP，Adhami S，Mannheim GB，et al. Basilar artery occlusion in children：misleading presentations，"locked-in" state，and diagnostic importance of accompanying vertebral artery occlusion. Journal of Child Neurology，2003，18：450-462.
[7] Schumacher M，Yin L，Klisch J，et al. Local intra-arterial fibrinolysis without arterial occlusion？Neuroradiology，1999，41：530-536.
[8] Saposnik G，Caplan LR. Ischemia of the vertebrobasilar territory：mechanisms and practical considerations. Revista de neurologia，2001，33：854-864.

第九节

颈内动脉岩骨段极重度狭窄合并同侧大脑中动脉栓塞的急诊血管内治疗

（陈红兵　吕健）

一、前言

随着我国社会逐步进入老龄化，将有越来越多的大血管闭塞性脑卒中高龄患者接受急诊血管内治疗。这对接诊医生是一个很大的挑战，包括病例选择、病理机制判断、器械选择、操作技巧、围术期管理等多方面。本病例以一例高龄颈内动脉岩骨段重度狭窄合并大脑中动脉栓塞的血管内治疗分享本中心的治疗经验。

二、病情简介

患者，男性，83 岁，主因“突发右侧肢体无力约 2 h”入院。

现病史：患者于 2020 年 12 月 6 日 13:30 午饭后在家中客厅散步时，无明显诱因下，突然出现右侧肢体无力，伴有言语不能。

既往史：2 型糖尿 10 年，高血压 10 年；2015 年 12 月因“房室结折返性心动过速”行心脏射频消融术。

体格检查：混合性失语，右侧中枢性面瘫，右侧肢体肌力 3 级，右侧巴宾斯基征阳性。

辅助检查：急诊心电图示窦性心律。急诊多模式 CT：头颅 CT 平扫可见左侧大脑中动脉供血区局部缺血性改变，ASPECT 评分 10 分（图 3-9-1）；CT 平扫重建可见左侧大脑中动脉分叉部血栓高密度征（图 3-9-2）；基于脑血管 CTP 原始图像重建 CTA 可见，左侧颈内动脉岩骨段重度狭窄，左侧大脑中动脉主干远端闭塞（图 3-9-3 和图 3-9-4）；颈部 CTA 可见左侧颈内动脉颅外段迂曲，显影较右侧浅淡（图 3-9-5）；脑 CTP 提示左侧大脑中动脉供血区 TTP 显著延长，CBV 和 CBF 不同程度降低（图 3-9-6）。

三、治疗过程

该高龄脑卒中患者，NIHSS 评分 11 分。颅脑 CT 平扫排除颅内出血，且未见明显脑梗死低密度灶。CTA 提示脑卒中病因是大血管闭塞性病变，发病时间在 4.5 h 内，符合急诊静脉溶栓桥接血管内介入治疗指征。发病机制考虑是左侧颈内动脉岩骨段极重度狭窄，合并左侧大脑中动脉主干远端血栓栓塞。

给予患者局麻，18:40 穿刺成功，予普通肝素 3000 U。

采用同轴技术将 6F Cook 长鞘（90 cm）送至左侧颈总动脉远段，造影见左侧颈内动脉颅外段迂曲，血流缓慢，岩骨段严重狭窄，左侧大脑中动脉分支显影稀疏（图 3-9-7 和图 3-9-8）。

经 0.035 in 微导丝将 6F Sofia 通路导管（115 cm）送入左侧颈内动脉颅外段远端，微导丝顺利通过岩骨段狭窄处，经微导丝将球囊（2.5 mm×10 mm）送至狭窄处，以 6 ～ 10 atm 压力扩张数次后造影，见狭窄较前改善，血流明显增快，但残留狭窄明显（图 3-9-9）。

用另一直径稍大球囊（4.0 mm×15 mm）在

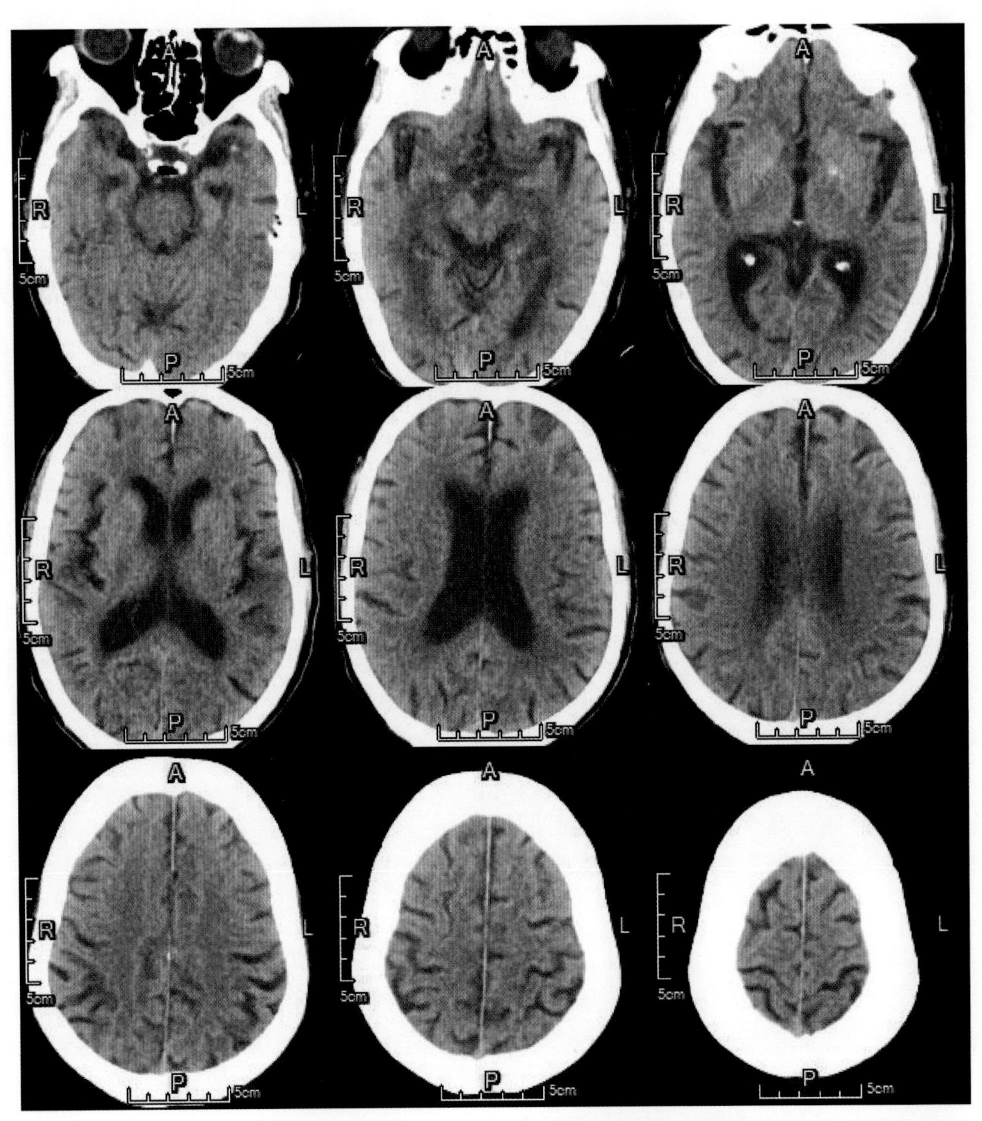

图 3-9-1 颅脑 CT 平扫可见左侧大脑中动脉供血区局部缺血性改变

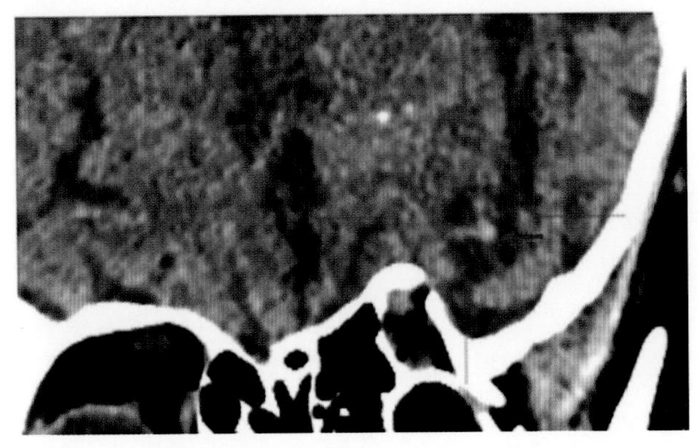

图 3-9-2 颅脑 CT 平扫多平面重建，见左侧大脑中动脉分叉部血栓高密度征（箭头示）

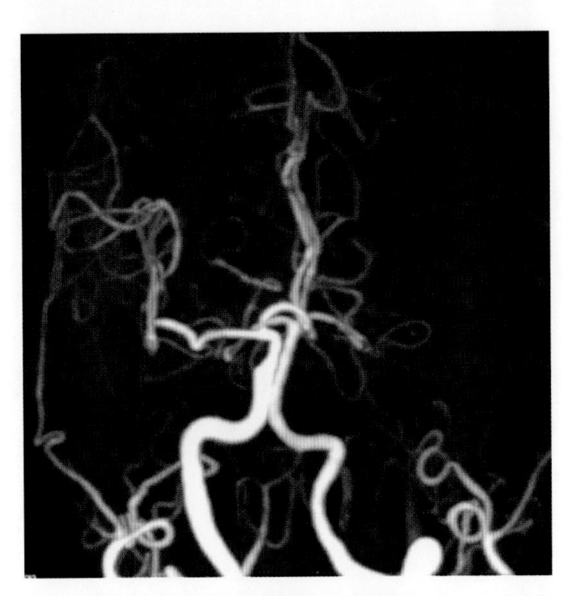

图 3-9-3 基于脑 CTP 动脉期原始图像重建 CTA，左侧颈内动脉颅内段和大脑中动脉未见显影

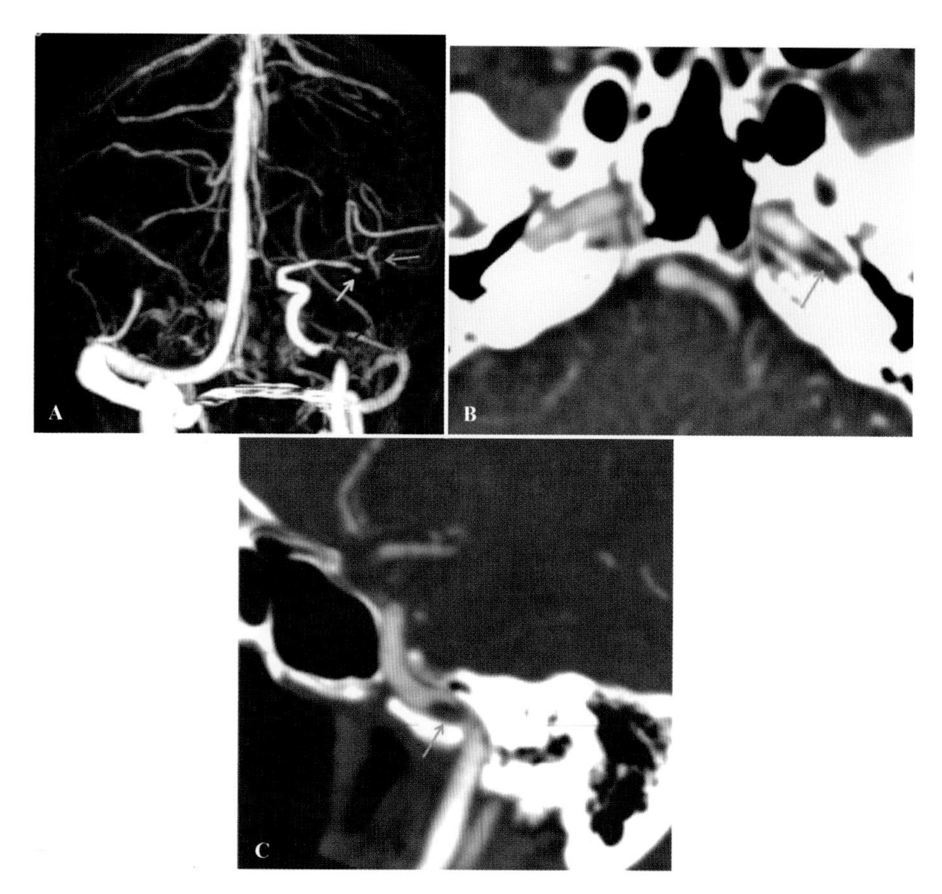

图 3-9-4　基于脑 CTP 静脉期原始图像重建 CTA。**A.** 左侧颈内动脉和大脑中动脉可见显影，但血流缓慢；左侧颈内动脉岩骨段局部极重度狭窄（红箭头示），左侧大脑中动脉主干远端闭塞（黄箭头示），但可见 M2 段分支显影（橙箭头示）；**B** 和 **C.** 多平面重建可见左侧颈内动脉岩骨段局限性极重度狭窄（箭头示）

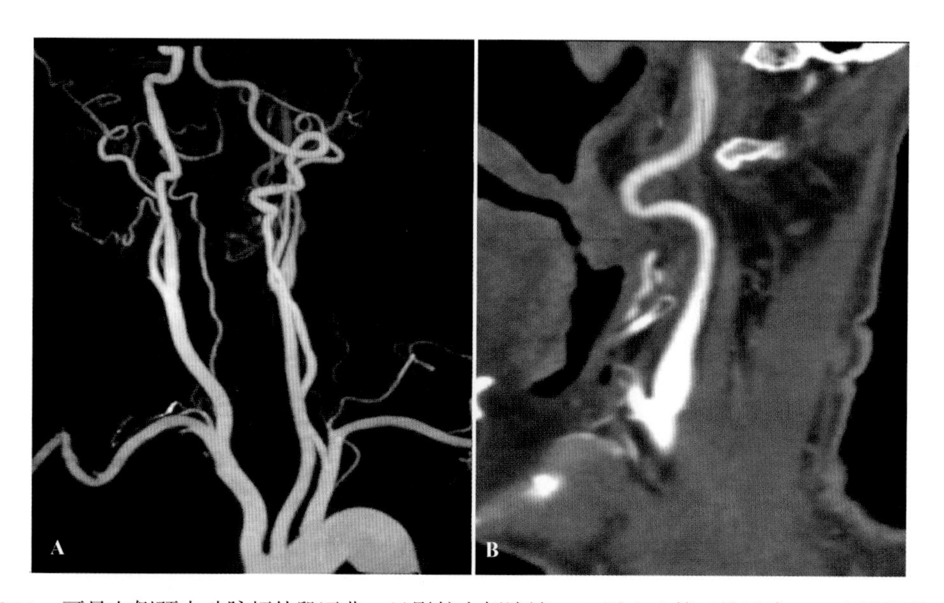

图 3-9-5　颈部 CTA，可见左侧颈内动脉颅外段迂曲，显影较右侧浅淡。**A.** 弓上血管三维重建；**B.** 右侧颈外动脉三维重建

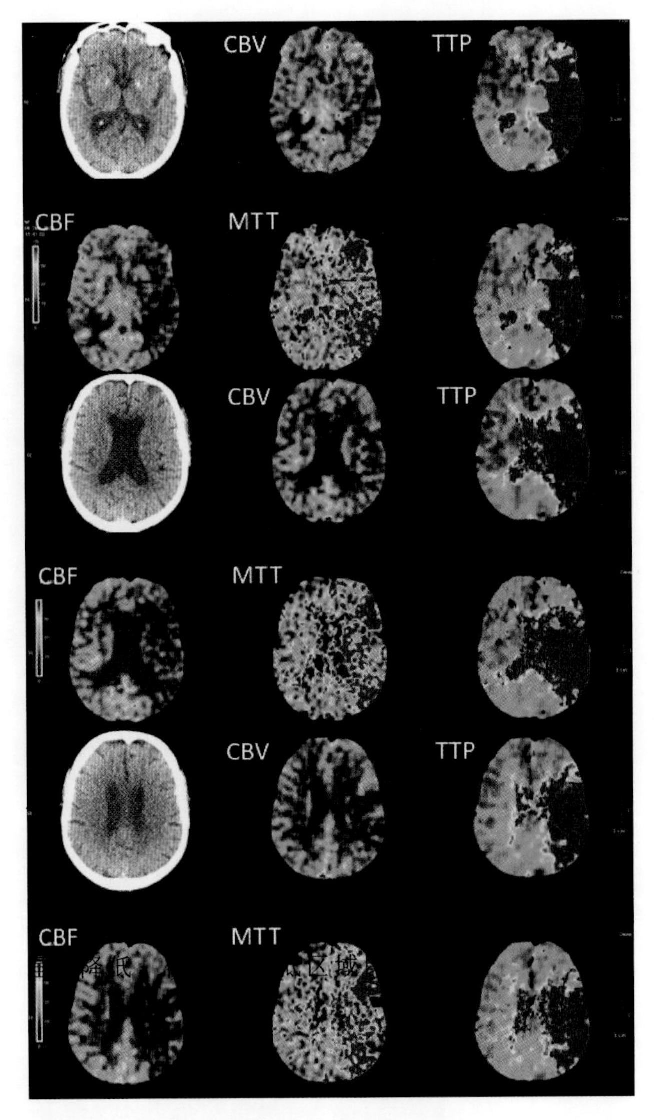

图 3-9-6 脑 CTP 提示左侧大脑中动脉供血区大范围 TTP 显著延长，相应区域 CBV 和 CBF 不同程度降低，但严重降低区域比较局限

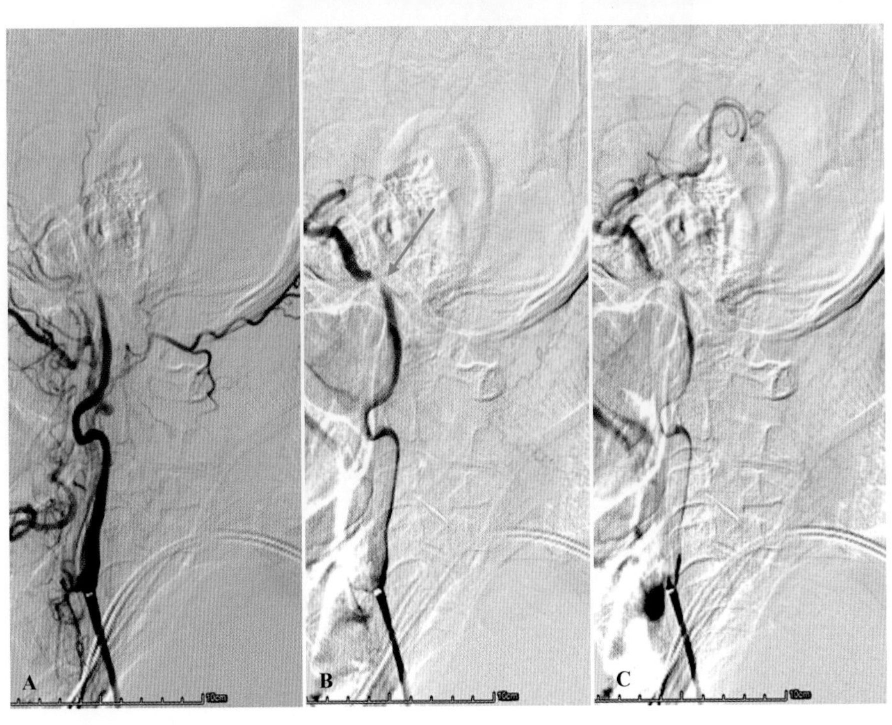

图 3-9-7 左侧颈总动脉造影。**A**. 左侧颈内动脉颅外段迂曲；**B**. 左侧颈内动脉岩骨段狭窄（箭头示）；**C**. 左侧大脑中动脉显影较差

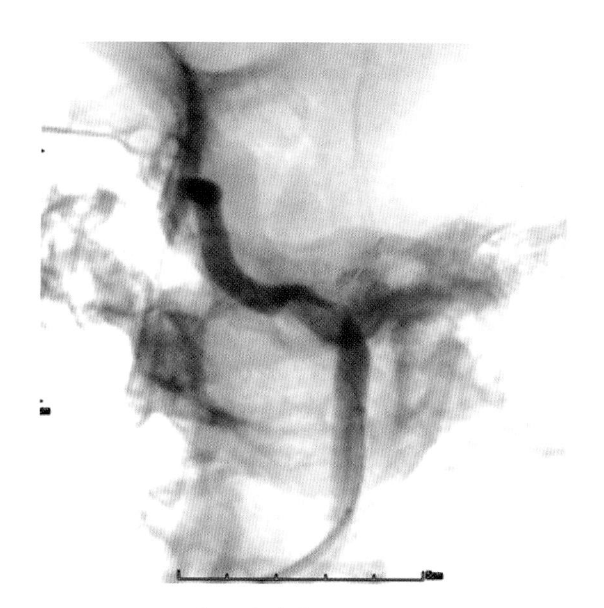

图 3-9-8　左侧颈内动脉岩骨段狭窄（箭头示）

狭窄位置以 6 ～ 12 atm 压力扩张狭窄病变数次，造影见狭窄进一步改善，残留狭窄率约 50%（图 3-9-10）。

在微导丝及 Rebar-18 微导管的导引下，将 Sofia 导管头端推送至左侧大脑中动脉主干远端，此时 Sofia 导管无法推入前方血栓部位的迂曲血管内（图 3-9-11）。

等待约 5 min，以 SWIM 技术取栓一次（图 3-9-12 A 和 B），取出一条状红色血栓（图 3-9-12 C），造影示左侧大脑中动脉各级分支显影良好（图 3-9-13）。

DSA 平板 CT 未见颅内出血征象，结束手术。术中数次推注小剂量盐酸替罗非班，共计 7 ml，术后以 6 ml/h 静脉泵入维持。术后第 2 日 NIHSS 评分 3 分。

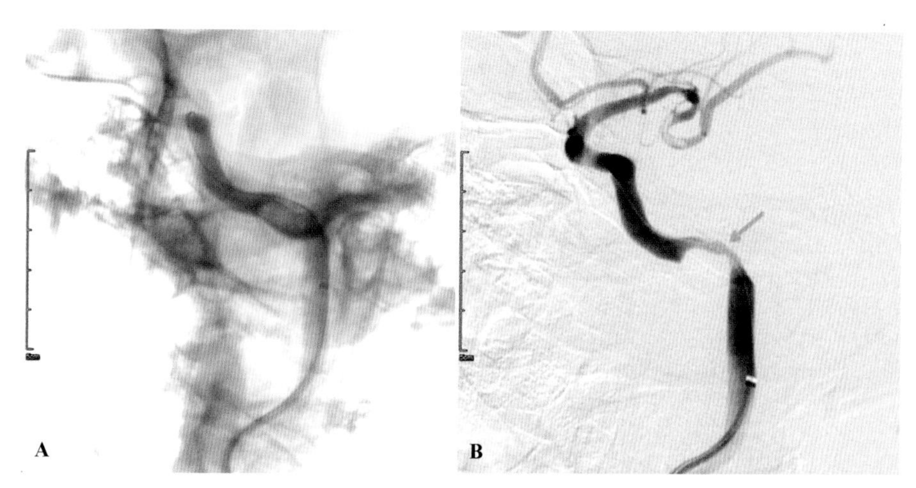

图 3-9-9　**A**. 球囊扩张数次；**B**. 狭窄有所改善，但残留狭窄明显（箭头示）

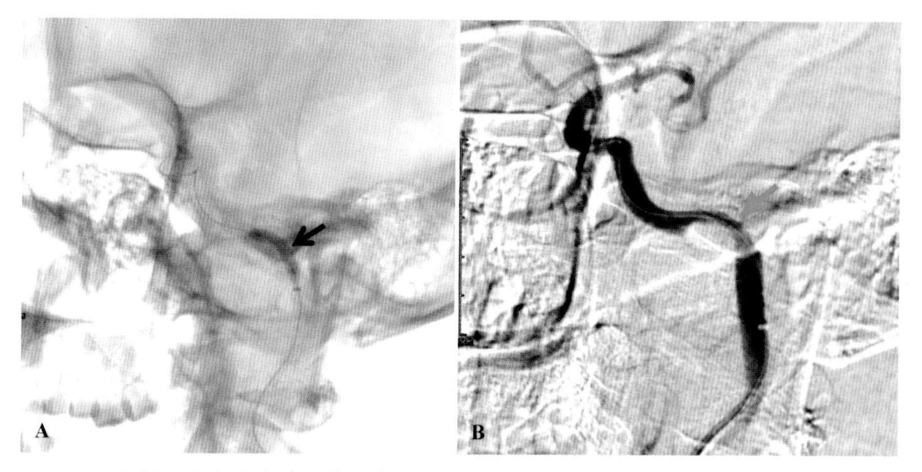

图 3-9-10　**A**. 换另一直径稍大球囊扩张数次；**B**. 狭窄进一步改善，残留狭窄率约 50%（箭头示）

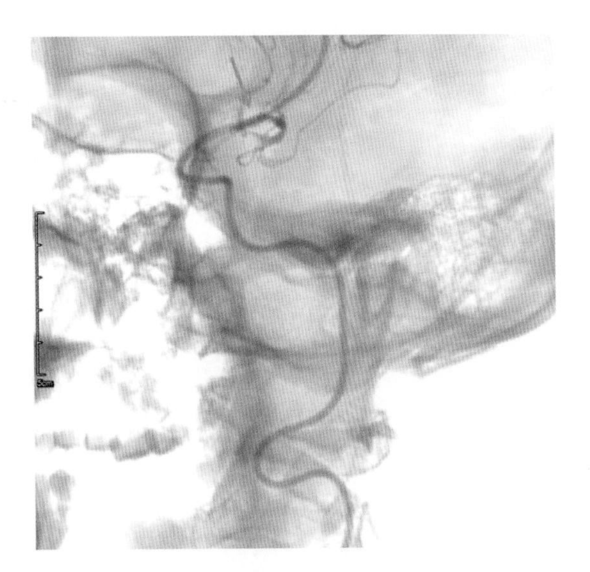

图 3-9-11　Sofia 导管无法推入前方血栓部位的迂曲血管内（箭头提示血栓位置）

术后第 2 日复查 CT 未见明确低密度梗死灶（图 3-9-14）；CTA 示左侧颈内动脉岩骨段狭窄，左侧大脑中动脉显影良好（图 3-9-15）；CTP 示双侧大脑半球灌注基本对称（图 3-9-16）。

复查 CT 排除颅内出血，予以负荷剂量双联抗血小板药物：阿司匹林 300 mg 顿服，氯吡格雷 300 mg 顿服，6 h 后双联抗血小板药物起效后停用盐酸替罗非班。

12 月 13 日，复查颅脑 MRI 见左侧侧脑室旁和皮质多发急性小梗死灶，伴梗死部位少量渗血（图 3-9-17）。

颅脑三维时间飞跃 MRA（three dimensional time of flight MRA，3D-TOF-MRA）示左侧颈内动脉岩骨段局部狭窄，左侧大脑中动脉显影良好（图 3-9-18）。出院时 NIHSS 评分 0 分。

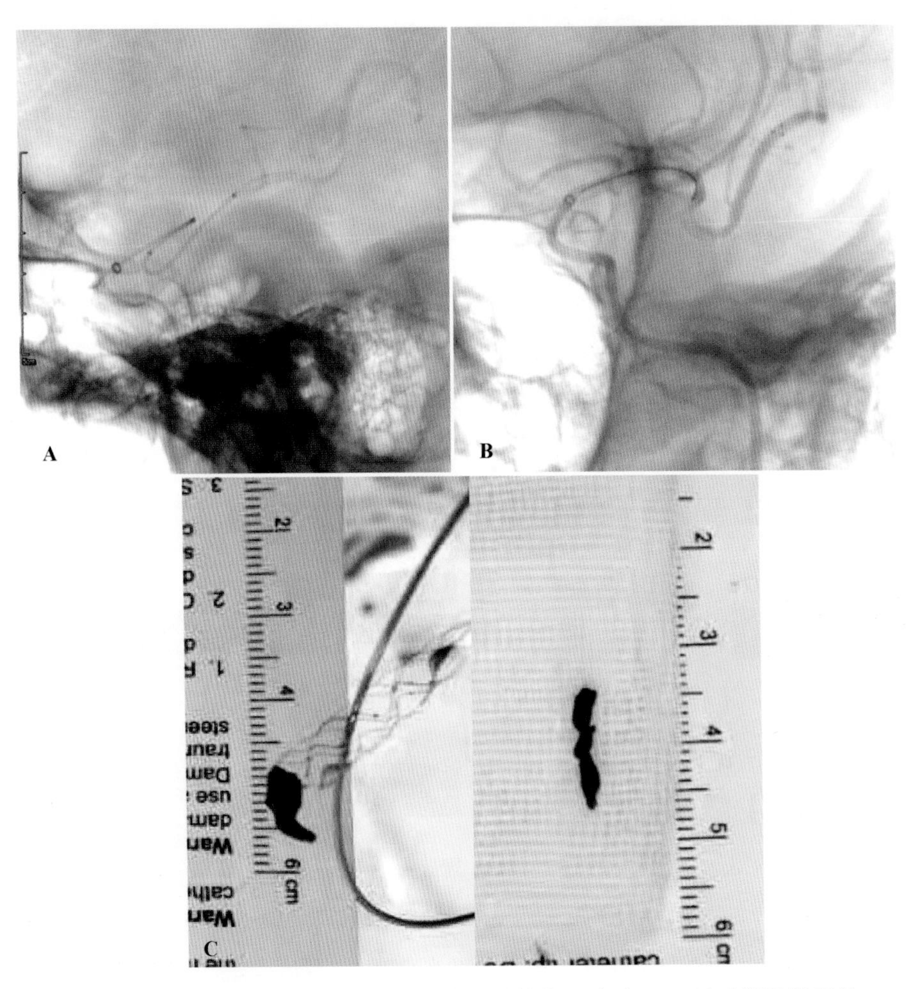

图 3-9-12　**A**. 将微导管送至左侧大脑中动脉下干，造影证实微导管位于真腔；**B**. 通过微导管释放 Solitaire AB 取栓支架（4.0 mm×20 mm）；**C**. 取出体外的红色血栓

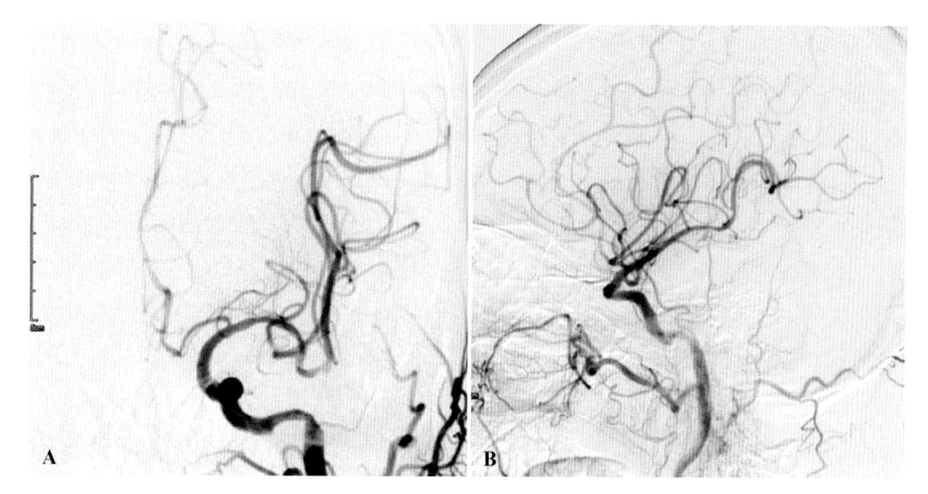

图 **3-9-13**　取栓后造影。**A**. 正位；**B**. 侧位

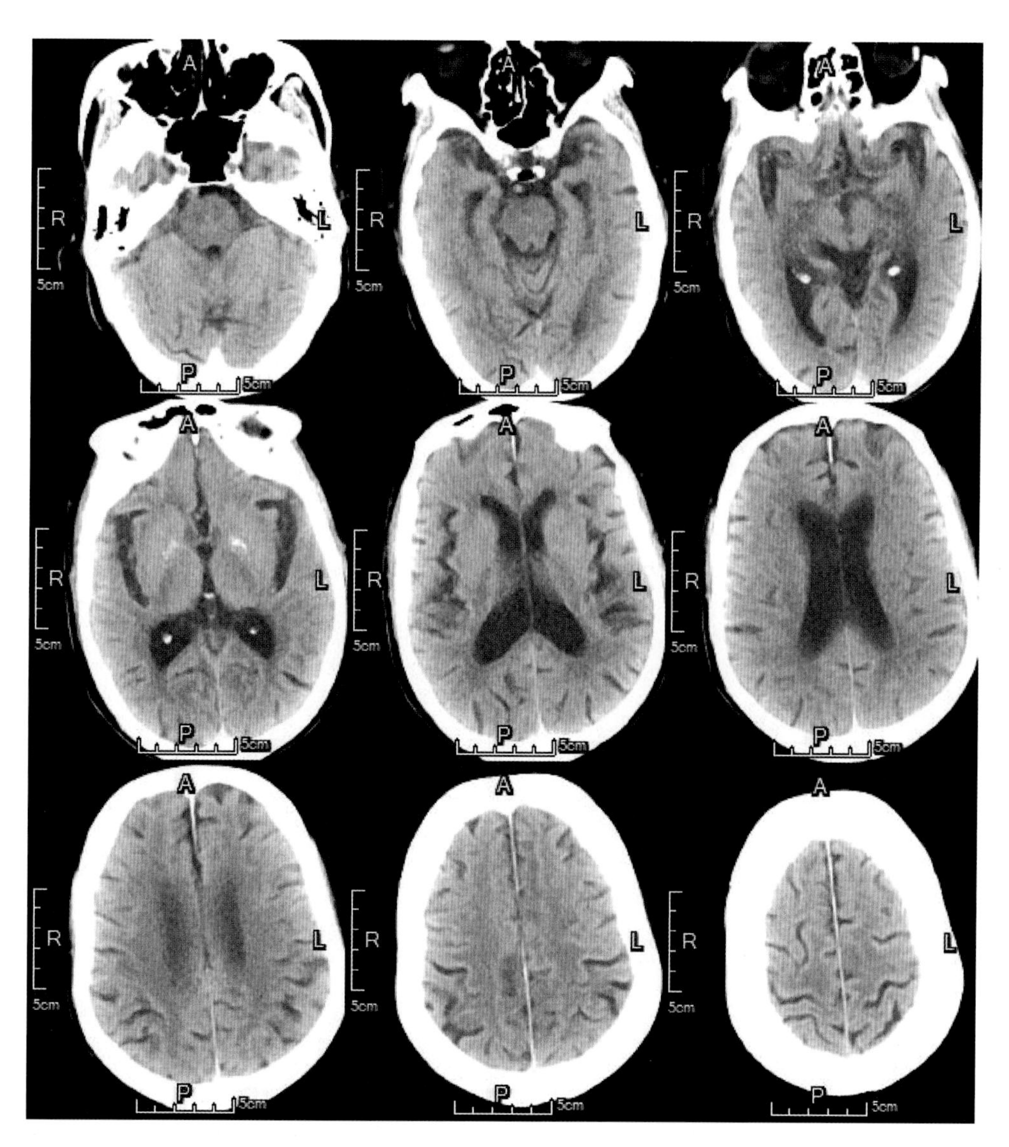

图 **3-9-14**　术后颅脑 CT 平扫，未见明确低密度梗死灶

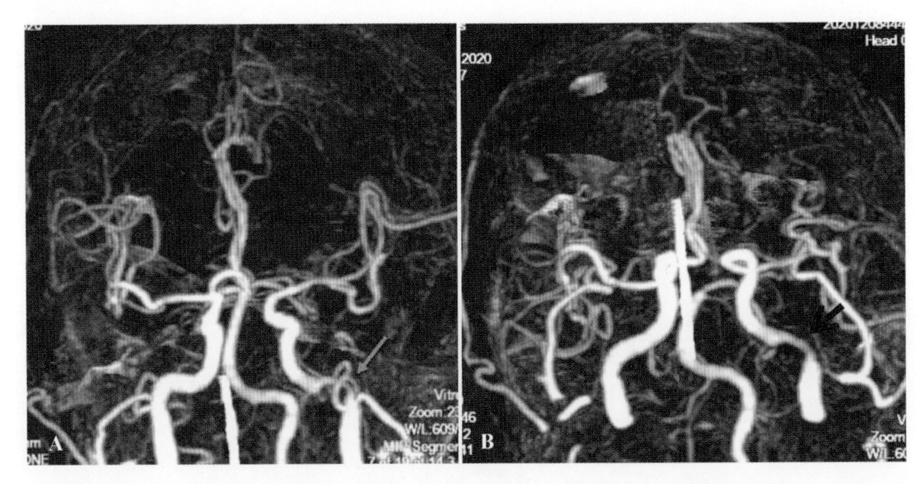

图 3-9-15　术后颅脑 CTA 示左侧颈内动脉岩骨段狭窄（箭头示），左侧大脑中动脉显影良好。**A** 和 **B**. 不同角度 CTA

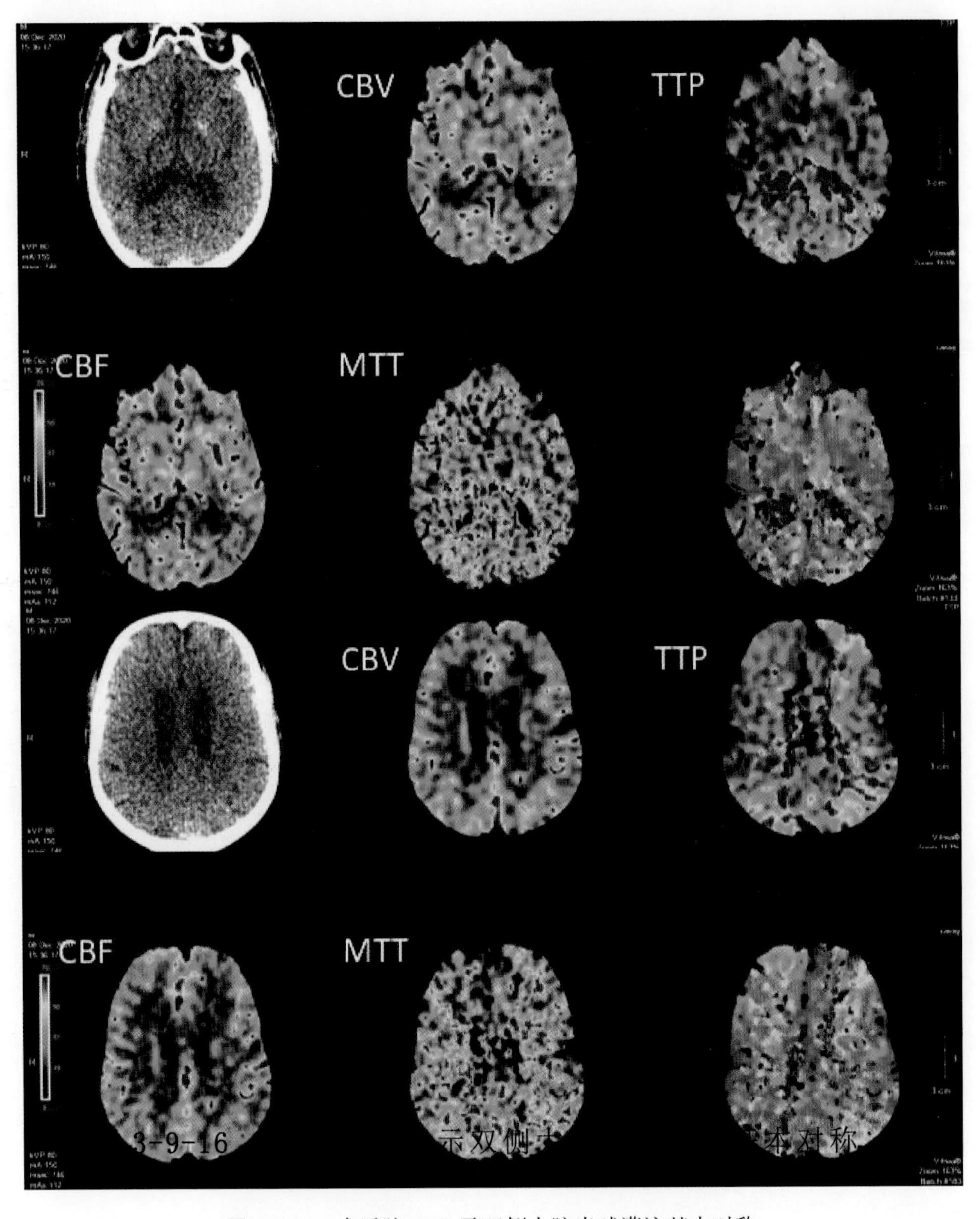

图 3-9-16　术后脑 CTP 示双侧大脑半球灌注基本对称

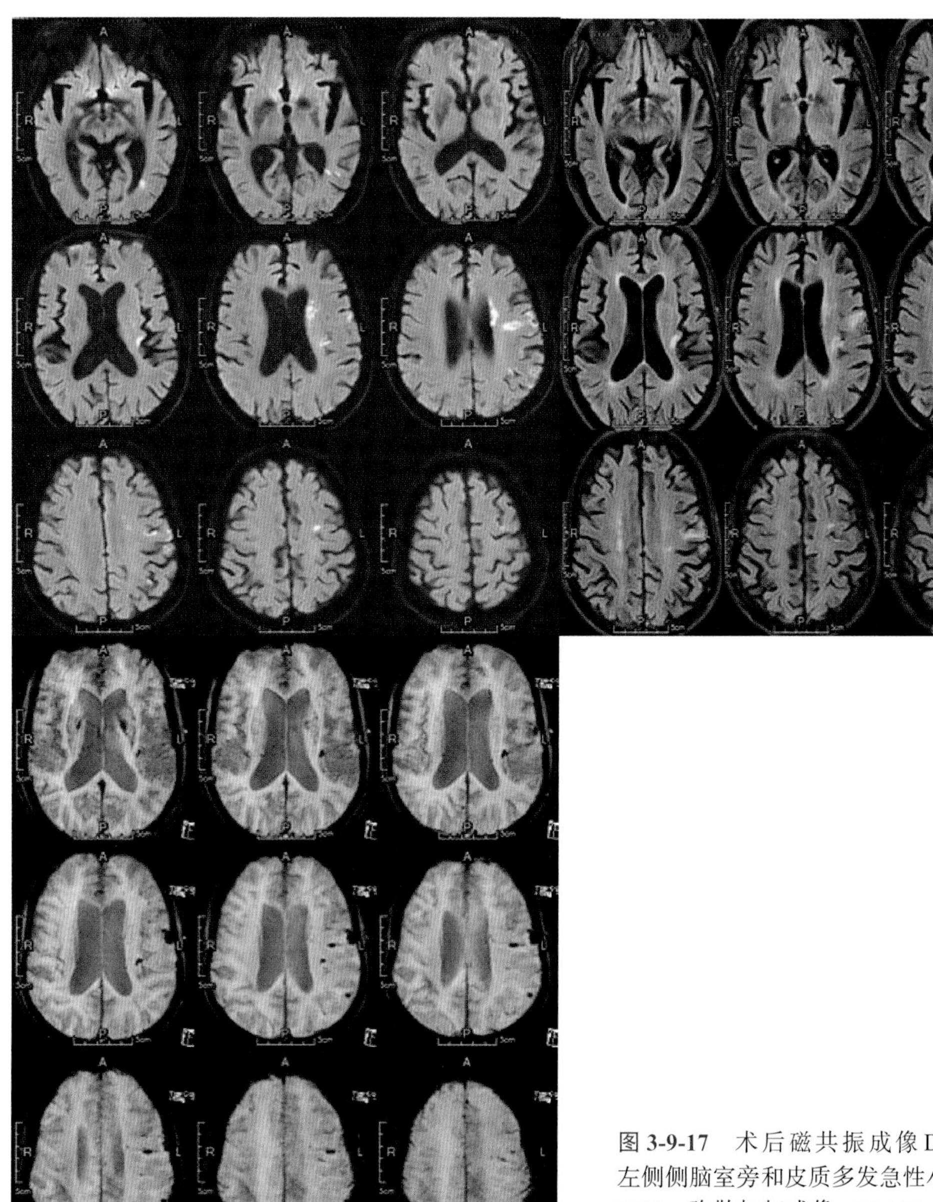

图 3-9-17　术后磁共振成像DWI、FLAIR和SWI序列，显示左侧侧脑室旁和皮质多发急性小梗死灶，伴梗死部位少量渗血。DWI，弥散加权成像；FLAIR，液体衰减反转恢复序列；SWI，磁敏感加权成像

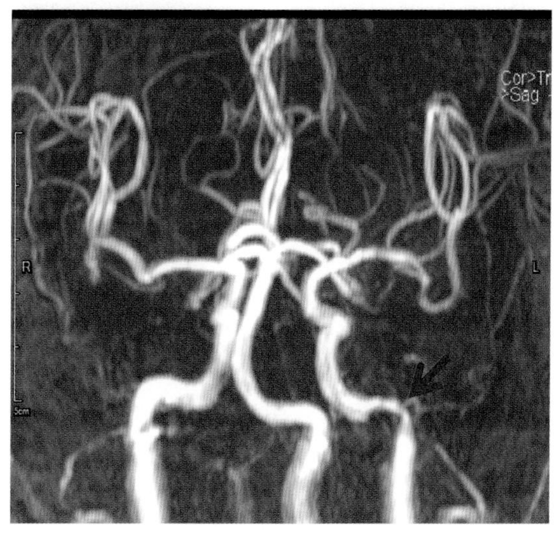

图 3-9-18　颅脑3D-TOF-MRA示左侧颈内动脉岩骨段局部狭窄（箭头示）

四、讨论

在颅内前循环大血管闭塞性脑卒中的急诊血管内治疗时，经常遇见颈动脉严重狭窄-闭塞性病变，合并颅内动脉血栓栓塞的情况，即所谓的“串联病变”，主要指在动脉存在重度狭窄、闭塞或夹层等病变的基础上合并颅内大血管的闭塞，患者大多预后不良[1]。此类病变给介入治疗带来不小的挑战，治疗策略也存在争论；有研究表明涉及颈内动脉及大脑中动脉的病变对单独静脉溶栓反应较差[2]。“串联病变”最多见的一种类型是：颅外颈内动脉严重狭窄或闭塞（中老年患者以动脉粥样硬化为主，青年患者以夹层为主），合并同侧大脑中动脉血栓栓塞性闭塞[3]。然而，本病例却是比较少见的颈内动脉岩骨段极重度狭窄，合并同侧大脑中动脉血栓栓塞性闭塞；因为颈内动脉岩骨段是动脉粥样硬化的少发部位，此部位的严重狭窄引发较大血栓形成，并脱落栓塞颅内大血管主干，实属少有[4]。

实践中掌握急诊脑卒中多模式CT的阅片解读技巧十分重要，对于一些复杂大血管病变患者，可在术前准确判断血管闭塞病变的部位、程度、范围等重要信息，指导制订手术方案和提前准备合适的器材，以实现快速再通。此患者颈部CTA见颈内动脉颅外段浅淡显影至颅底位置，提示颈内动脉还有极少量的前向血流，最常见的情况是同侧颈内动脉眼动脉发出以远部位闭塞，或海绵窦段-岩骨段管腔存在严重限制血流的极重度狭窄。根据CTP动脉期原始图像重建的颅脑CTA上，左侧颅内段颈内动脉和大脑中动脉均未见显影；然而，根据CTP静脉期原始图像重建的CTA上，左侧颈内动脉和大脑中动脉均见显影，并显示了左侧颈内动脉岩骨段重度狭窄病变，以及左侧大脑中动脉主干远端局限性闭塞（结合CT平扫上此部位高密度征，考虑是血栓栓塞性闭塞）。

结合患者无心房颤动，术前脑卒中机制判断为：左侧颈内动脉岩骨段极重度狭窄，合并同侧大脑中动脉血栓栓塞性闭塞。依此制订如下手术方案：长鞘置于左侧颈总动脉远端，选择远端柔软的Sofia通路导管通过左侧颈内动脉颅外段迂曲后置于接近颅底部位，微导丝通过岩骨段狭窄后置于海绵窦段，沿微导丝送入球囊导管对岩骨段狭窄进行血管成形治疗，部分解除岩骨段狭窄后，沿球囊导管推送Sofia越过狭窄病变；而后经Sofia送入微导管及微导丝，争取运用微导管及微导丝将Sofia头端推送至左侧大脑中动脉主干远端血栓部位，并抽吸血栓。遗憾的是，由于左侧大脑中动脉主干远端向下严重弯曲，Sofia头端无法到达，故置入取栓支架，并以SWIM技术一次取栓成功，实现闭塞血管完全再通。

此高龄患者最终获得良好预后，术后DWI仅显示了数处较小的皮质和皮质下急性梗死病灶，这可能和以下因素有关：左侧颈内动脉岩骨段未完全闭塞，还有少量前向血流；岩骨段狭窄处脱落的血栓卡顿于左侧大脑中动脉主干远端，没有影响豆纹动脉，且质地较硬，未完全阻塞前向血流[5]；最重要的是急诊血管内治疗及时开通上述狭窄-闭塞血管。但前两个因素保证了左侧大脑中动脉区有一定的前向血流灌注，是此患者血管内介入治疗开通闭塞血管后症状改善的前提基础。

还需要指出的是，急性卒中是60岁以上人群的主要死因[6]，随着我国老龄化的到来，将有越来越多的高龄大血管闭塞性脑卒中患者接受急诊血管内治疗，这是一个很大的挑战，包括病例选择、病理机制判断、器械选择、操作技巧、围术期管理等多方面。这些患者总体上而言有以下特点：病因机制复杂、介入治疗难度大、手术耗时长、围术期并发症高、医疗花费大等[7]。但文献报道，高龄大血管闭塞性脑卒中患者也是可以从急诊血管内治疗获益的[8-9]，笔者的经验也是发现有相当比例的高龄脑卒中患者急诊取栓后恢复良好，因此对有指征的高龄大血管闭塞性脑卒中患者急诊血管内治疗应持以积极态度。

参考文献

[1] Gory B，Haussen DC，Piotin M，et al. Impact of intravenous thrombolysis and emergent carotid stenting on reperfusion and clinical outcomes in patients with acute stroke with tandem lesion treated with thrombectomy：a collaborative pooled analysis. European journal of neurology，2018，25：1115-1120.

[2] Kim YS，Garami Z，Mikulik R，et al. Early recanalization rates and clinical outcomes in patients with tandem internal carotid artery/middle cerebral artery occlusion and isolated middle cerebral artery occlusion. Stroke，2005，36：869-871.

[3] El-Mitwalli A，Saad M，Christou I，et al. Clinical and sonographic patterns of tandem internal carotid artery/middle cerebral artery occlusion in tissue plasminogen activator-treated patients. Stroke，2002，33：99-102.
[4] Qureshi AI，Caplan LR. Intracranial atherosclerosis. Lancet（London，England），2014，383：984-998.
[5] Ren Z，Mokin M，Bauer CT，et al. Indications for mechanical thrombectomy-too wide or too narrow？World Neurosurg，2019，127：492-499.
[6] Goktay AY，Senturk C. Endovascular treatment of thrombosis and embolism. Adv Exp Med Biol，2017，906：195-213.
[7] Hankey GJ. Stroke. The Lancet，2017，389：641-654.
[8] Rodrigues FB，Neves JB，Caldeira D，et al. Endovascular treatment versus medical care alone for ischaemic stroke：systematic review and meta-analysis. BMJ（Clinical research ed），2016，353：i1754.
[9] Finitsis S，Epstein J，Richard S，et al. Age and outcome after endovascular treatment in anterior circulation large-vessel occlusion stroke：ETIS Registry results. Cerebrovasc Dis，2021，50：68-77.

第十节

支架取栓结合大直径中间导管的抽拉结合技术治疗急性静脉窦血栓

（侯志凯　尤吉栋　白志峰　张士永　陈启东　李娜　刘丽萍　孙立倩　莫大鹏　缪中荣
马宁　尤为）

一、引言

重症静脉窦血栓的介入治疗现如今越来越显重要。随着动脉取栓中介入治疗材料和方法的进步，静脉窦血栓的介入治疗也在不断进步。特别是中间导管的使用，在静脉窦血栓的治疗中配合支架取栓，使得取栓效率也得到提高。本例患者便是使用中间导管配合支架取栓的典型病例。

二、病情简介

患者，女性，30岁，主诉“头痛10天，发作性肢体抽搐1天，意识障碍18 h”于2018年5月31日入院。

现病史：患者10天前剖宫产后出现头痛，收紧感，不伴恶心和呕吐，头痛逐渐加重，患者未予重视。2018年5月30日凌晨患者出现腹泻4～5次，18：30患者于家中无明显诱因出现双眼发直、愣神，伴有肢体抽搐，左侧为著，持续时间十几秒，间断数十分钟，发作数次。后患者精神逐渐变差，睡眠增多，并于次日凌晨约1时呼之不醒，疼痛刺激有痛苦表情，遂就诊于我院急诊。

既往史：曾患抗磷脂抗体综合征（曾输注丙种球蛋白3次、血小板2次，应用激素、免疫抑制剂、抗凝治疗）。

体格检查：体温37.0℃，心电监护示血压131/64 mmHg，呼吸24次/分，心率84次/分，血氧饱和度（SpO_2）100%。昏迷，压眶刺激有痛苦表情，双眼球突出、内收，双侧瞳孔等大等圆（大小3 mm），直接和间接对光反射迟钝。双侧肌张力大致正常，针痛刺激四肢无反应，双下肢腱反射减低，双侧巴宾斯基征阳性。四肢肌力无法配合。

辅助检查：入院后急查下述项目。①血常规：白细胞（WBC）9.03×10^9/L，中性粒细胞百分比（NE%）76.1%，血小板（PLT）43×10^9/L，血红蛋白（Hgb）104 g/L；②凝血六项：D-二聚体10.5 μg/ml，纤维蛋白（原）降解产物（FDP）29.1 μg/ml；③急诊生化：K^+ 2.9 mmol/L；④心肌梗死三项：B型钠尿肽（BNP）240.8 pg/ml，肌钙蛋白I（TnI）0.051 ng/ml。

完善头颅CT（图3-10-1）示双侧额顶叶异常密度影。头颅CTV（图3-10-2）示右侧乙状窦、横窦、上矢状窦血栓形成，大脑半球弥漫性肿胀。立即予全脑动脉造影，静脉期乙状窦、横窦、上矢状窦显影不良。因考虑静脉窦广泛血栓形成，颅内压极高，故拟立即行静脉窦取栓术＋静脉溶栓术。

三、治疗过程

全麻下右股动脉穿刺，经5F动脉鞘分别超选双侧颈内动脉造影（图3-10-3），显示全脑动静脉循环时间明显延长，脑组织染色延迟，上矢状窦及双侧横窦、乙状窦未见显影。

超选后通过右股静脉鞘将8F血管长鞘（70 cm）送至右颈静脉中远端，送入加长交换泥鳅导丝（0.035 in，260 cm）及5F Navien导管，分别送至上矢状窦近、远端，手推造影提示上矢状窦均未见显

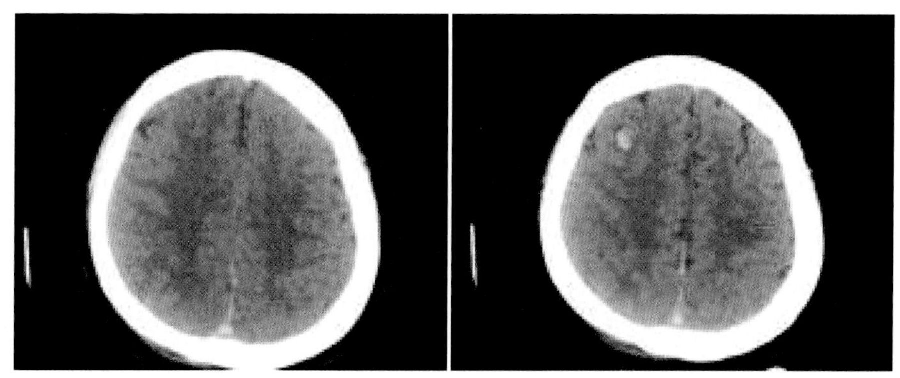

图 3-10-1 头颅 CT（2018-05-31）示双侧额顶叶异常密度影

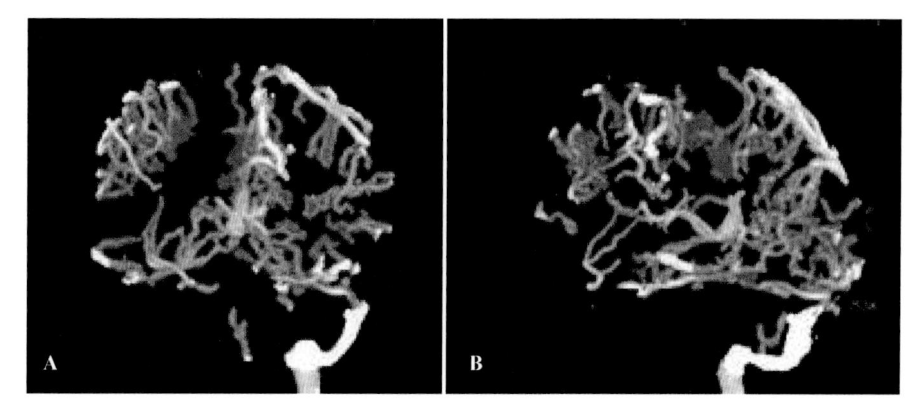

图 3-10-2 头颅 CTV（2018-05-31）示右侧乙状窦、横窦、上矢状窦血栓形成。**A**. 正位；**B**. 侧位

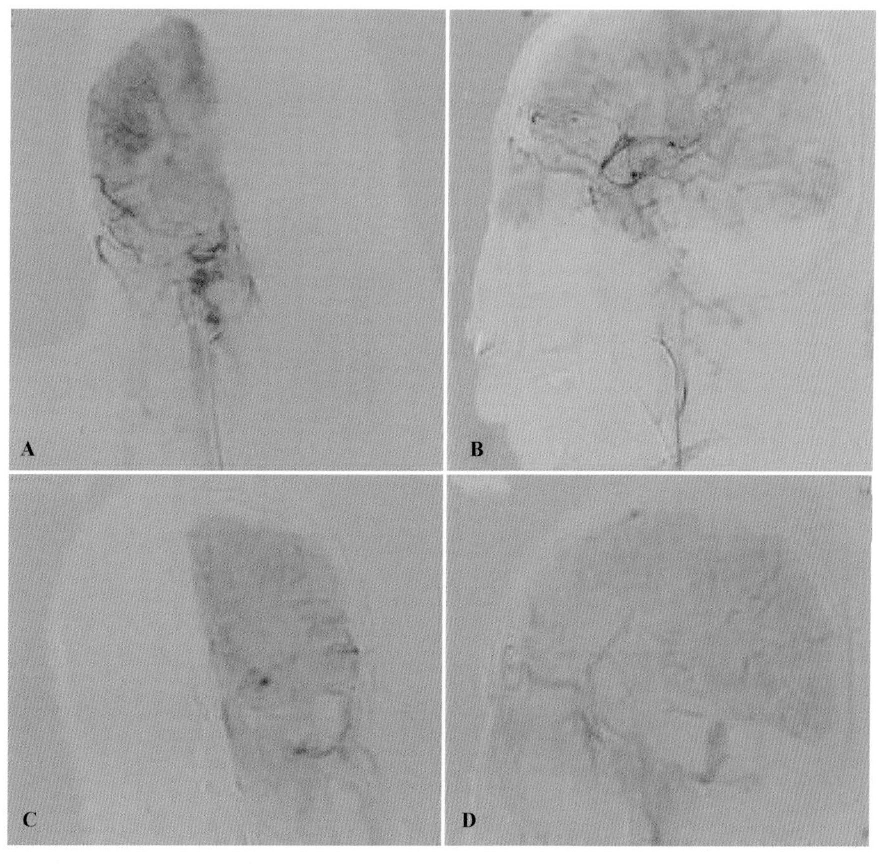

图 3-10-3 双侧颈内动脉造影显示全脑动静脉循环时间明显延长，脑组织染色延迟，上矢状窦及双侧横窦、乙状窦未见显影。**A**. 右侧颈内动脉正位；**B**. 右侧颈内动脉侧位；**C**. 左侧颈内动脉正位；**D**. 左侧颈内动脉侧位

影（图 3-10-4），考虑血栓形成。撤出泥鳅导丝，沿 5F Navien 导管送入 Command 微导丝（0.018 in，300 cm）＋ Pro18 微导管至上矢状窦远端，撤出微导丝，手推造影示上矢状窦远端未见显影（图 3-10-5）。

沿 Pro18 微导管送入 Trevo 支架（4 mm×20 mm），缓慢、谨慎地释放支架（图 3-10-6），停留 5 s 后拉出 Pro18 微导管＋ Trevo 支架可见数个暗红血栓（图 3-10-7）。并用 5 ml 注射器反复抽吸 5F Navien 导管内静脉血，未见明显血栓，再次手推造影提示上矢状窦远端稍有显影（图 3-10-8）。

后继续 Trevo 支架配合 5F Navien 导管抽吸 2 次，均未见明显血栓。因 Trevo 支架已应用 3 次，支架部分变形，改用 Solitaire 支架（6 mm×30 mm）取栓。沿 5F Navien 导管送入 Rebar-18 微导管，将 Solitaire 支架通过 Rebar-18 微导管送至上矢状窦远

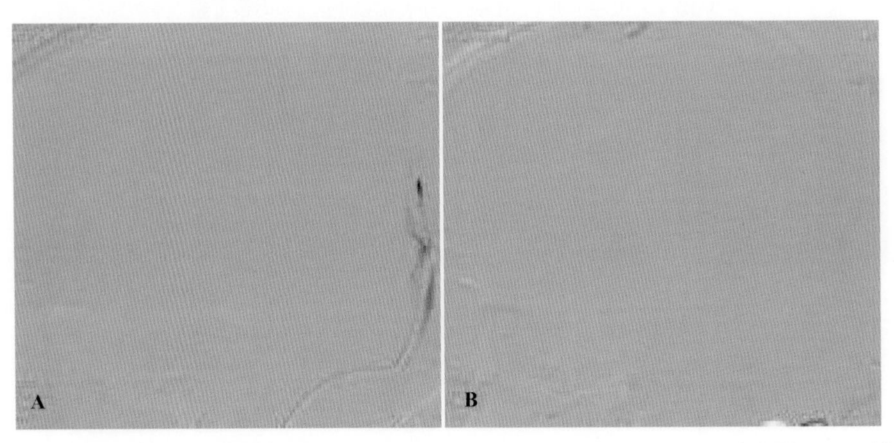

图 3-10-4　Navien 中间导管侧位造影示上矢状窦近、远端均未见显影。**A.** 近端造影；**B.** 远端造影

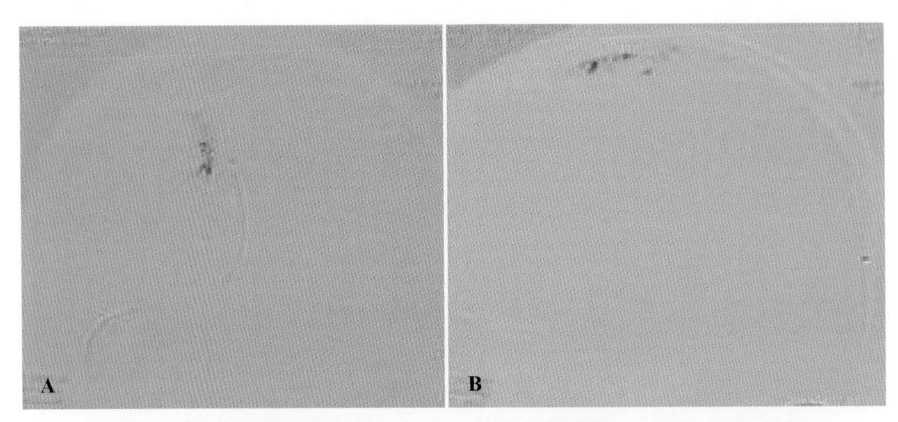

图 3-10-5　微导管造影显示上矢状窦远端未见显影。**A.** 正位；**B.** 侧位

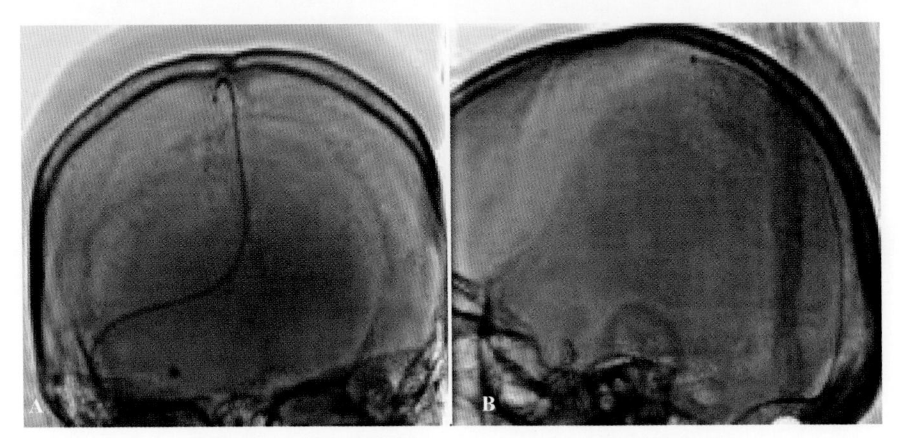

图 3-10-6　术中释放支架。**A.** 正位透视；**B.** 侧位透视

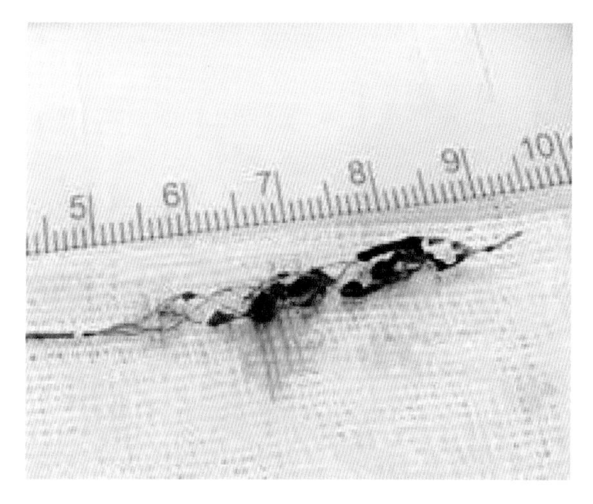

图 3-10-7　支架拉出的血栓

端，缓慢、谨慎地释放支架（图 3-10-9）。停留 5 s 后拉出支架可见多个暗红色血栓（图 3-10-10）。用 5 ml 注射器抽吸 Rebar-18 微导管内静脉血，未见明显血栓，再次手推造影提示上矢状窦远端显影（图 3-10-11）。

通过 Rebar-18 微导管分别于上矢状窦远端、上矢状窦近端、横窦进行静脉溶栓，并从微导管内按照每分钟尿激酶 1 万单位的速度分别缓慢推注 7.5 万单位尿激酶，溶栓后配合 Solitaire 支架在尿激酶推注部位进行拉栓，期间拉出多个暗红色血栓，并反复抽吸 Rebar-18 微导管，可见少量暗红色血栓。拉栓后分别行微导管内造影，再次多角度造影示横窦、上矢状窦较前有所显影，但仍延迟明显（图 3-10-12）。

再次在路径图下超选右侧颈内动脉造影，显示全脑动静脉循环时间仍延长，脑组织染色仍延迟，上矢状窦及右侧横窦、乙状窦可见显影（图 3-10-13）。

术后心电监护示血压 133/75 mmHg，心率 78 次 / 分，呼吸 19 次 / 分，SpO_2 100%。患者昏迷，压眶刺激有痛苦表情，双眼球突出、内收，双侧瞳孔不等大，右侧瞳孔直径约 6 mm，左侧瞳孔直径约 4 mm，右侧直接和间接对光反射消失。双侧肌张力大致正常，针痛刺激四肢无反应，双下肢腱反射减低，双侧巴宾斯基征阳性，四肢肌力无法配

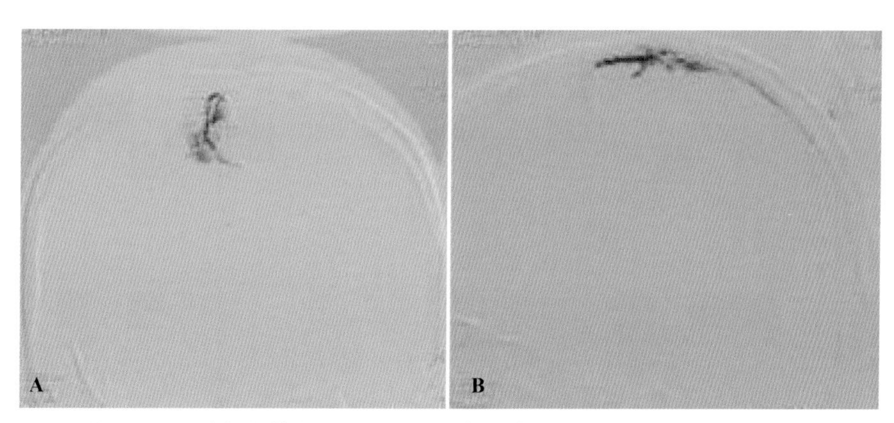

图 3-10-8　中间导管造影显示上矢状窦远端稍有显影。**A**. 正位；**B**. 侧位

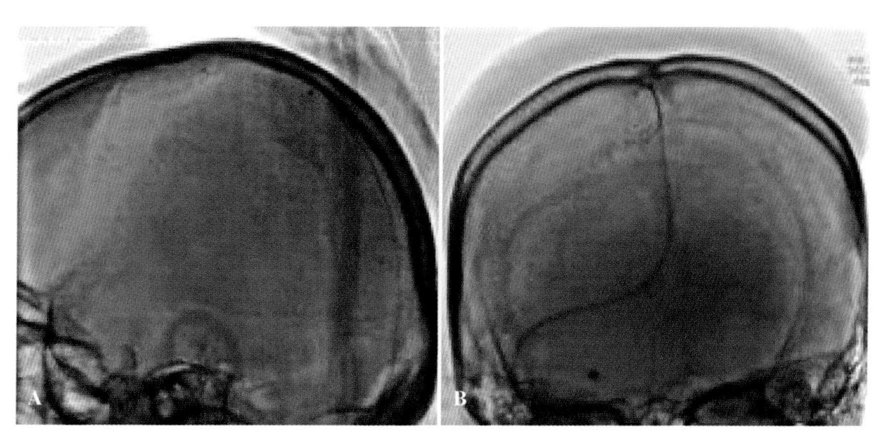

图 3-10-9　上矢状窦远端释放 Solitaire 支架。**A**. 透视侧位；**B**. 透视正位

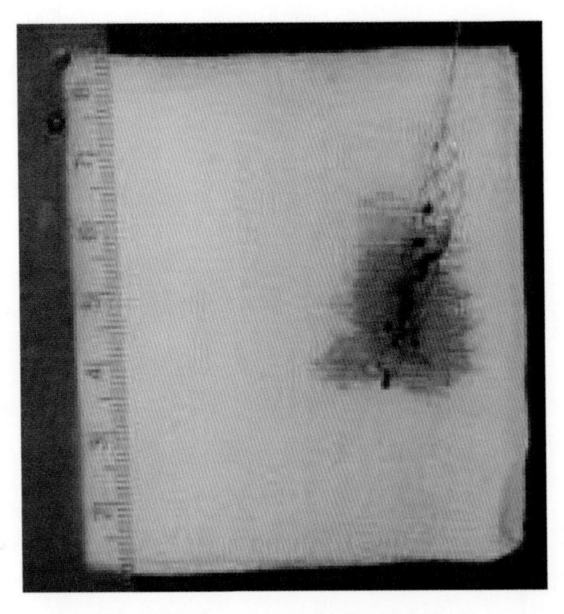

图 3-10-10 Solitaire 支架拉出的血栓

合。经甘露醇脱水、降颅压等措施后，患者瞳孔恢复正常。

术后立即复查头部 CT（2018-05-31），见双侧额顶叶异常密度影，双侧半球脑沟回变浅，甚至消失，考虑为脑组织弥漫性肿胀（图 3-10-14）。遂转至神经重症室，术后的前 2 天经过抗凝、脱水、降颅压等治疗措施后，患者生命体征平稳，但症状、体征未见好转。

术后第 3 天，心电监护示血压 133/70 mmHg，心率 75 次 / 分，呼吸 20 次 / 分，SpO_2 99%。患者昏迷，压眶刺激有痛苦表情，双侧瞳孔等大等圆，双侧瞳孔直径约 3 mm，双侧直接和间接对光反射迟钝。双侧肌张力大致正常，针痛刺激四肢有屈曲，双下肢腱反射减低，双侧巴宾斯基征阳性，四肢肌力、双侧针刺觉无法配合。

查血常规（2018-06-03）示 WBC 7.11×10^9/L，NE% 89.1%，PLT 53×10^9/L，Hgb 83 g/L；急诊生化示 K^+ 3.7 mmol/L，Na^+ 153 mmol/L。

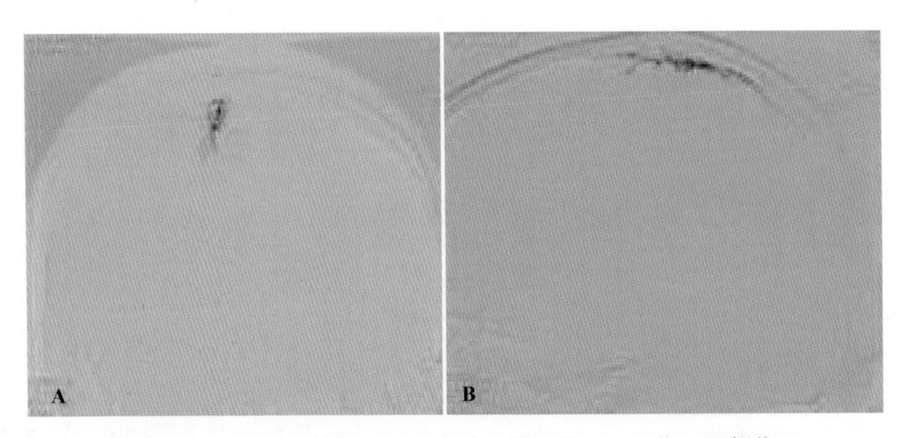

图 3-10-11 手推造影显示上矢状窦远端显影。**A**. 正位；**B**. 侧位

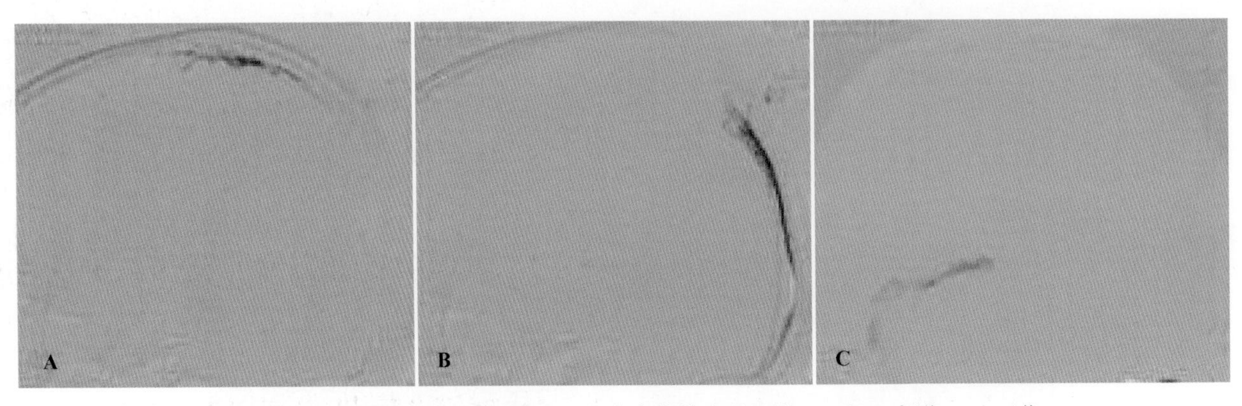

图 3-10-12 微导管造影显示横窦、上矢状窦较前有所显影。**A** 和 **B**. 侧位；**C**. 正位

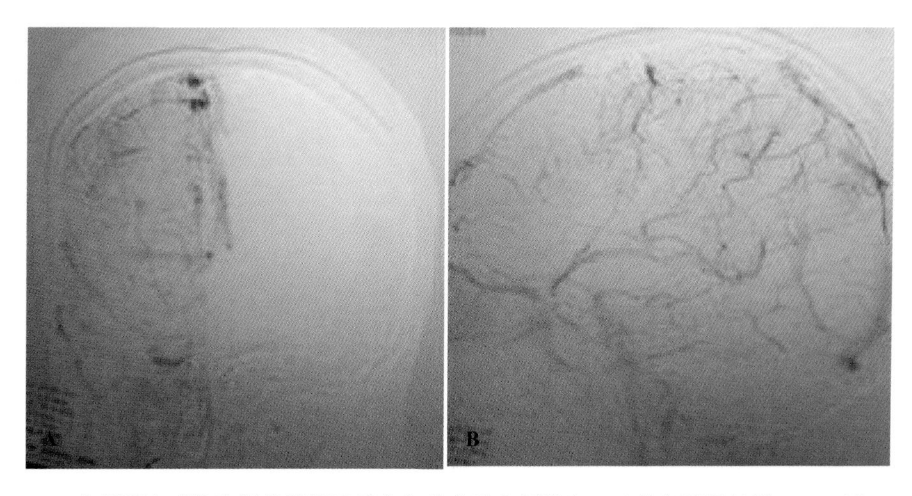

图 3-10-13 右侧颈内动脉造影静脉期显示上矢状窦及右侧横窦、乙状窦可见显影。**A**. 正位；**B**. 侧位

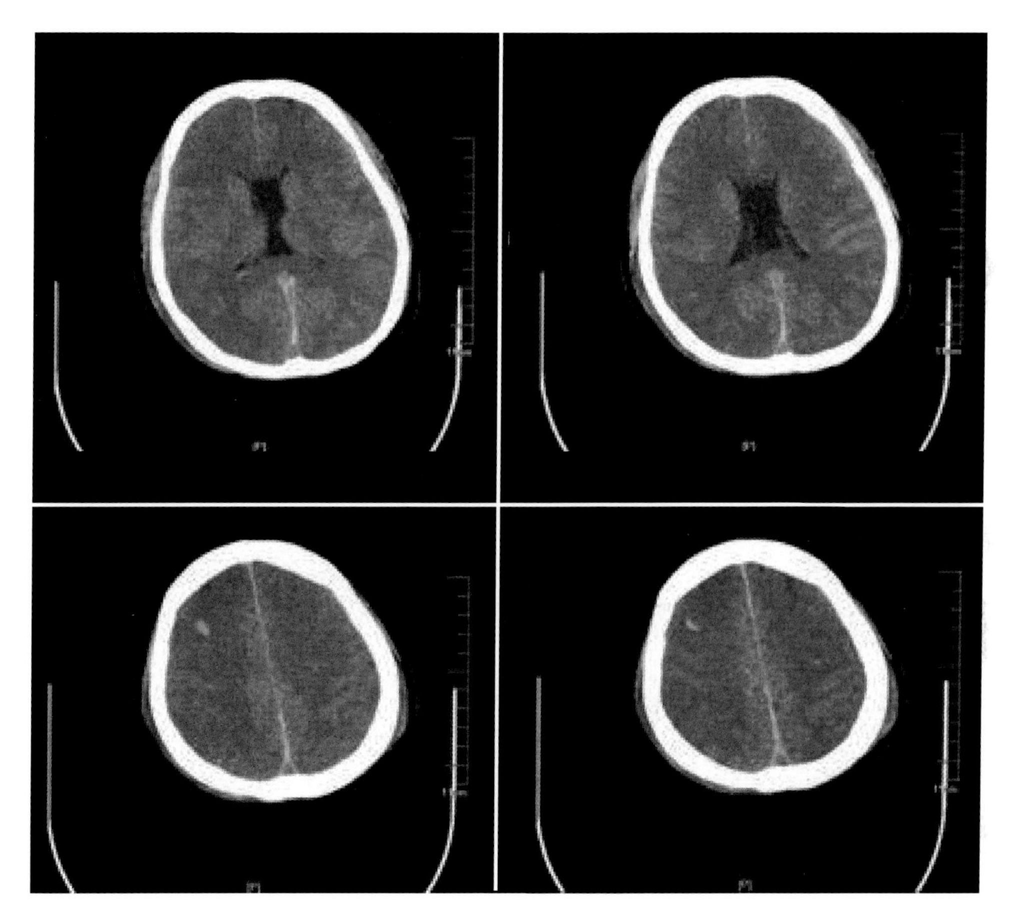

图 3-10-14 术后头部 CT（2018-05-31）提示脑组织弥漫性肿胀

头部 CT（2018-06-03）示双侧额顶叶异常密度影，考虑为静脉性脑梗死伴出血，与 2018-06-01 相比出血范围略大；右颞枕叶、右侧基底节区低密度影，考虑静脉性梗死？大脑镰下疝；脑室内积血，纵裂薄层积血；左侧横窦、额顶部皮质静脉密度增高（图 3-10-15）。

术后第 6 天，心电监护示血压 145/70 mmHg，心率 80 次 / 分，呼吸 20 次 / 分，SpO_2 99%。患者昏迷，压眶刺激有痛苦躲避，双侧瞳孔等大等圆，双侧瞳孔直径约 3 mm，双侧直接和间接对光反射

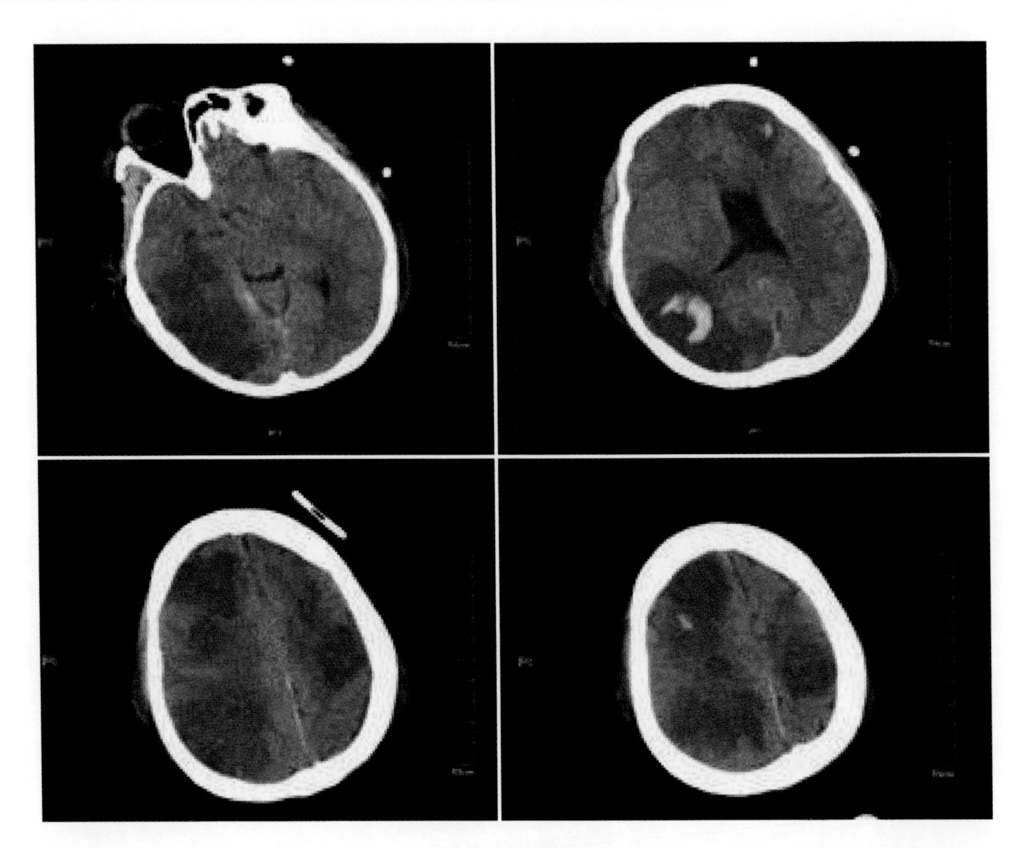

图 3-10-15　头部 CT（2018-06-03）提示静脉性脑梗死伴出血，与 2018-06-01 相比出血范围略大

迟钝。双侧肌张力大致正常，针痛刺激四肢有屈曲，双下肢腱反射减低，双侧巴宾斯基征阳性，四肢肌力、双侧针刺觉无法配合。

查血常规（2018-06-06）示 WBC 6.99×10^9/L，NE% 77.34%，PLT 34×10^9/L，Hgb 84 g/L；急诊生化示 K^+ 3.35 mmol/L，Na^+ 140 mmol/L，Cl^- 105 mmol/L；凝血六项示 D- 二聚体 3.3 μg/ml。

头部 CT（2018-06-06）示双侧额顶叶、右颞枕叶异常密度影，结合病史及前片，考虑为静脉性脑梗死伴出血，与 2018-06-03 相比左额叶出血范围增大；右侧基底节区低密度；蛛网膜下腔出血（SAH）；大脑镰下疝；双侧小脑幕、纵裂区薄层积血，脑室内少许积血；额顶部皮质静脉密度略增高；鼻窦内异常密度影（图 3-10-16）。

四、讨论

脑静脉系统有着独特的解剖生理学特点：脑静脉无瓣膜，静脉血流方向可逆行；颅内浅静脉、深静脉之间以及深浅静脉之间存在着广泛的吻合；颅内和颅外静脉之间有多处吻合和沟通。脑静脉系统之间具有丰富的吻合，在脑静脉系统血栓形成后，血液回流环路中有阻塞存在时，侧支静脉可表现出较强的循环代偿能力。

但是，随着静脉血栓的延伸，脑静脉回流障碍范围的扩大，脑静脉的侧支循环代偿能力逐渐被抵消，当超过脑侧支静脉的循环代偿能力时，就会使脑静脉压升高。之后，一方面脑组织有效灌注降低，出现脑细胞水肿、坏死，血脑屏障破坏导致血管源性脑水肿、静脉性脑出血及蛛网膜下腔出血；另一方面脑脊液吸收障碍导致颅内压进一步增高[1]。故治疗的关键在于尽快开通阻塞的静脉窦，恢复生理性静脉回流，同时促进侧支循环建立，增强静脉回流。

颅内静脉系统血栓形成分为脑静脉窦及静脉血栓形成，是一种在任何年龄段都有可能发病的脑血管疾病，在中青年女性中较为多见。因其病因复杂，临床表现多样且无特异性临床表现，故无有效检出手段，漏诊、误诊率较高，患者常错过最佳的治疗时机，进而病情加重。

球囊取栓、支架取栓等机械取栓方法逐渐应用于临床，使用于要求快速开通静脉窦、降低颅内

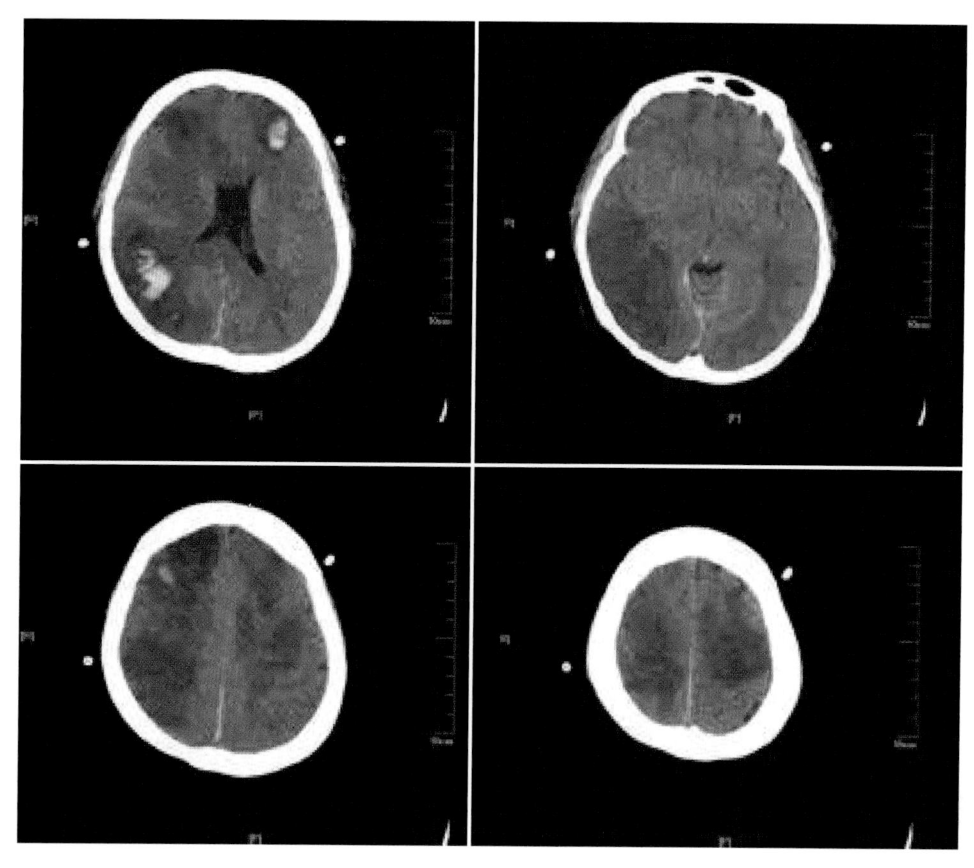

图 3-10-16 头部 CT（2018-06-06）提示静脉性脑梗死伴出血，与 2018-06-03 相比左额叶出血范围增大

压、减小脑疝风险的重症及急症患者。球囊取栓适用于血栓形成早期，血栓成松软状态，扩张的球囊回撤过程中，不仅可以拉出血栓，还可以扩张局限性狭窄的静脉窦，从而改善血流，降低颅内压，但是球囊取栓容易使血栓脱落造成肺栓塞，或者推挤至皮质静脉加重病情[2]。为了减少肺栓塞的发生，需要切开颈内静脉取栓，得不偿失。Solitaire 支架具有较好的可塑性及可控性，其整体闭环的特殊设计使其收放自如，在颅内静脉窦取栓应用中表现良好，既可以清除窦内贴壁血栓，又可以切割血栓达到碎栓的目的以利于血栓与溶栓药物接触，从而恢复静脉窦内血流通畅[2-3]。谭衍等[4]纳入 40 例颅内静脉窦血栓患者，随机分为两组，一组 20 例患者单纯抗凝治疗，另一组 20 例患者采用 Solitaire AB 支架取栓后抗凝治疗，结果显示，取栓组 2 例出现并发症，单纯抗凝组 8 例出现并发症，取栓组预后明显优于单纯抗凝组。南方医科大学何健[5]研究了 29 例颅内静脉窦血栓合并颅内血肿的患者，其中 14 例采取抗凝、支架取栓联合溶栓治疗，15 例单纯抗凝治疗，结果显示支架取栓联合局部溶栓能有效缓解临床症状，仅入院时重度昏迷的患者预后不良。Solitaire 支架作为取栓支架的中坚力量及其有效性、安全性已被广为认可。而重症患者，尤其是有脑疝风险的患者取栓后依然预后不良。机械取栓虽然可以改善患者的临床预后，但机械取栓是一种有创操作，静脉窦管壁较薄，缺乏弹性肌层，操作过程中有穿透静脉窦壁的情况，导致医源性出血。目前，机械取栓治疗颅内静脉窦血栓的安全性及有效性研究都是一些小样本研究，还需要大样本多中心研究去证实。由于颅内静脉窦血栓发病率极低，大样本多中心研究往往很难实现。

重症静脉窦血栓患者行介入治疗是目前的一种共识，但临床研究的证据级别仍然不高。这是因为对于该类病变的更为详细的介入治疗适应证仍不清楚，术前详细的有关急性静脉窦血栓分布以及造成病理生理损害程度的适合介入治疗的影像学评估方法不够；并且，重症静脉窦血栓患者往往血栓负荷重，传统的取栓方法效率低下，加上静脉窦血栓治疗时间窗不确定，使得重症静脉窦血栓的疗效仍不完全确切。本例患者自发病到昏迷约1周的时间，病情加重时间短，静脉窦血栓造成的颅内压增高在病情加重时达到高峰，甘露醇降颅压的效果达到极限，紧急疏通静脉窦通路，或去骨瓣减压成为一种理论上的有效手段。

本例患者取栓结束后，经动脉造影显示静脉窦部分通畅，原因为发病到取栓的时间过长，引流静脉端可能也有血栓；患者出现一侧瞳孔扩大的脑疝体征，可能因为取栓手术并没有达到静脉窦通畅到明显降低颅内压的效果，或者取栓手术过程中甚至加重了脑水肿造成脑疝。

静脉窦急性血栓造成大面积脑梗死诱发脑疝时，外科手术减压应该是首要的选择，此时若进行介入治疗，静脉窦开通不理想，往往会加重病情。本例患者在介入治疗前已是严重颅内压增高，患者呈昏迷状态，尽管行静脉窦取栓，血管通畅较前好转，但由于在动脉造影显示的血流经脑静脉-静脉窦流出通道仍不够理想，患者颅内压缓解不明显，病情继续加重出现脑疝。

本例患者各种原因未能开颅减压，但在脱水降颅压、配合肝素的治疗下，患者逐渐脱离脑疝的威胁，进入康复治疗。

参考文献

[1] 范一木，毕奇，程炎，等.颅内静脉和静脉窦血栓形成诊治的中国专家共识. 中华内科杂志，2013，52（12）：1088-1091.

[2] Shui SF，Li TF，Han XW，et al. Balloon dilatation and thrombus extraction for the treatment of cerebral venous sinus thrombosis. Neurol India，2014，62（4）：371-375.

[3] Ma J，Shui S，Han X，et al. Mechanical thrombectomy with Solitaire AB stents for the treatment of intracranial venous sinus thrombosis. Acta Radiologi，2016，57（12）：1524-1530.

[4] 谭衍，唐树洪，冼克聪，等. Solitaire AB型支架机械取栓治疗颅内静脉窦血栓形成的疗效观察. 中华神经医学杂志，2014，13（11）：1131-1134.

[5] 何健. 应用Solitaire AB支架机械取栓治疗颅内静脉窦血栓形成的临床研究. 广州：南方医科大学，2018.

第十一节

中间导管抽吸及静脉接触溶栓治疗颅内静脉窦急性血栓形成

（霍晓川　莫大鹏　尤为）

一、引言

颅内静脉窦血栓形成在中青年女性中较为多见，因其临床表现多样且无特异性，故漏诊、误诊率较高，患者常错过最佳的治疗时机。对于确诊和治疗不及时的患者，可继发导致脑出血，预后极差，严重者可危及生命。本文介绍一例颅内静脉窦血栓形成使用中间导管抽吸及静脉接触溶栓的案例。

二、病情简介

患者，女性，65 岁，主因“右侧肢体无力、意识不清伴肢体抽搐 8 天”于 2020 年 2 月 18 日入院治疗。

现病史：患者在入院前 8 天无明显诱因出现右侧肢体无力，并于当日下午突发意识不清，伴有肢体抽搐，头向右偏，反复抽搐多次，症状持续 40 min，发作间期意识无好转，伴右侧肢体无力加重至不能活动。外院就诊做 CT 提示左侧顶叶脑出血，上矢状窦、右侧横窦血栓形成可能，给予脱水降颅压、抗癫痫等治疗。2 天前转入我院，在认知障碍疾病科住院，做腰椎穿刺提示颅压高（具体不详），做头颅磁共振平扫＋磁共振静脉成像（magnetic resonance venography，MRV）提示左侧顶叶出血、脑静脉窦血栓形成。

既往史：高血压病史 7 年，血压最高 190/120 mmHg；糖尿病病史 3 年；肝功能损害 3 年，口服多烯磷脂酰胆碱保肝治疗。

体格检查：神志昏睡，失语，双眼向左侧凝视，右侧肢体肌力 0 级，左侧肢体活动自如，右侧病理征（＋），颈部无抵抗。双肺呼吸音粗，双侧足背动脉搏动正常。

辅助检查：①血常规示中性粒细胞百分比 81%；②尿常规示隐血 3＋；③感染 8 项正常；④凝血功能检查示纤维蛋白降解产物（FDP）83.56 μg/ml，纤维蛋白原 4.12 g/L，活化部分凝血活酶时间（APTT）23.7 s，D- 二聚体 35 μg/ml；⑤红细胞沉降率 47 mm/h，C 反应蛋白（CRP）59 mg/L；⑥肝功能检查示 γ- 谷氨酰转肽酶 96.7 U/L，乳酸脱氢酶 289 U/L；⑦肾功能和血脂正常。

腰椎穿刺术提示颅压高（大于 300 mmH_2O），脑脊液生化检查示蛋白质 0.75 g/L。

外院头颅 CT（2020-02-13）示左侧顶叶多发性出血，上矢状窦走行区可见高密度影。外院头颅磁共振（2020-02-13）示左侧顶叶 FLAIR 序列可见片状高信号，右侧横窦走行区可见 T2 高信号改变。我院头颅磁共振（2020-02-20）示左侧顶叶出血（图 3-11-1）。我院头颅 MRV（2020-02-20）示上矢状窦、左侧横窦未见显影，皮质静脉引流紊乱，右侧横窦-乙状窦交界区狭窄（图 3-11-2）。我院双下肢血管彩超（2020-02-20）示右下肢深静脉广泛血栓形成，右侧小腿肌间静脉血栓形成。

三、治疗过程

患者有意识障碍，右侧肢体偏瘫，反复癫痫发

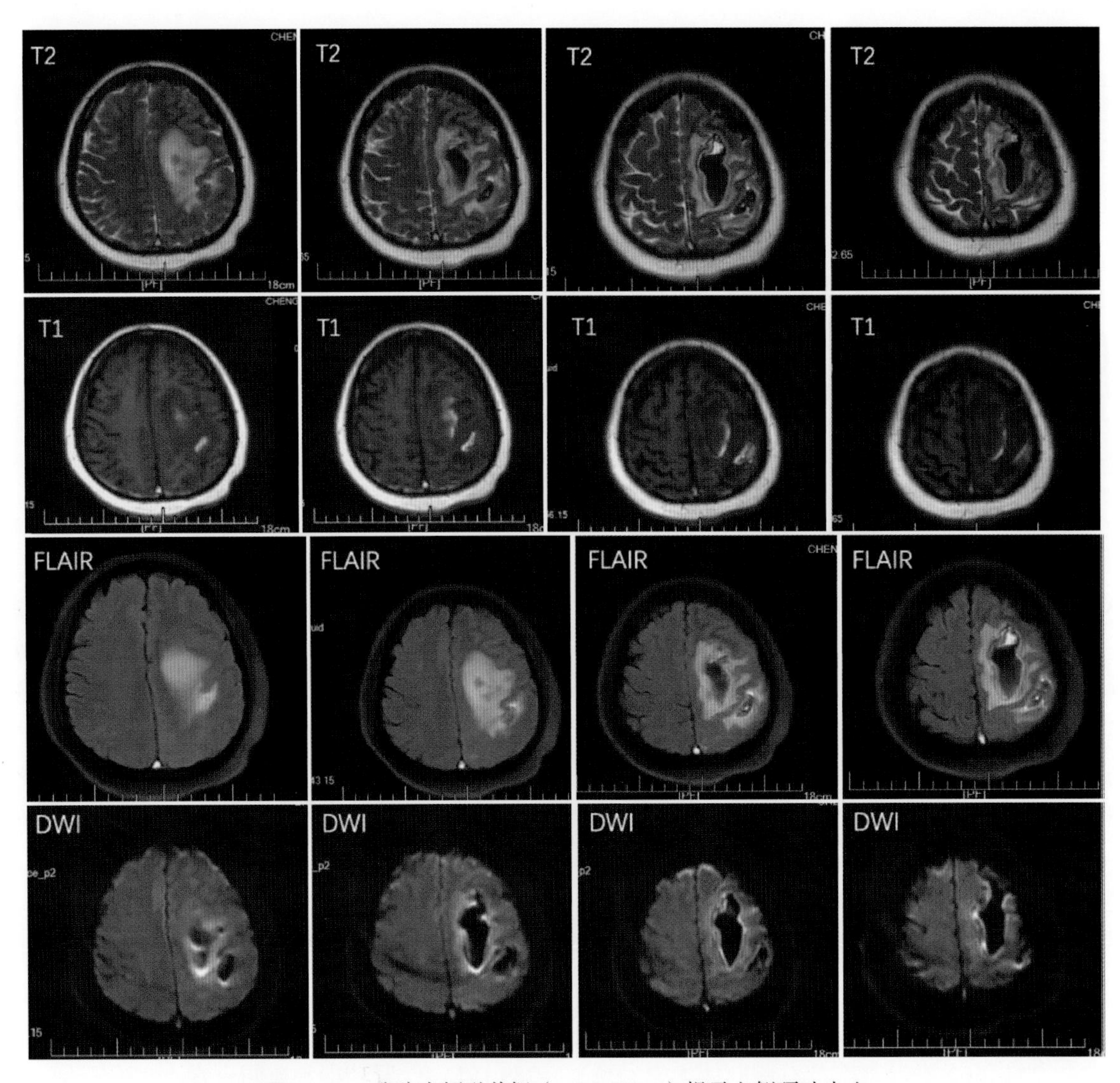

图 3-11-1　我院头颅磁共振（2020-02-20）提示左侧顶叶出血

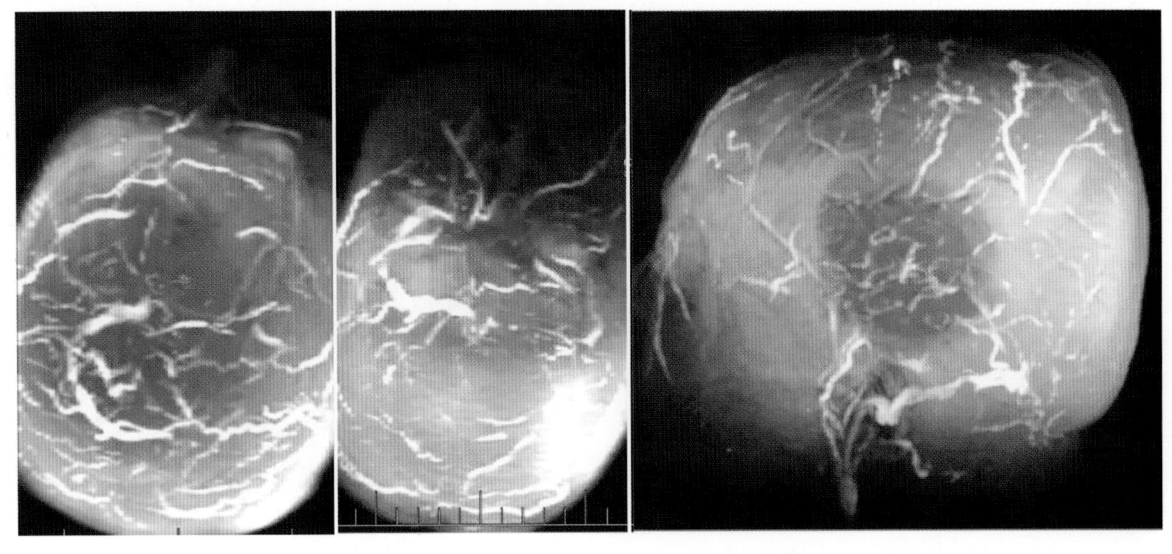

图 3-11-2　我院头颅 MRV（2020-02-20）提示脑静脉窦血栓形成

作，头颅CT提示左侧顶叶脑出血，头颅MRV提示颅内静脉窦血栓形成，抗凝治疗后病情无好转，排除其他免疫、感染等相关原因。介入治疗的目的是尽快开通静脉窦，改善颅内静脉循环，减轻静脉性脑水肿、降低颅内压。

2020年2月21日患者于全麻下右侧股动脉置入5F鞘，左侧股静脉置入8F鞘。5F单弯导管进入右侧颈内动脉造影（图3-11-3），提示全脑动静脉循环时间明显延长，上矢状窦后部、右侧横窦显影欠佳，左侧横窦发育不良。泥鳅导丝带领下将8F导引导管头端置于右侧颈内静脉球部附近。5F Navien中间导管（125 cm）、Rebar-27微导管送至上矢状窦中（图3-11-4）。

撤出微导管及微导丝。用10 ml注射器从Navien尾端由上矢状窦远端、近端至横窦反复负压抽吸，抽出10余个米粒大小的陈旧血栓，考虑上矢状窦血栓较少，未行支架取栓。再次造影见上矢状窦后部浅淡显影（图3-11-5）。

再次欲将V-18微导丝＋XT-27微导管置于上矢状窦，微导管通过横窦困难，考虑存在横窦狭窄，沿微导丝送入Sterling球囊（4 mm×30 mm）至横窦及横窦-乙状窦移行区分别扩张，加压至4 atm（1 atm = 1.01×10^5 Pa），撤出球囊，然后顺利将微导管送至上矢状窦，撤出微导丝（图3-11-6）。将50万U尿激酶与50 ml 0.9%氯化钠注射液接于微导管末端持续泵入（4 ml/h），1天后改为3 ml/h，8F鞘及导引导管持续肝素钠盐水冲洗，安全返回病房。术后患者神志嗜睡状，可回答简单问题。

术后当天头颅CT显示左侧顶叶出血灶伴局部水肿（图3-11-7）。

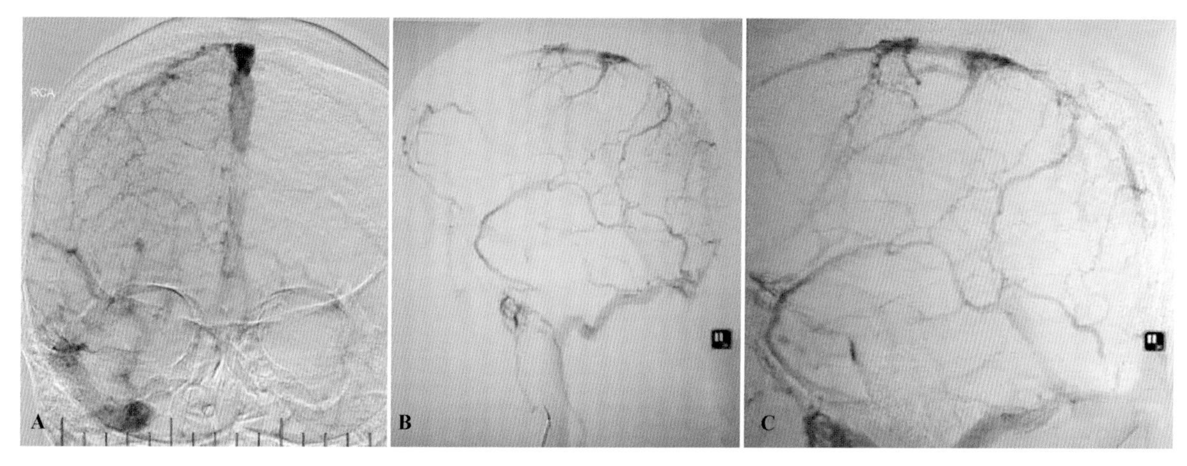

图3-11-3　右侧颈内动脉DSA显示全脑动静脉循环时间明显延长，上矢状窦后部、右侧横窦显影欠佳，左侧横窦发育不良。**A**. 正位；**B**和**C**. 侧位静脉期不同时相

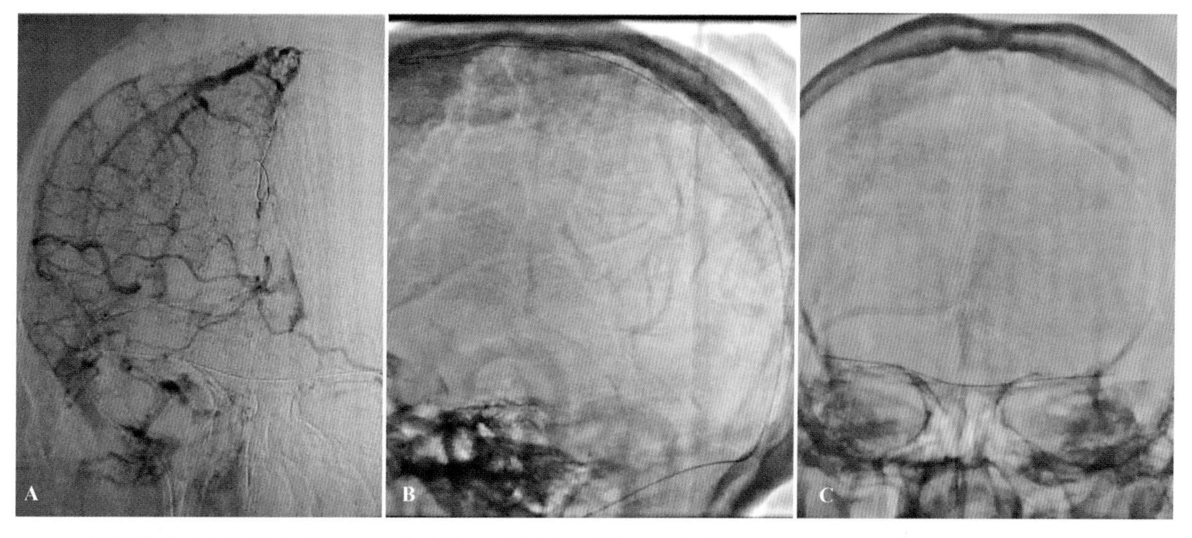

图3-11-4　微导管送至上矢状窦中。**A**. 正位造影显示微导丝到位；**B**. 侧位造影显示微导丝到位；**C**. 透视显示中间导管到位

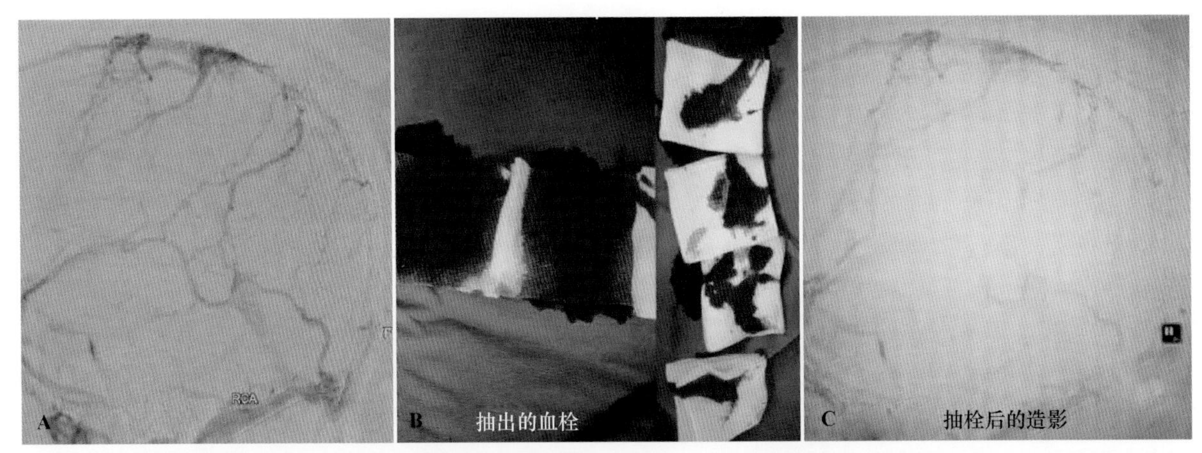

图 3-11-5 陈旧血栓反复抽吸后造影见上矢状窦后部浅淡显影。**A**. 血栓抽吸前造影；**B**. 取出血栓；**C**. 血栓抽吸后造影

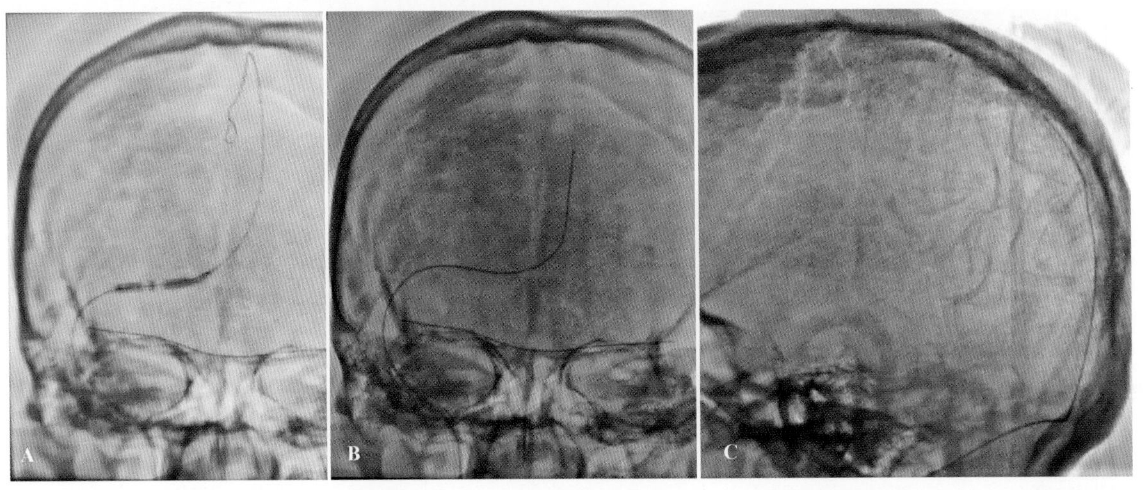

图 3-11-6 球囊扩张后将微导管送至上矢状窦。**A**. 正位透视下球囊扩张；**B**. 正位透视显示微导管送至上矢状窦；**C**. 侧位透视显示微导管送至上矢状窦

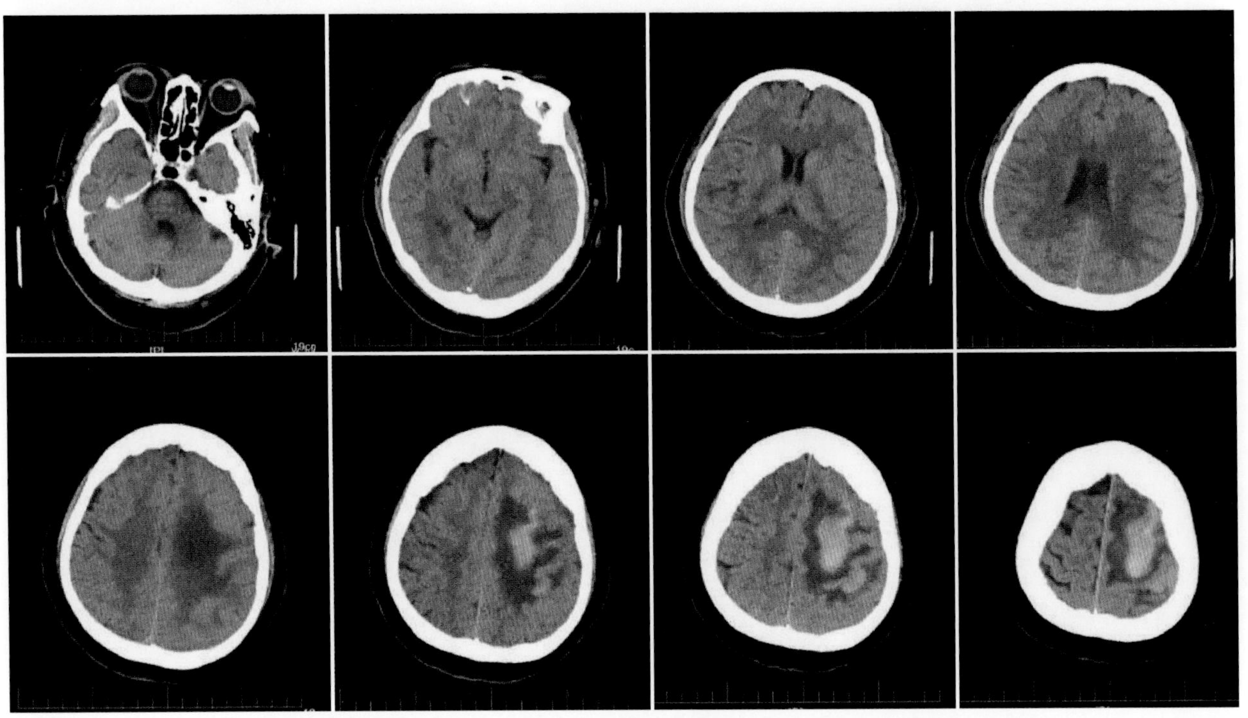

图 3-11-7 术后当天头颅 CT 显示左侧顶叶出血灶伴局部水肿

术后第3天复查DSA（图3-11-8和图3-11-9），见上矢状窦、右侧横窦显影明显改善，右侧横窦狭窄，皮质回流静脉较前更加丰富。复查CT见左侧顶叶出血较前明显吸收好转（图3-11-10）。遂拔除导引导管及微导管，继续抗凝治疗。

患者术后病情逐渐好转，未再出现癫痫发作。目前，患者神志清，不完全性运动性失语，右侧肢体肌力0级，左侧肢体活动自如，右侧病理征（+）。继续给予抗凝、抗癫痫等治疗。

四、讨论

脑静脉窦和静脉血栓形成（cerebral venous sinus and vein thrombosis，CVST）是脑血管疾病中一种特殊的疾病类型。引起CVST发病的原因较多，包括凝血酶或抗凝血酶Ⅲ的缺乏或基因突变、活性蛋白C缺乏或抵抗等先天性因素，也包括口服避孕药、全身感染性疾病、妊娠期及围生期等后天性因素[1]。多种因素导致血液高凝状态、静脉血流阻力增加，使凝血系统激活进而导致血栓形成，是该病的发病机制。若确诊和治疗不及时，可继发性导致脑出血，预后极差，严重者可危及生命[2]。

静脉窦接触性溶栓治疗是CVST的手术治疗方法之一，其原理是利用血管内介入治疗技术，将溶栓药物经导管准确送至病变部位[3]。与全身静脉溶栓治疗相比，经股静脉将微导管直接置入颅内静脉窦血栓内的治疗方法，定位更精确、溶栓药物与血栓接触更充分，血栓周围药物浓度显著升高[4]；同时，可将微导管置于静脉窦血栓的远端，经静脉泵持续输入溶栓药物，尤适用于血栓形成时间较长、体积较大、溶栓速度较慢的病例，可有效增加其颅内静脉窦再通率、缩短血流再通时间。尿激酶

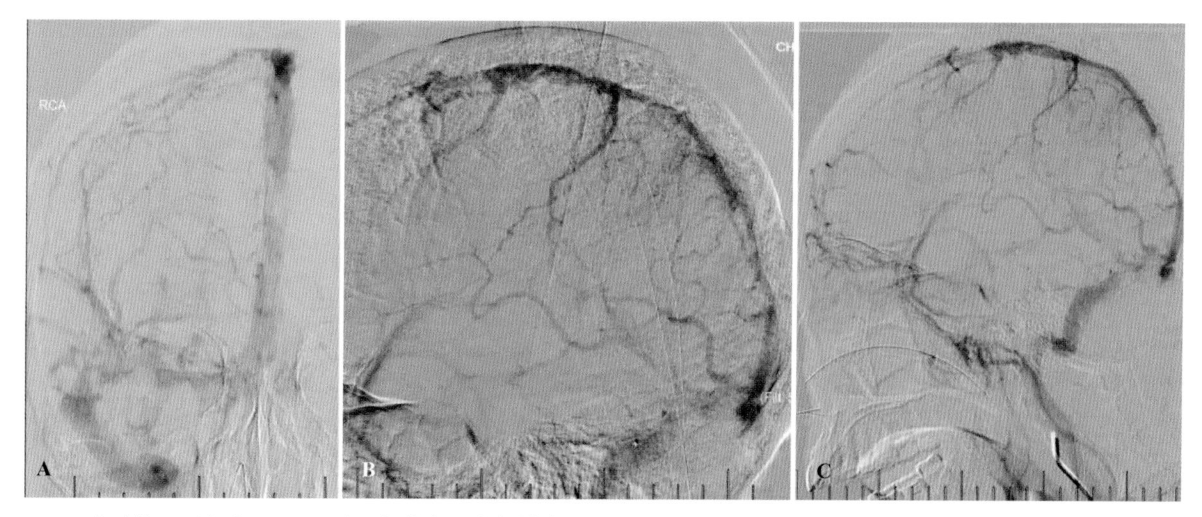

图3-11-8　术后第3天复查DSA显示上矢状窦、右侧横窦显影明显改善，右侧横窦狭窄，皮质回流静脉较前更加丰富。**A.** 正位；**B** 和 **C.** 侧位

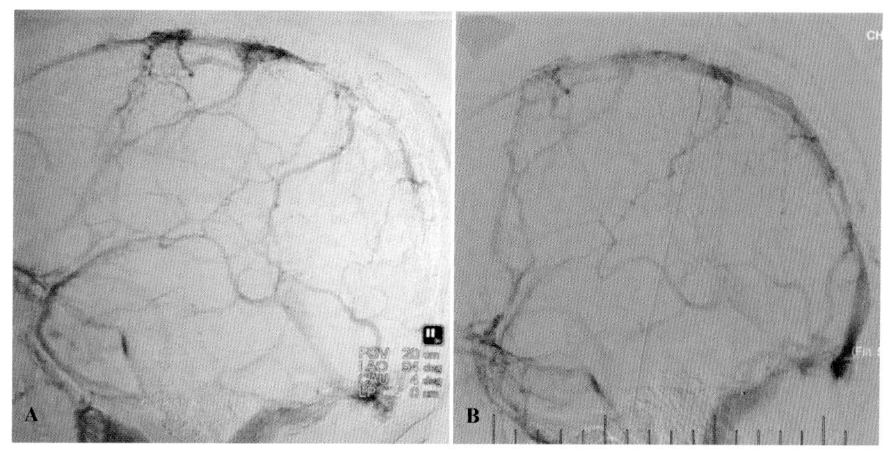

图3-11-9　术前与术后DSA对比提示上矢状窦再通。**A.** 术前；**B.** 术后

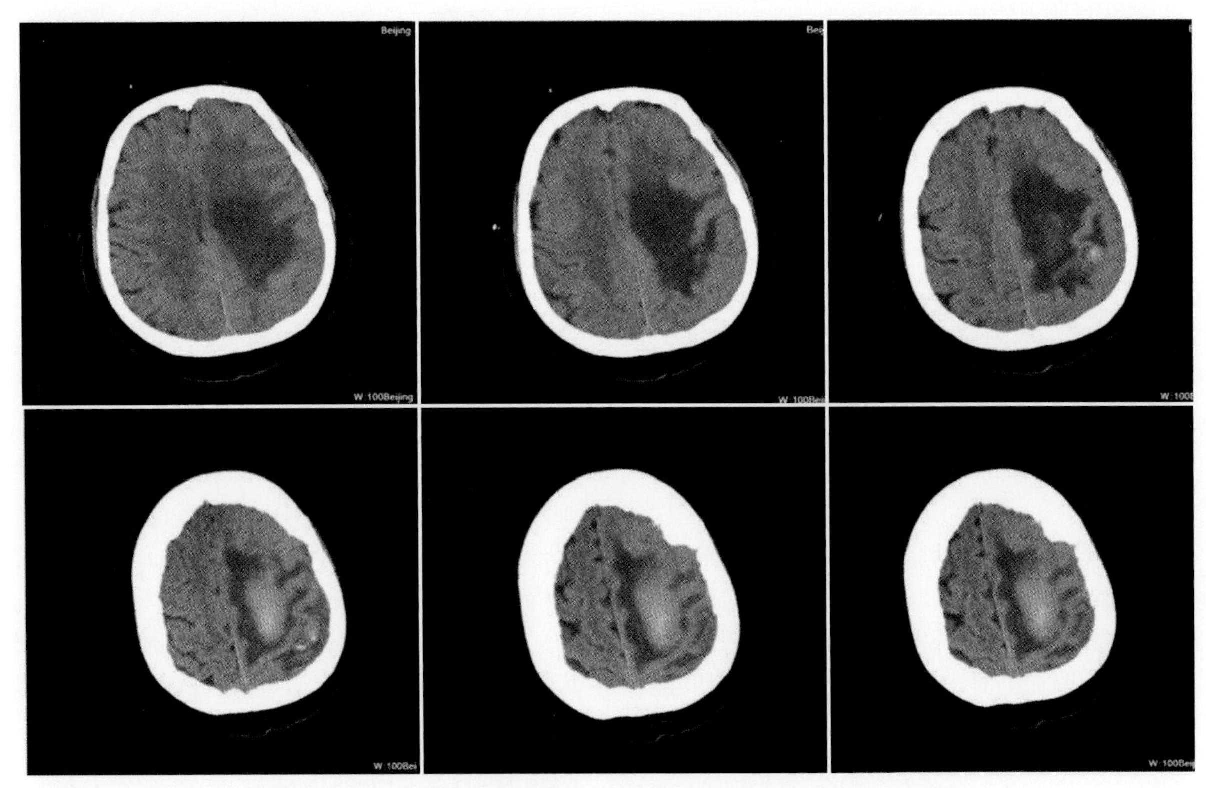

图 3-11-10　术后第 3 天头颅 CT，见左侧顶叶出血较前明显吸收好转

静脉窦接触性溶栓主要适用于充分抗凝治疗后临床症状无明显改善甚至进一步恶化，且已排除其他可能引起病情进展病因的这部分患者。同时，与全身静脉溶栓相比，静脉窦接触性溶栓对技术和硬件设备的要求也较高，费用相对昂贵。此外，该方法为有创性操作，难以避免一定的感染风险或存在诱发缺血性卒中出血性转化的风险[5]。

该患者为老年女性，急性起病，主要表现为右侧肢体活动障碍，意识障碍伴抽搐，并发颅内早期出血，头颅 MRV 提示颅内静脉窦血栓形成，排除其他免疫、感染等相关原因。入院后及时行脑血管造影术，证实存在颅内静脉窦血栓形成，左侧横窦发育不良，右侧横窦-乙状窦移行区狭窄。术中微导管到达上矢状窦后先行中间导管抽吸，仅抽出少量陈旧性血栓，故未行机械取栓，选用了静脉窦接触尿激酶溶栓，进行 3 天的缓慢持续性溶栓治疗。尿激酶溶栓后复查 DSA 提示上矢状窦再通，患者意识障碍好转，取得了较好疗效。本例采用尿激酶早期静脉接触溶栓＋球囊扩张效果好，可能与以下因素有关：在发病 2 周内及时行尿激酶接触溶栓；局部接触溶栓显著提高血栓内尿激酶浓度，增高尿激酶与血栓接触面积，促进了血栓溶解；术中球囊低压力使狭窄处扩张，血栓出现松动。

参考文献

[1] 宋亭，刘祎，董天发，等. 妊娠相关性可逆性后部脑病综合征与脑静脉窦血栓的磁共振影像鉴别 . 广东医学，2016，37（20）：3089-3091.

[2] Yadegari S，Ghorbani A，Mri SR，et al. Clinical features，risk factors，and outcome of cerebral venous thrombosis in Tehran，Iran. J Neurosci Rural Pract，2016，7（4）：554-558.

[3] Roethlisberger M，Gut L，Zumofen DW，et al. Cerebral venous thrombosis requiring invasive treatment for elevated intracranial pressure in women with combined hormonal contraceptive intake：risk factors，anatomical distribution，and clinical presentation. Neurosurg Focus，2018，45（1）：E12.

[4] Andrade Gc，Lesczynsky A，Climaco VM，et al. Cerebral venous sinuses thrombosis in both transverse sinus and torcula：multistep endovascular treatment and stenting. Interv Neuroradiol，2017，23：84-89.

[5] Wasay M，Bakshi R，Kojan S，et al. Nonrandomized comparison of local urokinase thrombolysis versus systemic heparin anticoagulation for superior sagittal sinus thrombosis. Stroke，2001，32：2310-2317.

脑血管慢性狭窄及闭塞 第四章

第一节

颈内动脉开口狭窄的血管内介入治疗

（王坤　刘鹏　霍晓川　穆士卿　尤为）

一、引言

颈动脉狭窄是缺血性卒中发病的主要原因之一，而老年患者颅外段颈动脉狭窄多由动脉粥样硬化引起，其致残率及病死率较高，严重威胁患者的生存状态。近年来，随着颈动脉支架成形术（carotid artery stenting，CAS）的广泛普及，其已成为治疗老年重度颈内动脉狭窄患者的首选方法。

二、病情简介

患者，男性，80岁，主因“言语不清4个月”入院。

现病史：患者4个月前在活动中突发言语不清，约10 min后缓解，无意识障碍，无肢体活动障碍。就诊于外院行头部磁共振检查，显示左侧分水岭区梗死（图4-1-1和图4-1-2）；弓上CTA提示左侧颈内动脉C1段严重狭窄（图4-1-3）。外院给予抗血小板治疗后好转。今为进一步治疗来我院，门诊以“左颈内动脉狭窄”收入院。

既往史：既往体健，无糖尿病、高血压等危险因素。吸烟史50年，10支/日。

体格检查：血压156/102 mmHg。心、肺、腹未见明显异常，双侧桡动脉搏动正常，双侧足背动脉搏动正常。神经系统查体，患者神志清楚，言语流利，双侧瞳孔等大正圆，对光反射灵敏，双眼球各向运动充分，伸舌居中，四肢肌力、肌张力正常，病理征阴性。

辅助检查：血常规、凝血四项及血生化未见明显异常。外院影像学检查结果如上所述。心电图及胸部CT检查未见明显异常。

三、治疗过程

患者有言语不清病史，CTA示左侧颈内动脉C1段狭窄明确，家属同意手术。经过科室讨论决定行DSA及左侧颈内动脉C1段球囊扩张及支架置入术，应警惕高灌注综合征、急性或亚急性血栓形成、血管夹层及脑梗死等手术风险。

患者入手术室后血压202/110 mmHg，心率121次/分，给予乌拉地尔25 mg入壶；然后常规消毒铺巾，1%利多卡因5 ml浸润麻醉穿刺部位后，采用改良Seldinger技术穿刺右股动脉成功，置入8F动脉鞘。

行DSA结果显示，左侧颈内动脉C1段重度狭窄，狭窄率约80%（图4-1-4）。肝素3000 IU入壶，在泥鳅导丝及多功能导管带领下将8F导引导管（已连接好Y阀、三通和肝素生理盐水装置）送至左颈总动脉远段。

在路径图引导下，Transend微导丝引导SpiderFX保护伞（5 mm）小心通过狭窄段，送至左颈内动脉C2段远端，释放保护伞。沿保护伞及微导丝送入Sterling球囊（4 mm×30 mm）至狭窄段，此时患者血压160/100 mmHg，心率98次/分。迅速加压球囊至8 atm并迅速抽瘪球囊，造影示狭窄段残余狭窄率约20%。此时患者心率55次/分，嘱患者咳嗽，患者心率增加，无明显不适。继续沿保护伞及微导丝送入Protege自膨式支架（直径8～6 mm，长度40 mm）至狭窄处，准确定位后释放支架，造影示支架打开良好并完全覆盖狭窄段，与血管壁贴合良好（图4-1-5）。

撤出支架输送装置，顺利收回保护伞，伞内未见明显斑块碎屑样物质。此时患者血压50/30 mmHg，

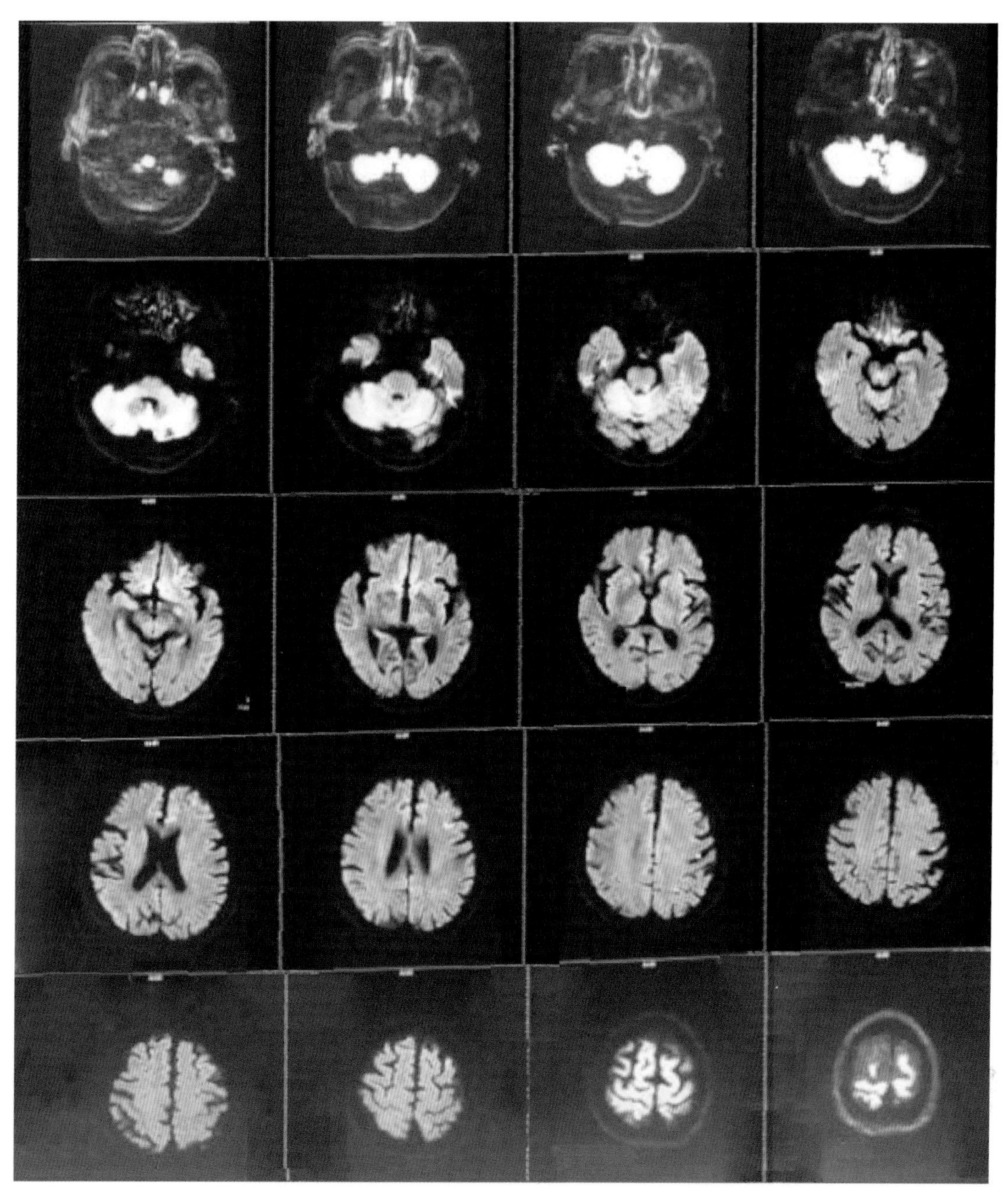

图 4-1-1　4 个月前外院头部 MRI 显示左侧分水岭区梗死

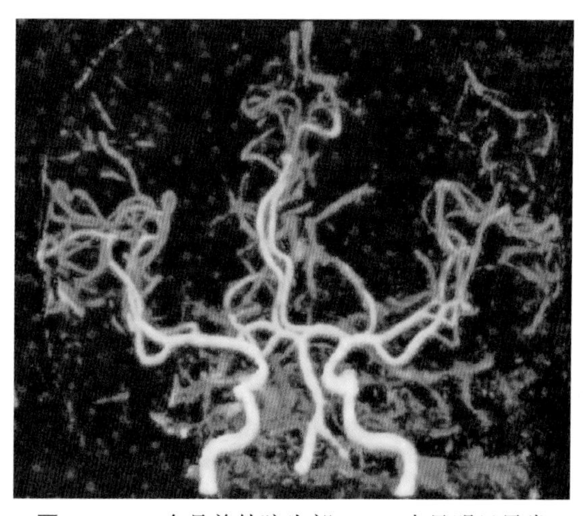

图 4-1-2　4 个月前外院头部 MRA 未见明显异常

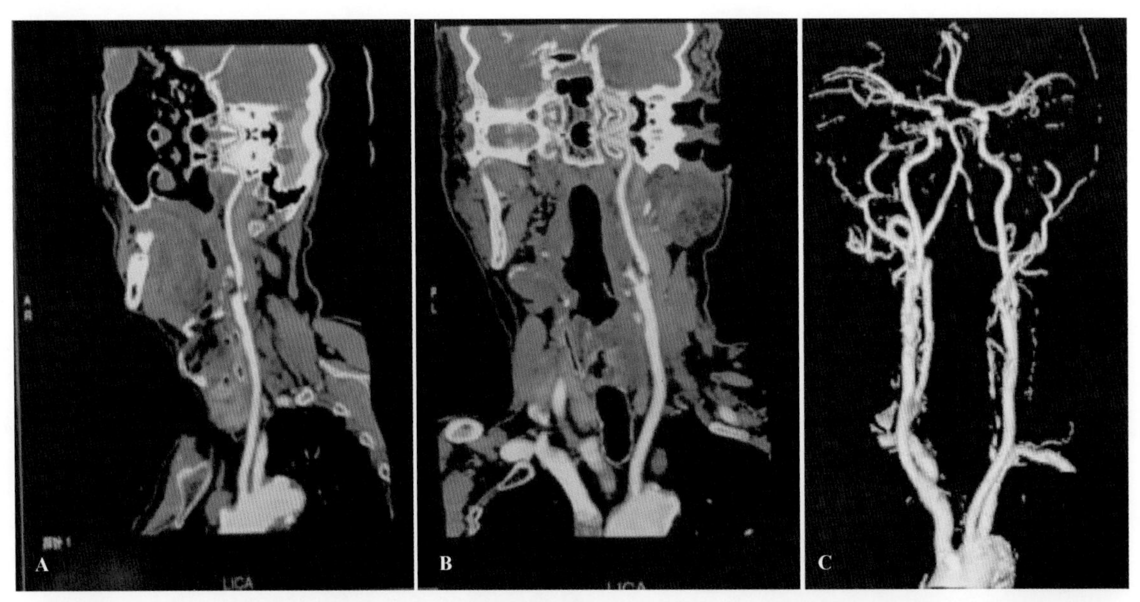

图 4-1-3 4 个月前外院弓上 CTA 显示左侧颈内动脉 C1 段严重狭窄。A. 侧位；B. 正位；C. 三维重建

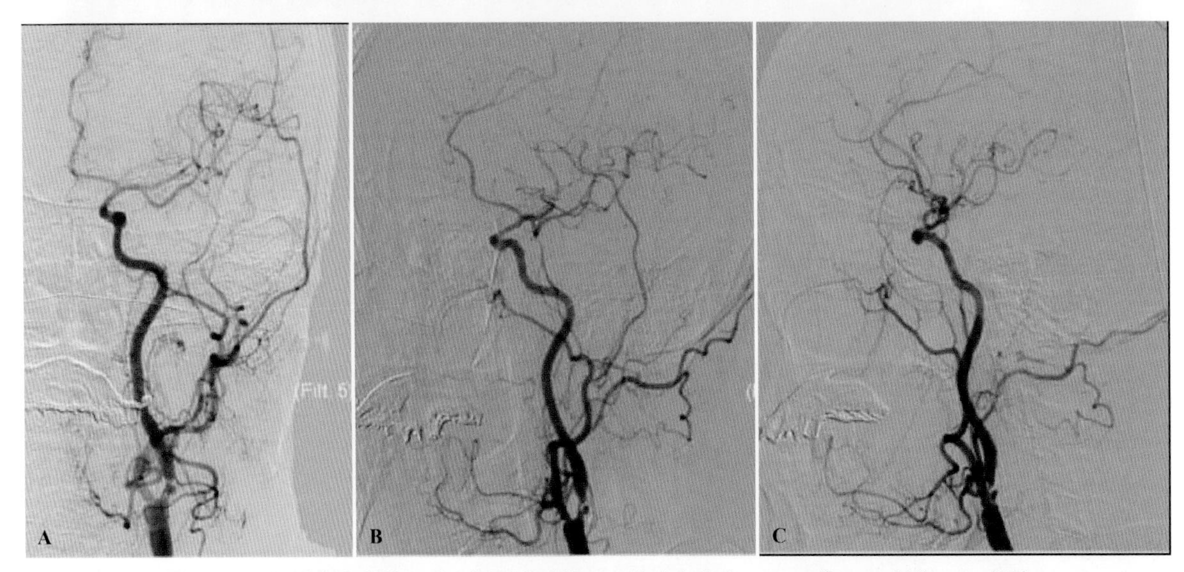

图 4-1-4 左颈动脉造影显示左侧颈内动脉 C1 段重度狭窄。A. 正位；B. 斜位；C. 侧位

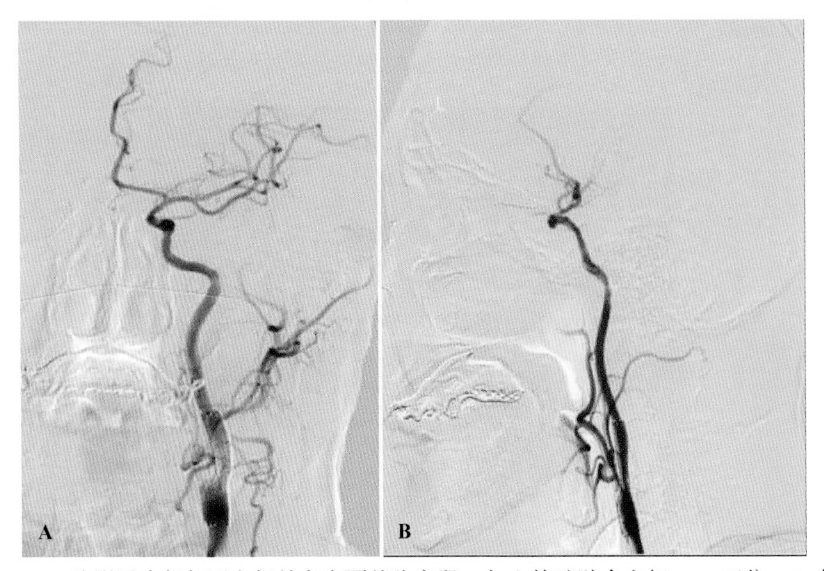

图 4-1-5 造影示支架打开良好并完全覆盖狭窄段，与血管壁贴合良好。A. 正位；B. 侧位

心率35次/分，给予阿托品1 mg及去甲肾上腺素10 mg入壶，同时给予补液及去甲肾上腺素持续静脉泵入，约3 h后患者血压逐渐维持在90/60 mmHg，心率70次/分。行左颈总动脉正侧位造影，可见支架内血流通畅，无急性血栓形成，大脑中动脉、大脑前动脉及分支动脉显影良好，前向血流mTICI分级3级，无急性血管闭塞征象。

撤出导管，使用封堵器封堵股动脉穿刺点，此时患者无不适主诉，血压105/65 mmHg，心率95次/分，神经系统查体较前无明显变化，安全返回病房。术后给予去甲肾上腺素小剂量持续静脉泵入，并予双联抗血小板治疗。

四、讨论

颈动脉支架成形术（CAS）与颈动脉内膜切除术（carotid endarterectomy，CEA）是当前治疗颈动脉狭窄的主要方法，但CAS具有微创、安全等特点，广泛用于颈动脉狭窄患者的治疗。老年患者通常合并高血压、糖尿病以及心肺功能不全等基础疾病，外科手术风险较大，通常难以耐受。大规模随机对照临床试验已证实CAS并不劣于CEA[1-3]。虽然早期的临床试验发现使用CAS时，斑块脱落有引起远端颅内血管栓塞的危险，且发生率高达5.2%～9.3%，显著高于CEA[4]，但其原因主要是早期CAS术中并未使用保护伞等脑保护装置。老年患者常有多发性动脉粥样硬化，血管顺应性差，球囊扩张时容易发生斑块脱落，而脑保护装置的应用，可以将绝大多数脱落碎片过滤取出，大大降低了脑栓塞发生的概率，提高了CAS手术的安全性。有研究表明，应用脑保护装置后，脑卒中的发生率可降低至0～1.2%[5]。

此例患者80岁高龄，左侧颈内动脉C1段重度狭窄，在导管室局麻下行左侧C1段球囊扩张及支架置入术。患者入手术室后血压高、心率快，给予镇静及乌拉地尔降压治疗，术中患者在球囊扩张后出现血压低、心率慢，给予阿托品、去甲肾上腺素等治疗后患者血压、心率逐渐正常，后经继续补液后逐渐停用升压药，患者生命体征平稳好转出院。

CAS术后存在低血流动力学（hemodynamic depression，HD）状态，常见原因有以下几点。①HD状态是由于CAS术中支架或球囊压迫颈动脉窦，从而抑制交感神经纤维兴奋，激活副交感神经环路，出现血压和心率下降；重度HD状态（血压≤90/60 mmHg和（或）心率≤50次/分）可导致围术期短暂性脑缺血发作、脑梗死及急性冠状动脉综合征的发生，是CAS术后较为常见的并发症。②多项研究表明，高龄患者CAS术后容易发生HD，这主要与高龄患者心脏调节功能较差，对血压和心率变化不能及时做出纠正有关。③术前未停用降心率药、降压药，或术中应用降压药的患者，更容易发生心动过缓、低血压。④老年患者术前禁食水时间较长，导致血容量不足也是其原因之一。⑤与术后股动脉局部压迫导致迷走神经反射（血压下降和心动过缓）有关。

因此，为避免低血流动力学状态的发生，术前应充分地评估患者血压、心率，做到合理减少或停用降压、降心率药；对于高龄及禁食时间长者可适当补液；术前行阿托品试验及心电图，对于基础心率低的患者可考虑使用临时起搏器；术中预防性使用阿托品0.5～1 mg；避免球囊过度扩张；拔动脉鞘及按压股动脉时动作尽量轻柔等。如果术中、术后出现心动过缓、低血压等情况，可嘱患者咳嗽，应用阿托品及去甲肾上腺素等药物，并予补液、扩容治疗。

参考文献

[1] Silver FL，Mackey A，Clark WM，et al. Safety of stenting and endarterectomy by symptomatic status in the Carotid Revascularization Endarterectomy Versus Stenting Trial（CREST）. Stroke，2011，42：675-680.

[2] Alqadri SL，Qureshi A1. Treatment of symptomatic carotid stenosis：carotid stent placement versus endarterectomy. Curr Atheroscler Rep，2013，15：345.

[3] Perler BA. Outcomes of carotid endarterectomy and stenting in elderly patients. JAMA，2014，311：1244-1245.

[4] Bonati IH，Jongen LM，Haller S. et al. New ischaemic brain lesions on MRI after stenting or endarterectomy for symptomatic carotid stenosis：a substudy of the International Carotid Stenting Study（ICSS）. Lancet Neurol，2010，9：353-362.

[5] Ansel GM，Hopkins LN，Jaff MR，et al. Safety and effectiveness of the INVATEC MO. MA proximal cerebral protection device during carotid artery stenting：results from the AR-MOUR pivotal trial. Catheter Cardiovasc Interv，2010，76：1-8.

第二节

经颅多普勒超声辅助大脑中动脉狭窄的诊断及治疗

（穆士卿　葛慧剑　金恒伟　邓一鸣　刘治祥　吕健）

一、引言

对于颅内缺血性疾病，DSA 是血管狭窄和闭塞诊断的“金标准”，可以直观地判断动脉狭窄程度和闭塞情况，但因其有创、昂贵以及并发症风险，不作为常规检查手段。CTA 是一种无创检查，对于颅内外动脉狭窄的评估准确性高，但也有需要注射对比剂、不能提供血流动力学信息等不足之处。而经颅多普勒超声（TCD）能够提供丰富的血流信息以及声谱、频谱信息，可以间接地反映血管内壁情况。本例将分享 TCD 用于颅内动脉狭窄性疾病中的应用价值。

二、病情简介

患者，女性，50 岁，主因“间断右下肢无力 1 月余”入院。

现病史：患者 1 月余前因情绪激动出现右下肢无力，持续 2 h 后缓解，就诊于天坛医院急诊科，查头颅 CT 未见异常；进一步查头颅 MRI 及 MRA 示，左侧大脑中动脉起始部重度狭窄，左侧大脑前动脉 A3 段狭窄，双侧颈内动脉眼段狭窄。给予阿司匹林肠溶片、氯吡格雷、阿托伐他汀口服治疗，但上述症状仍时有发作，每次发作数分钟可缓解，并间断伴有阵发性头部搏动性刺痛不适。

既往史：既往体健，否认高血压、糖尿病病史。

体格检查：血压 158/90 mmHg，其余无特殊。

辅助检查：发病后本院头部 CT 平扫未见明显新鲜梗死灶（图 4-2-1）。头部 MRI 及 CTA 提示左侧大脑中动脉起始部严重狭窄，左侧大脑前动脉 A3 段狭窄，双侧颈内动脉眼段狭窄（图 4-2-2 和图 4-2-3）。头部 CTP（图 4-2-4）提示左侧大脑中动脉供血区低灌注。术前 TCD（图 4-2-5）提示左侧大脑中动脉狭窄处血流速度（vascular velocity，VS）= 306 cm/s，搏动指数（pulsatility index，PI）= 0.67，可闻及乐性杂音；狭窄远端血流速度及搏动指数减低。

三、治疗过程

患者大脑中动脉狭窄，临床症状经药物治疗近一个月仍持续存在，且 TCD 提示狭窄处 VS = 306 cm/s，考虑局部有较重狭窄，拟血管成形减轻狭窄，具有手术指征，准备行左侧大脑中动脉狭窄处球囊扩张。

患者全麻满意后，常规消毒铺巾，采用改良 Seldinger 技术穿刺右侧股动脉成功，置入 6F 动脉鞘。行全脑血管造影（DSA），左颈内动脉正位、双斜位（侧位重叠，无法辨识）造影（图 4-2-6）及三维重建（图 4-2-7）均显示左侧大脑中动脉狭窄，狭窄率约 50%；结合 TCD 结果，认为存在严重狭窄可能。

泥鳅导丝携 6F 导引导管进入颈内动脉 C2 段近端，在路径图引导下，Synchro 微导丝通过狭窄段至左侧大脑中动脉 M2 段，沿微导丝将 Gateway 球囊（2.0 mm×9 mm）送至大脑中动脉狭窄段，确

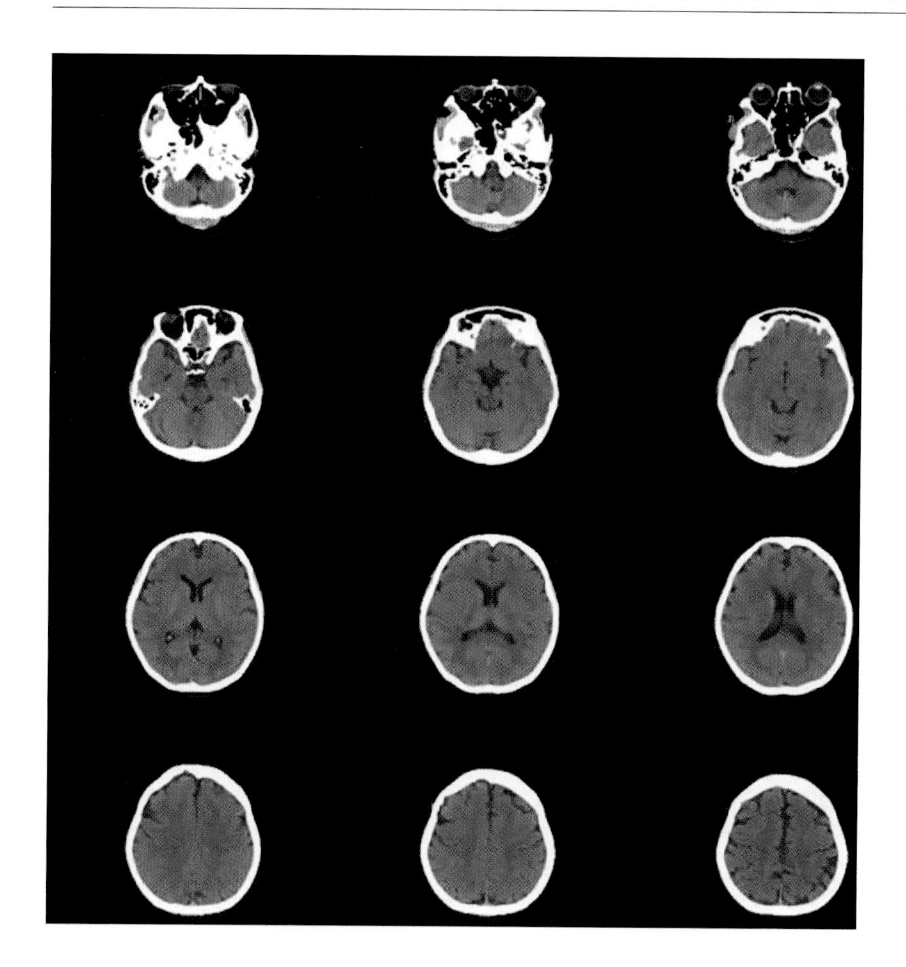

图 4-2-1 术前头部 CT 平扫未见明显新鲜梗死灶

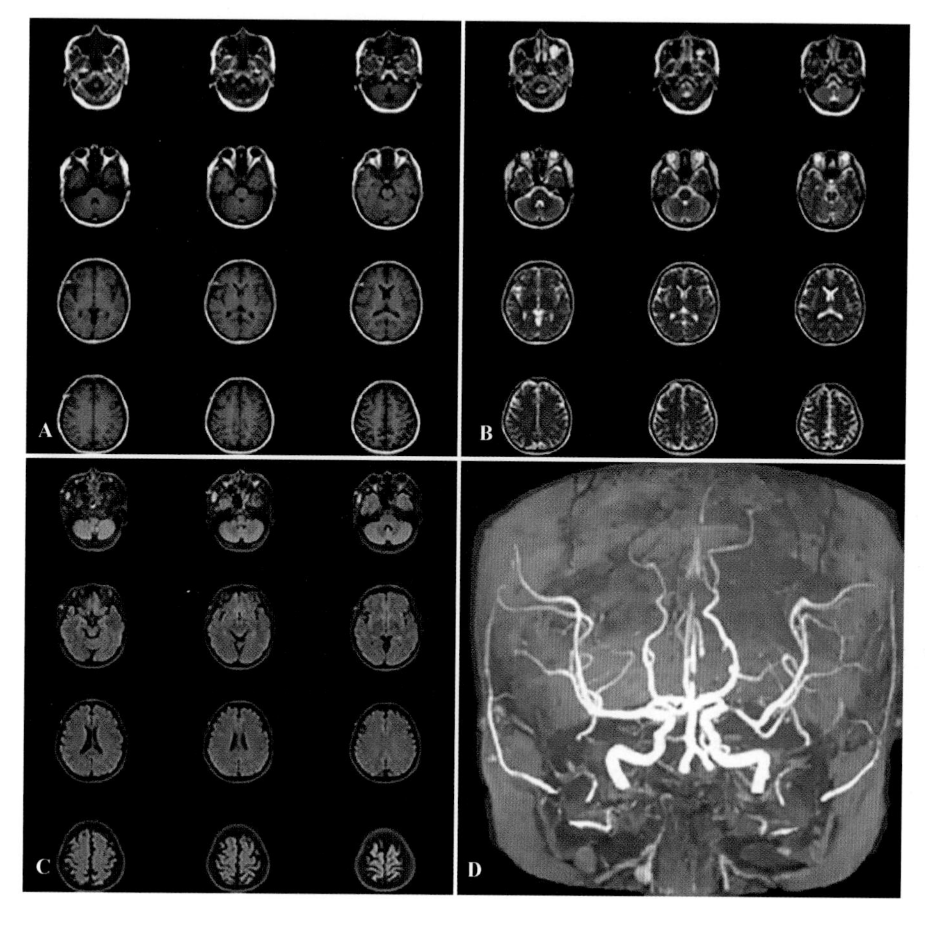

图 4-2-2 术前磁共振成像提示左侧大脑中动脉狭窄。A. MRI T1 成像；B. MRI T2 成像；C. FLAIR 成像；D. MRA 成像

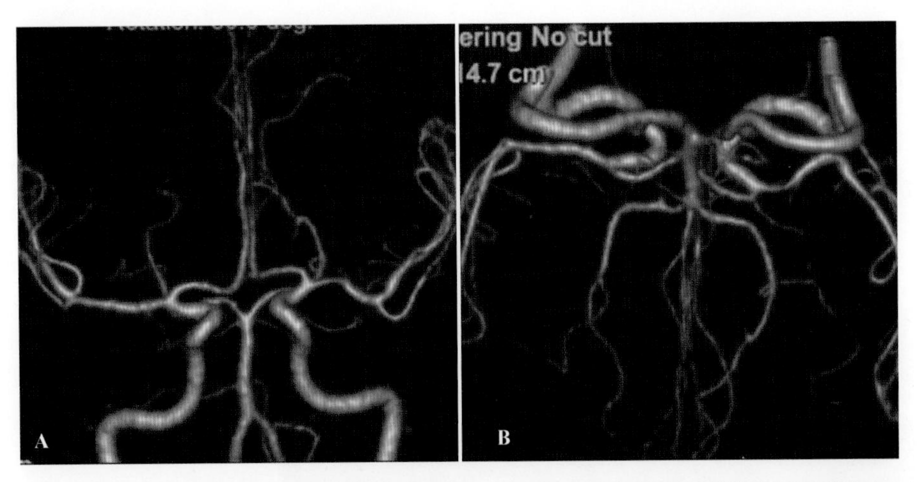

图 4-2-3　术前 CTA 提示左侧大脑中动脉严重狭窄。**A**. 正位；**B**. 大脑中动脉狭窄最清晰的显示角度

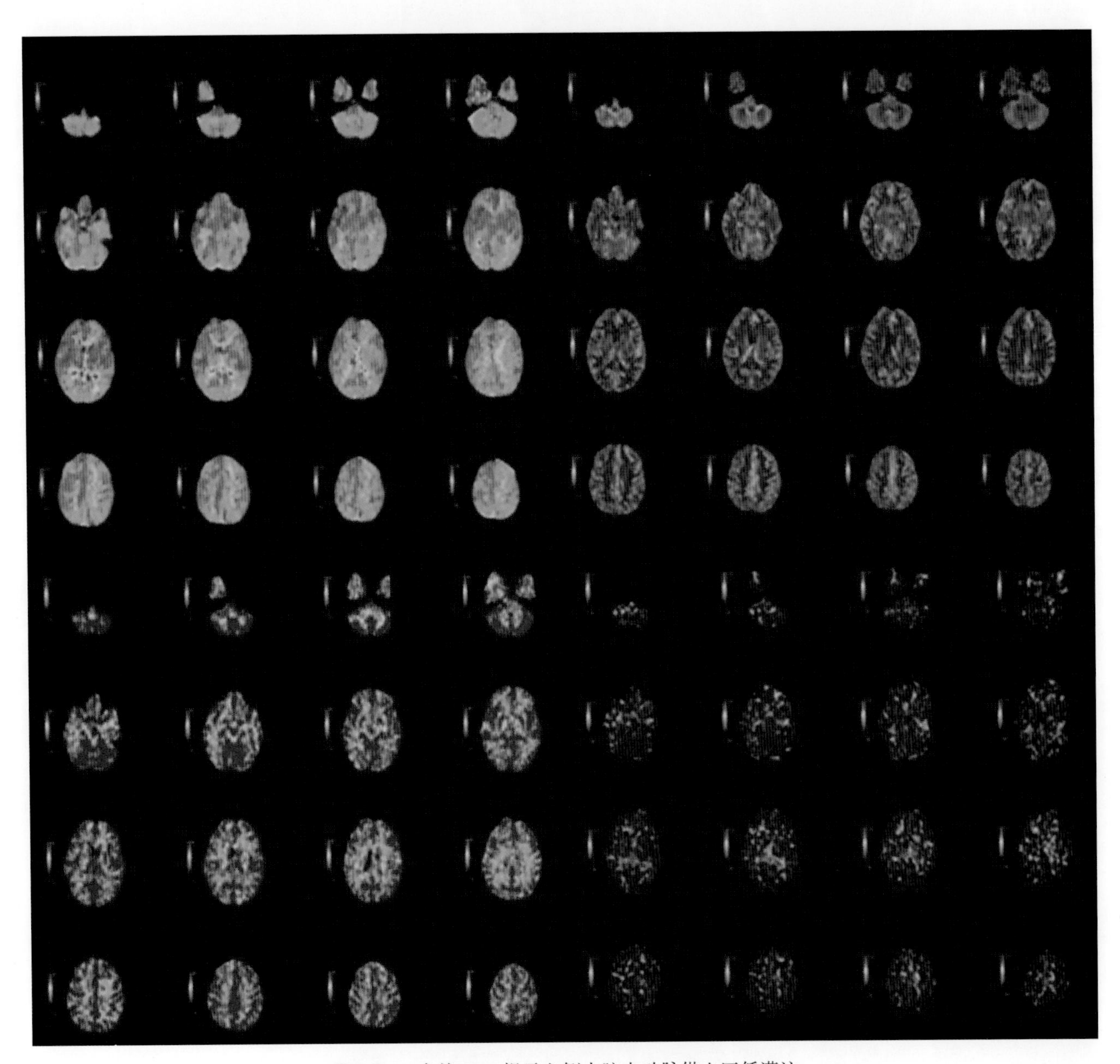

图 4-2-4　术前 CTP 提示左侧大脑中动脉供血区低灌注

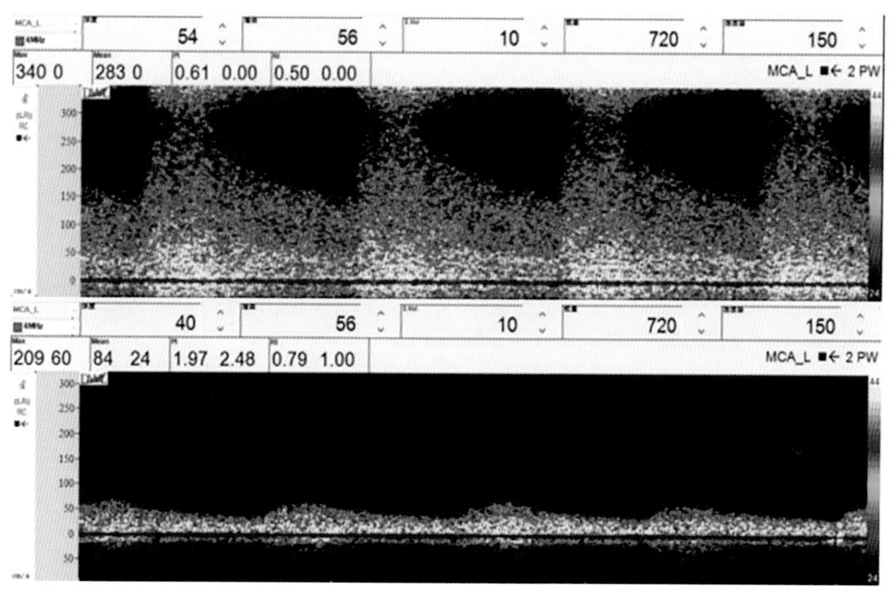

图 4-2-5　术前 TCD 提示左侧大脑中动脉狭窄处血流速度（VS）= 306 cm/s，搏动指数（PI）= 0.67，可闻及乐性杂音；狭窄远端血流速度及搏动指数减低

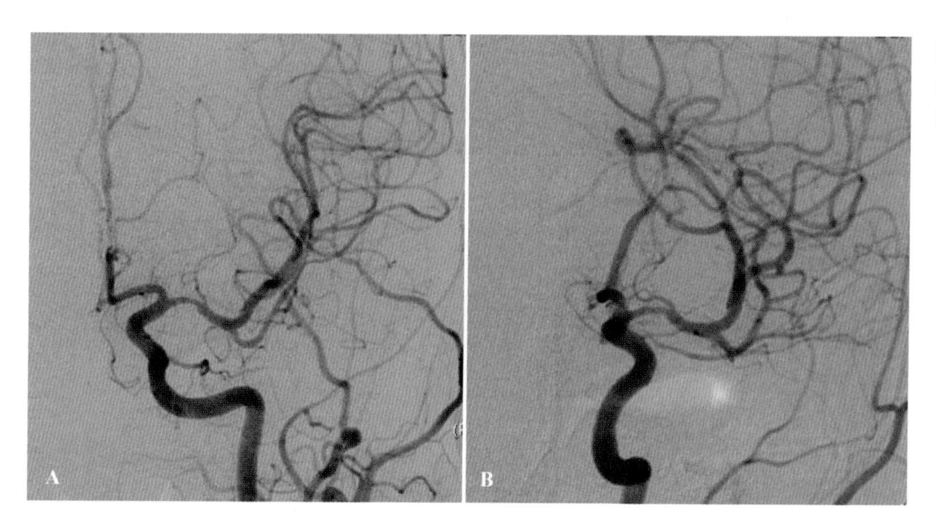

图 4-2-6　左颈内动脉造影提示左侧大脑中动脉 M1 段狭窄。**A**. 正位；**B**. 斜位

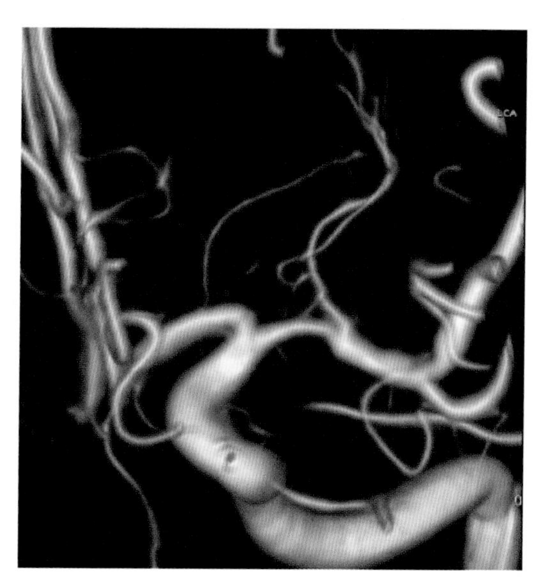

图 4-2-7　左颈内动脉三维重建提示左侧大脑中动脉 M1 段狭窄

认球囊位置满意后，压力泵缓慢加压至 6 atm，持续 50 s 后缓慢释放压力，撤出球囊，造影显示狭窄明显改善（图 4-2-8）。

术中球囊扩张后撤出球囊的即刻 TCD：左侧大脑中动脉狭窄处峰值流速较前减慢，VS = 212 cm/s，PI = 0.71，未闻及乐性杂音；狭窄远端 VS 及 PI 相对增高（图 4-2-9）。

撤出微导丝，观察 10 min，再次造影并行 TCD 检测，显示均明显改善（图 4-2-10 和图 4-2-11）。

术前与术后造影、TCD 对比均得到明显改善。术后患者自麻醉中清醒，呼唤应答，对答切题，言语清楚，视力、视野正常，四肢肌力、肌张力正常。术后第 2 日患者无不适，状态良好，阵发性头部搏动性刺痛不适消失。

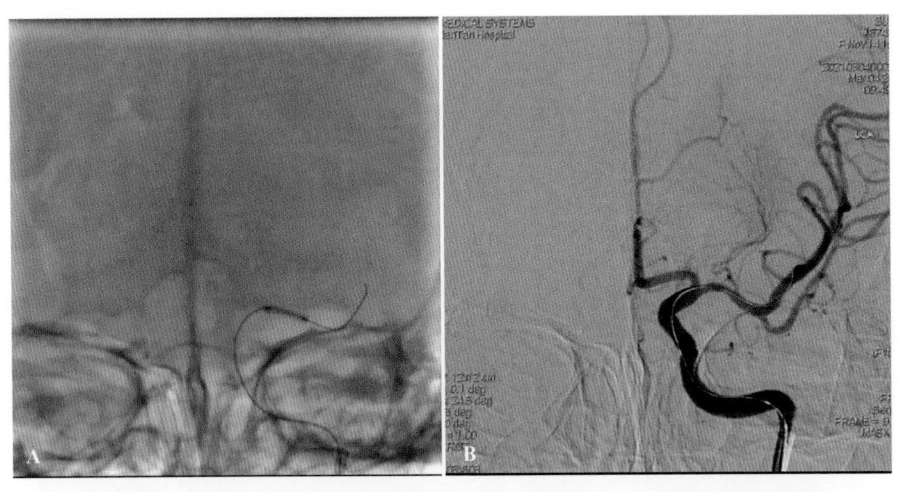

图 4-2-8 球囊扩张及撤出球囊后造影。**A**. 球囊扩张；**B**. 撤出球囊后造影

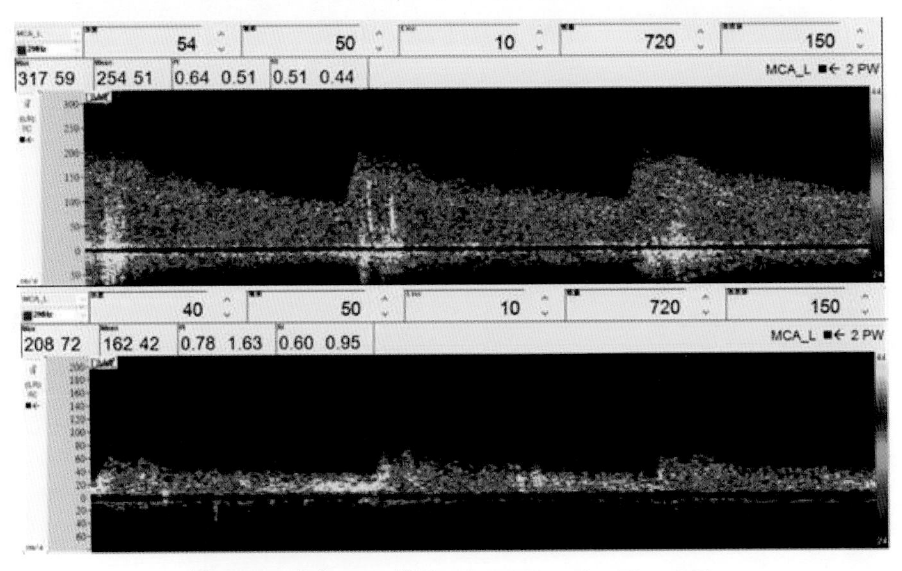

图 4-2-9 术中 TCD 提示 VS = 212 cm/s，PI = 0.71

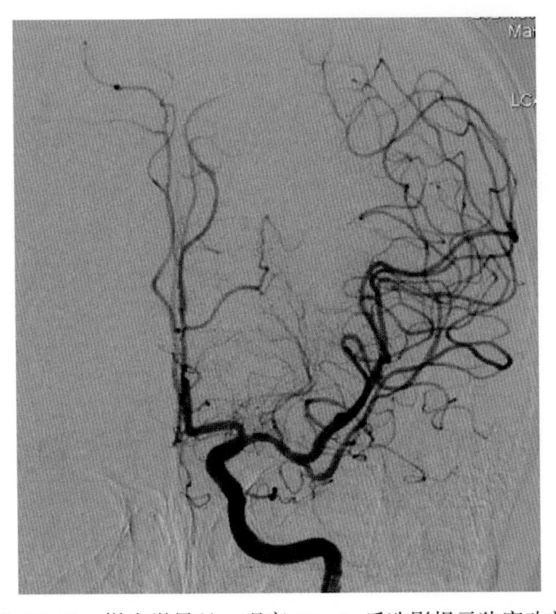

图 4-2-10 撤出微导丝，观察 10 min 后造影提示狭窄改善

四、讨论

多普勒超声检查首次在 1982 年被应用于颅内检查，超声波可以充分穿透完整的颅骨，并记录颅内血管的血流速度[1]。经过几十年的发展，经颅多普勒超声（TCD）是目前普遍应用于颅内血管检测的无创方法，并且相对于 CTA、DSA 等检查，TCD 无须使用大量对比剂，对人体没有任何损伤，在脑血管的检查中有很高的诊断价值[2]。

TCD 是一种安全、快捷、简便的脑血管储备功能的评价工具，大脑中动脉狭窄程度越重，脑血管储备受损越明显[3]。临床上应该加强对有缺血性卒中病史的患者进行脑血管储备功能评估，以更好地进行缺血性卒中预防，且 TCD 在脑血管狭窄疾病

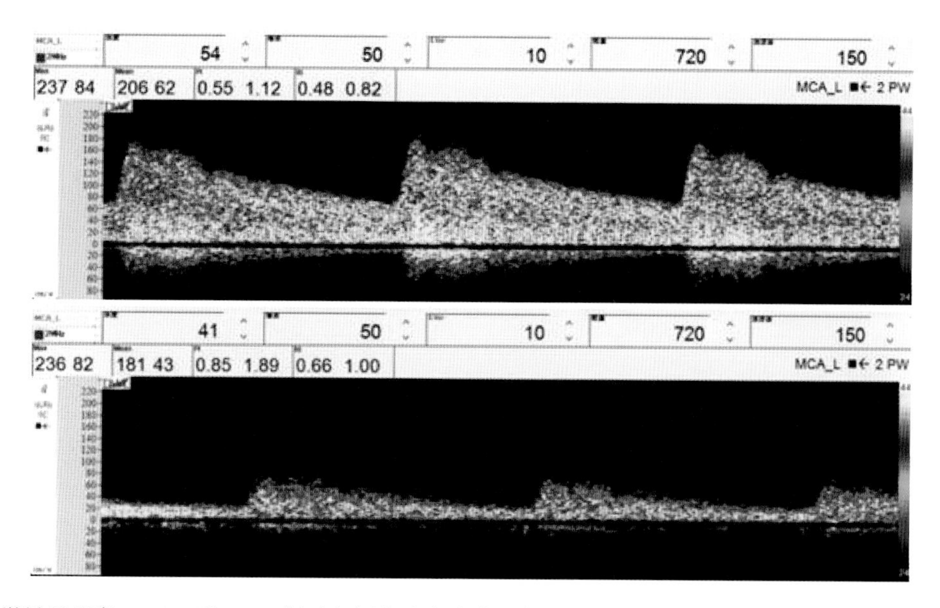

图 4-2-11　撤出微导丝观察 10 min 后，TCD 提示左侧大脑中动脉狭窄处峰值流速较前进一步减慢，VS = 182 cm/s，PI = 0.96；狭窄远端 VS 及 PI 在正常范围

血管成形术的围术期监测中具有重要的指导价值。

TCD 对颅内血管狭窄和闭塞的诊断具有较强的准确性。研究表明，TCD 用于检测缺血性脑卒中的敏感性及特异性分别为 92% 和 88%[4]。虽然与 DSA 相比还是有一定的差距，但在操作者的技术水平、仪器灵敏度等比较可靠的情况下，TCD 诊断具有良好的准确性，为卒中患者颅内外血管狭窄的临床诊断提供重要参考，可以与 DSA 互补，为临床提供诊断治疗的确切依据[5]。本例患者 DSA 显示狭窄率约为 50%，但 TCD 显示狭窄处 VS = 306 cm/s，PI = 0.67，考虑有严重狭窄可能，手术结果也证实其结论的正确性。

TCD 在颅内动脉血流动力学检测中应用广泛，可显示患者的血流速度、方向等参数，提示脑动脉缺血或狭窄等病理变化[6]。缺血性卒中与深穿支动脉、皮质支动脉相关时，利用 TCD 检查可发现患者早期颅内血流动力学的异常变化。TCD 检测可早期发现缺血性卒中患者的血管异常，准确率较高[7]。

经颅多普勒超声是评价颅内动脉血流动力学的一种无创性检查方法，作为诊断脑供血动脉狭窄或闭塞及评估侧支循环的一种检查手段，已得到临床循证医学的充分肯定，一旦某支颅内外动脉重度狭窄或闭塞时就会发生血流动力学障碍，表现为病变血管内血流压力差明显增大[8]。

经颅多普勒超声技术作为当今临床工作中的新型血管评估技术，在诊断脑血管疾病与判断预后方面应用广泛。TCD 技术能够对血液流速、频谱形态、搏动指数等血流动力学指标进行检测[9]，能够对脑血管储备功能进行全面评价，从而为病情的判断以及治疗方案等提供有力的依据，并可以与其他影像学检查的不足进行互补，具有不可替代的作用[10]。

参考文献

[1] Aaslid R，Markwalder TM，Nornes H. Noninvasive transcranial Doppler ultrasound recording of flow velocity in basal cerebral arteries. J Neurosurg，1982，57：769-774.

[2] Spencer MP，Whisler D. Transorbital Doppler diagnosis of intracranial arterial stenosis. Stroke，1986，17：916-921.

[3] Sloan MA，Alexandrov AV，Tegeler CH，et al. Assessment：transcranial Doppler ultrasonography：report of the Therapeutics and Technology Assessment Subcommittee of the American Academy of Neurology. Neurology，2004，62：1468-1481.

[4] Finnsdóttir H，Szegedi I，Oláh L，et al. The applications of transcranial Doppler in ischemic stroke. Ideggyogyaszatiszemle，2020，73：367-378.

[5] Rorick MB，Nichols FT，Adams RJ. Transcranial Doppler correlation with angiography in detection of intracranial stenosis. Stroke，1994，25：1931-1934.

[6] Gorman M. Transcranial Doppler assessment of cerebral embolic disorders. Progress in cardiovascular diseases，

2000，43：135-150.

[7] Purkayastha S，Sorond F. Transcranial Doppler ultrasound: technique and application. Seminars in neurology，2012，32：411-420.

[8] Wilterdink JL，Feldmann E，Furie KL，et al. Transcranial Doppler ultrasound battery reliably identifies severe internal carotid artery stenosis. Stroke，1997，28：133-136.

[9] Giller CA，Hatab MR，Giller AM. Estimation of vessel flow and diameter during cerebral vasospasm using transcranial Doppler indices. Neurosurgery，1998，42：1076-1081；discussion 1081-1072.

[10] Toni D，Fiorelli M，Zanette EM，et al. Early spontaneous improvement and deterioration of ischemic stroke patients. A serial study with transcranial Doppler ultrasonography. Stroke，1998，29：1144-1148.

第三节

左大脑中动脉 M1 段起始部重度狭窄支架内急性血栓形成的血管内治疗

（薛延华　连瑜　陈宝祥　尤吉栋　吕超　杨冬旭　孙勇　贾白雪　孙立倩　马宁　唐宇迪）

一、引言

颅内血管狭窄是引起缺血性卒中最主要的原因之一[1-2]，狭窄程度＞50%约占急性缺血性脑卒中的46.6%，其中大脑中动脉是最易累及的部位，大脑中动脉狭窄患者缺血性卒中的年发病率为7.0%～17.7%[2-3]。支架血管成形术是治疗大脑中动脉重度狭窄的重要方法，可以改善脑血流灌注，预防低灌注性脑梗死的发生[4-6]。

二、病情简介

患者，男性，50岁，主因“发作性言语不利伴右侧肢体无力1月余”入院。

现病史：患者1月余前出现右侧肢体无力，伴言语不利，左面部及左踝以下麻木感，无头痛、头晕、恶心、呕吐及意识障碍，于我院急诊就诊（2019-12-29），经治疗后缓解。今收入院以行进一步诊治。

既往史：高血压病史，吸烟。

体格检查：患者意识清晰，言语不利，行走不稳，右侧肢体肌力减退，左面部及左踝以下较对侧感觉减退。

辅助检查：行头颅磁共振（2020-01-03），DWI未见新近梗死（图4-3-1 A和B）；MRA示左大脑中动脉M1段起始部重度狭窄（图4-3-1 C）。

弓上及颅内动脉CTA＋CTP（2020-01-09），提示左大脑中动脉M1段起始部狭窄，相关供血区域低灌注（图4-3-2）。

DSA（2020-01-15）提示左大脑中动脉起始部重度狭窄（图4-3-3 A和B），右大脑中动脉未见明显异常（图4-3-3 C和D）；双椎动脉优势，未见明

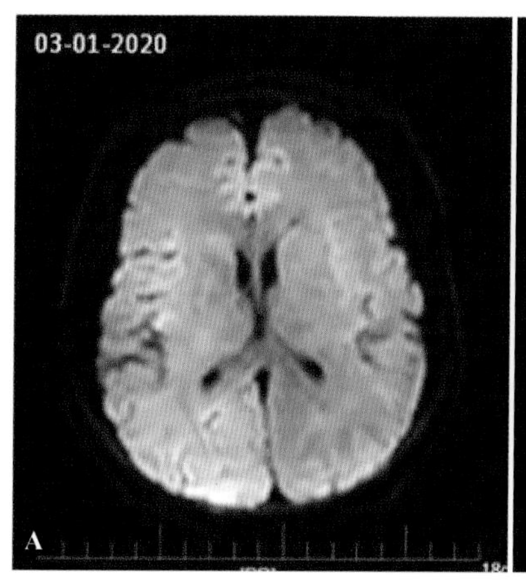

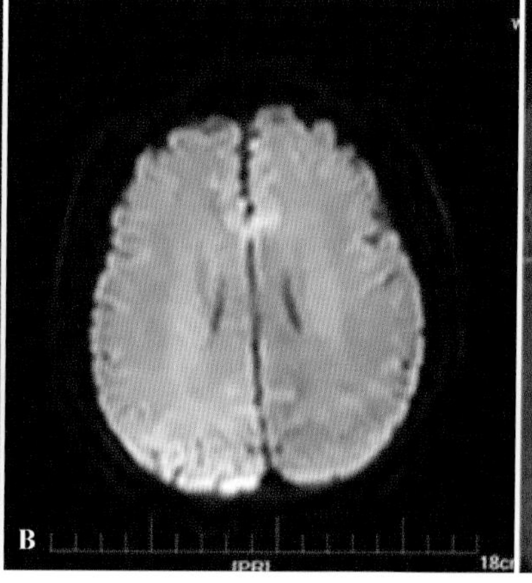

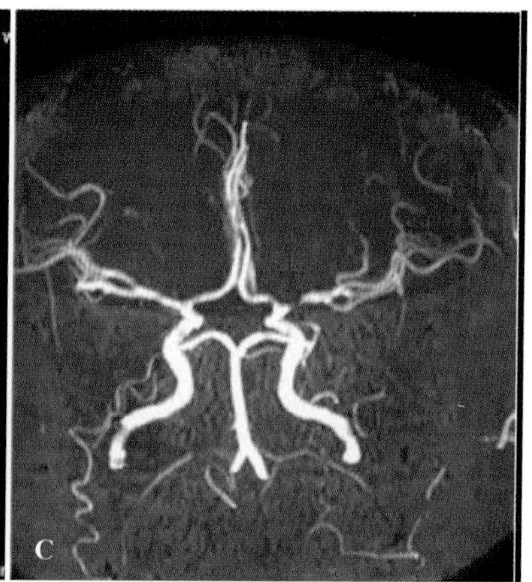

图4-3-1　DWI未见新近梗死，MRA示左大脑中动脉M1段起始部重度狭窄。**A**和**B**. 不同平面DWI；**C**. MRA图像，红箭头指示狭窄

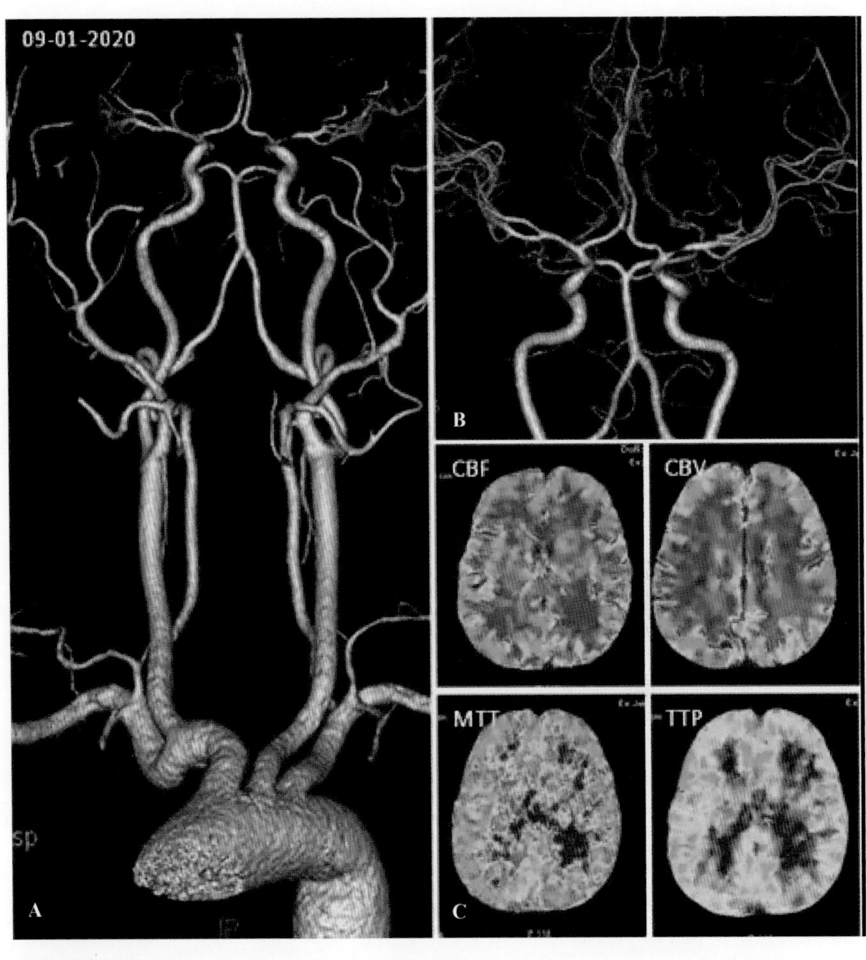

图 4-3-2　弓上及颅内动脉 CTA 和 CTP，提示左大脑中动脉 M1 段起始部狭窄，相关供血区域低灌注。**A**. 起始于主动脉弓的血管三维重建；**B**. 脑动脉三维重建；**C**. 脑灌注情况

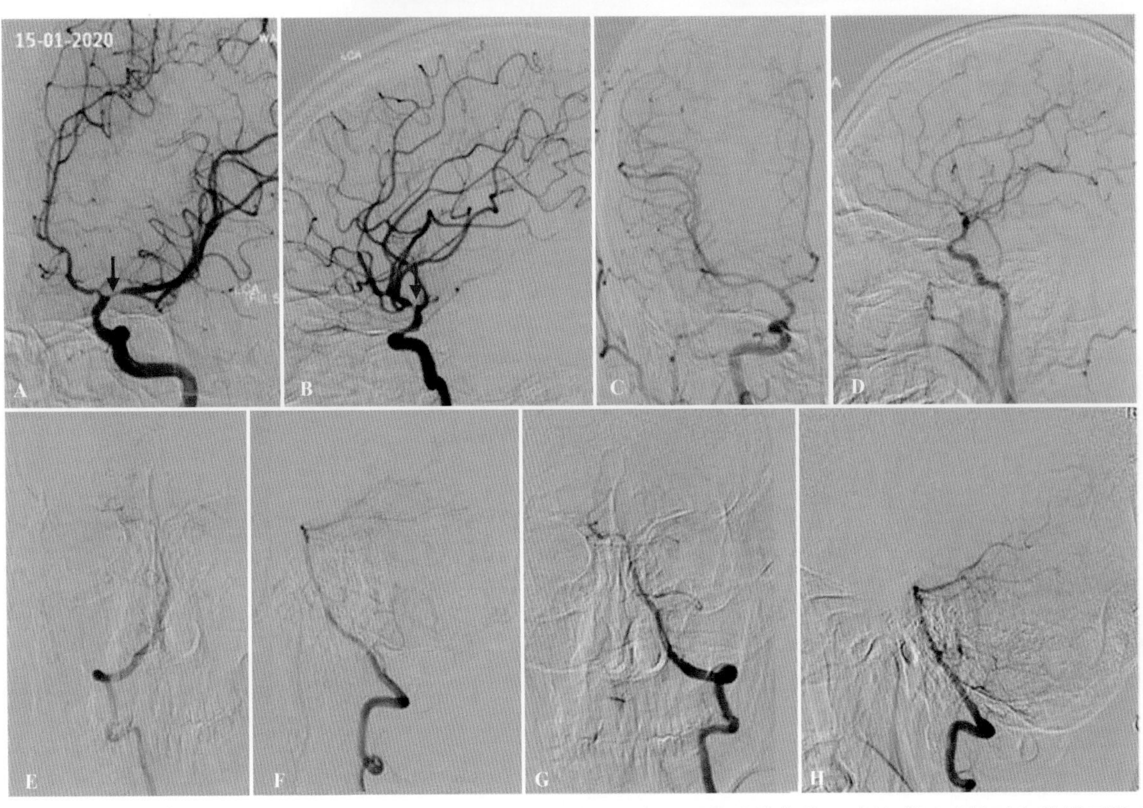

图 4-3-3　左大脑中动脉起始部重度狭窄，右大脑中动脉未见明显异常；双椎动脉优势，未见明显后循环向前循环供血区域代偿。**A** 和 **B**. 左大脑中动脉起始部重度狭窄；**C** 和 **D**. 右大脑中动脉正常；**E** ～ **H**. 未见明显后循环向前循环区域代偿

显后循环向前循环供血区域代偿（图 4-3-3 E～H）。

TCD 示左大脑中动脉血流速度 360 cm/s。

高分辨率磁共振成像显示左大脑中动脉起始部斑块伴管壁厚薄不均（上壁及前上壁明显），双轨样异常强化（图 4-3-4）。

CYP2C19 提示慢代谢型。

血小板聚集 3 项：PAg- 花生四烯酸 7.91%，PAg- 腺苷二磷酸 57.79%，PAg- 胶原 55.24%。

给予患者双联抗血小板治疗（阿司匹林 100 mg 1 次 / 日，氯吡格雷 75 mg 1 次 / 日）等，并拟行血管内治疗。

三、治疗过程

全麻下（2020-02-05）右股动脉入路。经鞘送入 6F 导引导管至左颈内动脉 C1 段远端。治疗前造影显示左大脑中动脉 M1 段起始部重度狭窄（图 4-3-5 A）。路径图下 Synchro 微导丝（0.014 in，300 cm）

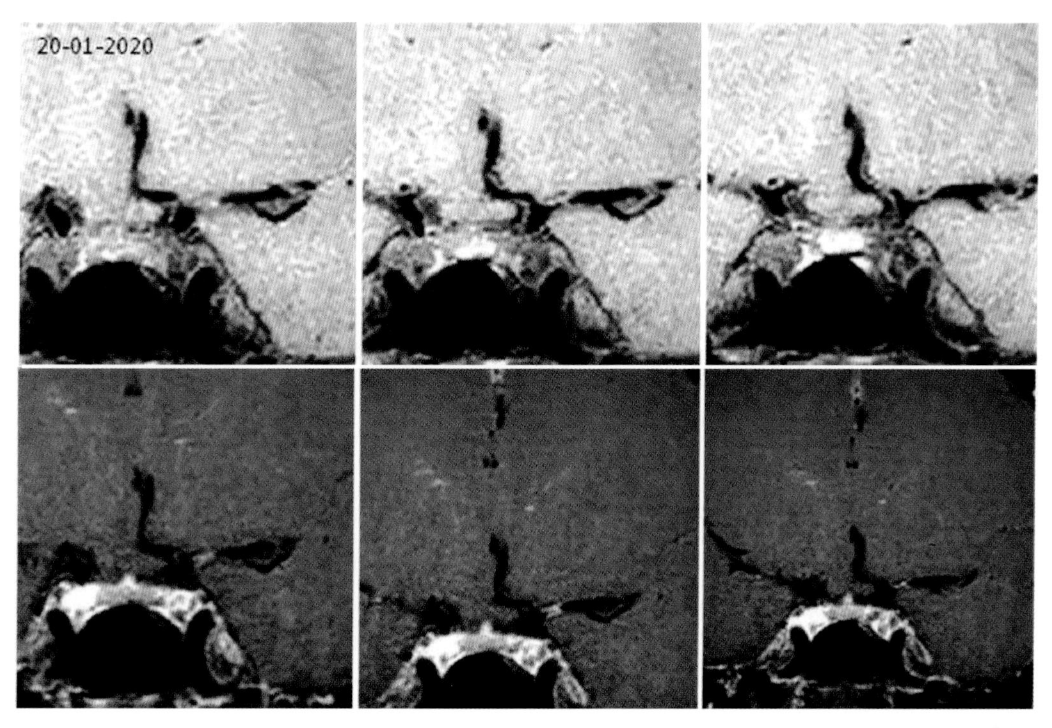

图 4-3-4　高分辨率磁共振成像显示左大脑中动脉起始部斑块伴管壁厚薄不均（上壁及前上壁明显），双轨样异常强化

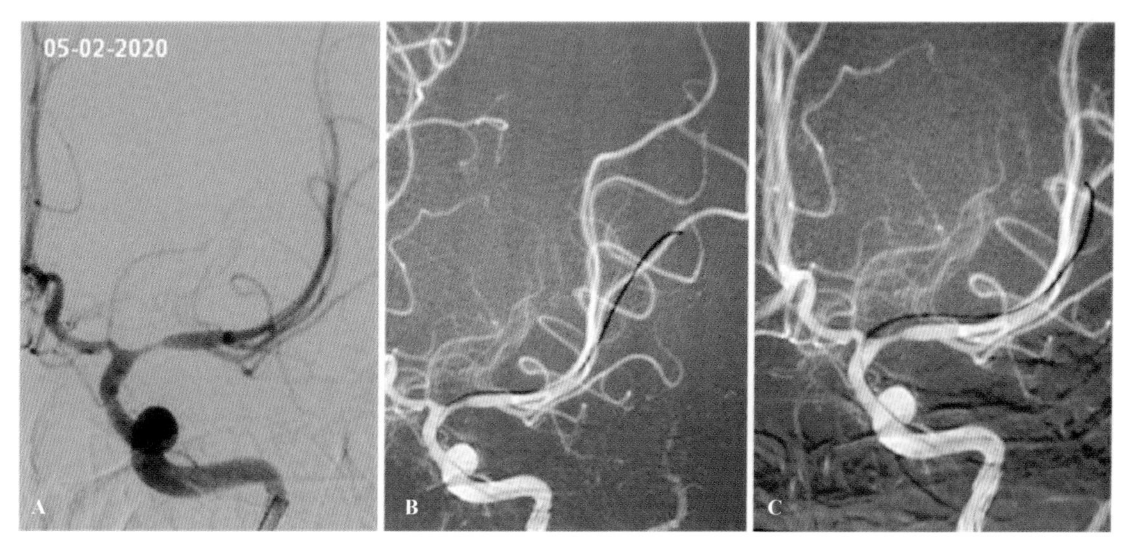

图 4-3-5　血管内治疗置入支架。A. 术前造影示左大脑中动脉起始部狭窄；B. 微导丝进入左大脑中动脉 M3 段；C. 球囊扩张；D 和 E. 释放支架；F. 残存狭窄

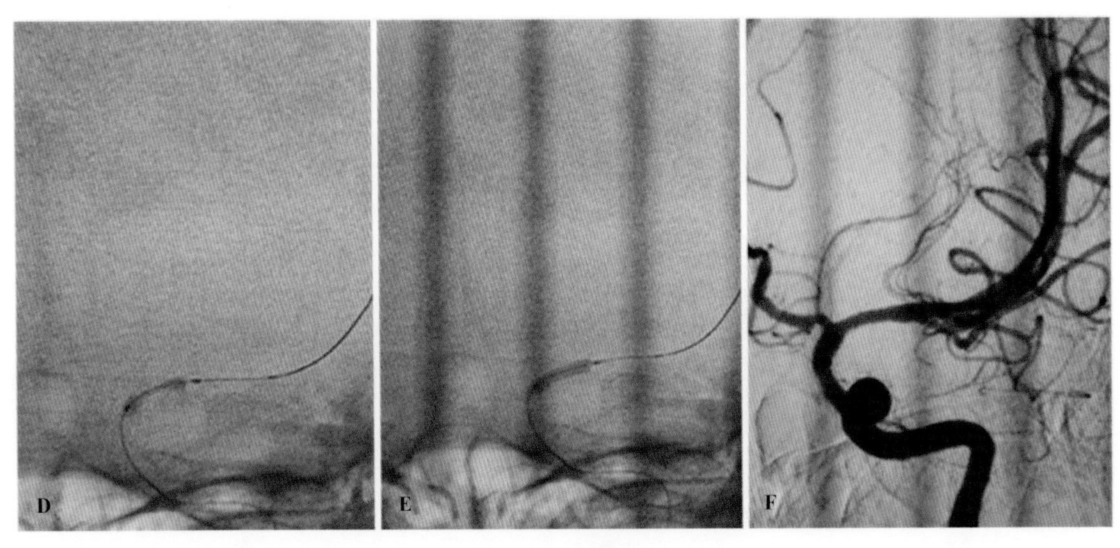

图 4-3-5 （续图）

在 SL 微导管辅助下送至左大脑中动脉 M3 段（图 4-3-5 B）。撤出微导管，使用 Gateway 球囊（1.5 mm×15 mm）扩张病变一次（图 4-3-5 C），撤出球囊。送入 Apollo 支架（2.5 mm×8 mm），缓慢扩张释放支架（图 4-3-5 D 和 E）。支架释放后造影提示，残余狭窄率约 10%（图 4-3-5 F）。

支架释放后观察期间，见支架内充盈缺损，考虑急性血栓形成（图 4-3-6 A）。予以动脉内注入替罗非班 2 ml，无好转，将微导丝弓背推过支架放置在大脑中动脉 M2 段（图 4-3-6 B）。使用原 Gateway 球囊，置于支架内，扩张一次（图 4-3-6 C）。其后造影显示充盈缺损消失，残余狭窄同前（图 4-3-6 D）。观察 10 min 无改变，遂结束治疗。

术后患者无特殊不适。术后第 2 天将氯吡格雷 75 mg 1 次 / 日，更换为替格瑞洛 90 mg 2 次 / 日。术后第 3 天颅内 CTA（2020-02-07）显示左大脑中动脉 M1 段支架术后管腔通畅，血流灌注较术前改善（图 4-3-7）。

四、讨论

对于颅内动脉粥样硬化性狭窄的治疗，SAMMPRIS 研究[7]结果显示药物治疗的效果优于支架治疗，30 天内卒中和死亡率分别为 5.8% 和 14.7%。但对于大脑中动脉的治疗，血管内支架显出了良好的优势[8]。

本病例中，患者左前循环短暂性脑缺血发作（transient ischemic attack，TIA），MRA、CTA 及 DSA 均提示左侧大脑中动脉 M1 段重度狭窄，CTP 提示责任血管供血区低灌注，侧支循环代偿不良，结合高分辨率磁共振成像检查考虑动脉粥样硬化，有干预治疗指征。故在术前讨论中，拟球囊扩张，再酌情放置支架。手术存在术后高灌注出血、急性或亚急性血栓形成等风险；因穿支主要为外侧豆纹动脉供血，术后穿支卒中的可能性相对较低。

血管内治疗置入支架后出现急性血栓形成，推测因斑块负荷较大，球囊扩张和支架术后诱发新的血小板聚集所致。对于支架内急性血栓形成，我们一般首先动脉内使用 2 ～ 5 ml 替罗非班，并同期静脉泵入，持续 12 h。如果血栓进展较快，可考虑球囊扩张以机械碎栓。扩张球囊前需要明确微导丝是从支架内通过，而非从侧壁或者网眼通过；若在后者情况下扩张球囊，会引发支架塌陷，造成新的血管损伤。在 2 ml 替罗非班无效后，微导丝弓背通过支架，并后续球囊扩张粉碎血栓，即刻疗效明显。

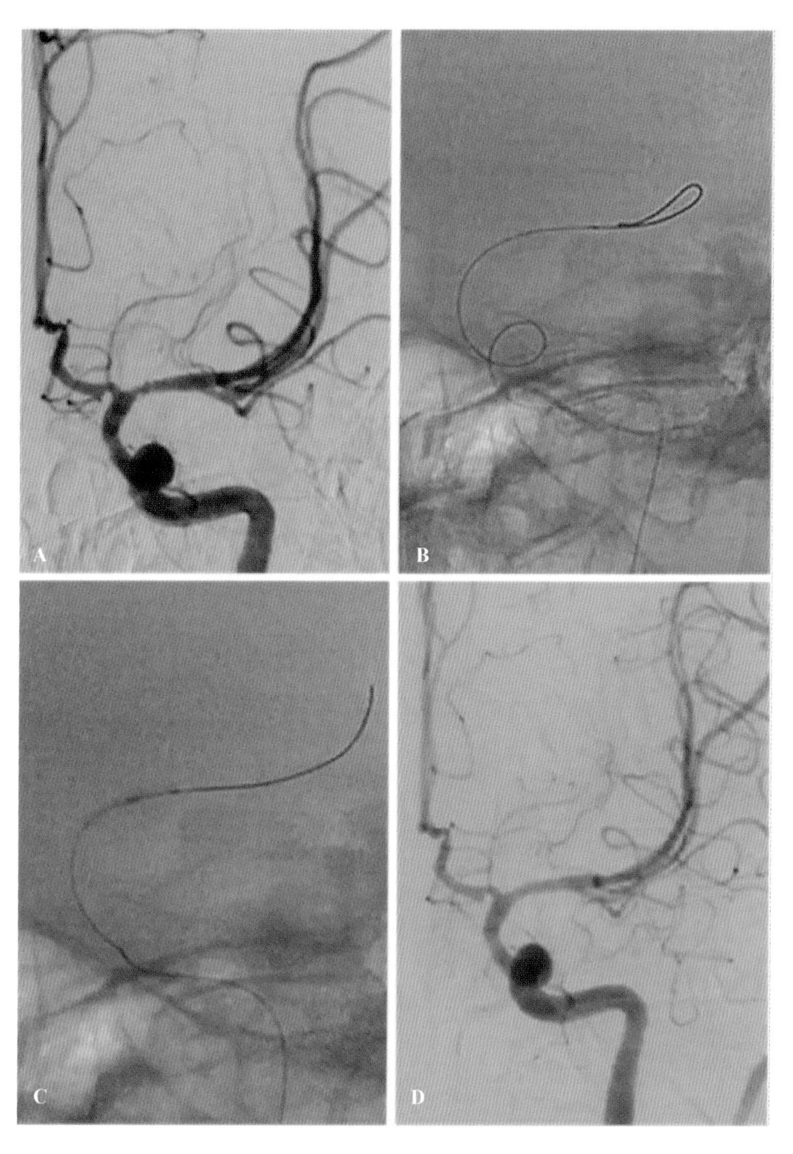

图 4-3-6　置入支架后进行观察。**A.** 支架内充盈缺损，考虑急性血栓形成；**B.** 微导丝通过支架；**C.** 球囊再次扩张；**D：** 充盈缺损消失

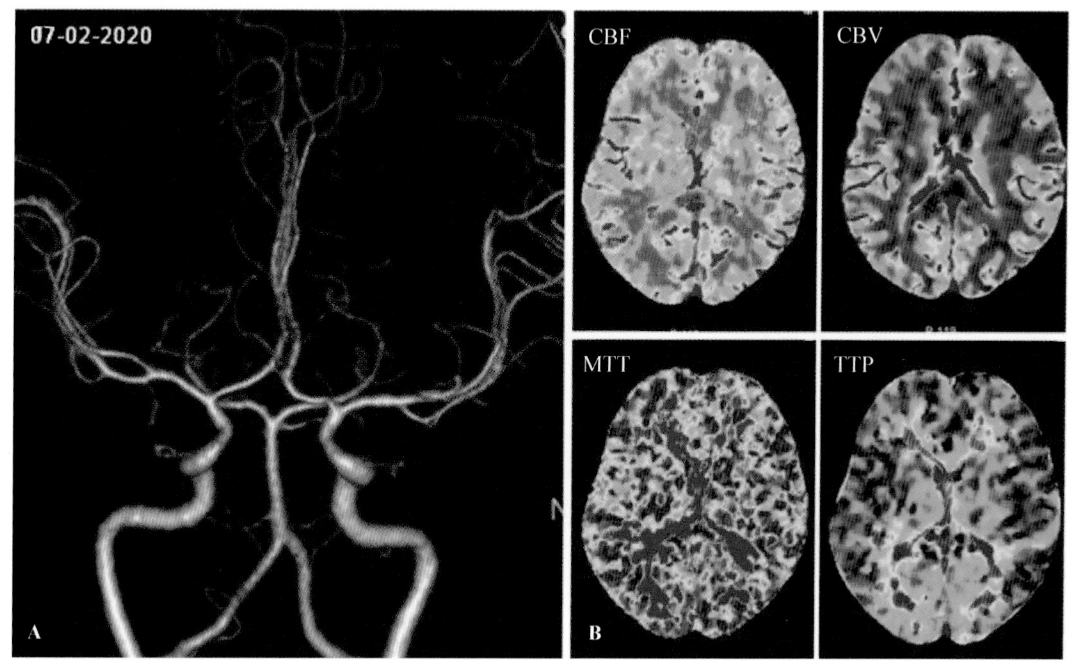

图 4-3-7　左大脑中动脉 M1 段支架术后管腔通畅，血流灌注较术前改善。**A.** 动脉三维重建；**B.** 脑灌注图像

参考文献

[1] Liu L，Wang D，Wong KS，et al. Stroke and stroke care in China：huge burden，significant workload，and a national priority. Stroke，2011，42：3651-3654.

[2] 米玉霞，张广玉，张彩霞，等．症状性大脑中动脉狭窄血管内支架成形术治疗的临床研究．中国卒中杂志，2017，12（003）：239-243.

[3] Wong KS，Li H，Lam WWM，et al. Progression of middle cerebral artery occlusive disease and its relationship with further vascular events after stroke. Stroke，2002，33：532-536.

[4] 姜卫剑，杜彬，王拥军，等. 症状性颅内动脉狭窄的造影分型与支架成形术. 中华内科杂志，2003，42（8）：545-549.

[5] Gao B，Baharoglu MI，Cohen AD，et al. Stent-assisted coiling of intracranial bifurcation ameurysms leads to immediate and delayed intracranial vascular angle remodeling. Am J Neuroradiol（AJNR），2012，33（4）：649-654.

[6] 张坤，任伟，李天晓，等．大脑中动脉重度狭窄"亚满意"支架成形术前后的血流动力学参数分析．中华神经外科杂志，2021，37（1）：59-63.

[7] Chimowitz MI，Lynn MJ，Derdeyn CP，et al. Stenting versus aggressive medical therapy for intracranial arterial stenosis. The New England Journal of Medicine，2011，365（11）：993-1003.

[8] Jiang WJ，Wang YJ，Du B，et al. Stenting of symptomatic M1 stenosis of middle cerebral artery：an initial experience of 40 patients. Stroke，2004，35（6）：1375-1380.

第四节

LVIS 支架治疗椎动脉长段重度狭窄

（李佑祥　缪中荣　刘爱华　金蔚涛　赵阳　吕健）

一、引言

椎动脉狭窄发病率较高，与后循环卒中的发生密切相关，有临床症状的椎动脉狭窄在临床上也较为常见。目前临床治疗包括药物治疗、手术治疗以及介入治疗。介入治疗以其独特的优势成为椎动脉狭窄的重要治疗方式，对于颅外段狭窄，Blue 及 SD 支架应用较多；对于颅内段狭窄，多应用 Apollo 支架进行治疗。而 LVIS 支架在此类疾病中应用较少，这里分享本中心的一例治疗经验。

二、病情简介

患者，男性，55 岁，主因“右侧肢体无力伴失语 17 个月”入院。

现病史：17 个月前患者无明显诱因突发右侧肢体无力，上肢轻下肢重，不能行走，伴完全性运动性失语。于当地医院对症康复治疗后，无明显好转，其间曾有癫痫发作，予药物对症治疗，遗留右侧肢体偏瘫、运动性失语，无法自理，行走需家人辅助。近半年来间断有头晕发作。

既往史：高血压病史 10 余年，糖尿病病史 1 年余。

体格检查：运动性失语，左侧肢体肌力 5 级，右侧上肢肌力 0 级，右侧下肢肌力 2 级，肌张力正常。右侧肢体感觉减退，共济运动无法完成，mRS 评分 3 分。

辅助检查：入院后影像学评估，脑血管造影显示左侧大脑中动脉（MCA）M1 段重度狭窄，右侧椎动脉 V4 段近端闭塞，左侧椎动脉自小脑后下动脉（posterior inferior cerebellar artery，PICA）以远闭塞。基底动脉中段中重度狭窄，左侧小脑前下动脉（anterior inferior cerebellar artery，AICA）显影浅淡，右侧 AICA 不显影。左侧大脑后动脉（PCA）不显影（图 4-4-1）。

磁共振 T2 FLAIR 图像提示颞顶区域陈旧性梗死灶，梗死区域多位于左侧大脑中动脉穿支区域，小脑半球、脑干区域未见明显缺血病灶（图 4-4-2）。

脑血管 CTP 检查提示，左侧大脑中动脉供血区除陈旧性梗死区域外，CBF 轻度下降，CBV 未见明显变化，提示局部部分代偿（图 4-4-3）。

术前血栓弹力图：R 值 6.2 min，MA 值 65.3 mm。AA 抑制率 33.1%，ADP 抑制率 41.8%，ADP 的 MA 值 40.2 mm。

术前给予患者阿司匹林 100 mg 1 次 / 日＋替格瑞洛 90 mg 1 次 / 日的药物准备。

三、治疗过程

患者存在多处血管狭窄，左侧 MCA M1 段重度狭窄，磁共振成像提示此区域梗死位于基底节丘脑及白质区域，以及颞顶部左侧 MCA 和 PCA 分水岭区域，颞叶皮质 CTP 结果提示 CBF 略下降，CBV 未见明显变化，考虑侧支代偿已形成，目前球囊扩张成形无助于改善现有症状或促进灌注改善，且球囊扩张支架有可能进一步影响豆纹动脉供血。患者左侧椎动脉自 PICA 以远闭塞，左侧椎动脉 V1 段多发重度狭窄，右侧椎动脉 V4 段近端闭塞，双侧后交通动脉显影不佳，椎基底动脉区域存在缺血风险，故建议介入治疗。

路径图下微导丝超选右侧大脑后动脉置于 P2 段（图 4-4-4）。Gateway 球囊（2.0 mm×15 mm）以

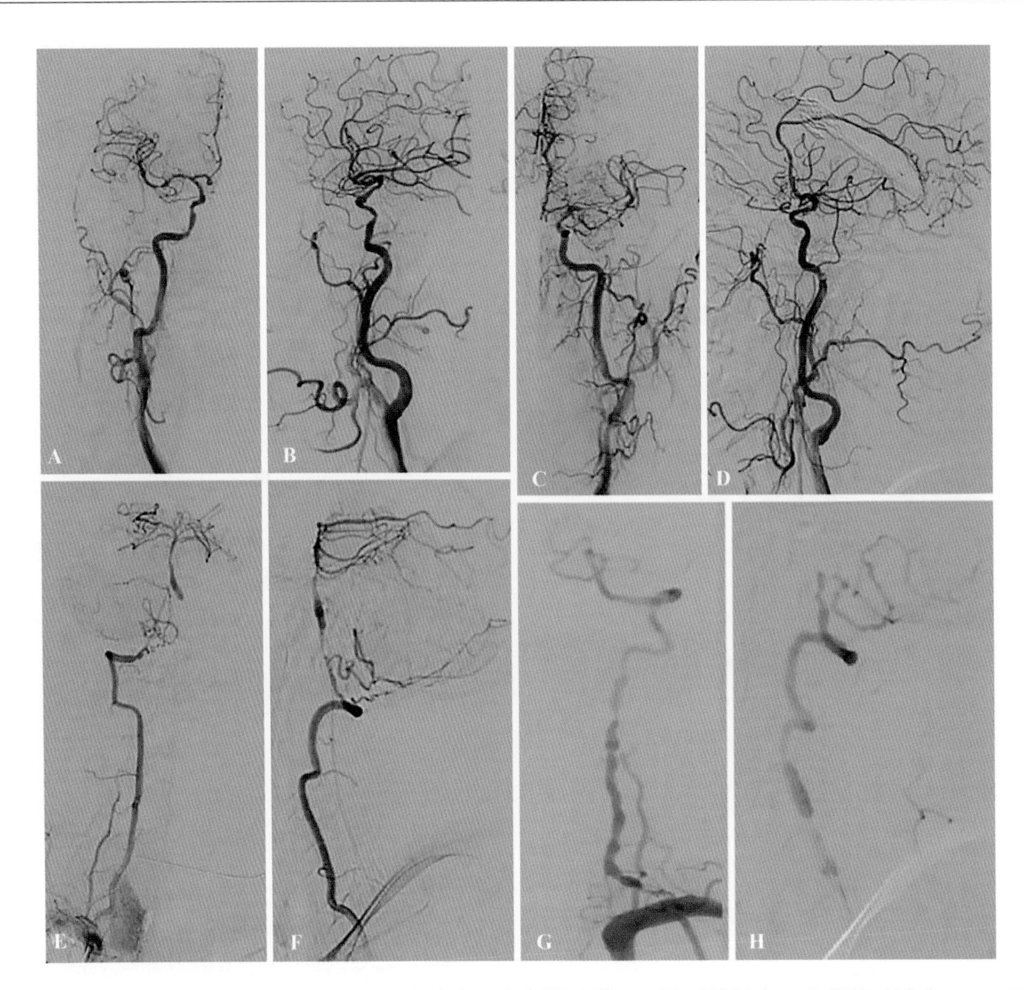

图 4-4-1 术前脑血管造影提示左侧 MCA M1 段重度狭窄，右侧椎动脉 V4 段近端闭塞，左侧椎动脉自 PICA 以远闭塞。基底动脉中段中重度狭窄。**A.** 右颈总动脉造影正位；**B.** 右颈总动脉造影侧位；**C.** 左颈总动脉造影正位；**D.** 左颈总动脉造影侧位；**E.** 右椎动脉造影正位；**F.** 右椎动脉造影侧位；**G.** 左椎动脉造影正位；**H.** 左椎动脉造影侧位

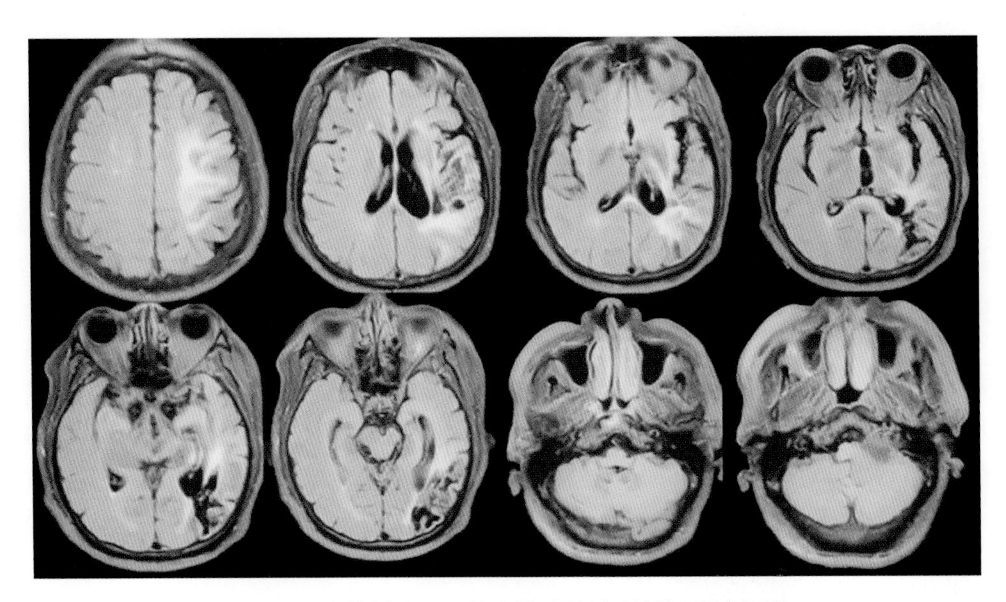

图 4-4-2 术前颅脑 MRI 检查提示颞顶区域陈旧性梗死灶

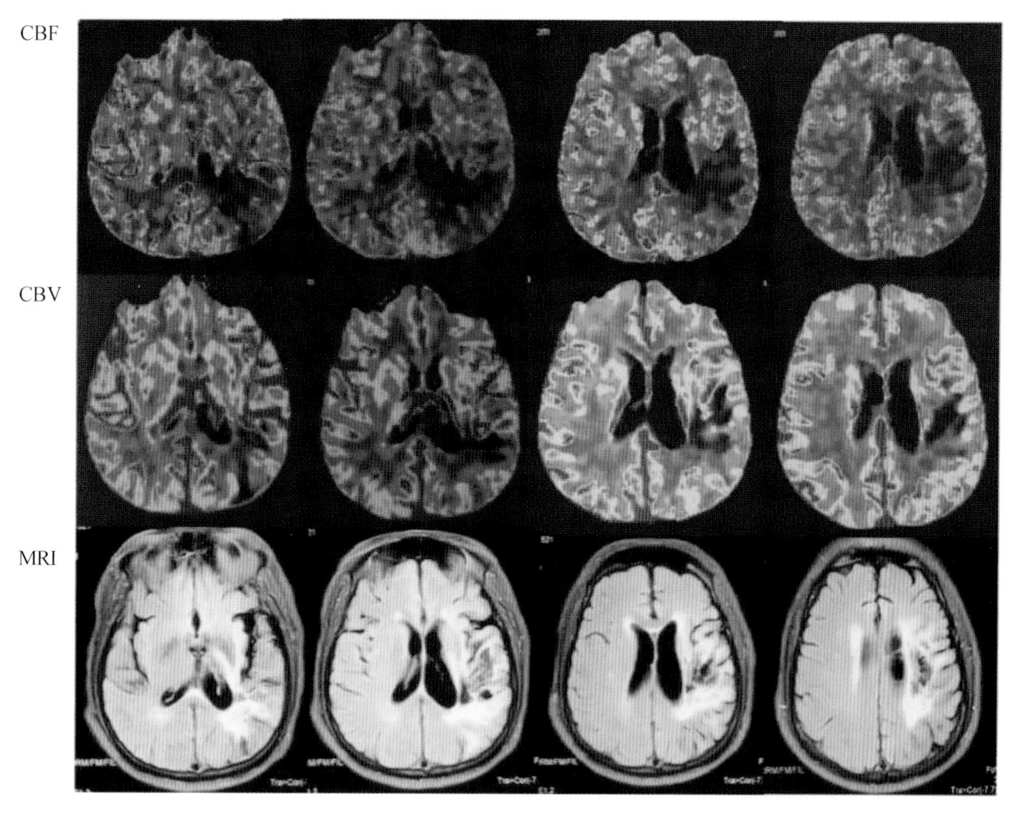

图 4-4-3　术前脑血管 CTP 检查提示左侧大脑中动脉供血区 CBF 轻度下降

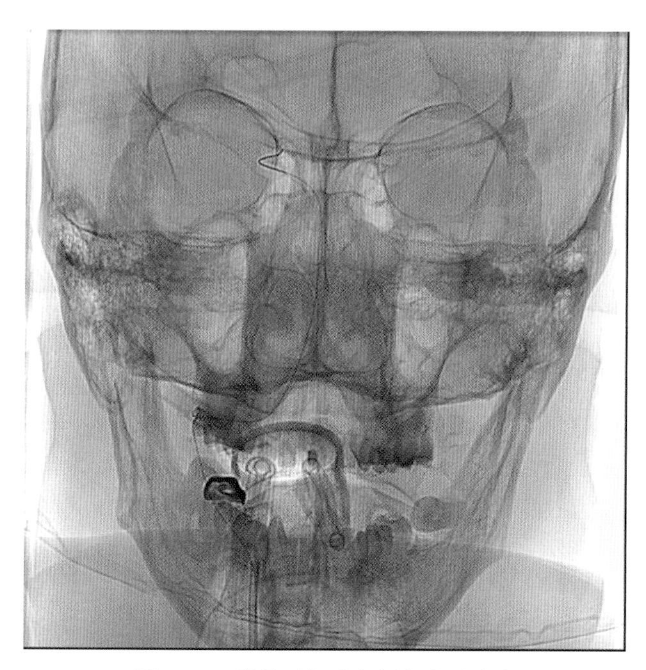

图 4-4-4　微导丝超选右侧大脑后动脉

8 atm 缓慢扩张右侧椎基底动脉交界区（图 4-4-5 和图 4-4-6）。

球囊扩张后造影提示右侧椎动脉狭窄明显改善，基底动脉中段狭窄 50%（图 4-4-6）。考虑病变节段过长，置入多枚支架会增加术后支架内再狭窄或闭塞的风险，故决定于右侧椎动脉 V4 段置入支架成形。病变长度约 40 mm，Neuroform 及 Winspan 支架均无合适型号，Enterprise 支架（37 mm）没有现货，拟用 LVIS 支架（4.5 mm×30 mm）行支架成形术。

支架置入术后蒙片及正、侧、斜位造影，见支架上端位于 AICA 水平以上，支架脚跨过 AICA 开口，锁骨下动脉造影显示右侧椎动脉前向血流明显改善，双侧 AICA 显影（图 4-4-7）。

四、讨论

卒中仍是影响人们健康的重要因素，其中，缺血性卒中（脑梗死）约占 75%，且致残率很高。有研究表明，椎基底动脉狭窄患者更容易发生脑梗死，人群中椎动脉狭窄的发生率为 20% ～ 40%[1]。与颅内前循环不同的是，后循环卒中通常是由于后循环血管病变导致的血流动力学异常，而前循环卒

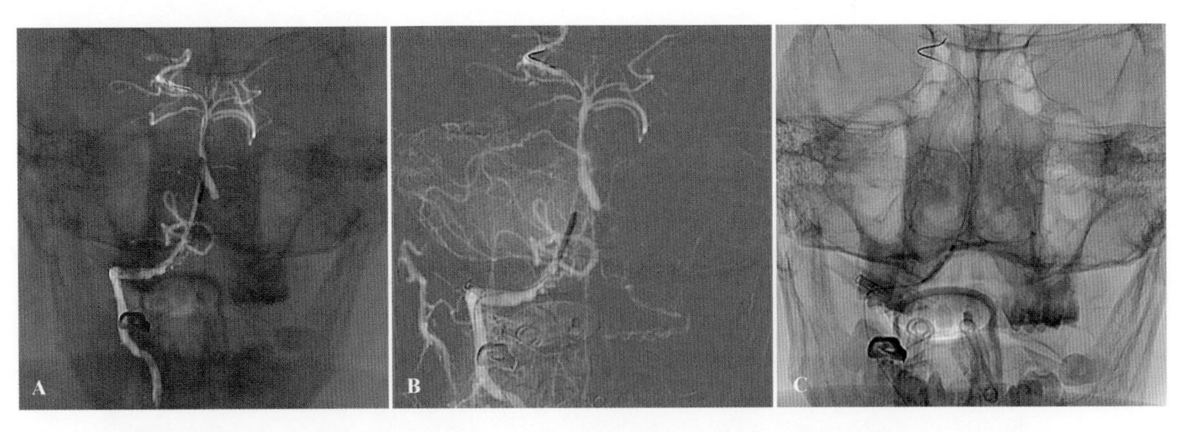

图 4-4-5 **A**. 球囊缓慢扩张右侧椎基底动脉交界区；**B** 和 **C**. 球囊缓慢扩张右侧椎动脉闭塞段（**B**，路径图；**C**，透视图）

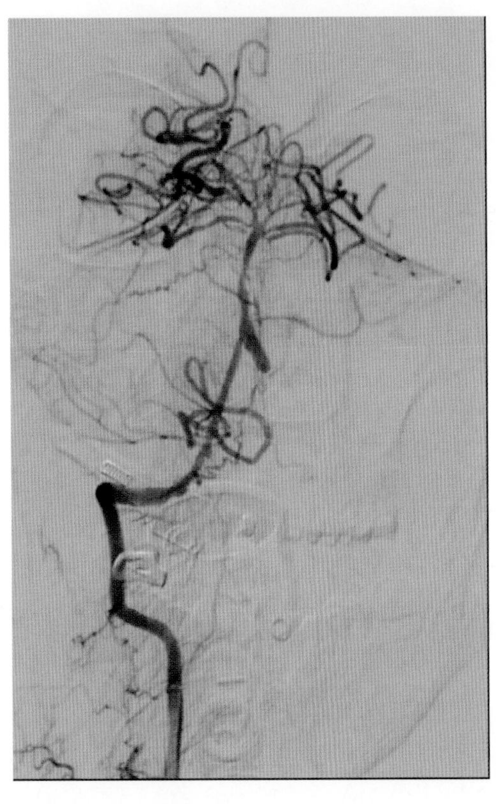

图 4-4-6 球囊扩张后造影，提示狭窄改善

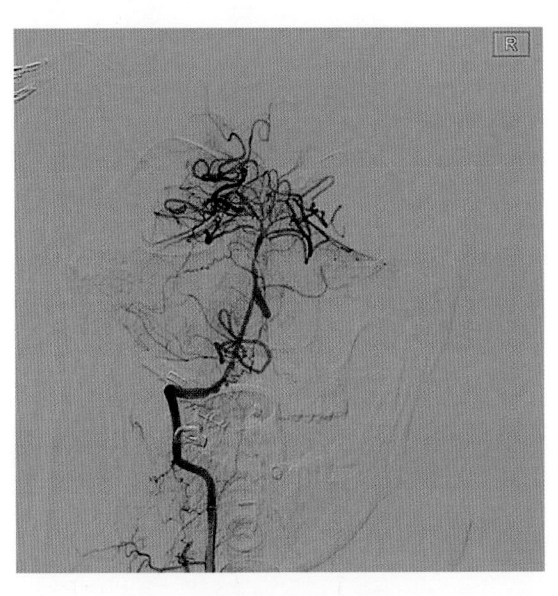

图 4-4-7 支架置入术后即刻造影显示狭窄改善，右侧椎动脉前向血流明显改善，双侧 AICA 显影

中则多是由于心源性栓塞和血管病变所致[2]。

从症状上来看，椎动脉起始部狭窄的患者主要临床表现为头晕或者失去平衡感觉[3]，而对于颅内段的椎动脉狭窄患者，主要以外侧延髓综合征为临床表现[4]，双侧椎动脉狭窄的主要临床表现为短暂头晕[5]。本例患者为复杂的多发血管狭窄，第一个难点在于确定需要手术介入治疗的血管，患者既往有脑梗死病史，遗留重度残疾，目前 mRS 评分 3 分，血管内介入治疗无法改善患者病情，因而只能做预防性治疗。患者双侧椎动脉、左侧 MCA 均存在重度狭窄，其中右椎动脉负责基底动脉供血，如出现缺血则后果严重，故优先处理右椎动脉[6]。第二个难点是病变节段较长，且累及穿支血管开口，单个 Winspan 支架长度可能无法覆盖狭窄全长，单纯球囊扩张可能很快出现再狭窄，多个支架套叠增加了支架内再狭窄和影响穿支血流的可能性，药物球囊可能是一个选择，但对于颅内血管狭窄的治疗目前仍处于探索阶段[7]。本次手术尝试使用 LVIS

编织支架对椎动脉长段重度狭窄进行血管内支架成形术，术后近期效果良好，远期疗效尚需要长期的随访研究。

治疗体会：先用 Gateway 球囊进行狭窄段椎动脉扩张，球囊选择的一般原则是，球囊直径等于或略大于狭窄远端血管直径，长度要全覆盖狭窄段，特长段狭窄则需要分段扩张。

LVIS 支架治疗症状性颅内动脉重度狭窄尚有很多商榷与争议之处。LVIS 支架主要用于支架辅助弹簧圈栓塞颅内动脉瘤，因为 LVIS 支架的半密网结构对血流影响较大，而 Enterprise 支架在颅内血管狭窄病变中应用更多。但是 LVIS 支架治疗脑动脉狭窄也有其独特优势：① LVIS 支架全程可视，网丝更细、网孔更小，有利于内皮覆盖；②可以通过释放时推拉张力调整 LVIS 支架的支撑力；③未完全释放前可以回收，而开环的 Winspan 和 Neuroform 支架则不能[8]。

参考文献

[1] Wityk RJ, Chang HM, Rosengart A, et al. Proximal extracranial vertebral artery disease in the New England Medical Center Posterior Circulation Registry. Archives of Neurology, 1998, 55: 470-478.

[2] Barnett HJ. A modern approach to posterior circulation ischemic stroke. Archives of Neurology, 2002, 59: 359-360.

[3] Caplan L. Posterior circulation ischemia: then, now, and tomorrow. The Thomas Willis Lecture-2000. Stroke, 2000, 31: 2011-2023.

[4] Ausman JI, Liebeskind DS, Gonzalez N, et al. A review of the diagnosis and management of vertebral basilar (posterior) circulation disease. Surg Neurol Int, 2018, 9: 106.

[5] Caplan LR, Wityk RJ, Glass TA, et al. New England Medical Center Posterior Circulation registry. Annals of Neurology, 2004, 56: 389-398.

[6] Stenting of Symptomatic Atherosclerotic Lesions in the Vertebral or Intracranial Arteries (SSYLVIA): study results. Stroke, 2004, 35: 1388-1392.

[7] Gupta R, Schumacher HC, Mangla S, et al. Urgent endovascular revascularization for symptomatic intracranial atherosclerotic stenosis. Neurology, 2003, 61: 1729-1735.

[8] Chen F, Fang X. Endovascular treatment of middle cerebral artery aneurysm with a (LVIS) device: Comparison of LVIS stent and non-LVIS stent. Experimental and Therapeutic Medicine, 2019, 17: 1656-1662.

第五节

右锁骨下动脉闭塞合并右颈内动脉重度狭窄的血管内介入治疗

（缪中荣　刘爱华　葛慧剑　孙瑄　王建坤　蒋伟平　吕健）

一、引言

锁骨下动脉盗血综合征是各种原因引起的椎动脉起始处近心端锁骨下动脉或无名动脉狭窄或闭塞引起的患侧椎动脉血液逆流，进入患侧上肢远心端而导致的一系列症状。下面分享一例右锁骨下动脉闭塞合并右颈内动脉起始部重度狭窄的血管内介入治疗案例。

二、病情简介

患者，男性，70岁，主因“发现颈动脉狭窄4年，头晕、行走缓慢1年”入院。

现病史：患者4年前体检行影像学检查发现颈动脉狭窄（未提供影像学资料），未予以重视，未予治疗。近1年来出现头晕，非天旋地转样，并有行走缓慢，行走快时易摔倒，无语言障碍、肢体乏力、平衡功能障碍、视力障碍等不适。于2020年9月在外院行MRI＋MRA提示双侧脑少许白质疏松，右侧颈内动脉重度狭窄及左侧颈内动脉闭塞（图4-5-1和图4-5-2）；头颈部CTA提示左侧颈总动脉起始部重度狭窄，左侧颈内动脉闭塞可能性大，右侧颈内动脉起始部重度狭窄，右侧锁骨下动脉起始部重度狭窄或闭塞（图4-5-3和图4-5-4）。为求诊治来我院门诊，拟“颈动脉狭窄”收入院。患者自患病以来，饮食可，睡眠可，二便如常，体重无明显变化。

既往史：患高血压1年，最高达160/100 mmHg，长期规律服用降压药硝苯地平控释片30 mg 1次/日，血压控制在130/80 mmHg；胃部分切除术30余年，胆囊切除术20余年。饮酒30年，平均1两/日，戒酒半年；吸烟40年，平均20支/日，戒烟5年。

体格检查：体温36.8℃，脉搏78次/分，呼吸20次/分，血压137/83 mmHg（左上臂）、94/62 mmHg（右上臂）。神志清楚，言语正常，步行稍缓慢，余神经系统查体基本正常。

辅助检查：外院所做MRI＋MRA及头颈部CTA如上所述。

本院颈动脉B超（2020-10-20）提示，右侧颈内动脉起始部狭窄（重度），右侧锁骨下动脉起始部狭窄（重度），右侧椎动脉盗血（不完全性）；左侧颈内动脉闭塞，左侧椎动脉血流速度增快（代偿性）。

本院TCD（2020-10-20）提示，双侧大脑中动脉、大脑前动脉血流速度减低，血流频谱呈重度狭窄或闭塞后改变，提示后交通动脉代偿不全。

其他脏器及血管功能评估：心电图及胸部CT大致正常，抽血化验查血常规、凝血功能、血生化及传染病指标大致正常。

三、治疗过程

手术指征：①右侧颈内动脉C1段重度狭窄及左侧颈内动脉闭塞引起的相关临床症状持续存在，TCD提示后交通动脉代偿不全；②右侧椎动脉盗血，须解除狭窄改善脑血流，预防脑卒中；③高血

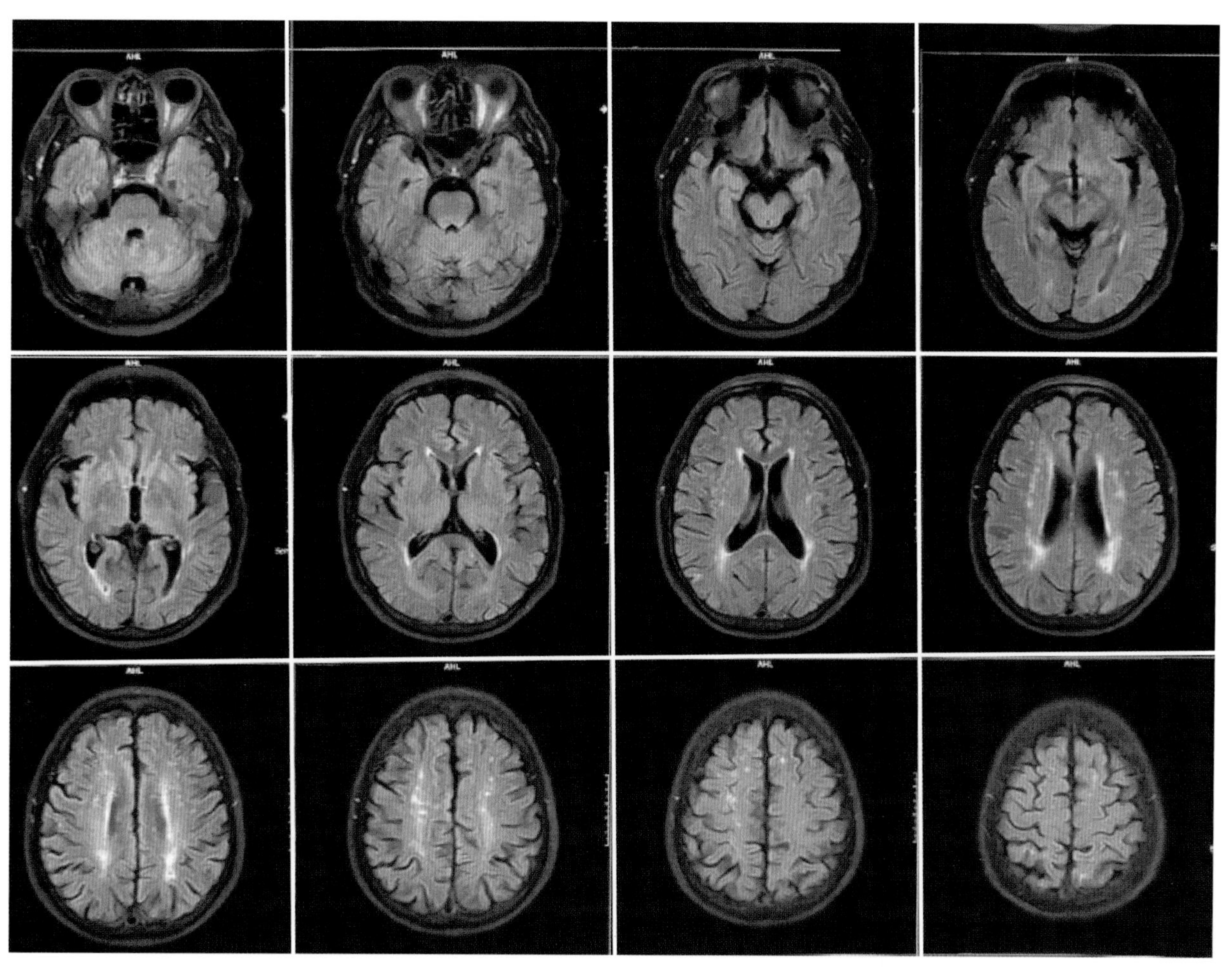

图 4-5-1　外院头颅 MRI（2020-09-15）提示双侧脑少许白质疏松

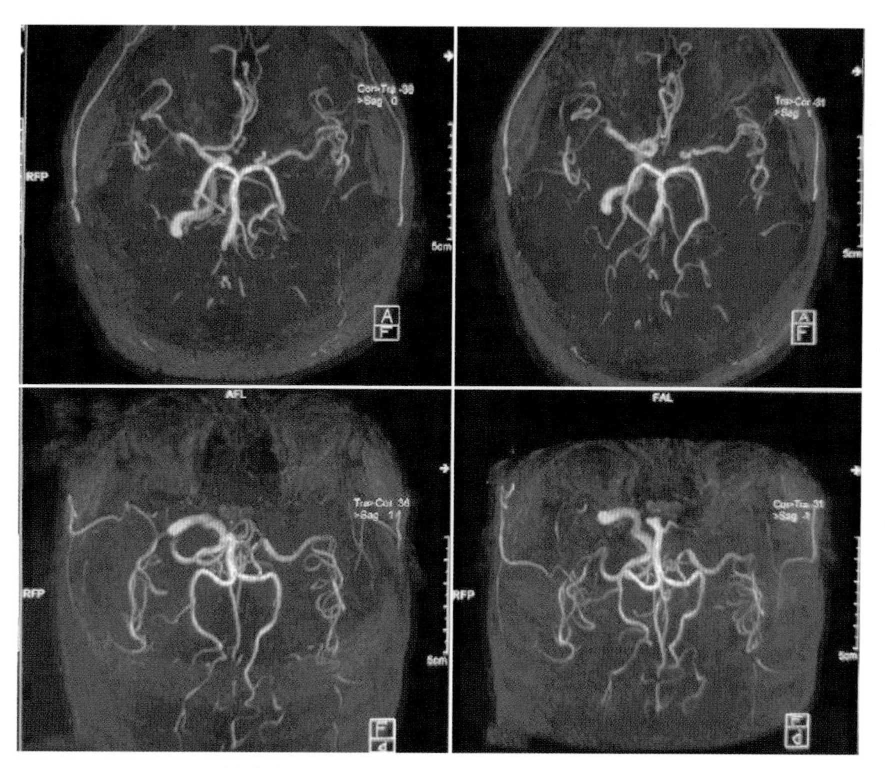

图 4-5-2　外院头颅 MRA（2020-09-15）提示左侧颈内动脉闭塞

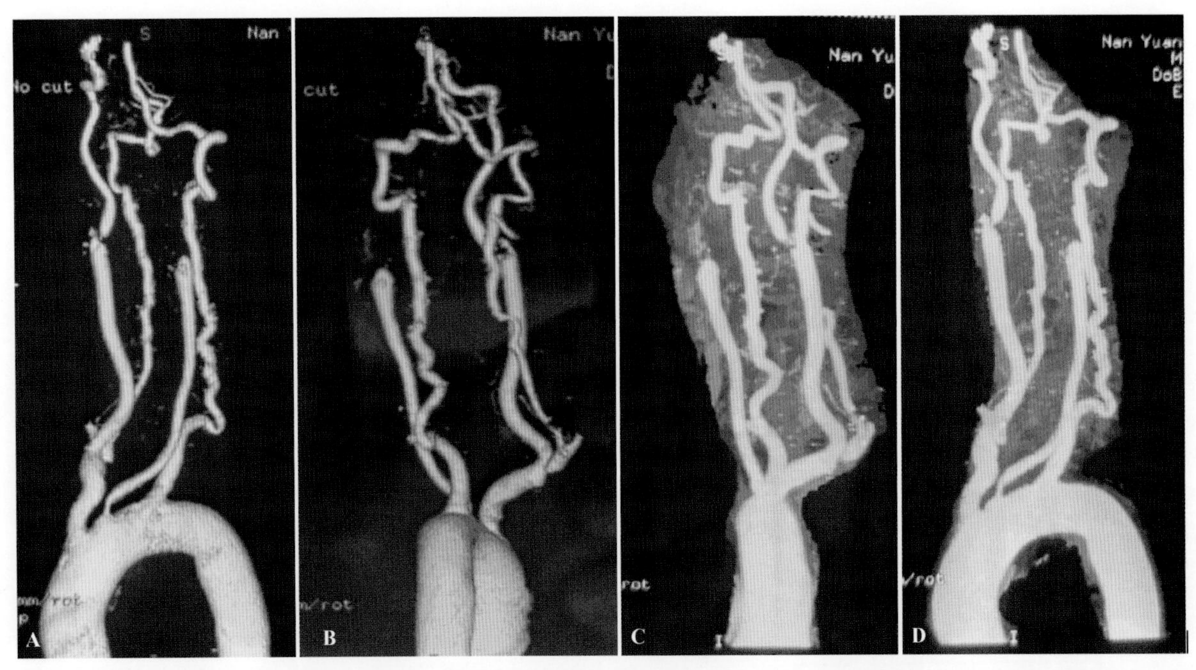

图 4-5-3　外院弓上 CTA（2020-09-17）提示左侧颈总动脉起始部重度狭窄，左侧颈内动脉闭塞可能性大，右侧颈内动脉起始部重度狭窄，右侧锁骨下动脉起始部重度狭窄或闭塞。**A** ～ **D**. 不同角度影像

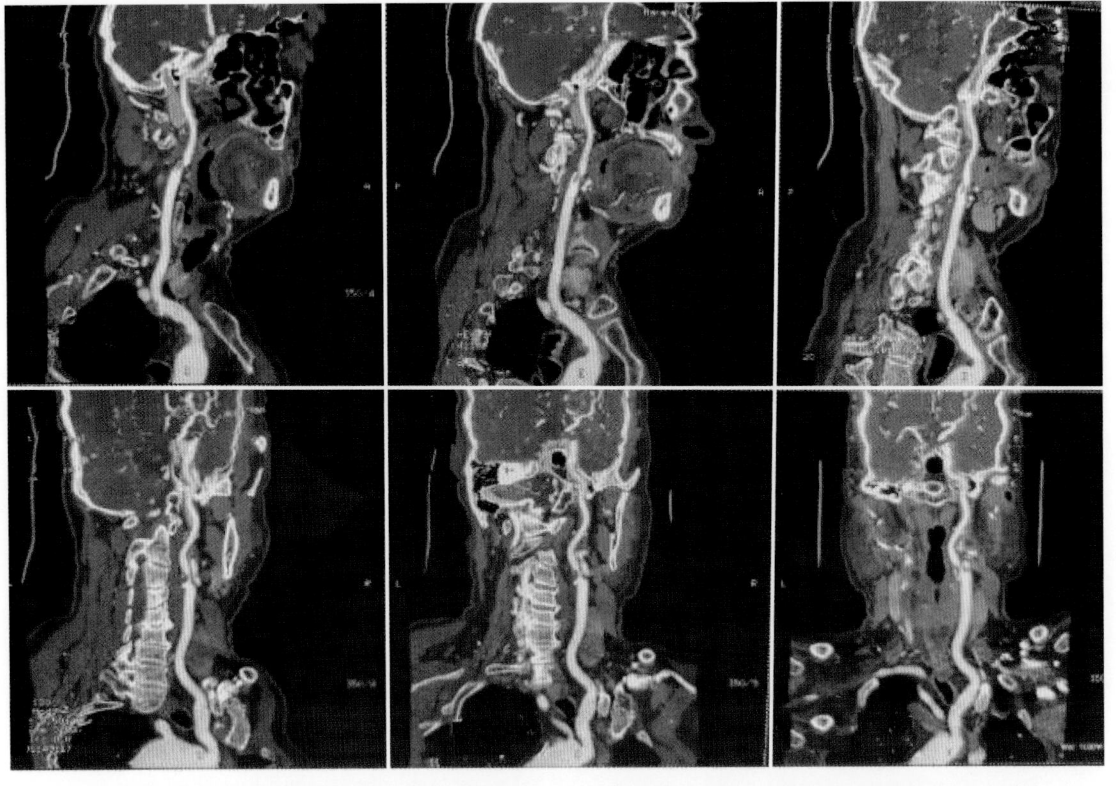

图 4-5-4　外院右侧颈内动脉弓上 CTA MIP 像（2020-09-17），提示右侧颈内动脉起始部重度狭窄

压等危险因素可能导致病情进展，诱发脑卒中。

术前用药：阿司匹林 100 mg 1 次 / 日，7 天；氯吡格雷 75 mg 1 次 / 日，7 天；阿托伐他汀钙 20 mg 1 次 / 晚，长期。

拟行全脑血管造影评估＋右侧颈内动脉支架置入术（备右侧锁骨下动脉狭窄支架置入术）。

常规消毒铺巾，1% 利多卡因 10 ml 浸润麻醉穿刺部位后，采用改良 Seldinger 技术穿刺右股动脉成功，置入 8F 动脉鞘。肝素 3000 U 入壶，经动脉鞘送入单弯导管及常规泥鳅导丝，在导丝导引下将导管分别置于主动脉弓、右侧头臂干动脉、双侧颈总动脉近端、左锁骨下动脉近端注入对比剂，行全脑血管造影。将单弯导管置于右侧颈总动脉远端多角度颅内外血管造影提示：右侧颈内动脉 C1 段重度狭窄并溃疡性斑块形成，狭窄率约 80%（图 4-5-5 A），狭窄长度约 10 mm，前向血流 mTICI 分级 2b 级。右侧锁骨下动脉近段闭塞，右侧锁骨下动脉远端经右椎动脉盗血及通过后交通动脉向对侧代偿（图 4-5-5 B ～ E）。

行右侧颈内动脉支架置入术。在路径图下沿泥鳅导丝（0.035 in，150 cm）将 8F 导引导管（MPA 导管已连接好 Y 阀、三通和肝素生理盐水装置）送至右侧颈总动脉远段，调整好位置后，撤出导丝。在路径图引导下，沿导引导管在微导丝引导下送入 SpiderFX 保护伞（直径 5 ～ 15 mm），小心通过狭窄段，将保护伞及导丝送至右侧颈内动脉 C1 段远端，释放保护伞（图 4-5-6）。造影见保护伞贴壁良好，前向血流通畅，未见明显血管痉挛。

沿保护伞导丝送入 Sterling 球囊（5 mm×30 mm）至狭窄段，此时患者血压 96/60 mmHg，心率 65 次 / 分。予阿托品 1 mg 入壶，30 s 后心率升为 85 次 / 分。逐渐加压球囊至 6 atm 可见球囊完全扩张，后迅速抽瘪球囊。造影示狭窄段残余狭窄率约 30%，此时患者血压 105/70 mmHg，心率 75 次 / 分，撤出球囊导管，球囊扩张前后心率、血压无明显变化。

沿保护伞导丝送入 Precise 自膨式支架（9 mm× 40 mm）至狭窄处，准确定位后释放支架（图 4-5-7），造影示支架完全覆盖狭窄段及溃疡斑块，与血管壁

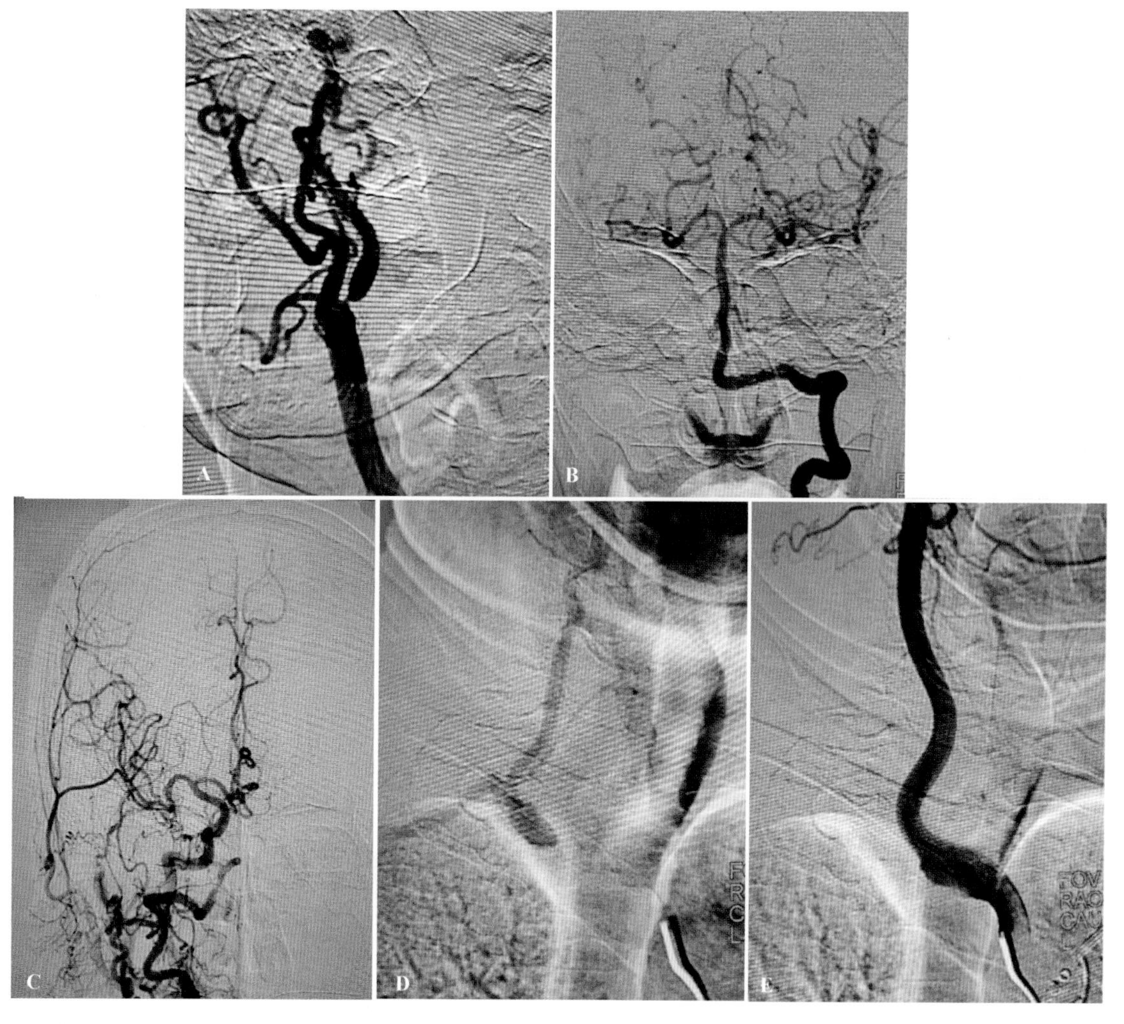

图 4-5-5　右侧颈总动脉及左侧椎动脉造影。**A.** 右侧颈内动脉 C1 段狭窄，并经过右侧颈外动脉向右侧椎动脉代偿；**B.** 右侧椎动脉盗血，对侧通过后交通动脉代偿；**C.** 右侧颈总动脉造影，右侧椎动脉远端通过右侧颈外动脉代偿；**D.** 造影静脉期可见右侧椎动脉逆向显示锁骨下动脉残端；**E.** 术前右颈总动脉造影显示右侧锁骨下动脉闭塞

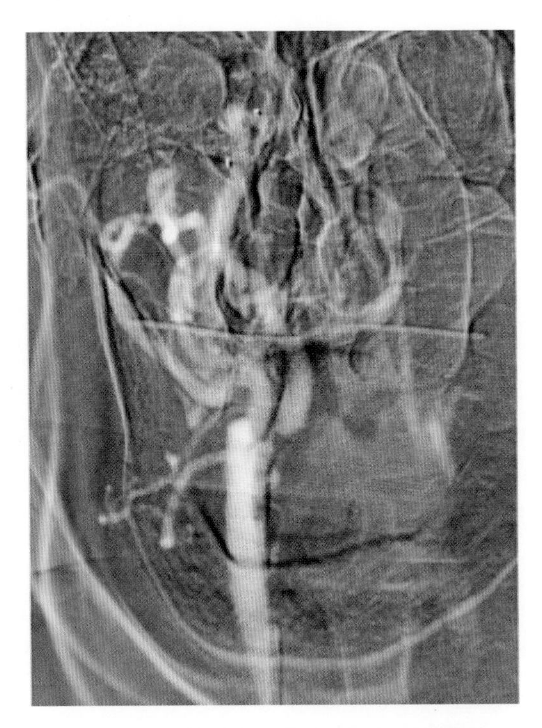

图 4-5-6 开始手术，送入 SpiderFX 保护伞

贴合良好，残余狭窄率约 20%，前向血流较前改善（mTICI 分级 3 级）。撤出支架输送装置，沿保护伞导丝送入保护伞回收装置，顺利收回保护伞，伞内未见明显斑块碎屑样物质。此时患者血压 95/65 mmHg，心率 76 次 / 分，患者无不适主诉。

接着行右侧锁骨下动脉闭塞再通术。将右侧颈总动脉处 8F 导引导管撤回至右侧头臂干，行右锁骨下动脉造影显示右侧锁骨下动脉闭塞。尝试将泥鳅导丝经 8F 导引导管穿过右锁骨下动脉闭塞段（残端小，弯曲大），多次尝试后失败，遂决定经桡动脉联合穿刺开通。常规消毒右侧前臂及腕关节，铺巾，2% 利多卡因 1 ml 局麻后，采用 Seldinger 技术行右桡动脉穿刺成功，置入 6F 动脉鞘。将 5F 多功能导管（已连接好 Y 阀、三通和肝素生理盐水装置）、常规泥鳅导丝（0.035 in，150 cm）沿 6F 动脉鞘送入，在路径图引导下，以及在泥鳅导丝带领下送至右侧锁骨下动脉闭塞段远端（图 4-5-8 A）；Command 微导丝（0.014 in，300 cm）在路径图引导下经桡动脉通路，尝试多次后通过闭塞段，沿微导丝送入 Ultra-soft 球囊（2.0 mm×20 mm）（图 4-5-8 B），对位准确后球囊逐渐加压至 8 atm，持续 10 s，撤出球囊，顺势跟进多功能导管。

尝试通过管吻（catheter kissing）方式与无名动脉内的 8F 导引导管衔接（图 4-5-9 A），沿微导丝送入 Sterling 球囊（5 mm×30 mm）至右侧锁骨下动脉狭窄处（图 4-5-9 B）。

对位准确后球囊逐渐加压至 8 atm，持续 20 s，可见球囊完全张开，抽瘪球囊撤出，造影示狭窄段扩张 70%，残余狭窄率约 30%。沿右侧头臂干 8F 导引导管内送入 V-18 导丝至右侧桡动脉多功能导管，再至右侧锁骨下动脉远端，经股动脉通路沿 V-18 导丝送入 Omnilink Elite 外周血管支架（8 mm×39 mm）准确定位后，球囊扩张释放支架至右侧锁

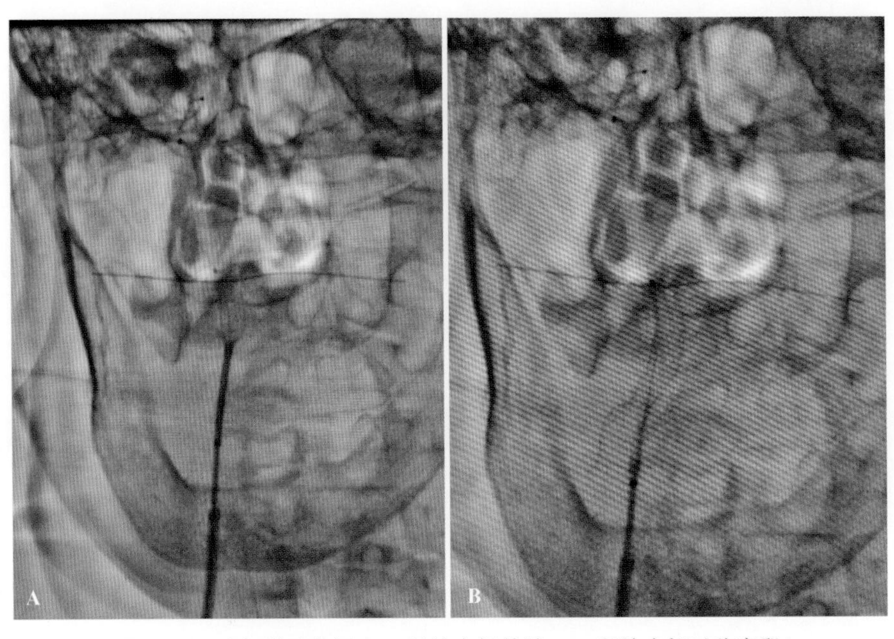

图 4-5-7 支架贴壁良好。**A**. 释放支架前端；**B**. 释放支架过狭窄段

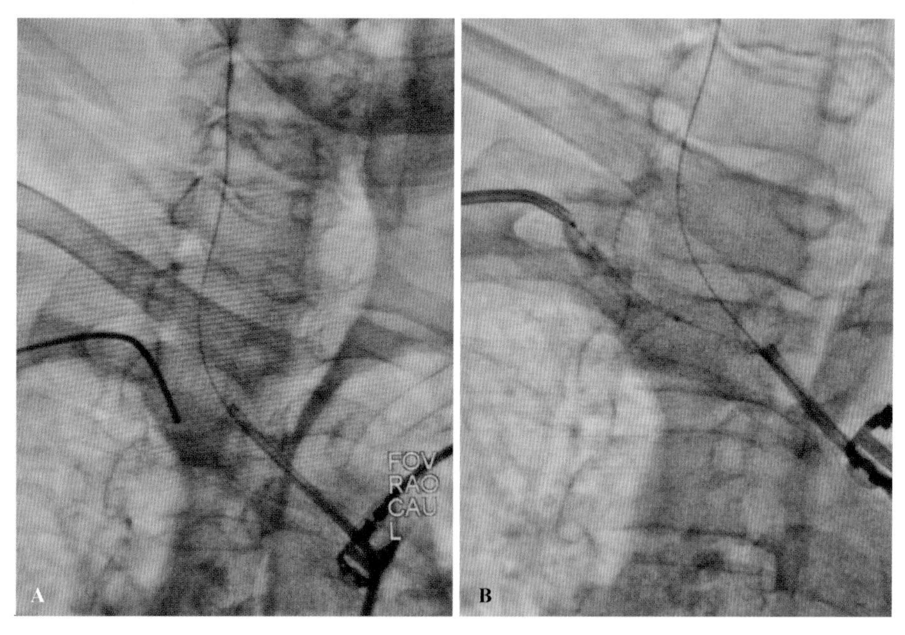

图 4-5-8　小球囊尝试开通远端狭窄段。**A.** 桡动脉通路建立；**B.** 经桡动脉通路球囊缓慢通过远端狭窄段

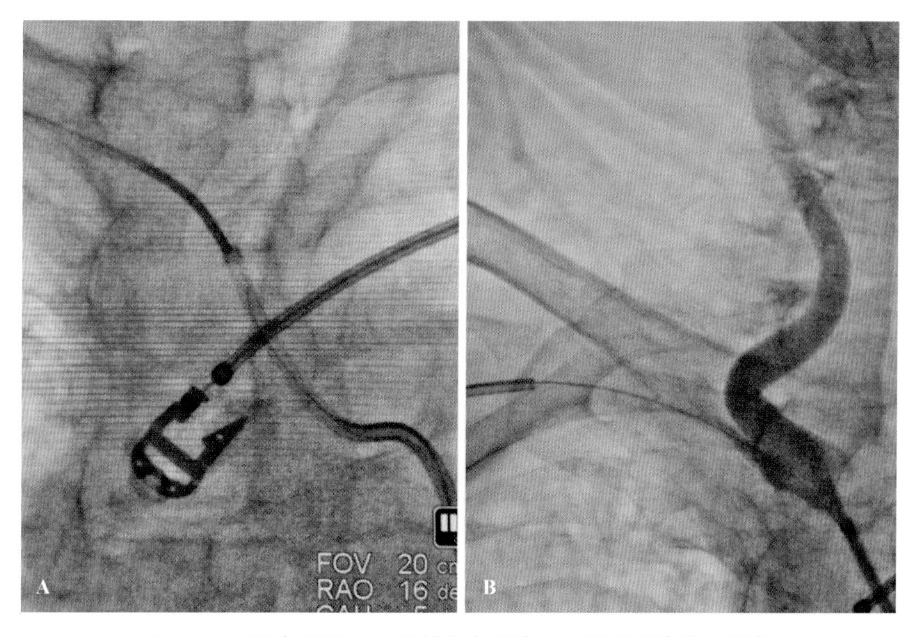

图 4-5-9　联合开通。**A.** 导管吻合对接；**B.** 经股动脉送入球囊

骨下动脉近端狭窄处（图 4-5-10 A），撤出支架输送系统，造影显示支架对位准确，与血管壁贴合良好（图 4-5-10 B），残余狭窄率约 20%，支架内前向血流通畅，右椎动脉前向血流好（mTICI 分级 2a 级）。

行右椎动脉颅内段正、斜位造影，可见右椎动脉及基底动脉系统显影好，前向血流 mTICI 分级 2a 级，无急性血管闭塞征象。再行头臂干动脉造影，可见支架内前向血流好，无急性血栓形成。

撤出导引导管，行右股动脉造影排除假性动脉瘤及股动脉内膜损伤，使用封堵器成功封堵动脉穿刺点，压迫良好无明显渗血，弹力绷带加压包扎，结束手术。此时患者无不适主诉，血压 96/69 mmHg，心率 68 次 / 分，神经系统查体较前无明显变化，自诉头晕减轻，安全返回病房。

术后注意事项：①严密监测生命体征的变化；②低分子量肝素 4000 IU 皮下注射 2 次 / 日抗凝。

术后右侧颈总动脉造影（图 4-5-11）显示前向血流改善，向左侧代偿良好。

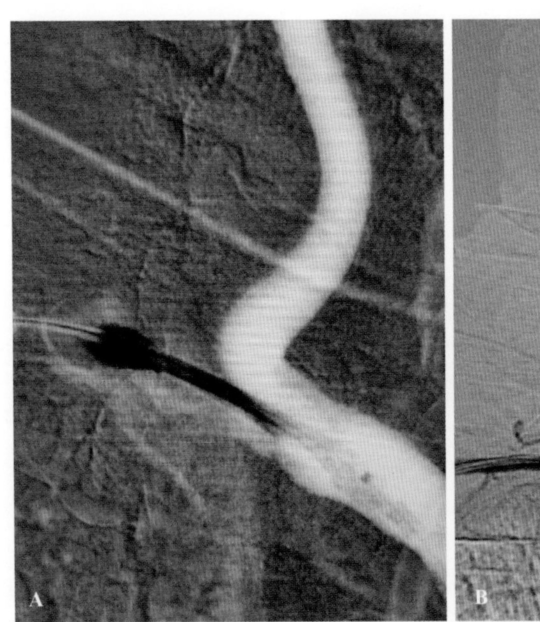

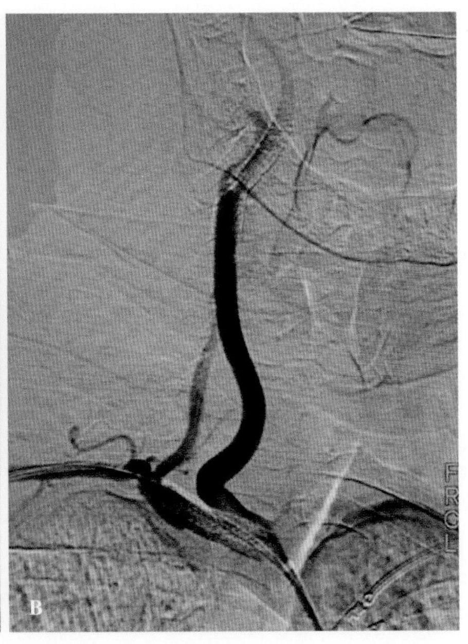

图 4-5-10　释放支架。**A**. 支架释放中；**B**. 支架贴壁良好

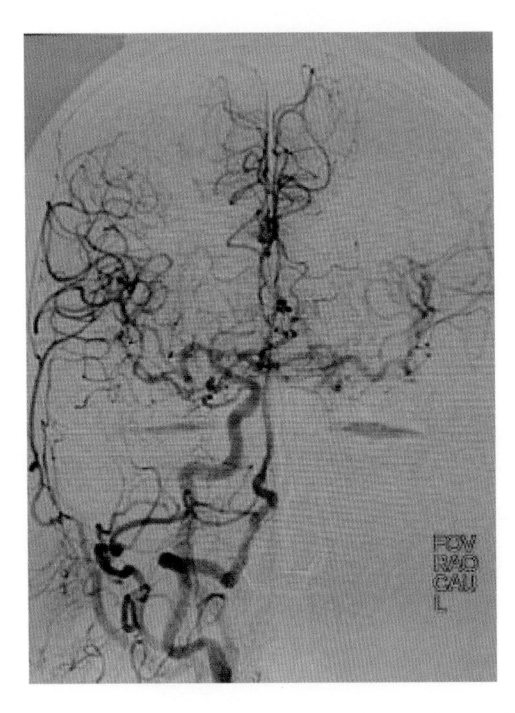

图 4-5-11　术后右侧颈总动脉造影示前向血流改善，向左侧代偿良好

手术小结：术前右侧颈内动脉 C1 段狭窄，狭窄率约 80%；右侧锁骨下动脉近段闭塞。行经皮穿刺右侧颈内动脉支架置入术，颈内动脉 C1 段残余狭窄率约 20%；再行外周血管球囊扩张＋支架置入术，术后锁骨下动脉残余狭窄率约 20%。

四、讨论

锁骨下动脉狭窄或者闭塞是常见的颅外血管阻塞性疾病[1-2]，不仅可以引起上肢缺血的症状，若闭塞发生在锁骨下动脉近端，还可导致同侧椎动脉血流逆流至锁骨下动脉远端供应上肢，严重者引起椎基底动脉供血不足的症状，称为锁骨下动脉盗血综合征[3-4]。

锁骨下动脉盗血综合征根据椎动脉血流频谱信息，可以将盗血程度分为 3 期：Ⅰ期，隐匿性盗血；Ⅱ期，部分型盗血；Ⅲ期，完全型盗血。

本例患者血管情况较复杂，左侧颈内动脉闭塞导致颅内前循环供血减少，右侧颈内动脉 C1 段重度狭窄进一步加重前循环低灌注，引起相关临床症状持续存在，TCD 提示后交通动脉代偿不全；右侧锁骨下动脉起始部重度狭窄引起右侧椎动脉盗血，进一步加重后循环供血不足。因此，通过介入治疗解除血管狭窄，改善脑血流，对于预防进一步脑卒中的发生起到至关重要的作用[5]。

经皮腔内血管成形术是一种安全、有效的治疗方式，并发症发生率极低，几乎无与扩张相关的并发症[6]。在进行锁骨下动脉开通时，由于椎动脉的血流是逆流的，几乎不会有栓子进入颅内，操作时椎动脉不需要保护装置。由于其创伤小、术后恢复时间短、临床效果满意等优点，已逐步取代动脉旁路移植术[7-9]，成为首选的治疗方式。

参考文献

[1] Shadman R，Criqui MH，Bundens WP，et al. Subclavian artery stenosis：prevalence，risk factors，and association with cardiovascular diseases. Journal of the American College of Cardiology，2004，44：618-623.

[2] Schillinger M，Haumer M，Schillinger S，et al. Outcome of conservative versus interventional treatment of subclavian artery stenosis. Journal of Endovascular Therapy，2002，9（2）：139-146.

[3] Labropoulos N，Nandivada P，Bekelis K. Prevalence and impact of the subclavian steal syndrome. Annals of Surgery，2010，252：166.

[4] Osiro S，Zurada A，Gielecki J，et al. A review of subclavian steal syndrome with clinical correlation. Medical Science Monitor International Medical Journal of Experimental & Clinical Research，2012，18：RA57-RA63.

[5] 中华医学会外科学分会血管外科学组 . 颈动脉狭窄诊治指南 . 中国血管外科杂志（电子版），2017，2：169-175.

[6] Vries JD，Jager LC，Van D，et al. Durability of percutaneous transluminal angioplasty for obstructive lesions of proximal subclavian artery：long-term results. Journal of Vascular Surgery，2005，41：19-23.

[7] Aburahma AF，Bates MC，Stone PA，et al. Angioplasty and stenting versus carotid-subclavian bypass for the treatment of isolated subclavian artery disease. Journal of Endovascular Therapy，2007，14：698-704.

[8] Song L，Zhang J，Li J，et al. Endovascular stenting vs. extrathoracic surgical bypass for symptomatic subclavian steal syndrome. Journal of Endovascular Therapy，2012，19：44.

[9] Cvetic V，Colic M，Radmili O，et al. Subclavian steal syndrome-Surgical or endovascular treatment. Vojnosanitetski pregled. Military-medical and pharmaceutical review，2017，74（12）：1148-1154.

第六节

颈总动脉起始部非急性闭塞的血管内再通

（孙锐　刘健　孙瑄　刘爱华　邓丁伟）

一、引言

颈总动脉起始部闭塞时，其盲端比较靠近主动脉弓，血管内开通术的最大难点在于，如何为导管和导丝的通过提供更好的支撑力。因为闭塞处盲端短，距离弓上较近，固定导引导管困难，在旋转导丝通过闭塞处时较易发生导引导管移位。

本例患者开通时就存在导引导管不稳定，经反复调整后才得以稳定，取得了满意的疗效。

二、病情简介

患者，男性，56岁，主因“右下肢无力麻木2月余，伴言语不清、反应迟钝”入院。

现病史：患者于2月余前出现右下肢无力麻木，伴言语不清、反应迟钝。当时在附近医院诊断为脑梗死、颈动脉狭窄，住院治疗后好转出院。为进一步治疗，今来我院就诊。发病以来，无意识障碍，无抽搐，无饮水呛咳及吞咽困难。

既往史：无特殊病史，长期吸烟。

体格检查：右下肢远端肌力4级，近端肌力4级；其他无特殊。

辅助检查：CTA示左侧颈总动脉狭窄，左侧锁骨下动脉起始部狭窄（图4-6-1）。MRI示双侧大脑半球散在梗死灶（图4-6-2）。

三、治疗过程

术前行脑血管造影（DSA）显示左侧颈总动脉开口闭塞；左侧锁骨下动脉起始部中度狭窄，代偿途径为左侧椎动脉肌支→枕动脉→颈外动脉→颈内动脉（图4-6-3）。使用多功能导管及Command微导丝、V-18微导丝经反复尝试，最终通过颈总动脉闭塞段，Command微导丝到达颈外动脉，V-18

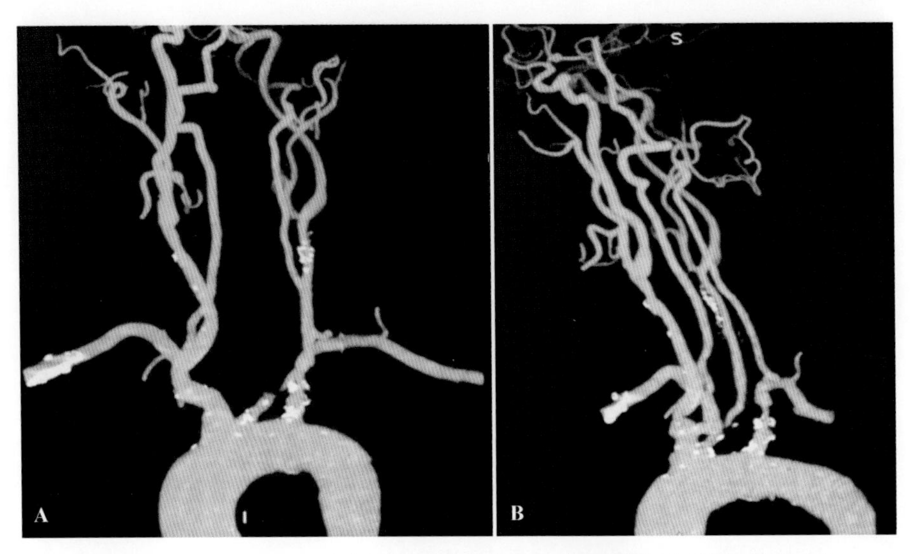

图4-6-1　弓上CTA。**A.** 左侧颈总动脉狭窄；**B.** 左侧锁骨下动脉起始部狭窄

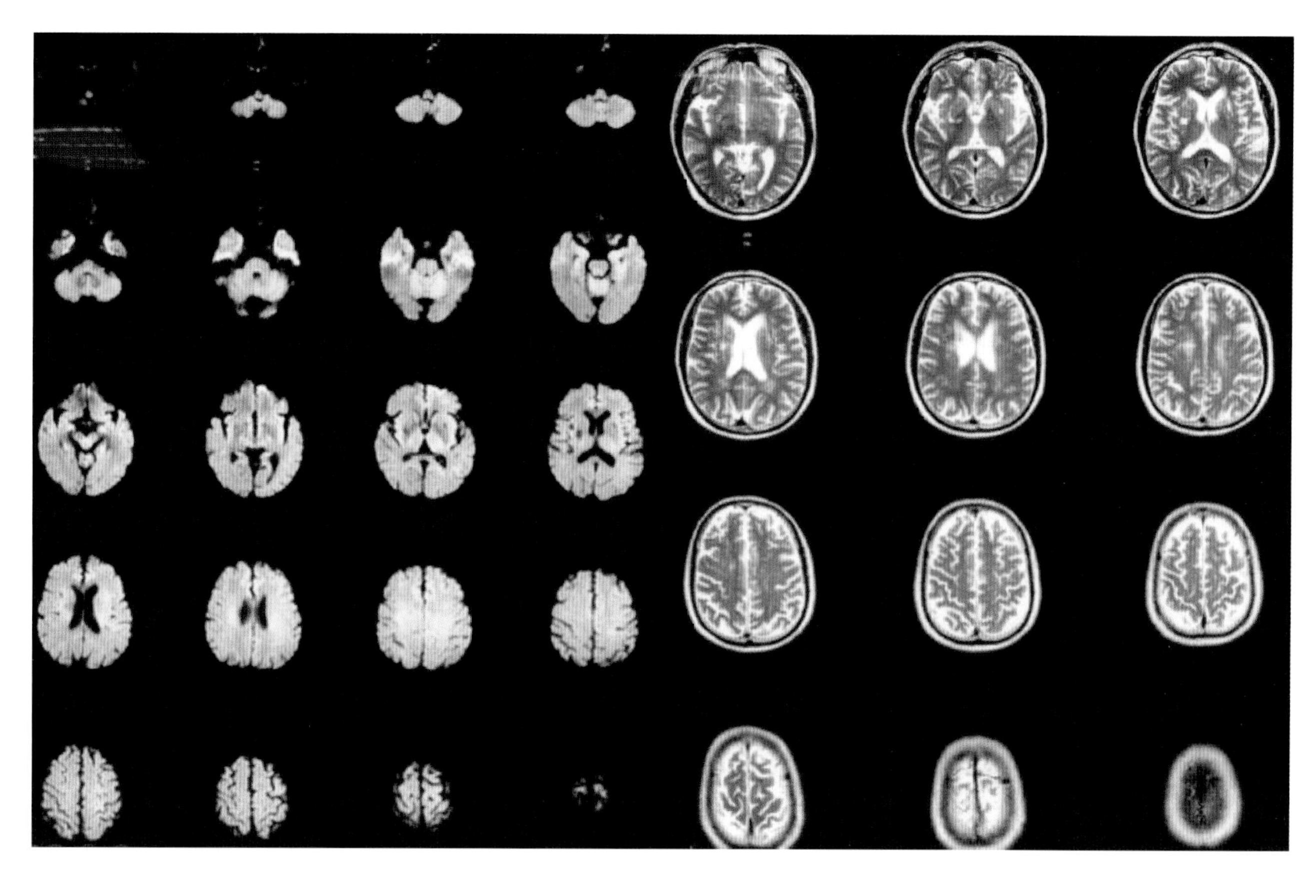

图 4-6-2　MRI 示双侧大脑半球散在梗死灶

微导丝到位颈内动脉支撑。从颈总动脉远端到颈总动脉开口自上向下用球囊依次扩张后造影（图 4-6-4）。8F 导管后撤冒烟显示狭窄仍然严重，Omnilink 支架（9 mm×39 mm）到位左颈总动脉开口狭窄处，退出颈外动脉内 Command 微导丝，释放支架；Command 微导丝后撤后造影，同时定位支架位置，正位远处血管未见血栓脱落，颈总动脉全程通畅（图 4-6-5）。

四、讨论

颈动脉闭塞是发生缺血性卒中的高危因素[1]。近年来，随着神经血管影像技术的提高以及对卒中病因学检查的逐渐重视，颈动脉闭塞所致卒中患者的比例逐渐增加[2]。颈动脉闭塞引起卒中的主要机制与血管闭塞后血流动力学改变引起脑组织灌注不足有关。

颈总动脉闭塞的机制各异，主要为从颈总动脉起始部顺行闭塞和从颈总动脉分叉处逆行闭塞[3]。病因为动脉粥样硬化，其次是大动脉炎，其他少见的原因包括放射治疗损伤、心源性栓塞、主动脉弓和颈总动脉夹层、主动脉弓瘤、高凝状态、肌纤维发育不良，以及头颈部外伤[4]。

既往研究发现在动脉粥样硬化患者中颈动脉球部往往受损，一些学者认为逆行闭塞为主要机制；然而，在许多颈总动脉闭塞伴有远端血管狭窄的患者中，颈动脉球并未受损，反而成为血运重建靶点，因此认为顺行闭塞为主要机制[5-6]。该患者颈动脉球未受损，无红细胞沉降率加快、C 反应蛋白增高等大动脉炎表现及其他系统性疾病，长期吸烟史为危险因素，考虑可能为动脉粥样硬化斑块形成顺行闭塞，未发现其他明显危险因素。

DSA 为评估侧支循环的金标准，可准确显示各种侧支循环及盗血途径，主要存在 5 条盗血途径，其中最常见的是椎动脉-枕动脉-颈外动脉-颈内动脉途径[7-8]，本例患者就是此途径。由于颈总动脉内压力明显降低，椎动脉血流通过吻合支经枕动脉供应颈外动脉，此时患侧椎动脉的血流速度代偿性增快，枕动脉和颈外动脉血流方向逆转。如果病变同侧椎动脉起始部重度狭窄或闭塞或走行迂曲，或

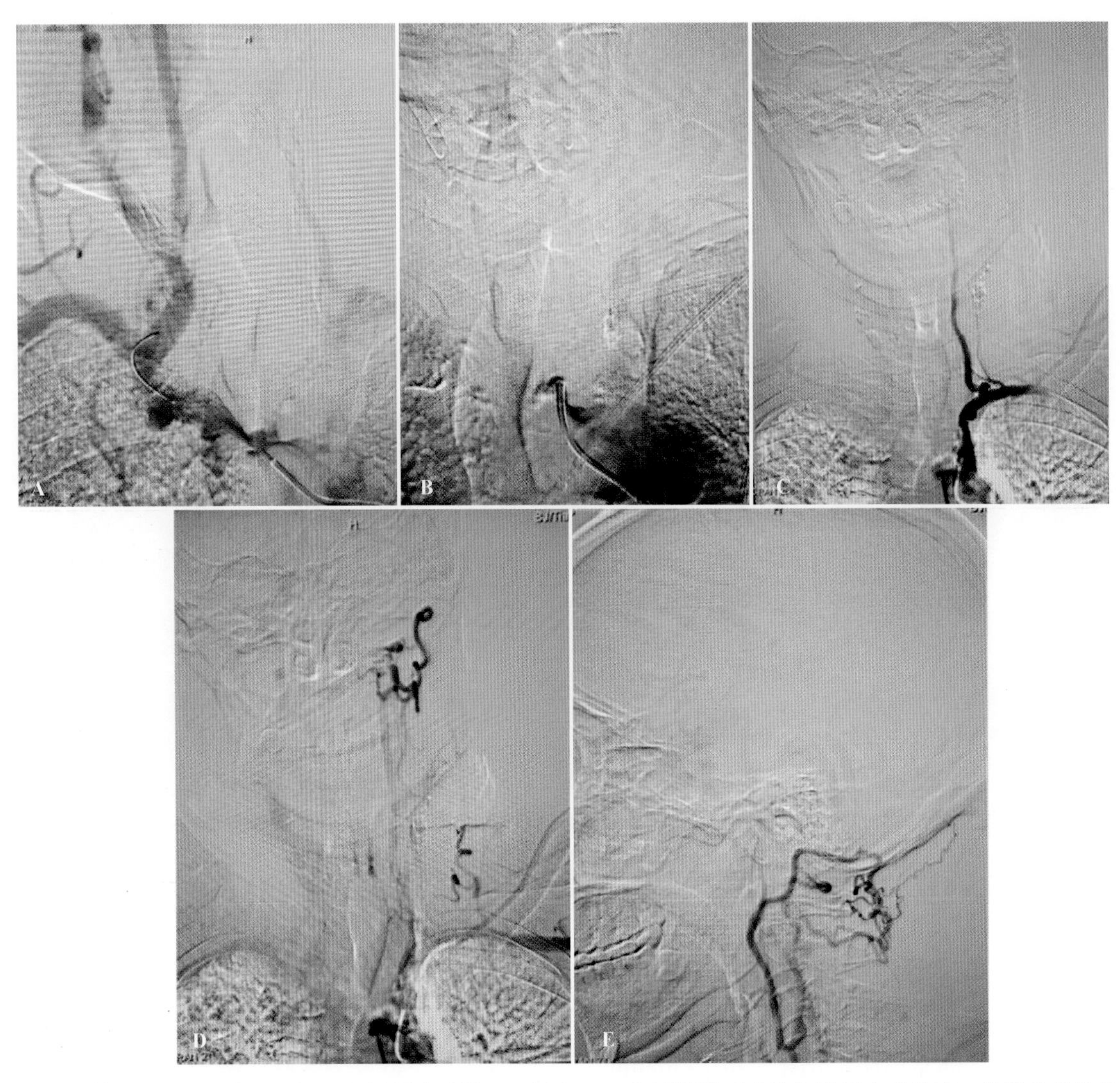

图 4-6-3　脑血管造影（DSA）。**A** 和 **B**. 左侧颈总动脉开口闭塞；**C**. 左侧锁骨下动脉起始部中度狭窄，代偿途径为椎动脉→枕动脉→颈内动脉，后循环向前循环代偿；**D**. 正位；**E**. 侧位

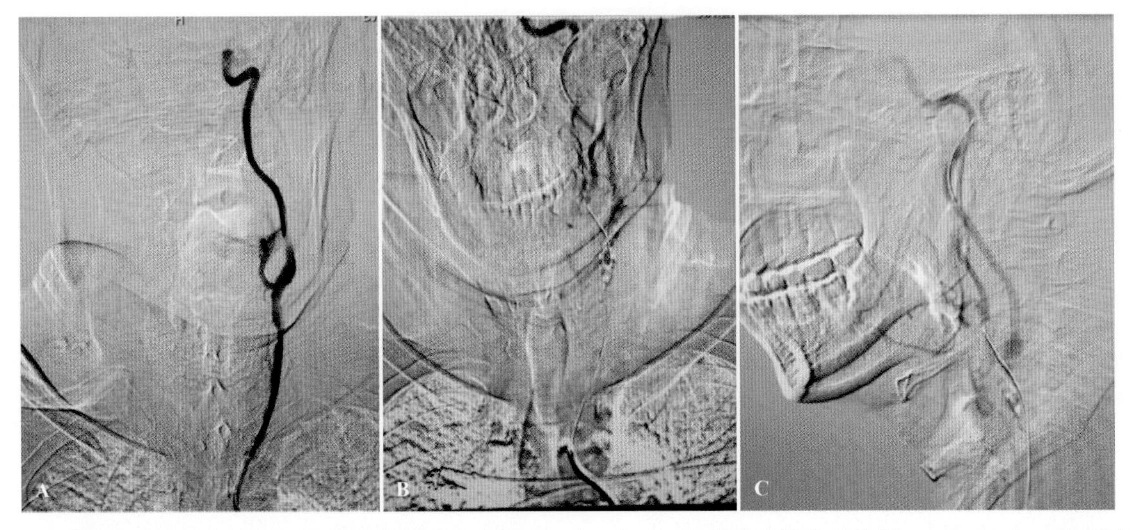

图 4-6-4　球囊扩张流程。**A**. 从颈总动脉远端到颈总动脉开口自上向下用球囊依次扩张后造影；**B** 和 **C**. V-18 导丝到位颈内动脉支撑（**B**，正位；**C**，侧位）

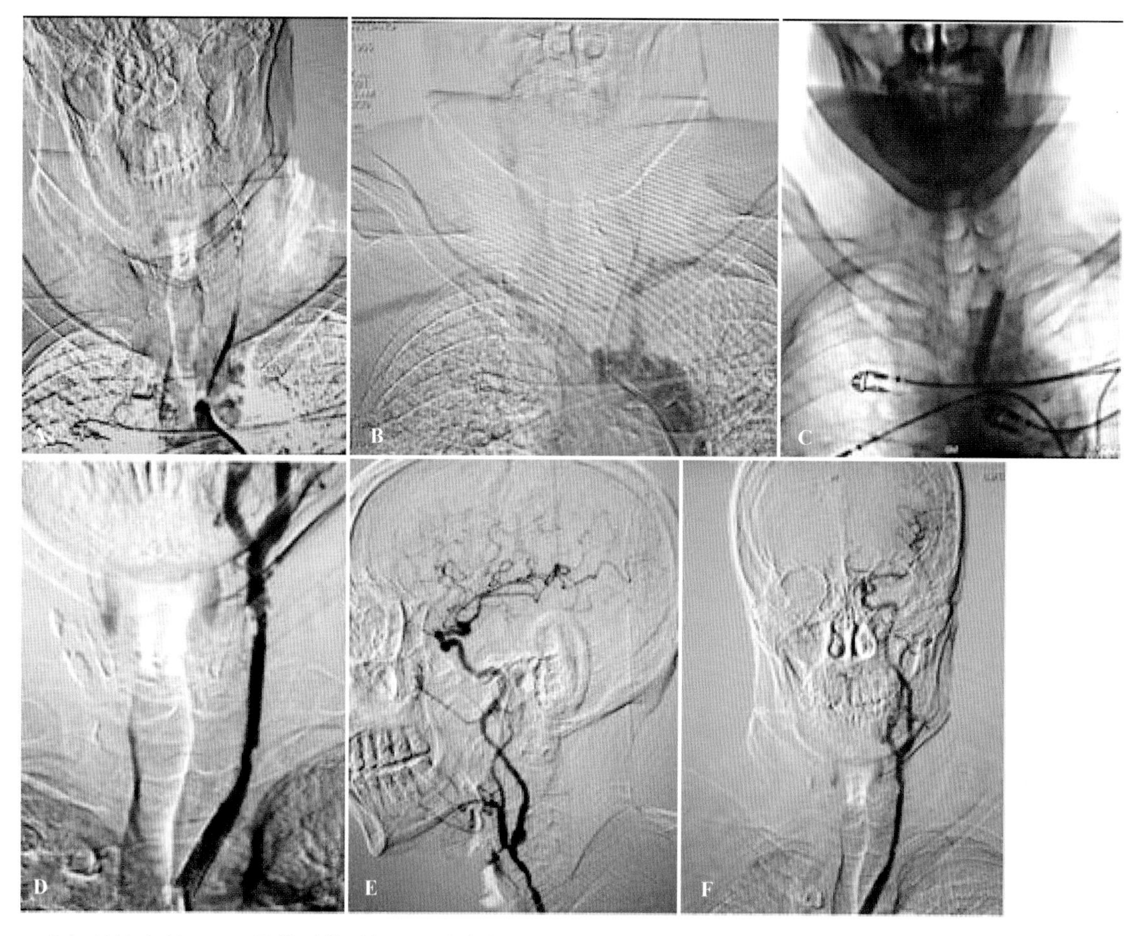

图 4-6-5　支架释放流程。A.8F 导管后撤冒烟显示狭窄仍然严重；B. Command 微导丝后撤后造影，同时定位支架位置；C. 释放支架后造影，颈总动脉全程通畅；D. 颈总动脉正位；E. 侧位远处血管；F. 正位远处血管未见血栓脱落

椎动脉血流不能代偿或代偿不足时，血流动力学会发生改变，颈外动脉血流可来源于颈升动脉、颈深动脉或甲状腺上动脉等。

随着血管内治疗技术与神经介入材料的不断发展，球囊扩张及支架成形术在急、慢性血管闭塞的应用也逐年增多。颈总动脉闭塞的血管内开通相关文献报道较少[9-10]，可能与以下原因相关：①颈总动脉闭塞的患者，往往能够通过各种不同的代偿途径进行较好的代偿，使部分患者缺少特异性的临床症状。②颈总动脉闭塞患者其盲端比较靠近主动脉弓，血管内开通手术的最大难点在于，如何为导管和导丝的通过提供更好的支撑力。因为闭塞处盲端短，距离弓上较近，固定导引导管困难，在旋转导丝通过闭塞处时较易发生导引导管移位。本例患者开通时就存在导引导管不稳定，经反复调整后才得以稳定。③如果闭塞血管较长，寻找真腔困难。血管内开通颈动脉闭塞最常见的并发症之一是血管损伤造成夹层，如何避免夹层的发生或者防止夹层撕开延续到颈内动脉，是需要解决的关键问题。可以采用双侧股动脉置管，通过对侧颈总动脉或椎动脉造影确认颈总动脉分叉部。④如何提供有效的脑血栓保护装置，理论上讲，近端保护球囊的应用是最安全和确实能够避免血栓脱落和移位的方法，但不适合颈总动脉。远端保护伞能够在微导丝引导下穿过闭塞血管到达远端正常血管位置。⑤对于慢性闭塞病变，如何确定闭塞部位是治疗成功的关键，也是支架置入的最理想部位。在慢性闭塞血管开通的过程中，往往容易并发血管夹层而造成判断闭塞血管比较困难；特别是当发生对血流有影响的夹层时，多支架置入以重建血管也就非常重要。在闭塞处近端放置支架困难；由于该例患者闭塞处紧靠弓上，左侧颈总动脉与主动脉弓成锐角，输送支架时非常困难，经较大球囊扩张后，支架才到位。本例患者在术中用球囊自上而下扩张后，发现近端近弓上仍有重度狭窄，考虑如选用自膨式支架，需再次使用球囊扩张，操作较复杂，故选用球囊扩张式支架。

规范的术前评估对血管再通治疗具有重要指导意义。目前有多种评估方法，如颈动脉超声、CTA、MRA、DSA、CTP、磁共振灌注加权成像（perfusion weighted imaging，PWI）等，不同的影像学检查方法各具优势和局限性[11-13]。其中，高分辨率磁共振血管壁成像（high-resolution magnetic resonance vascular wall imaging，HRMR-VWI）在评估血管壁病变性质和程度方面具有独特的优势，可以获得闭塞部位、闭塞段是否存在潜在真腔、血管壁病变性质（动脉粥样硬化、动脉夹层或动脉炎）等信息。研究显示，慢性颈动脉闭塞的血管壁病变性质可以影响血管再通的成功率，动脉夹层致慢性颈动脉闭塞患者的血管再通成功率较低，而动脉炎患者术后缺血性卒中复发率较高[2]。因此，通过多模态影像学评估血管内血栓特征、血管壁病变性质、脑灌注状态等，对严格掌握手术适应证、指导治疗具有重要价值[12]。本例患者在造影评估中，已基本确定闭塞血管远端不超过颈内动脉起始处，导丝在通过闭塞段后即使没进入真腔，只要术者操作细致也能避免夹层向上撕入颅内；此外，闭塞处血管基本位于颈总动脉下部，即使导丝突破血管，出血容易局限，手术安全性较高。

颈动脉开通技术在各地都有开展，但其手术适应证及禁忌证尚未形成统一的规范，更多地取决于术者临床经验和手术技巧，像此类单纯颈总动脉闭塞、远端血管通过侧支代偿显影清楚的患者，开通手术安全性较高，但远期效果还需进一步观察。

值得指出的是，此例患者2个月前CTA发现左侧颈总动脉重度狭窄时就开始正规药物治疗，此次手术造影发现颈总动脉已闭塞，说明病情进展很快，药物治疗无效，可能存在药物抵抗或其他发病机制，需要进一步深入研究。

参考文献

[1] Klonaris C，Kouvelos GN，Kafeza M，et al. Common carotid artery occlusion treatment：revealing a gap in the current guidelines. Eur J Vasc Endovasc Surg，2013，46（3）：291-298.

[2] Heck D. Endovascular intervention in chronic total carotid artery occlusion：it can be done，but when should it be done？JACC Cardiovasc Interv，2016，9（17）：1833-1834.

[3] Nakamura A，Wakugawa Y，Yasaka M，et al. Antegrade internal carotid artery collateral flow and cerebral blood flow in patients with common carotid artery occlusion. J Ultrasound Med，2012，31（10）：1561-1566.

[4] Countee RW，Vijayanathan T. External carotid artery in internal carotid artery occlusion. Angiographic，therapeutic，and prognostic considerations. Stroke，1979，10（4）：450-460.

[5] Whisenant JT，Kadkhodayan Y，Derdeyn CP，et al. Incidence and mechanisms of stroke after permanent carotid artery occlusion following temporary occlusion testing. J Neurointerv Surg，2015，7（6）：395-401.

[6] Morton RP，Hanak BW，Levitt MR，et al. Blunt traumatic occlusion of the internal carotid and vertebral arteries. J Neurosurg，2014，120（6）：1446-1450.

[7] Toole JF，McGraw CP. The steal syndromes. Annu Rev Med，1975，26：321-329.

[8] He Z，Ibayashi S，Sugimori H，et al. Age-related ischemia in the brain following bilateral carotid artery occlusion—collateral blood flow and brain metabolism. Neurochem Res，1997，22（1）：37-42.

[9] Staudt MD，Mayich MS，Lownie SP. Emergent carotid endarterectomy with open thrombectomy for acute carotid stent occlusion. World Neurosurg，2020，138：52.

[10] Koutsoumpelis A，Kouvelos G，Peroulis M，et al. Surgical and endovascular intervention on internal carotid artery near occlusion. Int Angiol，2015，34（2）：172-181.

[11] Chang YJ，Lin SK，Ryu SJ，et al. Common carotid artery occlusion：evaluation with duplex sonography. Am J Neuroradiol（AJNR），1995，16（5）：1099-1105.

[12] van Laar PJ，van der Grond J，Bremmer JP，et al. Assessment of the contribution of the external carotid artery to brain perfusion in patients with internal carotid artery occlusion. Stroke，2008，39（11）：3003-3008.

[13] Belkin M，Mackey WC，Pessin MS，et al. Common carotid artery occlusion with patent internal and external carotid arteries：diagnosis and surgical management. J Vasc Surg，1993，17（6）：1019-1028.

基底动脉下段重度狭窄的血管内介入治疗

（蔚涛　石广超　赵阳　马宁　邓丁伟）

一、引言

椎基底动脉粥样硬化性疾病是卒中的一个常见病因，绝大多数卒中本质上是缺血性疾病，其中20%涉及大脑的后循环系统[1-2]。由于症状不太特异且与许多非神经病学诊断（如耳石症）重叠，椎基底动脉卒中仍然很难诊断，因此经常被低估[3-4]。

为确定合适的血管内治疗，术者需要明确椎基底动脉的解剖结构，包括头臂干和Willis环，以便能对后循环进行最佳血运重建[5]。

二、病情简介

患者，男性，54岁，主因“间断头晕，伴视物重影及黑矇3个月”入院。

现病史：3个月前患者于体力劳动时出现头晕症状，休息不可缓解，随后间断出现视物重影及黑矇。

既往史：高脂血症病史。

体格检查：查体可见水平眼震，闭目难立征阳性，指鼻试验欠稳准，跟膝胫试验欠稳准。

辅助检查：头部MRI示脑干梗死，MRA示基底动脉下段重度狭窄（图4-7-1）。血管壁高分辨率MRI示基底动脉管壁偏心性增厚，强化明显，管腔重度狭窄（图4-7-2）。

给予患者口服阿司匹林、氯吡格雷和阿托伐他汀。

三、治疗过程

结合患者病史及相关影像学检查，考虑基底动脉重度狭窄系责任血管，拟行血管内介入治疗。相

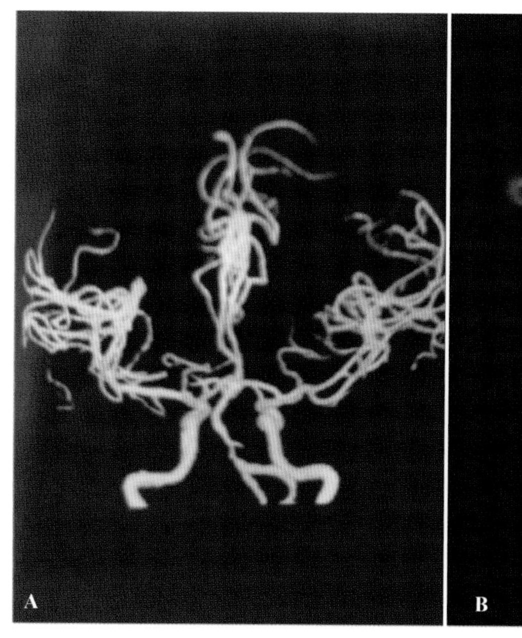

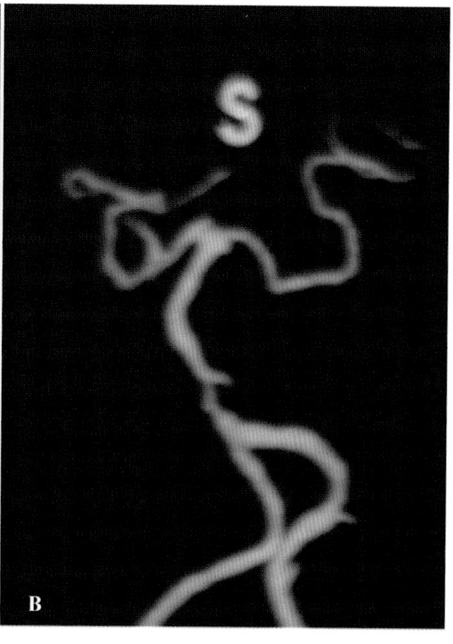

图4-7-1　头部MRA。**A.** 正面观，前、后循环重建，可见基底动脉下段重度狭窄；**B.** 基底动脉下段重度狭窄

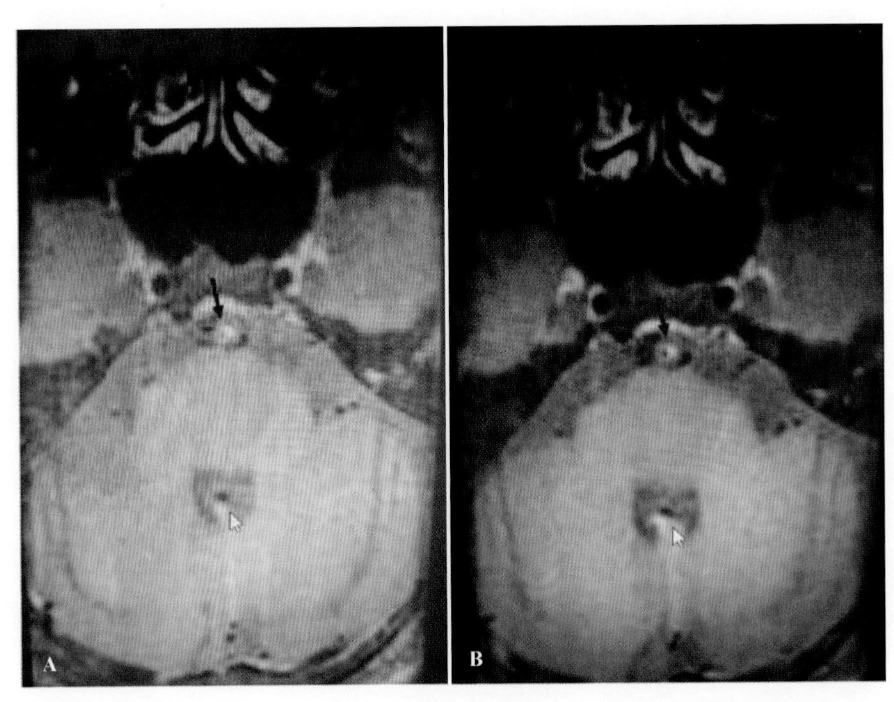

图 4-7-2　血管壁高分辨率 MRI，见基底动脉管壁偏心性增厚，强化明显，管腔重度狭窄（红箭头示）

关风险包括栓子脱落、医源性夹层、动脉破裂、穿支事件、急性血栓形成等。

全麻下右股动脉穿刺入路，置入 6F 鞘，将 6F 导引导管送至左椎动脉 V2 段，造影显示基底动脉下段重度狭窄，右椎动脉直径较左椎动脉略粗，双侧小脑前下动脉（AICA）自狭窄段发出（图 4-7-3 A）。沿导引导管送入 Transend 微导丝（0.014 in，300 cm）至右大脑后动脉 P1 段，沿微导丝送入 Gateway 球囊（2.75 mm×15 mm）（图 4-7-3 B），4 atm 加压扩张后造影显示前向血流良好，残余狭窄率约 40%（图 4-7-3 C）。撤出球囊，沿微导丝送入 Apollo 支架（2.5 mm×13 mm），加压扩张至 4 atm 释放支架（图 4-7-3 D）。撤出支架球囊，造影显示狭窄明显改善，前向血流良好，但右 AICA 起始部可见白色充盈缺损（图 4-7-3 E）。对比术前、球囊扩张后及支架置入后图像（图 4-7-4），考虑球囊扩张过程中斑块推压移位进入右 AICA。给予替罗非班 5 ml 后再以 5 ml/h 的速度持续静脉泵入，观察 10 min 再次造影见右 AICA 内充盈缺损无改变，其血流未受影响，遂结束手术。

四、讨论

症状性椎基底动脉狭窄通常预后不良，即使经过积极的药物治疗，仍有 10% 的人死于缺血性脑卒中[6]。本例患者基底动脉狭窄位置较低，毗邻双椎动脉。因右椎动脉 V4 段与基底动脉汇合角度较左侧大（右椎动脉直径略粗于左椎动脉），故治疗选择左椎动脉入路。

血管痉挛、动脉夹层、穿支闭塞和急性血栓形成是颅内动脉狭窄患者行经皮腔内血管成形术和支架置入术（percutaneous transluminal angioplasty and stenting，PTAS）术后常见的围术期并发症[7]。

局部穿支卒中是围术期的一个重要并发症。先前的调查显示 PTAS 后卒中的风险更高[1-3]。Li 报告穿支闭塞率为 3.0%[8]。基底动脉中段是围术期闭塞致缺血性卒中的最高发位置，因此在治疗过程中要更加谨慎地评估适应证[9]。

而有关 Apollo 支架的一项研究表明，对比阿司匹林保守治疗，支架置入的临床结果更优，但再狭窄率很高（28%）。一项涉及 1177 例高度症状性颅内动脉狭窄（平均 78%）病例的 meta 分析表明[10]，围术期卒中或死亡率在后循环狭窄组为 12.1%（$P = 0.006$），在前循环狭窄组为 6.6%。球囊扩张式支架与自膨式支架的围术期并发症发生率无显著性差异（$P = 0.470$），分别为 9.5% 和 7.7%。再狭窄总发生率为 14.4%，其中 32.7% 有症状，表现为 TIA、卒中或死亡。球囊扩张式支架治疗组与自膨式支架治

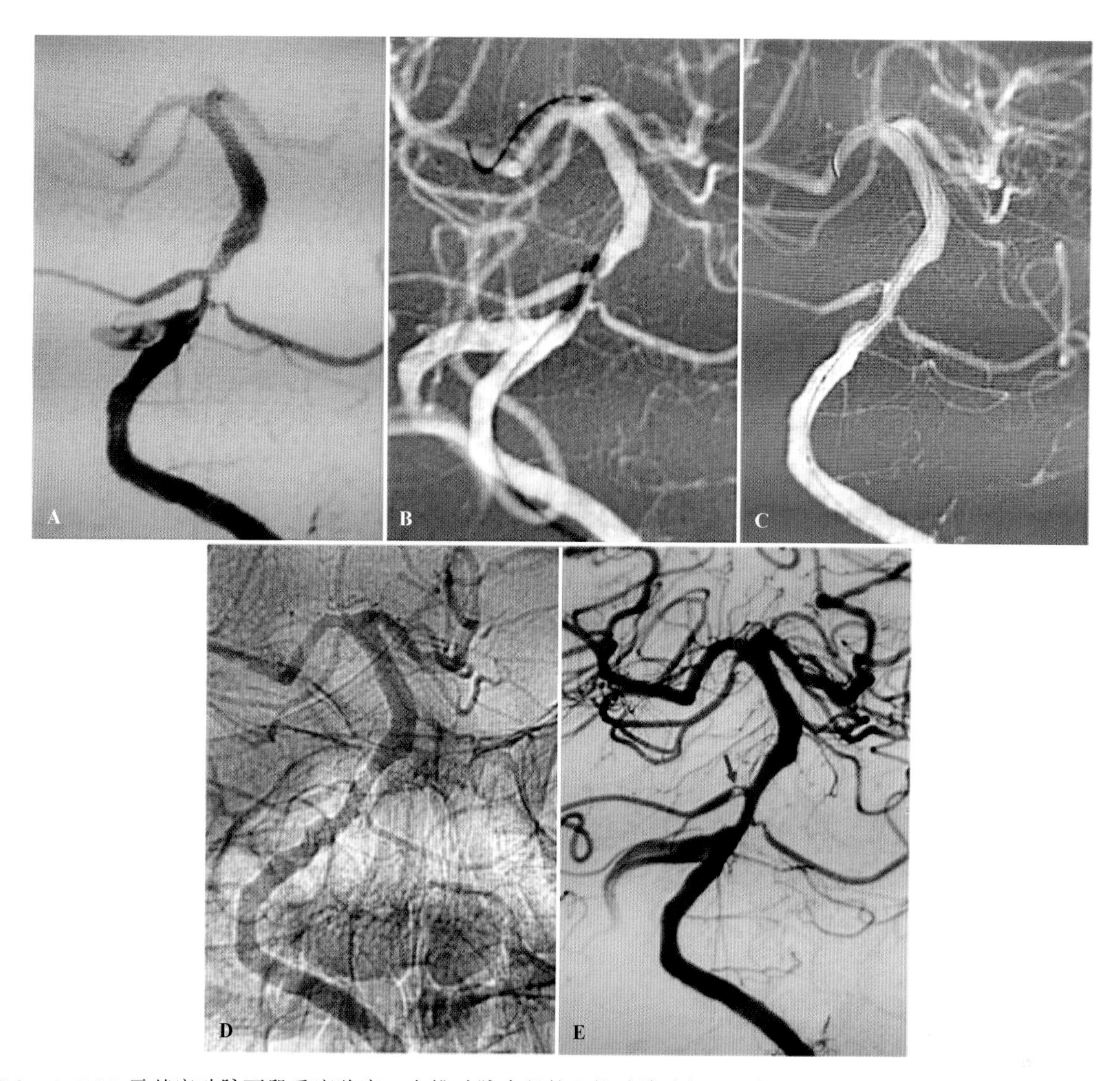

图 4-7-3　**A**. DSA 示基底动脉下段重度狭窄，右椎动脉直径较左椎动脉略粗，双侧小脑前下动脉（AICA）自狭窄段发出；**B**. 沿导引导管送入 Transend 微导丝至右大脑后动脉 P1 段，沿微导丝送入 Gateway 球囊；**C**. 球囊加压扩张后造影显示前向血流良好，残余狭窄率约 40%；**D**. 沿微导丝送入 Apollo 支架，加压扩张至 4 atm 释放支架；**E**. 右 AICA 起始部可见白色充盈缺损（红色箭头示）

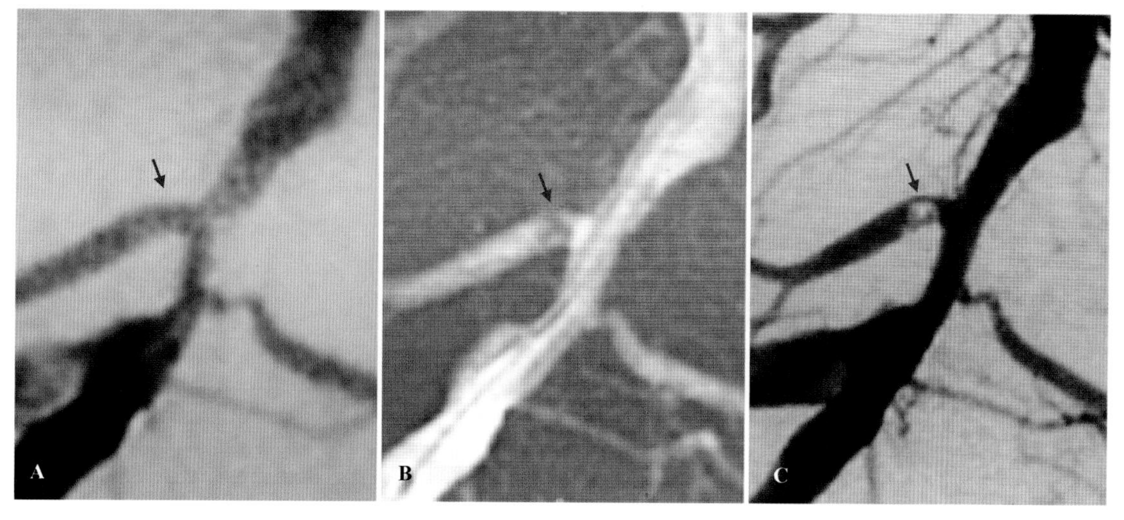

图 4-7-4　右侧小脑前下动脉图像对比。**A**. 术前；**B**. 球囊扩张后；**C**. 支架置入后，右 AICA 起始部可见白色充盈缺损

疗组总体再狭窄发生率具有显著性差异（$P<0.001$），但两组间有症状的再狭窄发生率无统计学差异（球囊扩张式支架41.6% *vs.* 自膨式支架12.5%，$P=0.080$）[10]。

总的来说，单独血管成形术和支架置入术在再狭窄发生率方面没有差别[11]。然而，在对69项研究的大规模meta分析中，Siddiq等[12]发现，在治疗症状性颅内动脉狭窄方面，与支架置入术相比，血管成形术在再狭窄率、1年卒中和死亡率方面具有优势。

支架释放后发现右AICA起始部充盈缺损，考虑球囊扩张过程中斑块推压移位所致，处理方法有：①微导丝或微导管碎栓或局部溶栓；②观察保守治疗。本例因同侧小脑后下动脉较为粗大（若小脑前下动脉闭塞，推测二者间会形成侧支代偿），且在使用小剂量替罗非班的情况下栓子无变化，未予以进一步处理。

参考文献

[1] Bogousslavsky J，Van Melle G，Regli F. The Lausanne Stroke Registry：analysis of 1000 consecutive patients with first stroke. Stroke，1988，19（9）：1083-1092.

[2] Savitz SI，Caplan LR. Vertebrobasilar disease. N Engl J Med，2005，352（25）：2618-2626.

[3] Ferro JM，Pinto AN，Falcão I，et al. Diagnosis of stroke by the nonneurologist. A validation study. Stroke，1998，29（6）：1106-1109.

[4] Markus HS，Bart VDWH，Rothwell PM. Posterior circulation ischaemic stroke and transient ischaemic attack：diagnosis，investigation，and secondary prevention. Lancet Neurol，2013，12（10）：989-998.

[5] Jenkins JS，Stewart M. Endovascular treatment of vertebral artery stenosis. Prog Cardiovasc Dis，2017，59（6）：619-625.

[6] Gondim FA，Cruz-Flores S，Moore J，et al. Angioplasty and stenting for symptomatic basilar artery stenosis. J Neuroimaging，2002，12（1）：55-58.

[7] Zhang F，Liu L. Complication of stenting in intracranial arterial stenosis. Arch Iran Med，2016，19（5）：317-322.

[8] Li J，Xu Y，Huang Y，et al. Endovascular stenting in the treatment of symptomatic verticular-basilar artery stenosis. J Apoplexy Nervous Dis，2008，25：484-486.

[9] Tang L，Wang L，Li C，et al. Treatment of basilar artery stenosis with an Apollo balloon-expandable stent：a single-centre experience with 61 consecutive cases. Acta Neurol Belg，2021，121：1423-1427.

[10] Gröschel K，Schnaudigel S，Pilgram SM，et al. A systematic review on outcome after stenting for intracranial atherosclerosis. Stroke，2009，40（5）：e340-e347.

[11] Djurdjevic T，Cunha A，Schulz U，et al. Endovascular treatment of patients with high-risk symptomatic intracranial vertebrobasilar stenoses：long-term outcomes. Stroke Vasc Neurol，2019，4（4）：182-188.

[12] Siddiq F，Memon MZ，Vazquez G，et al. Comparison between primary angioplasty and stent placement for symptomatic intracranial atherosclerotic disease：meta-analysis of case series. Neurosurgery，2009，65（6）：1024-1034.

第八节

左侧椎动脉 V4 段长段狭窄的血管内介入治疗

（宋立刚　马宁　陈希恒）

一、引言

缺血性卒中约占全部新发脑卒中的 70%，其中 20% 由椎基底动脉闭塞导致。急性椎基底动脉闭塞的病死率为 80% ～ 95%[1]。部分度过急性期进入亚急性期、慢性期的患者，尽管接受药物治疗，仍会有反复缺血事件发生。这类患者有很高的灾难性小脑和脑干梗死风险。随着介入技术和材料的发展，对这些患者实行腔内开通成为现实。本文将介绍一例右椎动脉 V4 段闭塞伴左椎动脉 V4 段长段狭窄的血管内治疗。

二、病情简介

患者，女性，66 岁，主因“眩晕 20 余天”入院。

现病史：患者 20 余天前突发眩晕，伴恶心、呕吐数次，为胃内容物，伴左侧肢体力弱、动作笨拙。

既往史：无特殊既往疾病。

体格检查：神经系统查体，计算力和反应力减退，言语稍含糊，双耳听力减退，左侧肢体肌力 5- 级，左侧巴宾斯基征可疑阳性。

辅助检查：头颅磁共振检查显示，右侧延髓腹侧腔隙性脑梗死（图 4-8-1 A）。进一步行弓上 CTA 显示，双侧椎动脉 V1 段走行迂曲，头颅 CTA 显示双侧椎动脉 V4 段远端节段性不显影（图 4-8-1 B）。

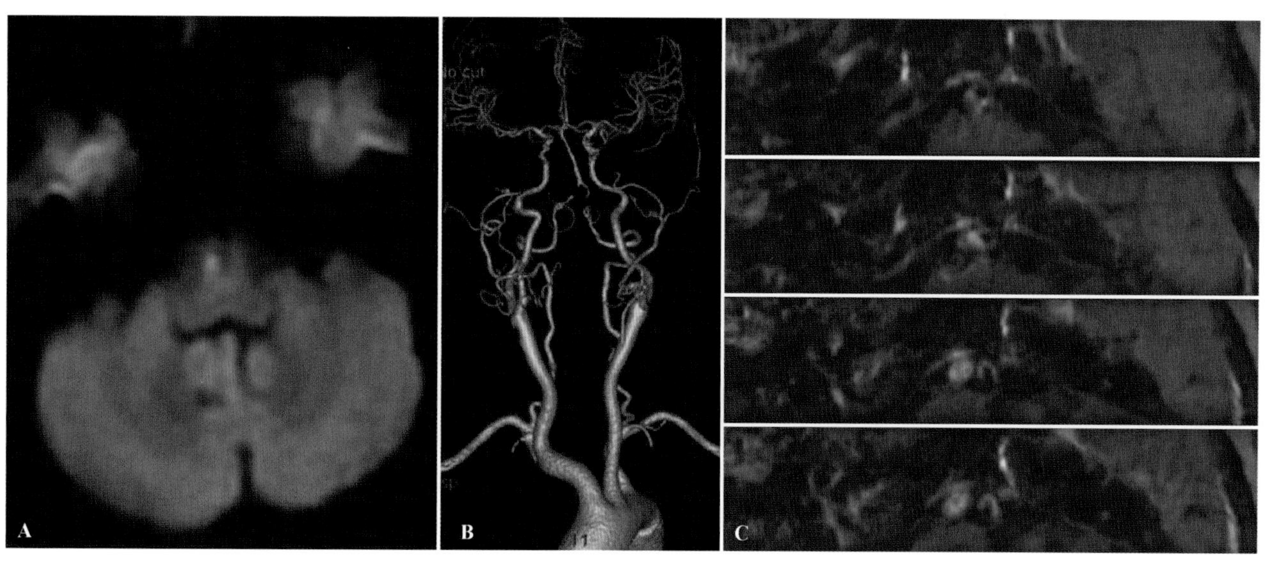

图 4-8-1　**A.** 头颅磁共振检查显示右侧延髓腹侧腔隙性脑梗死；**B.** 弓上 CTA 显示双侧椎动脉 V1 段走行迂曲，头颅 CTA 示双侧椎动脉 V4 段远端节段性不显影；**C.** 高分辨 MRI 显示右椎动脉 V4 段闭塞；左椎动脉远端不规则狭窄，管壁不规则增厚；基底动脉管壁多发斑块形成

完善高分辨MRI及增强检查显示，右椎动脉V4段闭塞；左椎动脉远端不规则狭窄，管壁不规则增厚；基底动脉管壁多发斑块形成（图4-8-1 C）。

完善脑血管造影检查显示，双侧椎动脉起始处迂曲，左椎动脉V4段长节段重度狭窄（图4-8-2 A和B），右椎动脉V4段远端闭塞（图4-8-2 C和D），左椎动脉为优势椎动脉。

血栓弹力图：AA抑制率100%，ADP抑制率52.2%。

入院后给予患者双联抗血小板（阿司匹林100 mg 1次/日＋氯吡格雷75 mg 1次/日）、他汀类药物降脂（阿托伐他汀20 mg 1次/日）及降压、降糖等治疗。患者症状仍有反复，但自觉发作程度较前有所减轻。

三、治疗过程

全麻下右侧股动脉穿刺置入6F动脉鞘，Traxcess微导丝（0.014 in，200 cm）＋Echelon-10微导管越过右椎动脉V4段闭塞处，但未能进入远端真腔。尝试2次未获成功，遂放弃开通右椎动脉V4段闭塞病变。将6F导引导管置于左椎动脉V2段，将Traxces微导丝结合Echelon-10微导管置于左大脑后动脉远段，交换Transend微导丝（0.014 in，300 cm），沿Transend微导丝送入Gateway球囊（2.0 mm×15 mm）准确定位于左椎动脉V4段狭窄处，于狭窄处扩张2次（图4-8-3 A）。球囊扩张后多角度造影提示左椎动脉V4段狭窄部分改善（图4-8-3 B～D）。然后送入Excelsior XT-27支架释放导管并通过狭窄段，释放Neuroform EZ支架（4.5 mm×30 mm）。支架释放后造影提示支架贴壁良好，前向血流mTICI分级3级（图4-8-3 E和F）。

术后查体同前。术后即刻复查头颅CT未见出血（图4-8-4 A）。术后头颅CTA检查，见左椎动脉V4段支架术后血管通畅，狭窄程度较术前CTA明显改善（图4-8-4 B）。

四、讨论

部分急性及慢性期椎基底动脉闭塞患者，尽管接受药物治疗后仍然有反复缺血事件发生，一项随访2.8年的研究发现神经功能状态良好（mRS评分≤2分）的比例仅为8.3%（2/24）[2-3]。由于传统的颅内外搭桥手术技术难度大，病死率高[4]，近年来，腔内支架成形再通成为一种新的方法开始尝试应用于临床[5-6]。2019年发布的《慢性颈内动脉闭塞再通治疗中国专家共识》对慢性颈内动脉闭塞统一了治疗规范。目前，对于椎基底动脉非急性期闭塞再通治疗，国际指南缺乏临床高级别证据。介入治疗作为椎基底动脉闭塞非急性期一种新的诊疗手段，临床应用越来越普遍。选择血管再通治疗前应进行临床症状、影像学检查、推测闭塞时间、甄别原始闭塞点、预判围术期风险及远期再闭塞率等多方面评估。尽管介入治疗为椎基底动脉闭塞非急性期提供了开通可能，但长节段闭塞血栓负荷量大，导丝通过较长的陈旧性血栓到达颅内段时往往操控性下降，降低了开通率。本例患者后循环症状及体征明显，药物治疗后仍有发作，双侧椎动脉V4段病变，且右侧椎动脉V4段闭塞，有血管内介入治疗指征。结合患者病史较短（20余天），不除

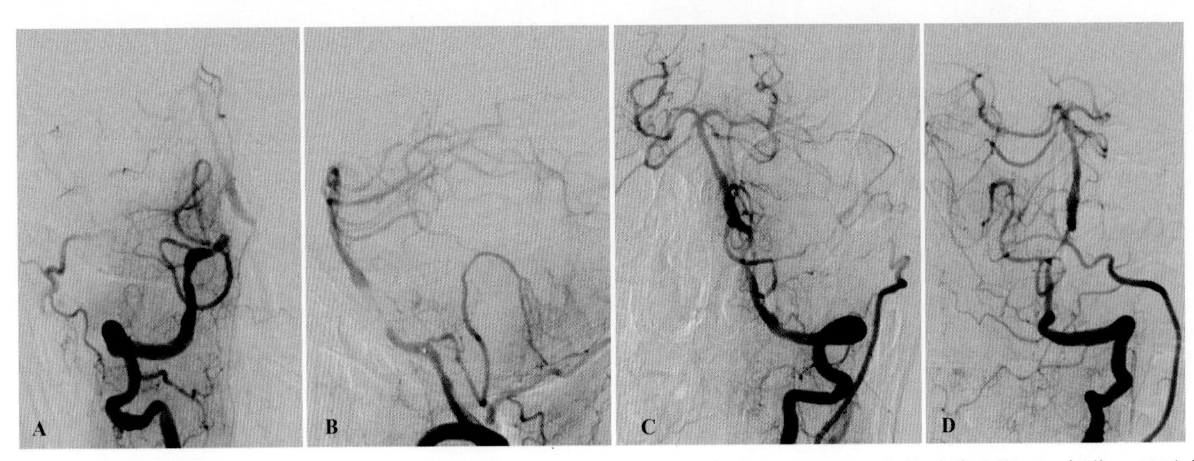

图4-8-2　A和B. 左椎动脉造影正、侧位，显示左椎动脉V4段长节段重度狭窄；**C和D.** 右椎动脉造影正、侧位，显示右椎动脉V4段远端闭塞

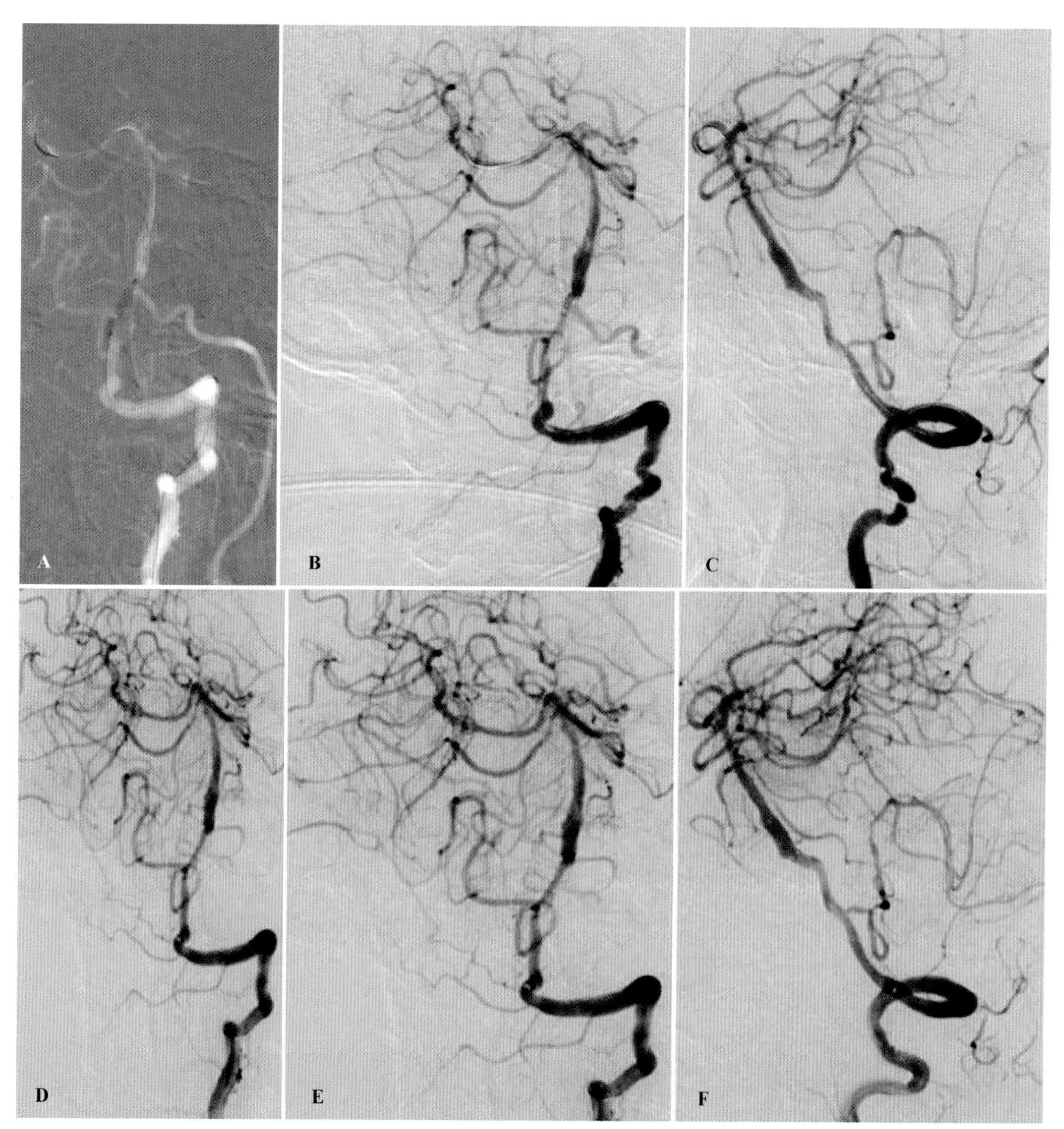

图 4-8-3　**A**. Gateway 球囊准确定位于左椎动脉 V4 段狭窄处，于狭窄处扩张 2 次；**B** ～ **D**. 球囊扩张后多角度造影提示左椎动脉 V4 段狭窄部分改善；**E** 和 **F**. 支架释放后造影提示支架贴壁良好，前向血流 mTICI 分级 3 级

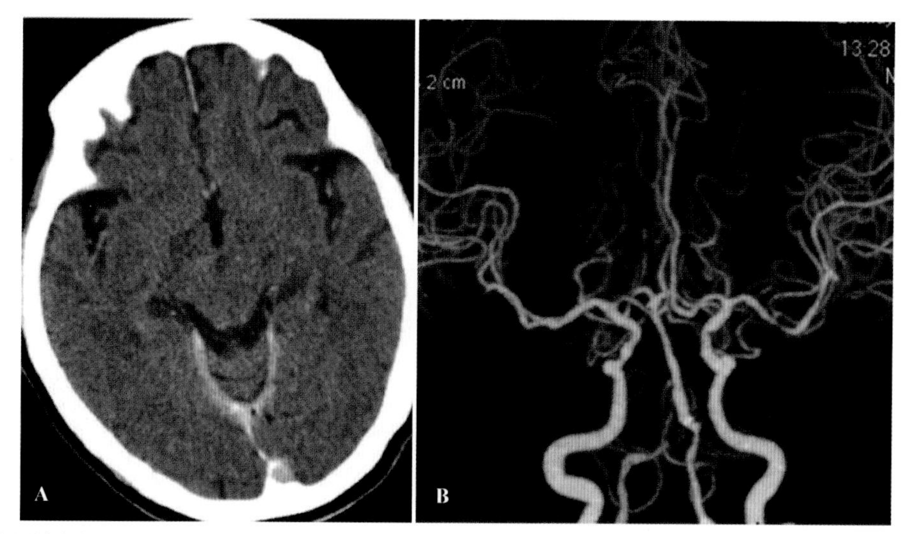

图 4-8-4　**A**. 术后即刻头颅 CT 未见出血；**B**. 术后头颅 CTA 检查示左椎动脉 V4 段支架术后血管通畅，狭窄程度较术前 CTA 明显改善

外右椎动脉V4段在原有狭窄基础上近期闭塞，所以我们先尝试开通右侧椎动脉，但未成功，可能便是基于上述原因。

椎基底动脉闭塞腔内再通术虽然技术成功率高，但围术期并发症明显高于颅内狭窄支架成形术[6]。Dashti等[7]治疗的9例患者中有4例发生围术期并发症，发生率高达44.4%，并有2例死亡。贺盈坤等[6]的报道中围术期并发症发生率也达14.3%（3/21），其9例基底动脉闭塞再通中2例发生并发症，发生率22.2%。冯光等[8]报道围术期并发症发生率也达13.0%，其中44例椎动脉合并基底动脉闭塞再通中有6例发生并发症，发生率为13.64%。椎基底动脉闭塞再通治疗的并发症大致可分为两大类：出血性并发症（穿孔和脑出血）和缺血性并发症（夹层、血管内或支架内血栓形成、血栓脱落栓塞和穿支卒中等），其中以夹层最常见。由于术中无法辨识血管的走向，且椎动脉颅内段、基底动脉走行迂曲，有别于正常走向，如果导丝在探查通过闭塞段过程中严重偏离闭塞段血管轴向，极易发生穿孔、夹层；闭塞部位血栓受到导丝、导管推移和球囊扩张的挤压作用，会移位闭塞穿支血管而引起穿支卒中，或脱落栓塞远端血管；复杂的长时间血管内操作，可促使血管内或支架内血栓形成。

对并发症的预防，首先术者要有丰富的颅内动脉支架成形术的经验，术前准确掌握患者的影像学和临床资料，术中规范化细心操作。术前使用CTA、动脉晚期最大密度投影（MIP）、多平面重建可以显示远端血管情况和评估闭塞段。高分辨MRI颅内血管壁分析的临床应用[9]，对于闭塞的复杂病变，可以全面了解病变处斑块性质和管壁构建情况，指导导丝安全通过闭塞段。

研究发现，单纯椎动脉闭塞往往症状较轻，开通后mRS评分较术前改善明显[10]，这可能与椎动脉闭塞后容易形成侧支循环有关。基底动脉闭塞后容易累及其发出的较多的终末穿支动脉，这些穿支代偿较差，因此出现多发大面积梗死，症状较重，再通后尽管主干再通，梗死已不能逆转，预后较差。在我们的这例患者中，由于双侧椎动脉都存在严重病变，为保证后循环血液供应，开通或重建其中一侧椎动脉都显得异常重要。本例先开通右椎动脉V4段，反复尝试2次但微导丝未能进入真腔，微导丝一直走行于内膜下，进一步操作会导致夹层撕裂风险，为保证安全，遂终止开通治疗。左椎动脉V4段狭窄病变长，毗邻重要边支开口，先选用稍小直径球囊扩张，再选用贴壁性较好、长度与病变匹配的开环支架覆盖病变，取得良好的效果。

亚急性及慢性椎基底动脉闭塞的血管腔内支架开通是可行的，有血流动力学障碍的患者可能从血管再通中获益，可在早中期预防再缺血事件的发生；但开通技术复杂、并发症发生率较高，支架内再狭窄率高，能否改善致残性闭塞患者的预后，还有待进一步研究，临床应谨慎开展。

参考文献

[1] Ma N，Zhang Y，Shuai J，et al. Stenting for symptomatic intracranial arterial stenosis in China：1-year outcome of a multicentre registry study. Stroke Vasc Neurol，2018，3（3）：176-184.

[2] Lindsberg PJ，Soinne L，Tatlisumak T，et al. Long-term outcome after intravenous thrombolysis of basilar artery occlusion. JAMA，2004，292（15）：1862-1866.

[3] Lindsberg PJ，Soinne L，Roine RO，et al. Options for recanalization therapy in basilar artery occlusion. Stroke，2005，36（2）：203-204.

[4] Hopkins LN，Budny JL. Complications of intracranial bypass for vertebrobasilar insufficiency. J Neurosurg，1989，70（2）：207-211.

[5] 李钊硕，李天晓，翟水亭，等. 症状性颅内动脉粥样硬化性狭窄的Wingspan支架成形术. 介入放射学杂志，2008，17：555-559.

[6] 贺迎坤，李钊硕，李天晓，等. 非急性期颅内椎-基底动脉闭塞支架再通术围手术期并发症分析. 介入放射学杂志，2012，21（10）：797-801.

[7] Dashti SR，Park MS，Stiefel MF，et al. Endovascular recanalization of the subacute to chronically occluded basilar artery：initial experience and technical considerations. Neurosurgery，2010，66（4）：825-831；discussion 831-822.

[8] 冯光，杨铭，潘力，等. 症状性椎-基底动脉闭塞非急性期介入开通治疗分析. 中国临床神经外科杂志，2019，24（11）：641-644.

[9] Lee CW，Lin YH，Liu HM，et al. Predicting procedure successful rate and 1-year patency after endovascular recanalization for chronic carotid artery occlusion by CT angiography. Int J Cardiol，2016，221：772-776.

[10] He Y，Wang Z，Li T，et al. Preliminary findings of recanalization and stenting for symptomatic vertebrobasilar artery occlusion lasting more than 24 h：a retrospective analysis of 21 cases. Eur J Radiol，2013，82（9）：1481-1486.

第九节

锁骨下动脉与椎动脉串联狭窄病变的血管内治疗

（王浩玥　刘健　孙瑄　刘爱华　邓丁伟）

一、引言

颅内大动脉闭塞引起的急性缺血性卒中患者中，潜在颅内动脉粥样硬化性狭窄（intracranial atherosclerotic stenosis，ICAS）的发病率为17%～60%[1-2]。有关血管内治疗椎动脉串联狭窄的报道很少[3]。先前的研究曾报道，急性椎基底动脉卒中患者的串联病变中，动脉-动脉（A-A）闭塞的发生率为14%～18%[4]，其中基底动脉串联闭塞患者的死亡率较高[5]。

锁骨下动脉狭窄是外周血管疾病的一种，发病率约为2%。由于疾病进展缓慢和侧支循环的存在，大多数患者没有症状[6]。在锁骨下动脉狭窄患者中，50%患有冠状动脉疾病，1/3患有颈动脉或椎动脉疾病[7]。锁骨下动脉狭窄最常由动脉粥样硬化引起，其他病因包括先天畸形、纤维肌肉发育不良、神经纤维瘤病、炎症（如Takayasu动脉炎和其他形式的动脉炎）、辐射暴露和机械原因（如外伤或压迫综合征）[8-9]。

二、病情简介

患者，男性，62岁，主因“发现左侧锁骨下动脉狭窄1个月”入院。

现病史：患者于1个月前体检时发现左侧锁骨下动脉狭窄，偶伴左手麻木，不伴头晕、头痛、耳鸣、耳聋、反应迟钝、记忆力下降及肢体无力。

既往史：既往体健，无特殊疾病。

体格检查：右上肢血压153/86 mmHg，左上肢血压101/70 mmHg，左侧桡动脉搏动较右侧减弱，神经系统查体阴性。

辅助检查：弓上CTA示颈部动脉粥样硬化，左侧锁骨下动脉起始部管腔重度狭窄，双侧椎动脉起始部管腔狭窄。右侧颈内动脉海绵窦起始部局部管腔稍膨隆，必要时进一步检查除外小动脉瘤（图4-9-1和图4-9-2）。

经颅多普勒超声（TCD）示左侧锁骨下动脉盗血2期，盗血途径为右侧椎动脉→左侧椎动脉。

其他脏器及血管功能评估：血常规、凝血四项、尿液分析及生化未见明显异常，术前病毒8项筛查阴性；心电图提示窦性心律；胸部CT提示双肺散在多发微小结节灶，右肺中叶少许纤维条索灶。

三、治疗过程

在局部麻醉、多参数监护仪监测下，于导管室行全脑动脉造影术及左侧锁骨下动脉近段及左椎动脉起始部狭窄支架置入术。常规消毒铺巾，采用改良Seldinger技术穿刺右侧股动脉成功，置入8F动脉鞘，黑泥鳅导丝带领5F单造影导管行脑动脉造影及双侧锁骨下动脉造影，见右侧锁骨下动脉及右侧椎动脉开口狭窄约60%，左侧锁骨下动脉近段狭窄约80%，左侧椎动脉开口狭窄约90%（图4-9-3和图4-9-4）。

黑泥鳅导丝带领8F导引导管（Cordis MPA）到达左侧锁骨下动脉起始段，撤出黑泥鳅导丝。更

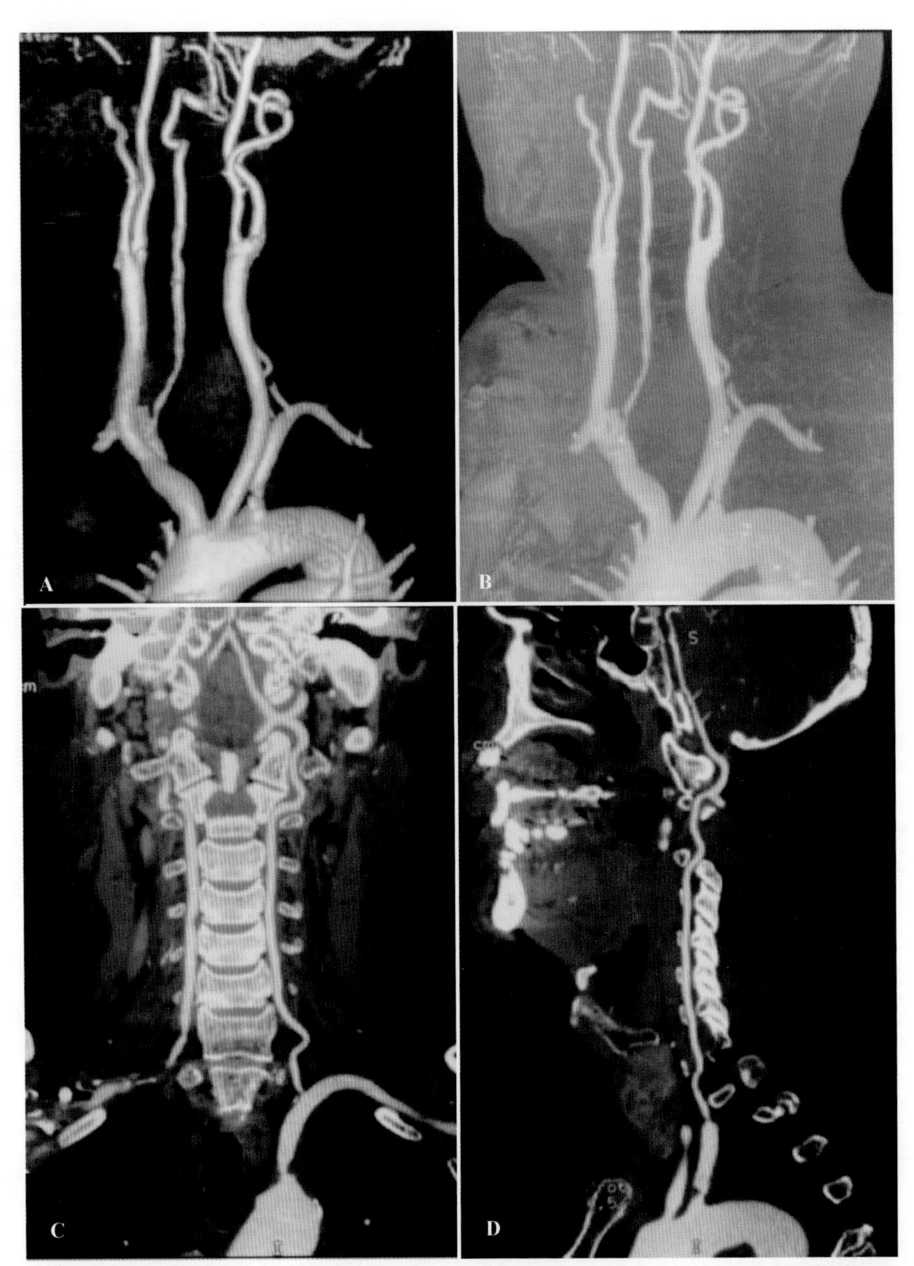

图 4-9-1　弓上 CTA 示颈部动脉粥样硬化，左侧锁骨下动脉起始部管腔重度狭窄，双侧椎动脉起始部管腔狭窄。**A**. 三维重建；**B**. 冠状面血管重建图；**C**. 冠状面图；**D**. 矢状面图

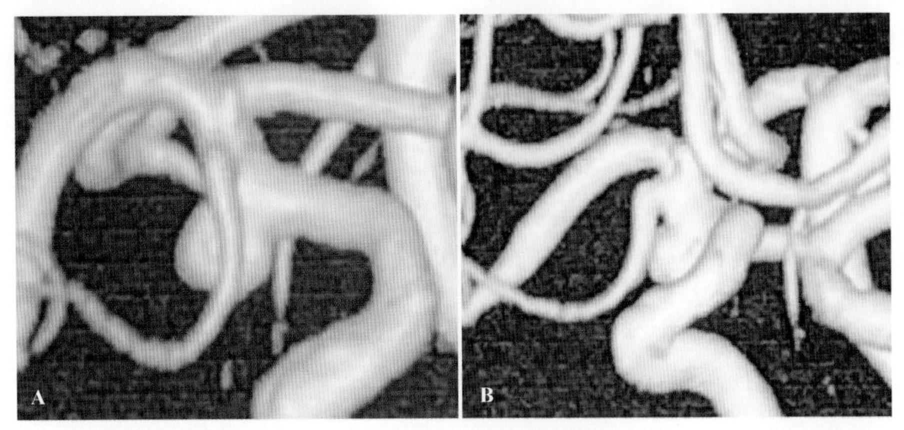

图 4-9-2　颈内动脉 CTA 三维重建显示右侧颈内动脉海绵窦起始部局部管腔稍膨隆。**A** 和 **B**. 不同角度下显示右侧颈内动脉海绵窦起始部

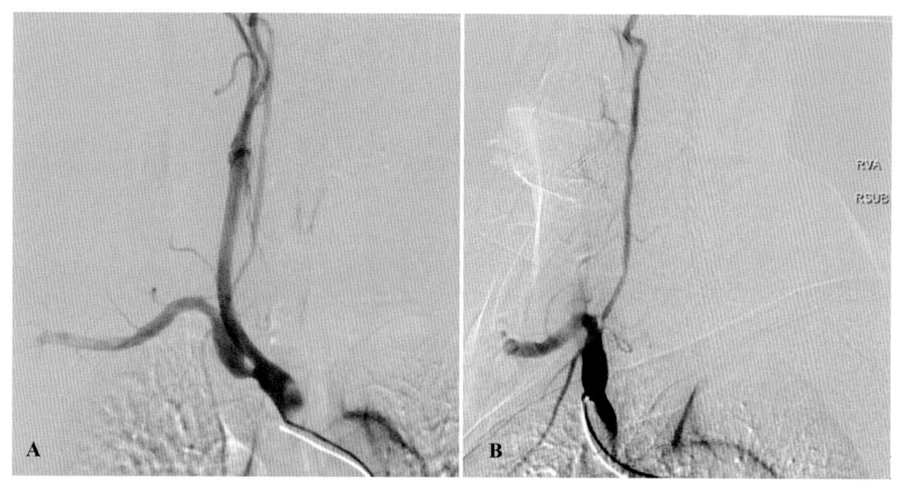

图 4-9-3　造影见右侧锁骨下动脉及右侧椎动脉开口狭窄约 60%。A. 右锁骨下动脉工作位；B. 右椎动脉开口工作位

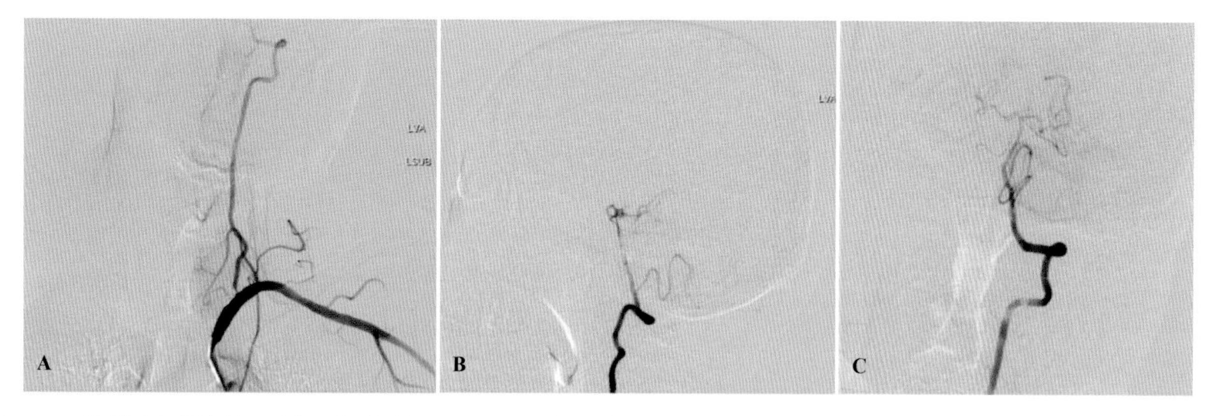

图 4-9-4　造影示左侧锁骨下动脉近段狭窄约 80%，左侧椎动脉开口狭窄约 90%。A. 正位；B. 侧位；C. 前向血流好，未见明显残余狭窄

换 Trensend 微导丝（0.014 in，205 cm），在路径图下将微导丝小心选过左侧椎动脉狭窄段至 V2 段远端，沿微导丝输送 Express Vascular SD 球囊扩张式支架（4.0 mm×15 mm）至狭窄处，对位准确后以 8 atm 持续扩张球囊，可见支架顺利张开，快速抽瘪球囊，造影显示支架贴壁良好，前向血流良好，未见明显残余狭窄（图 4-9-5）。

撤出支架输送系统，行左侧椎动脉颅内造影，可见椎动脉远端、基底动脉系统显影良好，未见急性血管闭塞征象。随后将 8F 导引导管退至左侧锁骨下动脉开口处，在路径图下，将 V-18 微导丝（0.018 in，300 cm）小心通过狭窄处至左侧腋动脉，沿 V-18 微导丝输送 Express LD 球囊扩张式支架（8.0 mm×27 mm），对位准确后球囊逐渐加压至 9 atm，球囊完全张开后快速抽瘪球囊，撤出球囊，造影显示狭窄段扩张明显，支架贴壁良好，未见明显残余狭窄（图 4-9-6）。支架内前向血流通畅，无急性血栓形成。手术结束，右侧股动脉穿刺处用血管缝合器缝合后，安全返回病房。

四、讨论

锁骨下动脉盗血综合征是指在锁骨下动脉或头臂干的椎动脉起始处的近心段有部分或完全性闭塞损害，由于虹吸作用，引起患侧椎动脉中的血流逆行，进入患侧锁骨下动脉的远心端，导致椎基底动脉缺血性发作和患侧上肢缺血性症候[10]。

患者可以有脑缺血或上肢缺血症状。本例患者左侧锁骨下动脉近段及同侧椎动脉开口均重度狭窄，故考虑同时处理两处狭窄以缓解症状[11]。术前要对狭窄程度、长度、远端分支、近段路径及有无逆向血流进行多方位观察，以便支架在狭窄处精

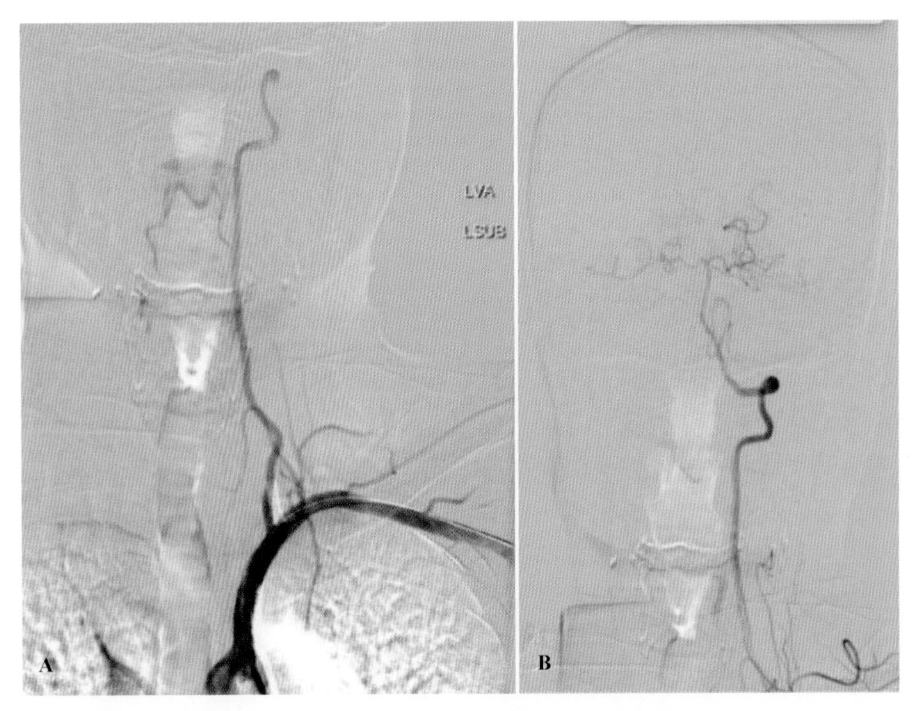

图 4-9-5 球囊扩张后造影。**A.** 造影显示狭窄段扩张明显；**B.** 支架贴壁良好，未见明显残余狭窄

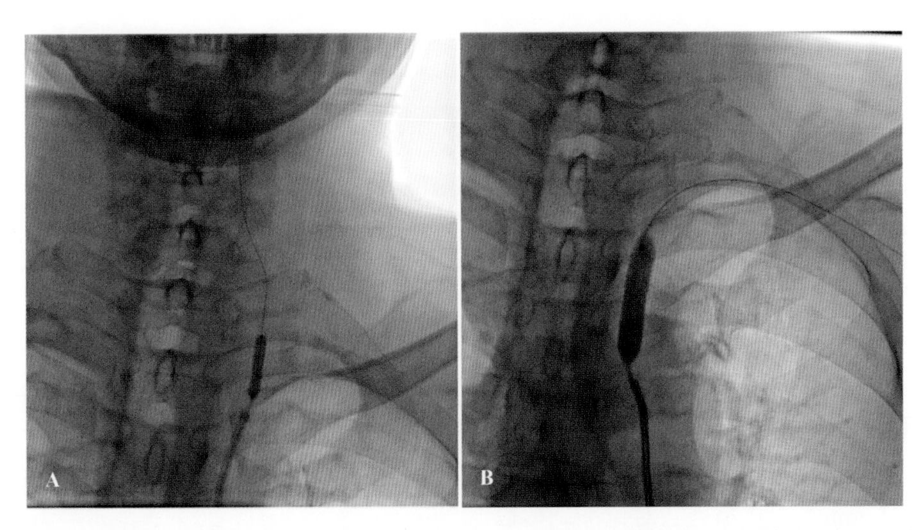

图 4-9-6 输送球囊扩张式支架对位至狭窄处，持续扩张球囊。**A.** 椎动脉开口造影显示支架贴壁良好；**B.** 锁骨下动脉可见支架顺利张开，快速抽瘪球囊

准释放[12]。术后复查 TCD，右侧椎动脉向左侧盗血情况消失，双上肢收缩压差小于 8 mmHg。

参考文献

[1] Kim YW，Hong JM，Park DG，et al. Effect of intracranial atherosclerotic disease on endovascular treatment for patients with acute vertebrobasilar occlusion. Am J Neuroradiol（AJNR），2016，37（11）：2072-2078.

[2] Phan K，Phan S，Huo YR，et al. Outcomes of endovascular treatment of basilar artery occlusion in the stent retriever era：a systematic review and meta-analysis. J Neurointerv Surg，2016，8（11）：1107-1115.

[3] Baik SH，Park HJ，Kim JH，et al. Mechanical thrombectomy in subtypes of basilar artery occlusion：relationship to recanalization rate and clinical outcome. Radiology，2019，291（3）：730-737.

[4] Jiang L，Yang JH，Ruan J，et al. A single-center experience of endovascular treatment in subtypes of basilar artery occlusion：embolization caused by tandem vertebral artery stenosis may be associated with better outcomes. World

Neurosurg, 2021, 151: e918-e926.
[5] Elhorany M, Boulouis G, Hassen WB, et al. Outcome and recanalization rate of tandem basilar artery occlusion treated by mechanical thrombectomy. J Neuroradiol, 2020, 47 (6): 404-409.
[6] Rodriguez-Lopez JA, Werner A, Martinez R, et al. Stenting for atherosclerotic occlusive disease of the subclavian artery. Ann Vasc Surg, 1999, 13 (3): 254-260.
[7] Brountzos EN, Petersen B, Binkert C, et al. Primary stenting of subclavian and innominate artery occlusive disease: a single center's experience. Cardiovasc Intervent Radiol, 2004, 27 (6): 616-623.
[8] Shadman R, Criqui MH, Bundens WP, et al. Subclavian artery stenosis: prevalence, risk factors, and association with cardiovascular diseases. J Am Coll Cardiol, 2004, 44 (3): 618-623.
[9] Ochoa VM, Yeghiazarians Y. Subclavian artery stenosis: a review for the vascular medicine practitioner. Vasc Med, 2011, 16 (1): 29-34.
[10] Saha T, Naqvi SY, Ayah OA, et al. Subclavian artery disease: diagnosis and therapy. Am J Med, 2017, 130 (4): 409-416.
[11] Lou Z, Jin Y, Yang J, et al. Images in vascular medicine: subclavian steal syndrome induced by subclavian artery aneurysm. Vasc Med, 2020, 25 (6): 598-599.
[12] Kargiotis O, Siahos S, Safouris A, et al. Subclavian steal syndrome with or without arterial stenosis: areview. J Neuroimaging, 2016, 26 (5): 473-480.

第十节

右侧颈内动脉颅内段闭塞开通后短期内再狭窄

（谭双　刘鹏　刘恋　贺红卫　唐宇迪）

一、引言

支架内再狭窄，是介入医生无法逃避的现实，属于影像学定义，是指通过DSA检查，在支架内或支架两端5 mm之内血管狭窄超过50%，或者在原血管狭窄基础上绝对管腔丢失超过20%[1-2]。根据有无临床症状，将其分为症状性与无症状性。目前暂无相关研究对狭窄程度进行分级，但在临床上，通常根据血管狭窄程度分为三型：轻度再狭窄（30%～50%）、中度再狭窄（50%～70%）和重度再狭窄（70%～99%）。本病例是一名慢性闭塞再通的患者，置入了一枚Enterprise支架。术后家属感觉患者反应迟钝，于是再次就诊，发现颈内动脉末端支架内再狭窄。

二、病情简介

患者，女性，65岁，主因“复查发现右侧颈内动脉支架内再狭窄12天”入院。

现病史：患者于12天前复查头部CTA时发现右侧颈内动脉C6段支架内再狭窄，CTP示右侧大脑半球低灌注，无肢体无力、言语不清等发作，家属诉其支架置入术后大约2个月逐渐出现反应略迟钝，门诊以“脑血管病”收入院。

既往史及用药史：高血压3年，糖尿病4年，右侧颈内动脉C6段闭塞开通术后半年。术后口服阿司匹林肠溶片100 mg 1次/日、替格瑞洛90 mg 1次/日、阿托伐他汀钙20 mg 1次/日。患者术后1个月即停用替格瑞洛。

体格检查：血压128/84 mmHg，神清语利。双侧瞳孔正大等圆，对光反射灵敏，眼动充分，无眼震。伸舌居中。左上肢肌力5-级，左下肢肌力4级，左下肢病理征阳性。右侧肢体肌力正常。痛觉正常。左侧共济运动欠稳准。NIHSS评分3分。心、肺、腹未见异常。

辅助检查：DSA提示右颈内动脉（right internal carotid artery，RICA）完全闭塞，通过软脑膜动脉代偿（图4-10-1）。

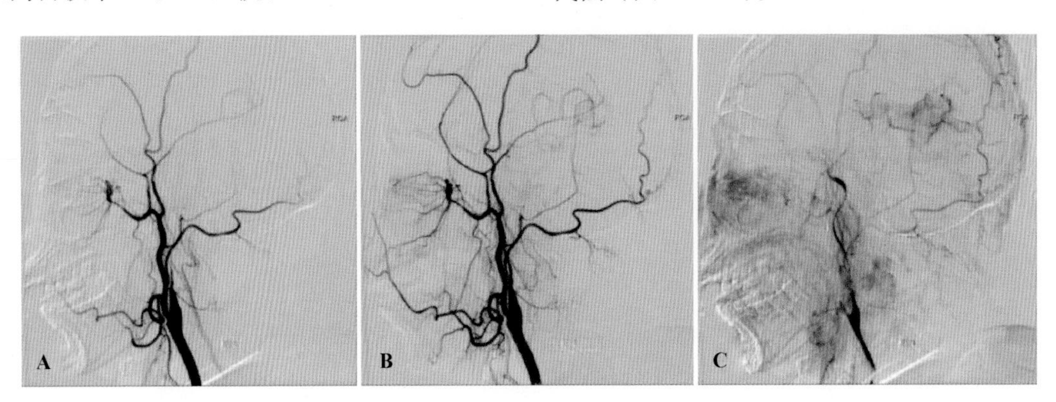

图4-10-1　DSA示右颈内动脉（RICA）完全闭塞，通过软脑膜动脉代偿。**A.** 动脉早期；**B.** 动脉中期；**C.** 动脉晚期

头颅 CT 平扫显示患者无大面积新发梗死或者梗死后出血（图 4-10-2）。

我们对上次手术做一个简短的回顾。上次手术中，右颈动脉造影提示 RICA 完全闭塞，通过软脑膜动脉代偿。行介入治疗以 2.0 mm×15 mm 球囊扩张后放置 Enterprise-2 支架（4.0 mm×23 mm），术后 DSA 示血管完全再通（图 4-10-3），再通效果良好。术后次日头颅 CTA 见右侧颈动脉系统弥漫性纤细（图 4-10-4）。

术后 5 个月复查头颅 CTA（图 4-10-5），CTA 显示右侧颈动脉系统弥漫性纤细，右侧大脑中动脉分支亦显稀疏，提示闭塞开通部位发生重度再

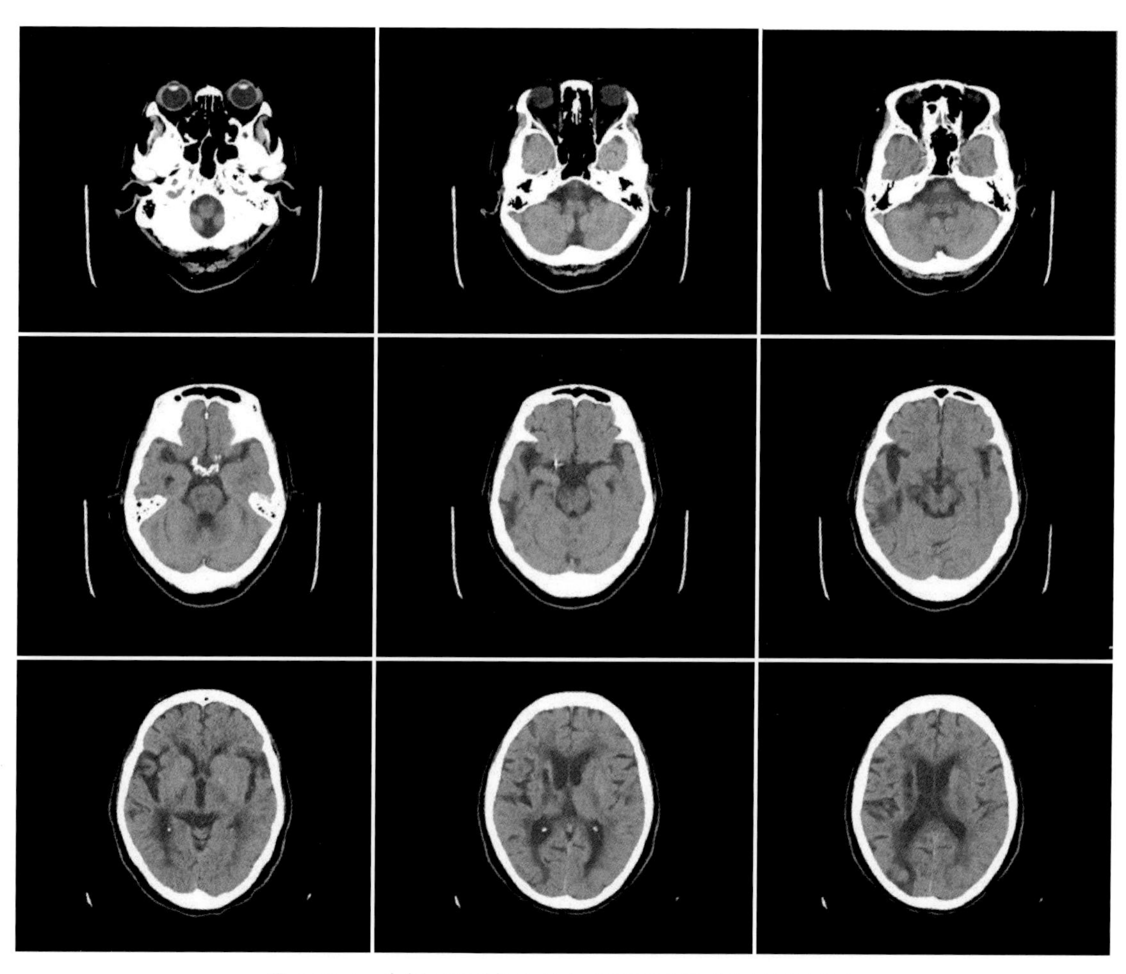

图 4-10-2　头颅 CT 平扫未见大面积新发梗死及梗死后出血

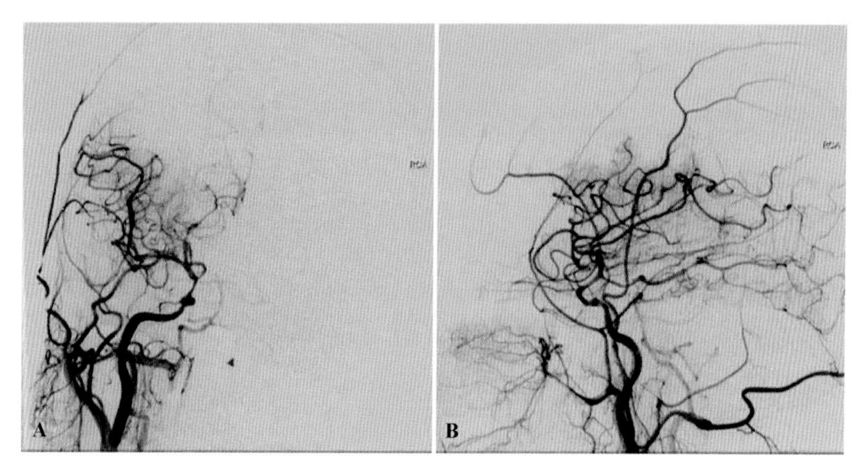

图 4-10-3　上次手术后 DSA 示血管完全再通。**A.** 正位；**B.** 侧位

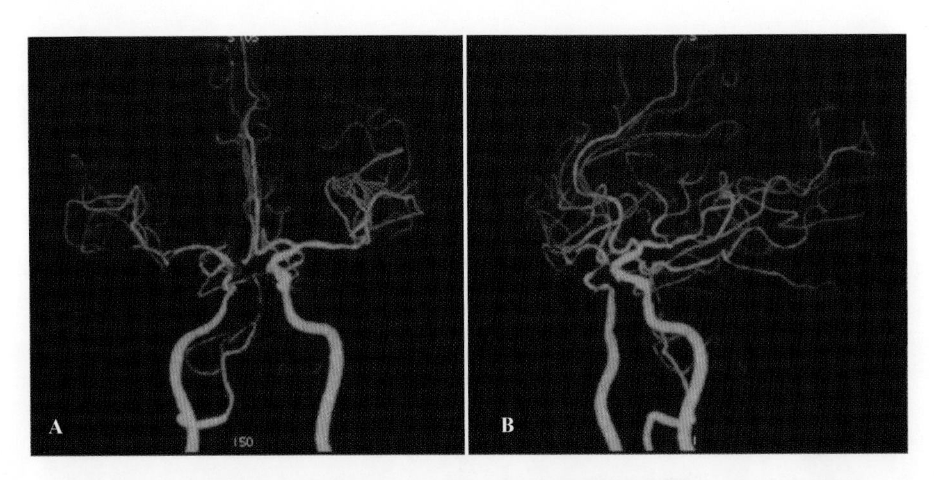

图 4-10-4 术后次日头颅 CTA 见右侧颈动脉系统弥漫性纤细。A. 正位；B. 侧位

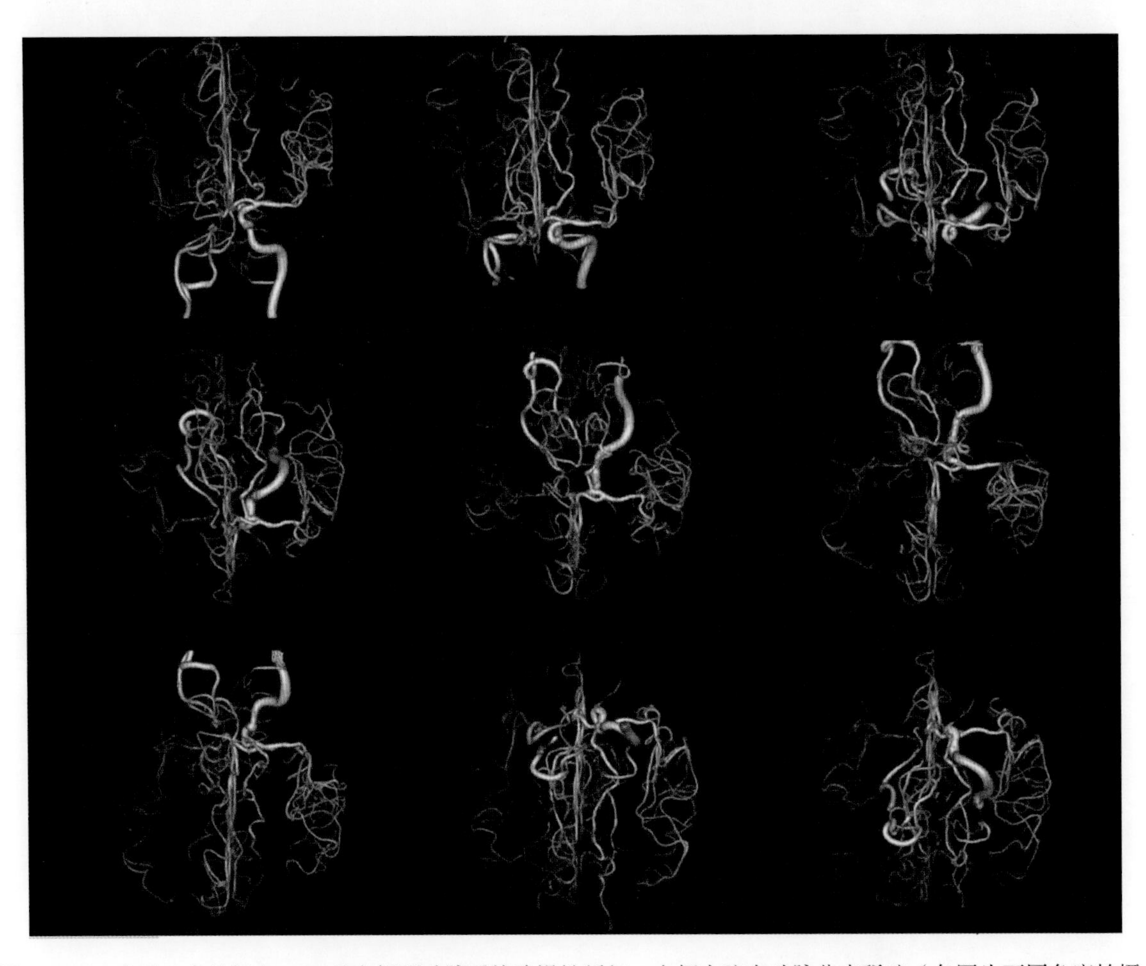

图 4-10-5 术后 5 个月复查 CTA 见右侧颈动脉系统弥漫性纤细，右侧大脑中动脉分支稀疏（各图为不同角度拍摄）

狭窄。

该患者的 3 个 CT 灌注成像显示患者从颈内动脉闭塞-开通后-再狭窄的一个动态灌注改变过程（图 4-10-6），同时也提示患者有处理再狭窄的必要性。

三、治疗过程

本次手术的术前 DSA 显示右颈内动脉支架中段再狭窄（图 4-10-7）。上次手术导丝穿过闭塞段后，应用球囊扩张，然后置入 4.0 mm×23 mm 的

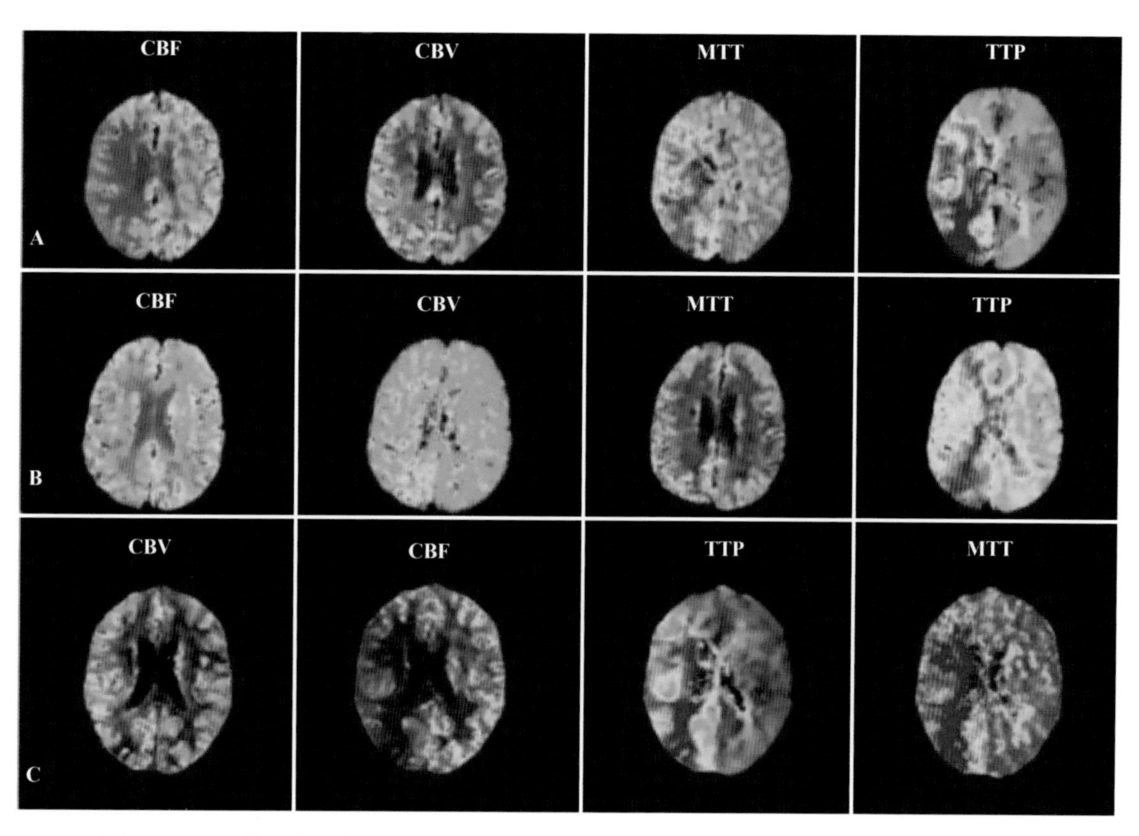

图 4-10-6 患者术前、术后和复查 CTP 的各参数血流灌注改变。**A.** 术前；**B.** 术后；**C.** 复查

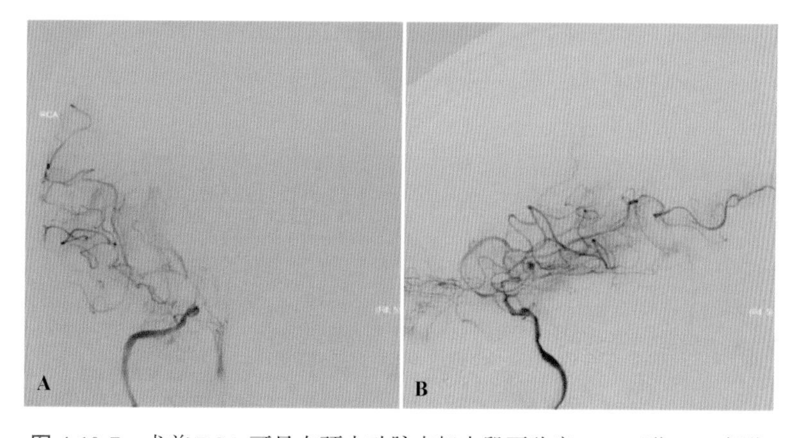

图 4-10-7 术前 DSA 可见右颈内动脉支架中段再狭窄。**A.** 正位；**B.** 侧位

Enterprise 支架一枚。此次是在支架中段发生重度再狭窄，血流速度缓慢（mTICI 分级 2a 级）。

术前患者行左颈内动脉（LICA）造影（图 4-10-8），显示前交通动脉开放，但右侧 A1 段开放不良。晚期可以见到右侧大脑前动脉通过软脑膜动脉代偿右侧大脑中动脉供血区。

Sychro 微导丝（0.014 in，200 cm）携带 Echelon-10 微导管至大脑中动脉 M2 段分支。微导丝通过支架再狭窄处的过程有些困难，但反复调整微导丝后终于通过，而后跟进微导管至 M2 段处（图 4-10-9）。微导管微量手推对比剂（图 4-10-10），提示位于血管真腔之内。

Transend-300 微导丝进入 M2 段，原本想用 2.0 mm×15 mm 的心脏药物球囊扩张，但是球囊太硬，其头端甚至无法通过支架尾端（红色箭头分别为球囊的头端和尾端）（图 4-10-11 A）。于是改用

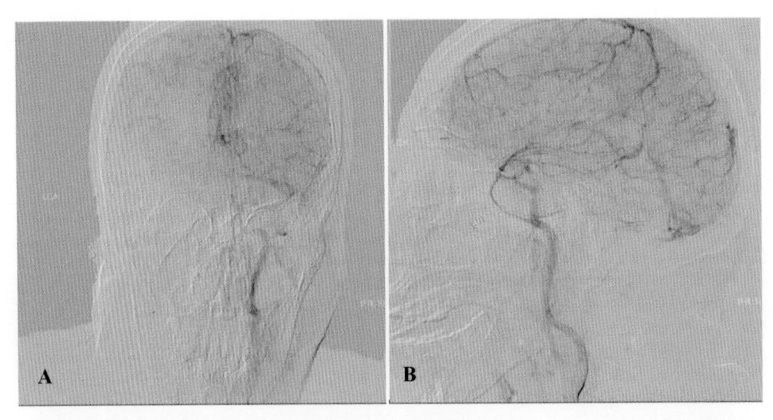

图 4-10-8　左颈内动脉造影显示前交通动脉开放。**A**. 正位；**B**. 侧位

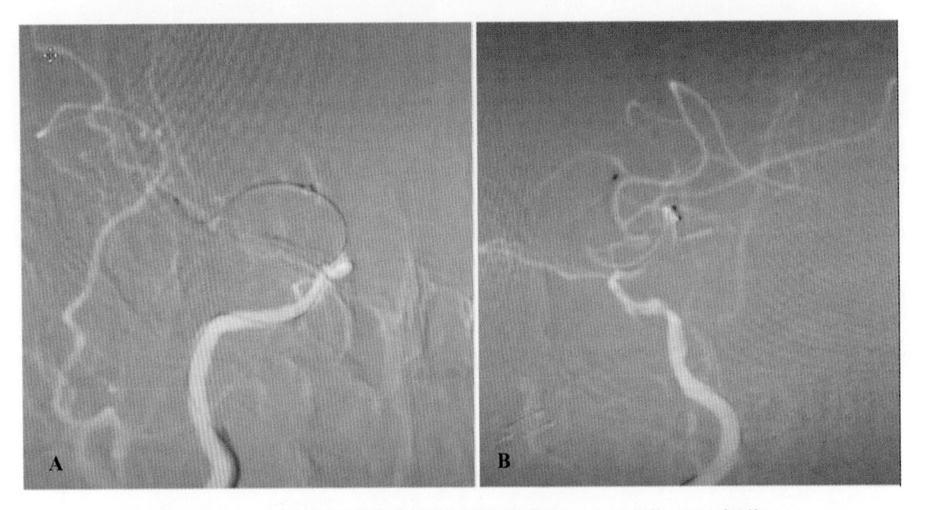

图 4-10-9　路径图下微导丝通过再狭窄处。**A**. 正位；**B**. 侧位

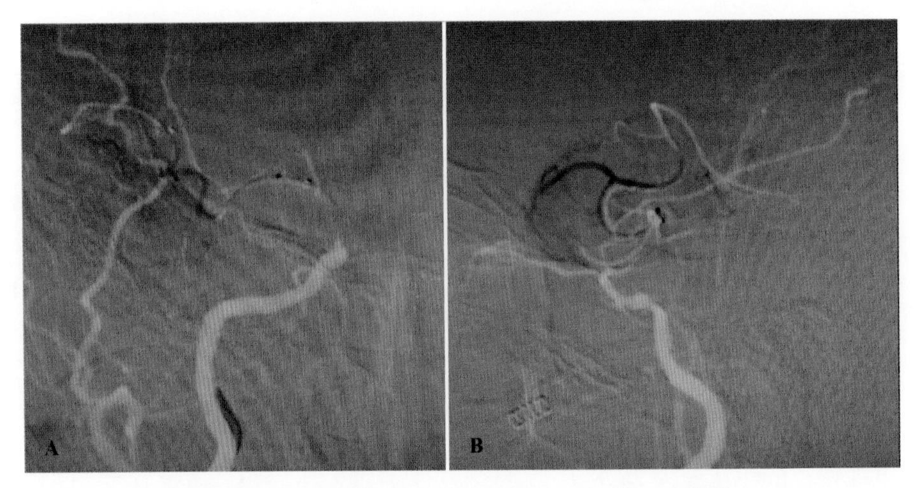

图 4-10-10　微导管到位后超选造影。**A**. 正位；**B**. 侧位

神经专用的 Gateway 球囊（2.0 mm×9 mm），虽然应用该球囊能通过眼动脉的弯曲，但由于再狭窄部位不但狭窄而且坚韧，球囊无法通过狭窄段（红色箭头分别为球囊的头端和尾端）（图 4-10-11 B）。

改用 1.5 mm×9 mm Gateway 球囊，费了九牛二虎之力，终于将球囊勉强通过狭窄段（图 4-10-12）。期间将导引导管进一步移向远端到 C4 段，再次应用微导管，将 Transend-300 微导丝头端送入更远端。

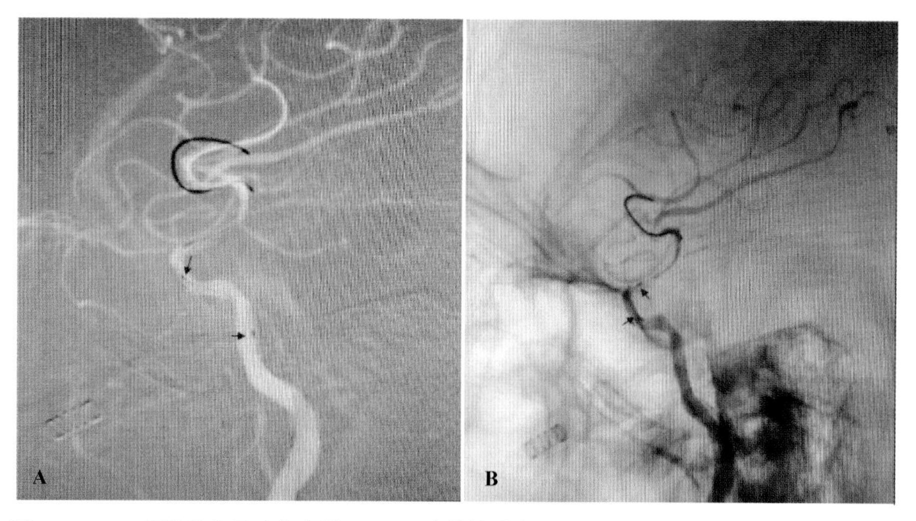

图 4-10-11 球囊无法通过狭窄段。**A**. 心脏药物球囊；**B**. Gateway 球囊（2.0 mm×9 mm）

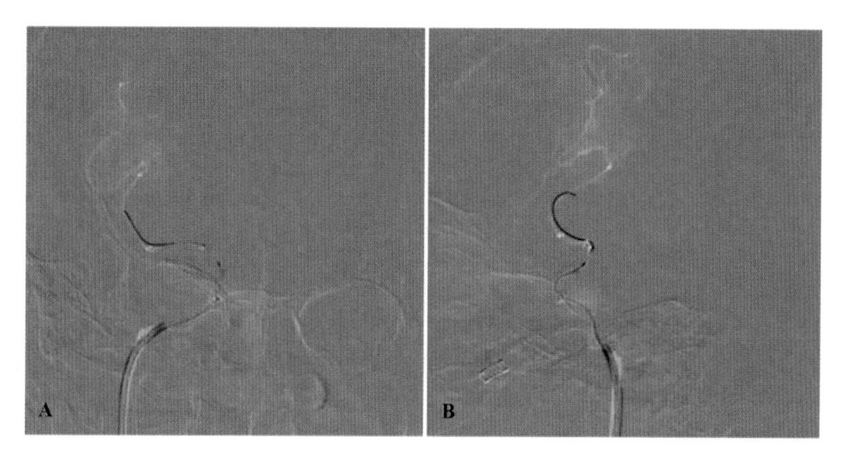

图 4-10-12 改用 1.5 mm×9 mm Gateway 球囊。**A**. 正位；**B**. 侧位

总之，对于这个患者，支撑力是王道。但是，所冒风险也是很大的，因为微导丝在塌陷的血管内行走，血管会发生很大形变，需要非常谨慎地操作。

第 1 次球囊扩张后，前向血流有所改善（图 4-10-13）。不过我们在侧位发现，C6 中段仍有狭窄未扩张开，不满意，于是决定再次扩张。

第 2 次球囊扩张后（图 4-10-14），无论是前向血流还是狭窄率，都得到大幅度改善，基本上能够

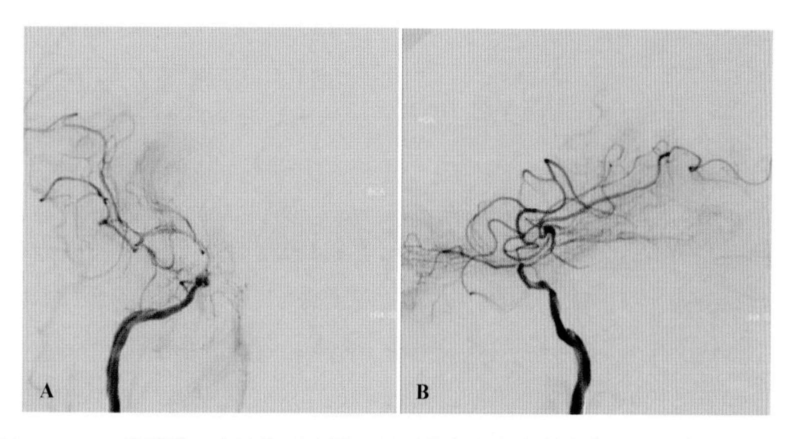

图 4-10-13 球囊第 1 次扩张后造影，显示前向血流有所改善。**A**. 正位；**B**. 侧位

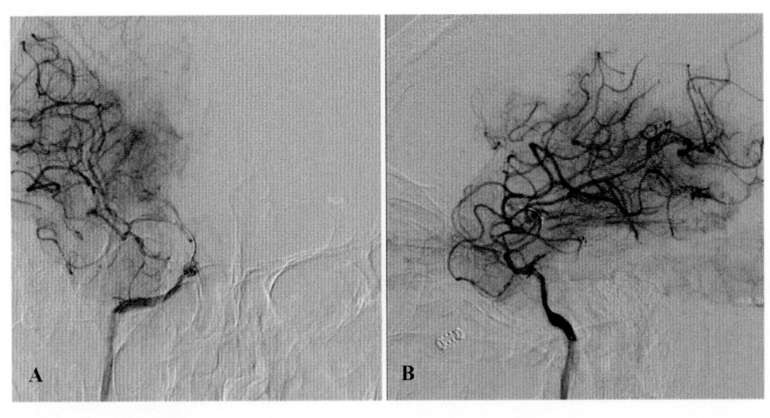

图 4-10-14　球囊第 2 次扩张后造影，狭窄得到改善。**A.** 正位；**B.** 侧位

达到 3 级血流。

由于担心再闭塞问题，我们观察了 10 min，并泵入依替巴肽。再次造影发现前向血流和狭窄率无明显变化，正位动脉晚期造影提示患者毛细血管床条件较差（图 4-10-15），于是结束手术。患者术后恢复良好，TCD 提示血流速度 200 cm/s，基本达到预期效果。

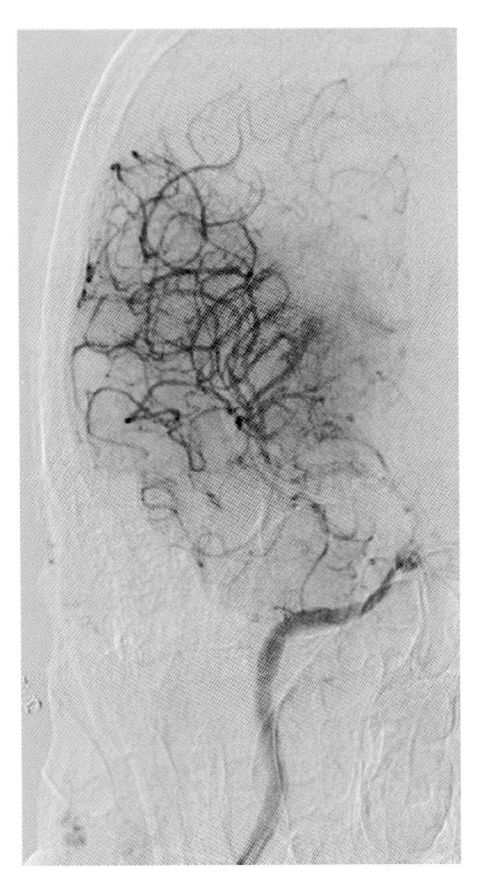

图 4-10-15　正位动脉晚期造影提示患者毛细血管床条件较差

四、讨论

目前对于颅内动脉支架内再狭窄的治疗方法尚无定论。对于冠状动脉支架内再狭窄而言，使用药物涂层球囊及药物洗脱支架是其主要的预防方法[3]，或许这也是未来颅内动脉的治疗趋势，但其仍有 5% ～ 10% 的狭窄率[4]。对于有症状的患者而言，进行介入治疗重建血运是一种安全有效的方法，但具有需反复多次进行手术治疗的风险[2, 5-7]。在治疗中往往首选单纯球囊扩张，对于支架内出现夹层的病变可选用支架置入术，药物涂层球囊和药物洗脱支架目前应用相对较少[7]。

支架术后再狭窄的处理要保守一些，尤其是颅内病变的再狭窄。无症状的再狭窄肯定不必要处理；如果患者出现症状，且有客观证据（如存在 DWI 梗死灶，CT 灌注成像出现 CBF 下降），才考虑处理再狭窄的技术可行性。支架内再狭窄的处理，一般来说考虑单纯球囊的亚满意扩张即可。药物球囊或者药物支架可以考虑，然而通过这个病例，我们可以了解本来用于心脏的药物球囊或者支架都是比较硬的，到位困难。而且，这些球囊或者支架应用于颅内再狭窄是否有效，还需要临床观察。本例患者再狭窄部位非常坚韧，甚至比首次闭塞还要难以通过，说明再狭窄并非斑块形成，而是血管内皮增生或者瘢痕形成，所以，再狭窄的扩张可能很难再次形成夹层。因此，需要再次放置支架的必要性就很小了。在支架内再狭窄的扩张中，需要尤其注意导丝、导管的走行位置，确保其没有通过支架网眼，同时宜先用较软导丝，再用较硬导丝。对于眼动脉段处，由于血管本身弯曲度较大，支架对管壁应力大、损伤大，术后血栓形成的可能性也会相应增加。

对于支架内再狭窄进行预防也必不可少，控制血糖、使用合适的支架、球囊缓慢扩张等都可以起到一定的预防作用。责任病灶位于颈内动脉床突上段的年轻患者，可考虑单纯球囊扩张以避免支架内再狭窄的发生[8]。支架内再狭窄是一个复杂的过度愈合过程，涉及血流动力学[9-10]、血管内皮增生[10]等多种领域，其具体的病理生理机制仍有待进一步探索。当前的研究初步确定了血管内治疗的积极作用，但未来仍需进一步探讨适应证、治疗时机、治疗方法等问题。

参考文献

[1] Levy EI，Turk AS，Albuquerque FC，et al. Wingspan in-stent restenosis and thrombosis：incidence，clinical presentation，and management. Neurosurgery，2007，61（3）：644-650.

[2] 余莹，娄亚柯，崔荣荣，等．颅内动脉支架内再狭窄的研究进展．中国卒中杂志，2021，6：619-624.

[3] Giacoppo D，Alfonso F，Xu B，et al. Drug coated balloon angioplasty versus drug-eluting stent implantation in patients with coronary stent restenosis. JACC，2020，75（21）：2664-2678.

[4] Kokkinidis DG，Waldo SW，Armstrong EJ. Treatment of coronary artery in-stent restenosis. Expert Rev Cardiovasc Ther，2017，15（3）：191-202.

[5] Kim SR，You SH，Yoon WK，et al. Computed tomography angiography，perfusion computed tomography，and a drug-eluting stent for the treatment of in-stent restenosis of the middle cerebral artery. J Neurosurg，2010，112（4）：729-733.

[6] Güthe T，Miloslavski E，Vajda Z，et al. Recurrent in-stent restenosis in a symptomatic nonatherosclerotic M1 plaque：successful treatment with paclitaxel-eluting balloon dilatation after repeated failure of conventional balloon reangioplasty. Clin Neuroradiol，2010，20（3）：165-169.

[7] Fiorella DJ，Levy EI，Turk AS，et al. Target lesion revascularization after Wingspan：assessment of safety and durability. Stroke，2009，40（1）：106-110.

[8] Kang KJ，Gao F，MO DP，et al. Outcome of endovascular recanalization for intracranial in-stent restenosis. J Neurointerv Surg，2020，12（11）：1094-1098.

[9] Ng J，Bourantas CV，Torii R，et al. Local hemodynamic forces after stenting：implications on restenosis and thrombosis. Arteriosclerosis Thrombosis and Vascular Biology，2017，37（12）：2231-2242.

[10] Li Y，Tang L，Qi D，et al. Correlation between high perfusion syndrome and stent restenosis after stent implantation. Experimental & Therapeutic Medicine，2016，12（6）：3675-3679.

第十一节

支架术后再狭窄导致基底动脉闭塞的血管内介入治疗

（李新明　宋立刚　马宁　尤为）

一、引言

支架内再狭窄是一种比较常见的支架置入术后并发症，严重者可进展成动脉闭塞。本节我们汇报一例基底动脉支架术后再狭窄导致闭塞的血管内介入治疗过程。

二、病情简介

患者，男性，51 岁，主因“基底动脉支架置入术后 7 个月发现支架内再狭窄”入院。

现病史：患者 1 年前（2017-10-15）因“右侧肢体无力伴头晕及双眼视物模糊”就诊于当地医院。查头颅 MRI 示左侧大脑半球分水岭区脑梗死（图 4-11-1）；头颅 MRA 示左颈内动脉颅外段闭塞，基底动脉中段重度狭窄（图 4-11-2）；弓上 CTA 示左颈内动脉闭塞，基底动脉重度狭窄（图 4-11-3）。给予患者氯吡咯雷、阿托伐他汀等药物治疗 2 周后右肢无力好转，但双眼视物模糊仍有反复发作。

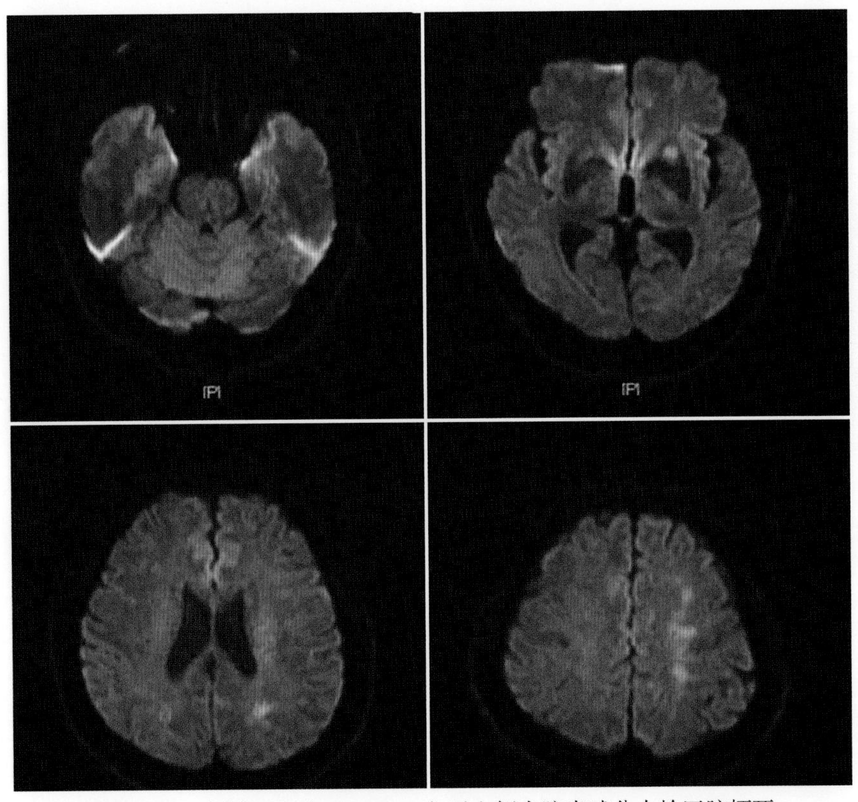

图 4-11-1　头颅 MRI（2017-10-15）示左侧大脑半球分水岭区脑梗死

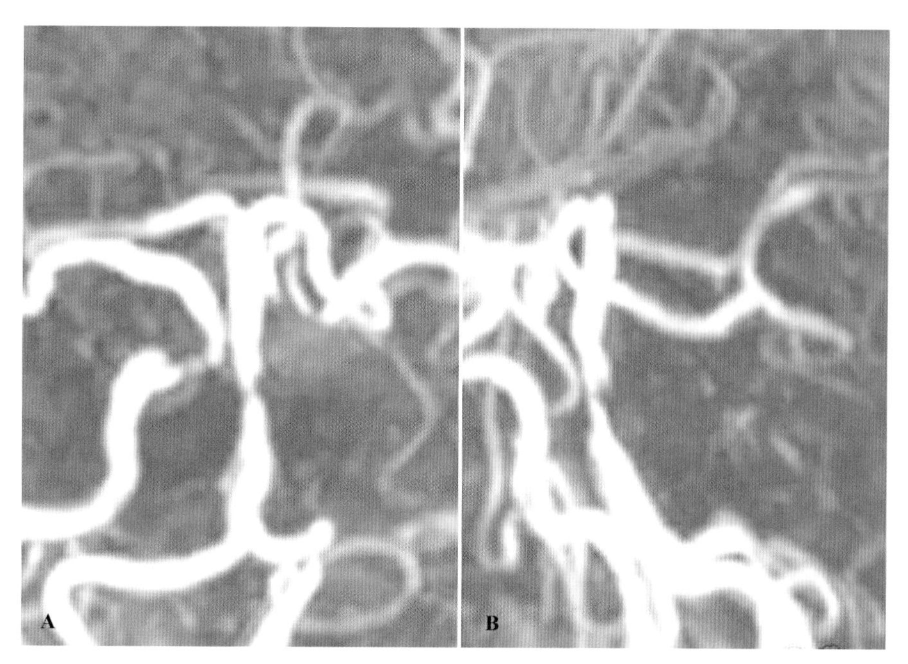

图 4-11-2　头颅 MRA（2017-10-15）示左颈内动脉颅外段闭塞，基底动脉中段重度狭窄。A. 正位；B. 侧位

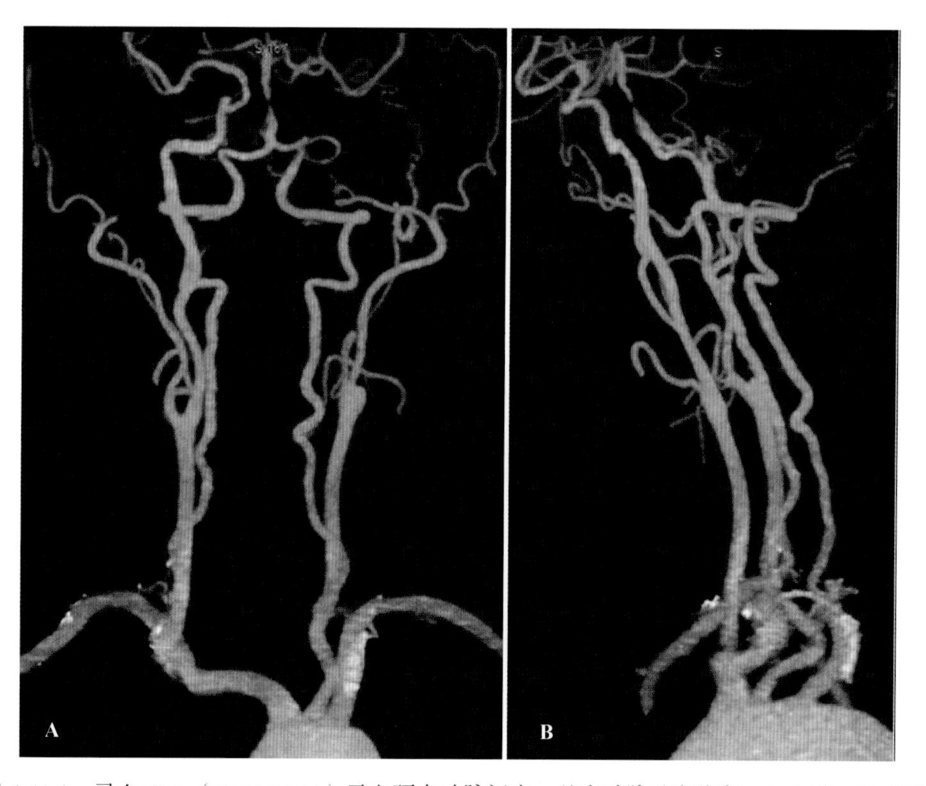

图 4-11-3　弓上 CTA（2017-10-15）示左颈内动脉闭塞，基底动脉重度狭窄。A. 正位；B. 侧位

10 个月前（2017-12-6）上述症状再次反复。DSA 示左颈内动脉闭塞，基底动脉中段重度狭窄，左侧后交通动脉开放，代偿左侧大脑中动脉供血（图 4-11-4 至图 4-11-7）。

患者以“头晕、视物成双、言语不清伴右侧肢体无力 23 天”收入我院治疗。考虑患者兼有前、后循环症状，责任血管为左颈内动脉 C1 段及基底动脉，基底动脉参与对左前循环的代偿血供，决定先处理基底动脉狭窄。介入治疗（2017-12-20）于基底动脉置入一枚 Apollo 支架（2.5 mm×8 mm）

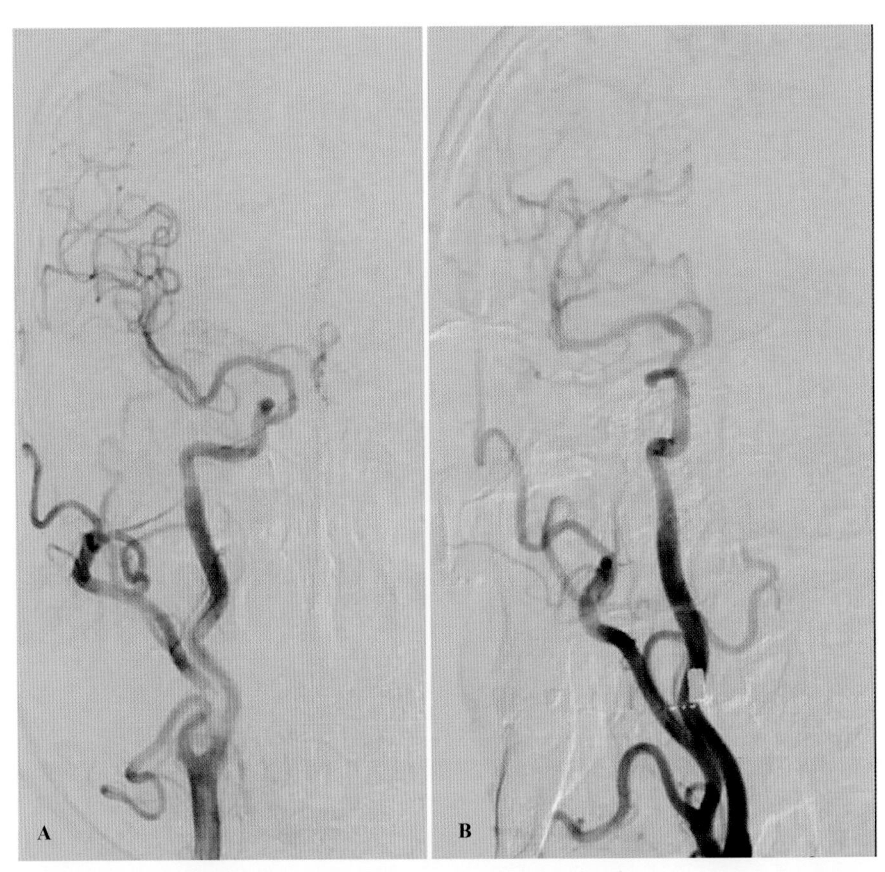

图 4-11-4　右颈动脉造影（2017-12-18）见对后循环的代偿弱。**A**. 正位；**B**. 侧位

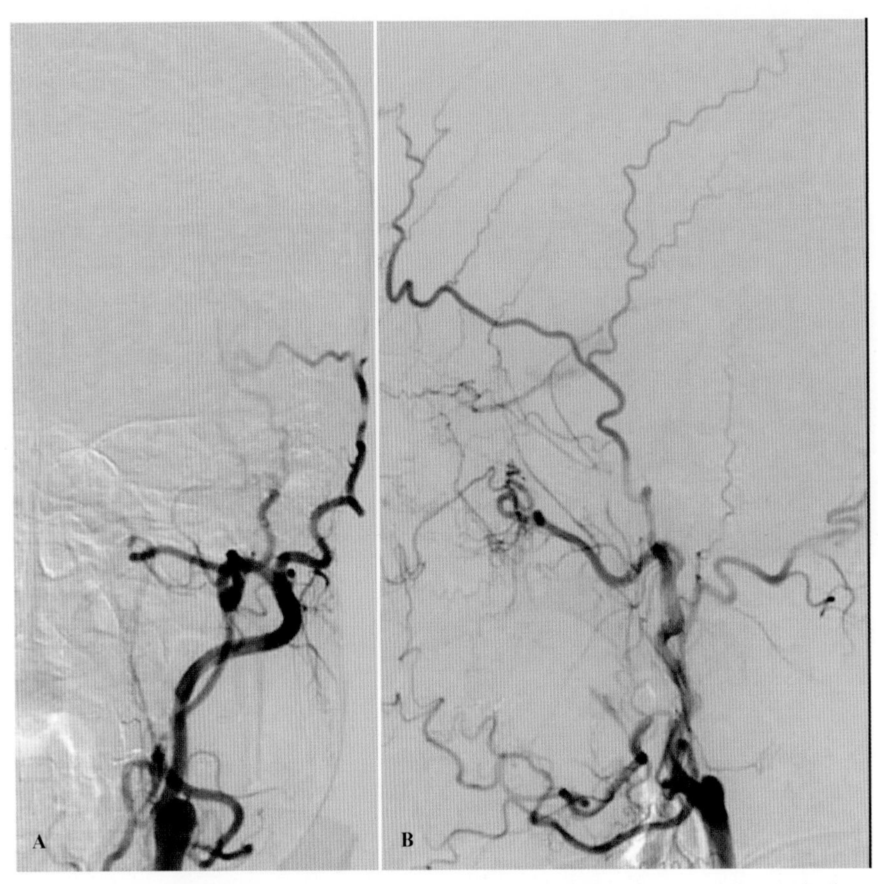

图 4-11-5　左颈动脉造影（2017-12-18）显示左颈内动脉闭塞。**A**. 正位；**B**. 侧位

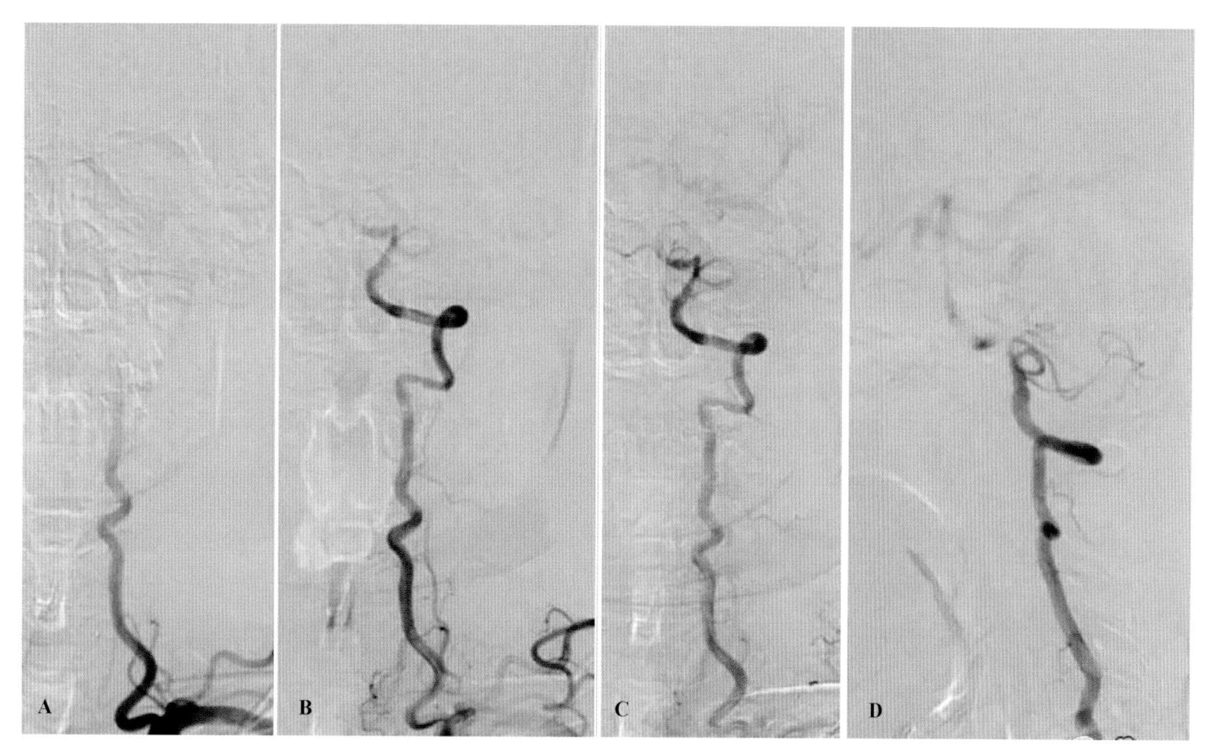

图 4-11-6　左锁骨下动脉造影（2017-12-18）显示基底动脉中段重度狭窄，远端显影不清。**A**. 正位造影动脉期早期；**B**. 正位造影动脉期中期；**C**. 正位造影动脉期晚期；**D**. 侧位造影

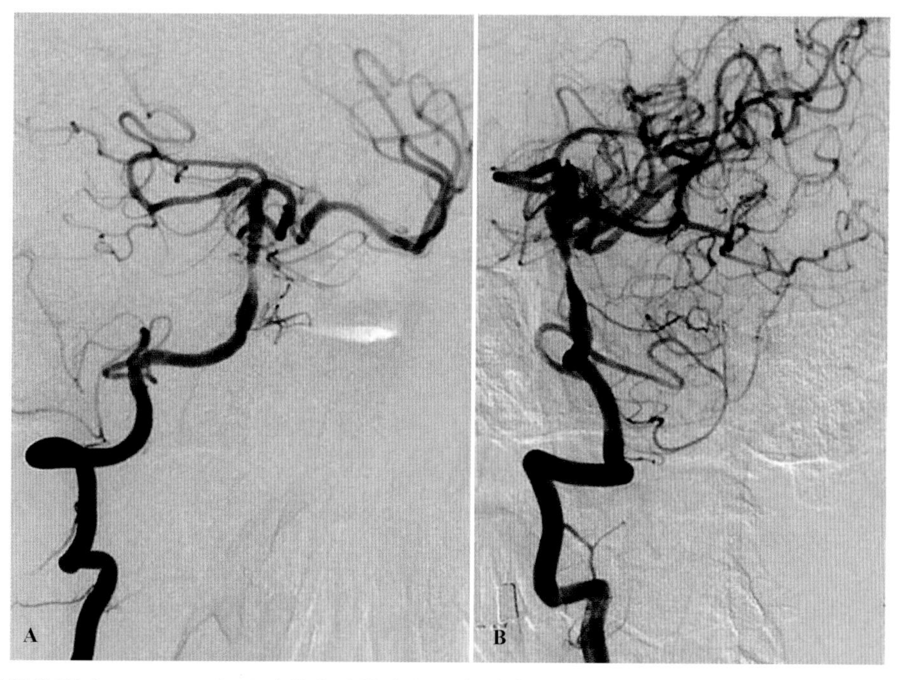

图 4-11-7　右椎动脉造影（2017-12-18）显示基底动脉中段重度狭窄，左侧后交通动脉开放，代偿左侧大脑中动脉供血。**A**. 正位；**B**. 侧位

（图 4-11-8）。

Apollo 支架置入术后，患者痛风发作，术后给予氯吡格雷＋西洛他唑抗血小板聚集。此后患者病情平稳。复查 CTA（术后 3 个月）发现基底动脉支架内再狭窄（图 4-11-9）。

Apollo 支架置入术后 7 个月（2018-07-04）行头颅 MRI 示脑桥梗死（图 4-11-10）；MRA 和 CTA 提示基底动脉狭窄，不除外闭塞可能（图 4-11-11）。

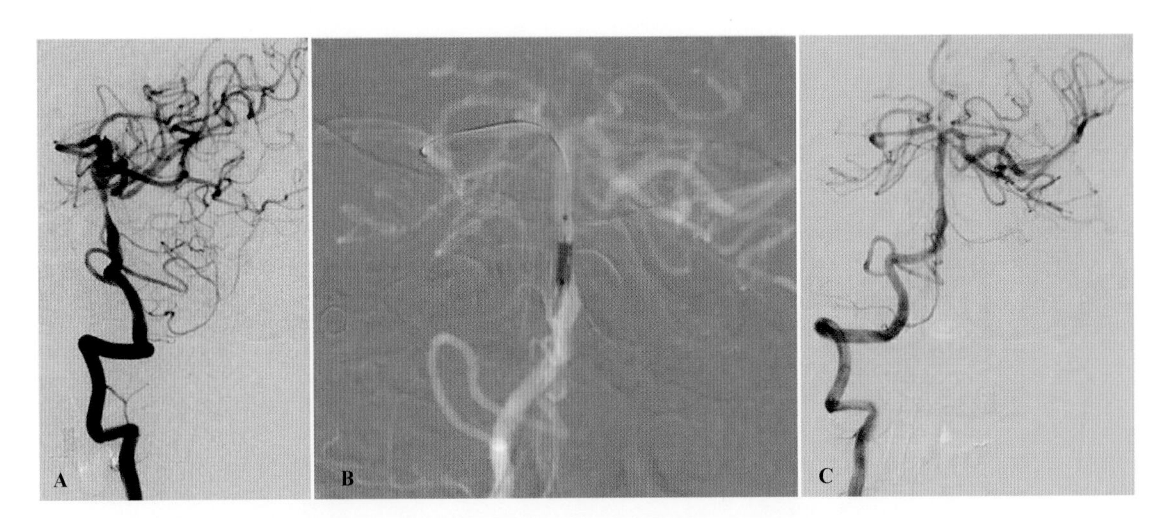

图 4-11-8　基底动脉置入 Apollo 支架。A. 支架置入前侧位造影；B. 术中工作位路径图；C. 术后正位造影

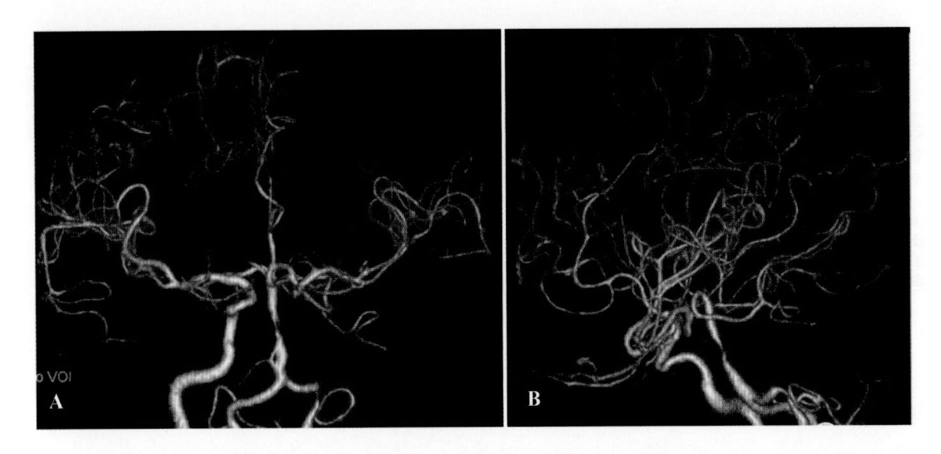

图 4-11-9　术后 3 个月 CTA 显示基底动脉支架内再狭窄。A. 正位；B. 侧位

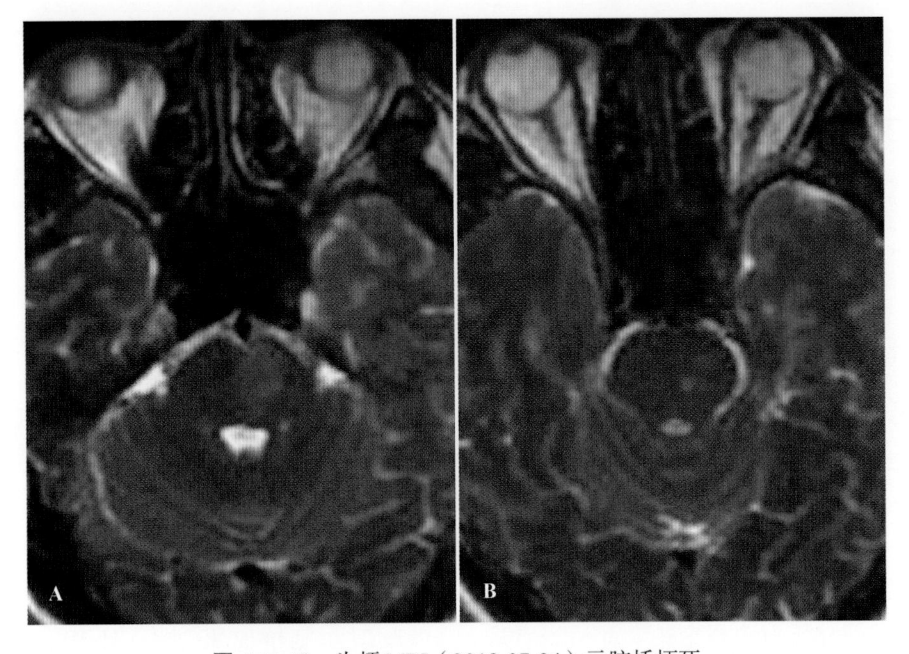

图 4-11-10　头颅 MRI（2018-07-04）示脑桥梗死

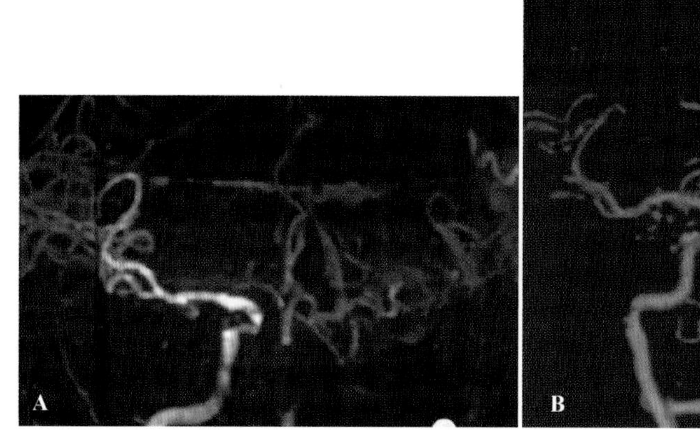

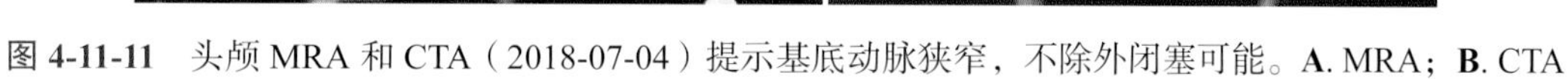
图 4-11-11　头颅 MRA 和 CTA（2018-07-04）提示基底动脉狭窄，不除外闭塞可能。A. MRA；B. CTA

患者为行进一步治疗再次收入我院。

既往史：高血压、痛风病史，吸烟及饮酒史。

体格检查：构音不清，右侧肢体肌张力增高，右侧肢体肌力 4- 级，右侧巴宾斯基征阳性。NIHSS 评分 5 分，mRS 评分 3 分。

辅助检查：入院后行 DSA 检查，提示基底动脉中段闭塞，余血管较前无明显变化（图 4-11-12 和图 4-11-13）。

LDL-C：2.15 mmol/L。

血栓弹力图：ADP 抑制率 9.8%（低于 2017-12-14 的检查结果 18.6%）。

CYP2C19 基因检测：中等代谢型。

入院后给予双联抗血小板聚集（阿司匹林 100 mg 1 次 / 日＋替格瑞洛 90 mg 2 次 / 日）、降脂（瑞舒伐他汀钙 10 mg 1 次 / 日）及降压等治疗。

三、治疗过程

患者基底动脉支架术后相关供血区域新发梗死，结合影像学检查，考虑近期闭塞可能性大，有血管内开通可能。拟定介入治疗策略为：微导丝结合微导管通过病变后，拟先行基底动脉闭塞处球囊扩张，再酌情考虑是否置入支架。

全麻下右股动脉入路，6F 导引导管至右椎

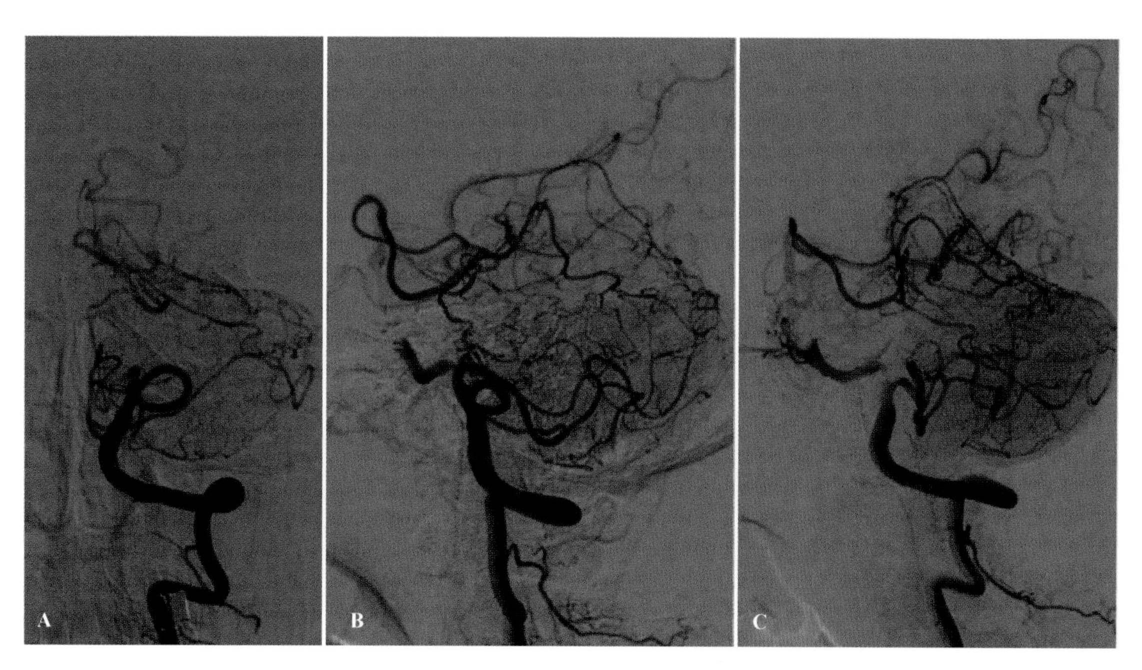

图 4-11-12　左椎动脉造影显示基底动脉中段闭塞。A. 正位；B. 侧位动脉期早期；C. 侧位动脉期晚期

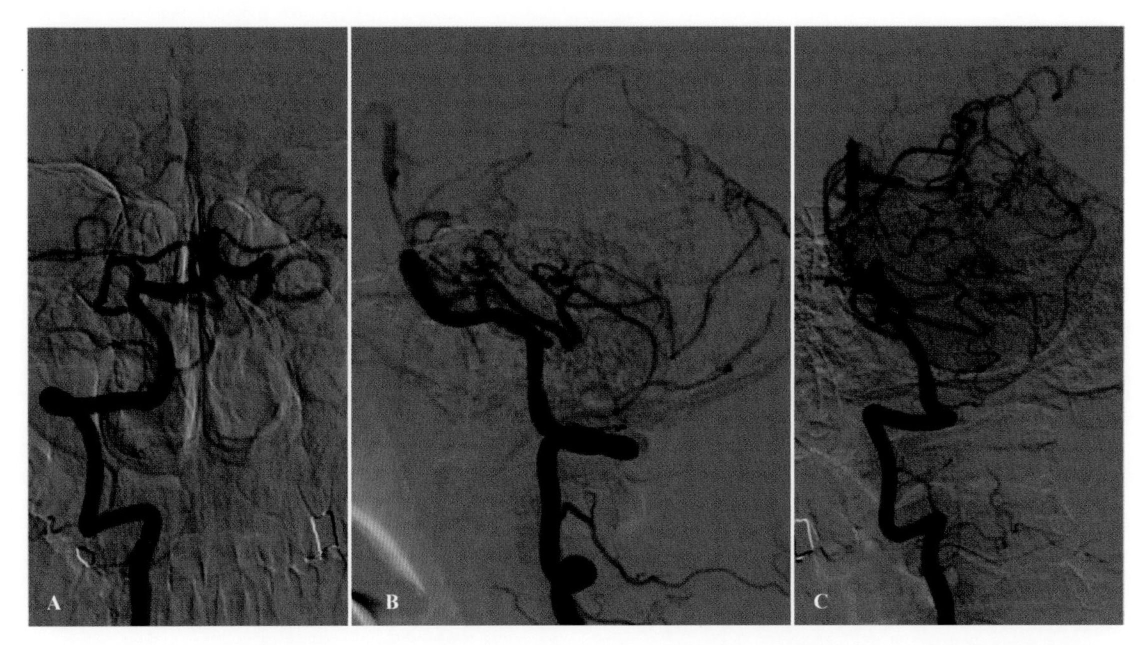

图 4-11-13　右椎动脉造影显示基底动脉中段闭塞。**A.** 正位；**B.** 侧位动脉期早期；**C.** 侧位动脉期晚期

动脉 V2 段远端，造影证实基底动脉近中段闭塞（图 4-11-14）。路径图下沿导引导管送入 Pilot-50 微导丝（0.014 in，190 cm），在 Echelon-10 微导管辅助下通过基底动脉闭塞段放至左大脑后动脉 P2 段远端（图 4-11-15），其后更换 Transend 微导丝（0.014 in，300 cm）。沿 Transend 微导丝送入 SoloFlex 球囊（2.5 mm×15 mm）扩张 2 次，扩张后造影显示基底动脉闭塞未见缓解（图 4-11-16）。

更换 Rebar-18 微导管至基底动脉顶端，送入 Solitaire AB 支架（6.0 mm×30 mm），释放后前向血流改善（图 4-11-17）。经导引导管动脉内给予替罗非班 8 ml，并予替罗非班 8 ml/h 静脉泵入，观察 5 min 后造影显示基底动脉及各分支通畅，支架贴壁好，管腔较前光滑。解脱支架，观察 10 min 后造影显示基底动脉及各分支通畅，mTICI 分级 3 级，基底动脉中段残余狭窄率约 30%（图 4-11-18）。

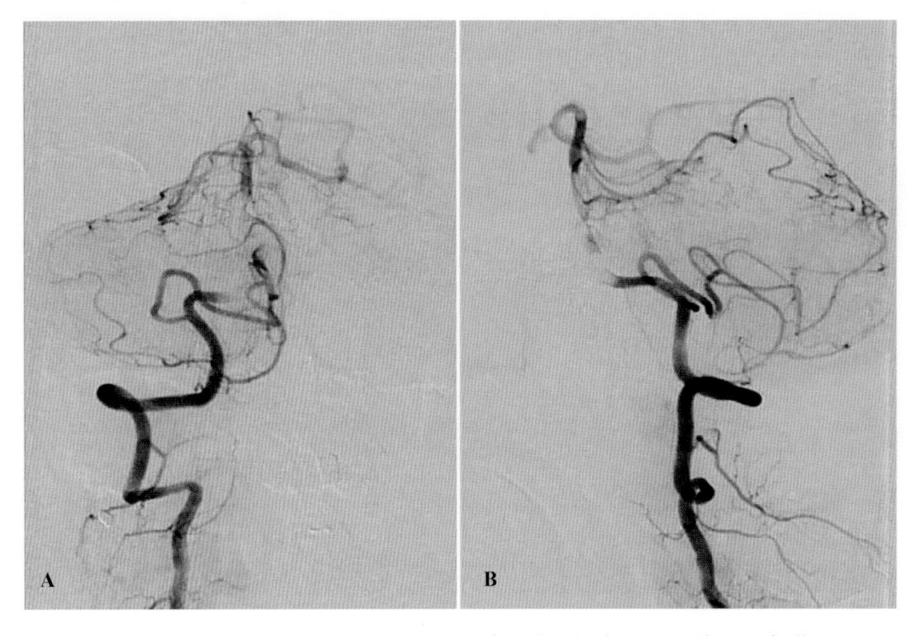

图 4-11-14　右椎动脉造影显示基底动脉近中段闭塞。**A.** 正位；**B.** 侧位

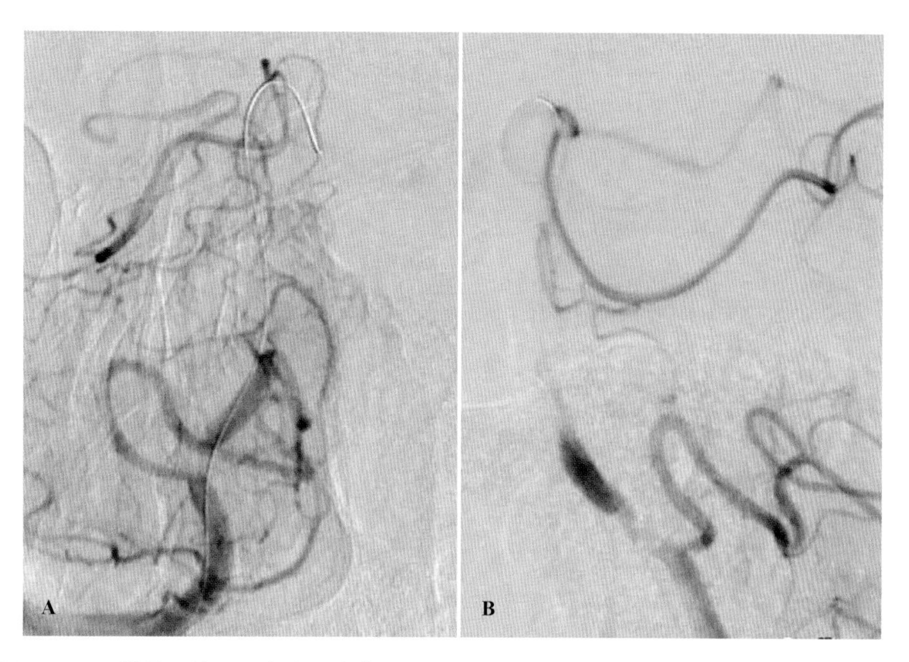

图 4-11-15　微导丝放至左大脑后动脉 P2 段远端。**A**. 椎动脉造影正位；**B**. 椎动脉造影侧位

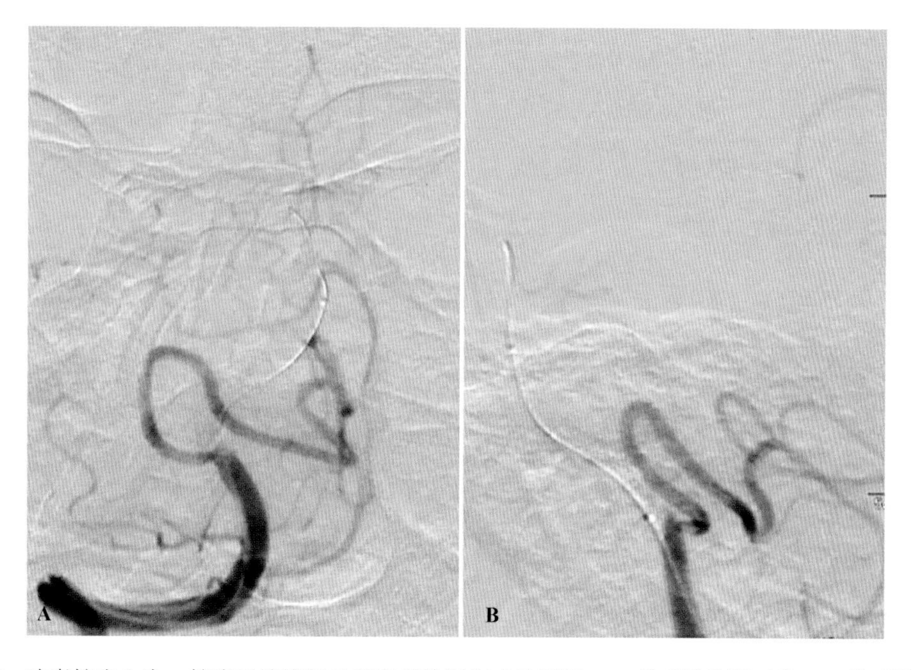

图 4-11-16　球囊扩张 2 次，扩张后造影显示基底动脉闭塞未见缓解。**A**. 椎动脉造影正位；**B**. 椎动脉造影侧位

术后即刻复查头部 CT 平扫，未见脑出血、蛛网膜下腔出血（图 4-11-19）。术后 CTA 示右椎动脉 V4 段-基底动脉支架通畅（图 4-11-20）。术后 CTP 示后循环未见明显低灌注（图 4-11-21）。术后患者自述头脑较前清醒，言语较前清晰，右侧肢体活动较前灵活。

四、讨论

支架内再狭窄是一种比较常见的支架置入术后并发症，其定义为动脉内皮的生长超过支架壁的限制，在 DSA 上表现为动脉的直径减小，在对比剂充盈的血管腔和支架的金属网之间出现间隙[1]。根

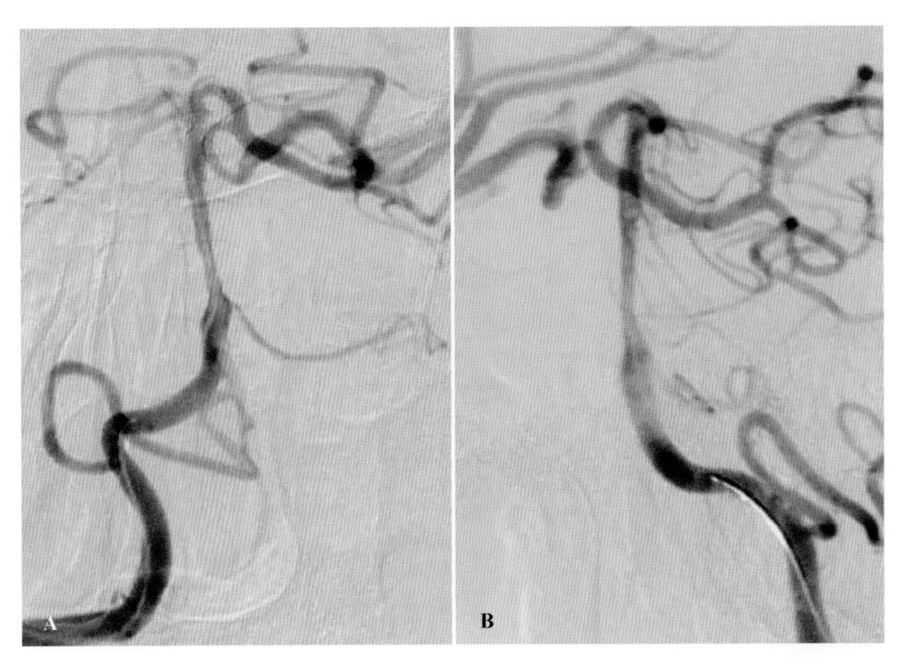

图 4-11-17 椎动脉造影显示 Solitaire AB 支架释放后，前向血流改善。A. 正位；B. 侧位

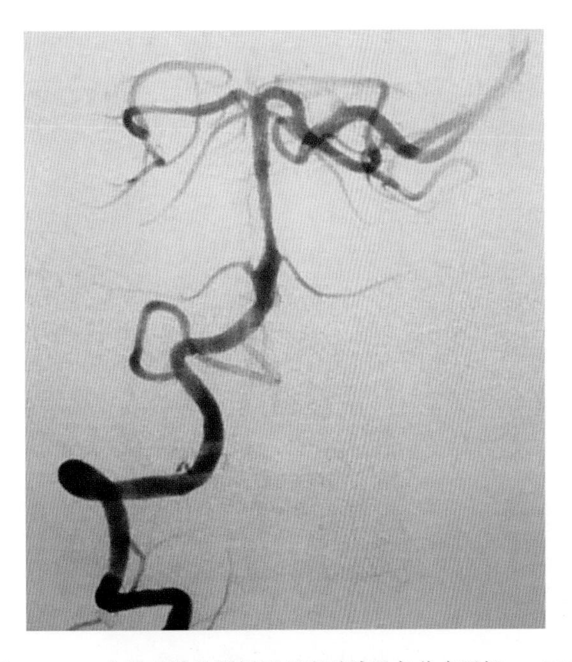

图 4-11-18 右椎动脉造影提示基底动脉及各分支通畅，mTICI 分级 3 级，基底动脉中段残余狭窄率约 30%

据狭窄发生的范围可以分为局限性（多见）、弥漫性[2]，根据狭窄发生的位置可以分为近端型、中间型、远端型。冠状动脉置入金属裸支架的相关研究表明，支架内再狭窄血管内膜增生在 3 ～ 4 个月达到顶峰[3]，超过 6 个月后很少继续进展[4]。

支架内再狭窄与原位血栓形成不同，原位血栓形成是一种短暂的现象，在支架放置后急性发生，常由血小板集聚导致。原位血栓形成常常是由于双联抗血小板治疗的疗效不理想而造成，例如患者对氯吡格雷无反应或服药依从性差[1]。

支架内再狭窄的发生可以分为三个阶段。第一阶段为血小板激活和炎症反应，出现在支架放置后的早期，表现为部分内皮细胞被完全破坏，导致损伤部位血小板的活化和聚集，促进循环白细胞的浸润，从而释放生长因子和细胞因子。第二阶段为肉芽组织形成阶段，表现为内皮细胞增殖，跨过损伤部位。平滑肌细胞和巨噬细胞取代纤维素性血凝块，形成肉芽组织。第三阶段为组织重塑阶段，平滑肌细胞在巨噬细胞、血小板、受损的内皮细胞等分泌的生长因子和细胞因子的作用下发生表型变化，从收缩型（contractile phenotype）转变为分泌型（synthetic phenotype），然后发生增殖，从血管中膜迁移到血管内膜，最终导致血管内膜细胞外基质沉积，动脉内膜增厚[5]。

本例在球囊扩张病变后，基底动脉仍未见再通，考虑局部斑块硬，有可能合并长段附壁血栓形成，但也不除外夹层可能，遂选择较长的 Solitaire 支架以覆盖病变，并予以替罗非班动脉＋静脉联用，放置完支架后虽遗留有一定程度残余狭窄，但考虑病变局部斑块不稳定，也未再行后扩张，其远期疗效还有待进一步随访复查。

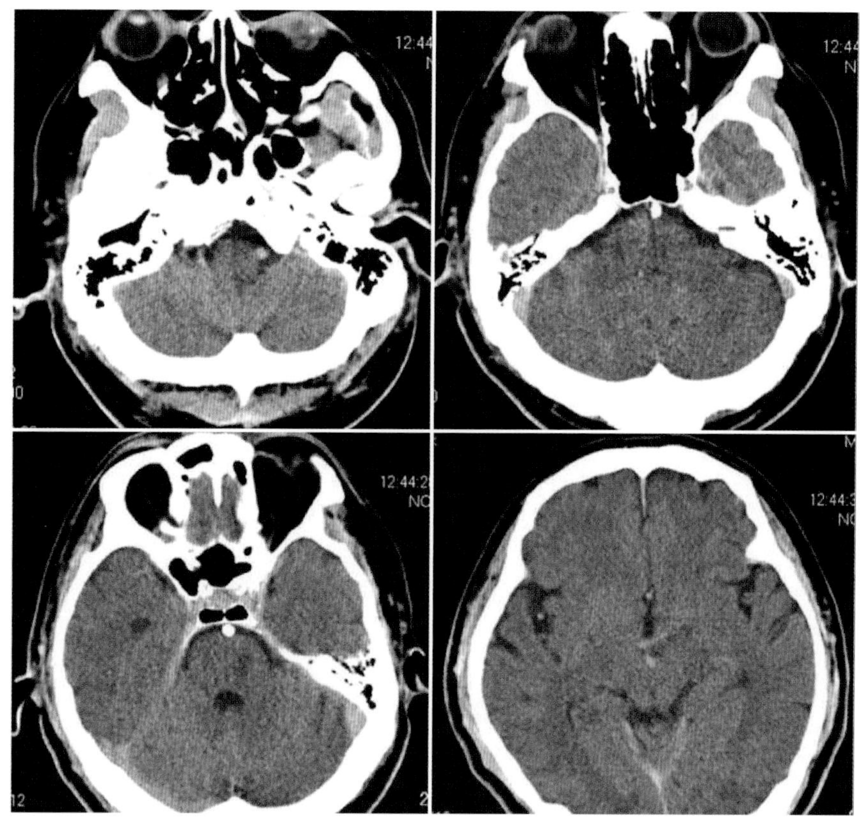

图 4-11-19　术后即刻复查头部 CT 平扫未见明显出血灶

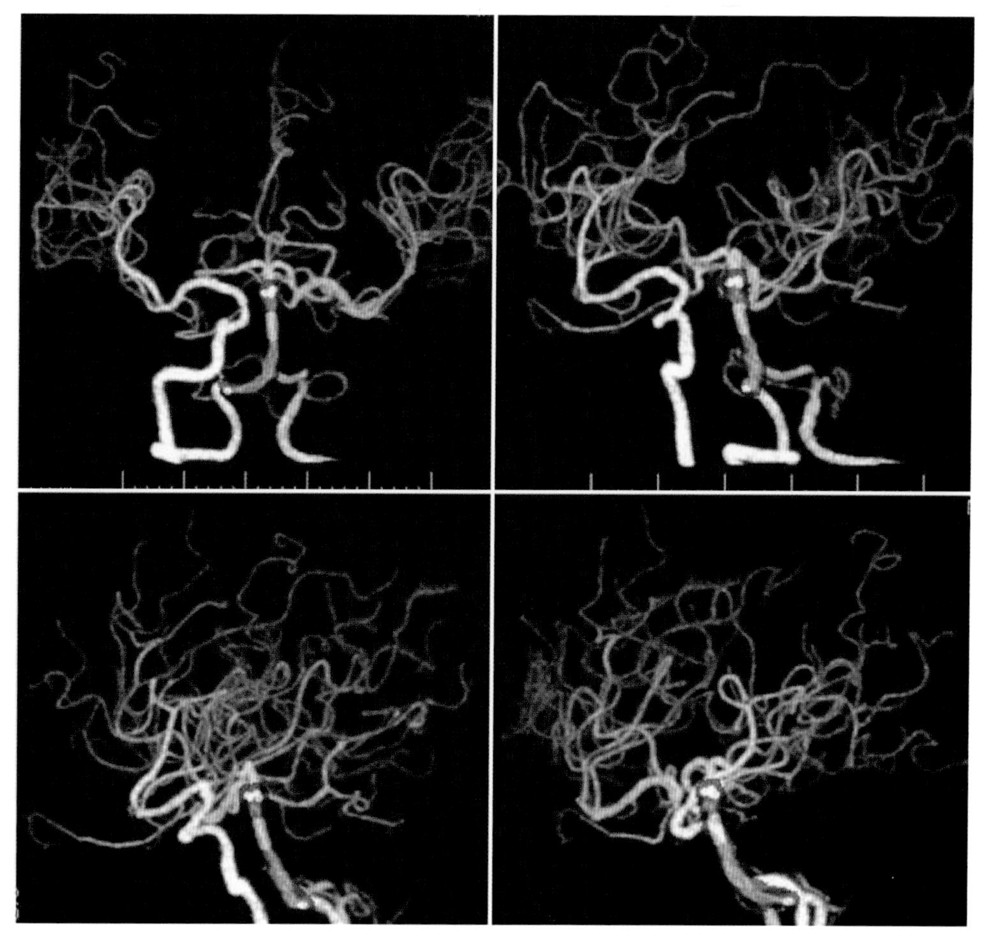

图 4-11-20　术后 CTA 示右椎动脉 V4 段-基底动脉支架通畅

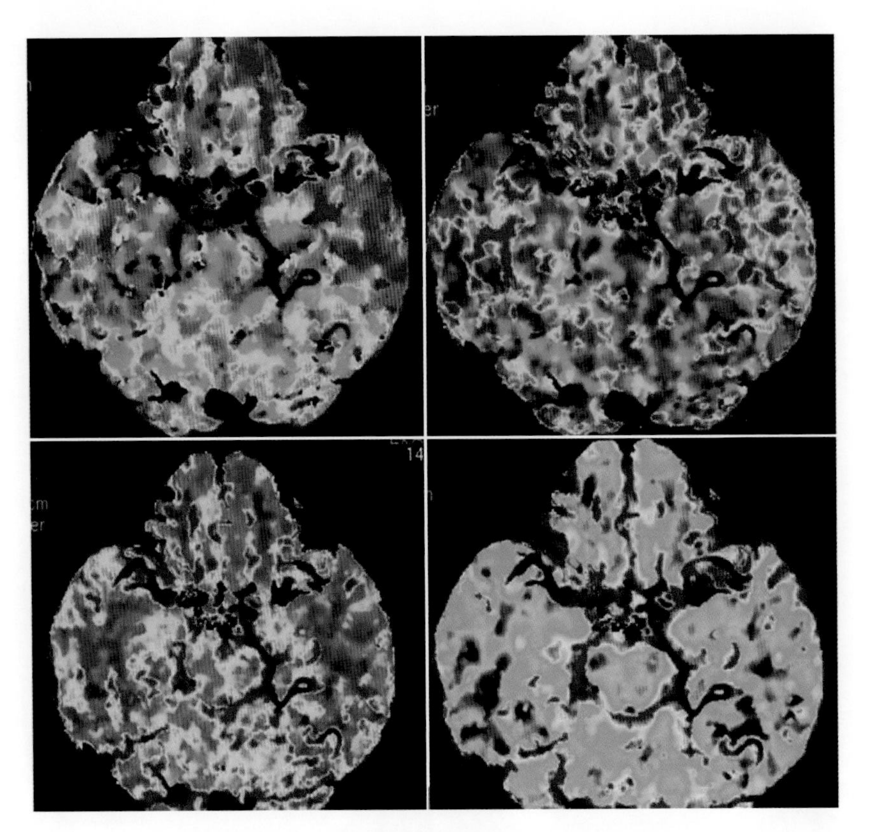

图 4-11-21　术后 CTP 示后循环未见明显低灌注

参考文献

[1] Ravindran K，Salem MM，Enriquez-Marulanda A，et al. Quantitative assessment of in-stent stenosis after Pipeline embolization device treatment of intracranial aneurysms：a single-institution series and systematic review. World Neurosurg，2018，120：e1031-e1040.

[2] John S，Bain MD，Hui FK，et al. Long-term follow-up of in-stent stenosis after Pipeline flow diversion treatment of intracranial aneurysms. Neurosurgery，2016，78（6）：862-867.

[3] Grewe PH，Deneke T，Machraoui A，et al. Acute and chronic tissue response to coronary stent implantation：pathologic findings in human specimen. J Am Coll Cardiol，2000，35（1）：157-163.

[4] Kimura T，Yokoi H，Nakagawa Y，et al. Three-year follow-up after implantation of metallic coronary-artery stents. N Engl J Med，1996，334（9）：561-566.

[5] Chaabane C，Otsuka F，Virmani R，et al. Biological responses in stented arteries. Cardiovasc Res，2013，99（2）：353-363.

第五章 特殊病例

第一节

覆膜支架治疗外伤性颈内动脉海绵窦瘘

（张静波　刘恋　王坤　刘新科　吕健　王志亮　左光银）

一、引言

外伤性颈内动脉海绵窦瘘是指位于海绵窦内的颈内动脉或其分支，因外伤破裂直接与静脉交通，形成动静脉瘘，其原因常为颅底骨折所致。由于颈内动脉海绵窦段被其出入口处的硬脑膜牢牢固定，故当骨折线横过颅中窝或穿行至鞍旁时，即可撕破该段动脉或其分支。有时亦可因骨折碎片、穿透伤或飞射物直接损伤而造成。临床治疗以可解脱球囊的血管内治疗为主流治疗方法，但覆膜支架、微弹簧圈等也有应用，本节分享一例覆膜支架治疗。

二、病情简介

患者，男性，32 岁，主因“头部外伤后 4 月余伴右眼球突出、眼睑充血”入院。

现病史：患者 4 个多月前从 10 余米高处坠落在水泥地，伤后意识不清，就诊于我院，诊断为“脑挫伤，硬膜外血肿”，次日病情加重，颅内血肿增加，急诊开颅清除血肿，术后病情好转，但双侧眼球不同轴，右眼结膜略充血，双眼视物成双。经过康复治疗后右眼球恢复正常位置，视物成双症状改善，但结膜充血进行性加重伴眼球突出，遂到我科门诊行 CTA 检查见双侧颈内动脉海绵窦增粗（图 5-1-1 和图 5-1-2），以“颈内动脉海绵窦瘘”收入院。

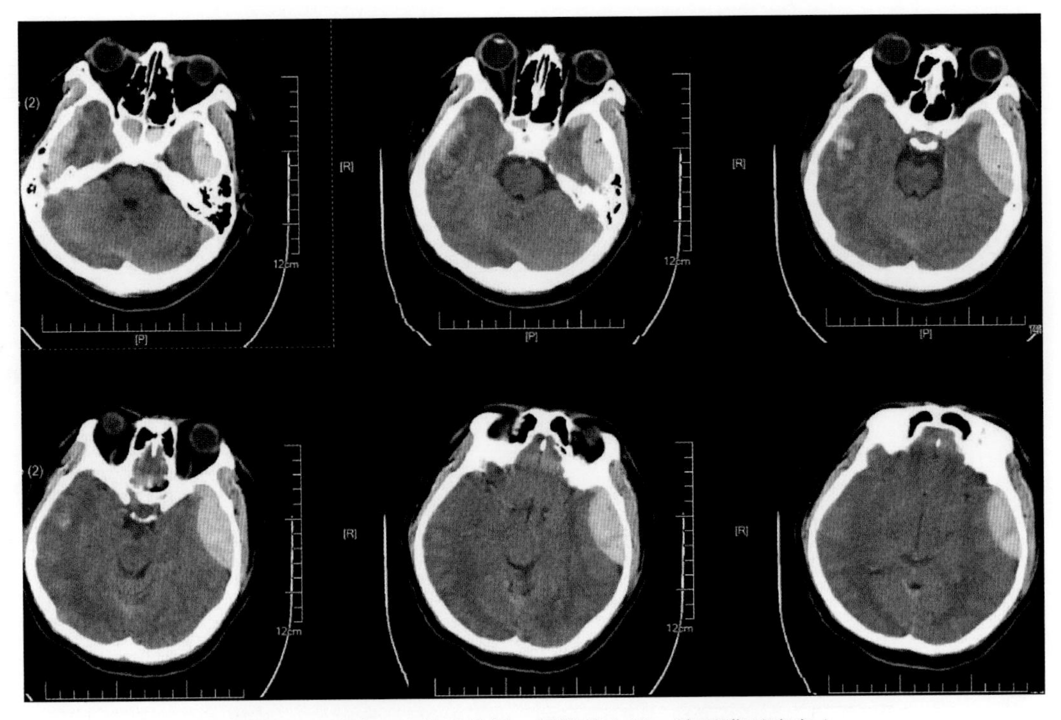

图 5-1-1　头部 CT 提示骨折、硬膜外血肿、蛛网膜下腔出血

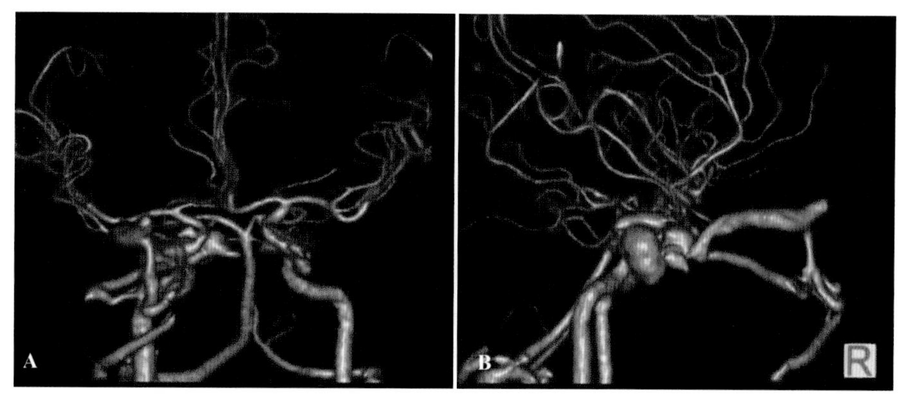

图 5-1-2　头部 CTA 示右侧颈动脉海绵窦瘘，伴眼静脉扩张。A. 正位；B. 侧位

既往史：既往体健，无高血压、糖尿病等。

体格检查：血压 136/80 mmHg，心率 83 次 / 分，心肺腹查体未见明显阳性体征。右侧结膜充血，右侧眼球突出，双侧眼球活动不受限，视力、视野无异常，双侧瞳孔正圆等大，直径约 3 mm，对光反射灵敏，右眶周听诊可闻及咚咚样杂音，与心率一致。

辅助检查：心电图示窦性心律。胸部 CT 未见明显异常。

三、治疗过程

全麻下右侧股动脉穿刺，置入 8F 动脉鞘，5F 单弯导管造影，见右侧颈动脉颅内段未显影，动脉早期经扩张的眼静脉引流（图 5-1-3）；右侧颈外动脉造影未见明显异常（图 5-1-4）；右侧椎动脉造影

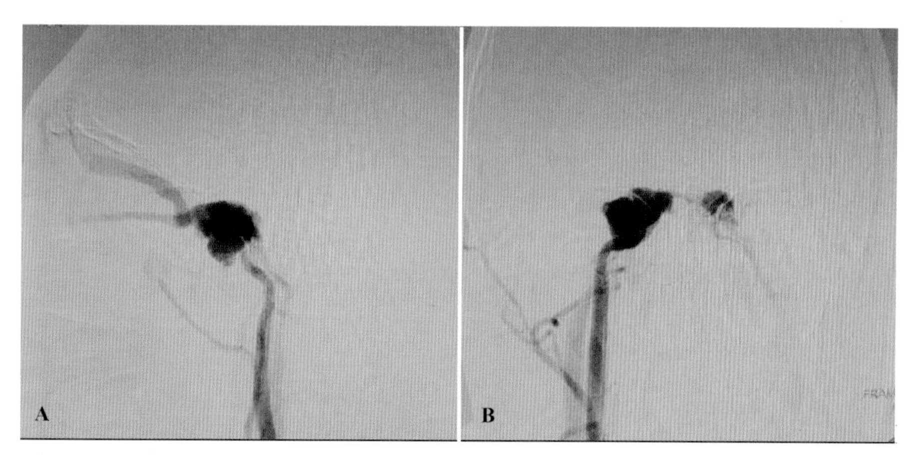

图 5-1-3　右侧颈动脉颅内段未显影，动脉早期经扩张的眼静脉引流。A. 侧位；B. 正位

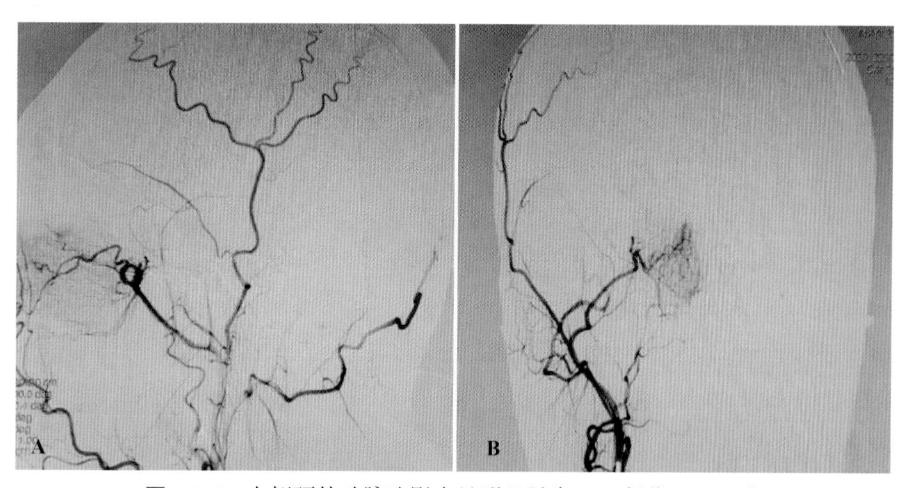

图 5-1-4　右侧颈外动脉造影未见明显异常。A. 侧位；B. 正位

见后交通动脉开放，向前代偿供血，反流至海绵窦段后出现异常染色（图 5-1-5）。左侧颈动脉造影示前交通动脉开放，左向右代偿供血（图 5-1-6）。

撤出造影导管，泥鳅导丝携 8F 导引导管至右颈内动脉 C1 段，Synchro 微导丝（0.014 in，205 cm）携 Echelon-10 微导管到达右大脑中动脉 M2 段（图 5-1-7）。交换置入 Transend 微导丝（0.014 in，300 cm）。经微导丝送入 Willis 覆膜支架（4.5 mm×10 mm）至右颈内动脉 C4 段，冒烟确认瘘口位置，调整支架确认完全覆盖瘘口后，缓慢加压至 5 atm 释放支架（图 5-1-8 A）。退出球囊，造影见瘘仍有少量残留（图 5-1-8 B）。再次送入球囊，充盈至 6 atm 进

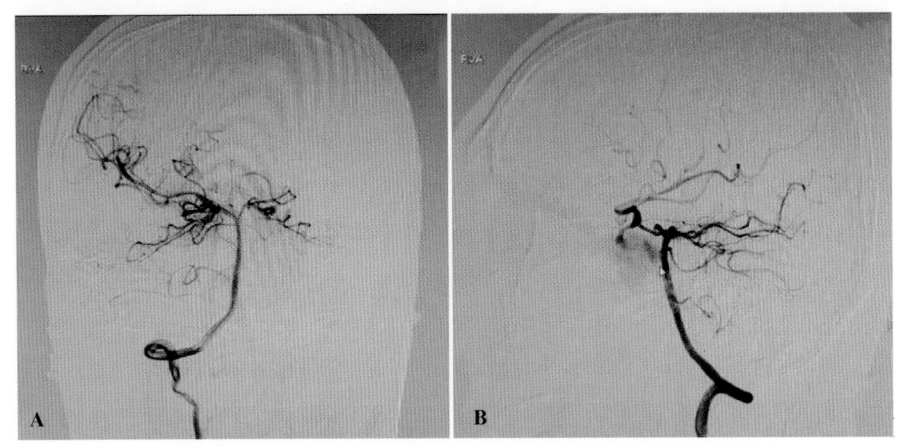

图 5-1-5　右侧椎动脉造影见后交通动脉开放，向前代偿供血，反流至海绵窦段后出现异常染色。**A**. 正位；**B**. 侧位

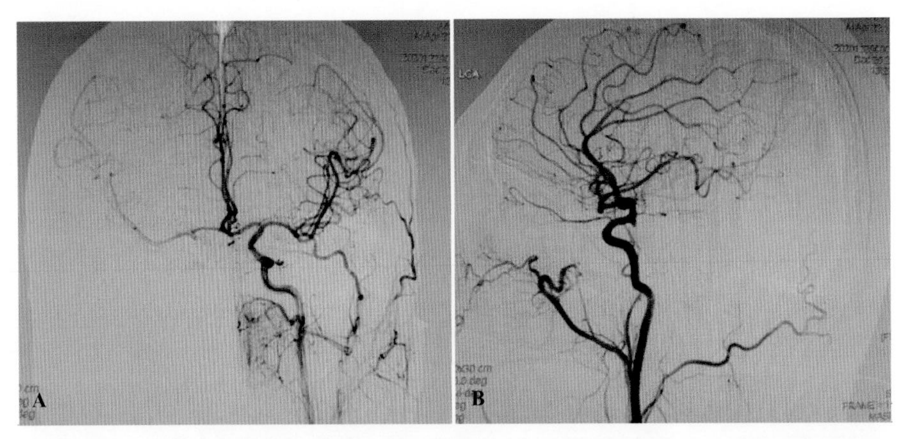

图 5-1-6　左侧颈动脉造影示前交通动脉开放，左向右代偿供血。**A**. 正位；**B**. 侧位

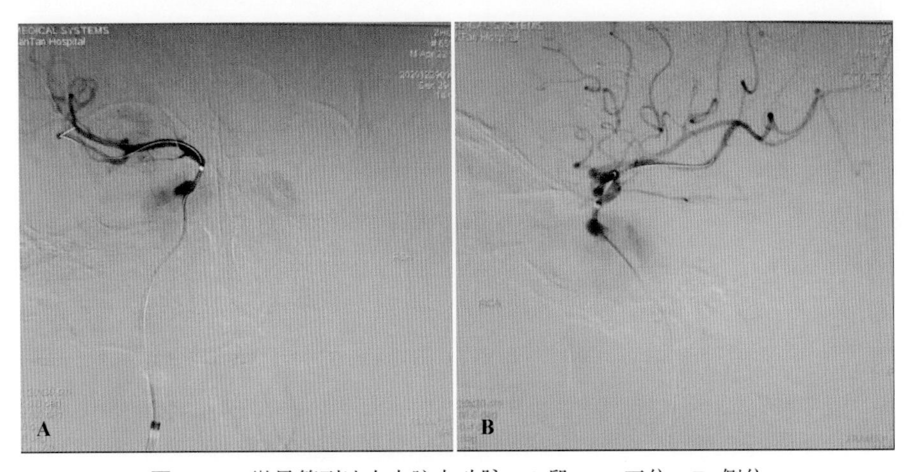

图 5-1-7　微导管到达右大脑中动脉 M2 段。**A**. 正位；**B**. 侧位

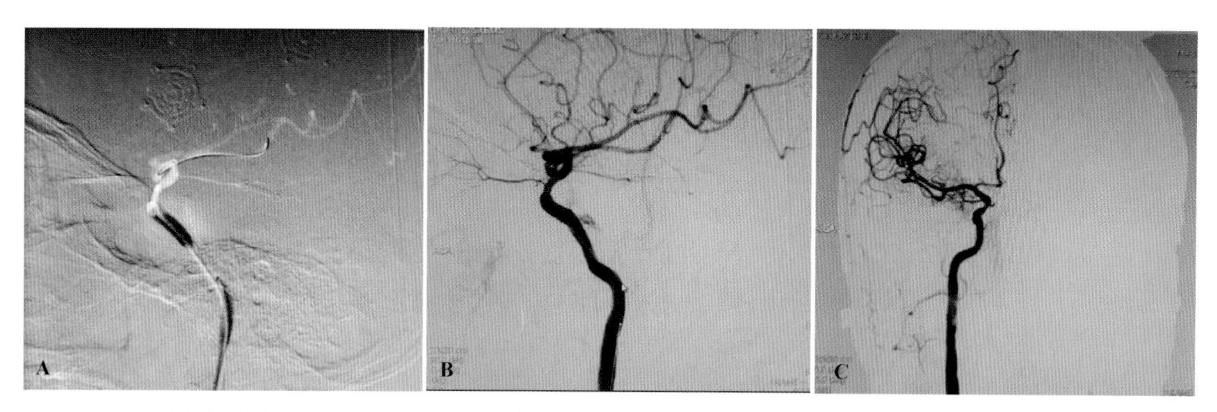

图 5-1-8　A. 瘘口处缓慢释放 Willis 支架；B. 退出球囊，见瘘仍有少量残留；C. 球囊复扩后，瘘口完全消失，前向血流充盈良好

行复扩。再次造影见瘘口完全消失，前向血流充盈良好（图 5-1-8 C）。逐级撤出系统，手术结束。

四、讨论

外伤性颈动脉海绵窦瘘（traumatic carotid-cavernous fistula，TCCF）是继发于外伤的颈内动脉和海绵窦之间的获得性异常交通。据报道，TCCF 发生率约为 75%[1]，按 TCCF 与海绵窦之间的连接关系，可以分为直接型与间接型两大类，其中以直接型 TCCF 为主[2]。自 1974 年 Serbinenko 报道采用可脱性球囊治疗以来[3]，血管内治疗逐渐取代传统的外科手术。不同类型的 TCCF 其治疗入路及所用栓塞材料均不相同。根据 Barrow 分型法，A 型（直接型）TCCF 为高流量瘘口，可采用的栓塞材料包括可脱性球囊、弹簧圈以及液体胶等。经动脉途径使用可脱性球囊仍然是治疗 TCCF 经典和首选的方法[4]，大宗病例报道其成功率达到 75% ～ 88%。然而外伤性瘘口往往不规则，球囊有时无法到达或完全闭塞瘘口，导致瘘残留或复发，有时需要闭塞颈内动脉；虽然近年来经动脉和（或）静脉途径使用弹簧圈和液体胶填塞技术[5]，联合球囊辅助和（或）支架辅助技术，提高了 TCCF 的治愈率，但液体胶的可控性差，且仍存在一些难治性病例需要牺牲颈内动脉。Willis 覆膜支架由裸支架、聚四氟乙烯膜、球囊导管组成。裸支架兼具柔顺性和横向张力；聚四氟乙烯膜具有抗渗透性，并有利于新生内皮细胞生长、覆盖；膜管和支架的整合增加了支架顺应性。与其他介入材料相比较，Willis 覆膜支架具有以下优点：没有占位效应，可以保留颈内动脉畅通，费用较低，手术时间大大缩短，瘘口和支架相接处不易发生内漏[6-7]。Willis 覆膜支架是为颅内动脉瘤及假性动脉瘤设计的产品，也可作为 TCCF 的治疗手段[8]，而且 TCCF 多见于外伤后，以年轻患者居多。使用 Willis 覆膜支架可以降低远期脑缺血的发生率和避免对侧颈内动脉血流相关性动脉瘤的发生，并且研究表明 Willis 覆膜支架可以很好地促进血管内皮化[9]，这表明 Willis 覆膜支架重构血管也是一种理想的治疗方式。

结合我们的临床经验，在使用 Willis 支架治疗 TCCF 的过程中，应注意以下事项：①所有病例均应行全脑血管造影确定诊断，并仔细阅片，明确供血动脉来源，选择合适的病例。②手术是否成功，瘘口位置和大小的判断至关重要。可采用提高造影帧数、压颈造影或球囊闭塞试验等确定瘘口位置及长度，选择合适类型的支架。如果实在难以判断，应尽可能选择直径大、长度长的支架，以减少瘘口残留内漏的可能性。③操作时，支架需尽量避开眼动脉，并超过瘘口两端 2 mm，防止影响视网膜供血，损害视力。④支架推进时，操作手法一定要轻柔，禁止强推强送，以防支架刺破血管、支架断裂或者导致血管痉挛。⑤支架释放后发现有内漏，可适当提高球囊张力，对支架进行复扩，必要时可根据需要再放一枚支架。

参考文献

[1] Chang CM，Cheng CS. Late intracranial haemorrhage and subsequent carotid-cavernous sinus fistula after fracture of the facial bones. The British Journal of Oral &Maxillofacial Surgery，2013，51：e296-e298.

[2] Aralasmak A，Karaali K，Cevikol C，et al. Venous drainage patterns in carotid cavernous fistulas. ISRN Rdiology，2014，2014：760267.
[3] Serbinenko FA. Balloon catheterization and occlusion of major cerebral vessels. J Neurosurg，1974，41：125-145.
[4] Luo CB，Teng MM，Yen DH，et al. Endovascular embolization of recurrent traumatic carotid-cavernous fistulas managed previously with detachable balloons. The Journal of Trauma，2004，56：1214-1220.
[5] Morón FE，Klucznik RP，Mawad ME，et al. Endovascular treatment of high-flow carotid cavernous fistulas by stent-assisted coil placement. Am J Neuroradiol（AJNR），2005，26：1399-1404.
[6] 盖延廷，檀书斌，龚木花，等 . Willis 覆膜支架置入术治疗创伤性颈动脉海绵窦瘘 7 例 . 国际脑血管病杂志，2018，26：908-911.
[7] 高超，徐立权，冷冰 . Willis 覆膜支架治疗颈动脉海绵窦瘘：经验及文献复习 . 临床医学进展，2018，8：868-873.
[8] Wang YL，Ma J，Li YD，et al. Application of the Willis covered stent for the management of posttraumatic carotid-cavernous fistulas：an initial clinical study. Neurology India，2012，60：180-184.
[9] Cui HK，Li FB，Guo YC，et al. Intermediate analysis of magnesium alloy covered stent for a lateral aneurysm model in the rabbit common carotid artery. European Radiology，2017，27：3694-3702.

第二节

儿童椎动脉 V4 段巨大动脉瘤的血管内介入治疗

（霍晓川　穆士卿）

一、引言

儿童颅内动脉瘤极为罕见，占全部颅内动脉瘤的 5% 以下，颅内夹层动脉瘤更是少见[1]。颅内动脉夹层主要累及椎基底动脉循环系统[2]。颅内动脉夹层的治疗是经验性的，因为缺乏随机对照试验的数据。伴或不伴蛛网膜下腔出血的颅内动脉夹层患者通常采用手术或血管内治疗[3]。对于颅内动脉夹层的儿童患者，在最终选择治疗策略之前，需要解决父母对非开颅治疗的偏见[4]。目前，血管内治疗已成为治疗小儿颅内夹层动脉瘤的首选方法。本文将介绍一例儿童椎动脉 V4 段巨大夹层动脉瘤破裂的介入治疗经验。

二、病情简介

患儿，男性，9 岁，主因“头痛、呕吐 6 天”入院。

现病史： 患儿 6 天前无诱因出现头痛、呕吐，呕吐物为胃内容物，随即患儿意识丧失，出现四肢抽搐，家人急呼“120”就诊于当地医院，行头颅 CT 示蛛网膜下腔出血（图 5-2-1），转当地省级医

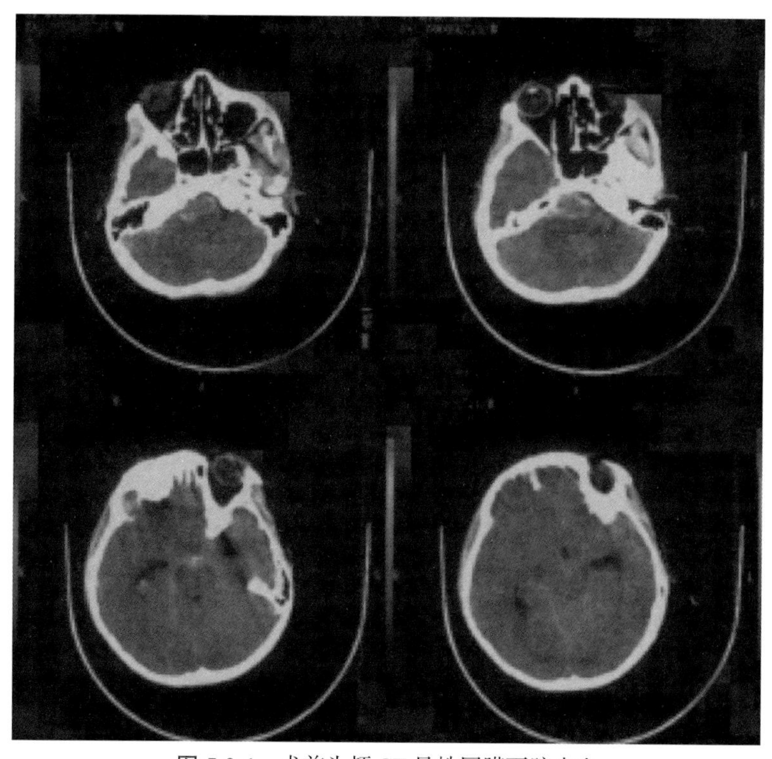

图 5-2-1　术前头颅 CT 见蛛网膜下腔出血

院住院治疗。为进一步治疗转诊至我院，行 CTA 示左椎动脉 V4 段动脉瘤（图 5-2-2），遂收入我科。

既往史：既往体健。

体格检查：血压 112/68 mmHg，心肺腹未见明显异常，双侧足背动脉搏动正常。神经科查体示神志清楚、言语流利，双侧瞳孔等大正圆，对光反射灵敏，双眼球各向运动充分，无眼震，伸舌居中，颈强直两横指，四肢肌力、肌张力正常，腱反射对称引出，感觉、共济查体未见异常，双侧巴宾斯基征（－）。

辅助检查：血液检查未见明显异常。心电图、胸部 X 线片未见明显异常。MRI 检查见脑干占位明显（图 5-2-3）。

三、治疗过程

患儿术前头颅 CT 示蛛网膜下腔出血，CTA 可见左椎动脉 V4 段巨大动脉瘤，再次破裂死亡率极高，需尽快介入治疗。拟行支架辅助弹簧圈栓塞术，必要时行载瘤动脉闭塞术。

患儿全麻成功后，右侧股动脉穿刺置入 5F 鞘，脑血管造影可见左椎动脉 V4 段巨大动脉瘤，动脉

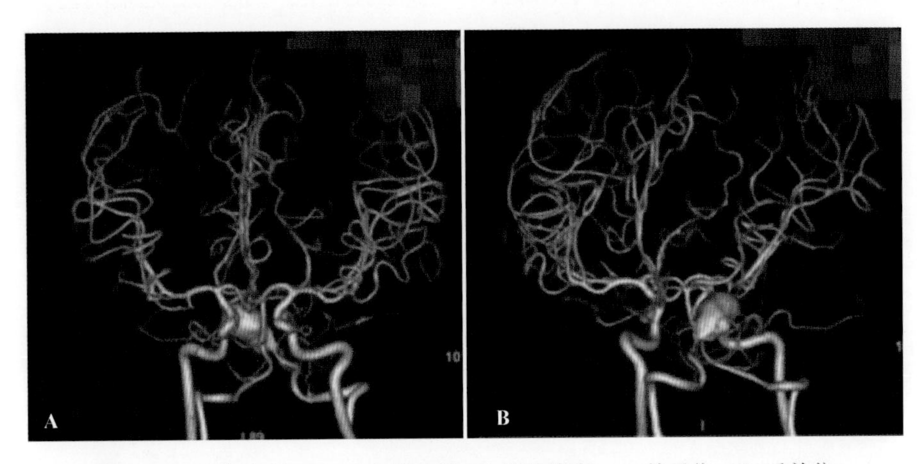

图 5-2-2 术前头颅 CTA 示左椎动脉 V4 段动脉瘤。**A.** 前后位；**B.** 后前位

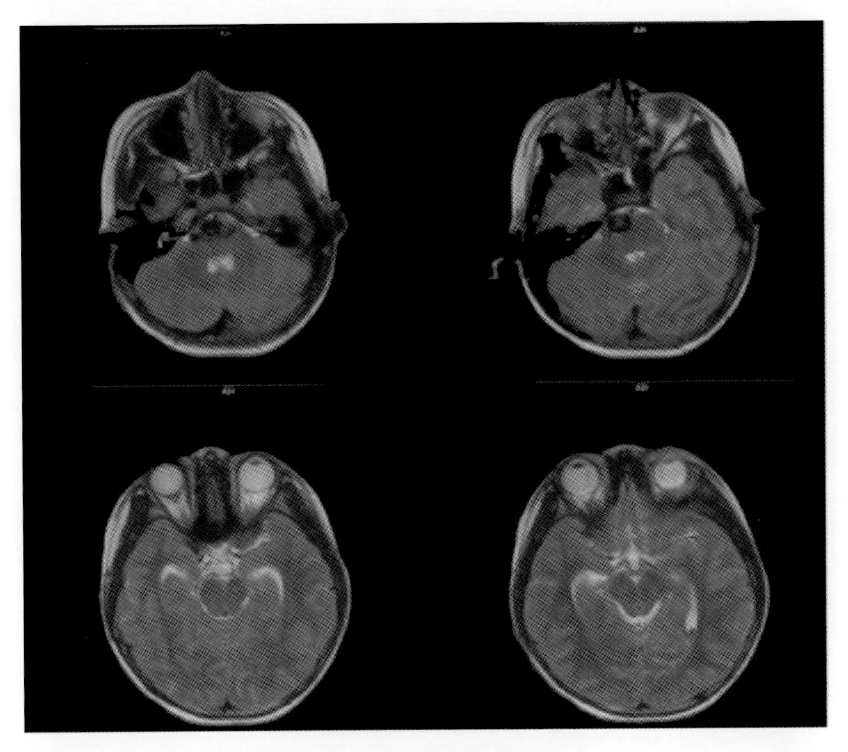

图 5-2-3 术前 MRI 见脑干占位

瘤颈与基底动脉下段距离较近，但未累及基底动脉（图 5-2-4）。经讨论拟行载瘤动脉及动脉瘤栓塞术，暂不置入支架。

在泥鳅导丝引导下将 5F 导引导管置入左椎动脉 V2 段，Synchro 微导丝（0.014 in，200 cm）头端塑形后将 Echelon-10 微导管置于动脉瘤内，撤出微导丝。经微导管填入弹簧圈（大小依次为 14 mm×30 cm、14 mm×30 cm、12 mm×30 cm、12 mm×40 cm、12 mm×40 cm、9 mm×30 cm、9 mm×30 cm、9 mm×30 cm）（图 5-2-5）。

在进行填塞的过程中，微弹簧圈有向基底动脉突出的趋势，随即行左侧股动脉穿刺置入 4F 鞘，在泥鳅导丝引导下将 4F 造影导管经左侧股动脉鞘置入右椎动脉 V1 段，将 Synchro 微导丝（0.014 in，200 cm）经右椎动脉置入基底动脉上段进行标记（图 5-2-6）。

继续经微导管填入弹簧圈（7 mm×30 cm、6 mm×20 cm、5 mm×20 cm），经左椎动脉造影仍可见部分动脉瘤显影，经右椎动脉造影未见动脉瘤显影，基底动脉通畅（图 5-2-7）。

将微导管退出到动脉瘤瘤颈处，继续经微导管填入弹簧圈（4 mm×12 cm、2 mm×6 cm、2 mm×4 cm），边填圈边退管，经左椎动脉造影显示动脉瘤栓塞完全，载瘤动脉近端闭塞，并可经吻合动脉

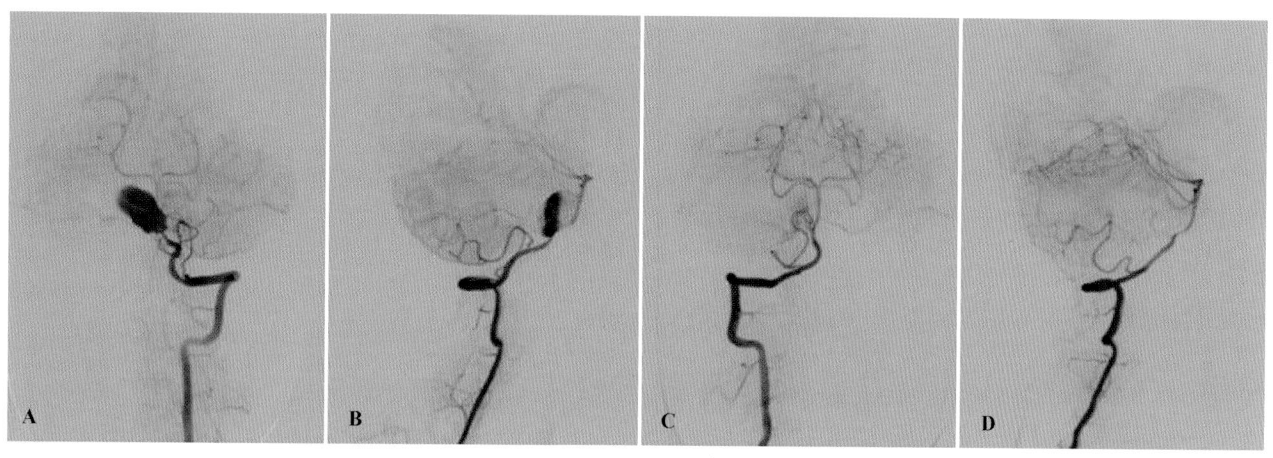

图 5-2-4 全脑血管造影提示左椎动脉 V4 段远端动脉瘤，未累及基底动脉。A. 左椎动脉造影正位；B. 左椎动脉造影侧位；C. 右椎动脉造影正位；D. 右椎动脉造影侧位

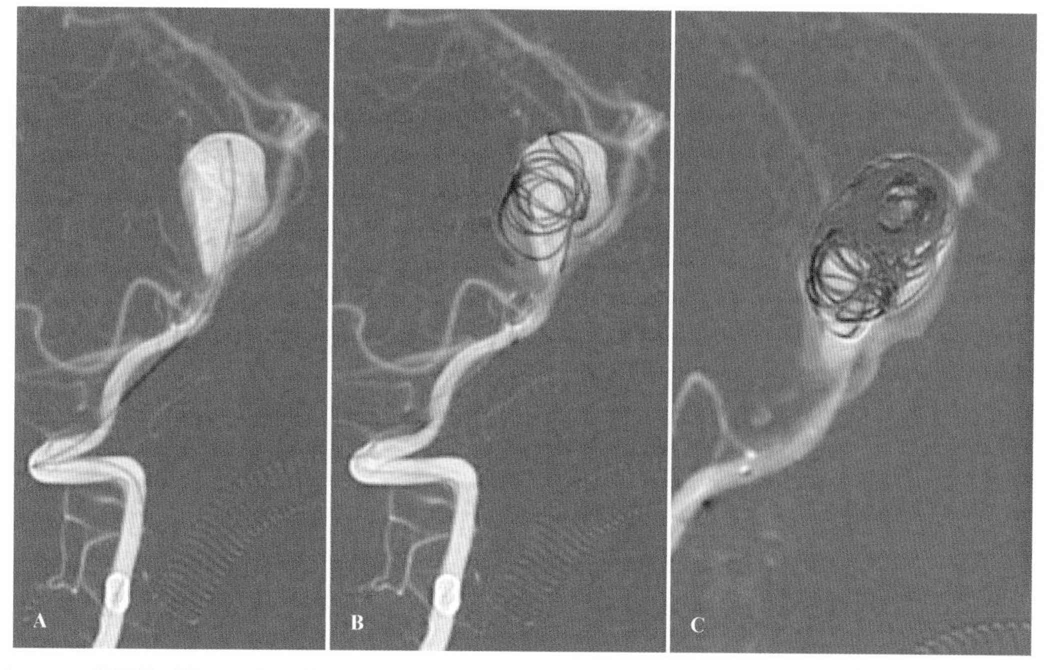

图 5-2-5 微导管到位后进行弹簧圈填塞动脉瘤。A. 微导管就位；B. 填第 1 个弹簧圈；C. 填第 6 个弹簧圈

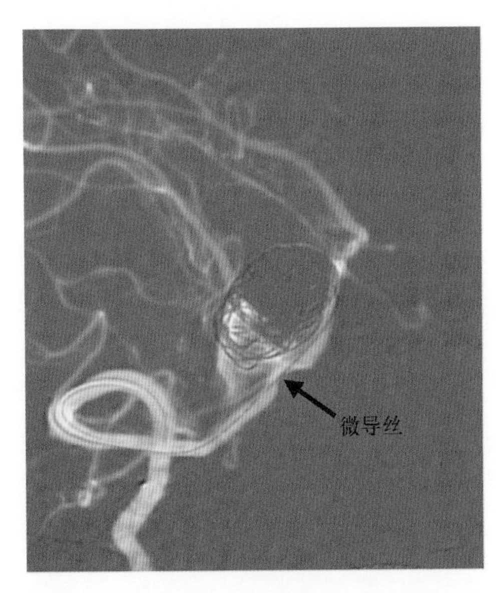

图 5-2-6 微导丝经右椎动脉置入基底动脉上段

向基底动脉及大脑后动脉供血。经右椎动脉造影未见动脉瘤显影，基底动脉通畅（图 5-2-8）。遂结束手术。

术后全麻清醒，拔气管插管，患者意识清楚，四肢活动自如。回神经重症监护病房。

术后予补液、脱水治疗。但患儿术后 4 h 开始出现意识状态逐渐变差，术后 6 h 意识呈昏睡状态，查体不合作。双侧瞳孔等大等圆，直径 2.5 mm，对光反射灵敏，右侧中枢性面瘫，左侧肢体刺痛活动差，右上肢刺痛可定位，右下肢屈曲。双侧病理征（－）。立即行头颅 CT 检查（图 5-2-9），考虑为动脉瘤栓塞后血栓形成，体积增大压迫脑干所致，继续加强脱水、激素及营养神经等治疗。

术后第 2 天，患儿意识呈浅昏迷状态，双侧瞳孔同前，右侧中枢性面瘫，刺痛四肢呈屈曲状态，双侧病理征（＋）。行 TCD 检查示基底动脉血流通畅，流速正常范围。术后第 7 天患儿意识清晰，可遵嘱睁眼闭眼，四肢无遵嘱活动，双眼向左侧凝视，双侧瞳孔直径 2.5 mm，对光反射灵敏，刺痛四肢屈曲，双侧病理征（＋）。复查头颅 CT 未见出血，脑水肿较前好转（图 5-2-10）。

四、讨论

与成人颅内动脉瘤相比，儿童动脉瘤尺寸巨大且形态复杂，更易位于后循环[1-2]。血管内治疗逐渐成为重要的治疗方式，虽然在儿科人群中血管内治疗动脉瘤的长期结果还不是很清楚，但在过去 10 年间，已经从显微外科治疗向血管内治疗发生了显著的转变[5-6]。椎动脉夹层动脉瘤与囊性动脉瘤具有不同的病理机制，椎动脉夹层动脉瘤破裂急性期的再出血率高于囊性动脉瘤，必须及时采用合适的

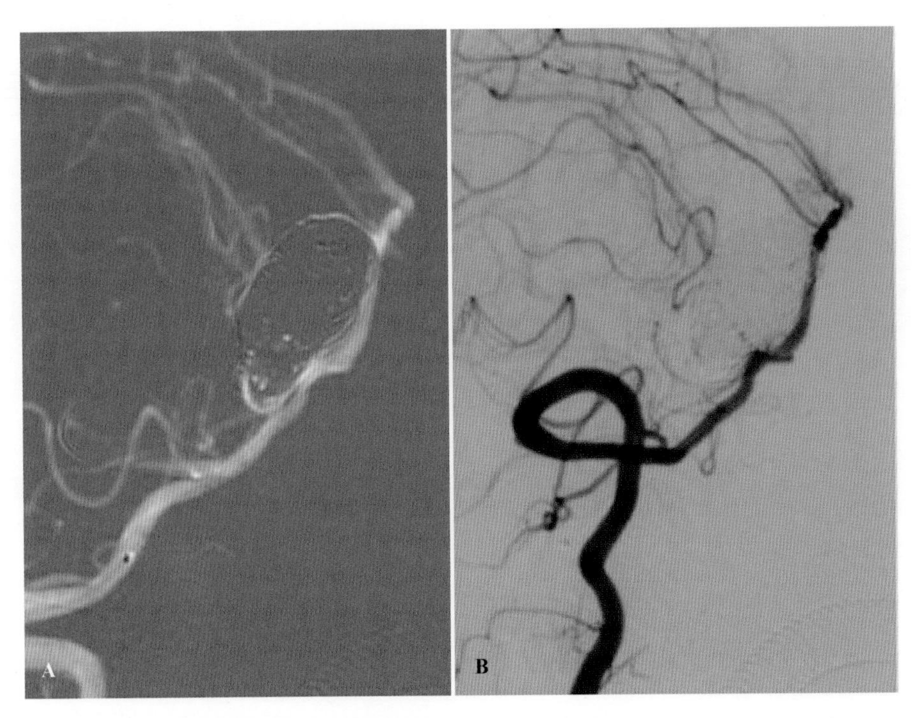

图 5-2-7 右椎动脉造影显示动脉瘤不显影，基底动脉通畅。**A**. 路径图；**B**. 减影

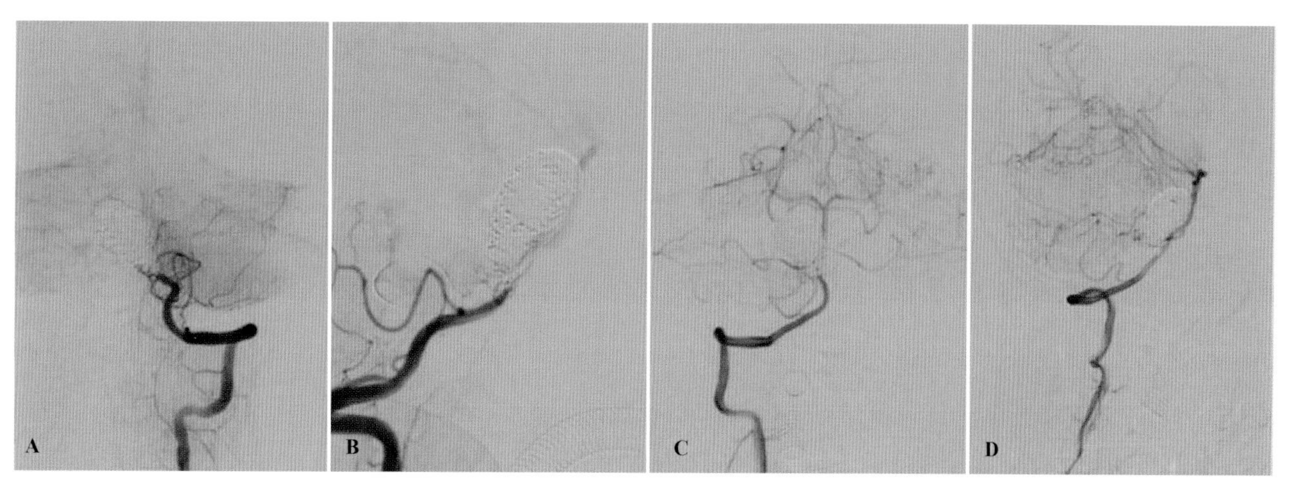

图 5-2-8　术后即刻双椎动脉造影，显示左椎动脉 V4 段载瘤动脉及动脉瘤闭塞良好，未见显影；右椎动脉及基底动脉通畅。**A**. 左椎动脉前后位；**B**. 左椎动脉侧位；**C**. 右椎动脉前后位；**D**. 右椎动脉侧位

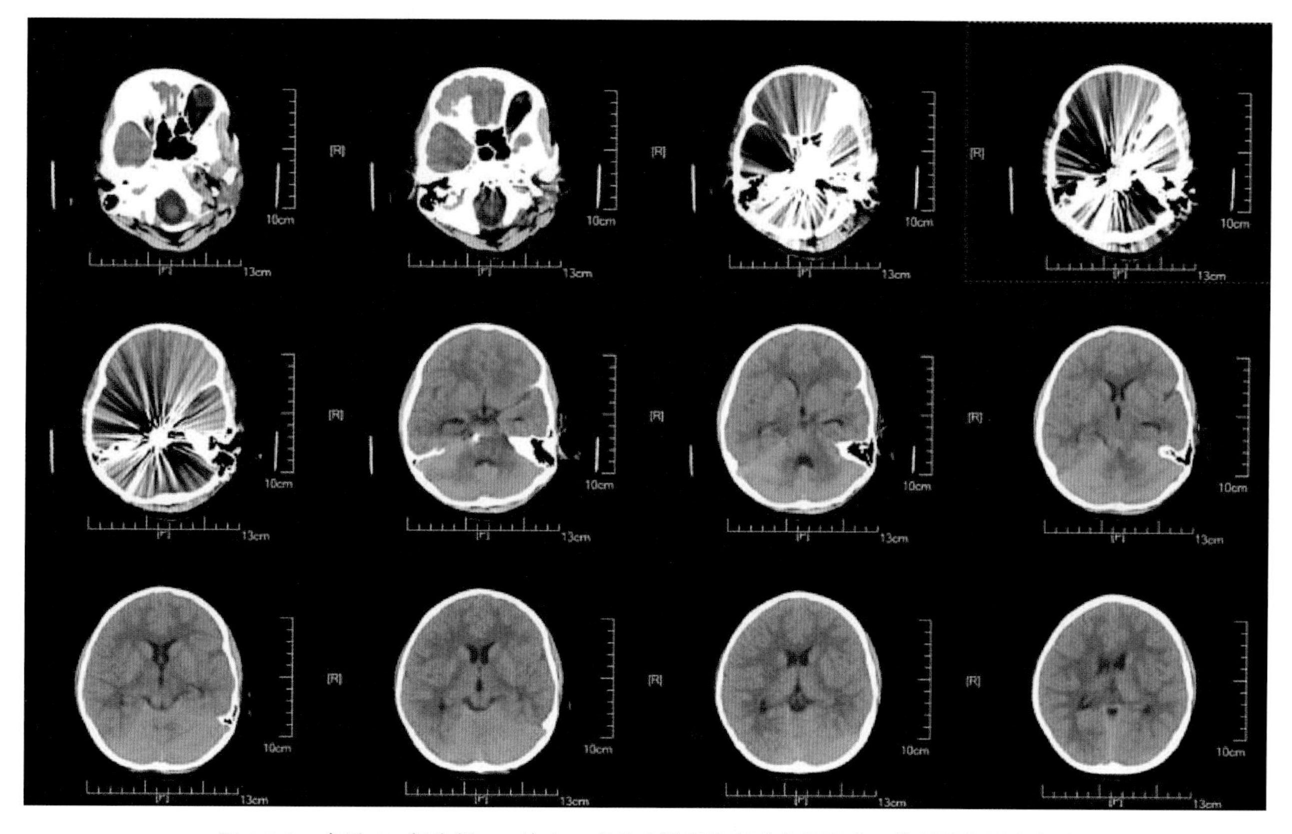

图 5-2-9　术后 6 h 行头颅 CT 检查，考虑动脉瘤栓塞后血栓形成，体积增大压迫脑干

技术进行治疗[7-8]。本例患儿因蛛网膜下腔出血入院，头颈部 CTA 及 DSA 可见左椎动脉 V4 段巨大夹层动脉瘤，动脉瘤巨大，对脑干已经形成压迫，且为出血性动脉瘤，如不及时治疗，随时可能发生再次破裂，死亡率极高。因此，我们积极为患者进行了治疗。

由于破裂椎动脉夹层的脆弱性以及它们靠近脑干和颅底神经，血管内治疗通常比外科治疗更具有优势。由于椎动脉夹层病变的广泛性，椎动脉受累节段周围通常也会受累。传统的血管内治疗包括近端载瘤动脉闭塞（proximal parent artery occlusion，PPAO），通常使用可解脱球囊或弹簧圈，这项技术的主要优点是血管内装置远离脆弱的病变节段，降低了医源性治疗相关出血的风险。此外，病变节段

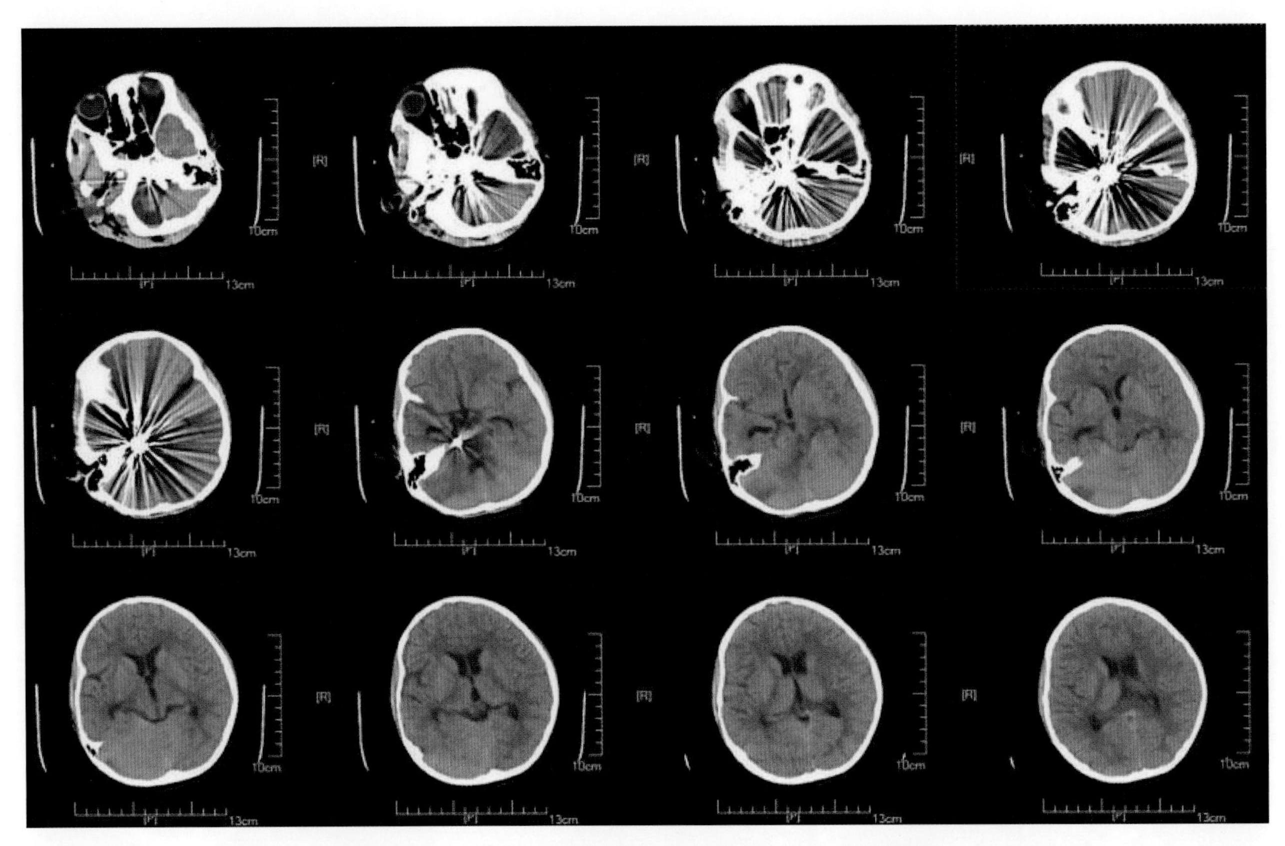

图 5-2-10 术后第 7 天头颅 CT 未见出血，脑水肿较前好转

的重要分支，如小脑后下动脉、脑干穿支动脉和脊髓前动脉可继续逆行充盈。然而，对侧椎动脉逆行充盈的这种可能性也意味着被剥离的节段有再次出血的可能性。夹层动脉瘤及载瘤动脉血管内闭塞术（endovascular trapping，ET）是另一种治疗策略[9]。这项技术的优点是，对病变节段的牢固而永久的闭塞消除了再出血的风险。PPAO 或 ET 可能会继发邻近的小脑后下动脉（PICA）和脑干穿支动脉闭塞，或对侧椎动脉的侧支供应不足而导致继发性缺血性卒中[9]。然而，与这种治疗策略相关的重大神经系统疾病的发生率仍然缺乏相关数据支持。鉴于最近的技术进步，采用支架辅助弹簧圈和血流导向装置血管内重建载瘤动脉已成为 PPAO 或 ET 治疗椎动脉夹层的可能替代方法[10-11]。Wang 等[12]报道了 4 例未破裂儿童巨大椎基底动脉夹层动脉瘤的血流导向治疗，取得良好的效果。但血流导向装置治疗破裂急性期的动脉瘤比未破裂动脉瘤存在较高的并发症发生率[13]，因此我们对这例患者选择了 ET。术中我们经左椎动脉填塞弹簧圈，经右椎动脉将微导丝置入基底动脉，其目的是：①作为栓塞左侧椎动脉瘤的标记，如果弹簧圈贴近或越过微导丝，我们考虑弹簧圈进入基底动脉，这时需调整弹簧圈形态，更好地栓塞动脉瘤；②为必要时基底动脉置入支架做准备。

另外一个不可避免的问题是巨大动脉瘤的占位效应。手术治疗该动脉瘤的目的是预防再次破裂出血，但填塞弹簧圈血栓形成必然会增加动脉瘤体积，以及优势椎动脉急性闭塞载瘤动脉后的“水锤”效应[14]，术后可能对周围重要结构形成压迫症状，严重时危及生命。在本例患者中，术后最初患者由于颅内动脉瘤栓塞术后瘤腔内急性血栓形成、炎症反应加重导致占位症状加重，给予脱水和激素抗炎治疗后症状好转，说明对于这类患者术后加强脱水、激素及营养神经等治疗是必要的。

参考文献

[1] Navarro R，Brown BL，Beier A，et al. Flow diversion for complex intracranial aneurysms in young children. J Neurosurg Pediatr，2015，15（3）：276-281.

[2] Yap L，Patankar T，Pysden K，et al. Spontaneous dissecting lenticulostriate artery aneurysm in children：radiologic findings and clinical management. J Child Neurol，2015，

30（8）：1060-1064.

[3] Debette S，Compter A，Labeyrie MA，et al. Epidemiology，pathophysiology，diagnosis，and management of intracranial artery dissection. Lancet Neurol，2015，14（6）：640-654.

[4] Sanai N，Quinones-Hinojosa A，Gupta NM，et al. Pediatric intracranial aneurysms：durability of treatment following microsurgical and endovascular management. J Neurosurg，2006，104（2 Suppl）：82-89.

[5] Saraf R，Shrivastava M，Siddhartha W，et al. Intracranial pediatric aneurysms：endovascular treatment and its outcome. J Neurosurg Pediatr，2012，10（3）：230-240.

[6] Hetts SW，Narvid J，Sanai N，et al. Intracranial aneurysms in childhood：27-year single-institution experience. Am J Neuroradiol（AJNR），2009，30（7）：1315-1324.

[7] Nakatomi H，Segawa H，Kurata A，et al. Clinicopathological study of intracranial fusiform and dolichoectatic aneurysms：insight on the mechanism of growth. Stroke，2000，31（4）：896-900.

[8] Mizutani T，Kojima H，Asamoto S，et al. Pathological mechanism and three-dimensional structure of cerebral dissecting aneurysms. J Neurosurg，2001，94（5）：712-717.

[9] Aihara M，Naito I，Shimizu T，et al. Predictive factors of medullary infarction after endovascular internal trapping using coils for vertebral artery dissecting aneurysms. J Neurosurg，2018，129（1）：107-113.

[10] Fang YB，Zhao KJ，Wu YN，et al. Treatment of ruptured vertebral artery dissecting aneurysms distal to the posterior inferior cerebellar artery：stenting or trapping? Cardiovasc Intervent Radiol，2015，38（3）：592-599.

[11] Ducruet AF，Crowley RW，Albuquerque FC，et al. Reconstructive endovascular treatment of a ruptured vertebral artery dissecting aneurysm using the Pipeline embolization device. J Neurointerv Surg，2013，5（4）：e20.

[12] Wang J，Zhang Y，Lv M，et al. Application of the Pipeline embolization device for giant vertebrobasilar dissecting aneurysms in pediatric patients. Front Neurol，2019，10：179.

[13] Kan P，Sweid A，Srivatsan A，et al. Expanding indications for flow diverters：ruptured aneurysms，blister aneurysms，and dissecting aneurysms. Neurosurgery，2020，86（Suppl 1）：S96-S103.

[14] Dmytriw AA，Alrashed A，Yang VX. Giant intracranial aneurysm water-hammer effect. Pract Neurol，2020，20（3）：246.

第三节

血流导向装置 PED 治疗椎基底动脉连接部巨大夹层动脉瘤

（陈希恒　贾璐琼）

一、引言

儿童颅内夹层动脉瘤很少见[1]，在椎基底动脉系统中治疗这种类型的动脉瘤更加困难。大型（≥ 10 mm）或巨型（＞ 25 mm）基底动脉（BA）动脉瘤的自然病史特别差，通常，它们的临床特征是血管内血栓形成或脑干占位效应，如果不治疗可能会导致死亡。传统的椎基底动脉动脉瘤血管内治疗的复发率高，载瘤血管重塑不充分[2-3]。血流导向装置 PED（ev3 Neurovascular，Irvine，USA，California）于 2011 年获得美国食品和药品监督管理局（FDA）的批准，最初被批准用于治疗 22 岁以上成年人颈内动脉岩骨段至垂体上段开口处近端的大型或巨型动脉瘤[4]。在大型或巨型动脉瘤的治疗中，PED 的治疗成功率比其他血管内技术要高得多。随着 PED 治疗经验的增加，超适应证使用 PED 治疗后循环动脉瘤已变得越来越普遍[5-8]。然而，PED 治疗儿童大型或巨型 BA 动脉瘤的安全性和有效性数据尚缺乏。本节我们报告一例儿童巨大椎基底动脉夹层动脉瘤，成功地应用 3 枚 PED 联合右侧椎动脉闭塞治疗，术后 4 个月 DSA 显示动脉瘤完全愈合，左侧椎动脉重建良好。

二、病情简介

患者，女性，17 岁，主因“持续性头痛 2 个月”入院。

现病史：2 个月前患者感冒痊愈后出现持续性头痛。外院 CT 和 MRA 检查显示脑干处巨大占位（图 5-3-1 A 和 B）。数字减影血管造影（DSA）证实椎基底动脉连接部有一个巨大的夹层动脉瘤（图 5-3-1 C ～ F）。三维重建显示夹层动脉瘤横跨双侧椎动脉，小脑前下动脉（AICA）由动脉瘤发出（图 5-3-1 G 和 H）。经过多位神经介入专家和神经外科专家的综合讨论，我们决定行右椎动脉（right vertebral artery，RVA）闭塞治疗，并使用 Pipeline 栓塞装置（PED）重建左椎动脉（left vertebral artery，LVA）和基底动脉，以栓塞动脉瘤。

既往史：既往体健。

体格检查：神清语利，神经系统查体未见明显阳性体征。

辅助检查：术前影像学检查如上文所述。

三、治疗经过

治疗前 5 天给予患者双重抗血小板治疗（氯吡格雷 75 mg 1 次 / 日，阿司匹林 100 mg 1 次 / 日）。

患者取平卧位，全身麻醉成功后，右侧腹股沟区消毒铺巾单，右侧股动脉行 Seldinger 穿刺，置入 6F 动脉鞘。超滑泥鳅导丝（150 cm）携 5F 造影导管分别行双侧颈总动脉及双侧椎动脉正、侧位造影，结果显示双侧椎基底动脉连接部巨大夹层动脉瘤。造影完毕后，撤出造影导管。超滑泥鳅导丝将 6F 导引导管超选入左侧椎动脉。导引导管位置满意后，接高压肝素盐水持续稳定滴注。行三维血管重建，显示椎基底动脉连接部巨大夹层动脉瘤，瘤体巨大，累及血管范围广泛，载瘤动脉瘤颈处显影不清。调整至合适的工作角度，在路径图引导

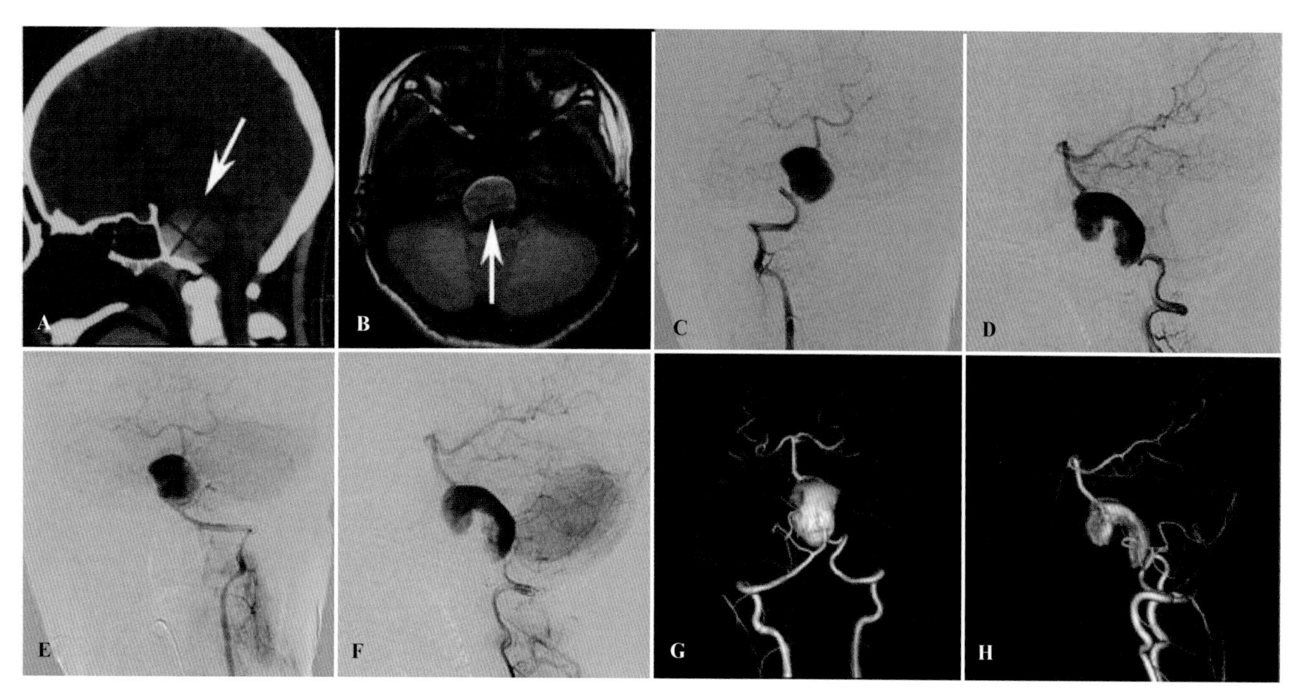

图 5-3-1　术前影像学评估。A 和 B. 术前 CT（A）和 MRA（B）显示脑干处巨大占位（箭头示）；C ～ F. 术前右椎动脉（C 和 D）和左椎动脉（E 和 F）正、侧位血管造影显示椎基底动脉连接部有一个巨大的夹层动脉瘤；G 和 H. 三维重建显示夹层动脉瘤横跨双侧椎动脉，小脑前下动脉起源于动脉瘤

下，微导丝经导引导管将球囊微导管引导至右椎动脉合适位置，用一枚 2# 可解脱金球囊封堵了右椎动脉，DSA 证实右椎动脉完全闭塞（图 5-3-2 A）。复查造影确认右椎动脉闭塞后，6F 导引导管超选入左侧椎动脉。导引导管位置满意后，接高压肝素盐水持续稳定滴注，路径图下 Synchro-14 微导丝将 Marksman 支架导管超选进入大脑后动脉 P2 段，调整位置满意后撤出导丝并接高压盐水持续滴注备用。接下来，经 Marksman 微导管送入首枚 PED（3.25 mm×35 mm），到达合适位置后释放 PED。然而，术中发现支架出现严重回缩，并且在释放后有陷入动脉瘤腔内的趋势。因此，在专家组紧急讨论之后，我们决定再桥接两个支架：一个在动脉瘤的远端，另一个在动脉瘤的近端。

我们将 Marksman 支架导管再次经微导丝协助下超选到基底动脉的顶端，释放了另一枚 PED，得到了一个约 5 mm 的桥接重叠区。然后将 Marksman 支架导管移至距离第 1 枚 PED 远端 7 mm 的位置，成功释放了第 3 枚 PED。术中 DSA 显示 3 枚 PED 张开良好，贴壁满意。撤出支架导管系统，术后即刻行左椎动脉 DSA 检查，进一步显示 PED 与血管壁贴壁良好，载瘤动脉及远端血管通畅，动脉瘤腔内对比剂滞留明显（图 5-3-2 B ～ D）。然后我们撤出所有导管，完成手术。术中静脉注射肝素维持活化凝血时间为 250 ～ 300 s，患者自麻醉中苏醒，可按指令操作。

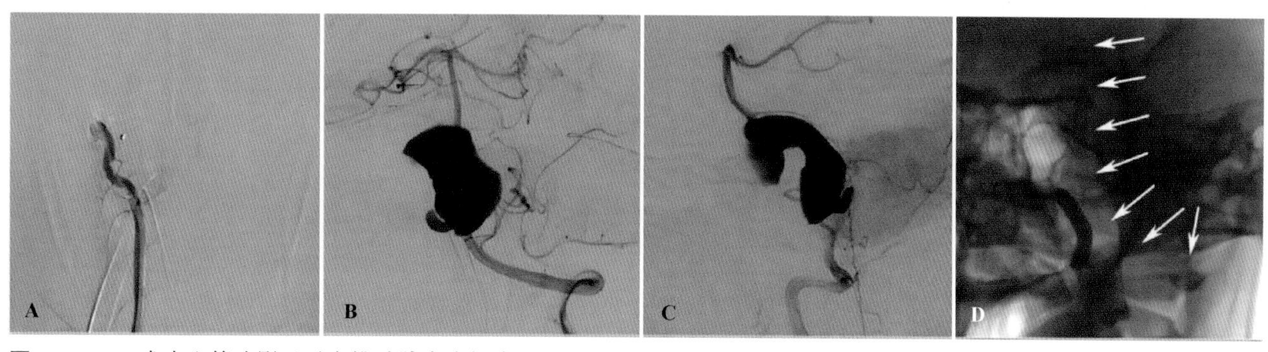

图 5-3-2　A. 术中血管造影显示右椎动脉完全闭塞；B 和 C. 术后即刻血管造影显示左椎动脉-基底动脉重建，瘤腔内可见对比剂淤滞。D. 造影显示三个 PED 形状良好的未减影视图（白色箭头）

术后第2天，患者恢复良好，诉头痛，mRS评分1分。术后给予阿司匹林（100 mg/d）和氯吡格雷（75 mg/d）双联抗血小板治疗，连续服用6个月。6个月后停用氯吡格雷，终生继续服用阿司匹林。我们每隔1个月通过电话追踪这位患者。患者表示头痛在术后20天有所改善，术后3个月完全消失。

血管内治疗4个月后进行血管造影随访，DSA显示左椎动脉重建良好，动脉瘤完全愈合（图5-3-3）。

四、讨论

未成年患者颅内动脉瘤占全部颅内动脉瘤的5%以下，合并颅内夹层动脉瘤更是少见[1, 9]。颅内夹层动脉瘤主要累及后循环椎基底动脉系统[10]。伴有或不伴蛛网膜下腔出血的颅内夹层动脉瘤患者通常采用手术或血管内治疗[11]。然而，使用外科手术或传统血管内技术选择性治疗后循环动脉瘤可能会导致较差的临床结局。传统的椎基底动脉瘤血管内治疗复发率高，载瘤血管重塑不充分[12]，PED是复杂后循环动脉瘤患者的另一种治疗选择。使用PED可以获得比外科或其他血管内技术更好的结果[13-15]。对于这例复杂后循环巨大夹层动脉瘤，我们首先选择血管内治疗。本例患者有持续性头痛，我们考虑是继发于巨大动脉瘤的占位效应所致。因此，我们没有采用传统的支架辅助弹簧圈治疗策略，因为用弹簧圈填充动脉瘤腔并不能减轻动脉瘤引起的占位效应。此外，传统的支架辅助弹簧圈栓塞与动脉瘤的高复发率相关[12]。对于椎基底动脉连接部（VBJ）的病变，治疗难度和风险较大，有研究认为闭塞非优势的对侧椎动脉是必要的，因为能够减少术后持续的对侧椎动脉血流，避免动脉瘤进展[16]。Bhogal等[16]在治疗一例VBJ动脉瘤时，由于患者拒绝行对侧椎动脉牺牲，结果该患者不久占位症状加重，随后死亡。椎动脉闭塞的时期选择目前尚无定论。Munich等[17]认为，择期牺牲椎动脉可能会在保留穿支动脉的情况下，使动脉瘤血栓形成得到更好的控制。Natarajan等[18]也报道过一例VBJ动脉瘤患者，在放置PED的同时进行了弹簧圈和椎动脉牺牲，出现四肢瘫痪、吞咽困难和构音障碍。MRI显示脑干梗死位于桥髓交界处，与对侧椎动脉牺牲时发生的椎动脉远端小穿支闭塞相对应。根据我们中心尚未发表的经验，在治疗VBJ动脉瘤时，闭塞椎动脉与否与并发症的发生没有统计学意义，但仍需要大样本研究验证。我们选择封堵右椎动脉（RVA）是因为左椎动脉

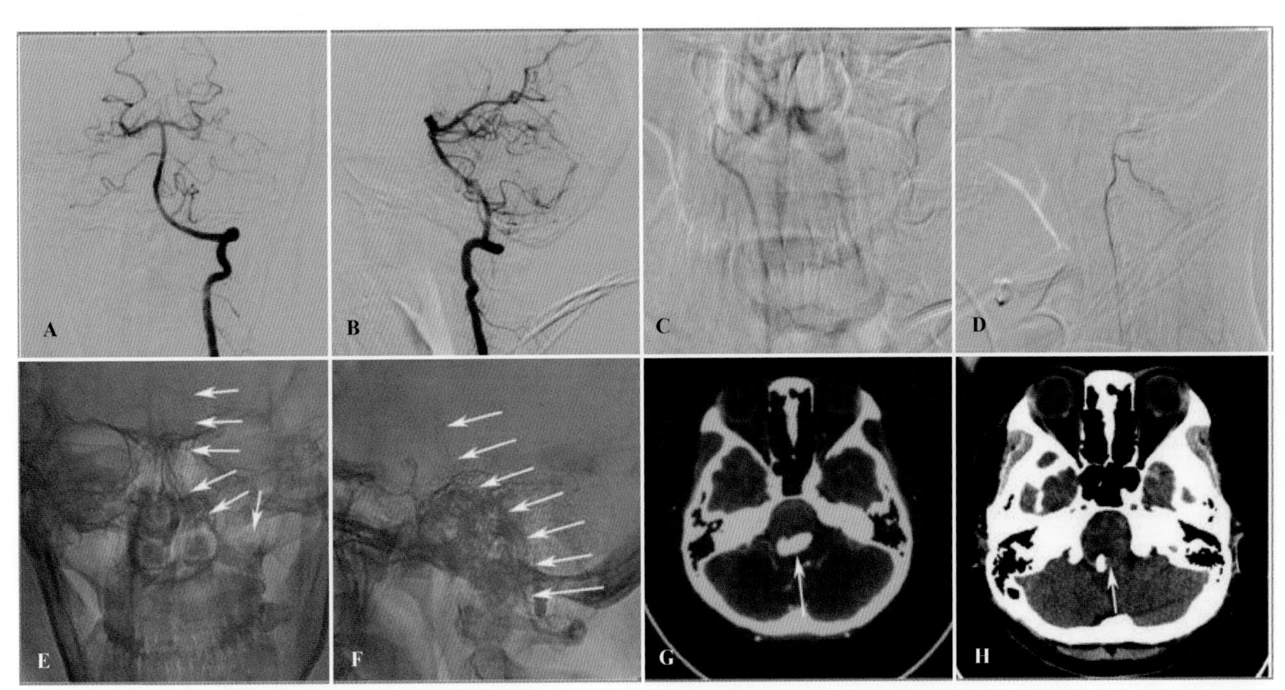

图5-3-3 术后4个月复查血管造影。**A和B.** 左椎动脉DSA显示载瘤动脉通畅，支架内无狭窄，动脉瘤完全不显影，左椎动脉和基底动脉重建；**C和D.** 右椎动脉DSA显示闭塞的右椎动脉变薄，小脑后下动脉血流良好；**E和F.** 血管造影（未减影）显示PED形状良好（白色箭头）；**G和H.** 治疗后4个月的CT图像（**H**），与术前图像（**G**）相比，术后图像显示脑干占位较术前减小（白色箭头），脑干周围间隙增加

（LVA）比RVA更直，而RVA中增加的曲线度并不能确保PED与血管壁有良好的贴附性。在这例患者中，我们原本的计划是只放置一个PED；然而，第一个PED在放置后严重缩短，并且有跌入动脉瘤腔的趋势。因此，我们不得不再桥接两个PED：一个在第一个PED的近端，另一个在远端。毫无疑问，PED可以覆盖整个基底动脉，但我们非常担心术后穿支事件的发生。Siddiqui等[19]报道了7例椎基底动脉巨大动脉瘤在使用血流导向装置治疗后，5例发生穿支并发症，这是非常可怕的。当然，他们的患者在术前就已经出现了缺血症状，预示着穿支开口已经受到损害。我们为了预防缺血性卒中并发症，术后给予口服双联抗血小板药物的同时，额外给予替罗非班持续泵入24 h，并给予患者激素治疗，预防巨大动脉瘤治疗后的占位性脑干水肿。该患者术后恢复良好，无并发症，3个月后复查动脉瘤完全闭塞。

本例个案的成功治疗并不代表PED置入基底动脉是安全的，我们仅介绍技术的可行性，结果需要谨慎解释，仍需要大样本的研究来证实。

参考文献

[1] Navarro R, Brown BL, Beier A, et al. Flow diversion for complex intracranial aneurysms in young children. J Neurosurg Pediatr, 2015, 15: 276-281.

[2] Nasr DM, Brinjikji W, Rouchaud A, et al. Imaging characteristics of growing and ruptured vertebrobasilar non-saccular and dolichoectatic aneurysms. Stroke, 2016, 47(1): 106-112.

[3] Nakatomi H, Kiyofuji S, Ono H, et al. Giant fusiform and dolichoectatic aneurysms of the basilar trunk and vertebrobasilar junction-clinicopathological and surgical outcome. Neurosurgery, 2020, 88(1): 82-95.

[4] Kallmes DF, Ding YH, Dai D, et al. A second-generation, endoluminal, flow-disrupting device for treatment of saccular aneurysms. Am J Neuroradiol (AJNR), 2009, 30(6): 1153-1158.

[5] Da Ros V, Caroff J, Rouchaud A, et al. Large basilar apex aneurysms treated with flow-diverter stents. Am J Neuroradiol (AJNR), 2017, 38(6): 1156-1162.

[6] Dmytriw AA, Adeeb N, Kumar A, et al. Flow diversion for the treatment of basilar apex aneurysms. Neurosurgery, 2018, 83(6): 1298-1305.

[7] Bender MT, Colby GP, Jiang B, et al. Flow diversion of posterior circulation cerebral aneurysms: a single-institution series of 59 cases. Neurosurgery, 2019, 84(1): 206-216.

[8] Kiyofuji S, Graffeo CS, Perry A, et al. Meta-analysis of treatment outcomes of posterior circulation non-saccular aneurysms by flow diverters. J Neurointerv Surg, 2018, 10(5): 493-499.

[9] Zhang YS, Wang S, Wang Y, et al. Treatment for spontaneous intracranial dissecting aneurysms in childhood: a retrospective study of 26 cases. Front Neurol, 2016, 7: 224.

[10] Yap L, Patankar T, Pysden K, et al. Spontaneous dissecting lenticulostriate artery aneurysm in children: radiologic findings and clinical management. J Child Neurol, 2015, 30: 1060-1064.

[11] Debette S, Compter A, Labeyrie MA, et al. Epidemiology, pathophysiology, diagnosis, and management of intracranial artery dissection. Lancet Neurol, 2015, 14: 640-654.

[12] Mu S, Li C, Yang X, et al. Reconstructive endovascular treatment of spontaneous symptomatic large or giant vertebrobasilar dissecting aneurysms: clinical and angiographic outcomes. Clin Neuroradiol, 2016, 26: 291-300.

[13] Griessenauer CJ, Enriquez-Marulanda A, Taussky P, et al. Experience with the Pipeline embolization device for posterior circulations aneurysms: a multicenter cohort study. Neurosurgery, 2020, 87(6): 1252-1261.

[14] Griessenauer CJ, Ogilvy CS, Adeeb N, et al. Pipeline embolization of posterior circulation aneurysms: a multicenter study of 131 aneurysms. J Neurosurg, 2018, 130(3): 923-935.

[15] Sanai N, Quinones-Hinojosa A, Gupta NM, et al. Pediatric intracranial aneurysms: durability of treatment following microsurgical and endovascular management. J Neurosurg, 2006, 104: 82-89.

[16] Bhogal P, Perez MA, Ganslandt O, et al. Treatment of posterior circulation non-saccular aneurysms with flow diverters: a single-center experience and review of 56 patients. J Neurointerv Surg, 2017, 9: 471-481.

[17] Munich SA, Tan LA, Keigher KM, et al. The Pipeline embolization device for the treatment of posterior circulation fusiform aneurysms: lessons learned at a single institution. J Neurosurg, 2014, 121: 1077-1084.

[18] Natarajan SK, Lin N, Sonig A, et al. The safety of Pipeline flow diversion in fusiform vertebrobasilar aneurysms: a consecutive case series with longer-term follow-up from a single US center. Journal of Neurosurgery, 2016, 125: 111-119.

[19] Siddiqui AH, Abla AA, Kan P, et al. Panacea or problem: flow diverters in the treatment of symptomatic large or giant fusiform vertebrobasilar aneurysms. J Neurosurg, 2012, 116: 1258-1266.

第四节

血流导向装置治疗医源性颈内动脉假性动脉瘤

（江裕华　吕健）

一、引言

脑外伤性和医源性颅内假性动脉瘤，早期发现、早期处理至关重要。根据患者的具体病情以及医院现有条件和材料的可获得性，选择合适的血管内治疗方法，可以取得较好的效果，目前主要应用覆膜支架治疗颅内假性动脉瘤，而血流导向装置（密网支架）的应用效果尚不明确。这里分享一例本中心应用 Surpass 密网支架治疗颅内假性动脉瘤的治疗经过和体验。

二、病情简介

患者，男性，67 岁，主因“脊索瘤术后 3 年，头痛 1 个月”入院。

现病史：患者于 10 年前出现右眼外展受限，就诊于当地医院神经外科，检查发现颅底肿瘤，体积小，未处理。3 年前出现右上肢、双下肢无力，就诊于我院，行颅脑 MR 检查，发现颅底肿瘤较前明显增大，行内镜经鼻切除术，术后肌力恢复，右眼外展受限同术前。1 个月前患者出现头痛，复查脑 MR 检查，考虑颅底肿瘤（脊索瘤）复发，收入我院。

既往史及个人史：否认糖尿病、冠心病、高血压病史。否认吸烟、饮酒史。3 年前于全麻下行神经内镜经鼻腔-蝶窦脊索瘤切除术。

体格检查：血压 130/80 mmHg，心率 80 次/分，心肺腹未见异常。双侧股动脉、足背动脉搏动正常。神经系统查体，神清，言语流利，查体合作；右眼视力 0.4，左眼视力 0.5，左侧瞳孔 2.5 mm，对光反射灵敏，右眼直接和间接对光反射消失，右眼内收、外展、上视障碍；四肢肌力 5 级，肌张力正常，双侧指鼻试验稳准，双侧腱反射（＋＋），双侧巴宾斯基征阴性。

辅助检查：血常规、凝血 4 项、术前 8 项等未见明显异常，胸部 CT 未见明显异常；CYP2C19 基因检测、血小板聚集功能结果未回。

三、治疗过程

患者全麻，行神经内镜下经鼻腔-蝶窦脊索瘤切除术。术前头颅 MRI 提示

颅内鞍区占位（图 5-4-1），头部 CTA 提示血管未见明显异常（图 5-4-2）。

患者行神经内镜下经鼻腔-蝶窦脊索瘤切除术，肿瘤切除过程中损伤右侧颈内动脉，导致动脉破裂，术中填塞止血纱布紧急止血后，转移至复合手术室接受血管内治疗。

介入治疗术前行 DSA（图 5-4-3），可观察到结构清晰的颈内动脉医源性动脉瘤的三层瘤壁结构（箭头所示），由外向内依次为：外部血肿壁、假性动脉瘤瘤体壁以及血管壁。

结合术前检查，考虑为：右侧颈内动脉 C3 段假性动脉瘤，脊索瘤术后。考虑术前阿司匹林、氯

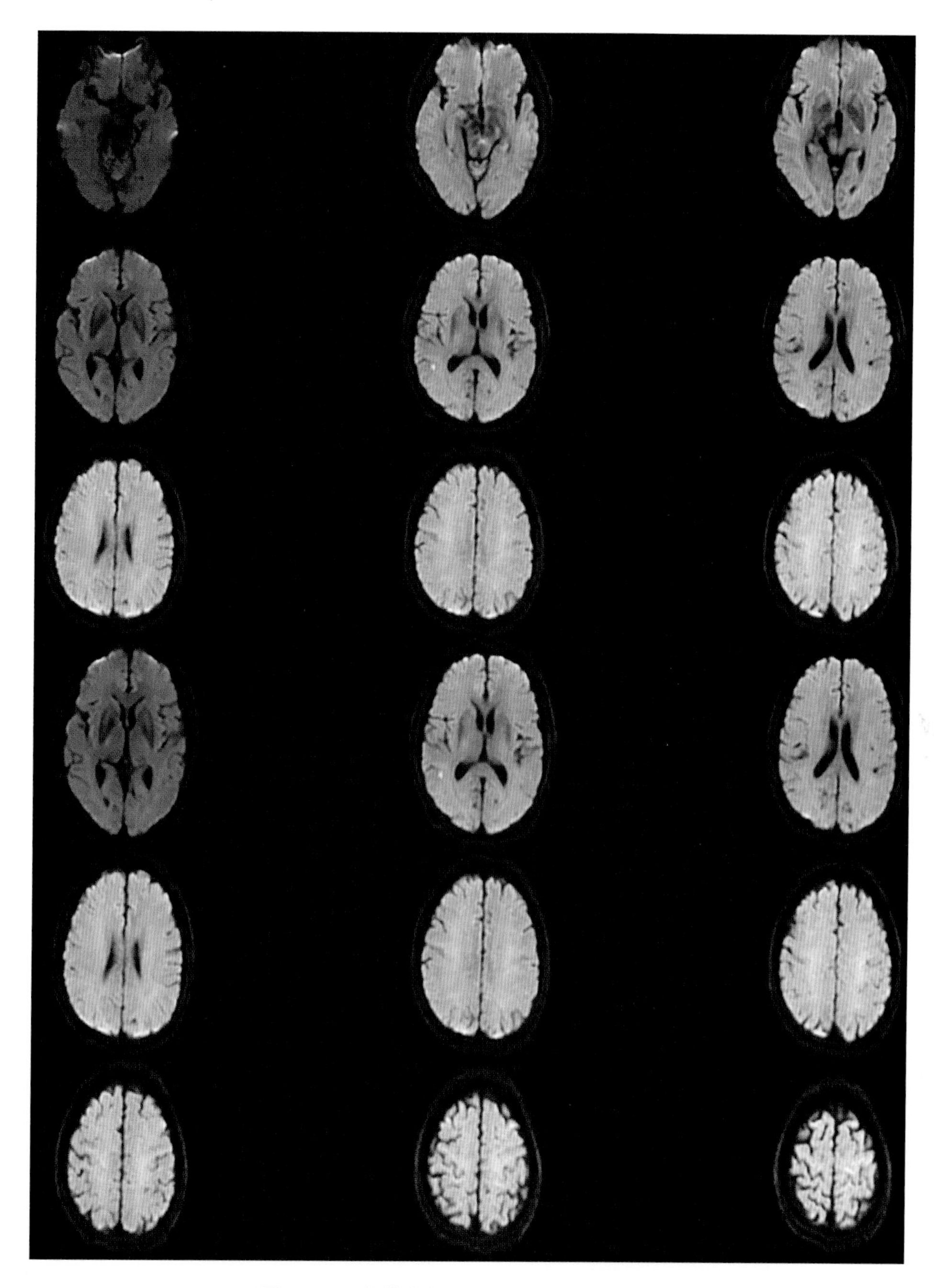

图 5-4-1 术前头颅 MRI 提示颅内鞍区占位

吡格雷用药时间已够，遂行介入治疗。

沿鞘送入常规泥鳅导丝（0.035 in，150 cm）带 8F 导引导管，将导管送至右侧颈内动脉 C1 段，撤出泥鳅导丝，在路径图下沿导引导管送入 Synchro 微导丝（0.014 in，200 cm），在微导管引导下将 6F 导引导管小心通过病变段至右侧颈内动脉 C5 段，撤出微导丝及微导管。在路径图下沿导引导管送入 Synchro 微导丝（0.014 in，200 cm）带 CAT5 导管送至 C5 段，退出微导丝，沿 CAT5 导管送入 Surpass 密网支架（5 mm×20 mm）至病变段，准确对位后成功释放支架，并进行支架内微导丝按摩促进支架贴壁（图 5-4-4）。支架释放后复查造影，显示动脉瘤内血流减少，支架打开良好（图 5-4-5）

术后复查头颅 CTA，显示动脉瘤愈合（图 5-4-6）。

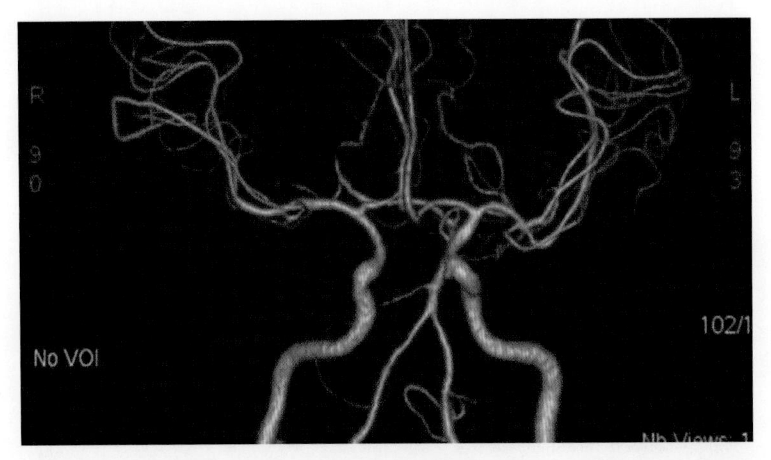

图 5-4-2 术前头部 CTA 提示血管未见明显异常

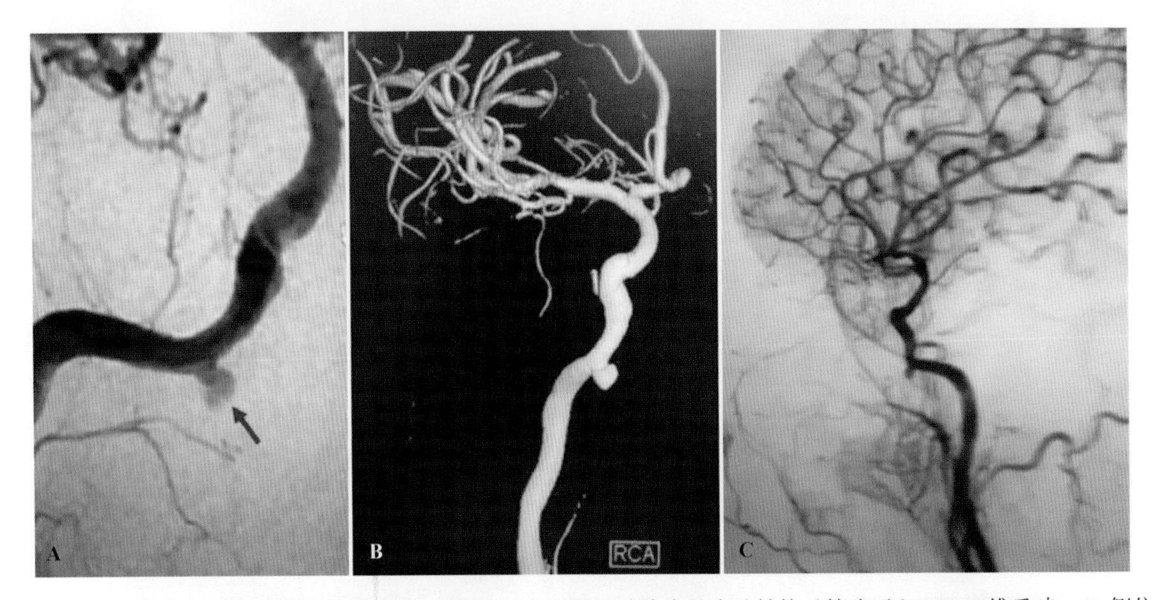

图 5-4-3 术前 DSA 及三维重建可见颅内假性动脉瘤。**A**. 医源性动脉瘤的瘤壁结构（箭头示）；**B**. 三维重建；**C**. 侧位造影

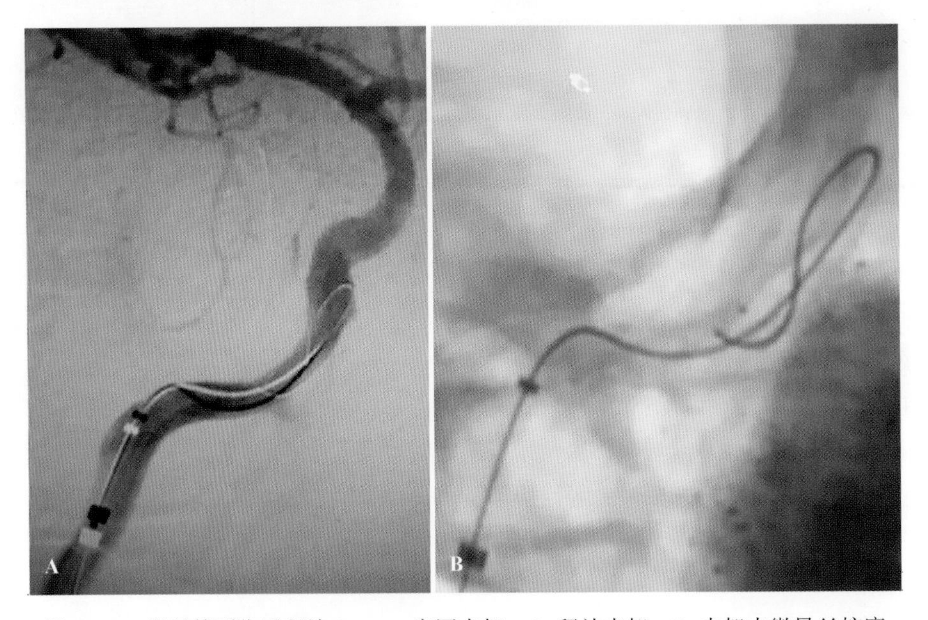

图 5-4-4 微导管到位后释放 Surpass 密网支架。**A**. 释放支架；**B**. 支架内微导丝按摩

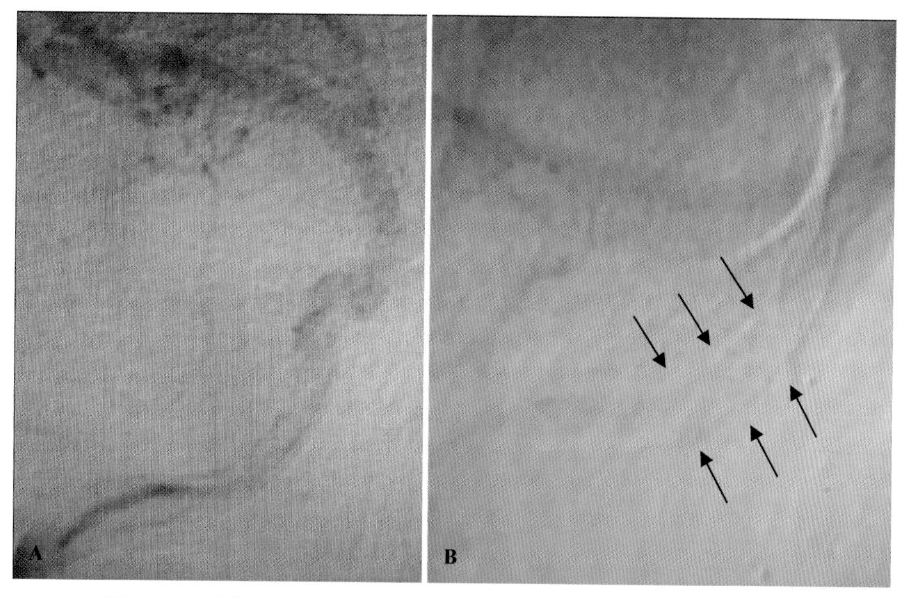

图 5-4-5　支架释放后造影。A. 动脉瘤内血流减少；B. 支架打开良好

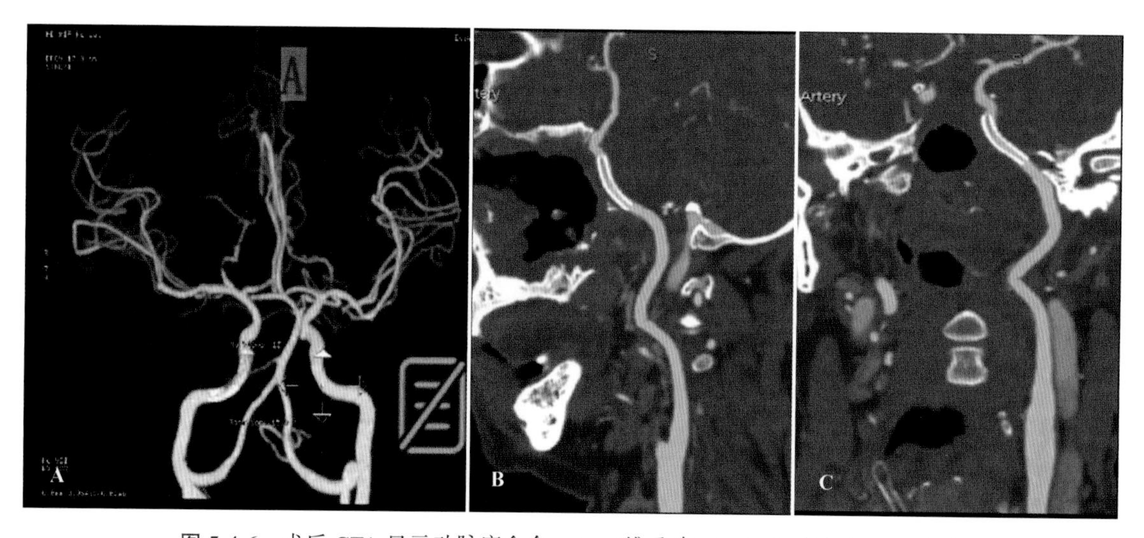

图 5-4-6　术后 CTA 显示动脉瘤愈合。A. 三维重建；B 和 C. 多角度 MIP 成像

四、讨论

假性动脉瘤是血管壁损伤的产物，血液自动脉壁破口流出并被邻近的组织包裹，形成与破裂动脉相连的血肿。颅内假性动脉瘤是一种罕见的疾病，约占所有颅内动脉瘤的 1%，相关死亡率为 20% 或更高[1]，最常见的原因是外伤或者医源性损伤[2]。

颅内出血是假性动脉瘤最常见的表现，表现为与初始损伤相关的急性出血或迟发性出血[3]。大多数医源性血管损伤患者发生术中动脉出血。在手术过程中没有血管损伤证据的患者可能会出现术后或迟发性出血，包括脑内、脑室内和蛛网膜下腔出血。脑膜中动脉假性动脉瘤通常与硬膜外或硬膜下血肿有关[4-5]。

数字减影血管造影（DSA）仍然是诊断颅内假性动脉瘤的金标准，通常显示为没有颈部的球状动脉瘤囊[6]，对比剂填充延迟和停滞是假性动脉瘤的特征，因为假性动脉瘤通常在受伤后数天至数周内形成。血管造影之间的最佳时间间隔仍然存在争议，建议在血管损伤后 1 或 2 周进行初始血管造影，以避免漏诊[7]。颅内假性动脉瘤在影像上较有特点，可分为三层结构，由外向内依次为：外部血肿壁、假性动脉瘤瘤体壁以及血管壁。若是患者处于急性期，假性动脉瘤瘤体可有边界，但是瘤体外部血肿因时间短，可能没有形成影像学识别的边界[8]。

患者为外科手术后出现假性动脉瘤，可采用支架辅助弹簧圈栓塞、动脉瘤栓塞或者动脉瘤及载瘤动脉孤立等术式，但根据多年随访研究发现单纯弹簧圈栓塞或者支架辅助弹簧圈栓塞的治愈率低，复发率高，甚至有出血的风险。而患者载瘤动脉远端直径为 5.07 mm，近端直径为 5.15 mm，没有合适规格的 Willis 覆膜支架，因此选用 Surpass 密网支架。而且本次手术为急诊手术，所以患者并未达到密网支架术前需要连续 1 周进行双联抗血小板处理的要求，仅在术中进行了肝素化，但所幸本例患者术后并无缺血事件发生。

密网支架已被证明是颅内假性动脉瘤患者一种有前途的治疗方式，可以减少流入动脉瘤的血流量，从而促进血栓形成，还为血管壁的内皮化和重建提供了支架。以前的研究表明，使用密网支架治疗假性动脉瘤具有较高的完全闭塞率和较低的并发症发生率[9-10]。密网支架导流作用强，贴壁性好，型号选择多，给术者带来更多、更优的治疗方案选择，而 Surpass 密网支架是目前国内同类产品中金属覆盖率最高的支架，可以提供更好的血流导向功能以及更高的动脉瘤闭塞率。

参考文献

[1] Larson PS，Reisner A，Morassutti DJ，et al. Traumatic intracranial aneurysms. Neurosurg Focus，2000，8：e4.

[2] Wang W，Li MH，Li YD，et al. Treatment of traumatic internal carotid artery pseudoaneurysms with the Willis covered stent：a prospective study. The Journal of Trauma，2011，70：816-822.

[3] Kumar A，Jakubovic R，Yang V，et al. Traumatic anterior cerebral artery aneurysms and management options in the endovascular era. Journal of Clinical Neuroscience：official journal of the Neurosurgical Society of Australasia，2016，25：90-95.

[4] Gerosa A，Fanti A，Del Sette B，et al. Posttraumatic middle meningeal artery pseudoaneurysm：case report and review of the literature. World Neurosurg，2019，128：225-229.

[5] Umana GE，Cristaudo C，Scalia G，et al. Chronic epidural hematoma caused by traumatic intracranial pseudoaneurysm of the middle meningeal artery：review of the literature with a focus on this unique entity. World Neurosurg，2020，136：198-204.

[6] Brzozowski K，Frankowska E，Piasecki P，et al. The use of routine imaging data in diagnosis of cerebral pseudoaneurysm prior to angiography. European Journal of Radiology，2011，80：e401-e409.

[7] Wewel J，Mangubat EZ，Muñoz L. Iatrogenic traumatic intracranial aneurysm after endoscopic sinus surgery. Journal of Clinical Neuroscience：official journal of the Neurosurgical Society of Australasia，2014，21：2072-2076.

[8] Bhaisora KS，Behari S，Godbole C，et al. Traumatic aneurysms of the intracranial and cervical vessels：A review. Neurology India，2016，64 Suppl：S14-S23.

[9] Chen SH，McCarthy DJ，Sheinberg D，et al. Pipeline embolization device for the treatment of intracranial pseudoaneurysms. World Neurosurg，2019，127：e86-e93.

[10] Amenta PS，Starke RM，Jabbour PM，et al. Successful treatment of a traumatic carotid pseudoaneurysm with the Pipeline stent：case report and review of the literature. Surg Neurol Int，2012，3：160.

第五节

经静脉入路治愈性栓塞外伤性颈动脉海绵窦瘘

（胡学斌　刘昌亚　沈寅　吕健）

一、引言

外伤性颈动脉海绵窦瘘（TCCF）见于颅脑外伤，主要特点为外伤引起颈内动脉海绵窦段的动脉壁破裂，从而与海绵窦之间形成动静脉交通。此类疾病自愈概率很低，大多都需要手术治疗，其中以血管内介入治疗最为可靠，又以可脱性球囊瘘口栓塞为首选的治疗方法，这一治疗方法也是早期神经介入治疗最为经典的方法之一。

二、病情简介

患者，女性，63岁，主因“双眼肿胀、脑鸣8个月”入院。

现病史：患者3个月前无明显诱因出现双眼充血水肿，视物模糊、重叠影，未行特殊处理，视物模糊、重叠影症状好转。期间曾前往眼科、内分泌科分别进行对症支持治疗，双眼充血情况无好转。

既往史：曾有车祸外伤史。

体格检查：双眼球外突、肿胀，双眼充血水肿明显（图5-5-1）。

辅助检查：入院后行全脑血管造影检查提示，右侧颈外动脉分支血流直接汇入海绵窦，左侧颈内动脉局部血流直接汇入海绵窦。

三、治疗经过

根据全脑血管造影结果，制订手术入路治疗途径。常用的介入治疗方案包括动脉入路途径和静脉入路途径。①动脉入路途径：覆膜支架修复瘘口，弹簧圈、液态栓塞剂、球囊等闭塞瘘口，永久闭塞同侧供血动脉。②静脉入路途径：经颈内静脉入岩下窦进入海绵窦，栓塞海绵窦及瘘口；眉弓下缘眶上切迹处切开，暴露眼上静脉，经眼上静脉逆行插管到达海绵窦。

患者在全麻下，根据此前检查结果进行选择性造影，结果显示右侧颈外动脉仅通过少量远端分支与海绵窦沟通，左侧颈内动脉与海绵窦之间瘘口情况也不甚明朗（图5-5-2）。

根据选择性造影结果，鉴于右侧颈外动脉仅通过少量远端分支与海绵窦沟通，从右侧颈外动脉途径入路，对栓塞的整体效果帮助很小；左侧颈内动脉与海绵窦之间瘘口情况也不甚明朗，微导管肯定无法从此路径进入栓塞；覆膜支架又因自身结构原

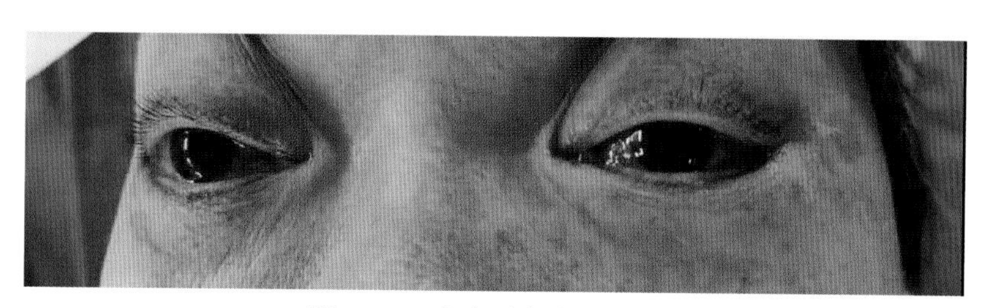

图5-5-1　患者手术前双眼状态

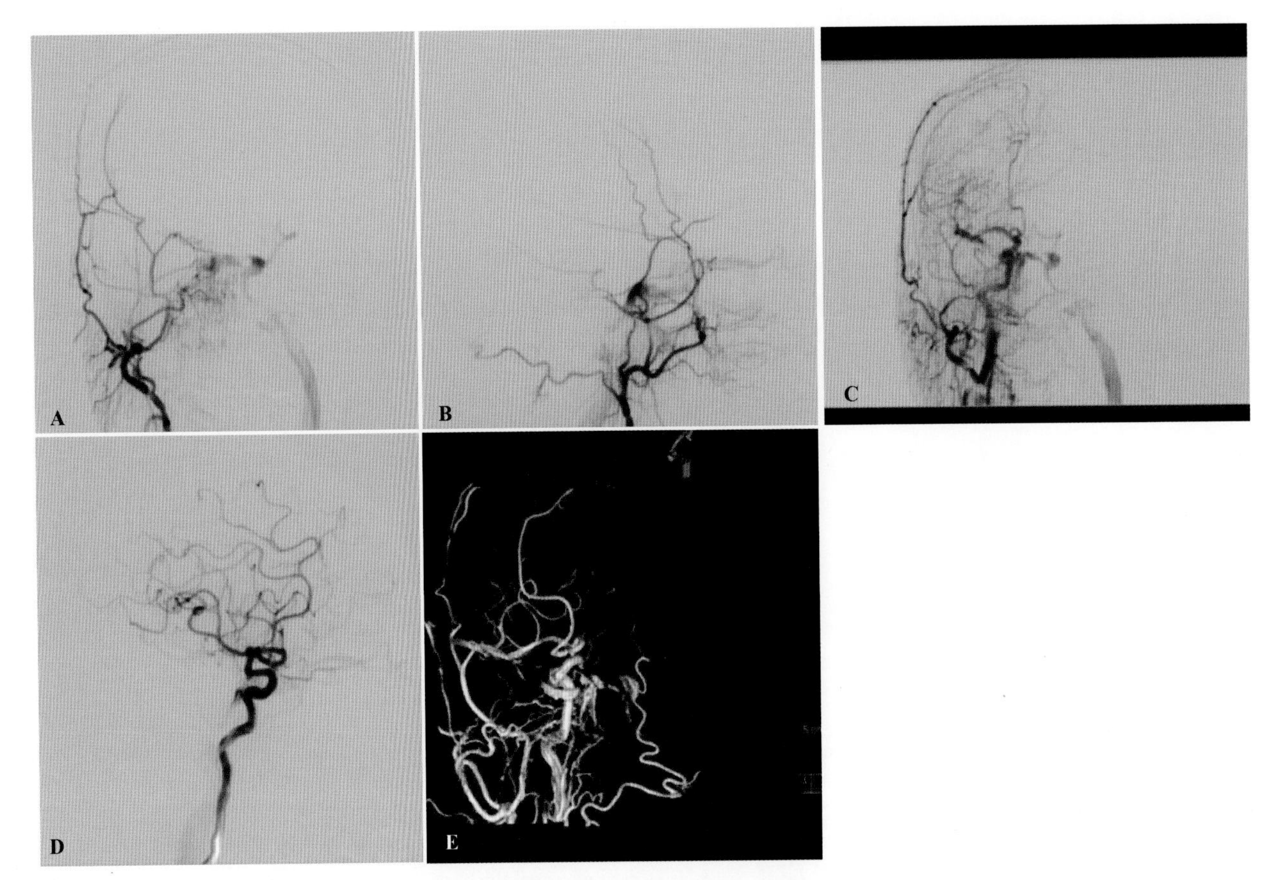

图 5-5-2 A. 右侧颈外动脉造影正位，提示右侧颈外动脉仅通过少量远端分支与海绵窦沟通；B. 右侧颈外动脉造影侧位；C. 右侧颈总动脉三维造影（设置 X 线延迟 3 ～ 4 s，同时显示供血动脉和引流静脉）；D. 左侧颈内动脉造影，提示左侧颈内动脉与海绵窦之间瘘口情况也不甚明朗；E. 右侧颈动脉三维重建图像，可见双侧海绵窦显影

因，不宜在血管弯曲处使用。因此，从静脉入路就成了首选途径。通过观察造影图像，该患者双侧颈内静脉、岩下窦路径似乎可以尝试通过。看起来，路径似乎“畅通无阻”。然而，根据我们既往的经验，想从岩下窦进入海绵窦，绝非易事。

我们将 5F 短鞘留在动脉内，用 5F 单弯导管进行术中实时动脉造影，将 6F 短鞘穿刺进入股静脉，用 6F 导引导管上行进入颈内静脉，作为治疗通路（图 5-5-3）。

先尝试从右侧静脉系统入路，5F 单弯导管在

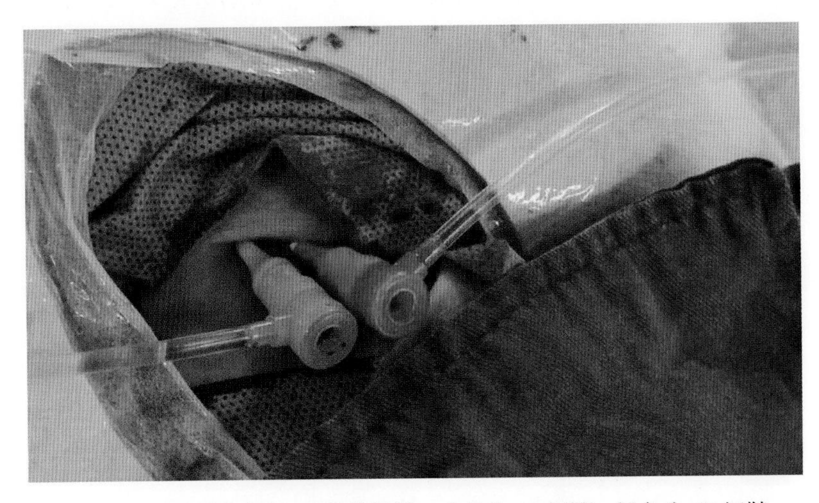

图 5-5-3 右侧股动脉、股静脉插管，白色为 5F 短鞘，绿色为 6F 短鞘

左侧颈内动脉造影（图 5-5-4），6F 导引导管到达右侧颈内静脉、乙状窦交界处作为治疗通路。

正、侧位双角度同时观察下，使用 Synchro-14 微导丝协同微导管超选，成功进入岩下窦。然而，虽然距离海绵窦近在咫尺，反复尝试却不能触及，很是遗憾（图 5-5-5）。

经右侧岩下窦无法进入海绵窦，所以尝试从左侧岩下窦进入，经海绵间窦到达右侧海绵窦。6F 导引导管选入左侧颈内静脉，继续通过左侧颈内动脉的 5F 单弯导管观察位置关系（图 5-5-6）。

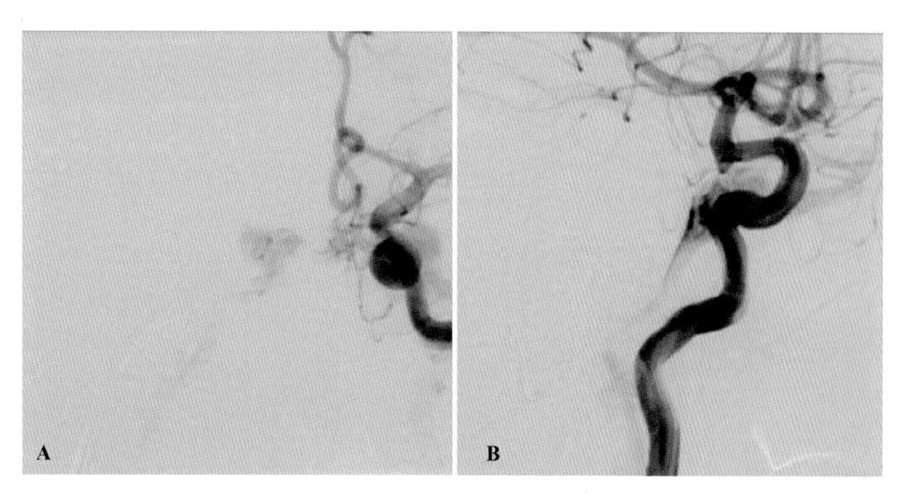

图 5-5-4 左侧颈内动脉造影，可见左侧颈内动脉海绵窦段下外侧干毛细分支供血。**A**. 正位；**B**. 侧位

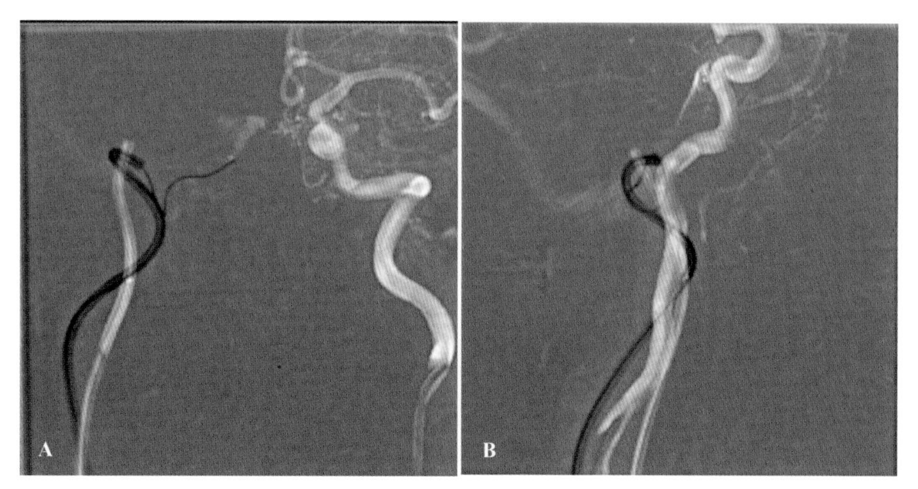

图 5-5-5 Synchro-14 微导丝尝试进入海绵窦。**A**. 正位观察；**B**. 侧位观察

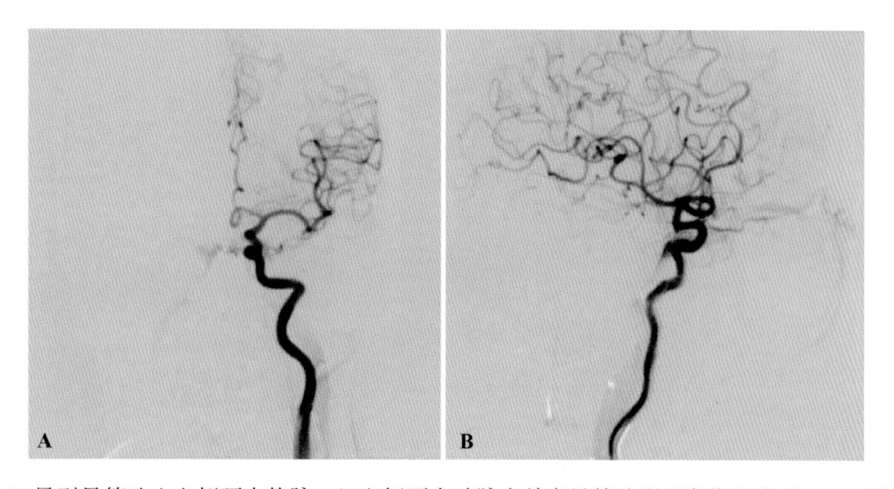

图 5-5-6 6F 导引导管选入左侧颈内静脉，经左侧颈内动脉内单弯导管造影观察位置关系。**A**. 正位；**B**. 侧位

左侧岩下窦较为发达，微导丝引导微导管顺利进入海绵窦，微量造影可见海绵窦、眼上静脉整体轮廓（图 5-5-7）。

第二根 Echelon-10 微导管也顺利经左侧岩下窦进入，并通过海绵间窦成功进入右侧海绵窦（图 5-5-8）。微量造影，确认位置正确（图 5-5-9）。

双微导管同时在左、右两侧海绵窦做路径图（图 5-5-10）。经微导管向双侧海绵窦分别填入弹簧圈数枚（图 5-5-11）。造影可见异常的静脉引流量较术前已有所下降（图 5-5-12）。

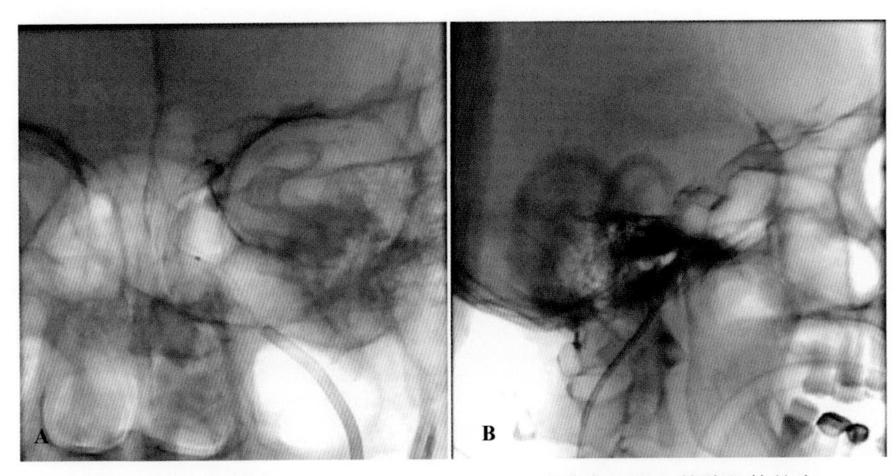

图 5-5-7 微导管顺利进入海绵窦，造影可见海绵窦、眼上静脉整体轮廓

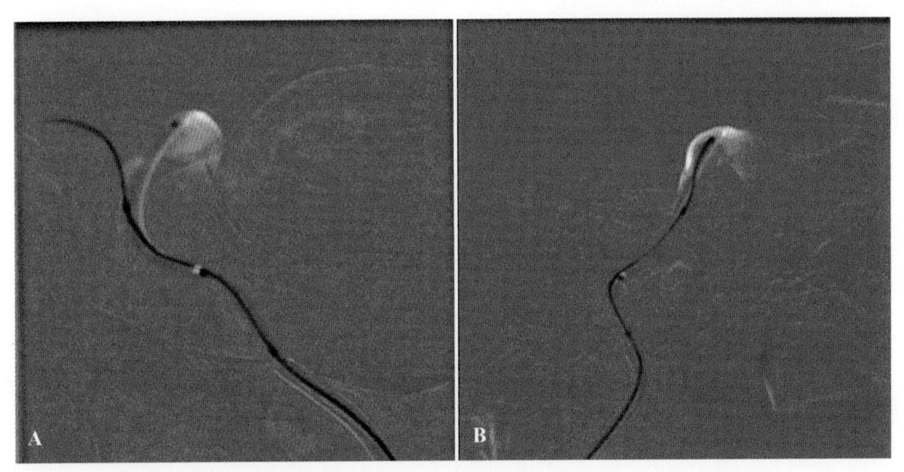

图 5-5-8 第二根微导管顺利进入右侧海绵窦。**A.** 正位；**B.** 侧位

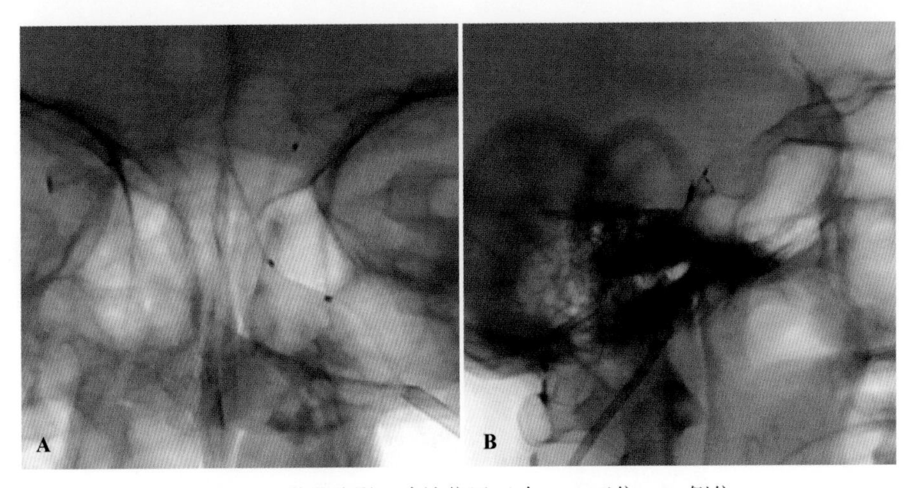

图 5-5-9 微量造影，确认位置正确。**A.** 正位；**B.** 侧位

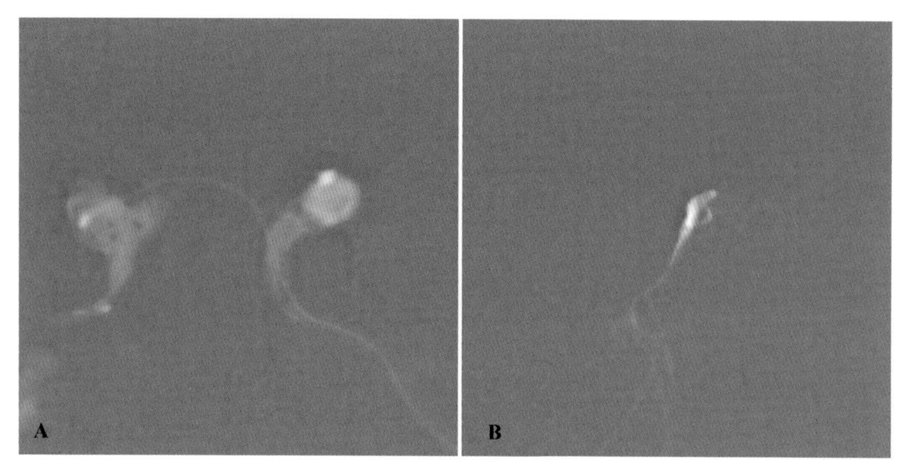

图 5-5-10　双微导管同时做路径图。A. 正位；B. 侧位

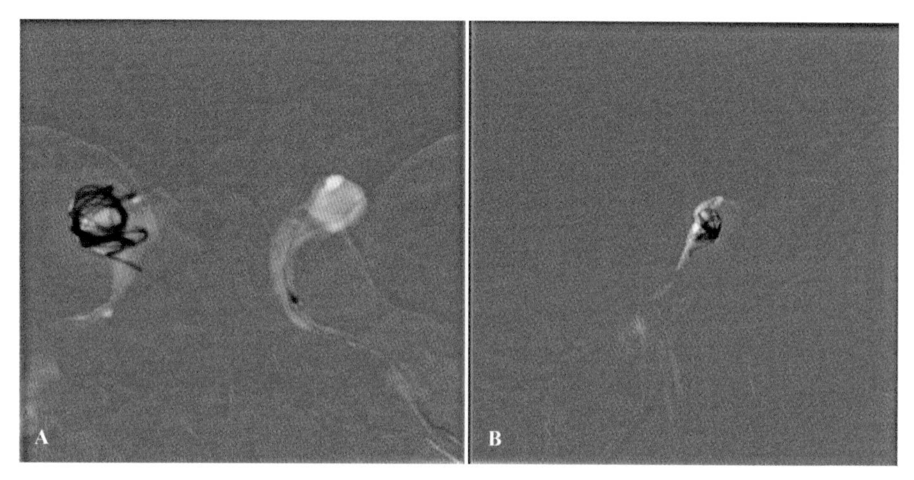

图 5-5-11　经微导管向双侧海绵窦分别填入弹簧圈若干枚。A. 正位；B. 侧位

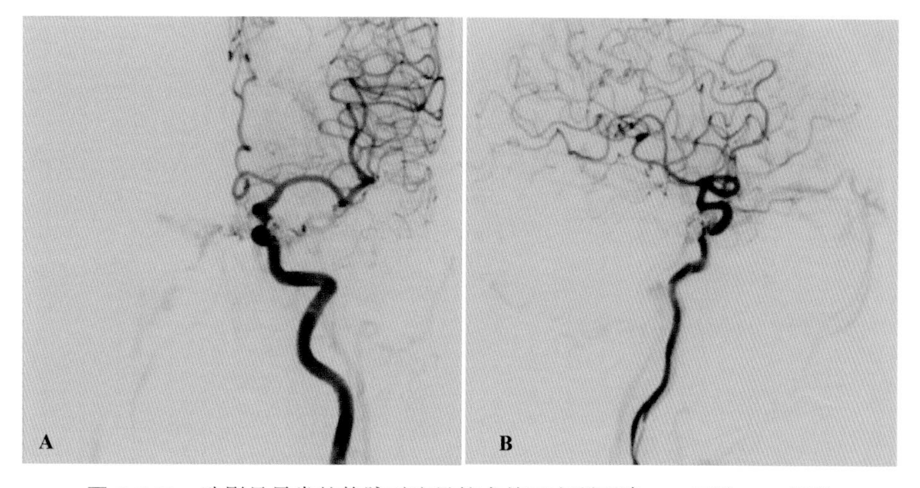

图 5-5-12　造影见异常的静脉引流量较术前已有所下降。A. 正位；B. 侧位

停止填圈，改由微导管注射 Onyx 胶，致密栓塞海绵窦（图 5-5-13）。弹簧圈不仅减慢了静脉引流量，同时起到栅栏的作用，阻止液态胶随高流量血流漂入颈内静脉，在病变局部形成较为坚固、稳定的结构（钢筋混凝土技术）。

继续双角度观察注胶，控制胶在合理的轮廓范围内弥散（图 5-5-14）。此时需警惕液态胶通过瘘口向动脉弥散。

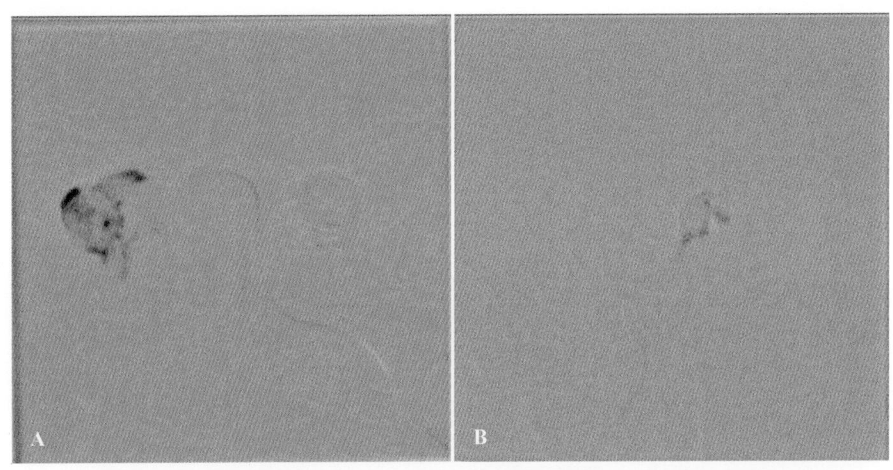

图 5-5-13　微导管注射 Onyx 胶，致密栓塞海绵窦。**A**. 正位；**B**. 侧位

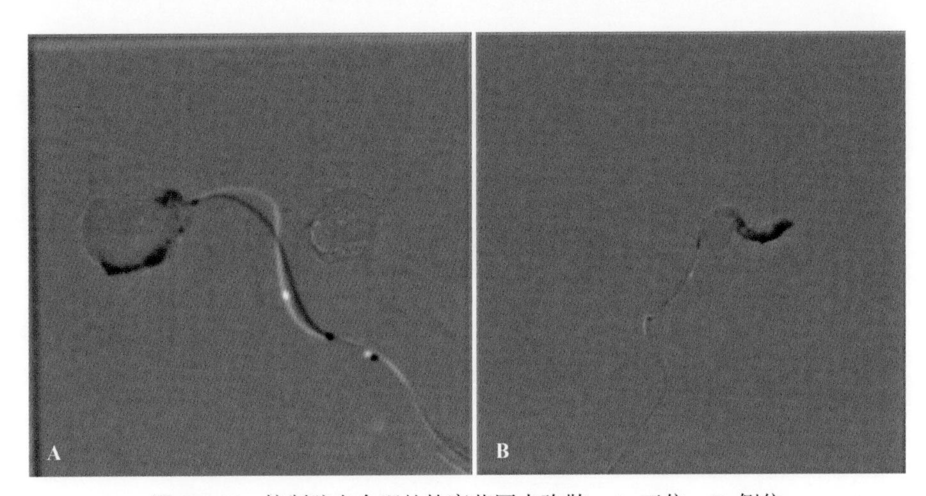

图 5-5-14　控制胶在合理的轮廓范围内弥散。**A**. 正位；**B**. 侧位

经左侧海绵窦内的微导管继续注胶，致密栓塞病变部位（图 5-5-15）。

将 5F 单弯导管选入左侧颈总动脉，做三维造影，可见术前的高流量瘘已经不再显影（图 5-5-16 A）。蒙片三维造影，可见海绵窦、海绵间窦内的填充物，呈现一种非常奇特的图像（图 5-5-16 B）。

双侧颈动脉标准正、侧位造影，病变已完全不显影（图 5-5-17）。结束手术。

术后 1 周，患者双眼已完全恢复正常（图 5-5-18），脑鸣消失。

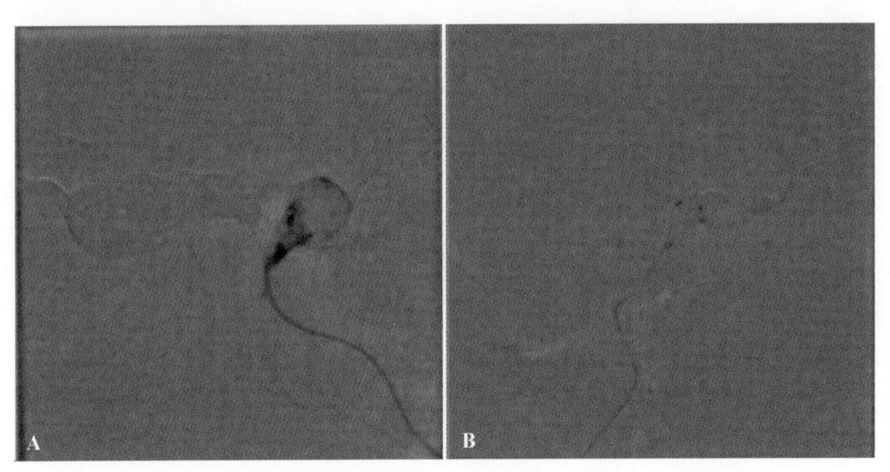

图 5-5-15　继续注胶，致密栓塞病变部位。**A**. 正位；**B**. 侧位

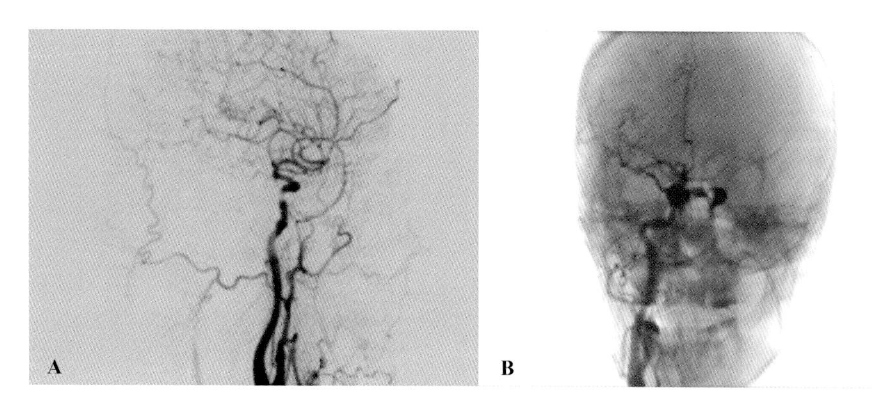

图 5-5-16　**A**. 左颈总动脉三维造影，见术前的高流量瘘已经不再显影；**B**. 蒙片三维造影，见海绵窦、海绵间窦内的填充物

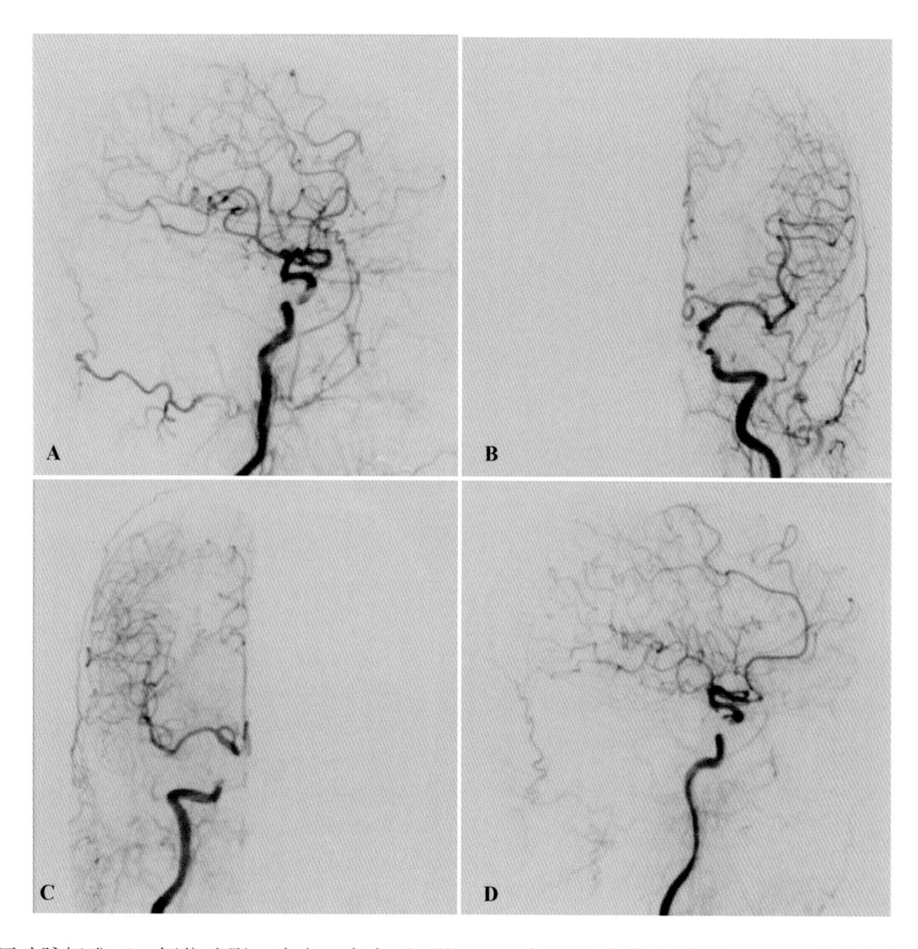

图 5-5-17　双侧颈动脉标准正、侧位造影，病变已完全不显影。**A**. 左侧颈内动脉造影侧位；**B**. 左侧颈内动脉造影正位；**C**. 右侧颈内动脉造影正位；**D**. 右侧颈内动脉造影侧位

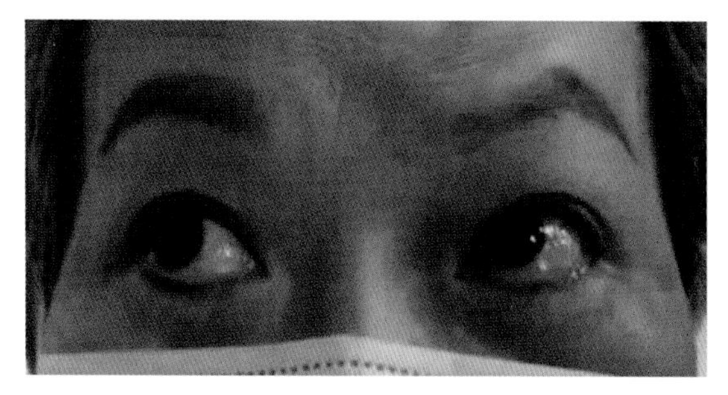

图 5-5-18　术后 1 周的患者双眼状态，已完全恢复正常

四、讨论

海绵窦区为颅内硬脑膜动静脉瘘的第二好发部位，占整体发生率的 10% ～ 15%，根据有无外伤史可分为外伤性和非外伤性[1-2]。本病例外伤性颈动脉海绵窦瘘的临床表现并不十分典型，典型病例有明确的外伤史，大多数的影像学检查可观察到骨折。颈动脉海绵窦瘘（CCF）的治疗在不断发展，

最早报道血管内治疗始于1971年利用不可解脱球囊闭塞CCF，但这一术式破坏了颈动脉的完整性。1973年有手术修补CCF的报道，但存在较大的技术难度。可解脱球囊出现于1974年，在修补瘘口的同时能保证颈动脉的通畅。此后，血管内治疗逐渐成为首选，其中可解脱金球囊血管内栓塞治疗具有损伤小、并发症少、安全可靠等优点。近年来，微弹簧圈、覆膜支架及Onyx胶栓塞等治疗方式也得到了一定的发展[3]。

正常的海绵窦与颈内动脉的关系是，海绵窦将颈内动脉局部包裹。通常情况下，两者互不干扰。在外伤等情况的作用下，动脉、静脉之间形成了直接沟通的瘘。由于动脉压力较高，因此异常的动静脉瘘导致本该向海绵窦回流的眼上静脉形成逆流，静脉回流障碍，从而导致眼肿、充血[4]。

颈外动脉海绵窦瘘是一种相对少见的情况，有报道称对于此种类型，单纯结扎或闭塞颈外动脉的治疗效果并不理想。对于此类多支汇集的动静脉瘘，就如同处理一个由多支细流汇集成的低洼湖泊，“掐断”某一支或某几支细流，解决不了根本问题，低洼仍然存在，湖依然会再形成，只有把湖完全填满，才能达到最终理想的效果。因此，静脉入路可作为首选方案[5-6]。

经静脉入路到达海绵窦的常规方式为股静脉-岩下窦-海绵窦，该方法操作简单，较为常规。若该通路建立困难，也可考虑在眉弓下缘眶上切迹处切开，暴露眼上静脉，经眼上静脉逆行插管到达海绵窦，此方法路径较短，但需操作熟练以避免眼上静脉破裂或上睑下垂等并发症[7-10]。

建立静脉治疗通路的同时，需在同侧或对侧股动脉行动脉插管，经动脉途径注射对比剂可随时观察治疗过程中瘘口闭合情况；经股静脉-岩下窦-海绵窦途径走管时，因逆血流方向，常常无法获得清晰的路径图指引，需要用微导丝轻柔试探岩下窦开口。该患者海绵间窦较为宽阔，我们进入左侧海绵窦之后，经海绵间窦直接进入右侧海绵窦，避免了重新选择右侧颈内静脉的困难路径，节约了操作时间。

参考文献

[1] Nukui H, Shibasaki T, Kaneko M, et al. Long-term observations in cases with spontaneous carotid-cavernous fistulas. Surg Neurol, 1984, 21: 543-552.

[2] Barrow DL, Spector RH, Braun IF, et al. Classification and treatment of spontaneous carotid-cavernous sinus fistulas. J Neurosurg, 1985, 62: 248-256.

[3] 文雯，张紫寅，郭海志，等. 外伤性颈动脉海绵窦瘘的诊疗进展. 临床合理用药杂志，2012，5：168-170.

[4] Suh DC, Lee JH, Kim SJ, et al. New concept in cavernous sinus dural arteriovenous fistula: correlation with presenting symptom and venous drainage patterns. Stroke, 2005, 36: 1134-1139.

[5] Rhim JK, Cho YD, Yoo DH, et al. Endovascular treatment of bilateral cavernous sinus dural arteriovenous fistula: therapeutic strategy and follow-up outcomes. Korean J Radiol, 2018, 19: 334-341.

[6] Fay LY, Luo CB, Chen LW, et al. Bilateral cavernous sinus dural arteriovenous fistulae: the strategies for endovascular treatment. Clin Neuroradiol, 2021, 31: 165-172.

[7] Cavalcanti DD, Raz E, Shapiro M, et al. Percutaneous transorbital direct puncture to obliterate a cavernous sinus dural arteriovenous fistula. J Neurointerv Surg, 2021, 13 (12): 1190.

[8] Churojana A, Sakarunchai I, Aurboonyawat T, et al. Efficiency of endovascular therapy for bilateral cavernous sinus dural arteriovenous fistula. World Neurosurg, 2021, 146: e53-e66.

[9] Zhang S, Wang J, Liu D, et al. Embolization of cavernous sinus dural arteriovenous fistula (CSDAVF) via transvenous approaches: practice, experience summary and literature review. Journal of Clinical Neuroscience, 2021, 89: 283-291.

[10] Hou K, Li G, Luan T, et al. Endovascular treatment of the cavernous sinus dural arteriovenous fistula: current status and considerations. International Journal of Medical Sciences, 2020, 17: 1121-1130.

第六节

无水乙醇栓塞头皮广泛动静脉畸形

（张义森　杨新健　桂思铭）

一、引言

迄今为止，头皮动静脉畸形（AVM）的治疗仍是医疗实践中较为棘手的难题。供血动脉结扎不能根治该病，且破坏了血管内治疗的路径，逐渐被临床所摒弃；无水乙醇栓塞治疗外周 AVM 已初步取得令人满意的临床效果，并展现出良好的应用前景，为彻底治愈头皮 AVM 提供了一条崭新的途径。本节分享一例无水乙醇栓塞治疗头皮 AVM 的病例。

二、病情简介

患者，男性，45 岁，主因“左枕部皮肤包块伴搏动性杂音”入院。

现病史：患者左枕部先天性皮肤包块（图 5-6-1），包块逐渐进展，近两年来生长速度明显加快，伴耳部搏动性杂音，皮温增高，广泛头皮静脉曲张及颈静脉怒张。为求治疗来我院就诊。

既往史：平素健康状况良好。否认高血压、糖尿病、冠心病病史，否认脑血管疾病史，否认精神病史，否认肝炎、疟疾、结核病史，否认手术、外伤、输血史，否认药物过敏史，预防接种史不详。

体格检查：生命体征及心肺腹查体未见明显异常。神经系统查体，左枕部可见巨大头皮下肿块，可触及血管搏动，无明显压痛，可闻及血管杂音。

辅助检查：术前 MRI 检查显示枕部皮下广泛流空影（图 5-6-2）。

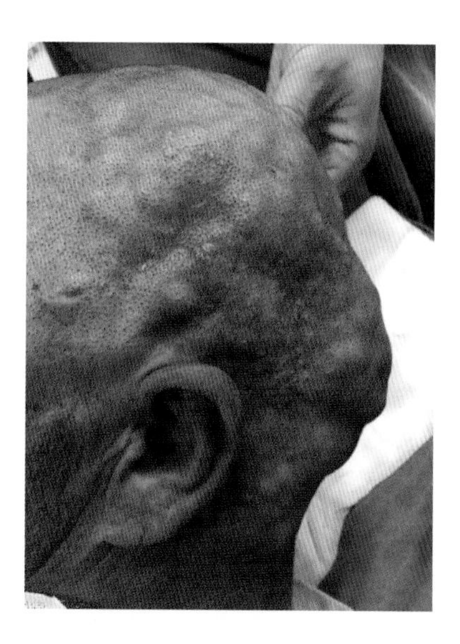

图 5-6-1　患者侧位照相可见左枕部巨大头皮包块，影响生活质量

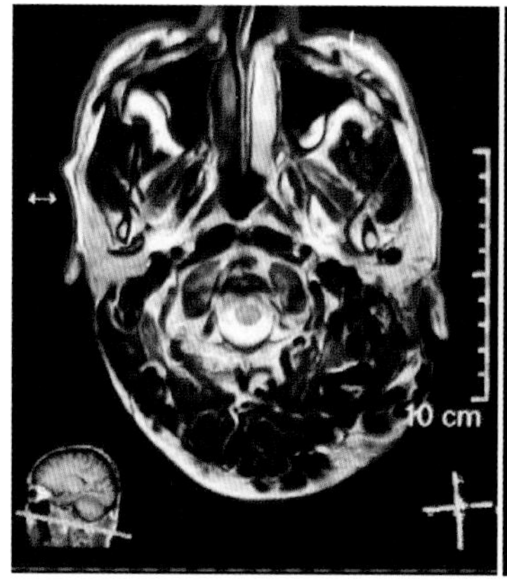

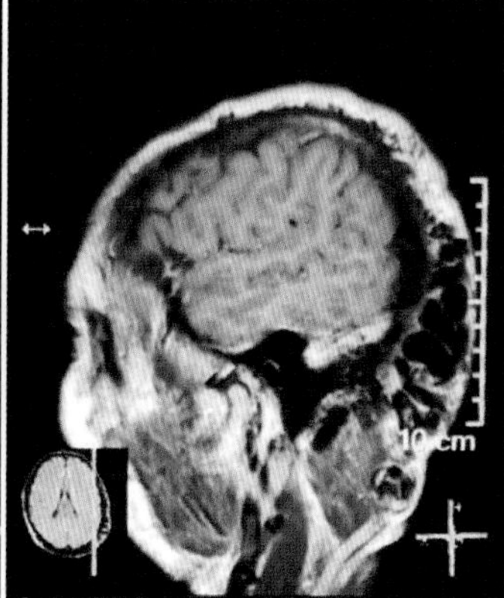

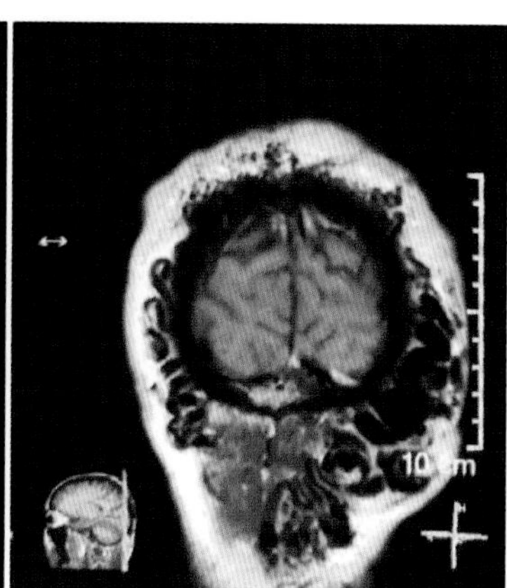

图 5-6-2　术前 MRI 示枕部皮下广泛流空影

术前DSA显示枕部头皮动静脉畸形（AVM），由双侧枕动脉、双侧颞浅动脉、左侧椎动脉肌支供血，供血动脉代偿增粗，畸形团病灶内动静脉瘘形成，经粗大回流静脉向左侧颈静脉引流（图5-6-3至图5-6-6），颅内未见明显异常血流（图5-6-7）。

三、治疗过程

全麻后，患者取平卧位，头偏向右侧。头部及腹股沟区常规消毒铺巾。右侧股动脉置入5F动脉鞘，5F单弯造影导管置入左侧颈外动脉进行造影

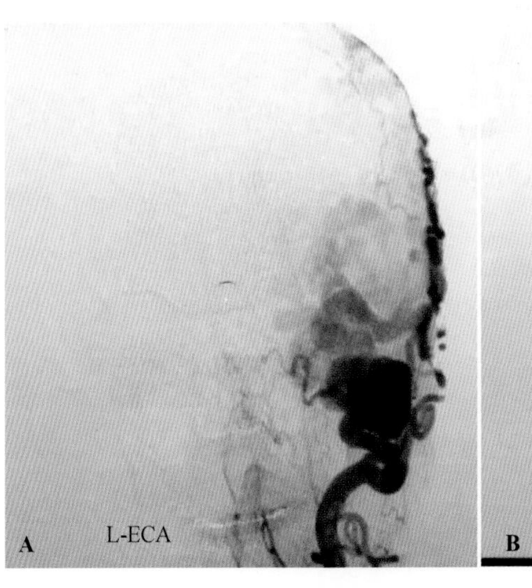

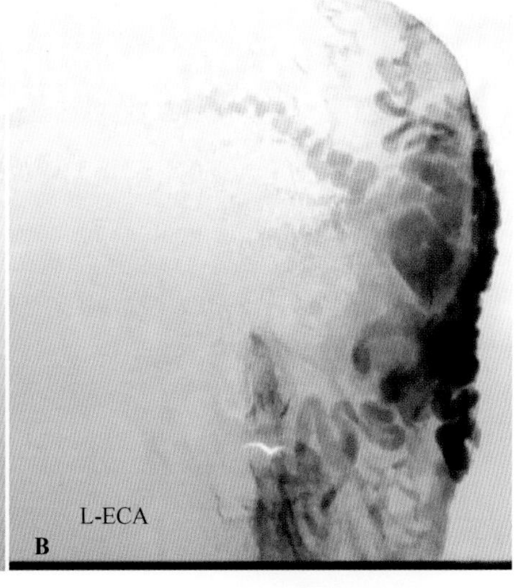

图5-6-3 左侧颈外动脉造影正位像。A. 左侧颞浅动脉代偿增粗，参与畸形团供血；B. 左侧颈外动脉、颞浅动脉迂曲扩张，畸形团巨大，多支供血动脉向其供血

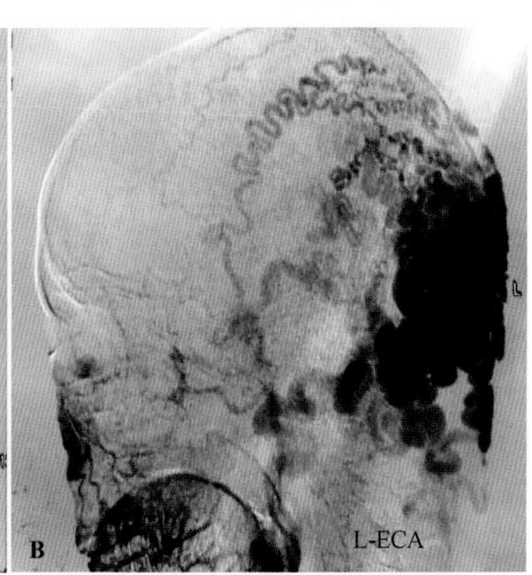

图5-6-4 左侧颈外动脉造影侧位像。A. 左侧枕动脉代偿增粗，参与畸形团供血；B. 供血动脉增粗，畸形团内动静脉瘘形成

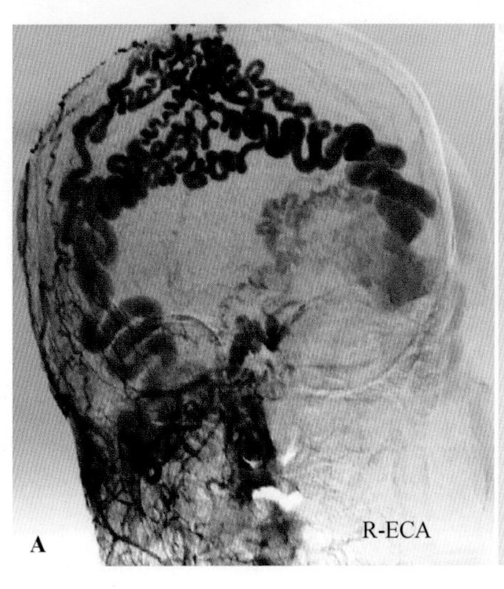

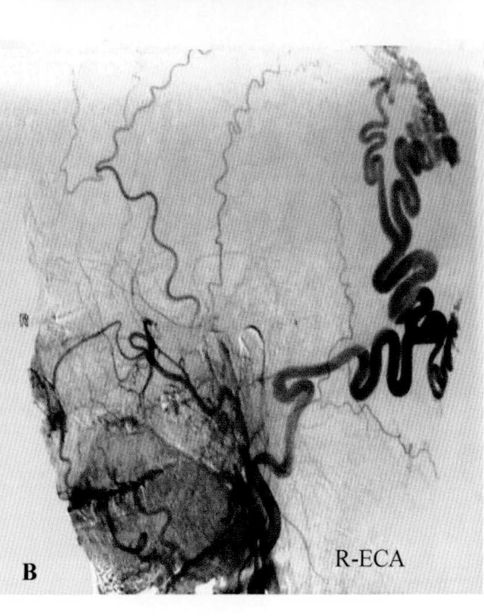

图5-6-5 右侧颈外动脉造影。A. 正位像，显示右侧颞浅动脉参与畸形团供血；B. 侧位像，显示右侧枕动脉参与畸形团供血

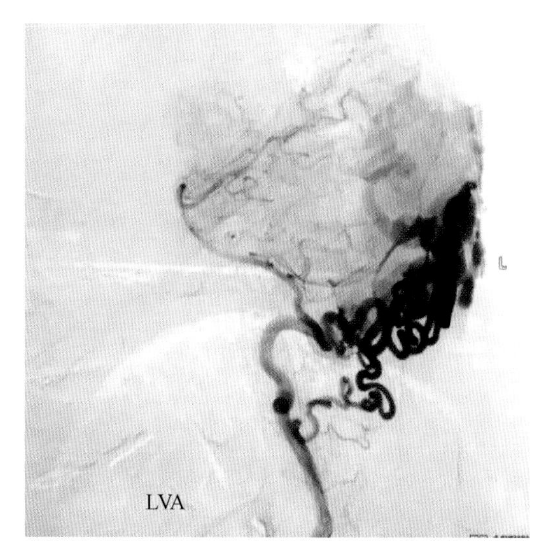

图 5-6-6　左侧椎动脉造影侧位像，显示左侧椎动脉参与畸形团供血

评估。使用 18 G 穿刺针在枕部肿物搏动明显处经皮穿刺，穿刺针后接连接管，经该通路在 Traxcess 微导丝（0.014 in）引导下置入 Headway-21 微导管，微量造影证实微导管头端到达瘘口附近。先释放 2 枚 EV3 3D 弹簧圈（20 mm×50 cm）成篮，再继续释放 COOK18 系列 Nester 游离纤毛弹簧圈 40 枚（10 mm×14 cm 10 枚，8 mm×14 cm 10 枚，6 mm×14 cm 10 枚，4 mm×14 cm 10 枚），术中填入弹簧圈降低流速（图 5-6-8）。

先后使用 3 枚静脉留置针经皮穿刺，造影证实针头在病灶内后，经静脉留置针进行无水乙醇注射，先后进行 9 次注射，共使用无水乙醇 45 ml（图 5-6-9）。

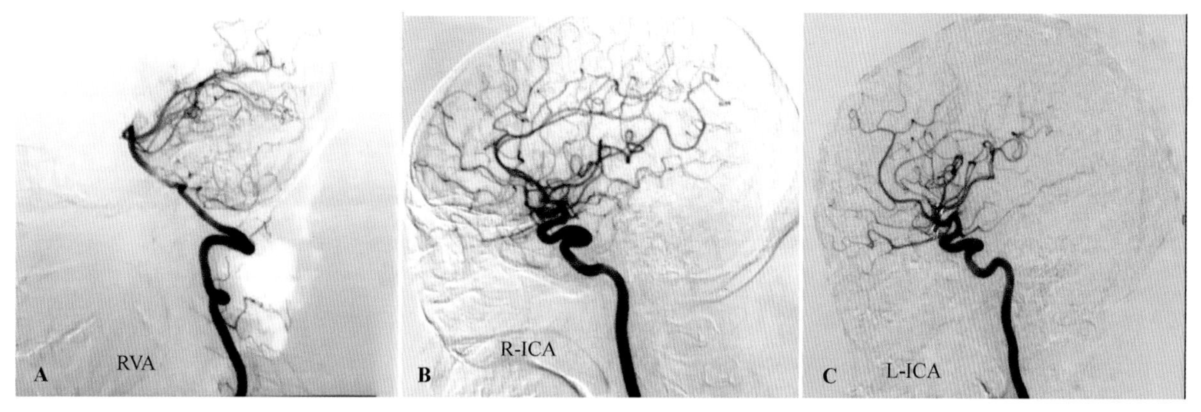

图 5-6-7　**A**. 右侧椎动脉造影正位像未见明显异常；**B**. 右侧颈内动脉造影侧位像未见明显异常；**C**. 左侧颈内动脉造影侧位像未见明显异常

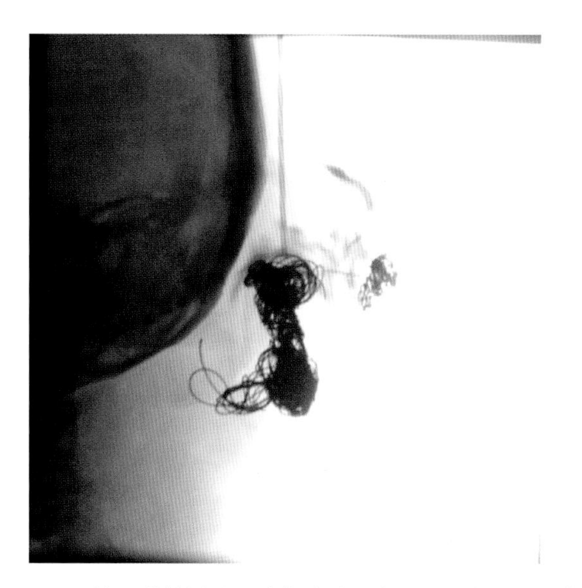

图 5-6-8　填入弹簧圈后，动静脉畸形内血流速度明显下降

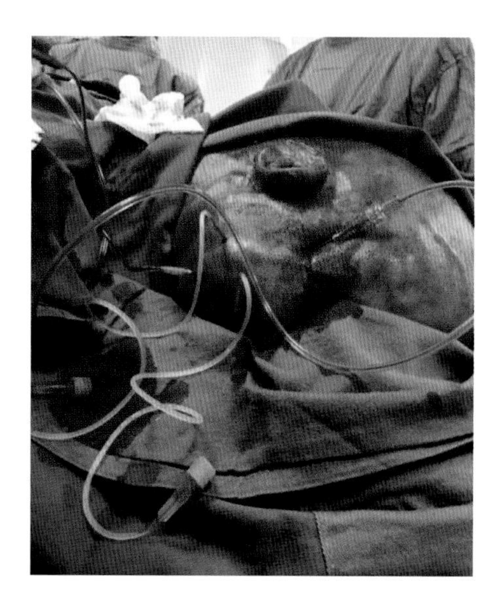

图 5-6-9　术中经头皮穿刺注射无水乙醇

再次造影显示，动静脉畸形流量明显降低，大部分栓塞，由于病变较大，一次无水乙醇的使用量已较大，接近极量，遂停止手术，残余病变留待二期治疗。

术后患者恢复良好，自诉搏动性杂音消失。查体可见头皮弥漫性静脉曲张消失，颈静脉怒张消失（图 5-6-10）。残余病变准备 1 个月后再次行无水乙醇栓塞治疗，有望彻底治愈病变。

四、讨论

外周动静脉畸形（peripheral arteriovenous malformations，pAVM）是指未能发育成毛细血管的血管原始网络之间的直接联系。根据血管造影表现，外周动静脉畸形可分为 6 型：Ⅰ型、Ⅱa 型、Ⅱb 型、Ⅱc 型、Ⅲa 型和Ⅲb 型[1]。Griauzde 等认为治疗策略因 pAVM 的不同类型而异[2]。Ⅰ型需要用弹簧圈栓塞动脉和静脉之间的瘘管。Ⅱ型又可以分为Ⅱa 型（小动脉分流至单根引流静脉的局灶段）、Ⅱb 型（小动脉分流至多条引流静脉的静脉囊）和Ⅱc 型（小动脉沿引流静脉长段分流）[3]；其治疗方法是先用弹簧圈降低动静脉段的血流速度，然后对残余畸形进行乙醇栓塞治疗。Ⅲa 型通过供血动脉经动脉插管和注射乙醇来治疗，Ⅲb 型采用经动脉或直接穿刺针注射高浓度乙醇。当瘘管较大时，需要使用弹簧圈辅助栓塞以减少乙醇的用量[1]。

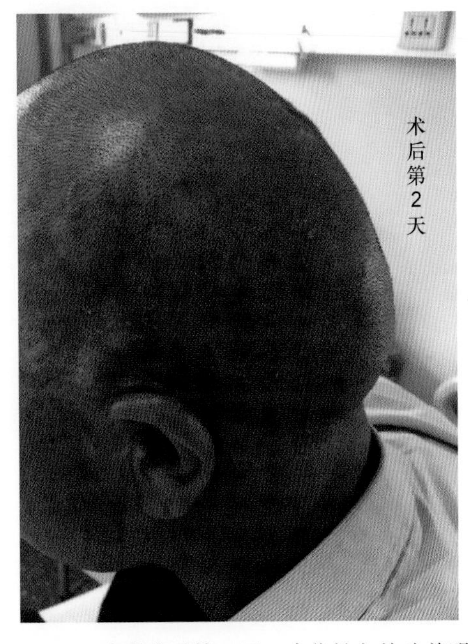

图 5-6-10　患者术后第 2 天，占位性包块改善明显

国内对于外周动静脉畸形的主要治疗手段是使用 Onyx 胶等栓塞材料进行栓塞，动静脉畸形栓塞后，69% 的患者断流率为 70% ～ 100% 且主要并发症少[4]。对于颅内局限型 AVM，Onyx 胶的栓塞效果尚可满意；但对于病变范围不局限、血管床容量丰富、静脉引流大且管腔扩张的头皮动静脉畸形的治疗，仍是医疗实践中令人头痛的难题。传统外科手术夹闭供血血管的做法难以达到完全治疗的目的，而且会丧失再次介入治疗的途径，现在仅应用在小而局灶的外周 AVM 中[5]。即便采取血管内治疗的手段，手术中临时阻断降低流量，但想要达到良好的效果，不仅要消耗掉大量栓塞材料，且病变的血管迂曲扩张，导管难以到位，手术难度高，栓塞材料凝固后不能提升患者头部的美观性。此外，由于静脉血管的异常扩张，既定部位的栓塞材料可能流至肺部造成肺梗死等不良后果。综上所述，使用 Onyx 胶等治疗头皮 AVM 难以彻底治愈，复发率高，并发症严重，有高成本、低获益的特点。

虽然对于颅内动静脉畸形来讲，无水乙醇对颅内血管及神经造成的损伤严重且不可逆，出于安全考虑，使用无水乙醇进行治疗并不是常规的治疗手段[6]，但是随着技术的发展，使用乙醇治疗外周动静脉畸形已取得了令人满意的临床效果[7]。在国内一项单中心的临床试验中，66 例头颈部外周 AVM 患者接受无水乙醇治疗，其中 56 例 AVM 断流成功率 100%，其余 10 例 AVM 断流部分缓解（50% ～ 99%），且没有出现严重的并发症[8]。与国外报道的结果相比，无水乙醇治疗的安全性和有效性更高[9]，提示使用无水乙醇治疗是彻底治愈头皮 AVM 的一条有效且安全的方式。

使用无水乙醇进行治疗不会存在固体胶栓塞而引起的占位效应，其长期效果能缩小病变体积，有很大机会能彻底治愈病变。而且对于使用无水乙醇栓塞但仍未彻底治愈的 AVM 患者，经皮电消融治疗可以作为后续治疗的一种选择[10]。对于不能治愈的患者，它也能有效缓解症状和长期控制疾病[11]。不过，无水乙醇治疗头皮 AVM 并不是十全十美的办法。Soulez 等认为对于头皮 AVM 来说，乙醇是最有效的药物，但其同时存在较高的皮肤坏死和神经损伤的风险[12]，而且使用无水乙醇静脉注射时，乙醇在血管中的散布难以受到术者控制，同时也难以在造影图像上显示，因此在供血丰富且紧邻神经走行的区域应谨慎使用，并且应由有经验的医师少量多次、多部位注射，以减少单一部位出现皮肤血管烧灼的严重后果。同时，对于使用无水乙醇进行栓塞的头皮AVM患者，需要长期随访监控不良并发症的出现[13]。

无水乙醇栓塞治疗AVM要求操作者对无水乙醇的应用有丰富的经验，对所处理的病变有深刻的理解。其安全应用的主要技术要点包括：①通过微导管超选或直接经皮穿刺将无水乙醇注射入异常病变血管团内；②避免无水乙醇误栓正常血管，避免无水乙醇注入组织间隙；③全麻和良好的术中监测，包括合理用药和术后护理，以降低手术并发症；④无水乙醇的直接烧灼作用对血管损伤大，需要密切随访，必要时分次治疗以期达到最好的治疗效果。

在本病例中，对该患者使用弹簧圈辅助无水乙醇对头皮动静脉畸形进行血管内栓塞治疗，取得了令人满意的疗效。相信在不久的将来，随着无水乙醇及其他技术的广泛应用，头皮动静脉畸形将不再是困扰患者和医生的顽疾。

参考文献

[1] Vogelzang RL，Atassi R，Vouche M，et al. Ethanol embolotherapy of vascular malformations：clinical outcomes at a single center. Journal of Vascular and Interventional Radiology（JVIR），2014，25：206-213；quiz 214.

[2] Settecase F，Hetts SW，Nicholson AD，et al. Superselective intra-arterial ethanol sclerotherapy of feeding artery and nidal aneurysms in ruptured cerebral arteriovenous malformations. Am J Neuroradiol（AJNR），2016，37：692-697.

[3] Su L，Wang D，Han Y，et al. Absolute ethanol embolization of infiltrating-diffuse extracranial arteriovenous malformations in the head and neck. European Journal of Vascular and Endovascular surgery，2015，50：114-121.

[4] Griauzde J，Wilseck ZM，Chaudhary N，et al. Endovascular treatment of arteriovenous malformations of the head and neck：focus on the Yakes classification and outcomes. Journal of Vascular and Interventional Radiology（JVIR），2020，31：1810-1816.

[5] Ko SE，Do YS，Park KB，et al. Subclassification and treatment results of ethanol embolotherapy of type II arteriovenous malformations of the extremity and body. Journal of Vascular and Interventional Radiology（JVIR），2019，30：1443-1451.

[6] Kim R，Do YS，Park KB. How to treat peripheral arteriovenous malformations. Korean J Radiol，2021，22：568-576.

[7] Bouwman FCM，Botden S，Verhoeven BH，et al. Treatment outcomes of embolization for peripheral arteriovenous malformations. Journal of Vascular and Interventional Radiology（JVIR），2020，31：1801-1809.

[8] Gilbert P，Dubois J，Giroux MF，et al. New treatment approaches to arteriovenous malformations. Seminars in Interventional Radiology，2017，34：258-271.

[9] Pekkola J，Lappalainen K，Vuola P，et al. Head and neck arteriovenous malformations：results of ethanol sclerotherapy. Am J Neuroradiol（AJNR），2013，34：198-204.

[10] Woolen S，Gemmete JJ. Treatment of residual facial arteriovenous malformations after embolization with percutaneous cryotherapy. Journal of Vascular and Interventional Radiology（JVIR），2016，27：1570-1575.

[11] Kim B，Kim K，Jeon P，et al. Long-term results of ethanol sclerotherapy with or without adjunctive surgery for head and neck arteriovenous malformations. Neuroradiology，2015，57：377-386.

[12] Soulez G，Gilbert Md Frcpc P，Giroux Md Frcpc MF，et al. Interventional management of arteriovenous malformations. Techniques in Vascular and Interventional Radiology，2019，22：100633.

[13] Zheng L，Su L，Wang D，et al. Ethanol embolization of lingual arteriovenous malformations：positive experience in 52 patients during 11 years. Journal of Vascular Surgery，2020，72：651-657.e654.

第七节

血运丰富脑肿瘤的术前介入栓塞

（张义森　刘爱华　杨新健　宋立刚　葛慧剑　尤为）

一、引言

高血运性脑肿瘤多为血管瘤、脑膜瘤，可导致局限性脑缺血，进而引起脑萎缩，严重影响患者的神经功能。本节介绍一例血运丰富脑肿瘤在外科治疗前行介入栓塞的案例。

二、病情简介

患者，男性，36 岁，主因“发现颅内占位性病变 5 个月”入院。

现病史：患者 5 个月前无明显诱因出现头晕，伴有饮水呛咳，就诊于当地医院，查头颅 CT 提示颅内占位。后就诊于我院，行头颅 MRI 提示左侧颈静脉孔及左侧小脑脑桥角（cerebellopontine angle，CPA）占位，颈静脉球瘤？合并静脉畸形。患者以“颅内占位性病变”入院，准备在外科手术前行术前栓塞治疗。

既往史：高血压 2 年，最高达 190/130 mmHg，目前口服缬沙坦氨氯地平片 5 mg 1 次 / 日，富马酸比索洛尔 5 mg 1 次 / 日，规律服用，血压控制在 150/90 mmHg；发现血糖偏高半年，未口服药物。

体格检查：一般系统查体显示左耳听力下降。神经系统查体发现咽反射消失，双侧病理征阳性。

辅助检查：血常规、血生化、凝血四项未见明显异常。心电图、胸部 CT 未见明显异常。头颅 MRI（我院，2020-01-07）提示左侧颈静脉孔及左侧 CPA 占位（图 5-7-1）。头颅 CTA（我院，2020-01-07）提示左侧 CPA 及颈静脉孔区异常血管团（图 5-7-2）。

三、治疗过程

全身麻醉成功后，常规消毒铺巾，行股动脉 Seldinger 穿刺，置入 6F 动脉鞘。超滑泥鳅导丝携带 5F 导引导管行左侧椎动脉、左侧颈总动脉、右侧椎动脉、右侧颈总动脉造影，并超选入左侧颈外动脉行正位造影显示左侧小脑脑桥角可见丰富血管染色团块，主要由咽升动脉、枕动脉、椎动脉供血。超滑泥鳅导丝携带导引导管选入左侧颈外动脉，调整管头位置满意，接高压肝素盐水持续滴注。路径图下，Transend 微导丝（0.014 in，205 cm）携 Select Plus 微导管超选入左侧咽升动脉分支，撤出微导丝，微量造影显示管头位置满意。路径图下，缓慢推注悬浮在稀释对比剂中的 COOK 聚乙烯醇泡沫栓塞颗粒，透视下显示栓塞颗粒在血管内弥散良好，造影显示畸形血管团部分栓塞，枕动脉及椎动脉因路径迂曲未尝试，顺利拔除微导管。遂结束手术。术前和术后造影对比，可见肿瘤血管团部分栓塞（图 5-7-3）。

四、讨论

高血运性脑肿瘤多为脑膜瘤、静脉血管瘤、海绵状血管瘤等，因其常接受颈外动脉、颈内动脉或椎基底动脉等多来源的供血，肿瘤生长很缓慢，出现临床症状时多为浸润性生长，可侵犯周围正常脑组织，导致手术治疗效果不佳[1-2]。近年来，血管介入栓塞疗法因其并发症少、疗效确切、微创等优点，已成为治疗脑肿瘤的重要方法[3-4]。脑血管介入栓塞疗法是治疗高血运性脑肿瘤的重要手段，其主要治疗原理是阻塞靶血管，阻塞或破坏异常血管床，使相应的组织、器官发生缺血性坏死，从而达到治疗目的[5-7]。

该患者 CTA 可见颅内肿瘤血供丰富，通过术前栓塞可缩短外科手术时间，减少术中出血量，以及提高肿瘤的全切除率，因此行介入栓塞十分必要。为适应不同部位、不同性质病变的需要，目前有种类繁多的栓塞物质。理想的栓塞材料应有较好的生物相容性、迅速闭塞血管、易经血管传送的特点。该手术使用非吸收性固体颗粒栓塞材料——PVA 颗粒进行肿瘤术前介入栓塞。PVA 颗粒是由聚

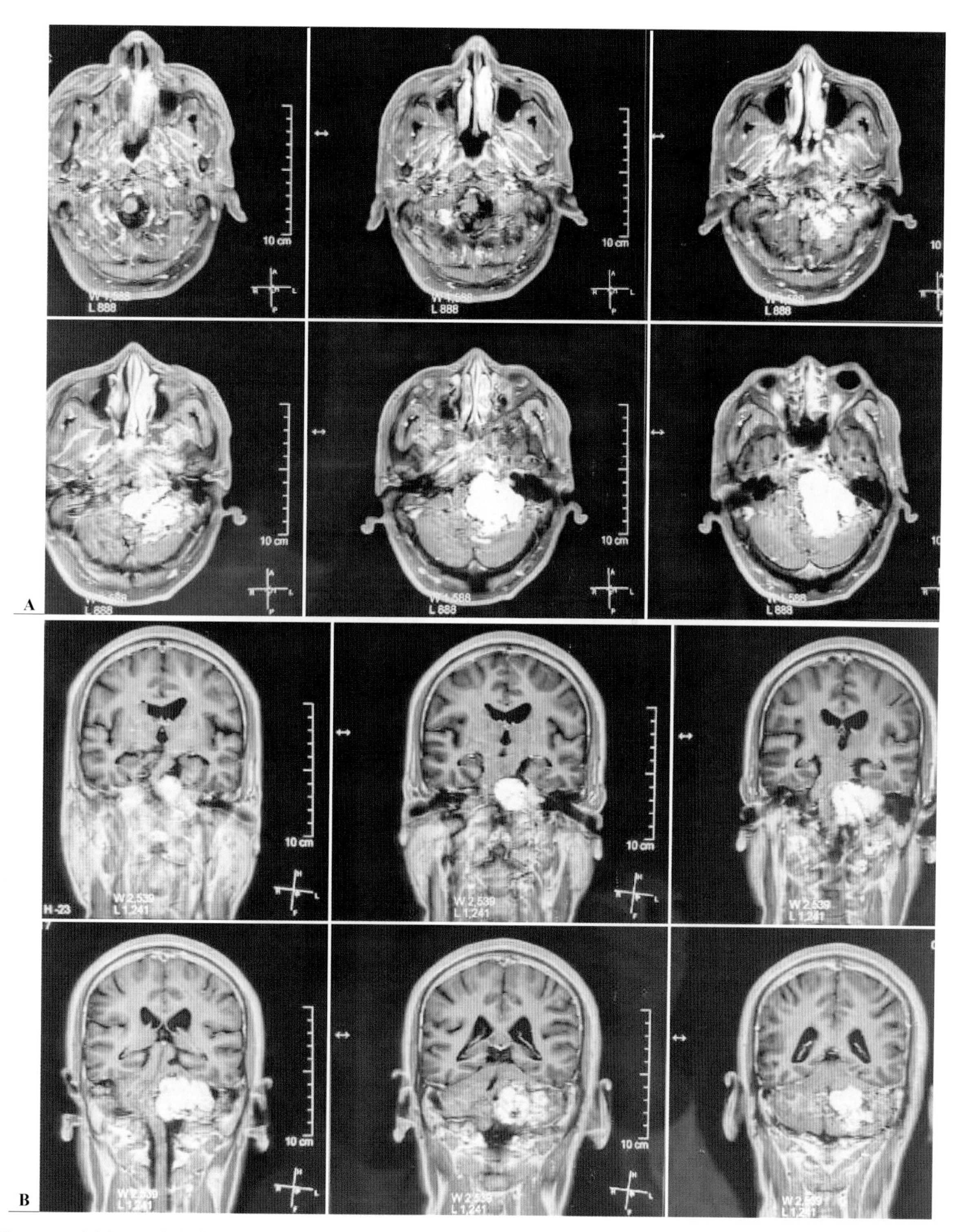

图 5-7-1　头颅 MRI（我院，2020-01-07）提示左侧颈静脉孔及左侧 CPA 占位。**A.** 轴位像；**B.** 冠状位像；**C.** 矢状位像

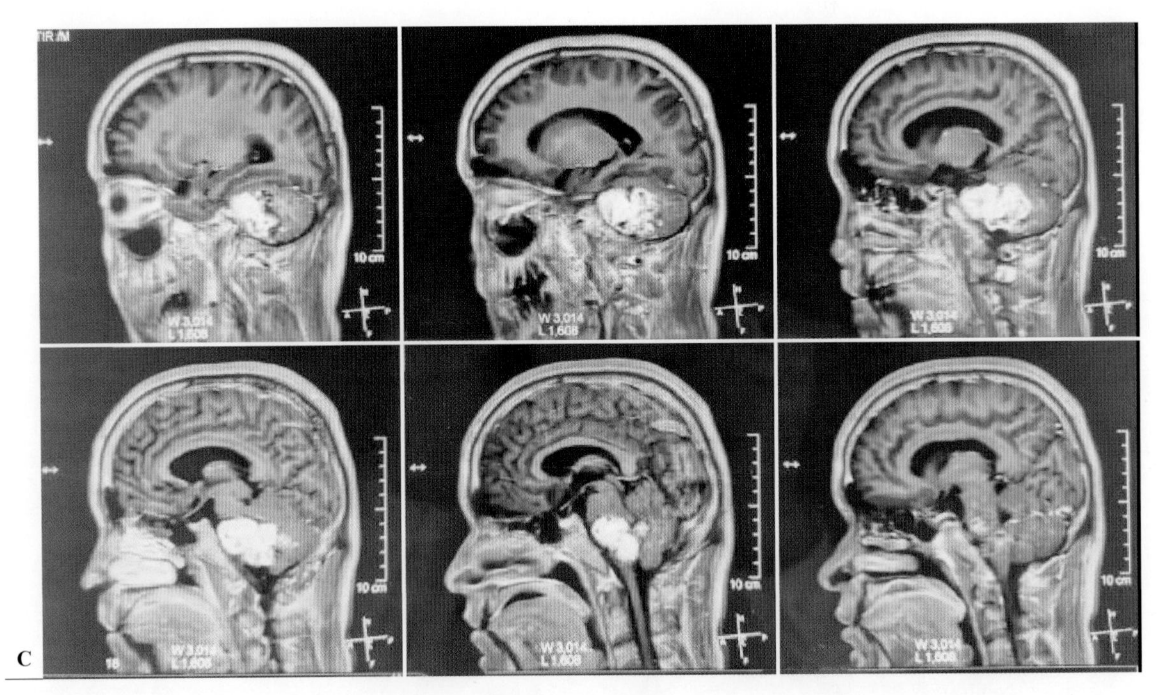

图 5-7-1 （续图）

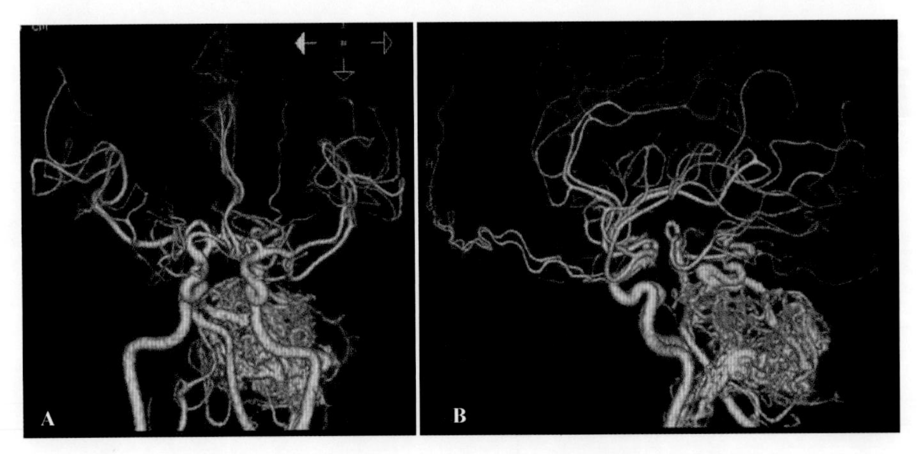

图 5-7-2 头颅 CTA（我院，2020-01-07）显示左侧 CPA 及颈静脉孔区异常血管团。**A**. 正位；**B**. 侧位

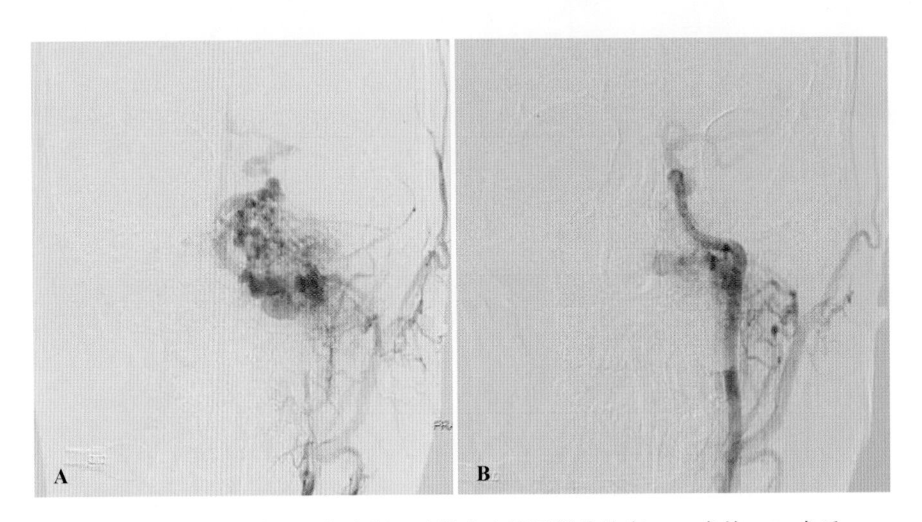

图 5-7-3 术前及术后正位造影显示肿瘤血管团部分栓塞。**A**. 术前；**B**. 术后

乙烯醇与甲醛经交链、干燥、粉碎、过筛而制成，为非水溶性，遇水膨胀，体积可增加 20%，生物相容性较好，且注射时相对不受时间的限制，但也存在需要采用较大直径的微导管输送、进入脑 AVM 畸形团不理想等缺点。

本次术前介入栓塞的颅内肿瘤血供丰富，主要供血动脉来源于颈外动脉的咽升动脉，术前栓塞获得良好效果。然而，对于术前肿瘤栓塞仍有许多问题需要探讨，例如选用什么材料栓塞肿瘤安全性最高、栓塞后什么时机进行手术更合理等，均有待于进一步明确。

参考文献

[1] Shen J，Hafeez A，Stevenson J，et al. Omega-3 fatty acid supplement prevents development of intracranial atherosclerosis. Neuroscience，2016，334：226-235.

[2] 汪步海，顾祥，华秋，等 . 海马保护技术对脑部放疗患者认知功能保护作用的临床研究 . 南通大学学报（医学版），2016，36（1）：43-45.

[3] Chen Y，Lei Y，Mo LQ，et al. Electroacupuncture pretreatment with different waveforms prevents brain injury in rats subjected to cecal ligation and puncture via inhibiting microglial activation，and attenuating inflammation，oxidative stress and apoptosis. Brain Res Bull，2016，19（127）：248-259.

[4] 谭适，陆弘盈，陆伟水，等 . 经造影导管注入血管内应用尼莫地平治疗脑血管痉挛临床研究 . 河北医学，2015，13（7）：1150-1153.

[5] Wang P，Li J，Diao Q，et al. Assessment of glioma response to radiotherapy using 3D pulsed-continuous arterial spin labeling and 3D segmented volume. Eur J Radiol，2016，85（11）：1987-1992.

[6] Elmaci I，Altinoz MA. Thymoquinone：an edible redoxactive quinone for the pharmacotherapy of neurodegenerative conditions and glial brain tumors. A short review. Biomed Pharmacother，2016，10（83）：635-640.

[7] 张长山 . 血管内介入栓塞疗法对脑血管畸形疗效分析 . 陕西医学杂志，2014，5（12）：1599-1601.

第八节

胸段脊髓血管畸形栓塞治疗

（钟书　邓丁伟）

一、引言

脊髓血管畸形（spinal cord vascular malformations，SVM）可引起急性、亚急性或慢性脊髓功能障碍。大多数患者在病程迁延伴严重神经功能障碍后就诊于神经外科。脊髓血管病变占所有硬脊膜内病变的3%～4%。它们在病理学上与颅内对应病变相似，但其临床预后通常相对较差。脊髓血管畸形需要早期正确识别，以阻止疾病进展，尽量减少永久性脊髓损伤。

1890年首次发表了关于脊髓血管畸形的临床观察结果，但直到1914年才报道了首例成功的SVM手术治疗。显微外科手术或血管内介入治疗旨在消除通过异常瘘管或病灶连接的血流，并恢复正常的脊髓灌注和血管内压来阻止或逆转进行性神经功能恶化。事实上，复杂的脊髓动静脉畸形（AVM）和动静脉瘘（arteriovenous fistula，AVF）通常需要综合利用显微外科手术和血管内栓塞方法进行治疗。

二、病情简介

患者，男性，24岁，主因“四肢无力1月余”入院。

现病史：1月余前患者无明显诱因出现四肢无力，劳累后加重，休息可缓解，之后无力症状渐加重。

既往史：无特殊。

体格检查：四肢肌力2级。

辅助检查：当地医院胸椎CTA示动静脉畸形团。

三、治疗过程

血管造影显示胸2～3节段脊髓动静脉畸形，由左胸5肋间动脉发出的前髓、后髓动脉供血，向头、尾部引流（图5-8-1）。

Marathon微导管在Synchro微导丝（0.010 in）导引下超选前髓动脉到位，微导管造影证实，15%碘油外科胶弥散良好，反流即拔管（图5-8-2）。

微导管造影显示畸形血管团上、下脊髓前动脉显影较前清晰。Marathon微导管在Synchro微导丝（0.010 in）导引下超选进入后髓动脉，距离畸形血管团较远，外科胶弥散良好，畸形血管团基本消失（图5-8-3）。

术后予低分子量肝素1支皮下注射，每12 h一次，避免引流静脉血栓。患者术后无相关血栓并发症，肌力恢复至4＋级，顺利出院。

四、讨论

脊髓血管病变占所有中枢神经系统血管畸形的5%～9%[1]，尽管其病理学与颅内对应病变相似，但其临床预后通常相对较差。

1974年Aminoff和Logue的研究表明，高达48%未经治疗的脊髓动静脉畸形（AVM）患者在症状发作的3年内卧床或坐轮椅，慢性截瘫的并发症直接造成15%的死亡率[2]。因此，必须早期正确识别此类疾病，阻止疾病进展，减少永久性脊髓损伤。

SVM的临床表现可细分为两类：急性表现，或持久性、进行性神经功能症状。脊髓动脉瘤和髓内或硬膜下动静脉畸形的患者通常会出现急性表现。

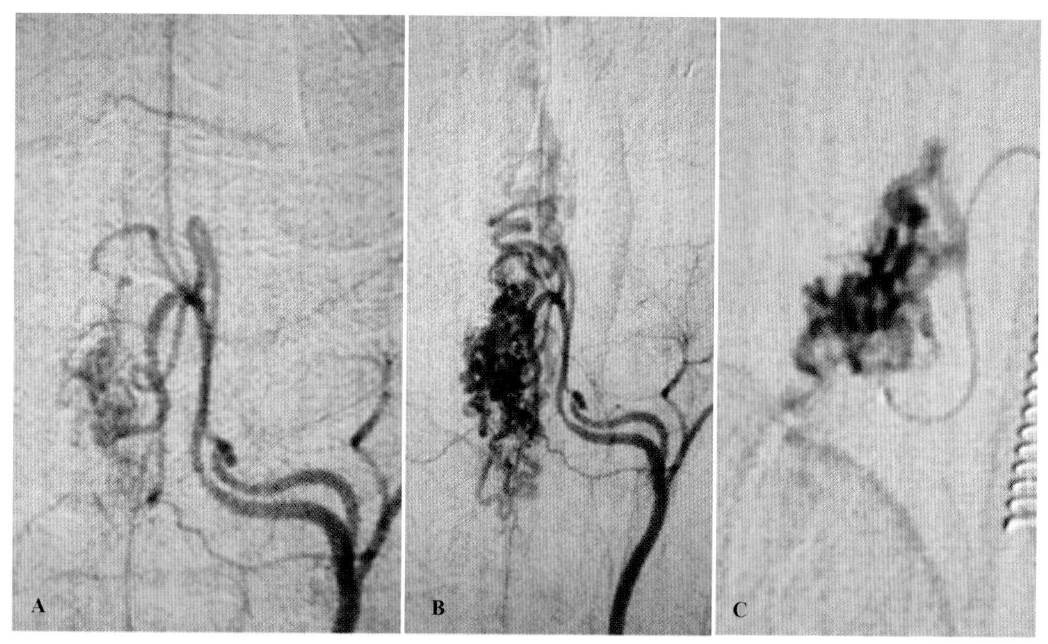

图 5-8-1　造影显示胸 2 ～ 3 节段脊髓动静脉畸形（A，动脉早期），由左胸 5 肋间动脉发出的前髓、后髓动脉供血（B，动脉晚期），向头、尾部引流（C，静脉期）

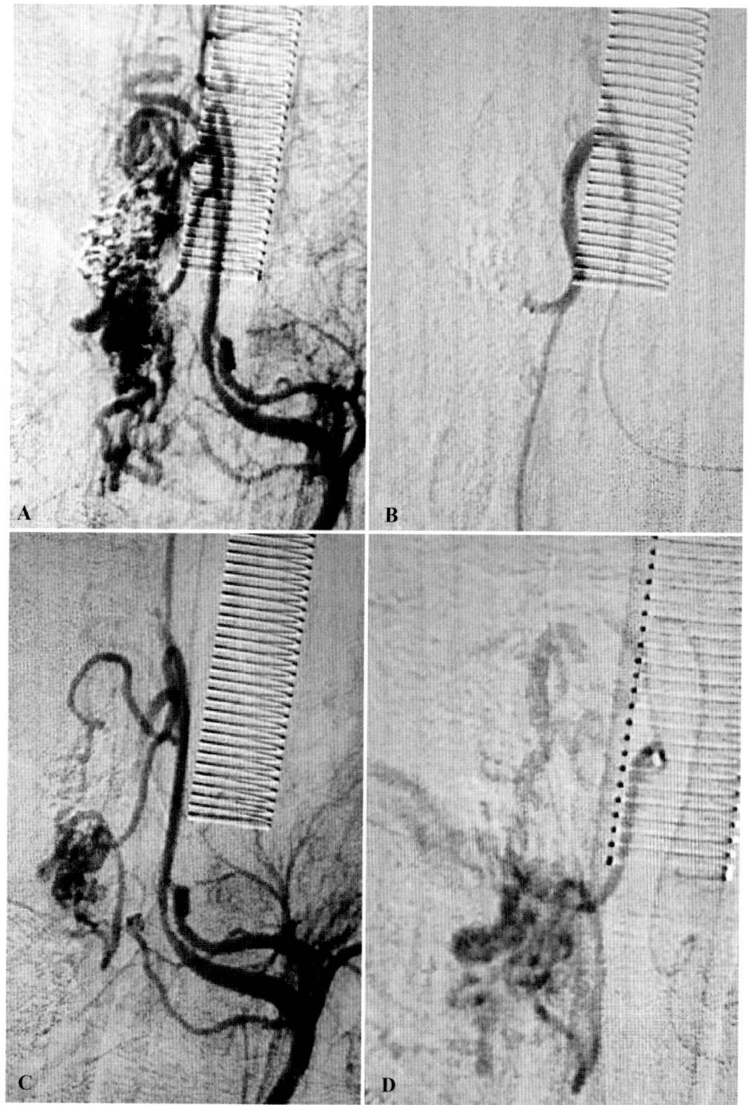

图 5-8-2　打胶流程。A. 导引导管到位；B. Marathon 微导管在 Synchro 微导丝导引下超选前髓动脉到位；C. 打胶后动脉期；D. 打胶后静脉期，外科胶弥散良好

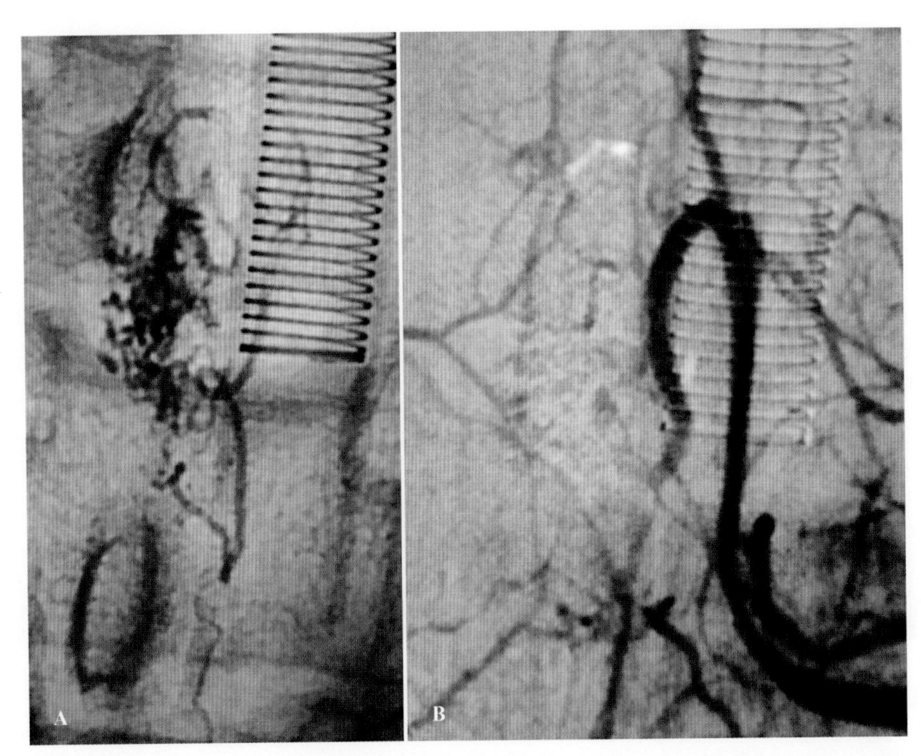

图 5-8-3 微导管造影显示畸形血管团上、下脊髓前动脉显影较前清晰。**A.** Marathon 微导管在 Synchro 微导丝导引下超选进入后髓动脉，距离畸形血管团较远，外科胶弥散良好；**B.** 畸形血管团基本消失，畸形血管团上、下脊髓前动脉显影清晰

在诊断时，大多数患者已有一定程度的运动和感觉障碍[3]。Aminoff 和 Logue 的研究中，60 名患者中有 1/5 需要拐杖或症状出现 6 个月后无法行走[4]，91% 在症状发病后 3 年内活动受限[4-5]。所有患者都有脊髓病的共同症状，如下肢无力、痛觉和温度觉丧失、大小便失禁。

脊髓杂音可以在高流量的青少年动静脉畸形中听到。在最近对 110 例 AVM 治疗的文献回顾中[6]，最常见的表现是肢体麻痹（75.5%）、感觉异常（60%）、疼痛（51.8%）、肠道或膀胱功能障碍（41.8%）。

一些作者研究了栓塞在脊髓 AVM 治疗中的作用[3]。在某些中心，血管内治疗已成为首选的治疗方法[7]。与脑 AVM 破裂的情况相似，在脊髓 AVM 破裂出血后，大多数作者同意延迟治疗以促进血肿吸收和神经功能一定程度的改善。

Corkill 等于 2007 年发表了他们使用 Onyx 胶栓塞髓内 AVM 的单中心经验[7]，其中 70% 的患者在就诊时有一定的脊柱出血史。平均每例患者经过 1.23 次治疗，68.75% 的患者实现了完全或次全闭塞。

尽管完全闭塞率相对较低（37.5%），但在 82% 的治疗患者中观察到神经功能状态改善，永久并发症发生率为 4.3%[7]。与颅内文献中观察到的不同，即使是脊髓 AVM 部分闭塞，似乎也具有防止出血的保护作用。在这项研究中，平均年出血率为 4%，血管内完全闭塞率为 33%，但是在共计 240.7 患者-年中没有报告任何栓塞后 AVM 出血。即使在部分栓塞的 AVM 亚组中，年度出血风险的降低也具有统计学显著性。

尽管血管内技术的闭塞率有所改善，但是脊髓血管畸形的现代治疗在很大程度上依赖于混合手术，几乎一半的 SVM 在术前栓塞或仅用栓塞治疗[8]。因此，使用血管内技术排除高风险或不易通过显微外科手术闭塞的供血血管，以减少围术期失血量，并尽可能减少脊髓夹层损伤和术后新发神经功能缺损及恶化，是至关重要的。

参考文献

[1] Chaloupka JC. Future directions in the evaluation and management of spinal cord vascular malformations. Seminars in Cerebrovascular Diseases and Stroke，2002，2（3）：245-256.

[2] Aminoff MJ，Logue V. Clinical features of spinal vascular

malformations. Brain，1974，97（1）：197-210.

[3] Rosenblum B，Oldfield EH，Doppman JL，et al. Spinal arteriovenous malformations：a comparison of dural arteriovenous fistulas and intradural AVM in 81 patients. J Neurosurg，1987，67（6）：795-802.

[4] Rangel-Castilla L，Russin JJ，Zaidi HA，et al. Contemporary management of spinal AVF and AVM：lessons learned from 110 cases. Neurosurg Focus，2014，37（3）：E14.

[5] Harel R，Kimchi G，Yaniv G，et al. Surgical management of failed endovascular treatment for spinal dural arteriovenous fistulas. World Neurosurg，2021，147：e354-e362.

[6] Patsalides A，Santillan A，Knopman J，et al. Endovascular management of spinal dural arteriovenous fistulas. J Neurointerv Surg，2011，3（1）：80-84.

[7] Ducruet AF，Crowley RW，McDougall CG，et al. Endovascular management of spinal arteriovenous malformations [published correction appears in J Neurointerv Surg，2015，7（1）：72]. J Neurointerv Surg，2013，5（6）：605-611.

[8] da Costa L，Dehdashti AR，terBrugge KG. Spinal cord vascular shunts：spinal cord vascular malformations and dural arteriovenous fistulas. Neurosurg Focus，2009，26（1）：E6.

第九节

胸腰段脊髓血管畸形栓塞治疗

（封浑　纪文军　刘鹏　刘恋　贾白雪　贺红卫　唐宇迪）

一、引言

脊髓血管畸形（SVM）是一种先天性脊髓血管发育异常疾病，常表现为脊髓损害而出现肢体无力、麻木及二便障碍。其分型复杂，发病机制、影响因素、起病形式、临床症状多样，诊断需结合详细的病史、仔细的体格检查和丰富的神经影像学知识，临床极易误诊[1]。

对于神经介入技术而言，脊髓血管病是一件“费力不讨好”的事，其发病率较低，积累经验困难；术后患者恢复慢，容易产生并发症；血管造影检查繁琐，需要多科室协同配合。以下介绍一例脊髓圆锥附近的血管畸形栓塞治疗。

二、病情简介

患者，男性，21 岁，主因“腰痛 20 余天”入我科治疗。

现病史：患者 20 余天前出现腰痛，弯腰时加重，弯腰受限，无肢体麻木，无大小便障碍等。到当地医院行 MRI 检查考虑“脊髓出血”。后就诊于我院，行 MRI 检查示“T_{12} ～ L_1 水平异常信号”，于神经外科住院治疗后腰痛好转，行脊髓血管造影示“T_{12}～L_1 脊髓血管畸形”，造影后出现全身皮疹、瘙痒。为进一步治疗脊髓血管畸形，遂住入我科。

既往史：可疑对碘克沙醇注射液过敏。

个人史和家族史：无特殊。

体格检查：体温 36.5℃，脉搏 78 次 / 分，呼吸 18 次 / 分，血压 134/77 mmHg。全身可见散在点状红色皮疹，压之褪色，无渗出。心、肺、腹查体未见异常，双侧股动脉搏动正常。神经系统查体未见阳性体征。

辅助检查：MRI 检查示 T_{12} ～ L_1 椎管内异常信号，考虑出血可能（图 5-9-1）。脊髓血管 DSA 示 T_{12} ～ L_1 脊髓血管畸形，由左侧 T_{10} 脊髓前动脉供血，通过脊髓静脉回流，异常血管巢内有动脉瘤形成（图 5-9-2）。

心电图、胸部 X 线片、血常规、血电解质、肝肾功能、凝血功能、乙型肝炎五项、丙型肝炎抗体（HCV-Ab）、HIV 抗体（HIV-Ab）、梅毒螺旋体抗体（antiTP）检测均未见异常。

三、治疗过程

5F 泥鳅导丝携 5F Cobra 导管至腹主动脉后撤出导丝，Cobra 导管上行超选进入左侧 T_{10} 肋间动脉。路径图下，Traxcess-14 微导丝携 Marathon 微导管接近畸形血管团（图 5-9-3）。

Marathon 微导管造影，显示微导管头端位于畸形血管团内，畸形血管团及动脉瘤完全显影（图 5-9-4）。

DMSO 充盈 Marathon 微导管后，往畸形团注入 Onyx 胶 0.2 ml，胶少量逆流即拔除 Marathon 微导管（图 5-9-5 A）。打胶后造影，显示畸形血管团消失，供血动脉血流减慢（图 5-9-5 B）。

患者术后出现排便困难，右下肢肌力下降为 2 级，其余查体无明显异常。患者在我院康复科康复治疗 2 周后，继续回当地医院进行康复治疗。术后 1 个月随访，肌力完全恢复，行走自如（图 5-9-6），仅遗留轻微排尿困难。

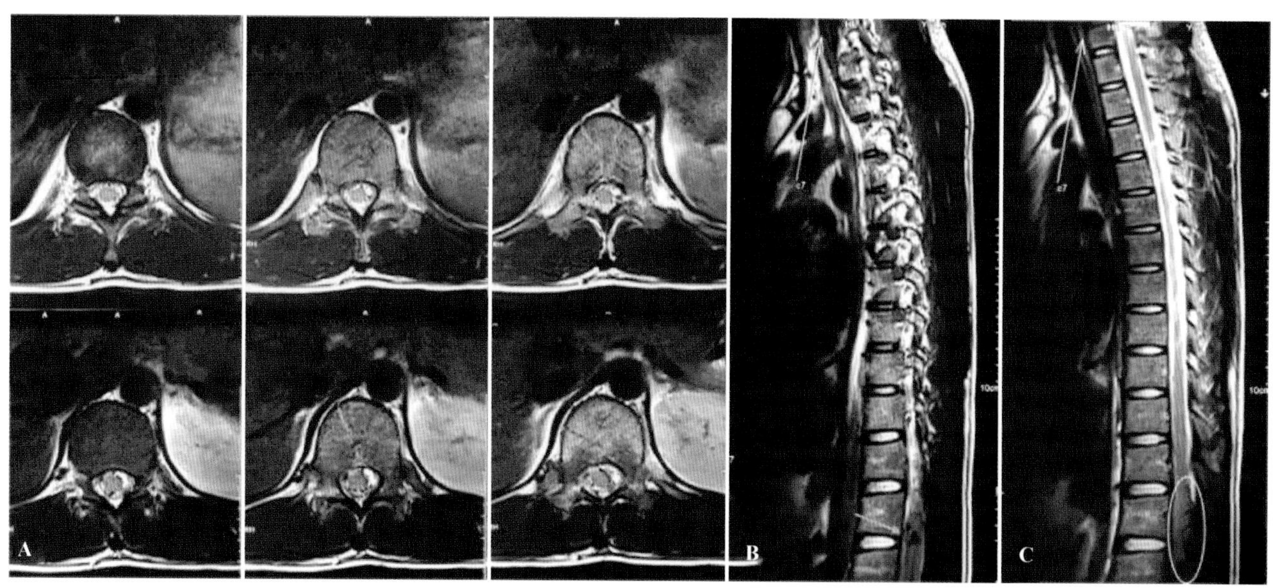

图 5-9-1　MRI 检查。A. 可见椎管内异常信号，出血可能；B. T_{12} 和 L_1 节段血管动脉瘤样扩张（箭头示）；C. T_{12} 和 L_1 节段脊髓流空影

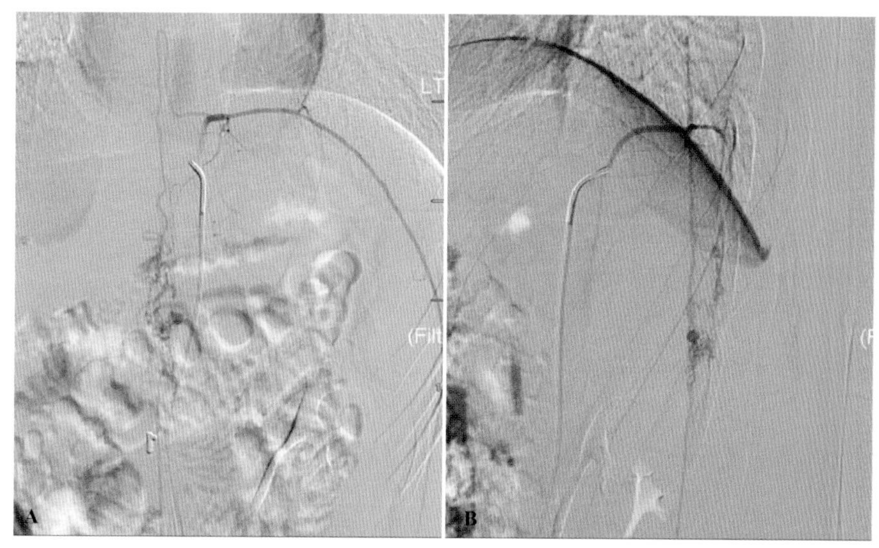

图 5-9-2　左侧 T_{10} 肋间动脉选择性造影。畸形团内见一动脉瘤形成，前根髓动脉、脊髓前动脉为畸形血管团供血，向上、向下均有静脉引流。A. 正位；B. 侧位

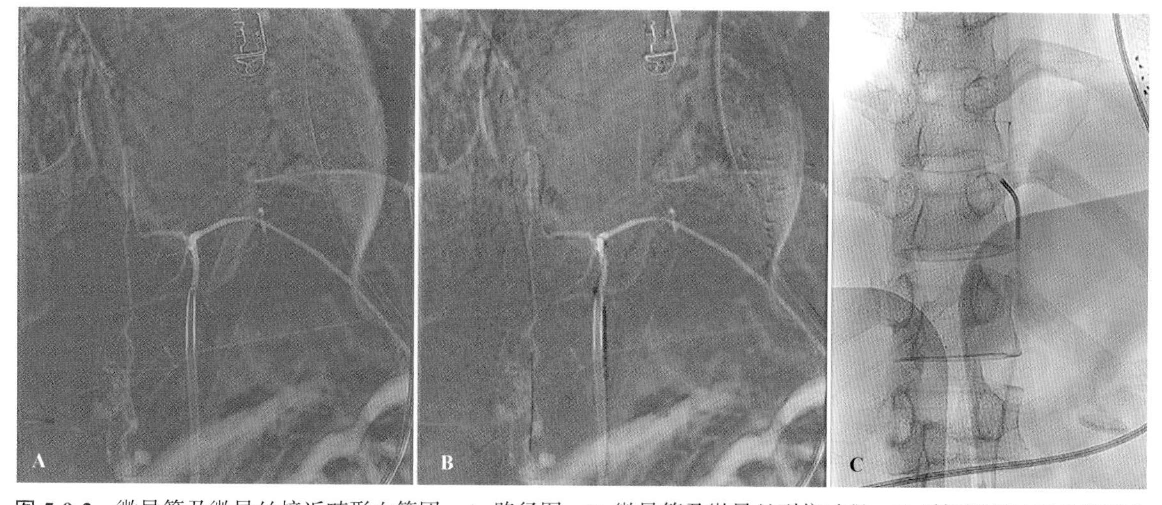

图 5-9-3　微导管及微导丝接近畸形血管团。A. 路径图；B. 微导管及微导丝到位过程；C. 透视图下见微导管到位

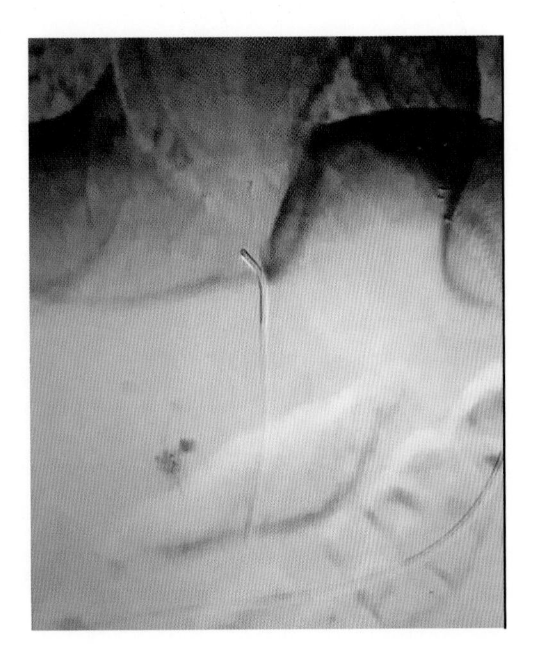

图 5-9-4 微导管超选造影提示微导管头端位于畸形血管团内

四、讨论

国内学者通常根据解剖结构及病理生理，将脊髓动静脉病变分为动静脉瘘（AVF）及动静脉畸形（AVM）两大类，同时又细分为硬膜内病变、硬脊膜动静脉瘘、椎内-椎管硬膜上病变及椎体动脉瘤等。硬膜内病变有 4 种亚型，即海绵体瘤、髓周 AVF、脊髓动脉瘤、脊髓 AVM。其中，脊髓 AVM 又有髓内、髓周、髓内-髓周型之分[2]。

脊髓血管畸形通常需要积极干预。有研究表明，自发病以来的 3 年内仅 9% 的病例无严重脊髓功能障碍，而 50% 以上病例有肢体运动和感觉障碍及括约肌功能障碍[3]。长时间脊髓缺血会导致神经组织严重受损，即便行手术或栓塞治疗，将依旧难以明显缓解症状[4-5]。该患者神经外科考虑病变接近脊髓圆锥，且大部分位于髓内，所以外科风险极高，切除病变后，几乎不可能不产生症状，所以决定行血管内栓塞治疗。由于患者曾发生蛛网膜下腔出血，且发病当时曾出现意识障碍，考虑出血倒灌进入颅内，造影及 MRI 显示有明显的动脉瘤样结构，手术指征明确。在血管内治疗中，通常优先栓塞动脉瘤或静脉瘤，减少出血风险；优先栓塞动静脉瘘口，同时尽量避免栓塞根髓大动脉和脊髓前动脉的共干血管[6-7]。术前可行丙泊酚功能试验，以减少栓塞后因脊髓功能障碍而产生的并发症[8-9]。术后可行抗凝和扩容治疗，以避免急性血栓形成等并发症[10-11]。但是在治疗中，通过外科手术将拥有更好的手术视野，尤其是可以看到很多造影难以发现的血管，而这些容易被造影忽略的血管往往会带来较差的预后，或许实行复合手术将会是一种有效的措施。

该患者技术难度尚可。因为脊髓前动脉较细且弯曲，所以不是很容易超选。本例应用 Traxcess-14 微导丝携带 Marathon 微导管到位。接近畸形团的时候，为了防止导丝刺破血管，将微导丝头端缩在

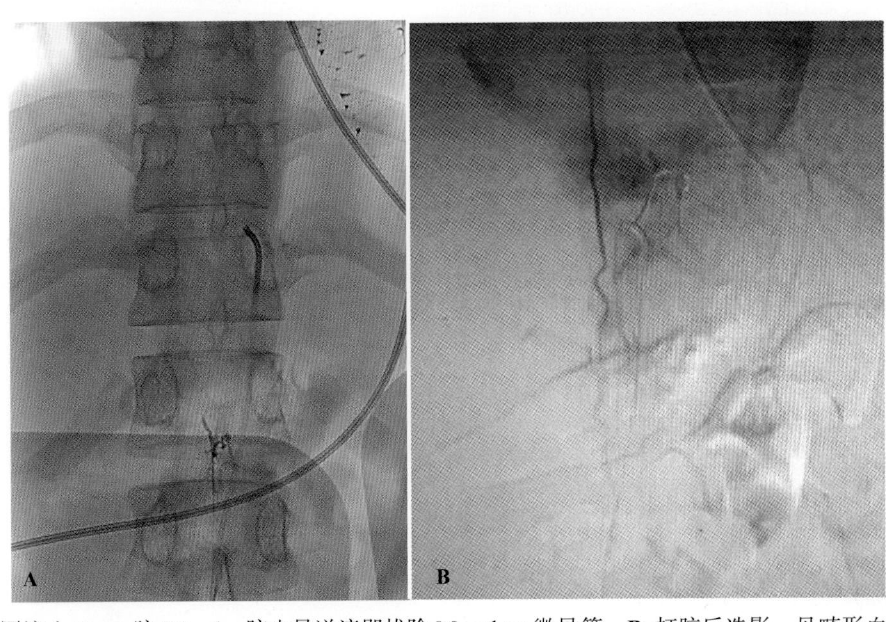

图 5-9-5 **A**. 畸形团注入 Onyx 胶 0.2 ml，胶少量逆流即拔除 Marathon 微导管；**B**. 打胶后造影，见畸形血管团消失，供血动脉血流减慢

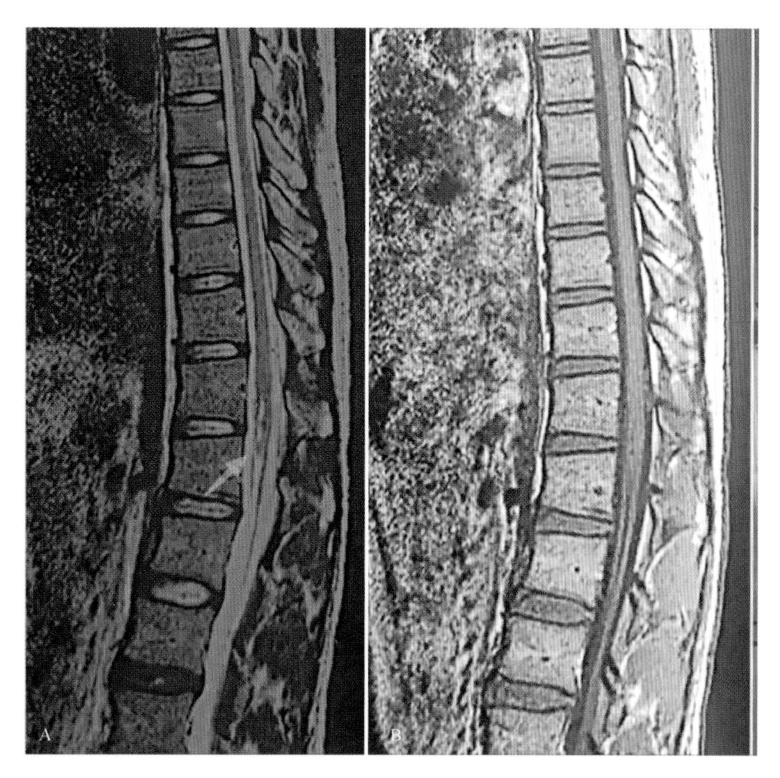

图 5-9-6　磁共振成像见脊髓圆锥部位有轻微梗死，血管流空影减少。**A**. T2 像见脊髓圆锥部位有轻微梗死（箭头示）；**B**. T1 像见血管流空影减少

微导管内部，直接推送微导管进入畸形团。到位之后，微导管造影显示微导管头端完全位于畸形团，此时开始注射 Onyx 胶。

我们本意是只栓塞巢内动脉瘤，防止产生症状，但是只用了 0.2 ml 胶，即产生反流，于是拔管造影，显示动静脉畸形已经完全栓塞。考虑术后症状可能与 Onyx 胶反流有关。另外，畸形团内部可能也对脊髓有供血，所以症状的产生也可能是过路型血管被栓塞的结果。

对脊髓血管畸形的栓塞，还是应该尽量保守，以消除出血危险因素、降低流量减轻静脉高压为目的，而不是以影像学治愈为目的。我们目前经验也非常少，仍然需要不断积累。

参考文献

[1] Krings T，Mull M，Gilsbach Ji，et a1. Spinal vascular malformations. Eur Radiol，2005，15（2）：267-278.

[2] Du J，Ling F，Chen M，et a1. Clinical characteristic of spinal vascular malformation in pediatric patients. Childs Nerv Syst，2009，25（4）：473-478.

[3] Aminoff MJ，Logue V. The prognosis of patients with spinal vascular malformations. Brain，1974，97（1）：211-218.

[4] Fugate JE，Lanzino G，Rabinstein AA. Clinical presentation and prognostic factors of spinal dural arteriovenous fistulas：an overview. Neurosurg Focus，2012，32（5）：17.

[5] 梁朝辉，张鸿祺，焦宝华，等. 硬脊膜动静脉瘘误诊误治 33 例报告. 中国神经精神疾病杂志，2011，37（1）：19-23，36.

[6] da Costa L，Dehdashti AR，terBrugge KG. Spinal cord vascular shunts：spinal cord vascular malformations and dural arteriovenous fistulas. Neurosurg Focus，2009，26（1）：E6.

[7] Krings T，Thron AK，Geibprasert S，et al. Endovascular management of spinal vascular malformations. Neurosurg Rev，2010，33（1）：1-9.

[8] 洪韬，张鸿祺，彭超，等. 脊髓终丝血管畸形的手术和栓塞治疗初探. 中国脑血管病杂志，2014，11（9）：485-489.

[9] 张鸿祺. 介入栓塞治疗硬脊膜动静脉瘘的疗效分析. 中华外科杂志，2013，51（3）：216-220.

[10] 陈刚，李俊，秦尚振，等. 硬脊膜动静脉瘘的手术治疗. 中华神经外科疾病研究杂志，2008，7（2）：145-148.

[11] 傅传经，高觉民，段宝奇. 脊髓血管畸形的诊断和治疗. 海南医学，2015，26（24）：3703-3705.

缩略语

ACA	anterior cerebral artery	大脑前动脉
ACOA	anterior communicating artery	前交通动脉
ACT	active coagulation time	活化凝血时间
ADP	adenosine diphosphate	腺苷二磷酸
AICA	anterior inferior cerebellar artery	小脑前下动脉
AIS	acute ischemic stroke	急性缺血性卒中
AVF	arteriovenous fistula	动静脉瘘
BA	basilar artery	基底动脉
bAVM	brain arteriovenous malformation	脑动静脉畸形
BBA	blood blister-like aneurysm	血泡样动脉瘤
CAS	carotid artery stenting	颈动脉支架成形术
CBF	cerebral blood flow	脑血流量
CBV	cerebral blood volume	脑血容量
CCA	common carotid artery	颈总动脉
CCF	carotid-cavernous fistula	颈动脉海绵窦瘘
CEA	carotid endarterectomy	颈动脉内膜切除术
CPA	cerebello pontine angle	小脑脑桥角
CS	cavernous sinus	海绵窦
CSDAVF	cavernous sinus dural arteriovenous fistula	海绵窦区硬脑膜动静脉瘘
CT	computed tomography	计算机断层扫描
CTA	CT angiography	CT 血管造影
CTP	CT perfusion	CT 灌注
DAVF	dural arteriovenous fistula	硬脑膜动静脉瘘
DESC	direct surgical exposure and cannulation	直接手术暴露和穿刺
DMSO	dimethyl sulfoxide	二甲基亚砜
DSA	digital subtraction angiography	数字减影血管造影
DWI	diffusion weighted imaging	弥散加权成像
ECA	external carotid artery	颈外动脉
ET	endovascular trapping	血管内闭塞术
EVD	external ventricular drain	脑室外引流
EVOH	ethylene vinyl alcohol copolymer	乙烯-乙烯醇共聚物
FD	flow diverter	血流导向装置
FLAIR	fluid attenuated inversion recovery	液体衰减反转恢复序列
HC	hypoglossal artery	舌下动脉
HRMR-VWI	high-resolution magnetic resonance vascular wall imaging	高分辨率磁共振血管壁成像
IA	intracranial aneurysm	颅内动脉瘤
ICA	internal carotid artery	颈内动脉
ICV	internal cerebral vein	大脑内静脉
INR	international normalized ratio	国际标准化比值
ICAS	intracranial atherosclerotic stenosis	颅内动脉粥样硬化性狭窄
IPR	intraprocedural rupture	术中破裂
IPS	inferior petrosal sinus	岩下窦
ISS	in-stent stenosis	支架内狭窄
IVT	intravenous thrombolysis	静脉溶栓
LTP	lyophilizing thrombin powder	冻干凝血酶粉
MCA	middle cerebral artery	大脑中动脉

MIP	maximal intensity projection	最大密度投影
MMA	middle meningeal artery	脑膜中动脉
MPV	median prosencephalic vein of Markowski	Markowski 前脑正中静脉
MR/MRI	magnetic resonance/magnetic resonance imaging	磁共振 / 磁共振成像
MRA	magnetic resonance angiography	磁共振血管成像
mRS	modified Rankin scale	改良 Rankin 量表
MTT	mean transit time	平均通过时间
NBCA	n-butyl-cyanoacrylate	氰基丙烯酸丁酯
OA	ophthalmic artery	眼动脉
OV	ophthalmic vein	眼静脉
pAVM	peripheral arteriovenous malformation	外周动静脉畸形
PCA	posterior cerebral artery	大脑后动脉
PCI	percutaneous coronary intervention	经皮冠状动脉介入术
PCOA	posterior communicating artery	后交通动脉
PED	Pipeline embolization device	Pipeline 栓塞装置
PI	pulsatility index	搏动指数
PICA	posterior inferior cerebellar artery	小脑后下动脉
PNSH	perimesencephalic nonaneurysmal subarachnoid hemorrhage	中脑周围非动脉瘤性蛛网膜下腔出血
PPAO	proximal parent artery occlusion	近端载瘤动脉闭塞
PPHA	persistent primitive hypoglossal artery	永存原始舌下动脉
PPTA	persistent primitive trigeminal artery	永存原始三叉动脉
PTAS	percutaneous transluminal angioplasty and stenting	经皮腔内血管成形术和支架置入术
PVA	polyvinyl alcohol	聚乙烯醇
SAC	stent-assisted coil	支架辅助弹簧圈技术
SCA	superior cerebellar artery	小脑上动脉
SOF	superior orbital fissure	眶上裂
SOV	superior ophthalmic vein	眼上静脉
SVM	spinal cord vascular malformation	脊髓血管畸形
SWI	susceptibility weighted imaging	磁敏感加权成像
TAE	trans-arterial embolization	经动脉栓塞治疗
TCCF	traumatic carotid-cavernous fistula	创伤性颈动脉海绵窦瘘
TCD	transcranial Doppler	经颅多普勒超声
TDAVF	tentorial dural arteriovenous fistula	小脑幕区硬脑膜动静脉瘘
TEG	thromboelastogram	血栓弹力图
TIA	transient ischemic attack	短暂性脑缺血发作
TL	tandem lesion	串联病变
TOBS	top of the basilar syndrome	基底动脉尖综合征
TOF	time-of-flight	时间飞跃序列
TTP	time to peak	达峰时间
TVE	transvenous embolization	经静脉栓塞治疗
VA	vertebral artery	椎动脉
VBD	vertebrobasilar dolichoectasia	椎基底动脉延长扩张症
VBJ	vertebro-basilar junction	椎基底动脉连接部
VGAM	vein of Galen aneurysmal malformation	大脑大静脉动脉瘤样畸形

索 引

K

L

M

N

O

P

Q

S

T

W

X